TRAITÉ

DES

MALADIE DE LA PEAU

AUTRES OUVRAGES PUBLIÉS PAR LE Dr G. DARIN

Traité de chirurgie dentaire, par J. TOMES, membre de la Société royale de Londres, et Ch. S. TOMES, professeur d'anatomie et de chirurgie dentaires, etc., traduit par le Dr G. DARIN sur la 2e édit., 1 fort vol. petit in-8, avec 263 gravures, 1873.......... 10 fr.

Manuel de prothèse dentaire, par O. COLES, chirurgien-dentiste à l'hôpital spécial de Londres pour les maladies de la gorge, etc., traduit et annoté par le Dr G. DARIN, 1 vol. petit in-8° avec 150 gravures, 1874.......... 6 fr.

Éducation correctionnelle, système cellulaire appliqué aux enfants. Observations de jeunes détenus de la Roquette venus à Bicêtre en état de folie, d'idiotie ou d'épilepsie, in-4, 1863. — Épuisé.

Des vues longues, courtes et faibles, et de leur traitement par l'emploi scientifiques des lunettes, par J. SŒLBERG WELLS, professeur d'ophthalmologie à King's College Hospital, etc., 1 vol. in-8, traduit sur la 4e édit., par le Dr G. DARIN, avec figures.......... 4 fr.

Maladies de l'oreille, nature, diagnostic et traitement, par J. TOYNBEE, membre de la Société royale de Londres, etc., avec un *supplément* par James HINTON, chirurgien-auriste à Guy's Hospital, 1 fort vol. in-8, traduit et annoté par le Dr G. DARIN, avec 99 figures.......... 8 fr. 50

Des anesthésiques, travail présenté par le Dr G. DARIN à la Société de chirurgie de Paris et publié dans les *Archives générales de médecine*, 1875.

Enseignement du laboratoire ou Exercices progressifs de chimie pratique, par Charles LOUDON BLOXAM, professeur de chimie à King's College de Londres, à l'École d'artillerie de Woolwich et à l'Académie militaire de Woolwich, 1 vol. in-12, traduit sur la 3e édit. par le Dr G. DARIN, avec 89 fig.......... 3 fr.

Applications pratiques de l'électricité au diagnostic et à la thérapeutique. Description des appareils employés dans les Deux Mondes, et perfectionnements apportés récemment à leur usage, par le Dr J. ALTHAUS. Traduit et annoté par le Dr G. DARIN, 1 vol. in-8, avec 41 figures.......... 3 fr.

Éléments d'anatomie comparée des animaux invertébrés, par le professeur HUXLEY, membre de la Société royale de Londres, traduit et annoté par le Dr G. DARIN, avec préface, notes et un chapitre sur les principes généraux de la biologie, par le professeur A. GIARD, 1 vol. in-12 avec 156 figures... 6 fr.

4561-78. — CORBEIL, Typ. de CRÉTÉ.

TRAITÉ

DES

MALADIES DE LA PEAU

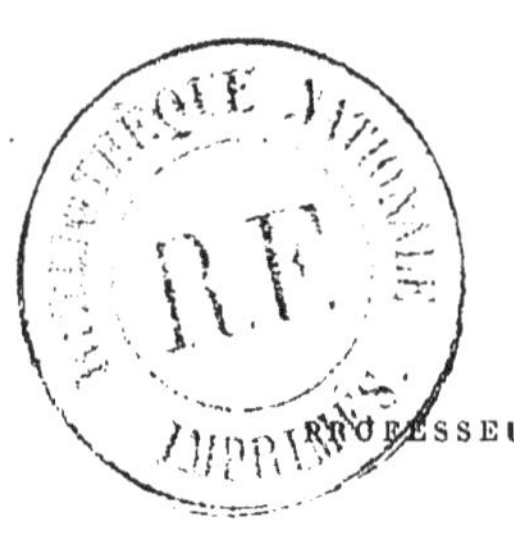

PAR

LE DR I. NEUMANN

PROFESSEUR DE DERMATOLOGIE ET DE SYPHILOGRAPHIE
A L'UNIVERSITÉ DE VIENNE.

Traduit sur la 4e édition et annoté

PAR

LES Drs G. ET E. DARIN.

Avec 76 figures intercalées dans le texte

PARIS
V. ADRIEN DELAHAYE ET Cie, ÉDITEURS
Place de l'École-de-Médecine

1880

PRÉFACE DE LA PREMIÈRE ÉDITION.

Personne assurément ne peut méconnaître l'importance considérable des travaux qui ont fait progresser la dermatologie en Angleterre, en France, en Allemagne et en d'autres pays, vers la fin du XVIIIe et surtout dans le cours du XIXe siècle ; mais, à partir de 1840, c'est à Vienne sans aucun doute, par Hébra et ses élèves, que cette partie de la médecine a été cultivée avec le plus d'éclat, et qu'elle s'est élevée au rang d'une science exacte.

Jusqu'à une époque qui n'est pas encore loin de nous, on donnait la plus grande place, dans l'étude des affections de la peau, aux formes extérieures de la maladie, et la science tout entière reposait, d'une part sur des théories, de l'autre sur la description des formes morbides.

Nous sommes loin de contester la valeur pratique de ce mode d'étude; mais nous devons insister tout particulièrement sur la nécessité de la méthode nouvelle, plus scientifique et plus objective, qui nous permet, avec le concours du microscope, de pénétrer les modifications histologiques produites par les processus morbides, ainsi que les influences étiologiques qui les ont déterminées : or, sans cette connaissance, il n'est pas possible de se faire une idée rationnelle de la nature d'une maladie.

Les progrès de l'anatomie et surtout de l'histologie pathologiques à notre époque ont été singulièrement favorables au succès de cette méthode. La chimie a donné jusqu'à présent des résultats moins satisfaisants, ce qui s'explique par la difficulté que présentent l'examen de tissus aussi complexes et aussi délicats et l'analyse de leurs sécrétions ; mais cette science est certainement appelée à résoudre plus d'un problème.

Malgré l'existence de publications nombreuses sur les maladies de la peau, nous n'avions pas d'ouvrage allemand donnant, sous une forme brève et concise, un exposé complet des recherches modernes.

Ce n'est pas une tâche facile que de condenser dans un petit nombre de pages les résultats d'une science en voie de développement, quand les opinions dominantes aujourd'hui peuvent être renversées demain par des observations nouvelles. Les exigences, parfaitement légitimes, auxquelles doit satisfaire de nos jours un ouvrage de dermatologie, ajoutent encore à la difficulté de l'entreprise; aussi j'espère surtout dans l'indulgence de mes confrères.

Tout en conservant à ce manuel son caractère pratique, j'ai fait une large part à l'exposé des altérations anatomiques constatées par d'autres observateurs ou par moi-même. Pour les chapitres où mes études personnelles étaient insuffisantes, j'ai mis à contribution les ouvrages d'autrui : en particulier, pour l'anatomie de la peau normale, l'*Histologie* de Frey; pour la rougeole, le traité de F. Mayr, dans le troisième volume du *Manuel de pathologie et de thérapeutique spéciales* de Virchow; pour la scarlatine, le *Traité de pathologie et de thérapeutique* de Niemeyer.

J'ai naturellement adopté, dans ce livre, beaucoup des opinions d'Hébra (*Pathologie et thérapeutique des maladies de la peau*); c'est qu'en effet, pendant les nombreuses années que j'ai été son élève et, plus tard, comme professeur libre, j'ai eu bien des fois l'occasion d'éprouver et de vérifier la justesse de ses idées; voilà pourquoi son enseignement forme le fond de cet ouvrage.

Les dessins qui sont joints au texte ont été exécutés par le Dr C. Heitzmann; ils contribueront pour une bonne part à faire comprendre les conditions histologiques.

C'est un devoir et un plaisir pour moi d'exprimer, en terminant, ma profonde gratitude à Messieurs les professeurs Hébra, Helm, Rokitansky et Wedl pour le gracieux concours qu'ils ont prêté à mes travaux.

Vienne, décembre 1868.

Dr ISIDORE NEUMANN.

PRÉFACE DE LA QUATRIÈME ÉDITION.

La troisième édition de cet ouvrage est épuisée depuis un an déjà ; la quatrième était cependant prête à paraître vers cette époque, mais diverses raisons m'en ont fait différer la publication. Je voulais avant tout m'assurer si mon livre répond encore à un besoin ou s'il ne doit son succès qu'à un heureux concours de circonstances fortuites. Sans doute l'écoulement rapide de trois éditions, tirées chacune à 1500 exemplaires, et le nombre des traductions auraient pu suffire à me tranquilliser sur ce point ; mais je n'ai été convaincu que par les nombreux témoignages qui me sont parvenus de près et de loin. Mon travail a donc satisfait le cercle de lecteurs auquel il s'adressait, et il paraît avoir rempli son but.

Cette édition a été augmentée, refondue en bien des passages et corrigée avec plus de soin que les précédentes. Plusieurs années d'expérience personnelle comme spécialiste et comme professeur, des études que j'ai faites récemment dans des hôpitaux de pays étrangers, notamment sur la lèpre en Norwège, de nombreux travaux microscopiques publiés dans ces derniers temps, m'ont imposé le développement qu'a pris cette édition.

Ce n'est pas sans peine que je suis arrivé à faire entrer tant de matériaux dans un cadre, pour ainsi dire, trop étroit. J'eus un moment la velléité de publier un ouvrage plus volumineux ; mais, en présence de la nécessité pour le praticien et pour les étudiants d'un livre qui n'ait pas une trop grande étendue, j'abandonnai bien vite cette idée et je me décidai à laisser à l'enseignement oral une partie des détails descriptifs.

Les principes de l'école de Vienne, dont je suis élève, à part un certain nombre de divergences dans quelques chapitres, dominent dans ce livre : je suis bien sûr qu'on ne m'en fera pas un reproche.

J'ai augmenté le nombre des gravures, et tous les dessins, à l'exception de six, ont été faits d'après des pièces de ma collection de préparations pathologiques.

Dans l'évaluation des poids en grammes, la virgule sert à séparer les entiers des décimales. — Sur le désir exprimé de différents côtés par mes élèves, j'ai donné en appendice un formulaire.

Cette édition se recommande donc à un cercle de lecteurs plus étendu.

Vienne, février 1876.

Professeur ISIDORE NEUMANN.

TABLE DES MATIÈRES

A. PREMIÈRE PARTIE.

GÉNÉRALITÉS.

B. DEUXIÈME PARTIE.

DES MALADIES EN PARTICULIER

FIN DE LA TABLE DES MATIÈRES.

TRAITÉ

DES

MALADIES DE LA PEAU

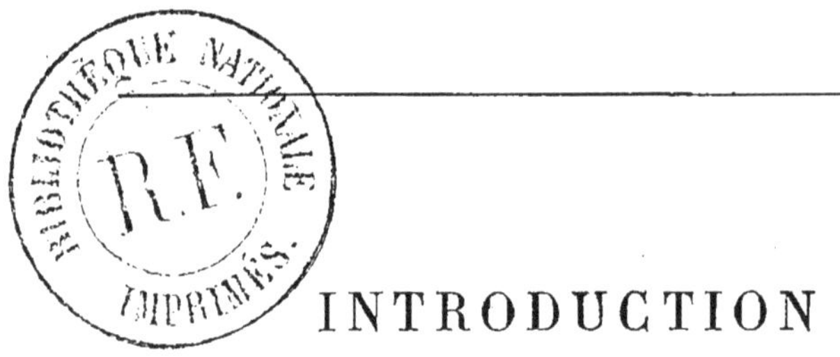

INTRODUCTION

Commençons par jeter un coup d'œil rapide sur l'ensemble des documents littéraires relatifs aux maladies cutanées, autant que le permet la nomenclature défectueuse qui, non-seulement dans les temps anciens, mais même de nos jours, a rendu si difficile la terminologie de cette branche de la science médicale. L'antiquité, même la plus reculée, et en particulier les littératures grecque, égyptienne et juive, nous ont laissé des descriptions de nombreuses affections de la peau, qu'il est toutefois impossible d'identifier avec certitude avec celles que nous voyons actuellement. Ainsi, par exemple, le Lévitique mentionne déjà diverses formes morbides, parmi lesquelles les brûlures, les tumeurs, les affections de la tête et de la barbe, ainsi que les ulcères, se laissent distinguer avec quelque probabilité. Quant à la maladie désignée sous le nom de *zaraath*, on est à peu près sûr aujourd'hui qu'elle correspond à la lèpre (éléphantiasis des Grecs), et peut-être, en d'autres passages de l'Écriture, à la *gale* et à la syphilis; le doute est plus grand en ce qui concerne l'affection appelée *schechin* (croûte), et l'on hésite à la rapporter au favus ou à des maladies complétement différentes.

Hippocrate (460 av. J.-C.), né dans l'île de Cos, fils d'Héraclide Asclépiade, doit être regardé comme le fondateur de la dermatologie grecque, et les termes dont il se servait sont encore usités aujourd'hui; ainsi celui d'*exanthemata* désignait d'une manière générale les maladies de la peau (ἄνθος, ἐξάνθειν, efflorescere); il employait encore les mots : *anthraces*, *phymata* (pustules, variole ?), *erysipelas*, *lepra* (éruptions squameuses), *herpetes*, etc. ; plusieurs de ces dénominations, cependant, s'appliquent maintenant à d'autres formes morbides. Il donnait le nom de *madisis* à la chute sénile des cheveux, réservant celui d'*alopécie* à la chute déterminée par la maladie. Selon lui, toutes les affections de la peau dérivent de causes locales ou générales et, dans ce dernier cas, proviennent de l'altération des humeurs (humeurs cardinales, bile et phlegme) ; mais ce sont les maladies comprises par lui dans le groupe λόποι qu'il a le mieux décrites, notamment la lèpre et le lichen, ce dernier représentant une forme adoucie et la lèpre une forme plus grave de l'affection. Sous la dénomination de *psore*, il embrassait les affections prurigineuses de la peau (gale (?), prurigo, eczéma). Le terme *herpès* s'appliquait tantôt aux maladies qui forment des éruptions régulières sur la peau, tantôt à l'affection désignée aujourd'hui sous le nom de *lupus* (H. esthiomenos) et aussi aux callosités. Celui d'*ecthyma* était attribué aux éruptions pustuleuses. Hippocrate employait encore les dénominations φλυκταινίδες, *hydroa* (sudamina), pomphoi, erysipelas, alphus (altération de couleur de la peau). Enfin il se servait du mot *érythème* pour désigner la rougeur produite par une action mécanique sur le tégument.

On trouve déjà quelques détails, et notamment des vues théoriques sur le développement de la peau et l'accroissement des poils, dans l'ouvrage de *Polybe* (disciple et gendre d'Hippocrate) : *De naturâ pueri.*

A. Cornelius Celsus, né à Rome ou à Vérone, de vingt-cinq à trente ans avant Jésus-Christ et mort environ cinquante ans après l'ère chrétienne, sous le règne de Néron, n'a ajouté que peu de termes à ceux dont se servait Hippocrate. Il donne son attention spéciale, comme devaient le faire les Alexandrins, à l'aspect extérieur des maladies cutanées et fait un exposé détaillé des affections suivantes : *blessures*, *charbon*, *anthrax*, *carcinome*, *thériome* (ulcère phagédénique), *brûlures*, *rage* (herpes esthiomenos), *papules* (eczéma, lichen), *pustules* (quatre variétés) : *a*, provenant de la transpiration et des piqûres d'ortie ; *b*, avec un contenu diversement coloré et une base ulcérée ; *c*, les pustules dures et pointues, avec un contenu purulent ou sanieux (φλυζάκιον) ; *d*, les pustules de coloration claire ou foncée, avec une aréole inflammatoire bien marquée et formation d'ulcères (ex frigore, ex igne, ex medicamentis) ; *gale* (se rapportant à la *psore* d'Hippocrate) ; *sycosis*, *varus* (lentilles, éphélides) ; *vitiligo* (alphos, mélas et leucé). Il emploie le terme *impetigo* (identique à celui de lèpre) pour désigner des éruptions qui surviennent à la face (1). Il distingue deux variétés de *pa-*

(1) Hæc vero omnia genera (impetiginis) maxime oriuntur in pedibus et manibus ; atque ungues quoque infestant (dit Celse). (*Note du traducteur.*)

pules (lichen) dans les termes suivants : « Altera est, in quâ per minimas pustulas cutis exasperatur et rubet, leviterque roditur, altera « autem est quam ἄγριαν, id est feram Græci appellant. » Il ne fait donc aucune distinction entre les papules et les pustules. Il applique les termes *favus* et *porrigo* aussi bien à des éruptions sèches qu'à des éruptions suppurantes du cuir chevelu ; le *sycosis* est, selon lui, une ulcération du cuir chevelu et des parties pileuses de la face ; par le mot *area* (*alopécie*, *ophiasis* des Grecs), il désigne la calvitie apparaissant sous forme de cercles ou de lignes. Le *varus* et l'*acné* sont identiques ; enfin Celse décrit avec soin l'*éléphantiasis*.

Pline l'Ancien (né à Côme, l'an 23 de l'ère vulgaire) donne une description détaillée de la *mentagre* qui, importée alors d'Asie à Rome, se transmettait par des baisers et infectait une grande partie de la population. Cette maladie, après avoir débuté à la face, s'étendait sur le cou, la poitrine et les bras ; elle n'est donc pas identique avec la mentagre, telle que nous la comprenons aujourd'hui. L'*herpès zoster* est aussi minutieusement décrit par Pline (*Hist. nat.*, lib. XXVI), et un peu plus tard par *Scribonius Largus* (43 ap. J.-C.), sous le nom de *zona*. Pline paraît encore avoir connu la *gale* et le *prurigo*, ainsi que l'*érythème*.

Cl. Galien (131-201 ap. J.-C., né à Pergame), l'un des médecins romains les plus distingués, récapitule une grande partie des faits déjà connus d'Hippocrate et de Celse, d'Aristote et de Théophraste, et s'efforce de faire revivre la pathologie humorale ; il étend la dénomination de *pustules* aux exsudations des organes internes et décrit sous le nom de *febris pemphigosa* diverses pustules de la peau. Les affections cutanées sont divisées par lui en celles du cuir chevelu et celles des autres parties tégumentaires. On lui doit quelques observations d'*herpès* et d'*éléphantiasis ;* enfin il énumère certains remèdes qui sont utiles dans l'*achor*, l'*érysipèle*, le *lichen*, le *varus* et le *sycosis* (*De ficosis tumoribus*).

Aëtius, d'Amide (543 ap. J.-C.), en Mésopotamie, est le premier qui ait appliqué le terme d'*eczéma* (ἐκζέω, bouillonner) à des éruptions vésiculeuses (herpès) et pustuleuses, ainsi qu'aux efflorescences cutanées qui s'accompagnent de chaleur et de douleur et recouvrent toute la surface tégumentaire ; tandis qu'un peu plus tard, *Paul* d'Égine (669) emploie ce mot pour désigner des pustules sans pus (?). Il décrit le *psoriasis*, l'*acné*, quoique sous des noms différents. Ces deux auteurs mentionnent encore l'*érythème*.

Cœlius Aurelianus, de Sicca, en Numidie, qui exerça et professa la médecine à Rome, a écrit sur la *phthiriase* et l'*éléphantiasis ; Alexandre* de Tralles en Lydie (525-605), *Th. Priscanus*, *J. Actuarius* (1281-1328) se bornent à reproduire ce qui était connu avant eux, et parlent notamment de la *chute des cheveux;* le dernier décrit en outre une maladie contagieuse, la *gale* (?) et l'*herpès*.

L'ancienne médecine de l'*Inde* (dans ses principaux ouvrages *Charaka* et *Sushruta*), s'inspirant des idées grecques, attribue toutes les maladies, y compris celles de la peau, à trois sources principales : l'air ou l'éther (vàyu), la bile et le phlegme (Koffa). L'*alopécie*, la *teigne*, l'*urticaire*, l'*acné*, les *ulcères*, la *variole*, l'*éléphantiasis des Arabes* et *des Grecs* et les *bubons* se trouvent décrits dans ces livres.

La littérature médicale des *Arabes* est une compilation des observations précédentes des Grecs et des Indiens. Elle arriva à son apogée du septième au treizième siècle. On rencontre dans leurs ouvrages des descriptions d'exanthèmes aigus, de la *variole* (Rhazès, 850), de la *rougeole* (cependant la variole avait été déjà décrite auparavant par *Ahron* (660), prêtre syriaque, dont les livres ont péri), de l'*éléphantiasis*, de l'*alopécie* et de l'*ophiasis*, du *vitiligo*, de l'*impetigo*, de la *teigne ; Avicenne* (980) parle de la *pustule maligne*, de l'*ichthyose* et du *favus* (Sahafati sicca), des exanthèmes aigus, décrit le *prurigo* sous le nom d'*impetigo*, le *pemphigus* et le *rupia*, et recommande l'usage externe de l'arsenic contre les maladies de peau. Cet auteur occupe dans la médecine d'Arabie la même position que Galien dans celle de Rome. La *morphea* des Arabes correspond au *melas* et à l'*alphos* des Grecs et au *vitiligo* de Celse, tandis que leur *baras* paraît être identique avec la lèpre des Grecs et l'impetigo de Celse. Les symptômes de la *gale* se trouvent décrits chez les auteurs arabes. *Avenzoar* (1163) décrit sous le nom de *soab* un animal qui pourrait aussi bien être le pou que le parasite de la gale. Les écrivains arabes furent très-estimés et leurs doctrines adoptées universellement jusqu'au quatorzième siècle.

Au treizième et au quatorzième siècle, et même plus tard, alors que, grâce aux croisades, à l'invasion des Arabes, aux migrations de peuples, la lèpre était devenue la maladie prédominante, un grand nombre d'auteurs s'occupèrent exclusivement de la description de cette affection : Lepra leonina, elephantia, tyria, et L. alopecia (*Constantin* l'Africain, *J. Platearius*, le cardinal *Vitalis de Furno*, *A. Paré*, *Roger* de Parme, *Roland*, *Lanfranc*, *B. Gordon*, *Guy de Chauliac* (1300), *Gilbert*, *Glanville*, *Gaddesdon* en Angleterre, *Théodoric*, évêque de Cervie, *Hans Gersdorf* de Strasbourg (1517), *G. de Salicet* en Italie, qui parle aussi de l'*acne rosacea*) ; puis, quand la lèpre s'éteignait et n'exerçait plus guère ses ravages en Europe que sur les lignes des côtes, la syphilis faisait son apparition vers la fin du quinzième siècle. Cette maladie attira l'attention des médecins en partie à cause de sa rapide extension, en partie à cause de ses effets destructeurs, et leur parut une nouvelle affection épidémique. Parmi les principaux auteurs qui s'occupèrent à cette époque de la syphilis, nous citerons :

Cumanus, *Pintor*, *Leonicène*, *Torella*, *Massa*, *Fracastor* (1530), *Manard*, *N. Florentinus*, *Paracelse*, *Ambroise Paré*, *Astruc* : à ce dernier nous devons encore, outre une description de l'érysipèle, quelques données sur la structure anatomique de la peau (épiderme, couche muqueuse, derme, glandes sébacées et sudoripares, les dernières confondues cependant par lui avec les glandes sébacées) ; ces glandules sont, selon Astruc, le siége du furoncle ; enfin il décrit également l'acne rosacea. *Guy de Chauliac* parle également de la *teigne*, de l'*acné*, dont les descriptions conviennent mieux à l'*impétigo*, à l'*eczéma*, au *sycosis*, au *favus*; il mentionne l'insecte de la gale et la nature contagieuse de cette affection. *Vidus Vidius* (1569) décrit la *varicelle* et les parasites de la gale ; *Fernelius Ambianus* (1592), le *lentigo*, la *pustule*, la *syphilis*, les *hémorrhagies*, l'*acne rosacea*, le *prurigo*, l'*herpès* ; *Forestus* (1522), le *pemphigus*, le *psoriasis palmaire* et la *gale* ; *Schenk de Grafenberg*, les *maladies des poils*, le *sycosis*, le *lichen* et la *gale* ; *Sennertus*, les *colorations morbides de la peau*, les *taches hépatiques*, les *sueurs fétides des pieds*, la *scarlatine* et la *rougeole* ; *Döring* (1619) donne une bonne description de la scarlatine. *Blondus* (1), *Fallope* (2), *Joubert* (3), *A. Paré* (4), indiquent la méthode pour extraire de la peau les parasites de la gale. Les ouvrages de ces auteurs datent des quinzième, seizième et dix-septième siècles.

Manard (5) décrit les croûtes de lait de l'enfance, emploie le premier la dénomination de *lupus*, mais simplement pour désigner des ulcères aux jambes; plus tard nous trouvons des descriptions de l'eczéma ; *J. Gorraeus* (6) traite de l'acné, de l'herpès et de l'eczéma.

Aux quinzième, seizième et dix-septième siècles, le *scorbut* occupe l'attention de la plupart des auteurs ; d'autres ouvrages contiennent des descriptions claires de la *scarlatine*, du *typhus pétéchial*, de la *varicelle* et surtout du *favus*.

J. Mercurialis (7) compile dans un ouvrage volumineux, publié à Venise par son élève, *Paulus Aicardius*, les observations des médecins antérieurs ; à l'exemple de Galien, il distingue les maladies du cuir chevelu de celles du reste du tégument et s'occupe spécialement de l'*impétigo*, de la *gale*, de la *psore* ; du *lichen*, du *prurit*, du *favus*. *Hafenreffer* (8) traite surtout de la *variole*, de la *rougeole*, des *maladies vénériennes*, des *comédons* ; *Cassius* (de Jatrosophista), de l'*acné*, de la *gale*

(1) *De maculis corporis*. Roma, 1544.
(2) *De tumoribus et ulceribus*. Venetiæ, 1562.
(3) *De affectionibus pilorum et cutis præsertim capitis*. Ludg., 1582.
(4) *De infantium variolis seu morbillis*, etc. Paris, 1582.
(5) *Epistolæ medic.* Lutetiæ, 1528.
(6) *Parisiens. definitionum medicarum*. Francofurti, 1578.
(7) *De morbis cutaneis*, ex ore H. Mercurialis. Venetiis, 1601.
(8) *Nosodochium, in quo cutis eique adhærentium partium affectus omnes traduntur*. Tubingen, 1630 ; 2e édit., Ulm 1660.

(1653) ; *R. Willis* (1) divise les affections cutanées suivant la présence ou l'absence de tuméfaction. Outre ces ouvrages, nous signalerons encore des traités plus petits dus à *Severinus*, *Felix Plater*, *Musitanus*, *de Haen*, *Van Swieten* (1773).

Daniel Turner (2), donnant en partie ses propres observations, en partie celles d'autres auteurs, décrit l'*herpès*, l'*anthrax*, le *nævus*.

A. C. Lorry (3), l'un des écrivains les plus distingués parmi ceux que nous avons nommés jusqu'ici, fut amené par ses études de la peau normale et anormale à distinguer les affections cutanées en idiopathiques et symptomatiques ; il appela encore l'attention sur les fonctions dépuratives de la peau et sur les dangers que peut entraîner la suppression des éruptions ; les glandes cutanées sont pour lui les principaux émonctoires des humeurs nuisibles ; enfin il cite les influences qu'exercent sur la peau la température, l'alimentation, les boissons, le travail et le repos.

Plenck, professeur à Bude et à Vienne (4), divise les maladies cutanées en 14 classes, suivant la nature des produits pathologiques.

L'ouvrage de *Robert Willan* (1798) (5) est incontestablement le plus important du dix-huitième siècle, aussi bien au point de vue de la nomenclature et du traitement que sous les autres rapports. Il décrit avec une rare habileté les maladies particulières et simplifie toute la nomenclature. *Willan* adopte le système de *Plenck*, à cela près que ce dernier introduisit 14 classes et 120 espèces, tandis que lui, après avoir adopté 7 classes et 35 espèces, porta plus tard le nombre des classes à 9 et celui des espèces à 49. Empêché de terminer son ouvrage, ce fut son élève *Bateman* (6) qui se chargea de le publier.

En France, d'autres traités suivirent bientôt ceux de Lorry : tels sont les ouvrages de *Retz* (7), de *Roussel* (8), *Poupart* (9), *Sauvages* (10) ; toutefois les plus importants sont ceux d'*Alibert*, de *Biett*, de *Cazenave* et *Schedel*.

Alibert (11) créa un système naturel, qui ne trouva cependant que peu de partisans.

(1) *Illustrations of cut. diseases*. London, 1839, 1841.
(2) *Treatise on the diseases of skin*. London, 1766.
(3) *Tractatus de morbis cutan*. Parisiis, 1777.
(4) *Doctrina de morbis cutaneis*. Viennæ, 1783.
(5) *Description and treatment of cutaneous diseases*.
(6) *Pract. synopsis of cut. diseases according to the arrangement of Dr Willan*. London, 1815.
(7) *Des maladies de la peau, de leur cause*, etc. Amsterdam, 1785.
(8) *Sur les dartres* et *Diss. de variis herpetum speciebus*.
(9) *Traité des dartres*.
(10) *Nosologia methodica sistens morborum classes juxta Sydenhami mentem et botanicorum ordines*. 1768.
(11) *Précis théorique et pratique sur les maladies de la peau*. Paris, 1810.

Cazenave et Schedel (1) donnèrent les leçons de *Biett*, dont le maître n'avait publié lui-même qu'un petit nombre. Ils adoptent le système de *Willan* et discutent avec un soin spécial les observations thérapeutiques de *Biett*.

Parmi les derniers dermatologistes français, dont quelques-uns vivent et pratiquent encore aujourd'hui, nous citerons :

Gibert (2), *Rayer* (3), *Giraudeau Saint-Gervais* (4), *Chaussit* (5), *Devergie* (6), *A. Cazenave* (7), *Hardy* (8), *Duchenne-Duparc* (9), *F. Rochard*(10), *E. Baudot*(11), *Ch. Caillants* (12), *E. Bazin* (13), *Baumès* (14).

Parmi les auteurs anglais, nous nommerons :

M. S. Plumbe (15), qui divise les maladies cutanées en locales (*acné, sycosis, porrigo*) et constitutionnelles, qui proviennent de l'affaiblissement du *ton* des vaisseaux (*purpura, ecthyma*) ; *J. Green* (16), *Th. Hunt* (17), *Neligan* (18), *A. Tood Thomson* (19), *R. J. Jordan* (20), *M. C. Anderson* (21), *Erasmus Wilson* (22), *Tilbury Fox* (23), *Hillier* (24), *Howard Damon* (25). *Rayer*, *Chaussit*, *Devergie*, *Wilson* et *Anderson* ont essayé d'édifier leurs systèmes moins sur l'aspect extérieur des maladies que sur leur nature et sur la structure des organes.

Citons parmi les auteurs allemands :

Peter Frank (26), qui divisa les maladies de la peau en aiguës et

(1) *Abrégé pratique des maladies de la peau*, 4e édit. Paris, 1847.
(2) *Traité pratique des maladies spéciales de la peau*, 2e édit., 1840.
(3) *Traité des maladies de la peau*. Paris, 1835.
(4) *Guide pratique*, etc. Paris, 1842.
(5) *Traité élém. des maladies de la peau*. Paris, 1853.
(6) *Traité pratique des maladies de la peau*. Paris, 1854.
(7) *Leçons sur les maladies de la peau*. Pathologie générale des maladies de la peau. Paris, 1856.
(8) *Leçons sur les maladies de la peau*. Paris, 1858.
(9) *Compendium des maladies de la peau*, etc. Paris, 1859.
(10) *Traité des maladies de la peau*. Paris, 1860.
(11) *Traité des affections de la peau*, d'après les doctrines de M. Bazin. 1869.
(12) *Traité pratique des maladies de la peau chez les enfants*.
(13) *Leçons théoriques et cliniques sur les affections cutanées*, etc.
(14) *Nouvelle dermatologie*, etc. Paris, 1842.
(15) *Practical treatise on the diseases of the skin*. London, 1837.
(16) *Practical treatise on diseases of the skin*. London, 1835.
(17) *Practical observations on the pathology and treatment of certain diseases of the skin*. London, 1847.
(18) *Practical treatise on the diseases of the skin*. Dublin, 1852.
(19) *A pract. treatise on diseases affecting the skin*, by the late, completed and edited by Parkes. London, 1850.
(20) *Skin diseases and their remedies*. London, 1860.
(21) *A pract. treatise upon Eczema*. London, 1863. — *On the parasitic affections on the skin, Eczema, Psoriasis*. London, 1868.
(22) *On diseases of the skin*. London, 1867.
(23) *Skin diseases*. London, 1864, 1871 et 1873.
(24) *Handbook of skin diseases*. London, 1864.
(25) *Lessons on the structure of the skin*. Philad., 1868.
(26) *De curandis hominum morbis*, 1792.

chroniques, idiopathiques et symptomatiques; *L. A. Struve* (1); *Schonlein*, qui adopta la même classification, découvrit le champignon du favus et fut surtout le véritable fondateur de l'école *historico-naturelle* d'alors; *C. H. Fuchs* (2), *V. A. Riecke* (3), *Joseph Frank* (4), *Veiel* (5), *Froriep* (6), *Behrend* (7); *Gustav Simon* (8), qui étudia les altérations pathologiques des maladies cutanées d'une manière approfondie et scientifique.

V. Baerensprung (9), l'un des dermatologistes les plus distingués de notre siècle, a publié, en dehors de plusieurs autres traités remarquables, les ouvrages suivants : *Herpès zoster*, *Pemphigus*; *A. Kleinhans* (10), *J. Rosenbaum* (11).

Parmi les Norwégiens, il faut citer spécialement *W. Boeck* et *Danielssen* (12), dont les travaux nombreux sont pour notre spécialité des titres impérissables.

De nos jours, les recherches entreprises dans le domaine de la dermatologie sont consignées dans des journaux ou revues périodiques paraissant en Autriche, en Angleterre, en France, en Italie et en Amérique.

Hébra, dans une longue suite de mémoires publiés dans les divers journaux de ce pays et de l'étranger, a établi solidement ses principes réformateurs, et ses leçons peuvent à juste titre le faire considérer comme le fondateur de la dermatologie scientifique. Dans l'ouvrage intitulé : *Handbuch der speciellen Pathologie und Therapie der Hautkrankheiten*, dont le premier volume et deux fascicules du second seulement ont paru, et à la rédaction duquel contribuent *F. Mayer*, *H. Zeissl*, *A. Reder* et *M. Kohn-Kaposi*, Hébra a émis ses idées et les résultats de sa riche expérience.

Quiconque connaît la littérature que nous venons d'exposer saura à coup sûr apprécier la nomenclature simplifiée de cet auteur, la description exacte qu'il donne des formes morbides, les indications

(1) *Uebersicht der Hautkrankheiten*, mit illum. Kupfertafeln. Berlin, 1829.

(2) *Die Krankhaften Veränderungen der Haut und ihrer Anhänge*. Göttingen, 1840. *Versuch einer ganz neuen Nomenclatur*.

(3) *Handbuch der Krankheiten der Haut*. Dresden, 1841.

(4) *Die Hautkrankheiten*, übersetzt von Dr Ch. G. Voigt. Leipzig, 1843.

(5) *Grundzüge der Behandlung der Hautkrankheiten an der Heilanstalt zu Canstatt*. 1840, 1852, 1853, 1854, 1862.

(6) Atlas der Hautkrankheiten.

(7) *Monog. Darstellung der nicht syphilitischen Hautkrankheiten*. Leipzig, 1869.

(8) *Die Hautkrankheiten durch anat. Untersuchungen erläutert*. Berlin, 1851.

(9) *Beiträge zur Pathologie und Anatomie der menschlichen Haut*. Leipzig, 1848. — *Die Hautkrankheiten*, 1 lief., 1859.

(10) *Compendium der Hautkrankheiten*. Erlangen, 1866; und *Die parasitären Hautaffectionen*. Erlangen, 1864.

(11) *Zur Geschichte und Kritik der Lehre von den Hautkrankheiten*. Halle, 1844.

(12) *Traité de la Spedalskhed*. Recueil d'observations sur les maladies de la peau. Christiania, 1862.

précises pour l'emploi des médicaments appropriés que l'on employait déjà avant lui, mais dont il a augmenté la liste. La dermatologie a également tiré parti des progrès réalisés en anatomie pathologique par des hommes comme *Rokitansky*, *Virchow*, *Henle*, *Wedl*, *O. Weber*, *Th. Billroth*, etc.

Nous venons d'énumérer les ouvrages les plus importants qui, depuis l'antiquité jusqu'à nos jours, ont contribué à fonder ou à étendre la dermatologie. Si cette branche de la médecine a pris actuellement une direction plus scientifique, elle le doit à l'emploi de bons microscopes ; au lieu de spéculations pures concernant les humeurs morbides et d'hypothèses dérivées simplement des apparences extérieures des maladies cutanées, cet instrument nous a fourni des notions claires sur la nature réelle d'un grand nombre de ces affections. En 1683, le parasite de la gale avait été parfaitement décrit par *Giovanni Cosimo Bonomo* dans sa lettre à F. Redi (1); il avait été amené à cette étude par les affirmations de H. Cestoni, qui, en sa qualité de pharmacien à Livourne, avait appris à le reconnaître sur la population. L'insecte était néanmoins retombé dans l'oubli, et c'est grâce aux travaux d'*Hebra* (2), d'*Eichstedt* (3), de *Gudden*, de *Bourguignon* (4), de *Gerlach*, de *Fürstenberg* (5), que la théorie de la métastase de la gale, encore acceptée par *Hahnemann* et *Autenrieth*, a été réfutée d'une manière complète. *G. Simon* découvrit ensuite l'*acarus folliculorum* dans les follicules sébacés, *Schœnlein* l'*achorion* dans le *favus*, *Malmsten* le *trichophyton tonsurans* dans l'*herpès tons.*, *Bazin* le *microsporon mentagraphytes* dans le sycosis, *Eichstedt* le *microsporon furfur* dans le pityriasis versicolor, *Meissner* le champignon des ongles dans l'onychomycosis, *Köbner* (6) le *champignon* de l'*eczema marginatum*. L'investigation anatomique de la peau a également conduit à des résultats importants, parmi lesquels on peut citer la découverte par *Malpighi* (7) des glandes sébacées, et celle des glandes sudoripares par *Breschet* (8) et *Roussel de Vauzème* (8). Les glandes de la peau, en dehors des indications qu'en donnent les auteurs plus anciens cités ci-dessus, sont encore mentionnées par *Morgagni* (9), *Boerhaave* (10) et *Abr. Kaaw* (11).

(1) Voir la traduction de cette lettre dans l'ouvrage d'Hébra (t. I, p. 601).
(2) *Med. Jahrb.*, 1844.
(3) Froriep's *Notizen*, 1846.
(4) *Traité entomologique et pathologique de la gale de l'homme*, 1852.
(5) *Die Krätzmilben der Menschen und der Thiere.* Leipzig, 1861.
(6) *Klin. u. experim. Mittheilungen*, etc. Erlangen, 1864.
(7) *Opera posthuma figuris aeneis illustr.* Londini, 1697.
(8) *Recherches sur la structure de la peau.*
(9) *Adversaria anatomica*, I, 12, IV.
(10) *Epistola de fabricâ glandularum in corpore humano ad Ruyschium.* Leydæ, 1722.
(11) *Perspiratio dicta Hippokratis per universum corpus anatomicè illust.* Lugd. Bat., 1738.

La découverte importante de *Malpighi* servit à expliquer les diverses formes de furfures et de squames, que l'on considéra comme les produits des glandes.

Signalons encore ici les observations de *Henle* et de *Wendt* (1) sur la structure de l'épiderme ; celles de *Berres* et *Fohmann* sur la distribution des vaisseaux sanguins ; la découverte des corpuscules du tact et celle de la disposition des cellules de *Malpighi* dans le tissu dermique par *Meissner*, ainsi que la découverte de fibres musculaires autour des follicules pileux par *Kölliker*.

Il nous resterait à citer un grand nombre d'auteurs distingués, si nous voulions mentionner les articles et les travaux de détail qui se trouvent dans les archives paraissant périodiquement et dans les journaux de médecine hebdomadaires. Parmi eux, les jeunes spécialistes formés à l'école de Vienne ne seraient certainement pas les derniers ; la dermatologie leur doit une part essentielle de ses progrès scientifiques, surtout en ce qui concerne l'application du microscope à l'anatomie pathologique.

Cependant nous ne manquerons pas d'indiquer, chemin faisant, les observations ayant trait aux affections de la peau, pour peu qu'elles aient d'importance ; et nous essayerons ainsi de rendre justice à ces divers auteurs dans la partie spéciale de cet ouvrage.

(1) *De epiderm. human.* Vratisl. 1833.

A. PREMIÈRE PARTIE

GÉNÉRALITÉS.

ANATOMIE (1).

La peau, ou tégument externe, organe de la sensibilité tactile et du

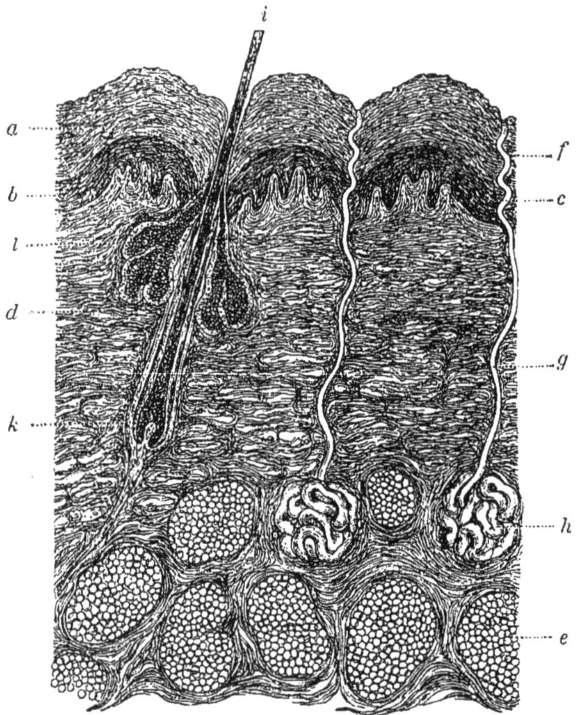

Fig. 1. — Coupe verticale de la peau normale.

a, épiderme ; *b*, réseau de Malpighi ; *c*, couche papillaire ; *d*, tissu aréolaire du derme, chorion ; *e*, pannicule adipeux ; *f*, conduit spiral excréteur d'une glande sudoripare ; *g*, partie droite du canal excréteur de cette glande ; *h*, peloton ou glomérule de la glande sudoripare ; *i*, tige d'un poil fin ; *k*, racine du poil ; *l*, glande sébacée.

toucher, se compose chez l'homme : de l'épiderme *a* (fig. 1), du derme *d*, du tissu cellulaire sous-cutané, *e*, de nerfs, de vaisseaux, de glan-

(1) H. Frey, *Traité d'histologie et d'histochimie*, 3e édit. Trad. du Dr Spillmann.

des sudoripares, *g*, *h*, et sébacées, *l*, ainsi que des poils, *k*, et des ongles.

DERME OU CHORION.

Le derme (fig. 1, *d*) est un tissu dense, très-vasculaire, constitué par un feutrage de faisceaux fibrillaires de tissu conjonctif, accompagné de nombreuses fibres élastiques et de cellules du tissu conjonctif. Mais, dans les papilles tactiles et dans la couche superficielle, l'entrelacement des fibres devient intime au point de faire disparaître tous les interstices, de forme losangique, et donne à ces parties un aspect plus homogène. Le chorion est recouvert par l'épiderme, qui se développe aux dépens du feuillet corné ; il est riche en nerfs, contient un grand nombre de petits faisceaux de muscles lisses, possède des vaisseaux lymphatiques et est traversé par les poils munis de leurs bulbes et par les conduits excréteurs de glandes fort nombreuses. L'épaisseur du derme varie considérablement dans les différents points du corps ; elle peut aller de $0^{mm},42$ à 3 millim. C'est au niveau des paupières, du prépuce, du gland et sur la face interne des grandes lèvres que le derme est le plus mince. A la face, au scrotum, au mamelon, il atteint de $0^{mm},63$ à 1 millim. ; au front $1^{mm},4$; sur le reste de la peau, il varie de $1^{mm},5$ à 2 millim. A la plante des pieds, aux fesses et au dos, souvent aussi à la paume de la main, le derme atteint sa plus grande épaisseur. Il est plus épais chez l'homme que chez la femme et est plus mince dans l'enfance qu'à l'âge adulte. On trouve les papilles sur toute la surface cutanée. A la paume de la main, elles forment souvent de petits groupes disposés en rangées sur des saillies du chorion ; ailleurs, elles sont tantôt isolées, tantôt réunies en groupes serrés. Les plus longues, qui ont de $0^{mm},13$ à $0^{mm},21$, se rencontrent à la face palmaire de la main, à la plante du pied, au mamelon, etc. ; les plus petites sont à la face. Celles d'un certain volume sont coniques ou linguiformes ; les plus petites sont représentées par de simples petites saillies mamelonnées. Outre les papilles simples, on distingue les papilles composées, c'est-à-dire des mamelons divisés en deux, plus rarement trois petits mamelons secondaires. On trouve des vaisseaux même dans les papilles qui renferment les corpuscules du tact (G. Thin, *Journ. f. Anat. und Phys.*, VIII). Par sa face profonde, le derme se continue avec le tissu conjonctif sous-cutané, qui est très-riche en graisse. Le tissu cellulaire sous-cutané se compose de faisceaux de tissu conjonctif, qui s'étendent du fascia superficiel au derme, en s'entre-croisant pour former un réseau à larges mailles ; en certains endroits, comme, par exemple, aux paupières, au pénis, aux oreilles, au scrotum, le tissu conjonctif sous-cutané est dépourvu de graisse ; partout ailleurs les cellules adipeuses en occupent les espaces aréolaires (fig. 1, *e*). Ce tissu est riche en vaisseaux sanguins et lymphatiques, ces derniers pourvus de valvules, et en nerfs.

ÉPIDERME ET RÉSEAU DE MALPIGHI.

L'épiderme peut se subdiviser en une couche profonde (*fig.* 2, *b*) et une couche superficielle *a*, qui se fondent l'une dans l'autre suivant une ligne de démarcation plus ou moins tranchée. Cette dernière est l'épiderme proprement dit, la première constitue le réseau de Malpighi, couche muqueuse. Dans les points où l'épiderme s'enfonce entre les papilles du tact et en remplit les intervalles, il est naturellement plus épais qu'au sommet des papilles ; aussi sa coupe a-t-elle un aspect cribriforme ou réticulé.

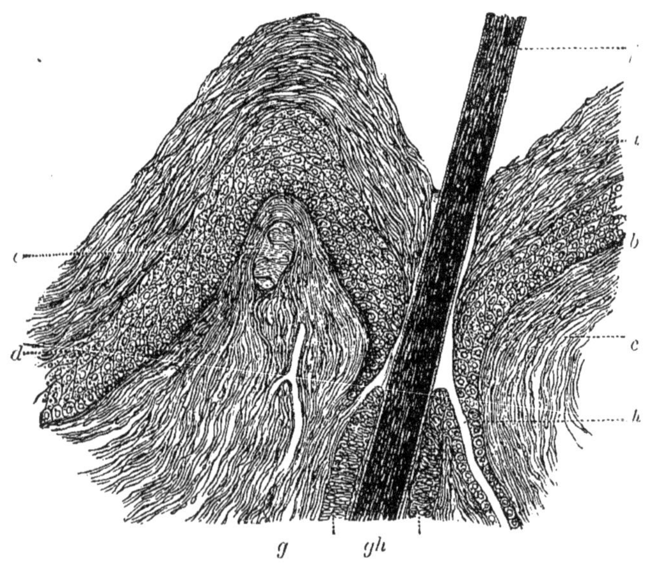

Fig. 2. — Coupe de la peau (considérablement grossie).

a, épiderme avec les cellules cornées aplaties ; *b*, couche de Malpighi, avec ses cellules ovalaires ; *c*, tissu dense d'une papille ; *d*, anses capillaires d'une papille ; *e*, corpuscule du tact ; *f*, tige du poil ; *gg*, gaîne externe de la racine ; *h*, conduit excréteur d'une glande sébacée.

Dans les couches les plus profondes du réseau de Malpighi, on rencontre de petites cellules mesurant de $0^{mm},007$ à $0^{mm},009$, de forme arrondie ou ovalaire, et d'autres, d'un diamètre un peu supérieur, atteignant jusqu'à $0^{mm},011$, d'un contour très-délicat et peu distinct, contenant des noyaux granuleux et souvent légèrement colorés en jaune, dont la dimension varie de $0^{mm},004$ à $0^{mm},007$; ces noyaux sont arrondis ou ovalaires. On trouve plusieurs zones de cellules analogues superposées ; cependant elles deviennent graduellement plus volumineuses, s'aplatissent, prennent sous l'influence de la pression une forme polygonale ; le noyau lui-même augmente de dimension, mais devient plus lenticulaire et plus pâle. Dans ces couches du réseau de Malpighi se rencontrent des cellules dentelées ou engrenées. Enfin viennent les cellules à bords lisses des couches supérieures de l'épiderme proprement dit, qu'on appelle aussi couche cornée : leur diamètre varie de $0^{mm},0263$ à $0^{mm},042$. La couche la plus externe forme un stratum continu, facile à détacher, dont les cellules ne renferment plus trace de noyau. Cette absence de noyau n'a pas d'importance, car chez l'embryon toutes les écailles épithéliales, même les plus externes, en sont pourvues ; il en est de même chez les adultes, dans les parties où la peau conserve une mollesse analogue à celle des muqueuses. Comme les couches de l'épiderme, en se superposant, prennent une couleur mate blanchâtre ou brunâtre, elles doivent adoucir plus ou moins, suivant leur épaisseur, la vive rougeur que donne au derme sous-jacent sa riche vascularité. En effet, aux endroits où la peau offre la coloration la plus rouge, comme sur les lèvres et sur les joues, l'épiderme est très-mince. Au contraire, à la plante du pied, et chez beaucoup de personnes, à la paume de la main, il atteint une épaisseur considérable, qui s'accompagne d'une diminution progressive de la teinte rouge-chair, jusqu'à ce qu'enfin, sur les parties très-épaissies, on ne trouve plus que la couleur des couches épidermiques ; les callosités en offrent un exemple.

Suivant Kölliker, l'épiderme se développe aux dépens du feuillet externe du blastoderme ; dès la cinquième semaine, il se compose de deux couches de cellules, réseau de Malpighi et couche cornée. Le premier augmente graduellement d'épaisseur, tandis que ses couches externes se transforment en écailles cornées. Les dimensions des cellules épidermiques chez le fœtus ne diffèrent pas de celles de l'adulte.

PIGMENT.

On sait que la peau des Européens présente en certains points une coloration brunâtre, plus claire chez les blonds, plus foncée chez les bruns. Citons le mamelon, le scrotum, les grandes lèvres, la marge de l'anus, ainsi que les éphélides et les *nævi materni* qui sont plus individuels. Ce caractère qui, chez la race blanche, n'existe que sur des parties isolées de la surface tégumentaire, est bien plus général chez les autres variétés de notre espèce, dont la peau présente les teintes les plus variées, depuis le jaune-brun des Malais jusqu'au noir foncé du nègre.

Autant que les recherches actuelles permettent de l'affirmer, ces colorations (auxquelles l'élément fibreux du derme ne participe jamais) paraissent dépendre de trois conditions, qui s'associent particulièrement dans les nuances les plus foncées : d'une coloration du noyau central par la diffusion générale d'un pigment finement granulé; d'une coloration semblable, mais beaucoup plus faible, du contenu tout entier de la cellule ; enfin de masses, d'agrégats de for-

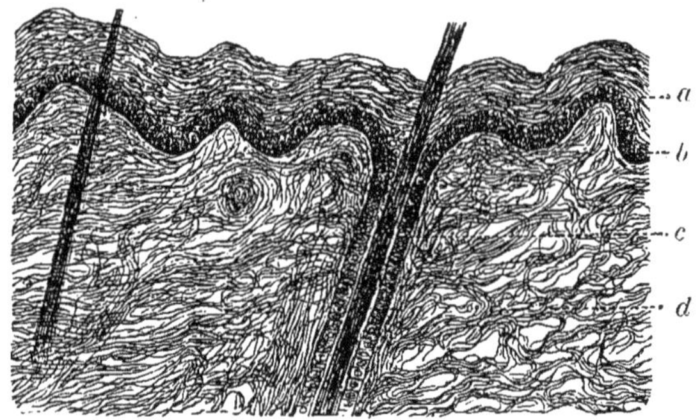

Fig. 3. — Section de la peau du nègre.

a, épiderme; *b*, réseau de Malpighi; *c*, pigment de la gaîne de la racine ; *d*, chorion (composé principalement de fibres élastiques).

mes variées, composés d'un dépôt dense de pigment granuleux dans le corps de la cellule. Ce sont surtout les couches les plus profondes de l'épiderme, et particulièrement dans le voisinage immédiat des papilles, qui sont le siége de cette pigmentation. La coloration est-elle très-foncée, on trouve souvent trois ou quatre couches de cellules pigmentaires remplies d'un pigment noir foncé. D'après Waldeyer, des cellules pigmentaires existent aussi dans le tissu conjonctif et dans l'adventice des vaisseaux de la peau ou des paupières.

TISSU ADIPEUX.

Le tissu adipeux, pleinement développé sur un corps bien nourri, indépendamment de nombreuses agglomérations peu considérables et inconstantes, se présente surtout dans le tissu cellulaire sous-cutané, qui prend pour cette raison le nom de pannicule graisseux. Chaque cellule adipeuse est comprise dans une maille vasculaire. Ce tissu offre des épaisseurs variables dans les différents points du corps; il forme de véritables masses sous la peau de la plante des pieds, à la paume de la main, au niveau des fesses, au pourtour de la glande mammaire; mais on en chercherait en vain dans les paupières.

Du reste, l'étendue de ces accumulations de cellules graisseuses varie considérablement; modérément développé, le pannicule adipeux donne aux formes leurs contours élégants et gracieux (Hyrtl). En général, plus abondant chez la femme et l'enfant que chez l'homme, il diminue également à mesure qu'on se rapproche de la vieillesse; représenté par une couche épaisse chez les gens gras, il est à peine représenté chez les personnes maigres. A la suite de privations prolongées, de maladies longues et débilitantes, d'anasarque généralisée, le tissu adipeux disparaît rapidement pour se reproduire dès que les conditions normales de l'existence se trouvent rétablies. Quand on examine le tissu adipeux de cadavres émaciés, on y retrouve les cellules parfaitement conservées, mais ne renfermant plus aucune trace de graisse; ces éléments cellulaires semblent donc doués d'une vitalité très-grande, et il est probable que, lorsque, chez un sujet amaigri, on voit reparaître l'embonpoint, ce fait est dû à ce que le contenu protoplasmique des cellules est remplacé par un dépôt de graisse ou transformé en graisse.

NERFS.

Les fibres nerveuses primitives, comprenant des tubes à moelle et des tubes dépourvus de substance médullaire, partent des plexus nerveux du tissu conjonctif sous-cutané et vont se rendre à la base des papilles ou corpuscules du tact (fig. 2, *e*). Ces fibres sont isolées ou réunies en petits faisceaux microscopiques extrêmement minces. C'est ici que s'observent le plus souvent les divisions angulaires des tubes nerveux (1). Les corpuscules du tact se rencontrent sur la face palmaire des

(1) *Langerhans* * décrit dans la couche de Malpighi des éléments qui se terminent par un renflement, d'où partent des filaments ténus, et qu'il est parvenu à voir au moyen de l'imprégnation d'or (méthode de Cohnheim). Toutefois, le caractère nerveux de ces corpuscules n'est pas encore parfaitement établi. *Podcopaëw* ** a confirmé les observations de *Langerhans* par ses expériences avec le chlorure d'or sur la peau du lapin. Il a vu aussi les filaments nerveux entre les cellules de la couche de Malpighi, ainsi que leur connexion avec le réseau sous-jacent et avec les réseaux qui apparaissent entre les cellules épithéliales. Le réseau nerveux sous-épithélial est formé de longues fibres, dépourvues de moelle, ne renfermant que des noyaux latéraux. Il a suivi également des fibres nerveuses qui se terminaient entre la couche de Malpighi et la couche cornée et là se ramifiaient encore ou présentaient un prolongement sinueux; les fibres nerveuses dépourvues de moelle accompagnent les papilles contenant des vaisseaux sanguins. Cet auteur n'a pu déterminer avec certitude si ce prolongement est la terminaison de la fibre. De fines fibres nerveuses partent également du plexus nerveux qui entoure le bulbe pileux, pour se rendre à la gaîne externe de la racine, comme *Langerhans* l'avait déjà décrit. *Tomsa* *** a traité des portions fraîches de peau humaine par le chlorure d'or et l'ébullition avec 5 p. 100 d'acide acétique, et séparé ainsi l'épiderme de la couche papillaire du chorion; il a trouvé des fibrilles qui partent des plexus nerveux dépourvus de moelle de cette dernière, se dirigent vers les papilles et se rendent à leurs vaisseaux capillaires. Ces fibrilles forment un réseau qui enveloppe les capillaires et d'où partent des filaments déliés qui s'enfoncent dans la paroi du vaisseau. Suivant *Thin*, chaque corpuscule du tact représente la terminaison d'un nerf à moelle.

* Virch. *Archiv.* 44 B., 2 und 3 H.
** *Archiv f. mikr. Anat.* 5 Bd., 4 H.
*** *Centralbl. n. med. Wochenschr.* 1869.

doigts et des orteils, dans la paume de la main, à la plante des pieds et au talon. Ils sont surtout fort nombreux au niveau de la surface qui correspond à la dernière articulation des phalanges; ils diminuent au niveau de la seconde et de la première phalange et sont beaucoup plus rares encore dans la paume de la main. Meissner a trouvé 108 corpuscules du tact dans 400 papilles comprises dans l'étendue de 2 millimètres carrés de peau, prise au niveau de la pulpe de la dernière phalange; il n'en a plus compté que 40 au niveau de la deuxième phalange, 15 au niveau de la première et 8 seulement dans la paume de la main. Aux orteils, c'est également sur la dernière phalange que leur nombre est proportionnellement le plus considérable, mais le pied en est beaucoup moins richement pourvu que la main. On en rencontre quelquefois, mais en petit nombre, sur le dos de la main et du pied, ainsi que sur les faces antérieure et latérales de l'avant-bras. On les retrouve enfin, mais toujours en nombre très-faible, au niveau du mamelon et sur les lèvres. On a décrit, dans ces points, des corpuscules qui formeraient la transition entre les éléments de Krause et les corpuscules du tact. Le singe est le seul mammifère chez lequel on ait trouvé jusqu'ici des corpuscules du tact. La forme et le volume de ces corpuscules sont très-variables : à la paume de la main, ils ont $0^{mm},105$, et plus, de longueur sur $0^{mm},042$ à $0^{mm},052$ de largeur ; les plus petits n'ont que $0^{mm},042$ à 0,035 de large. En général, les plus volumineux sont ovalaires, les plus petits arrondis.

Les corpuscules du tact sont situés dans l'axe de la partie supérieure des papilles ; dans les papilles composées, on les trouve quelquefois sur les parties latérales. Ces papilles renferment exceptionnellement des anses vasculaires. Généralement les papilles munies de corpuscules du tact n'ont pas de vaisseaux. La structure des corpuscules (Frey) consiste en une capsule homogène et un contenu qui, observé sur une section transversale, est mou et finement granuleux. Dans la capsule, on observe de petits corps très-nombreux, allongés, qui occupent une position transversale ou oblique par rapport à celle du corpuscule. Ces petits corps donnent à la papille un aspect strié caractéristique. Les fibres nerveuses pénètrent dans les corpuscules tantôt isolément, le plus souvent par paires, quelquefois au nombre de trois ou quatre ; elles sont entourées par le névrilème qui se perd dans la capsule. Ces fibres ont des bords sombres; elles ont au plus $0^{mm},0042$ de diamètre ; elles pénètrent parfois par la base du corpuscule, mais plus souvent par sa partie latérale. Les anses terminales, admises par beaucoup d'observateurs antérieurs, ne concordent plus avec le passage dans les corpuscules de fibres nerveuses, uniques ou triples. On rencontre quelquefois des corpuscules autour desquels les tubes nerveux forment de véritables tours de spire. D'autres fois, les tubes nerveux se prolongent plus ou moins loin à la surface du corpuscule, dans une direction beaucoup plus rectiligne. Toujours est-il qu'ils finissent toujours par pénétrer dans l'intérieur du corpuscule; mais comment s'y terminent-ils? c'est ce qu'on n'a pas encore découvert. Il est probable qu'ils s'irradient en se décomposant, comme le font les fibrilles nerveuses sur les corpuscules de Krause, en fibres pâles et dépourvues de moelle. On ne sait pas si les éléments transversaux, analogues à des noyaux, que nous avons mentionnés tout à l'heure, correspondent à la terminaison des nerfs.

Les *corpuscules* de *Pacini* ou de *Vater* (fig. 4) peuvent se comparer à des corpuscules en forme de massue (*de Krause*), enveloppés d'une série de capsules concentriques, constituées par du tissu conjonctif. Ce sont des corps elliptiques, plus ou moins larges, de 1 à 2 millimètres et plus de longueur. A l'œil nu, ils apparaissent tendus, semi-transparents, avec une raie centrale blanche. Chez l'homme, on les rencontre sur les nerfs cutanés de la paume de la main et de la plante du pied; ils sont nombreux sur les nerfs des doigts et des orteils, particulièrement à la dernière phalange ; on les trouve encore dans le plexus du grand sympathique qui entoure l'aorte abdominale. On ne les observe qu'accidentellement en d'autres régions. On a estimé que ces corpuscules sont au nombre de 600 à 1,400 sur les quatre membres de l'homme. Ils existent aussi chez les mammifères, principalement à la sole du pied. Le mésentère du chat en offre de très-beaux spécimens, en nombre plus ou moins considérable. Les oiseaux possèdent également des corpuscules de Pacini, mais ils sont complétement modifiés.

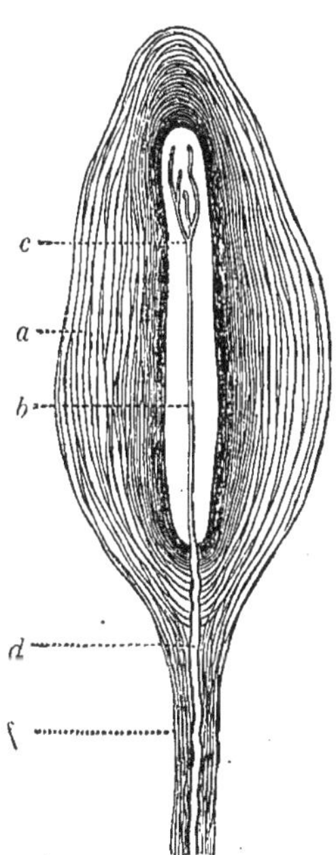

Fig. 4. — Corpuscule de Vater ou de Pacini.

a, membrane capsulaire; *b*, tube nerveux interne ; *c*, extrémité bifide du nerf; *d*, cylindre-axe ; *f*, enveloppe du cylindre-axe.

On suppose que les membranes concentriques qui forment la capsule (*a*) sont composées d'une masse fondamentale de tissu conjonctif, tantôt homogène, tantôt striée, tantôt fibrillaire, au milieu de laquelle sont situés des noyaux ou des cellules allongés. Au moyen de l'imprégnation d'argent, *Hoyer* a découvert récemment, sur la face interne de ces membranes, un revêtement épithélial qui se présente sous l'aspect d'une mosaïque. Les séries de capsules sont traversées par un maigre réseau vasculaire; ces couches sont distantes les unes des autres à la périphérie, et leur étendue correspond à la courbure du corpuscule tout entier. Les couches centrales sont plus rapprochées les unes des autres, elles sont moins courbées et entourent le canal central ou renflement interne (*b*), en formant une substance corticale homogène et nucléée.

Le renflement interne s'arrondit à son extrémité supérieure. Vers le pôle inférieur sa paroi se prolonge, comme les capsules, en un pédicule auquel la masse du corpuscule de Pacini est suspendue comme une baie. Ce pédicule est formé par du tissu conjonctif ordinaire, disposé longitudinalement (suivant *P. Michelson*, par une substance protoplasmique finement granuleuse, sans noyaux, d'un certain éclat, se colorant en jaune clair sous l'action de l'acide chromique); il constitue le névrilème de la fibre nerveuse qui pénètre dans le corpuscule et s'y termine.

Cette fibre a de $0^{mm},013$ à $0^{mm},01$ de diamètre; elle a l'aspect médullaire; arrivée à la capsule, elle s'engage à son pôle inférieur pour atteindre le canal central dont elle occupe l'axe. En arrivant dans ce canal, elle perd son contour foncé; c'est ce qui a lieu pour les corpuscules de *Krause*. Puis elle s'amincit considérablement, pour se terminer, au pôle opposé, en une ou plusieurs expansions délicates et renflées en forme de bouton (*c*).

Le tube nerveux se ramifie quelquefois avant de pénétrer dans le corpuscule; il n'est pas rare non plus de voir le filament terminal se séparer en deux ou trois branches et le canal central participer à ces divisions.

Il est bien rare que deux fibres nerveuses s'engagent dans le même corpuscule, pour se terminer, divisées ou non, dans un seul canal central (Kölliker).

Les corpuscules de Pacini doivent être considérés comme un appareil nerveux sensitif: les recherches de *Wagner*, de *Meissner*, de *Krause* ne permettent plus de doute sérieux sur ce point.

ZONES DE SENSIBILITÉ DE LA PEAU.

L. Türck, enlevé malheureusement bien prématurément à la science, avait institué, sur les zones de sensibilité de la peau des chiens, des expériences extrêmement importantes, qui, après sa mort, ont été publiées par *C. Wedl*.

Indépendamment des zones spéciales, qui ne sont desservies que par une seule paire de nerfs, il existe aussi des zones communes, innervées par deux et jusque par trois paires de nerfs. La 1re paire cervicale ne fournit aucun nerf cutané. La 2e, la 3e, la 4e et la 5e paire cervicale n'ont que des zones spéciales. La 6e a une zone spéciale et une zone commune. La 7e et la 8e n'ont que des zones communes. La 1re dorsale a, comme la 6e cervicale, une zone spéciale et une zone commune. La 4e lombaire, analogue à la 6e cervicale, en a également une spéciale et une commune. La 6e lombaire est analogue à la 7e, la 7e lombaire analogue à la 8e cervicale, la 1re sacrée analogue à la 1re dorsale.

Les zones qui embrassent le cou et le tronc forment des lignes, des cordons, qui s'étendent circulairement depuis les apophyses épineuses jusqu'à la ligne médiane antérieure, dans une direction perpendiculaire ou à peu près à l'axe longitudinal du corps. Les zones nerveuses cutanées des extrémités supérieures et inférieures se comportent d'une façon analogue ; elles représentent, en général, des ceintures, elles ont la forme des brassards d'une armure et s'enfoncent suivant un angle aigu dans l'intervalle de la zone supérieure et de la zone inférieure. Cet angle donne la mesure de la largeur de chacune d'elles, largeur qu'on ne peut apprécier qu'en donnant aux extrémités une position normale fixe par rapport au tronc. Ces zones en forme de ceintures, embrassant les extrémités, s'élargissent considérablement à la partie médiane, et leur extension correspond à celle du membre lui-même. Malgré des variantes sans nombre dans leur délimitation, il faut reconnaître qu'elles sont très-légitimement admises. Les zones des extrémités supérieures sont régulièrement superposées suivant leur rang d'origine, de même que celles des extrémités inférieures.

VAISSEAUX SANGUINS.

La peau reçoit ses vaisseaux sanguins des branches du tissu conjonctif sous-cutané ; ces vaisseaux sont artériels et veineux, et forment des systèmes distincts pour les papilles des follicules pileux, les glandes sébacées et sudoripares, les muscles et les nerfs de la peau, et pour les gaînes artérielles du pannicule adipeux. Dans le derme lui-même, on observe un réseau fort riche, composé de capillaires très-fins, de 0^{mm},007 à 0^{mm},01 de diamètre, qui se déploie dans son épaisseur, suit la même direction que ses fibres et fournit des anses vasculaires, de 0^{mm},0084 de diamètre en moyenne, à la plus grande partie des papilles ; il faut en excepter les points isolés où un certain nombre de papilles sont pourvues de corpuscules du tact. D'ailleurs, les seules papilles qui n'aient pas de vaisseaux sont celles dont les corpuscules du tact ont un volume considérable ; celles dont les corpuscules ont un petit volume possèdent en même temps un lacis vasculaire. L'artériole qui se rend aux papilles se détache constamment d'un vaisseau qui suit un trajet horizontal à la base du corps papillaire, de manière à fournir à toute une série de papilles (jusqu'à dix et même davantage) des ramuscules, qui forment comme un arc autour de la papille, pour se jeter ensuite dans un et ordinairement dans plusieurs gros vaisseaux (veines) ; plus l'épiderme est épais, plus cette différence est prononcée : c'est ainsi qu'elle existe à un moindre degré à la face dorsale du bras et de l'avant-bras qu'à la paume de la main et à la plante du pied (1). Les capillaires des papilles, surtout à la paume de la main et à la plante du pied, possèdent des filets nerveux; les vaisseaux efférents forment souvent à la base des papilles un réseau distinct (principalement à la paume de la main). L'augmentation de calibre des capillaires sanguins dans une partie des papilles est proportionnelle à l'épaisseur de l'épiderme; les régions situées dans le sens de l'extension sont alimentées par une artère plus volumineuse que celles des surfaces de flexion. Pour les papilles moins importantes, le lacis vasculaire fait place au réseau ; à la peau du pavillon de l'oreille, de la région des lèvres, des ailes du nez, des lacunes remplacent les réseaux ; souvent même le lacis vasculaire fournit encore de fins capillaires à la papille.

Des vaisseaux plus volumineux pénètrent dans le pannicule adipeux et entourent aussi bien les lobules de graisse isolés que les cellules adipeuses.

Les vaisseaux qui se rendent aux annexes de la peau sont le prolongement des vaisseaux papillaires ; ils naissent d'une artère cutanée commune, à la même hauteur que ces derniers, se mettent en communication avec eux près des parois des follicules pileux et se jettent également dans une veine commune ; le vaisseau forme un lacis dans la papille du poil ; à la base de la glande sébacée, se trouvent plusieurs capillaires qui enlacent l'enveloppe fibreuse du follicule pileux d'un plexus constituant des réseaux plus superficiels. Le vaisseau de la papille du poil est plus indépendant, se ramifie bien plus profondément et se rend au tronc veineux commun. Les capillaires du follicule pileux, situés entre les deux couches fibreuses, enlacent principalement la couche interne. Dans les poils qui prennent un développement considérable, des ramuscules isolés traversent le follicule et pénètrent dans son intérieur, comme on peut le voir très-distinctement dans les poils tactiles du chat.

La glande sudoripare reçoit sa principale circulation capillaire d'une ou de plusieurs artérioles, qui naissent de l'artère cutanée commune; l'artériole accompagne le canal excréteur de la glande, prend son origine dans la circulation papillaire, s'enroule en descendant autour du glomérule et se divise en capillaires transversaux, qui se jettent dans des veines longues et grêles; une partie de celles-ci se dirige en haut vers le réseau efférent pour rejoindre les troncs veineux ; une autre partie descend pour se réunir aux troncs veineux de la circulation des glandes sudoripares. Ces glandes sont-elles iso-

(1) Tomsa, *Beiträge zur Anat. und Phys. der menslichen Haut* (Arch. f. Derm. und Syphilis. 1873, 1 Heft).

lées, elles ont une circulation particulière; sont-elles pressées les unes contre les autres, les branches qui se distribuent aux différentes glandes se réunissent et forment des réseaux capillaires étendus, qui présentent un système commun de veines et d'artères.

Les capillaires des muscles cutanés constituent des réseaux allongés, et naissent des vaisseaux du corps papillaire; leurs veines s'abouchent avec celles de ce dernier. Les productions ganglionnaires de la peau possèdent un réseau capillaire distinct; les parois des artères cutanées et des lymphatiques ont également leurs vaisseaux capillaires.

Au sujet des vaisseaux du tissu adipeux, *Tomsa* s'exprime ainsi : « Toute artère qui apporte du sang à la peau fournit un ramuscule, qui est indiqué par un système capillaire du dépôt graisseux. Les capillaires forment un réseau serré; si la couche de graisse est considérable, les mailles sont plus larges et communiquent entre elles en laissant même de grands espaces vides; est-elle encore plus grande, les capillaires se dirigent verticalement, s'anastomosent avec les vaisseaux des fibres et se jettent dans les troncs veineux communs qui emportent le sang du tissu cutané. »

En général, les surfaces de flexion des extrémités, à la face palmaire des doigts et plantaire des orteils présentent des départements vasculaires plus petits que les surfaces d'extension des extrémités et du tronc ; ces dernières se distinguent spécialement par leur riche vascularité ; les conditions de circulation sont des plus simples dans les points où il n'existe pas de poils et où les faisceaux musculaires organiques sont en petit nombre (paume de la main, plante du pied); le sang y afflue verticalement, tandis qu'il suit un cours plus horizontal dans les capillaires. A la face, les veines de la circulation papillaire forment déjà à la superficie d'assez grosses branches qui, après un trajet superficiel, pénètrent dans la profondeur; c'est ainsi que se comportent les veines du pavillon de l'oreille.

Nous connaissons, dit *Tomsa*, un état de la peau à la paume de la main où elle paraît fraîche au toucher, alors que la région papillaire regorge de sang veineux et qu'il s'établit en même temps une sécrétion de sueur abondante et prolongée. La faible température de la surface cutanée et la coloration veineuse des vaisseaux papillaires, distendus par le sang, font conclure à un arrêt de la circulation dans cette région de la peau ; l'augmentation et la durée de la sueur, à une circulation plus rapide dans les capillaires des glomérules glandulaires. Pour comprendre un pareil état, figurons-nous que le calibre de l'artère qui alimente la circulation papillaire vienne à se rétrécir ou à se fermer brusquement au-dessus des deux départements vasculaires plus profonds, tandis que le cours du sang ne subit aucune modification dans les glandes sudoripares et le tissu graisseux, qu'en résultera-t-il ? C'est que le sang contenu dans les réseaux veineux de la région papillaire se comportera comme un bras mort dans le reste du circuit de la circulation cutanée. En effet, tandis que la force d'impulsion diminue ou cesse tout à fait dans la circulation papillaire, par suite du rétrécissement ou de l'occlusion brusque de l'artère en question, elle agit sans être troublée, et peut-être même avec plus d'intensité, sur la circulation des glandes sudoripares et du tissu adipeux, qui se fait au-dessous ; la pression latérale dans les veines cutanées, qui servent de déversoir général aux réseaux veineux de la circulation papillaire, est par conséquent aussi légèrement accrue et se maintient dès lors à un degré plus élevé ; il ne peut donc y avoir aucune raison pour que les réseaux papillaires se vident dans les grosses veines collectives ; au contraire, ces veines produiraient peut-être un obstacle au cours du sang dans les veines papillaires. Le sang des vaisseaux veineux papillaires ne saurait plus reprendre son cours qu'à la condition que l'artère papillaire se désobstrue, ou que la pression sanguine dans les veines collectives de la peau baisse par la diminution de la circulation dans les glandes sudoripares et le tissu graisseux.

VAISSEAUX LYMPHATIQUES.

Les vaisseaux lymphatiques de la peau humaine ont été décrits récemment pour la première fois, d'une manière exacte, par *Teichmann* (1). D'après mes observations personnelles (2), les vaisseaux lymphatiques forment un système de canaux fermé, possédant une paroi propre, dont la surface interne est revêtue d'un épithélium pavimenteux. Nulle part les parois ne sont interrompues, nulle part elles ne sont en communication avec les espaces désignés sous le nom de « canaux plasmatiques » (*Recklinghausen*) ou d'autres lacunes du tissu conjonctif ; nulle part on n'observe d'interstices de ce genre dans l'épithélium. La seule différence, la seule du moins qui soit constante, entre les capillaires sanguins et les capillaires lymphatiques, c'est que les premiers sont situés plus superficiellement que les seconds. Profondément, leurs branches s'entre-croisent avec les mailles des réseaux sanguins dans les directions les plus variées. Dans la peau, on distingue deux réseaux lymphatiques qui ne sont pas également serrés ; le profond a des mailles plus larges que le superficiel ; leur paroi est très-dilatable. Les vaisseaux superficiels sont en général plus grêles, les profonds plus volumineux et, suivant toute apparence, dépourvus de valvules ; les lymphatiques sous-cutanés sont les premiers où l'on observe nettement des valvules. Les vaisseaux plus gros possèdent un grand nombre d'expansions terminées en cul-de-sac, de diamètre variable.

(1) *Das Saugadersystem*, 1861.
(2) *Beiträge zur Kenntniss der Lymphgefässe der Haut.* Braumüller, 1872.

Les réseaux lymphatiques se rencontrent aussi dans les papilles et ils sont constamment situés au-dessous des réseaux sanguins. Les annexes de la peau, follicules pileux, glandes sébacées et glandes sudoripares, possèdent également leurs lymphatiques distincts; pourtant ceux-ci ne traversent pas la paroi du follicule; d'autres lymphatiques forment comme un arc autour des lobules graisseux. Les vaisseaux lymphatiques sont surtout fort développés dans les points où la peau, lâche et ridée, est susceptible de s'étendre et de revenir sur elle-même, principalement au scrotum, aux grandes lèvres, au gland. Leurs réseaux sont également très-riches dans les régions où la peau contient des papilles volumineuses, comme aux doigts et aux orteils, à la paume de la main et à la plante du pied. *Biesiadecki* (1) dit que, dans le tissu conjonctif sous-cutané, les parois des lymphatiques possèdent des vaisseaux sanguins propres.

GLANDES SÉBACÉES.

Les follicules des glandes sébacées (fig. 5) sont tapissés par une couche de cellules qui peut être considérée comme un prolongement modifié de la couche de Malpighi; cependant les cellules qui la composent se distinguent des dernières par une certaine abondance de molécules graisseuses. Quand la quantité de graisse déposée dans le corps de la cellule devient plus considérable, cette dernière augmente de volume et se détache de la membrane propre; aussi trouve-t-on dans les cavités glandulaires des cellules de $0^{mm},035$ à $0^{mm},05$ de diamètre, remplies de granulations graisseuses ou de gouttelettes de graisse; quelquefois même la graisse se rassemble en une masse unique, ce qui donne à la cellule l'aspect d'une véritable cellule adipeuse. Pendant cette transformation, les noyaux et les enveloppes des cellules se détruisent peu à peu. Aussi trouve-t-on dans la matière sébacée de la peau de la graisse libre et des cellules chargées de graisse, comme celles dont nous venons de parler.

Les *glandes sébacées* sont de petites glandes en grappe, disséminées dans toute l'étendue de la peau, bien qu'elles s'y trouvent en moindre nombre que les glandes sudoripares. Le produit de sécrétion des glandes sébacées est essentiellement graisseux.

Les glandes sébacées sont toujours situées dans le chorion et jamais dans le tissu conjonctif sous-cutané; elles sont généralement annexées aux poils, gros ou fins, dans les follicules desquels elles se terminent soit isolément, soit au nombre de deux ou davantage. quand on examine de gros poils, les glandes apparaissent comme de

(1) *Untersuch. and. path. Inst. in Krakau*. Wien. Braumüller, 187?.

petits organes appendus aux parties latérales du bulbe pileux; dans les poils du duvet, au contraire, c'est le bulbe pileux qui semble constituer l'appendice des glandes. Les parties du corps non pourvues de poils offrent aussi des glandes sébacées, qui débouchent directement à la surface de la peau. Ces glandes font presque complétement défaut dans les régions nues du corps, telles que la paume de la main, la plante des pieds, la peau qui recouvre les dernières phalanges; on les retrouve, bien qu'en petit nombre, dans quelques points des organes génitaux, au niveau du prépuce, du gland, à la surface des petites lèvres. La structure des glandes sébacées (dont le diamètre varie de $0^{mm},21$ à $0^{mm},63$, $1^{mm},05$ et jusqu'à $2^{mm},11$) est également fort variable; ainsi les glandes les plus petites sont formées par de simples culs-de-sac; d'autres présentent à leur partie inférieure de petites dépressions, qui deviennent de plus en plus nombreuses et offrent tantôt la forme de bouteilles, tantôt une forme arrondie. Ces follicules glandulaires, qui ont par conséquent des longueurs diverses, varient aussi, dans leur diamètre transversal, de $0^{mm},05$, à $0^{mm},07$, et même $0^{mm},21$; les plus volumineux se rencontrent au nez, au scrotum, au mont de Vénus et aux grandes lèvres. La paroi des culs-de-sac glandulaires et du conduit excréteur n'est point formée par une membrane transparente et dépourvue de structure, comme dans les autres glandes, mais se compose de tissu conjonctif strié. On n'observe pas, en général, de vaisseaux sanguins autour du corps de la glande. La sécrétion de ces glandes est peu abondante; elles ne sont, du reste, destinées qu'à fournir un enduit gras aux poils et à la surface de la peau.

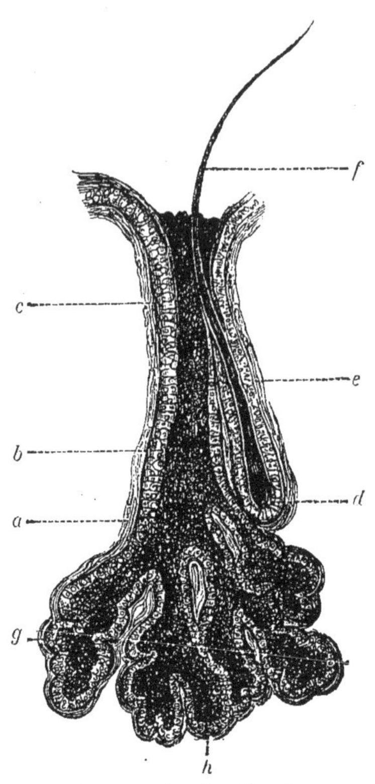

Fig. 5. — Glande sébacée.

a, tissu cellulaire environnant; *b*, smegma; *c*, *h*, cellules sécrétant la graisse; *d*, racine d'un poil de duvet; *e*, follicule pileux; *f*, tige du poil; *g*, acini de la glande sébacée.

L'enduit sébacé de la peau (*sebum cutaneum*) se présente, à l'état frais, sous forme d'une masse épaisse, huileuse, qui ne tarde pas à prendre à l'air la consistance du suif. Au point de vue chimique, sans parler des écailles épidermiques détachées, qui s'y mêlent en quantité variable, et abstraction faite des différences propres à certaines régions, il se compose essentiellement d'une forte proportion de graisses neutres, auxquelles viennent se joindre des savons, la cholestérine et des substances protéiques. Les chlorures et les phosphates alcalins y sont en petite quantité et sont remplacés par des phosphates terreux.

Les glandes sébacées se développent aux dépens des cellules embryonnaires de la gaîne externe de la racine du poil; elles apparaissent entre le 4e et le 5e mois de la vie fœtale. Au début, elles se présentent sous l'aspect de masses verruqueuses, qui prennent graduellement la forme de poires ou de bouteilles, et dans lesquelles s'établit une cavité par suite de la transformation graisseuse physiologique que subissent les cellules les plus internes; cette graisse constitue la première sécrétion ; son excrétion dans les follicules pileux constitue le sébum cutané. Les éléments intérieurs, en continuant de proliférer, amènent la distension de la paroi de la glande, laquelle se ramifie pour former des grappes, simples d'abord, ensuite de plus en plus composées. Dans les points de la peau dépourvus de follicules pileux, les glandes se développent d'une manière semblable, mais directement de l'épiderme.

GLANDES SUDORIPARES.

L'extrémité pelotonnée de la glande sudoripare est située dans la couche la plus profonde du chorion, ou, plus ordinairement, dans le tissu cellulaire sous-cutané, sur un plan inférieur aux follicules pileux ; ce glomérule est entouré des cellules graisseuses du pannicule adipeux ; ses diverses circonvolutions sont reliées entre elles par du tissu conjonctif lâche, qui forme encore une sorte de capsule autour du peloton. Le canal excréteur, plus ou moins long suivant l'épaisseur de la peau, traverse le chorion et pénètre dans l'épiderme, où il se contourne en spirale, après avoir passé entre les papilles voisines. Les orifices de ces conduits à la surface cutanée sont microscopiques, à l'exception de ceux de la main et de la plante du pied, qui offrent une dilatation en entonnoir. En ces deux endroits, ils se montrent en séries linéaires sur les crêtes de la peau; partout ailleurs ces orifices sont disposés irrégulièrement. Au moment où le conduit atteint la couche muqueuse, il perd sa paroi propre; ses limites ne sont plus marquées dès lors que par des séries concentriques de cellules concaves-convexes, dans la couche de Malpighi aussi bien que dans la couche cornée. Il reçoit des fibrilles nerveuses au voisinage de son orifice.

Le contenu des glandes sudoripares se compose d'une couche simple ou double de cellules polygonales arrondies, assez petites (*a*) (fig. 6), de 0mm,01 à 0mm,014 de diamètre, dont le protoplasme renferme souvent des molécules de pigment brunâtre ordinaire et des graisses neutres. La cavité située au centre du canal excréteur (*b*) contient soit un liquide clair, non granuleux, soit, comme dans le cas des grosses glandes pelotonnées, une masse moléculaire plus épaisse, riche en albumine et en graisse, qui doit son origine à la transformation du protoplasme des cellules sécrétantes et ressemble à la sécrétion graisseuse des glandes cérumineuses de l'oreille (qui ont la plus grande analogie avec les glandes sudoripares) ou des glandes sébacées en grappe. L'enveloppe se compose d'une membrane transparente. Les vaisseaux, *e*, *f*, *f*, forment autour du glomérule un réseau élégant en forme de corbeille. Les nerfs ne sont pas connus ; il faut admettre cependant que le système nerveux exerce son action sur ces glandes comme sur les glandes salivaires.

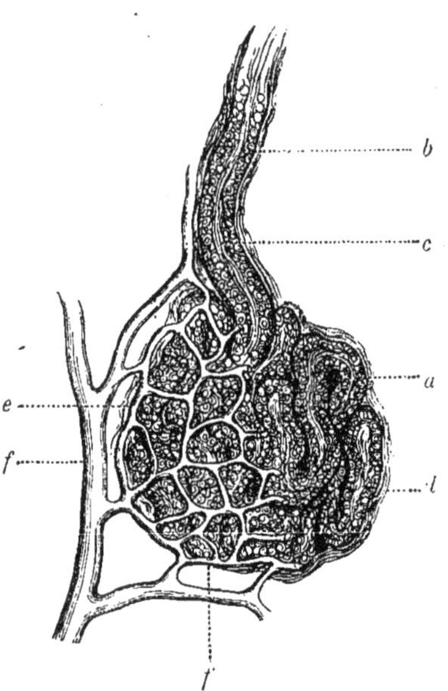

Fig. 6. — Glande sudoripare (considérablement grossie).

a, glomérule, avec les cellules sécrétoires (épithélium); *b*, conduit excréteur de la glande ; *c*, cavité de ce conduit ; *d*, capsule de tissu conjonctif; *e*, artère de la glande sudoripare ; *ff*, rameaux artériels, se transformant en réseau capillaire.

On rencontre les glandes sudoripares, à part quelques points isolés, sur toute la surface tégumentaire, recouverte de poils ou non ; leur disposition, leur volume, leur nombre sont fort variables suivant les différentes localités ; elles sont disposées en rangées régulières dans les sillons cutanés de la plante du pied et de la paume de la main. Généralement, on les trouve réunies sous forme de petits groupes irréguliers : ces derniers sont séparés les uns des autres par des espaces de peau d'étendue variable et qui ne renferment point de glandes ; ainsi elles s'étendent jusqu'au bord rosé des lèvres, jusqu'à l'entrée des narines et s'arrêtent au rebord du prépuce et au bord antérieur de la grande lèvre. Les glandes de plus petite dimension se rencontrent sur presque toute l'étendue de la surface cutanée, à l'exception de l'aisselle où l'on en trouve de plus volumineuses et de plus compliquées, en forme de bouteilles, très-voisines les unes des autres et disposées en couche régulière. *Krause* a fait des recherches intéressantes sur le nombre des glandes sudoripares. Dans l'espace d'un pouce carré, il a trouvé à la nuque, au dos et aux fesses une moyenne de 417 glandes, aux joues 548; sur la face interne de la cuisse et de la jambe 576; à la face externe de l'avant-bras 1093; à la face interne 1123; sur la poitrine et l'abdomen 1136; au front 1258; sur le dos de la main 1490; à la face palmaire 2736; à la plante du pied 2685. L'auteur estime que le nombre total de ces glandes, sur toute la surface du corps, est d'environ 2,381,248; il est évident que cette proportion varie chez les différents individus.

Les glandes sudoripares n'apparaissent, suivant *Kölliker*, qu'au cinquième mois de la vie embryonnaire; elles sont dans l'origine de simples excroissances de la couche de Malpighi; ces excroissances, en forme de bouteilles, pénètrent, pendant les mois suivants, à une plus grande profondeur dans l'épaisseur de la peau, s'entourent d'une membrane mince et se recourbent en crochet à leur extrémité inférieure. Au septième mois, la masse cellulaire présente une excavation canaliculée, dirigée dans le sens de son axe, et l'orifice extérieur commence à se dessiner. A partir de ce moment, le développement marche très-vite; l'extrémité de la glande s'allonge de plus en plus et s'enroule sur elle-même, de manière à revêtir des caractères semblables à ceux qu'elle offre chez l'adulte.

POILS.

Les poils (fig. 7), productions du feuillet corné, sont des corps filiformes, d'une structure assez compliquée, et consistent en une modification du tissu épidermique. On y distingue la *tige* (*g*), dont la plus grande partie est libre et se projette en dehors de la peau; elle se termine en pointe à son extrémité supérieure; la *racine* (*i*), qui est insérée dans la peau et se termine dans une dépression de cette dernière, en forme de bouteille, le *follicule pileux* (*a*), par un renflement nommé le *bulbe pileux*. Ce dernier est creusé d'une excavation infundibuliforme et recouvre une *papille* (*k*), qui naît de la base du follicule. Entre le follicule et le poil se trouve une enveloppe compliquée, la *gaîne de la racine*, dans laquelle on peut distinguer une couche externe (*c*) et une interne (*d*).

Le *follicule pileux* est une dépression du chorion, dont la direction est oblique et la longueur variable, et qui, quand il s'agit de gros poils, plonge dans le tissu aréolaire sous-cutané; sa forme, ordinairement cylindrique, se rétrécit fréquemment vers l'extrémité inférieure non perforée. Sa structure est très-analogue à celle du chorion; il est formé par une masse de tissu conjonctif fibreux, dans laquelle on peut distinguer plusieurs couches, et à laquelle adhère extérieurement un faisceau de fibres musculaires lisses (*arrector pili* ou muscle du follicule pileux). La couche externe du follicule se compose de tissu conjonctif, à direction longitudinale, dans lequel sont plongés des noyaux fusiformes, dirigés dans le même sens. Son épaisseur varie de 0^{mm},003 à 0^{mm},006 ; elle porte un réseau capillaire modérément développé et quelques fibres nerveuses isolées. La papille du poil, formée de tissu fibreux ou de tissu cellulaire à noyaux mal développés, s'élève de la partie inférieure du follicule et doit être considérée comme une modification des papilles sensitives de la peau ; sa forme est conique ou ovoïde.

D'après *Wertheim*, le tissu aréolaire qui forme l'enveloppe du follicule pileux ne se termine pas à la partie inférieure de ce dernier, mais se prolonge en un cordon de tissu conjonctif qui s'élargit, à son origine, sous forme de calice, et s'amincit ensuite de façon à constituer une véritable tige. Ce prolongement n'est, pour Kölliker, que la partie la plus profonde du follicule, d'où le poil ancien se trouve délogé par suite de la prolifération des cellules du bulbe pileux et de la gaîne externe de la racine. Le nouveau poil tire toujours son origine de l'ancienne papille. Des trois couches du follicule pileux, l'externe, composée de fibres longitudinales, et la moyenne, avec ses fibres circulaires, concourent à la formation du pédicule ; les fibres internes y pénètrent aussi dans une petite étendue (*b*).

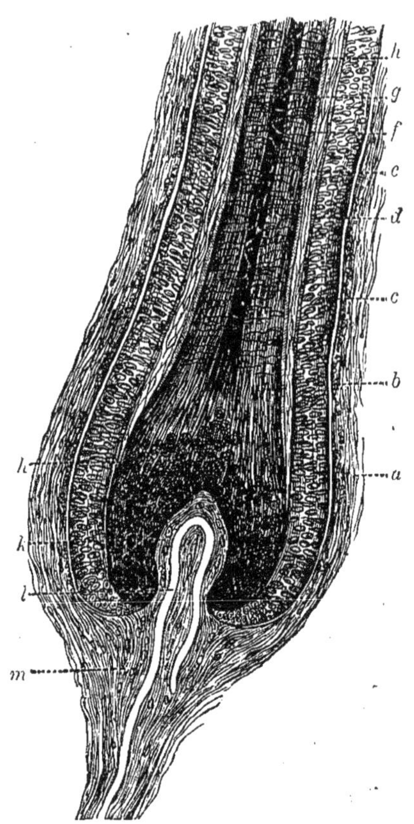

Fig. 7. — Poil.

a, follicule pileux ; *b*, couche intérieure transparente ; *c*, gaîne externe de la racine ; *d*, gaîne interne de la racine ; *e*, cuticule du poil ; *f*, substance corticale ; *g*, tige du poil ; *h*, substance médullaire ; *i*, racine ; *k*, papille et bulbe pileux ; *l*, anse capillaire ; *m*, prolongement inférieur du follicule pileux.

Les *papilles*, contenant dans leur intérieur une anse vasculaire (*l*), doivent être regardées comme les organes de formation et de nutrition du poil. De même que le follicule pileux n'est qu'une portion renversée du chorion, de même la gaîne externe de la racine n'est qu'une dépression de la couche de Malpighi ; quant à la gaîne interne de la racine, il règne encore des opinions contradictoires sur sa signification.

Le *bulbe pileux* présente dans toute sa masse de petites cellules arrondies et comprimées, semblables à celles qui forment la gaîne externe de la racine. Elles contiennent tantôt des molécules incolores, tantôt des granulations pigmentaires, dont le nombre varie suivant la couleur du poil. Vers la partie supérieure, elles subissent une transformation qui amène, dans beaucoup de poils, une distinction entre les portions centrale et périphérique, et qui permet de reconnaître une substance médullaire et une substance corticale. En examinant la substance corticale dans son ensemble (*f*), on remarque qu'elle est imprégnée d'une matière colorante qui varie suivant la couleur du poil. Le poil est également traversé par des stries longitudinales irrégulières, qui sont dues aux lignes de démarcation d'écailles pileuses voisines ou bien à des traînées de granulations pigmentaires ; ces dernières forment des groupes plus grands et plus larges dans les poils de couleur foncée. La consistance dure et résistante du corps du poil permet aux bulles d'air d'y pénétrer ; elles s'y trouvent réunies en masses considérables ; elles occupent de petites lacunes allongées entre les petites plaques du poil. On peut encore distinguer des parties les plus profondes du poil une couche enveloppante particulière, mince, qui lui forme vers la partie supérieure une sorte d'épiderme ou de cuticule.

La *substance médullaire* (*h*) ne constitue pas une partie essentielle du poil ; elle fait généralement défaut, en effet, dans les poils du duvet et souvent aussi on la voit manquer sur une partie plus ou moins grande des cheveux. Cette substance médullaire apparaît sous forme d'une strie allongée, qui occupe le tiers ou le quart de l'épaisseur du poil.

Distribution des poils. — Les poils sont répandus, chez l'homme, à peu près sur toute la surface du corps. Ils font défaut à la paupière supérieure, aux lèvres, à la paume de la main et à la plante du pied, à la face dorsale de la dernière phalange des doigts et des orteils, enfin à la surface interne du prépuce et au gland. Leur nombre présente des différences considérables ; il en est de même de leur diamètre, qui de $0^{mm},13$ peut descendre à $0^{mm},013$ et moins encore. On trouve de petits poils lanugineux, minces et flexibles, et d'autres plus épais et assez raides ; on ne saurait cependant établir de distinction histologique tranchée entre ces deux variétés. Les plus épais sont ceux de la barbe et des parties sexuelles. La longueur de la portion libre du poil est aussi fort variable ; les petits poils follets n'ont en effet que 2 à 4 millimètres, tandis que les cheveux atteignent chez la femme jusqu'à $0^{m},90$ et $1^{m},20$.

Certains poils, malgré leur épaisseur, restent fort courts, tels sont les sourcils, les cils et les poils du vestibule des fosses nasales (*vibrissæ*). L'état lisse ou crépu des poils dépend de la forme de leur tige, dont la section transversale est circulaire dans le premier cas, ovale ou même réniforme dans le second.

Les poils sont isolés, réunis par paires ou en petits groupes. La direction oblique des follicules donne lieu à des rapports de position différents pour les diverses régions du corps.

D'après *Voigt*, la direction des poils est en rapport avec les lois de développement de la peau. Les germes conoïdes du poil, dans l'embryon, sont d'abord tout à fait perpendiculaires. Pendant la période d'accroissement ils s'inclinent et sont alors recouverts par l'épiderme et maintenus dans la direction suivant laquelle la peau se développe. Mais les lignes de direction du développement de la surface cutanée doivent être courbes, puisqu'elles sont les résultantes de directions différentes, de l'accroissement en longueur, largeur et épaisseur de la peau et des parties sous-jacentes. Les tourbillons divergents sont les régions qui restent en repos pendant le développement ; les tourbillons convergents appartiennent aux régions cutanées qui subissent encore ou ont déjà subi un accroissement à l'époque de la formation du poil, à celles, par exemple, qui recouvrent des parties proéminentes, fortement développées.

Le nombre des poils que l'on trouve sur une même surface, dans les différentes parties du corps, varie d'une manière très-considérable. Ainsi l'on a compté 293 cheveux sur le vertex, dans l'étendue de 2 centimètres carrés, et l'on n'en a trouvé, pour la même surface, que 39 dans la barbe et 13 sur la face antérieure de la cuisse. Il est inutile de faire remarquer que ces chiffres peuvent varier d'un individu à l'autre.

Les poils offrent une résistance et une élasticité remarquables. Ils peuvent supporter, sans se rompre, des poids considérables et, quand la force d'extension n'a pas été trop forte, ils reprennent peu à peu leur longueur primitive. Grâce à leur sécheresse et à leur caractère corné, ils sont au nombre des parties les plus durables du corps (cheveux des momies). Ils sont très-hygrométriques ; la tige absorbe la vapeur d'eau atmosphérique, le bulbe l'humidité des tissus adjacents. A cette propriété est dû le renouvellement des substances qui entrent dans la composition du corps pileux et qui, malgré la sécheresse de la tige, ne doit pas être sans importance.

La pénétration et l'accumulation de l'air dans la substance médullaire coïncide avec un processus de dessiccation. Le corps du poil s'imprègne également de la matière grasse que sécrètent les glandes sébacées. On peut, comme l'a très-bien dit Henle, juger, d'après la consistance des poils, c'est-à-dire d'après leur rudesse d'une part, et leur aspect souple et brillant, de l'autre, de l'état pathologique ou physiologique de la peau.

La nutrition et la croissance se font absolument comme celles de l'ongle.

D'après les recherches publiées jusqu'ici, à la partie la plus inférieure et la plus molle du bulbe pileux, il se produit une prolifération cellulaire au moyen des matériaux de formation fournis par les vaisseaux du follicule et surtout par ceux de la papille du poil. On peut accélérer l'accroissement des poils en coupant l'extrémité supérieure (coupe de la barbe). Abandonnés à eux-mêmes, ils n'atteignent au contraire qu'une longueur déterminée. Tant que le follicule du poil n'est pas détruit, celui-ci peut se régénérer complétement.

On pense que les poils croissent plus rapidement le jour que la nuit (?), dans la saison chaude que pendant l'hiver.

Développement embryonnaire. — Les premiers rudiments des poils se montrent, chez l'embryon humain, à la fin du 3e et au commencement du 4e mois. A l'intérieur de la couche muqueuse de l'épiderme apparaissent de petites excroissances en forme de massues ou de verrues, qu'on appelle les germes des poils (origine du poil, de son enveloppe et des gaînes radiculaires). Celles-ci reçoivent du derme une enveloppe qui constitue le follicule pileux. Au milieu des excroissances de la couche muqueuse, l'épiderme se développe aux dépens du derme et forme une saillie piriforme; c'est la papille du poil, qui, de bonne heure, est déjà pourvue de son anse vasculaire. En même temps, les cellules épidermiques du poil embryonnaire se séparent en deux couches, l'une interne, dont les éléments prennent une forme allongée, l'autre externe, dont les cellules restent en communication avec celles de la couche muqueuse et représentent la gaîne externe de la racine. Enfin la couche interne se divise elle-même en deux autres, qui constituent le poil et la gaîne radiculaire interne. Une fois formés, les poils commencent à croître, et bientôt ils apparaissent à la surface de la peau; on en voit à la tête et aux sourcils vers la fin du 5e mois; sur les extrémités, leur développement est terminé entre la 23e et la 25e semaine. Leur croissance continue jusqu'à la fin de la vie fœtale; pourtant ils disparaissent bientôt et, peu après la naissance, il s'en forme de nouveaux.

A. Götte (1) a publié récemment sur le développement des poils les intéressants détails suivants :

On observe d'abord une excroissance papillaire circonscrite du derme, production cellulaire qui se distingue nettement du tissu conjonctif der-

(1) *Archiv für mikr. Anat.* IV, 273.

mique. L'épiderme est ainsi soulevé et forme une petite éminence, qui ne tarde pas à disparaître, par suite d'un bourgeonnement du réseau de Malpighi, qui finit par environner et déprimer la papille dermique. L'épiderme et le derme sont constamment séparés par une membrane hyaline. Sur cette membrane repose directement la couche la plus profonde du réseau de Malpighi, constituée par des cellules cylindriques, auxquelles succèdent à la partie supérieure des cellules arrondies. A mesure que la couche muqueuse gagne en profondeur, elle subit, immédiatement au-dessus de la papille, une légère condensation, tandis que la partie supérieure du prolongement augmente d'épaisseur. A ce moment, la papille devient le siége d'une prolifération rapide, qui constitue les éléments de formation de la tige du poil et de la gaîne externe. A la périphérie de la papille, se forment des cellules allongées, qui bientôt s'élèvent en cône dans l'intérieur du prolongement épithélial. Ce cône représente le rudiment du poil et de la gaîne interne, et l'enveloppe, qui l'entoure et qui est produite par le développement en profondeur du tissu épithélial, représente la gaîne externe. Les cellules centrales du cône s'allongent en fibres, et le cône lui-même ne tarde pas à se diviser en deux parties, l'une centrale (la tige du poil), l'autre périphérique (la gaîne interne). C'est au centre qu'apparaît la tige ; elle devient cornée à partir de la pointe et se termine au sommet de la papille par un renflement de couleur claire — le bulbe pileux. — Götte distingue chez l'homme deux modes de formation du poil, la *primitive* et l'*intermédiaire.* La première, tout en étant relativement rare, paraît prédominer chez les adultes, sur les régions recouvertes de duvet. La formation intermédiaire présente d'abord les mêmes phases de développement que la formation primitive. Le premier rudiment du poil est identique au poil embryonnaire. Puis, dans ce rudiment, se forme un poil indépendant et séparé de la papille, qui naît de la paroi latérale du germe épithélial staphyliforme, par une élongation et une transformation cornée des cellules cylindriques d'une portion déterminée (Keimbast). C'est ce poil incomplet, puisqu'il n'a ni papille ni gaîne interne développée, que l'auteur appelle *poil intermédiaire* : le *poil secondaire* est celui qui, tôt ou tard, naît au-dessous de lui et dérive de la papille, exactement comme dans la formation embryonnaire. Les poils intermédiaires atteignent rarement une longueur considérable ; ils ne tardent guère à être supplantés par les poils secondaires. Règle générale, ils restent incolores, même chez les nègres, jusqu'à ce qu'ils aient atteint une certaine dimension, tandis que les poils secondaires, sur les mêmes points du corps, offrent dès leur naissance une abondante pigmentation.

MUSCLES DE LA PEAU.

Voici le mode de distribution des fibres musculaires organiques (I. Neumann) (1).

Les muscles redresseurs des poils (*arrectores pili*) se rencontrent sur *l'un* ou sur *les deux côtés* du follicule pileux, se divisent souvent dicho-

(1) *Sitzungsbericht der kaiserl. Akademie der Wissenschaften*, 1868.

tomiquement et s'insèrent à la couche supérieure du derme ; le faisceau principal se subdivise fréquemment en plusieurs fascicules, qui fournissent à leur tour de nombreuses ramifications et constituent un réseau ; on voit aussi les muscles former des *faisceaux* (3 à 4), *parallèles, dirigés en haut*, dont les attaches sont isolées ou réunies. D'autres se rendent de la *partie supérieure* du *derme* au *pannicule adipeux*, se divisent un grand nombre de fois et envoient des fascicules horizontaux ou verticaux.

On voit également des fascicules s'étendre *horizontalement au-dessus et au-dessous* des *glandes sudoripares* (spécialement au cuir chevelu et dans l'aisselle).

Enfin on rencontre dans la *couche supérieure* du *derme* de *larges bandes horizontales* de *faisceaux musculaires ;* en enlevant soigneusement et en prenant de fines tranches horizontales, on peut suivre nettement leur trajet sur les papilles.

La présence de ces muscles varie suivant les *individus* et suivant les *régions*. La force physique n'a en général aucune influence sur l'existence et sur la quantité des muscles ; je les ai trouvés souvent aussi puissamment développés chez de jeunes sujets émaciés que chez des individus robustes ; chez certaines personnes, leur développement est extraordinaire ; au point de vue des régions, voici l'échelle qu'on a pu dresser : scrotum, pénis, partie antérieure du périnée, cuir chevelu, avant-bras, cuisse, bras, épaule, front, paroi abdominale, creux de l'aisselle, jambe, face, surface palmaire et surface dorsale de la main et du pied. Aux extrémités, ils sont moins développés sur les surfaces de flexion que sur les surfaces d'extension.

Action physiologique. — La contraction des muscles cutanés chasse le sang des capillaires et le fait refluer de la superficie de la peau vers les parties profondes ; par suite, la température de la peau diminue. Avec la cessation du froid cesse aussi la contraction, et la chaleur revient. Les muscles qui s'attachent à la surface du derme sont, par suite de la contraction de la peau, attirés en bas vers leur point d'insertion ; les faisceaux qui s'étendent transversalement et obliquement subissant consécutivement des dépressions analogues, il en résulte que la *surface exposée diminue en ce point.* Secondairement à la contraction des fibres musculaires lisses, il doit survenir un changement dans les conditions de la circulation ; une forte contraction diminuera la quantité du sang, surtout dans les artérioles, mais pourra entraver aussi le retour du sang veineux.

Ainsi, les muscles de la peau constituent un *régulateur important de la circulation*, en même temps qu'ils *augmentent ou diminuent la tension de la peau.*

Il semble que, dans les régions qui sont riches en tissu élastique (cuir chevelu, surfaces d'extension des extrémités), les bandes de faisceaux musculaires organiques soient aussi plus étendues et plus épaisses.

C'est sans doute l'action des muscles qui détermine l'excrétion des produits sécrétés par les glandes cutanées, sudoripares ou sébacées ; leur contraction en expulse le contenu.

ONGLE.

L'ongle est un corps dur, compacte, aplati, plus ou moins bombé, de forme quadrangulaire arrondie. Il est plus arqué sur ses bords latéraux ; son bord libre est plus épais que sa partie postérieure. Le bord antérieur seul est libre ; les bords latéraux sont enchâssés dans un repli cutané, qui commence à l'extrémité du doigt sous forme d'une simple dépression et se creuse de plus en plus profondément en arrière. La partie postérieure de l'ongle disparaît dans un sillon profond de 4 à 5 millimètres et plus. La partie ainsi cachée se nomme la *racine de l'ongle*, les sillons qui logent les bords latéraux constituent la *rainure* de l'ongle, et la portion du derme sur laquelle repose l'ongle a reçu le nom de *lit* ou *matrice de l'ongle*.

L'ongle est intimement lié au derme sous-jacent, ou lit, sur lequel il se moule ; si bien qu'il faut employer la macération ou la coction pour l'en détacher d'une manière complète.

Le lit de l'ongle mis à nu semble formé par une série de petites crêtes longitudinales, sur lesquelles se voient des papilles isolées. Sous la racine, celles-ci forment des groupes plus serrés, mais sont plus petites. Les deux parties du lit de l'ongle sont généralement nettement séparées l'une de l'autre par une ligne convexe, qui forme par transparence la partie de l'ongle connue sous le nom de *lunule*. Nous avons déjà dit que le réseau muqueux de Malpighi pénètre par des prolongements dentelés dans les intervalles des crêtes cutanées ; il se comporte ici comme dans les autres régions. Chez le nègre, les noyaux de ses cellules contiennent, d'après *Krause*, le même pigment brun foncé que ceux des autres parties de la peau. Il suffit de retenir, d'une manière générale, que la surface inférieure de la couche cornée s'enfonce par de légères dentelures dans le réseau muqueux de la couche de Malpighi et que la racine de l'ongle est de beaucoup plus mince et plus molle que la portion libre. Enfin, au niveau du sillon postérieur, l'épiderme de la peau se continue dans une certaine étendue avec la surface de l'ongle, de même que l'épiderme de l'extrémité du doigt se perd sous le bord libre.

Les ongles se distinguent de la couche cornée de l'épiderme par une dureté et une solidité plus grandes, bien que leur composition chimique soit essentiellement la même.

Le tissu unguéal est alimenté par les vaisseaux du lit de l'ongle et des sillons latéraux ; du reste, les ongles s'accroissent d'une manière constante et active, et cet accroissement l'emporte sur les pertes de substance qui se produisent au niveau du bord libre. Il paraît que chez les peuples qui ne se coupent pas les ongles, les Chinois par exemple, l'accroissement finit par s'arrêter. La régénération est plus rapide chez les enfants que chez l'adulte, l'été que l'hiver. Il semble également que les ongles des différents doigts et des doigts correspondants des deux mains s'accroissent avec une rapidité inégale. Les cellules profondes de la couche muqueuse de Malpighi ne participent pas à l'accroissement de l'ongle et conservent toujours leur position; la couche cornée, au contraire, glisse en avant au-dessus des couches molles sous-jacentes, car au niveau de la racine se forment constamment des cellules nouvelles qui subissent la transformation cornée.

La première ébauche de l'ongle apparaît au troisième mois de la vie intra-utérine chez l'embryon humain; on voit d'abord se former un sillon au niveau de la partie du doigt tapissée par les cellules épidermiques embryonnaires. Au quatrième mois, on observe entre l'épiderme et la couche muqueuse le développement de petites squames aplaties, serrées les unes contre les autres, qui sont l'origine de l'ongle. L'accroissement se fait aussi bien à la racine que latéralement. Jusqu'au sixième mois, l'ongle est recouvert par l'épiderme; à partir de ce moment, le bord libre commence à faire saillie au dehors.

La peau a été aussi étudiée de plus près au point de vue physiologique, particulièrement comme organe de perspiration (1) et d'absorption. C'est ainsi qu'*Abernethy* (2) a démontré qu'une main plongée dans l'acide carbonique, pendant une heure, en absorbe plus de 100 centimètres cubes. Des expériences sur les animaux montrent que la pénétration de gaz délétères à travers la peau suffit pour amener la mort en un temps assez court. On a vu périr ainsi, au bout d'une heure et demie à deux heures, des moineaux dont tout le corps, excepté la tête, avait été plongé dans l'acide carbonique; des lapins, au bout de dix minutes, dans l'hydrogène sulfuré (3). L'importance de la peau comme organe d'absorption a été mise hors de question par les recherches expérimentales de *Collard de Martigny*, *Magendie* (4), *Chaussier*, *Nysten*, *Madden* (5), *Gerlach*, *Fourcault*, *Ducrois*, *Becquerel*, *Breschet*, *Gluge*, et autres. *A. Röhrig* (6) a étudié la quantité

(1) Rudolf Wagner, *Handwörterbuch der Physiologie*. 2 Band, chap. intitulé *Peau*.
(2) *Chirurg. und physik. Versuche*. Leipzig, 1875.
(3) Lebküchner, *Dissert.* et *Archives gén. de méd.*, t. VII, 1825.
(4) *Journal de Physiol.* 1.
(5) *An exp. inq. into the physiol. of cut. absorpt.* Edinb., 1838.
(6) *Die Physiol. d. Hautathmung*, *deutsche Klinik*. 1872.

des produits de la perspiration; après le repas, il a trouvé une augmentation de l'acide carbonique et de l'eau exhalés; il en est de même après une irritation de la peau par des frictions avec l'essence de moutarde, par l'électricité ou les bains chauds; dans le bain il s'exhale par la peau de l'acide carbonique. Le même auteur a cherché à obtenir la pénétration des gaz sur des lapins, chez lesquels il avait préalablement fermé tous les orifices naturels au moyen de sutures et d'applications de collodion et qu'il faisait respirer par une canule trachéale; cela fait, il plaçait ces animaux dans une caisse qui était alternativement remplie d'acide carbonique, d'hydrogène sulfuré et de gaz d'éclairage. Tous les animaux en expérience succombèrent par la pénétration de ces gaz à travers la peau. L'absorption des liquides par la peau est démontrée par les badigeonnages de goudron; peu de temps après l'application de cette substance sur un tiers seulement de la surface cutanée, sa pénétration dans l'économie se révèle par la couleur foncée de l'urine excrétée. L'absorption du sel marin, de l'iodure de potassium en *solution* paraît également aujourd'hui hors de doute. La méthode dite *iatraleptique* repose principalement sur la pénétration du mercure par les follicules cutanés; des particules moléculaires du métal (1), enveloppées d'une couche grasse de pommade, s'introduisent ainsi dans les glandes de la peau. La térébenthine, avec laquelle *Röhrig* (2) se frictionnait la paume de la main pendant soixante-dix minutes, se décelait bientôt dans l'urine par l'odeur de violette; vingt gouttes de conicine, versées sur la peau du ventre préalablement rasée d'un lapin, et évaporées le plus lentement possible, amenaient la mort de l'animal au bout de dix minutes.

Les liquides pulvérisés (solutions d'iodure de potassium, de carbonate de soude, de curare, de digitaline), appliqués sur la peau sous une certaine pression, au bout d'une heure et demie à deux heures manifestaient déjà leur passage dans les sécrétions par leur action physiologique.

Le chloroforme, les solutions d'atropine, d'aconit, de strychnine, de morphine, passent rapidement à travers la peau (3).

M. *Edenhuszen* (4) a fait des expériences sur différents animaux au sujet de la perspiration cutanée; il recouvrait la surface de la peau d'une couche imperméable de gomme arabique, de vernis gras à base de plomb, ou de couleur à l'huile, désirant savoir quelle était l'étendue qu'il fallait laisser à découvert pour que l'animal ne pérît

(1) *Ueber die Aufnahme des metallischen Quecksilbers durch die Haut* (Wien. med. Wochenschrift, 1863).
(2) *Arch. der Heilk.*, 1872.
(3) Waller, *The Practitioner*, 1869.
(4) *Zeitschr. f. rat. Med.* 3 R., Bd. 17. 1863.

pas trop rapidement. Voici, en substance, les résultats de ses expériences :

Quand la peau est recouverte en totalité, la durée de la vie dépend en général du volume de l'animal, si son état de vigueur est normal. Quand le revêtement dépasse plus d'un huitième ou d'un sixième de la superficie du corps, les lapins succombent rapidement. Plus est grande la surface laissée à découvert, plus la mort est retardée ; les symptômes restent toujours les mêmes, seulement ils sont plus graduels; dans tous les cas, la respiration est presque toujours troublée et devient dyspnéique ; suivant l'étendue, totale ou partielle, de la surface recouverte, les symptômes morbides observés sont plus ou moins intenses: grande agitation, violent tremblement, paralysie ou convulsions cloniques et toniques, insensibilité, hypersécrétion urinaire, présence de l'albumine dans l'urine.

Le revêtement répété d'une petite portion de la peau y détermine bientôt de la rougeur et il s'y forme des abcès. En examinant attentivement ces parties, on y trouve de nombreux cristaux de phosphate ammoniaco-magnésien (triple phosphate), que l'on rencontre aussi dans le péritoine. Comme complément de ces observations, l'auteur soumit, pendant la vie, des portions de peau isolées à l'action du papier imprégné d'hématoxyline, qui démontra la présence d'un *alcali organique volatil*. Comme le sang des animaux enduits contient évidemment une proportion plus considérable de substance ammoniacale, *Edenhuszen* se croit autorisé à conclure de cette dernière expérience que, dans l'état normal, une petite quantité d'azote passe à travers la peau ; mais il ne saurait dire si cette exhalation se fait sous la forme d'ammoniaque. L'exhalation vient-elle à être entravée, l'azote s'accumule dans le sang, provoque les symptômes que nous avons indiqués et donne lieu à des altérations anatomiques manifestes : hypérémie du cerveau, des poumons, du foie, de la rate et des reins, épanchement dans la plèvre et dans la cavité abdominale, dans le péricarde, dans le tissu cellulaire sous-cutané; ecchymoses considérables de la muqueuse de l'estomac. *Fourcault* (1) avait fait ses expériences avec de la dextrine et était arrivé à des résultats analogues.

Dans ces derniers temps, *W. Laschkewitsch* (2) et *Feinberg* (3) ont fait les mêmes recherches et ont obtenu des résultats différents. Selon le premier, on constate la présence de l'alcali mentionné ci-dessus dans la peau des animaux non recouverts d'enduits, mais on ne le retrouve pas dans le sang des animaux ainsi badigeonnés. Il regarde également comme insoutenable la théorie énoncée par *Gerlach* et

(1) Comptes rendus, etc., 1838.
(2) *Arch. f. Anat. und Phys., von* Reichert *und* Dubois Raymond. 1868.
(3) *Centralblatt f. d. med. W.* 1873.

d'autres auteurs plus anciens, d'après laquelle la suppression de la perspiration cutanée déterminerait la mort par asphyxie, car il put plonger des animaux, dont il avait eu soin de protéger la tête, dans une atmosphère d'hydrogène ou d'acide carbonique, pendant six heures, sans résultats fâcheux. Il croit plutôt que l'application des enduits provoque une augmentation du rayonnement calorifique, qui résulte de la dilatation des vaisseaux sous-cutanés ; ainsi par exemple, lorsqu'on introduit dans un calorimètre deux animaux choisis autant que possible d'égale grosseur, celui qui a été enduit se refroidit plus vite et élève plus la température de l'eau que ne le fait l'autre. D'un autre côté, les animaux que l'on enveloppe d'ouate après les avoir enduits, ne présentent aucun phénomène d'intoxication ; cette assertion avait été déjà contredite par *Schiff* et *Valentin* (1), qui ont reconnu que des animaux ainsi préparés, même amenés à une température élevée, n'échappent à la mort que pour peu de temps. *Feinberg* est d'avis que la plus grande partie des phénomènes provoqués par le revêtement de la peau indiquent une affection de la moelle, puisque l'on observe du tremblement, de l'hypéresthésie et de l'anesthésie, des convulsions tétaniques ; il a constaté aussi une dilatation des vaisseaux sous-cutanés ; c'est la paralysie des nerfs vasculaires qui doit surtout entrer ici en considération. Dans ces derniers temps, *C. Lang* (2) a étudié à nouveau le mécanisme de la mort à la suite de la suppression de la perspiration cutanée, et il a trouvé que l'on constate réellement dans la peau le triple phosphate dont nous avons parlé et que l'accumulation de ce sel détermine un trouble de la fonction rénale consécutif à une altération des canalicules urinifères. *Socoloff* (3), ayant recouvert des animaux de gomme laque, a constaté, peu de temps avant la mort, des convulsions toniques et cloniques, au milieu desquelles les animaux succombent malgré des inhalations d'oxygène ; dans l'estomac, il trouvait des ulcérations résultant de profondes extravasations sanguines ; après l'application de l'enduit, il apparaît rapidement de l'albumine dans l'urine, et constamment l'on rencontre une inflammation parenchymateuse diffuse des reins.

FORMES DES MALADIES CUTANÉES.

Les formes sous lesquelles se montrent les maladies de peau sont très-variées ; nous citerons les suivantes comme étant les plus fréquentes :

1° Les *taches* (*maculæ*) sont des altérations circonscrites de la co-

(1) *Arch. f. phys. Heilkunde*, von Wunderlich, neue Folge. 2 B.
(2) *Arch. der Heilkunde*, 1872, 2 u. 3 Heft.
(3) Virch. *Arch.* B. 64.

loration normale de la peau, qui ne s'étendent pas également sur toute la surface cutanée et dont l'apparition est due à une cause morbide. Les taches peuvent être produites par une *hypérémie* des couches superficielles du corps papillaire, elles ont alors une coloration rouge foncé ou rouge clair et disparaissent sous la pression du doigt, ou bien par des *exsudats* et des *proliférations cellulaires* dans le tissu dermique ; d'autres sont dues soit à des *hémorrhagies* (purpura), soit à des *dépôts pigmentaires* (éphélides), ou au contraire à un *défaut de pigment* (albinisme partiel, vitiligo). Les taches présentent des différences de *couleur* (blanc, diverses nuances du rouge, noir, brun, vert, jaune) et d'*étendue* (depuis un petit point jusqu'à la dimension d'une pièce de cinq francs et au delà); on donne le nom d'*érythème* à des rougeurs diffuses qui s'étendent uniformément sur de larges surfaces; de *roséole* à des rougeurs ayant la dimension de l'articulation unguéale et pâlissant sous la pression du doigt; de *purpura* à des rougeurs qui ne s'effacent pas par une semblable pression et sont dues à des hémorrhagies.

2° Les *papules* (*Knötchen*, *papulæ*) sont des élevures solides, dépassant le niveau de la surface cutanée, du volume d'un grain de millet à une lentille, de couleur variée (rouge, blanc, noir), produites par diverses causes : (*a*) par l'inflammation d'une portion circonscrite du corps papillaire (*eczema papulosum*) ; tantôt c'est la sérosité qui domine dans l'exsudat, tantôt ce sont les cellules ; au début, les papules, par suite de l'hypérémie, sont plus rouges que la peau environnante ; elles pâlissent plus tard, quand l'exsudat comprime les vaisseaux sanguins. (*b*) D'autres papules sont produites par un épanchement sanguin circonscrit (*purpura papulosa*). (*c*) D'autres proviennent d'une accumulation de sébum dans les follicules sébacés (*millet*), d'un amas de masses épidermiques (*Lichen pilaris*, *psoriasis punctata*). (*d*) Des néoplasies cellulaires circonscrites produisent encore des papules, exemple : le *lupus*, la *syphilis;* enfin il existe des papules résultant de l'hypertrophie du corps papillaire (*ichthyose*, condylome) et de la contraction des muscles redresseurs des poils (*chair de poule*, *cutis anserina*).

L'évolution de la papule varie avec les causes qui la produisent, selon que l'exsudat suppure ou se résorbe ; les papules qui sont le résultat de l'hypertrophie ont une durée plus longue. Quand une papule est limitée par une tache rouge dont elle occupe le centre, cette combinaison prend le nom de *stippe*, *umbo*, *stigma* (on en voit des exemples dans la *varicelle*, l'*érythème papuleux*).

3° Les *tubercules* (*Knoten*, *tubercula*) sont des grosseurs plus considérables, situées dans le derme et jusque dans le tissu cellulaire souscutané, atteignant et au delà le volume d'un pois, d'une noisette, de forme et de couleur variées (rouge, blanc, noir), ne se distinguant des papules que par leurs dimensions (*furoncle*) ; les tubercules sont aussi le résultat de néoplasies cellulaires, comme on le voit dans la *gomme syphilitique*, le *sarcome* et le *carcinome*.

4° Les *tumeurs* (*Knollen*, *phymata*) sont des productions morbides variant du volume d'une noix à celui du poing, qui font bien saillie au-dessus du niveau de la peau, mais pénètrent surtout dans la profondeur de son tissu (*molluscum*, tumeur cystique).

5° Les *plaques* (*Quaddeln*, *pomphi*, *urticæ*) sont des efflorescences aplaties, produites par un épanchement de sérosité, dont le diamètre transversal l'emporte sur l'épaisseur. Ces productions ont la forme d'un disque circulaire ou sont irrégulières; les petites sont généralement rouges, les grosses sont plus pâles au centre et limitées par un liséré rouge. Cette aréole rouge est due au refoulement du sang à la périphérie par l'accumulation de sérosité, ou bien à l'obstacle que l'exsudat apporte à l'entrée du sang dans la partie affectée. Le type de cette forme morbide se voit dans l'*urticaire*.

6° Les *vésicules* (*Blaschen*, *vesiculæ*) sont des élevures de l'épiderme, transparentes, lactescentes, ou rouge foncé, remplies d'un liquide purement séreux ou séro-purulent, ou encore sanguinolent, du volume d'un grain de millet à celui d'une lentille. Le produit exsudé s'accumule entre la couche cornée et la couche muqueuse, ou dans les conduits excréteurs des glandes sébacées ou sudoripares ou dans les follicules pileux (*sudamina*, *varicelle*). La dépression qui se trouve au centre de la vésicule est désignée sous le nom d'ombilic ; les cellules épidermiques fusiformes comprimées forment des brides et des cloisons, qui traversent en grand nombre la cavité de la vésicule (*herpès*).

7° Les *bulles* (*Blasen*, *bullæ*) ne se distinguent des vésicules que par leur volume plus considérable ; le contenu en est séreux, séro-purulent (*pemphigus*) ou hémorrhagique. Au point de vue chimique, on y trouve souvent de l'albumine, de l'urée, de l'acide urique (*pemphigus*) ; leur volume varie depuis celui d'une lentille jusqu'à celui du poing et davantage.

On explique le mode de formation des vésicules et des bulles de la manière suivante (*Rindfleisch*) (1) : le liquide exsudé des vaisseaux du corps papillaire s'élève sans obstacle au-dessus de la couche muqueuse de l'épiderme, mais rencontre une barrière dans la couche cornée. Le contenu de la bulle est d'abord une lymphe transparente, qui, au bout d'un certain temps, devient gélatineuse, et plus tard purulente. Si, sur une grosse bulle, on enlève avec les ciseaux la couche cornée ainsi soulevée, la surface de la peau se pré-

(1) *Lehrbuch der pathol. Gewebelehre.*

sente comme un réseau blanchâtre, dont les mailles offrent un pointillé rouge, qui correspond aux papilles hypérémiées; le réseau blanchâtre n'est autre chose que le reste de l'épiderme dépouillé de sa couche cornée, et formant un stratum épais, aussi bien dans l'intervalle qu'au sommet des papilles (V. *Herpès Zoster*).

8° Les *pustules* (*Pusteln*, *pustulæ*) sont des élevures de l'épiderme, de couleur jaune, produites par une accumulation de pus au-dessous de celui-ci. Le pus prend naissance, soit dans les glandes cutanées (*acné*), soit dans la substance du derme (*furoncle*), soit entre la couche muqueuse et la couche cornée (*variole*). Dans ce dernier cas, l'exsudat est d'abord séreux; puis le contenu des vésicules commence à se troubler par l'apparition de corpuscules du pus; quand le nombre de ces derniers augmente, le liquide prend une couleur jaune et la pustule est formée.

Tantôt le corps papillaire conserve sa configuration, tout en étant pénétré par un grand nombre de cellules, qui s'accumulent surtout au sommet des papilles, de telle sorte qu'une couche non interrompue de cellules semblables forme la transition au stratum inférieur du réseau de Malpighi ; tantôt la distinction n'est plus possible, au sommet des papilles, entre le tissu conjonctif et l'épithélium, et il faut recourir à la dissection avec l'aiguille pour en reconnaître les limites. L'irritation du corps papillaire donne lieu à une prolifération exubérante dans son intérieur ; les jeunes cellules se poussent les unes les autres et cheminent vers la surface, où elles sont rejetées à l'état de cellules de pus (*Rindfleisch*).

Willan décrit plusieurs espèces de pustules, qui ne se distinguent absolument que par le volume; ce sont:

a) L'*achor*, pustule de la grosseur d'un grain de millet, légèrement saillante, ordinairement traversée par un poil, et qui se dessèche en une croûte jaune-miel ; on la rencontre principalement au cuir chevelu et à la face (*acne frontalis*, *sycosis*).

b) La *pustule psydraciée* est plus grosse que la précédente, peu arrondie, entourée d'une aréole rouge ; elle contient une grande quantité de pus, qui se dessèche en croûte jaune, brun jaunâtre ou verdâtre ; on l'observe surtout aux extrémités (*impetigo*).

c) La *pustule phlyzaciée* est hémisphérique; elle a au moins le volume d'un pois; son contenu est sanguino-purulent et finit par se dessécher en une croûte brun foncé ou noir (*ecthyma*).

Les efflorescences dont nous avons parlé jusqu'ici ont reçu d'*Hébra* la dénomination de *primitives*, parce qu'elles constituent les formes originelles de la plupart des maladies de la peau et pour les distinguer des formes *secondaires*, qui ne sont pas autre chose que les métamorphoses ou les résidus des premières et auxquelles appartiennent : 1° les *excoriations ;* 2° les *squames;* 3° les *croûtes ;* 4° les *ulcérations ;* 5° les *fissures*, *rhagades ;* 6° les *cicatrices;* 7° les *accumulations pigmentaires.*

1° Les *excoriations* sont des pertes de substance subies par l'épiderme, le réseau de Malpighi ou le tissu dermique, et produites par lésion mécanique, surtout par l'action de l'ongle; le grattage, plus ou moins violent suivant l'intensité du prurit, suffit à les produire. Quand la démangeaison est légère (*titillation*), le frottement destiné à l'apaiser détermine de simples rougeurs; celles-ci ont la forme de stries ou sont diffuses et s'élèvent au-dessus du niveau de la peau (*erythema urticans*); ou bien elles sont circonscrites et prennent la forme de papules (*urticaire papuleux*) ou la forme de plaques (*urticaire*); l'ongle peut enlever aussi la couche superficielle de l'épiderme (*formication*) ; une démangeaison plus intense met déjà à nu le réseau de Malpighi; mais avec une démangeaison plus forte encore (*prurit*) on observe des pertes de substance s'étendant jusqu'au tissu cellulaire sous-cutané (*ulcérations*). Le grattage répété amène de l'inflammation avec exsudation et épanchement sanguin. Les exsudats, aussi bien que le sang, se dessèchent en croûtes jaunes, brunes ou noires, qui prennent des formes différentes suivant la cause du prurit et suivant la forme et l'étendue des efflorescences primitives ; ainsi, dans le prurigo et la gale, elles sont petites, arrondies et correspondent aux papules que l'ongle a déchirées; celles qui surviennent à la suite des démangeaisons provoquées par la présence des poux sont de forme linéaire; elles sont irrégulières, presque toujours du diamètre d'un grain de millet, et d'une couleur rouge-brun, dans le prurit cutané et dans les fortes piqûres de punaises.

2° Les *squames* sont des masses d'épiderme desséchées, détachées de leur lieu d'origine. Plus le processus qui les produit est superficiel, plus elles sont minces ; c'est alors une simple exfoliation ; plus l'inflammation a été profonde et de longue durée, plus elles sont abondantes. La séparation des écailles squameuses a lieu sous forme de furfur (*prurigo*), de lamelles plus étendues (*rougeole*, *psoriasis*), de membranes (*scarlatine*).

On désigne sous le nom de *pityriasis* l'exfoliation épidermique qui se produit sans maladie apparente ; celle qui résulte d'une affection cutanée prend le nom de *desquamation : desquamation furfuracée* si elle se fait par petites écailles comme du son ; *desquamation membraneuse*, si l'épiderme se détache en lamelles plus volumineuses ; *desquamation siliqueuse*, si les plaques épidermiques sont en gouttière ou sacciformes.

Pourquoi, dans certains cas de maladies graves, les cellules épidermiques s'accumulent-elles, au lieu de se détacher simplement ? Voici l'explication que *Rindfleisch* a donnée de ce fait : plus la prolifération cellulaire est exubérante à la surface du derme enflammé, plus est imparfait le développement de chacune des cellules. Le développement moyen qu'elles atteignent dans ces conditions est celui des cellules de transition entre les éléments cylindriques de la couche muqueuse et les cellules les plus inférieures de la couche cornée. L'état corné ne se produit plus, et il se fait une simple dessiccation du protoplasme, qui est encore mou. Dans le cours de cette dessiccation, les cellules s'agglutinent, et c'est ainsi qu'elles conservent avec la surface de la peau une adhérence prolongée, mais purement mécanique. La brillante couleur nacrée des squames du psoriasis est due à la présence de l'air, qui a pénétré la masse cellulaire pendant le travail de dessiccation.

3° Les *croûtes* sont des exsudations ou des extravasations desséchées, purulentes, sanguino-purulentes, qui se présentent en masses diversement colorées, jaunes, brunes. Dans l'*herpès*, par exemple, la dessiccation du contenu des bulles produit des croûtes, d'autres fois c'est la dessiccation d'exsudats libres, comme dans l'*eczéma*. Lorsque les croûtes produites par une abondante sécrétion sébacée sont mélangées de nombreuses cellules épidermiques, on a une forme intermédiaire entre les squames et les croûtes, *crustæ lamellosæ*.

4° Les *ulcérations* (*ulcères cutanés*) sont des pertes de substance de la peau, avec suppuration, de profondeur variable, montrant peu de tendance à la guérison et se réparant en partie par un tissu cicatriciel. Les ulcérations peuvent résulter de divers processus morbides ; de là des formes, une étendue et une marche variables.

5° Les *fissures*, *crevasses de la peau*, *rhagades*, sont des pertes de substance ayant la forme de fentes linéaires et qui résultent surtout d'une ulcération de l'épiderme et du tissu du derme ou de la couche muqueuse. Elles proviennent toujours de la répétition de l'action musculaire sur des régions enflammées ou irritées, principalement à la face palmaire des doigts, à la face plantaire des orteils, aux commissures buccales, sur le dos de la langue, au coude et au genou sur les deux surfaces de flexion et d'extension.

6° Les *cicatrices* sont des formations nouvelles de tissu conjonctif, blanches, rouge foncé ou rouge clair, lisses, luisantes, étroitement circonscrites par la peau saine qui les entoure et qui remplacent les pertes de substance. Tantôt elles sont au même niveau, tantôt plus profondes, tantôt plus saillantes que la peau environnante. Elles présentent du reste des caractères très-variables, tantôt lisses, tantôt rugueuses et inégales, disposées en cordons, en brides ou réticulées, entièrement mobiles ou fortement adhérentes. Leur étendue, leur forme, leur surface varient suivant la profondeur, l'étendue et la cause de la perte de substance antérieure. La cicatrice est toujours formée de tissu conjonctif ; elle ne contient qu'une couche mince d'éléments épithéliaux, jamais de poils, ni de glandes sébacées ou sudoripares, endehors des débris de cette nature qui s'y trouvent englobés et qui ne tardent pas à s'atrophier ; on y trouve pourtant des vaisseaux (même des lymphatiques) et des nerfs ; la difformité et surtout le trouble fonctionnel qu'elles déterminent varient suivant leur siége.

7° Les *accumulations de pigment* sont des altérations de coloration qui persistent à la suite de processus antérieurs d'hypérémie, d'inflammation et de néoformation, ou qui résultent de troubles trophiques, sans inflammation.

Pathologie générale des maladies de la peau.

Dans une description exacte des signes cliniques des maladies cutanées, on retrouve les mêmes conditions anatomiques qui s'observent en général dans les lésions du tissu conjonctif et de l'épithélium, des nerfs et des muscles, du tissu élastique et du tissu adipeux, lesquels constituent à peu près entièrement la peau et ses annexes.

En présentant un aperçu des idées actuelles au sujet de ces tissus, je dois insister avant tout sur le principe posé par Remak, que l'ébauche qui en existe dans l'embryon a déjà sa valeur pour le développement ultérieur, que des *tissus de même nature ne peuvent reproduire que des tissus semblables.* Pour le tissu conjonctif, la persistance de ses éléments cellulaires (corpuscules de tissu conjonctif) est particulièrement remarquable; sa substance intercellulaire est d'abord homogène, ce n'est que plus tard qu'elle devient fibrillaire, de même que la fibrine ne devient filamenteuse que par la coagulation. Les fibrilles conjonctives ne sont, pour ainsi dire, qu'un produit de sécrétion (*Virchow*), provenant de la cellule conjonctive elle-même ; pour d'autres, elles résultent de la réunion des prolongements cellulaires, qui conservent eux-mêmes une apparence fibrillaire (*Bull*) ; enfin, d'après une troisième opinion, elles sont produites par une métamorphose de la substance intercellulaire. Le *tissu élastique* n'est qu'un dérivé du tissu conjonctif; il se produit une transformation chimique et aussi, pour une part, une condensation de la paroi du corpuscule du tissu conjonctif, qui lui donnent une résistance plus considérable à l'influence des réactifs ; il est possible cependant, et l'on n'a pas encore démontré le contraire, que les fibres élastiques se forment par différenciation de la substance intercellulaire, ou proviennent de cellules. C'est surtout à la partie inférieure du derme qu'elles offrent un grand développement; elles pénètrent dans les papilles mêmes sous la forme de fibres délicates, tandis qu'à leur base elles forment des réseaux qui s'unissent à des faisceaux plus forts du reste du derme. Le *tissu adipeux* se forme également aux dépens des cellules de tissu conjonctif; celles-ci se remplissent de graisse et leur noyau se trouve ainsi refoulé à la partie latérale ; des conditions morbides peuvent de nouveau faire disparaître la graisse de ce tissu.

L'*épiderme* enfin, *principalement dans son réseau de Malpighi*, conserve son caractère cellulaire pendant toute la durée de son existence; la transition du réseau de Malpighi à l'épiderme proprement dit se fait par des cellules un peu plus grandes et possédant encore un noyau distinct; profondément, les cellules redeviennent plus petites, et dans les papilles elles ont une forme plus cylindrique.

Les *ongles*, les *poils*, les cellules du revêtement extérieur et celles de l'intérieur des follicules pileux et des glandes sudoripares, de même que les gaînes des poils, appartiennent à ces éléments cellulaires.

Les altérations anatomiques que déterminent dans tous ces tissus les maladies de la peau sont tellement variées qu'il est indispensable, même au point de vue histologique, de les classer en différentes catégories. Pour donner en quelques lignes un aperçu général de ces altérations, laissons de côté pour le moment les *hypérémies* et les *anémies*, qui n'ont le plus souvent qu'un caractère transitoire et qui, en dehors des cas de gonflement œdémateux avec issue de la matière colorante du sang, ne font guère qu'accompagner les autres altérations, sans jamais provoquer de lésion plus profonde des éléments du tissu; nous trouvons alors de beaucoup la plus grande partie des affections cutanées dans la classe des *inflammations*. L'expression générale « d'inflammation » nous paraît mieux justifiée que celle de « processus exsudatif », attendu que, si l'exsudat doit être, il est vrai, considéré comme un signe *essentiel* de l'inflammation (*Bennett*, *Rokitansky*), il n'est jamais qu'un anneau, pour ainsi dire, de cette chaîne de phénomènes qui sont compris dans la notion d'inflammation. D'après les idées actuelles, l'*inflammation* est le produit de divers facteurs : les plus importants, outre l'*exsudation*, sont les troubles de *circulation*, de *fonction* et de *nutrition* du tissu malade, résultant de l'*irritation* d'un organe, puis la *prolifération cellullaire* et la *néoplasie*.

Les *irritations* peuvent être directes, c'est-à-dire *traumatiques* (contusion, coup, blessure) ou *chimiques* (action d'acides, d'alcalis, etc., de produits morbides en décomposition), ou bien elles dépendent de parasites végétaux ou animaux; enfin, elles peuvent se produire indirectement par l'intermédiaire des nerfs vaso-moteurs; sur ces dernières, nous ne savons que peu de chose dans l'état actuel de la science.

Le *trouble de la circulation*, l'*hypérémie*, c'est-à-dire la dilatation des vaisseaux sanguins, était pour *Andral* la phase la plus importante de l'inflammation, tandis que *Virchow* n'en fait pas un signe bien essentiel. Elle existe comme affection indépendante, qui se dissipe rapidement, ou bien elle entrave dans les vaisseaux dilatés, principalement dans les veines, la rapidité de la circulation, et cette entrave peut aller jusqu'à l'arrêt complet, la *stase*, qui d'ordinaire ne tarde pas à disparaître, mais qui parfois conduit à la coagulation du sang et même à la *gangrène* (thrombose). L'hypérémie est aussi l'avant-coureur de l'*exsudation ;* en effet, les vaisseaux de la zone enflammée se dilatent, deviennent plus souples, et permettent la sortie en masse des globules blancs du sang ; en outre, les éléments du tissu malade, dissociés par l'exsudat, sont provoqués à la prolifération et il en résulte l'infiltration cellulaire du tissu.

Troubles fonctionnels et nutritifs. — En même temps, les éléments cellulaires sont atteints dans leurs fonctions, et leur nutrition se modifie complétement. Que la peau, par exemple, vienne à être irritée en un point quelconque, aussitôt les cellules du réseau de Malpighi subiront une augmentation de volume, parce qu'elles recevront une plus grande quantité de liquide nutritif, qu'elles abandonneront de nouveau ou qu'elles transformeront.

Tantôt l'*exsudat* est principalement *séreux* (comme dans l'urticaire, l'œdème cutané), mais en général la sérosité contient des cellules en migration, des débris de globules rouges du sang et les produits de la dystrophie inflammatoire des tissus qui y sont dissous (erythème multiforme) ; elle ne renferme qu'un petit nombre d'éléments figurés en dehors de ceux qui sont en dissolution. Tantôt l'exsudat est plutôt *albumineux*, mélange de granulations, de noyaux, de cellules et de graisse, ou même de pus (eczéma, pemphigus, variole). Enfin il peut être *fibrineux* (diphthérite de la peau). Il peut être coloré en rouge, soit par la matière colorante, soit par les corpuscules du sang, *exsudat hémorrhagique* (par diapédèse), par exemple, dans la péliose rhumatismale, l'érythème noueux, l'érythème iris, la variole hémorrhagique. L'*exsudat fibrineux*, que l'on observe rarement d'ailleurs à la surface cutanée, détermine souvent la mort (diphthérie) par pénétration dans le sang des principes infectieux.

La *néoplasie*, qui peut provenir de chacun des éléments des tissus qui composent la peau, est un des signes les plus importants de l'inflammation. Tantôt le néoplasme se forme aux dépens du tissu primitif lui-même, tantôt dans ce tissu arrivent en même temps, par voie de diapédèse, des globules blancs du sang en abondance (*Waller*, *Cohnheim*), ainsi que des globules rouges moins nombreux (*Stricker*) ; les premiers constituent aussi l'élément de la suppuration, et, à ce titre, ils n'ont qu'une durée éphémère. Ces corpuscules peuvent rentrer dans le torrent circulatoire par les vaisseaux lymphatiques, pour de nouveau sortir encore des capillaires, ou bien enfin ils se transforment en éléments fixes de tissu (*Billroth*) ; peu à peu, ils deviennent fusiformes et passent à l'état de cellules de tissu conjonctif, tandis que leur substance intercellulaire acquiert plus de résistance et devient fibrillaire.

La migration de ces cellules a été démontrée par *Recklinghausen* et *Cohnheim* au moyen d'expériences frappantes ; ce dernier injectait dans la veine dorsale de grenouilles du bleu d'aniline pulvérisé, irritait leur cornée et voyait apparaître dans le tissu enflammé des cellules de pus contenant de l'aniline.

Sur la langue de la grenouille, on peut observer dans les globules blancs sortis des vaisseaux une multiplication des cellules migratrices, qui a lieu par *scissiparité* (Stricker); aussi *Stricker* est-il arrivé à cette conclusion que, *dans les foyers d'inflammation, les cellules migratrices ou les corpuscules du pus se multiplient par scissiparité.* A la suite de ces processus, le tissu se trouve dans un état qu'on désigne sous le nom d'*infiltration inflammatoire.*

TERMINAISON DE L'INFLAMMATION.

L'inflammation peut se terminer de diverses manières : par *résolution*, l'hypérémie disparaît, l'exsudat se résorbe (*résorption*), l'épiderme tombe, le volume du tissu enflammé redevient normal, sans qu'il y subsiste aucune altération anatomique apparente (érythème, urticaire); par *suppuration*, le pus peut succéder à l'infiltration, il se forme un *foyer de suppuration* dans le point où antérieurement le tissu était infiltré d'une quantité considérable de cellules en migration; la suppuration survient d'autant plus facilement que la vascularisation est moins développée dans le tissu enflammé; par *ulcération*, quand la destruction est plus étendue, il se produit une perte de substance, un ulcère, où d'ordinaire les cellules de pus sont déjà désagrégées et transformées en molécules graisseuses et en cholestérine; c'est surtout dans les abcès froids que l'on peut constater facilement cette condition du pus. Si les tissus restent longtemps infiltrés, leurs éléments donnent naissance à une néoplasie et finissent par se transformer en tissu conjonctif, qui devient une *cicatrice.* Que les infiltrats cellulaires deviennent plus considérables, se multiplient, la peau augmente de volume (*hypertrophie*, *hyperplasie*), il se fait une prolifération cellulaire dans les éléments épithéliaux (réseau de Malpighi, endothélium des follicules); cette prolifération a lieu par division du noyau cellullaire et étranglement du protoplasma dans un certain nombre de cellules; en se répétant incessamment, cette division finit par produire un développement cellulaire considérable (comme, par exemple, dans le psoriasis). La prolifération se fait de la même manière dans le tissu conjonctif du derme, où, autour de chaque cellule nouvelle, se forme une couche de substance intercellulaire. Ce mode de multiplication s'observe constamment dans le tissu dermique, l'adventice, le névrilème et le sarcolemme des muscles lisses (sclérodermie, eczéma chronique).

Dans l'inflammation chronique, les phénomènes dominants sont la dilatation vasculaire, la néoplasie et l'infiltration cellulaire, ainsi que la désorganisation du tissu, la suppuration, l'ulcération et autres métamorphoses rétrogrades; si les néoplasies sont incomparablement plus fréquentes que dans l'inflammation aiguë, les cellules en particulier sont aussi plus volumineuses. Les fibres de tissu conjonctif perdent leur caractère filamenteux, fibrillaire ; le tissu cellulaire sous-cutané offre moins d'extensibilité et d'élasticité (*Billroth*) pour devenir gélatineux, lardacé, moins mobile.

Dans une description exacte des altérations de la peau, surtout d'une augmentation des éléments cellulaires, il est souvent difficile d'établir une démarcation rigoureuse entre une néoplasie inflammatoire et l'*hypertrophie*. Dans cette dernière, en effet, il persiste assez souvent un épaississement de la peau, une pigmentation à la suite d'extravasation; les éléments du tissu grandissent et grossissent; par l'infiltration cellulaire se forme un nouveau tissu conjonctif entre les masses de l'ancien; de là cette disposition qu'on désigne sous le nom d'*hyperplasie* et qu'on rencontre, par exemple, dans l'éléphantiasis des Arabes; c'est la transition entre l'inflammation chronique et la production des tumeurs.

Le tissu cutané présente encore des altérations semblables dans les affections de la peau résultant de dyscrasies, telles que la syphilis, le lupus. Ces altérations ont également le caractère d'inflammations chroniques de la peau, seulement les cellules et les noyaux ont une existence plus longue; chaque division cellulaire nouvelle donne naissance à des éléments de plus en plus petits, qui finissent par avoir des dimensions tellement minimes qu'ils s'élèvent à peine au degré de cellules ; il en est ainsi jusqu'à ce que la prolifération cellulaire puisse être complétement arrêtée (*Virchow*). Il faut encore mentionner ces altérations de tissu qui ont une organisation durable, un développement dont le caractère est d'être illimité, qui forment le groupe des *tumeurs* proprement dites, et dans lesquelles les éléments sont logés au milieu des parties constituantes primitives.

Une autre terminaison de l'inflammation, c'est l'*atrophie* des produits inflammatoires. Nous étudierons plus tard en détail la classe spécialement consacrée à cette affection morbide et nous négligerons pour l'instant les phénomènes que présentent les éléments physiologiques dans l'altération dite *atrophie sénile* de la peau. J'ai d'ailleurs fait moi-même sur ce sujet des études, d'où il résulte (1) que la peau

(1) Voy. *Sitzungsb. der Kaiserl. Akademie.* 1870.

et ses annexes se ratatinent et se dessèchent par suite d'une insuffisance dans l'apport des matériaux de nutrition et de la formation défectueuse des éléments qui en est la conséquence. Je ne parlerai donc ici que des processus atrophiques qui se rapportent surtout aux produits d'inflammation. Ce sont : *a*) la transformation en tissu corné; *b*) l'induration; *c*) la calcification; *d*) la dégénérescence amyloïde, *e*) caséeuse; *f*) graisseuse; *g*) la pigmentation; *h*) la métamorphose albumineuse; *i*) l'inflammation diphthéritique; *k*) le gonflement hydropique.

a) La *transformation en tissu corné* atteint surtout le réseau de Malpighi et les épithéliums glandulaires.

b) L'*induration* ne s'observe que dans le tissu conjonctif; le liquide de la substance intercellulaire disparaît, et les cellules elles-mêmes se rétrécissent et deviennent plus résistantes.

c) Dans la *calcification* (pétrification, crétification, incrustation), des sels de chaux s'accumulent autour des cellules du tissu, rarement dans leur intérieur, sous la forme de molécules fines, punctiformes, généralement disposées en couches; les cellules finissent par y être enclavées complétement. Ces altérations se rencontrent principalement dans l'épithélium des glandes sébacées et dans la peau sénile; souvent elles donnent lieu à ces productions qu'on désigne sous le nom de *concrétions cutanées.*

d) La dégénérescence *amyloïde* (dégénérescence cireuse, gonflement vitreux, dégénérescence hyaloïde) débute constamment par les plus fines artérioles; les cellules de ces vaisseaux paraissent gonflées, leur noyau n'est plus visible; plus tard les cellules d'autres tissus sont envahies à leur tour, leur volume augmente, leur contenu devient homogène, transparent, le noyau finit par disparaître tout à fait, et alors la cellule tout entière est transformée en une masse vitreuse et prend ainsi un aspect brillant. Traitées par l'iode, ces cellules prennent une coloration rouge brun qui, par l'addition d'acide sulfurique, passe d'abord au violet, puis au bleuâtre et au verdâtre. C'est vraisemblablement le protoplosma lui-même qui subit cette altération. Jusqu'à présent, je n'ai vu cette dégénérescence que dans la peau sénile et sur des coupes du tissu cutané dans l'éléphantiasis des Grecs; *Baerensprung* l'a observée à la base des chancres indurés.

e) La dégénérescence *caséeuse* frappe surtout les jeunes cellules, qui se désagrégent en molécules et se transforment en une masse blanc jaunâtre, épaisse, friable ou pâteuse, ressemblant à certaines espèces de fromage. Une vascularisation défectueuse déterminant une production cellulaire également défectueuse, telle est encore ici la cause de la régression (*Billroth*). Les cellules reviennent sur elles-mêmes, leurs noyaux disparaissent, leur développement ultérieur s'arrête. La caséification atteint principalement les ulcérations tuberculeuses et les abcès cutanés; rarement la gomme syphilitique et les cellules glandulaires subissent cette métamorphose.

f) La dégénérescence *graisseuse* de la peau reproduit en pathologie le même processus que la production du smegma en physiologie. L'infiltration graisseuse débute en général à une certaine distance du noyau; un peu plus tard, celui-ci se trouble et la cellule finit par se détruire. Il n'est nullement rare de rencontrer cette métamorphose dans le lupus, la syphilis, dans la peau sénile, dans les cellules des gaînes radiculaires externes. Ce sont surtout les transformations graisseuses qui précèdent la résorption dans les processus inflammatoires de la peau.

g) Parmi les terminaisons de l'inflammation, il nous reste à signaler l'*infiltration pigmentaire*. Le pigment s'accumule en partie dans les cellules mêmes, en partie dans le liquide intercellulaire. La matière colorante provient de l'hématine du sang, et le pigment se forme surtout dans les points où il s'est produit des stagnations sanguines répétées. La matière colorante du sang se présente sous la forme de petits granules ou de cristaux, ou encore de petites masses irrégulières.

h) Dans la *métamorphose albumineuse*, le protoplasma se réduit en granulations d'albumine (*dégénérescence ou atrophie granulo-protéique*).

i) Dans l'*inflammation diphthéritique*, les cellules se dissolvent rapidement en détritus albumineux. Cette forme se rencontre particulièrement chez les nourrissons en mauvais état, à la peau du creux axillaire et de la région inguinale.

k) Le *gonflement hydropique* se montre dans les jeunes cellules, cellules de granulation et cellules de pus, et résulte le plus souvent de l'abus des bains; plus souvent encore on l'observe dans l'anasarque.

DISTRIBUTION DES EFFLORESCENCES A LA SURFACE DE LA PEAU.

Dans beaucoup de cas, c'est le hasard qui préside à l'apparition et à la distribution des efflorescences. Des blessures directes auront évidemment pour résultat la lésion de la partie qui aura été frappée. Certaines affections cutanées se montrent presque exclusivement ou avec une prédilection marquée aux surfaces d'extension des jointures et sur les côtés externes des extrémités; telles sont : le *psoriasis*, le *prurigo*, le *lichen urticatus;* d'autres, au contraire, siégent de préférence aux surfaces de flexion et sur les côtés internes des extrémités, où la peau est plus délicate (*syphilis*).

Un grand nombre de maladies de peau présentent, au point de vue de la disposition des efflorescences, une régularité fixe, dont les causes ne sont pas encore suffisamment connues. Ces conditions ne sont bien prouvées que pour quelques-unes de ces maladies ; c'est ainsi que l'*herpès zoster* se montre sur le trajet des nerfs cutanés et que la lésion du ganglion correspondant est démontrée anatomiquement. J'ai pu moi-même fournir la preuve anatomique de la distribution des exanthèmes prodromiques de la variole et leur dépendance du ganglion intervertébral. Les *nævi verrucosi*, les *verrues*, l'*ichthyose*, la *lèpre*, laissent voir souvent avec évidence leur propagation le long des nerfs cutanés. Il est hors de doute que les vaisseaux sanguins et lymphatiques (1) ont une influence essentielle sur le mode de propagation de certaines affections de la peau, de l'*érysipèle marginé*, par exemple ; que divers érythèmes doivent leur forme au trajet des vaisseaux; que la fissuration et la tension du tissu dermique, indiquées par *C. Langer* (2), et la direction des poils, d'après *Chr. A. Voigt* (3) influent également sur la répartition des efflorescences. Certaines maladies, par exemple la variole, le psoriasis, montrent dans leur disposition la même direction que les fissures de la peau. D'autres, comme l'herpès tonsurans, paraissent s'étendre excentriquement, conformément au développement périphérique du mycélium. Une irritation préalable de la peau par pression, frottement ou par action chimique ou calorifique est encore d'une grande influence sur la distribution des éruptions. Dans un récent travail sur cette question, *O. Simon* (4) fait dépendre essentiellement cette répartition de l'état de tension du tégument, de son mode de formation aux dépens des éléments embryonnaires des tissus suivant les lois du développement, et aussi des conditions du développement des nerfs, des vaisseaux et des annexes de la peau, qui n'ont en général qu'une influence secondaire sur la distribution des efflorescences; l'hérédité, la structure anatomique de la peau, la dépendance réciproque des deux surfaces cutanées, l'infection par des parasites animaux ou végétaux, ont également une action sur cette localisation.

Aux différentes formes que présentent les efflorescences par rapport à leur marche et à leur distribution correspondent des descriptions différentes.

(1) Baerensprung, *die Hautkrankheiten*. 1859.
(2) *Sitzungsb. d. Kaiserl. Akademie*. 1861, B. 44.
(3) *Denkschrift d. Kaiserl. Akademie*. B. XVI, 1857.
(4) *Die Localisation der Hautkrankheiten*. Berl., 1873.

DIAGNOSTIC.

Dans le diagnostic des maladies de la peau, on n'a guère à considérer que les signes objectifs; quant aux déclarations du malade, elles n'ont qu'une importance secondaire. Le sens de la vue et celui du toucher jouent ici le rôle principal; l'odorat est bien moins utile. Dans certains cas, le *microscope* et l'*analyse chimique* sont d'excellents auxiliaires.

Le diagnostic s'établit avant tout sur l'*examen de la peau malade*. Pour procéder à cet examen, la lumière du jour est préférable à toute lumière artificielle, qui peut modifier la couleur des éruptions; cette remarque s'applique particulièrement aux affections cutanées qui se manifestent sous la forme de taches, car celles-ci paraissent d'un blanc mat à la lumière artificielle; la température de la salle d'examen ne doit non plus être ni trop élevée, ni trop basse. La simple inspection d'une partie isolée est le plus souvent insuffisante pour établir le diagnostic; on fait donc déshabiller le malade, on examine *toute la surface du corps*, et l'on s'assure d'abord s'il prend ou non les soins de propreté nécessaires; puis on note l'*état général de la nutrition*, la *coloration générale de la peau*, qui, dans certaines dyscrasies, peuvent fournir d'importantes indications. On recherche si la peau est douce et lisse, ou rude et rugueuse, si les lignes et les sillons ont disparu ou se sont creusés; on prend en considération le mode de distribution des poils, l'état des orifices des glandes sébacées et sudoripares. Alors seulement on regarde si la peau n'est pas recouverte de quelqu'une des efflorescences morbides. L'examen de ces efflorescences donne les résultats suivants :

Les *taches* et les *papules* ont une couleur rouge, de nuance variable, dans les hypérémies, les processus inflammatoires (rougeole) et les épanchements sanguins (purpura); une couleur brune dans ces mêmes processus en voie de terminaison, dans les affections pigmentaires (chloasma) et dans celles qui sont dues à la présence de parasites végétaux (pityriasis versicolor). Elles sont limitées à certaines régions ou répandues sur toute la surface du corps. Leur couleur et leur distribution fournissent déjà des points de repère qui suffisent dans certains cas pour asseoir le diagnostic : ainsi, par exemple, les papules rouge pâle du lichen urticatus se rencontrent surtout à la face dorsale de la main et du pied, quelquefois à la face, tandis qu'une syphilide papuleuse aura la même apparence, mais sera disséminée sur des étendues plus considérables.

Les *plaques* apparaissent sous forme d'élevures de couleur blanche, rouge à la périphérie, et parfois d'un rouge uniforme. Un signe essentiel pour le diagnostic différentiel, c'est l'existence ou l'absence de prurit; on en trouve une preuve irrécusable dans la présence d'excoriations, au défaut de celles-ci on aura le dire du malade; ce signe permet de distinguer immédiatement un érythème noueux d'une urticaire.

Les *vésicules* seront examinées principalement au point de vue de leur groupement, de leur contenu et de l'état des parties environnantes. Ainsi, dans l'*herpès iris*, on trouve un groupe de vésicules circonscrit, dont le centre est occupé par des vésicules plus grosses et plus anciennes, tandis que, dans l'*herpès zoster*, il existe des groupes de vésicules d'abord peu étendus, souvent confluents, dont la distribution laisse supposer une connexion avec l'innervation de certaines régions de la peau.

L'examen des *bulles* doit porter sur leur contenu et sur leur distribution; les bulles produites par des brûlures ou par des substances vésicantes, à part leur contenu séreux et séro-purulent, n'occuperont que la région déterminée qui a été atteinte; celles de l'érysipèle se présenteront sur des parties du corps où l'on reconnaîtra immédiatement le tracé rouge de cette affection par ses autres symptômes caractéristiques; enfin, les bulles du pemphigus sont en général isolées et disséminées sur une grande portion de la surface cutanée; elles sont en outre mieux circonscrites et apparaissent par poussées successives. Les bulles à contenu sanguin produites par contusion sont faciles à reconnaître à leur couleur rouge bleu foncée.

Les *pustules* donnent des indications caractéristiques sur la maladie qui les produit, aussi bien par leur localisation que par l'état de leur voisinage immédiat. Les *pustules d'acné* se reconnaissent facilement à leur siége de prédilection à la face, sur la poitrine et sur le dos et aux comédons qui les accompagnent constamment; l'iode et le brome peuvent occasionner de l'acné sans l'apparition préalable de comédons. Les comédons ne s'associent pas avec les *pustules d'impétigo*, mais alors on trouve souvent des excoriations. Les *pustules de la variole* et la *syphilide pustuleuse* sont généralement disséminéees sur toute la surface de la peau; le pourtour de la pustule variolique est d'un rouge clair, celui de la pustule syphilitique d'un rouge foncé; dans la première, le pus remplit la pustule tout entière; dans la seconde, en général, le sommet seul est purulent, tandis que la base est dure et infiltrée.

Les *excoriations* indiquent toujours l'existence du prurit; leur profondeur témoigne de son intensité, leur forme de son origine, la différence de leur marche et de leur distribution de sa durée. A l'aide de tous ces signes, on peut, comme nous l'avons dit page 43, déterminer exactement la cause de la maladie.

Les *squames* ont relativement peu de valeur au point de vue du diagnostic; leur présence nous permet simplement de reconnaître si nous avons affaire à une augmentation de l'excrétion sébacée, aux produits d'une affection inflammatoire (scarlatine, eczéma) ou à une maladie *sui generis*, comme le *psoriasis;* dans ce dernier cas, l'éruption squameuse est disséminée, principalement sur les surfaces d'extension des articulations, tandis que la présence exclusive des squames à la paume de la main et à la plante du pied est généralement un signe de syphilis.

Au cuir chevelu, les squames s'associent fréquemment avec des anomalies pigmentaires et des maladies des poils; dans d'autres cas, elles annoncent la présence de parasites végétaux (*herpès tonsurans*, *pityriasis versicolor*, *eczema marginatum*).

Les *croûtes* ne donnent aucune indication pour le diagnostic. Toutefois on aura toujours égard aux points suivants : *a*) la *couleur :* elle est brillante et jaune foncé dans cette forme d'eczéma qu'on décrit sous le nom de croûte de lait (*crusta lactea*); rouge brun ou brun foncé, par suite du mélange du sang, dans les excoriations et dans l'*ecthyma*, la *variole noire ; b*) *l'étendue :* la surface recouverte par des croûtes de forme diffuse est considérable, comme dans l'eczéma; ou bien les croûtes sont petites, comme dans l'impétigo, la syphilis. *c*) la *forme :* irrégulièrement aplatie dans la plupart des maladies inflammatoires de la peau que nous venons de citer, elle est pyramidale, à pointe conique, dans une variété de syphilide ulcéreuse, le *rupia syphilitique.*

Les *ulcères* fournissent, dans beaucoup de cas, des signes tellement caractéristiques que leur aspect seul donne une forte présomption sur la nature de la maladie qui les a produits. Citons les ulcères scrofuleux, à bords livides et creusés en dessous, à surface pâle et recouverte par l'exsudation; le chancre, à bords tranchants, taillés à pic comme avec l'emporte-pièce, à surface recouverte d'un exsudat diphthéritique; tous les ulcères syphilitiques serpigineux, avec leur aspect réniforme, leurs bords en partie taillés à pic, en partie aplatis.

Les *cicatrices* ne donnent en général aucune indication absolument caractéristique sur le processus antérieur dont elles sont la terminaison. Dans quelques cas pourtant, l'apparence de la cicatrice permettra de déterminer la nature de ce processus; ainsi, des cicatrices épaisses, rayonnées, boursouflées, sont le résultat d'une brûlure ou d'une corrosion intense; des cicatrices déprimées, lisses, tantôt foncées, tantôt sans pigmentation aucune, sont parfois la conséquence d'ulcères chancreux; les cicatrices irrégulièrement pigmentées, réniformes, brillantes, déprimées par places, sont consécutives aux ulcères syphilitiques. Leur distribution n'est pas non plus sans valeur pour en déterminer l'origine : celles de l'acné et de la variole se montrent principalement à la face ; celles de la grossesse au bas-ventre ; l'*herpès zoster* laisse parfois des cicatrices particulières, disposées par groupes sur un seul côté du corps. Des cicatrices linéaires, planes, brillantes, ou d'une coloration blanche au centre et foncée à la périphérie, siégeant sur les régions dorsale et lombaire, succèdent aux *excoriations résultant de la présence des poux des vêtements.*

Quant aux *pigmentations* de la peau, il faut les examiner soigneusement, voir si elles sont étendues ou limitées à de petits espaces, observer quelles sont les parties du tégument qui sont le plus affectées, si elles sont dues à la race, au climat, à la saison ou à la maladie. On dirigera également son attention sur les parties dépourvues de pigment et qui paraissent blanches. On arrivera assez souvent dans les deux cas à se faire une conviction sur la nature du processus morbide antérieur.

C'est par le *toucher* surtout qu'on distingue les *taches hémorrhagiques* et les taches pigmentaires, résultant d'inflammation et de néoplasie, des *taches hypérémiques* ; la pression du doigt ne fait point disparaître les premières, tandis qu'elle efface complétement les secondes ; les premières ne subissent qu'un effacement plus ou moins complet. C'est encore le toucher qui permet de diagnostiquer les *infiltrations* de la peau (*prurigo*), les *différences de température*, l'état lisse ou rugueux des téguments, la faible adhérence des *squames* ; on fait un pli à la peau et on compare avec la partie saine correspondante. Enfin, dans bon nombre de cas, il est nécessaire, en prenant naturellement les plus grandes précautions, d'enlever les squames ou les croûtes, pour s'éclairer sur l'état de la partie qu'elles recouvrent. C'est ainsi qu'après l'enlèvement des squames du *psoriasis*, apparaît un derme saignant ; sous la masse *faveuse*, on trouve une surface déprimée, rouge pâle, plus ou moins profonde, recouverte d'un exsudat de couleur jaune ; dans l'eczéma, une surface excoriée, suintante ; dans la séborrhée, une surface sèche et d'un rouge pâle.

Le *microscope* rend de précieux services pour le diagnostic des maladies de la peau. Dans tout le cours de cet ouvrage, nous appellerons l'attention sur les découvertes qu'on doit dès à présent à l'observation microscopique de lambeaux cutanés pathologiquement altérés. Qu'il nous suffise de dire pour le moment que c'est seulement à l'aide du microscope que l'on arrive à déterminer les phénomènes particuliers et la nature de beaucoup de maladies.

L'*analyse chimique* nous donnera dans tous les cas des renseignements sur les produits de sécrétion.

Nous devons ici faire observer que, bien souvent, la physionomie de la maladie peut être modifiée par des lésions diverses, par un traitement antérieur, par la complication de plusieurs affections cutanées; la difficulté du diagnostic en devient d'autant plus grande. En pareil cas, aucune description assez détaillée ne saurait garantir de l'erreur; l'expérience et l'étude de la marche de la maladie peuvent seuls conduire à la vérité. Dans tous les cas douteux, on laissera le diagnostic en suspens, jusqu'à ce que le développement ultérieur de l'affection permette de le formuler avec certitude.

Enfin, pour faire entrer en ligne de compte les symptômes subjectifs, il nous suffira de dire que l'on doit s'attendre, et c'est ce qui arrive bien plus souvent qu'on ne le croit généralement, aux déclarations les moins dignes de foi, en contradiction même avec les phénomènes objectifs.

ÉTIOLOGIE.

La peau, comme tous les organes du corps, est sujette à des maladies *symptomatiques*, consécutives à des processus pathologiques siégeant dans d'autres organes, et à des maladies *idiopathiques*, existant par elles-mêmes (c'est-à-dire locales).

Les affections *symptomatiques* dépendent soit de maladies générales ou altérations du sang, soit de maladies d'organes particuliers. La relation qui existe entre ces états pathologiques est encore enveloppée d'une obscurité profonde; nous devons nous contenter du fait, résultant de l'expérience clinique, sans pouvoir en donner actuellement l'explication physiologique.

Les affections cutanées déterminées par les altérations du sang, ou *dyscrasies*, seraient à peu près les suivantes :

Toutes les maladies contagieuses et nombre de maladies aiguës et chroniques : *rougeole*, *scarlatine*, *variole*, *papules*, *taches*, *sudamina*, *choléra* (érythème), *syphilis*, *typhus*.

A la dyscrasie qu'on désigne par l'expression de *scrofuleuse* se rattachent également certaines affections de la peau, entre autres le *lichen scrofulosorum* et souvent le *lupus*; aux périodes avancées de la *tuberculose*, on observe le *pityriasis tabescentium* et une exagération de la sécrétion sudorale (*hyperhidrose*); *l'acne cachecticorum* survient chez les sujets débilités par des maladies de longue durée (cachexie); à ce groupe appartiennent encore les changements de coloration de la peau qui se montrent à la suite de la *chlorose* et la *séborrhée*, l'*acné*, la *chute des cheveux* qui l'accompagnent, l'altération de la peau produite par le *scorbut*, le *cancer*. Certains eczémas chroniques opiniâtres dépendent des fièvres intermittentes.

Parmi les maladies d'organes particuliers, qui s'accompagnent d'affections cutanées, il faut mentionner l'*hypertrophie* et les *altérations valvulaires du cœur*, où l'on voit survenir la cyanose de la peau, l'œdème et plus tard des épanchements sanguins disséminés ou *pétéchies* ; les affections du foie, de la rate, dans lesquelles se montrent l'*ictère*, l'*urticaire*, le *prurit* cutané.

L'apparition de l'*urticaire* et de l'*eczéma* se relie très-souvent aux affections de l'estomac, principalement aux troubles digestifs. Avec les hypertrophies de la rate, de même qu'avec celles du foie, se montrent des accumulations de pigment, générales ou locales.

Le *prurit*, l'*œdème cutané* ne sont pas rares dans les affections du rein, particulièrement dans la maladie de Bright.

Toute une série de maladies de peau sont en rapport avec les troubles fonctionnels de l'appareil génital chez la femme. On connaît les dépôts pigmentaires, ou *chloasma*, et le prurit cutané général, qui apparaissent dans le cours normal de la grossesse; il y a de même une relation frappante entre les affections de l'utérus et de l'ovaire et l'apparition d'*eczémas*, de *séborrhée*, d'*urticaire* et d'*acné rosacéa*.

Enfin nous devons indiquer l'*hérédité* de certaines affections cutanées, qui se transmettent des parents aux enfants ou seulement à la génération suivante. Il faut admettre cette transmission comme démontrée pour le *psoriasis*, l'*ichthyose*, l'*éléphantiasis des Grecs*, les *anomalies pigmentaires*, et nous pouvons confirmer l'opinion de *Veiel* sur l'hérédité de la disposition aux eczémas.

Quoi qu'il en soit, le plus grand nombre des maladies de peau sont *idiopathiques*. Les causes qui les déterminent sont des causes externes : blessures (contusion, coup), influence de la température (brûlure, congélation), action de substances nuisibles (pommades, emplâtres, caustiques, etc.), emploi trop fréquent ou action mécanique trop puissante de l'eau (douche en pluie, en jet), profession. Les parasites végétaux ou animaux donnent naissance à un groupe d'affections cutanées, soit directement, soit indirectement, en provoquant la démangeaison qui excite au grattage avec les ongles.

Rappelons ici que certaines diathèses, surtout la *scrofule* et le *rachitisme*, étaient jadis considérées comme les *causes les plus fréquentes des affections de la peau chez les enfants* ; on se gardait bien de traiter ces dernières, quelles qu'elles fussent, par des moyens locaux, parce qu'on partait de ce point de vue que la guérison brusque de ces éruptions pourrait faire tarir une source d'excrétion destinée à débarrasser l'économie et provoquer l'apparition de certaines maladies internes.

Mais si l'on compare, chez les enfants, la proportion des maladies cérébrales, par exemple, avec celle des maladies de peau que l'on guérit, on voit que cette proportion est relativement très-faible ; aujourd'hui pourtant que l'on traite localement les affections cutanées, le nombre des maladies cérébrales aurait dû augmenter considérablement; or, il n'est pas un médecin, en situation d'étudier la question, qui admette qu'il en soit ainsi (1).

Certaines conditions influent sur la forme et sur la fréquence des maladies de la peau :

a) L'*âge*. Chez les enfants à la mamelle, la *séborrhée*, les *eczémas*, l'*intertrigo* se rencontrent fréquemment. Pendant la période de la dentition, les enfants sont sujets à l'*érythème* et à l'*urticaire*, qui sont généralement de courte durée; la vaccination est aussi l'origine d'inflammations de la peau, bien que cette complication soit loin d'être aussi fréquente qu'on le croit généralement. Dans la première année, le *prurigo* commence à se montrer; dans la seconde, le *lichen scrofulosorum;* dans la troisième, le *lupus;* un peu plus tard, le *psoriasis*. La jeunesse et l'âge mûr prédisposent moins, en général, aux maladies de la peau ; dans la vieillesse au contraire, indépendamment de l'atrophie physiologique de la peau, il survient fréquemment des *néoplasmes*, tels que le *molluscum*, le *milium*, des *dépôts pigmentaires* et plus fréquemment encore le *prurit*.

b) Le *sexe*. Certaines affections de la peau (acne rosacea, séborrhée, prurit cutané) se montrent avec une fréquence plus grande dans le sexe féminin.

c) Le *genre d'occupation* est l'origine d'affections diverses, qu'on peut appeler professionnelles. C'est ainsi qu'on rencontre, dans les difrentes professions manuelles, des callosités siégeant sur des régions tout à fait caractéristiques, des eczémas chez les personnes qui manient des liquides mordants (lessive, acide sulfurique; acide azotique) ou qui travaillent à proximité du feu (blanchisseuses, boulangers, chauffeurs) ; enfin la substance travaillée est elle-même, dans certains cas, une cause de maladie (ex. : le goudron dans les fabriques).

d) Le *climat* n'est pas sans influence sur la fréquence des maladies de peau ; il est reconnu que les affections cutanées sont extrêmement fréquentes dans les climats chauds et les *sudamina* dans la saison chaude. De plus, certaines formes de maladies sont spéciales à certaines contrées : la lèpre (*éléphantiasis des Grecs*), par exemple, est surtout fréquente en Norvége, en Islande, dans l'Archipel grec, dans l'Amérique du Sud ; le *bouton d'Alep*, en Asie Mineure et en Perse ; *bouton* de Sindh, Cambay, Delhi, Biskra ; l'*acné* est plus fréquente dans les climats chauds (*Rigler*) ; le *furoncle* se rencontre dans les pays froids aussi bien que dans les zones chaudes et torrides ; dans certaines contrées (Égypte, Indes, Archipel indien) l'éruption furonculeuse est en-

(1) Voir mon travail sur les *Maladies de peau chez les enfants*, *Wiener medicinal-Revue*. 1863.

démique ; l'*herpès zoster*, d'après Thompson (1), n'existerait pas à la Nouvelle-Zélande ; le *pemphigus* est fréquent sous les tropiques (au Brésil et sur le littoral du Pérou) ; le *psoriasis* est connu des hommes de couleur des Tropiques sous des dénominations différentes : *dand* (dans l'Assam), *curuba* (Indes), *gune* (Polynésie) ; le *prurigo* ne doit pas être rare chez les nègres, s'il paraît peu répandu en France et en Angleterre ; l'*eczéma* n'a pas de lieu d'origine, on l'observe dans tous les pays et sous toutes les latitudes, mais avec des noms différents (érythème par insolation, lichen tropicus, boutons chauds, chunu au Pérou, bouton du Nil, intertrigo scrotalis navium [vraisemblablement l'eczéma marginatum] dans l'Illinois, gale (*itch*) dans l'Amérique du Nord) ; l'*ichthyose* doit se présenter souvent sur le littoral septentrional et central du Pérou et surtout dans certaines îles de la mer Méditerranée ; l'affection endémique connue aux Moluques sous le nom de cascadoe, et qu'on observe en d'autres lieux, est-elle l'ichthyose, comme l'ont dit quelques auteurs, c'est plus que douteux : le *chloasma* est très-répandu au Mexique sous le nom de *mal de los pintos;* dans l'Amérique du Sud, dans les pays situés sur les pentes des Cordillères, sous celui de *carote*, de *lota* (Guyane, Surinam). Par les mots *yemen*, *ulcères d'Aden*, *ulcères de Malabar*, on comprend diverses ulcérations de la peau, que l'on rencontre principalement sur les rivages de la mer Rouge, en Abyssinie ; chez les nègres, les Hindous, les Indiens, on désigne sous le nom de *crabbe* une affection de la plante des pieds déterminée par l'action du sable et des pierres tranchantes. Le pied de Cochin, de Madura sont des formes qui appartiennent à l'éléphantiasis des Arabes (2).

e) La *nutrition* a une telle influence sur la production des affections cutanées que, chez beaucoup de personnes, l'ingestion de certains aliments détermine immédiatement l'apparition de l'*urticaire*. Dans ces derniers temps, on a admis comme très-vraisemblable la relation entre les hémorrhagies scorbutiques et l'usage abondant d'aliments fortement salés, comme la viande salée.

f) L'emploi à l'intérieur de certains *médicaments* provoque assez souvent des éruptions cutanées ; rappelons une forme d'acné consécutive à l'administration de l'iode et du brome, l'apparition de l'urticaire et de l'érythème multiforme succédant à l'usage du baume de copahu, du cubèbe, de la térébenthine ; les eczémas provoqués par la quinine.

MARCHE.

La marche de la maladie présente souvent des particularités carac-

(1) *Brit. and foreign med. chirurg. Review* 1854,

(2) Voy. *Handbuch der histor.-geogr. Pathologie*, par A. Hirsch, Erlangen. 1862-64.

téristiques. On doit en premier lieu considérer à quelle profondeur s'étend le processus morbide : tantôt la lésion n'atteint que le corps papillaire ; tantôt elle pénètre plus ou moins loin dans l'épaisseur du derme, tantôt enfin elle envahit jusqu'au tissu cellulaire sous-cutané. Les processus inflammatoires limités aux *couches superficielles* du derme sont toujours des inflammations érythémateuses ; dans ce cas, les accidents pathologiques sont relativement peu considérables, aussi la régénération peut-elle être à peu près complète. Il n'en est pas de même des inflammations *phlegmoneuses*, qui s'étendent au tissu cellulaire sous-cutané et qui produisent des destructions considérables de tissu ; la réparation de la perte de substance ne se fait jamais complétement et la régénération a lieu par un tissu cicatriciel.

Tantôt l'éruption suit son cours à l'endroit même où elle a pris naissance, sans affecter notablement son voisinage immédiat ; tantôt elle envahit les parties environnantes. Une pustule d'acné, par exemple, parcourt ses phases et se dessèche en n'occasionnant qu'une inflammation de voisinage à peine sensible, tandis qu'une pustule d'ecthyma provoque l'inflammation des parties environnantes (gonflement des glandes) et peut déterminer une complication ulcéreuse.

Il existe une série d'affections cutanées qui se distinguent par un mode particulier d'extension ; la partie primitivement atteinte tend à la guérison, tandis qu'à la périphérie de nouvelles parties se prennent successivement. De là les désignations suivantes : *gyratus*, qui s'applique aux efflorescences disposées en segments de cercle ; *serpigineux*, épithète donnée aux mêmes formes quand elles sont ulcéreuses ou tuméfiées ; le terme *marginé* indique que la délimitation de l'éruption n'est parfaitement tranchée que d'un seul côté, tandis que les autres sont en voie de guérison ou déjà guéris ; une éruption dont les bords sont nettement séparés de la peau saine environnante est dite *circonscrite ; orbiculaire, annulaire*, quand elle est disposée en cercle et que son centre est guéri ; *nummulaire*, *discoïde*, quand, la forme étant la même, la partie centrale n'est pas guérie ; l'épithète *scutulatus* désigne des couches de squames ayant l'apparence d'un bouclier, c'est-à-dire déprimées au centre.

Sous le rapport de la disposition, de l'arrangement, on distingue les efflorescences isolées ou *solitaires* et celles qui sont réunies en groupe ou *discrètes*, *agglomérées*, *confluentes*, en *corymbe*. Le mot *iris* désigne les différentes nuances de coloration qui se montrent autour d'un point central, par où a débuté la maladie.

Dans d'autres affections cutanées, l'extension se fait à partir du point d'origine en s'étendant toujours davantage vers la périphérie, par voie de contiguïté. Nous avons déjà cité les ulcères syphilitiques comme offrant spécialement le caractère serpigineux. Il ne faut pas le confondre avec la *confluence* de plusieurs éruptions siégeant l'une à côté de l'autre; l'éruption la plus ancienne peut ne pas changer de forme, mais en général la *forme des efflorescences* est considérablement modifiée par le fait de cette confluence.

Faisons encore observer que le mode d'extension de certaines maladies, surtout de celles qui sont produites par des parasites végétaux, se lie à l'extension et au développement du *mycélium*; c'est ce que l'on voit dans le *pityriasis versicolor*, l'*herpes tonsurans*, l'*eczema marginatum*.

Enfin les traces durables que beaucoup d'affections cutanées laissent après elles sont de la plus grande importance ; les *pigmentations* et les *cicatrices* font partie de ces résidus de maladie, si précieux souvent au double point de vue étiologique et diagnostique. Certains exanthèmes peuvent amener la perte d'organes sensoriels. Nous mentionnerons, en parlant de la variole, ces cas qui se terminent par la perte d'un œil ou des deux yeux. Des membres entiers peuvent disparaître par suite de la destruction des parties molles (*éléphantiasis des Grecs*). Citons encore, en terminant, les maladies internes qui se déclarent à la suite d'affections cutanées : telles sont les maladies des poumons et des reins qu'on a vues survenir dans des cas extrêmement intenses de prurigo, et le marasme général qui succède au *lichen ruber*, au *prurigo*, à l'*éléphantiasis des Grecs*.

THÉRAPEUTIQUE.

Énumérer tous les médicaments internes qui, depuis l'antiquité, ont été employés contre les maladies de la peau, ce serait transcrire à peu près toute la matière médicale. Qu'il nous suffise de dire que la plupart des remèdes jadis en usage, comme la *baryte*, le *graphite*, le *soufre*, les *cantharides*, la *pensée sauvage*, la *douce-amère*, l'*hura bresiliensis*, l'*hydrocotyle asiatica*, etc., sont sans action. Par contre, tous les médicaments efficaces dans les maladies internes le sont aussi dans les affections de la peau qui en dérivent; ceux qui méritent une mention spéciale sont : l'*arsenic*, le *mercure*, la *quinine*, le *fer*, l'*huile de foie de morue*, l'*iodure de potassium* et l'*acide phénique*.

Nous attachons la plus grande importance au traitement externe des maladies de la peau. Les préparations qui s'emploient le plus souvent en dermatologie sont les suivantes : le *mercure* et ses composés, *précipité blanc* et *précipité rouge*, *sublimé corrosif*, ce dernier en bains locaux comme en bains généraux; l'*emplâtre* et l'*onguent mercuriels;* puis le mercure combiné à l'*iode*, comme le *bi-iodure d'hydrargyre*, etc; le *calomel*, l'*iode* et l'*iodure de potassium*.

L'*alun*, le *borax*, l'*acétate de plomb*, le *carbonate de plomb*, le *magis-*

tère de bismuth, l'*oxyde de zinc*, le *sulfate de cuivre*, le *carbonate de potasse*, le *tartrate ferrico-potassique*, l'*iodure de potassium* sont employés sous forme de pommades ou en lotions contre certaines altérations de la peau.

Le *baume du Pérou*, le *styrax*, le *benjoin*, la *vératrine*, le *tannin*, le *camphre*, certaines substances grasses comme l'*huile de foie de morue*, l'*huile d'olives*, l'*huile d'amandes douces*, de *muscade*, l'*onguent émollient*, le *sperma ceti*, la *graisse de mouton*, la *cire jaune et la blanche*, l'*onguent populeum*, employés soit isolément, soit comme véhicules dans des pommades ou des emplâtres, ne sont pas sans avoir leur importance, non plus que d'autres médicaments qui seront étudiés plus en détail dans chaque chapitre.

L'*eau*, sous forme de bains, de douches, etc., et comme dissolvant d'un grand nombre de médicaments, constitue un précieux moyen de traitement.

Le *soufre* s'emploie sous forme de *solution de Vlemingkx*, de pâte avec la glycérine et l'alcool, de pommades, de sources sulfureuses naturelles (Baden, Aix, Mehadia, etc.).

Le *goudron* provenant de la distillation sèche de différentes espèces de bois (*hêtre*, *juniperus oxycedrus*, *ruscus*) est utilisé sous forme d'huiles empyreumatiques (oleum fagi, oleum cadinum, oleum rusci); ces trois substances sont également efficaces, mais c'est la plus consistante qu'il faut considérer comme la plus active.

Les produits de la distillation du goudron, par exemple : l'*acide phénique*, la *créosote*, la *résinone* ou *résinéone*, ont été employés avec succès dans ces derniers temps et sont plus agréables au malade que le goudron. La *benzine*, le *pétrole* et l'*acide salicylique* trouvent aussi leurs indications dans certaines lésions de la peau.

On mélange encore le goudron avec d'autres agents, tels que l'*alcool*, l'*éther*, la *glycérine*, le *savon vert*. En traitant des maladies en particulier, nous reviendrons sur son mode d'emploi et sur les éruptions cutanées qu'il détermine.

Les *savons* jouent un rôle important dans la thérapeutique des affections de la peau, surtout le savon de potasse (*savon vert*); la *glycérine*, notamment comme dissolvant de certaines substances médicamenteuses, a également pour nous une valeur inappréciable.

Les *caustiques* sont employés principalement dans les inflammations chroniques de la peau. On se sert le plus souvent du *nitrate d'argent*, soit en nature, soit en solution plus ou moins concentrée. Citons encore les caustiques suivants : la *potasse caustique* en nature (sous forme de bâtons) ou en solutions de force variable; le *sublimé*, les *acides sulfurique*, *nitrique*, *chromique*, *chlorhydrique*; la *pâte de Vienne*, composée de potasse caustique et de chaux vive, mélangées avec l'alcool; la *pâte arsénicale*, composée d'arsenic, de cinabre et de graisse ; la *pâte de Landolfi*, composée de chlorures de brome, de zinc et d'antimoine; le *perchlorure de fer;* la *solution de Plenk*, composée de camphre, de céruse, de sublimé, d'alun, d'alcool et de vinaigre par parties égales; le *chlorure de zinc*, la *poudre de graines de sabine*, le *sulfate de fer*, le *sulfate de cuivre* doivent être rangés parmi les caustiques.

Récemment, on a employé avec succès, dans plusieurs affections de la peau, la toile de caoutchouc vulcanisé (*Hardy, Hébra*).

Une méthode importante, c'est l'expectation, c'est-à-dire l'abandon du processus morbide à son évolution spontanée et l'emploi de remèdes indifférents et inertes; en saupoudrant la peau de diverses substances pulvérulentes, on contribue réellement à la dessication rapide des exsudats. Les poudres dont on fait usage sont : celles d'*amidon*, de *lycopode*, de *lapid. Baptistæ*, d'*alun de plume*, d'*iris de Florence*, d'*oxyde de zinc*.

CLASSIFICATION.

Les classifications les plus anciennes remontent à Galien et à Mercurialis. Ce dernier, à l'exemple de Galien, divisait les maladies de la peau en celles du cuir chevelu et celles du reste du tégument. Les premières étaient décrites sous les titres suivants : 1. de defluvio; 2. de alopecia et ophiasi; 3. de calvitie; 4. de canitie; 5. de morbo pediculari; 6. de porrigine; 7. de achoribus et favis; 8. de tinea; 9. de psydraciis, helcydriis, sycosi et exanthematibus; 10. leuce, alphus et les maladies dans lesquelles la peau est rugueuse; 11. pruritus; 12. scabies; 13. lepra, et 14. lichenes.

Lorry (1777) divise les maladies de la peau en (A) locales, *idiopathiques*, et (B) constitutionnelles, *symptomatiques*.

Les premières, qui affectent le tégument tout entier, se subdivisent suivant leur épaisseur et leur structure, ou suivant qu'elles sont produites par les poisons, les piqûres d'insectes, etc.

Les autres (B), se divisent en celles qui affectent la surface entière de la peau (elles se subdivisent suivant qu'elles s'accompagnent ou non de fièvre) et en celles qui n'affectent qu'une partie du tégument.

Dendy, *Schönlein* et *Fuchs* adoptent ce système.

Plenk (1776) classe les affections cutanées d'après la forme de leurs produits pathologiques : 1. maculæ; 2. pustulæ; 3. vesiculæ; 4. bullæ; 5. papulæ; 6. crustæ; 7. squamæ; 8. callositates; 9. excrescentiæ; 10, ulcera; 11. vulnera; 12. insecta; 13. morbi unguium; 14. morbi pilorum.

Cette classification est adoptée par Wilson, Bateman, Biett, Cazenave et Schedel, Gibert, Rieke, Tilbury Fox, etc.

Le système de *Willan* (1798, 1801, etc.) comprend 9 ordres et 41 variétés:

I. Papulæ, auxquelles appartiennent : 1. strophulus; 2. lichen; 3. prurigo.

II. Squamæ : 4. lepra; 5. psoriasis; 6. pityriasis; 7. ichthyosis.

III. Exanthemata : 8. rubeola; 9. scarlatina; 10. urticaria; 11. roseola; 12. purpura; 13. erythema; 14. erysipelas.

IV. Bullæ : 15. pemphigus; 16. pompholyx.

V. Pustulæ : 17. impetigo; 18. porrigo; 19. ecthyma; 20. scabies; 21 variola.

VI. Vesiculæ : 22. varicella; 23. vaccina; 24. herpes; 25. rupia; 26. miliaria; 27. eczema; 28. aphthæ.

VII. Tubercula : 29. phyma; 30. molluscum; 31. vitiligo; 32. acne; 33. sycosis; 34. lupus; 35. elephantiasis; 36. framboësia.

VIII. Maculæ : 37. ephelis; 38. nævus.

IX. Excrescentiæ : 39. verruca; 40. clavus; 41. callus.

Alibert (1822, 2e édit.) a essayé de ranger les maladies de la peau suivant leur affinité et a adopté un *système naturel* de classification ; il divisait les affections cutanées en douze classes :

A. Dermatoses eczémateuses, auxquelles appartiennent : erythema, erysipelas, pemphigus et zoster.
B. — exanthémateuses : variola, vaccina, varicella, roseola, rubeola, scarlatina et miliaria.
C. — teigneuses : achor, porrigo, favus et trichoma.
D. — dartreuses : herpes, varus, melitagra et esthiomenos.
E. — cancéreuses : carcinoma et keloïs.
F. — lépreuses : leuce, spiloplaxis, elephantiasis et radesyge.
G. — véroleuses : syphilis et mycosis.
H. — strumeuses : strophulus et malbeus.
I. — scabieuses : scabies et prurigo.
K. — hémateuses : peliosis et petechiæ.
L. — dyschromateuses : pannus et achroma.
M. — hétéromorphes : ichthyosis, tylosis, verruca, onychosis, dermatolysis et nævus.

On voit que l'auteur a introduit beaucoup de termes nouveaux qui ne tendent qu'à compliquer la nomenclature.

Duchesne-Duparc, ancien élève d'Alibert, adopte la méthode naturelle et range les maladies de la peau dans les onze classes suivantes :

1. Affections inflammatoires, comme l'érythème, l'érysipèle, le pemphigus, l'ecthyma, l'urticaire, l'herpès, etc.
2. — exanthématiques : scarlatine, variole, etc.
3. — croûteuses : simples (achor) et parasitaires (favus).
4. — squameuses : psoriasis et ichthyose.
5. — par dégénérescence : cancer et lèpre (elephantiasis).
6. — strumeuses : lupus.
7. — scabieuses.
8. — hémorrhagiques.
9. — pigmentaires.
10. — hypertrophiques : capillaires (nævus), folliculeuses, tuberculeuses et accidentelles.
11. — syphilitiques.

Peter Frank divise les maladies cutanées en deux groupes principaux :

maladies aiguës (exanthématiques) et chroniques (impetiginoïdes) ; chacun d'eux se subdivise en maladies idiopathiques et symptomatiques.

Le système d'*Erasmus Wilson* est essentiellement anatomique. (Voir édit. de 1870.)

1. Affections du chorion.
2. — des glandes sudoripares.
3. — des glandes sébacées.
4. — des poils et des follicules pileux.

A la classe 1 appartiennent : A. les affections inflammatoires ; B. les hypertrophies papillaires ; C. les anomalies vasculaires ; D. les désordres nerveux ; E. les anomalies pigmentaires.

A. Les *affections inflammatoires* se subdivisent comme suit :
  a. congestives, comprenant les maladies *spécifiques :* rougeole, scarlatine, variole, varicelle, vaccine ; et les *non spécifiques :* érysipèle, urticaire, roséole et erythème.
  b. exsudatives, comprenant les affections *asthéniques :* pemphigus, rupia, et les affections *sthéniques :* herpès, eczéma et sudamina.
  c. suppuratives : impetigo et ecthyma.
  d. plastiques : lichen, strophulus et prurigo.
  e. squameuses : lèpre, psoriasis et pityriasis.
  f. parasitaires : gale.

B. *Les hypertrophies papillaires :* verruca, tylosis, clavus et pachulosis.
C. *Les anomalies vasculaires :* téléangiectasie et purpura.
D. *Les désordres nerveux :* hyperesthésies, anesthésies et prurit.
E. *Les anomalies pigmentaires : a.* par excès ; *b.* par défaut ; *c.* altérations pigmentaires ; *d.* coloration chimique par l'oxyde d'argent.

2. Les affections des glandes sudoripares se subdivisent en celles où la sécrétion est augmentée, diminuée ou altérée.
3. Les affections des glandes sébacées se subdivisent comme les précédentes ; il en est de même pour
4. Les affections des poils et des follicules pileux.

Chausit (1853) classe les maladies de la peau de la manière suivante :

1. Affections inflammatoires ; 2. anomalies de sécrétion ; 3. hypertrophies ; 4. dégénérescences ; 5. hémorrhagies ; 6. désordres nerveux ; 7. parasites ; 8. affections des annexes de la peau.

Le système de *Bazin* comprend :

1. Les difformités : nævi, vitiligo.
2. Les maladies chirurgicales : *a.* mécaniques, comme les blessures ; *b.* artificielles, parasitaires.
3. Les maladies internes : exanthèmes, etc.
4. Les pseudo-exanthèmes : phlegmasies, purpura, herpès et diathèses.

Hardy, dans sa classification, s'attache plus à la nature de la maladie qu'à on aspect extérieur et divise les affections cutanées en dix classes :

1. *Macules, difformités*, qui sont héréditaires ou acquises : éphélides, vitiligo, lentigo, verrues, molluscum, ichthyose et kéloïde.
2. Inflammations locales : comme l'erythème, l'urticaire, etc.
3. Maladies parasitaires ; gale, favus, etc.

4. Fièvres éruptives: variole et scarlatine.
5. Éruptions symptomatiques : herpès, sudamina, etc.
6. Affections dartreuses, comme l'eczéma, le psoriasis et le lichen.
7. Scrofulides : lupus.
8. Syphilides.
9. Cancers.
10. Maladies exotiques, comme l'éléphantiasis.

Bærensprung a établi son système sur des données physiologiques :

I. Troubles de l'innervation : *a.* de la sensibilité (prurit) ; *b.* de la motilité ; *c.* trophiques.
II. — de sécrétion ; séborrhée, hypéridrose et anidrose.
III. Désordres de la nutrition :
 a. Emphysème cutané.
 b. Œdème cutané.
 c. Hyperémie et anémie.
 d. Hémorrhagies.
 e. Affections inflammatoires : 1. diffuses ; erythémateuses, phlegmoneuses, eczémateuses ; 2. exanthématiques ; 3. furonculoïdes.
 f. Helkose (ulcération) : 1. idiopathique ; 2. virulente ; 3. dyscrasique.
 g. Gangrène.
 h. Formation pigmentaire.
 i. Hypertrophies : 1. épidermique ; 2. papillaire ; 3. vasculaire ; 4. hypertrophie du chorion ; 5. hypertrophie des follicules pileux et des glandes cutanées.
 k. Carcinome.
 l. Affections des poils.
 m. — des ongles.

Le docteur *Buchanan* (*Edinb. Med. Journ.*, 1865), système naturel :

Classe I. Affections inflammatoires : érythémateuses, eczémateuses et phlegmoneuses.
Classe II. Nouvelles formations :
 A. homologues : *a.* épidermiques ; *b.* pigmentaires ; *c.* dermiques ;
 B. hétérologues : pseudoplasmes et néoplasmes.
Classe III. Hémorrhagies.
Classe IV. Maladies des organes accessoires.
Classe V. Maladies relevant de causes communes : *a.* parasites ; *b.* typhus et exanthèmes fébriles.

Buchanan préfère la subdivision en érythémateuses et eczémateuses à la classification ordinaire en vésicules, papules, etc., parce que la peau est diversement affectée suivant l'intensité de l'irritation.

Inflammations érythémateuses :

1. Erythème simple, papuleux, squameux, noueux, strophulus.
2. Herpès idiopathique, ab ingestis, utérin, dentaire.
3. Dermatite idiopathique (érysipèle), symptomatique.
4. Pemphigus.

Inflammations eczémateuses :

1. Eczéma : 1re période, ecz. sec, érythématodes, papuleux, lichen simplex et prurigo.
 2e — — humide (vésiculeux, rouge, pustuleux).
 3e — — sec : lichen exsudat. ruber, eczéma squameux.

2. Acne.
3. Ecthyma.
4. Psoriasis.

Le système anatomo-pathologique d'*Hébra* comprend douze classes :

CLASSE I. Hyperémies cutanées.

A. Hyperémies actives :

a) Hyperémies actives idiopathiques:
1. Erythema traumaticum.
2. — caloricum.
3. — ab acribus, *seu* venenatum.

b) Hyperémies actives symptomatiques :
1. Erythema infantile, *seu* roseola infantilis.
2. — variolosum, *seu* roseola variolosa.
3. — vaccina.

B. Hyperémies passives:

a) Hyperémies passives idiopathiques.
1. Livedo mechanica.
2. — calorica.

b) Hyperémies passives symptomatiques : cyanosis, morbus cæruleus, cyanopathia, atelectasia, anæmatosis, et maladie bleue.

CLASSE II. Anémies cutanées.

A. Anémie de la peau par insuffisance absolue du sang :
a) Anémie — suite d'hémorrhagie.
b) — — — de maladie.

B. Anémie de la peau par innervation anormale.

CLASSE III. Anomalies des glandes cutanées.

1. Altérations morbides des glandes sébacées et de leur sécrétion:

A. Hypersécrétion de sébum : stearrhœa, fluxus sebaceus, seborrhœa, acne sebacea :
a) Seborrhœa capillitii.
b) — faciei.
c) — genitalium.

B. Diminution de la sécrétion sébacée.

C. Excrétion défectueuse ou rétention du sébum :
a) Comedo.
b) Milium *seu* grutum, strophulus albidus *seu* candidus.
c) Molluscum contagiosum.

2. États morbides de la sécrétion sudoripare:

A. Anomalies quantitatives de sécrétion:
a) Hyperidrose.
b) Anidrose.

B. Anomalies qualitatives.

CLASSE IV. Exsudations cutanées.

A. Dermatoses exsudatives, à marche aiguë :

a) Dermatoses exsudatives aiguës, contagieuses (rougeole, scarlatine, variole et vaccine).

b) Dermatoses exsudatives aiguës, non contagieuses.

Groupe 1. Erythème polymorphe.
Érythema exsudativum multiforme.
— nodosum.
Pellagra.
Acrodynia.
Roseola.
Urticaria.

Groupe 2. Dermatites propres.
Dermatites idiopathiques.
Dermatitis traumatica.
— venenata.
— calorica.
— — ambustionis.
— — congelationis.
Dermatites symptomatiques :
a) Dermatitis erythematosa, erysipèle.
b) — phelgmonosa, anthrax, furoncle, phyma, maliasmus, pustule nécrogénique et pustule maligne.

Groupe 3. Phlyctænoses. — Herpes.
a) Herpes labialis.
b) — præputialis.
c) — zoster (zona)
d) — iris et circinatus.
Miliaria.
Pemphigus acutus *seu* febrilis.

B. Dermatoses exsudatives à marche chronique.

Groupe 1. Dermatoses squameuses : psoriasis ou lepra Willani, lichen.
a) Lichen scrofuleux.
b) — (exsudatif) rouge.
Pityriasis rubra.

Groupe 2. Dermatoses prurigineuses.
Eczéma.
Eczéma aigu.
a) Eczema acutum faciei.
b) — genitalium.
c) — manuum et pedum.
d) — universale.
Eczéma chronique.
a) Eczema chronicum capillitii.
b) — — faciei.
c) — — trunci.

d) Eczema chronicum genitalium.
e) — — marginatum.
f) — — articulorum.
g) — — manuum, pedum et digitorum.
h) — — extremitatum.
Eczema mercuriale *seu* hydrargyria.
Scabies.
Prurigo.

Groupe 3. Éruptions papuleuses.
Acne disseminata.
Sycosis, acne mentagra.
Acne rosacea, gutta rosea.

Groupe 4. Éruptions pustuleuses, dermatoses pustulosæ, impetigo et ecthyma.

Groupe 5. Éruptions bulleuses, pemphigus chronique.
a) Pemphigus vulgaris.
b) — foliaceus (Cazenave), rupia.

Classe V. Maladies de peau produites par extravasation sanguine, hémorrhagies cutanées.

1. Hémorrhagies idiopathiques :
a) Extravasation à la suite de contusion.
b) — — de plaies.
c) — — de troubles mécaniques de la circulation.

2. Hémorrhagies symptomatiques :
a) Purpura rheumatica (peliosis rheumatica).
b) — simplex.
c) — papulosa (Hébra).
d) — hemorrhagica (morb. maculosus Werlhoffii), variola nigra *seu* hemorrhagica.

Classe VI. Hypertrophies.

A. Hypertrophie de l'épiderme :
1. Lichen pilaris.
2. Tyloma.
3. Clavus.
4. Pityriasis simplex.
5. Ichthyose.
6. Verruca.
7. Naevus verrucosus.

B. Hypertrophie du pigment :
1. Lentigo.
2. Chloasma.
3. Melasma.
4. Nævus spilus.
5. Pityriasis nigra.

C. Hyperthrophie du chorion :
Elephantiasis, pachydermia.

D. Hypertrophie des follicules :

1. des follicules sébacés.
2. — pileux.

E. Hypertrophie des annexes de la peau :
a) des poils:
1. Polytrichia.
2. Trichauxesis.
3. Dermatoceras.
b) de l'ongle:
1. Polyonychia.
2. Onychogryphosis.

CLASSE VII. Atrophies.

A. Atrophie de l'épiderme.
B. — du pigment.
Leucopathia :
1. Leucopathia congenita.
2. — acquisita.
C. Atrophie du derme.
D. — des follicules :
1. des follicules sébacés.
2. — pileux.
E. Atrophie des annexes de la peau.
a) du poil :
A. du pigment du poil : 1. Poliosis (senilis, præmatura, circumscripta), alopecia areata.
B. du poil lui-même : 2. Alopecia (senilis, præmatura, circumscripta, venerea).
b) de l'ongle:
Onychatrophia.

CLASSE VIII. Nouvelles formations, néoplasmes.

A. Néoplasies du tissu épidermique.
B. Néoplasies du tissu cellulaire :
1. Molluscum simplex et pendulum.
Les périodes plus avancées de :
2. Acne rosacea.
3. Et les excroissances condylomateuses.
C. Tissu fibroïde, formation de callosités :
1. Cicatrices.
2. Kéloïde.
D. Productions graisseuses, lipomes.
E. Productions vasculaires, téléangiectasies :
Nævus vasculaires : A. simplex ; B. flammeus ; C. fungosus.
F. Cholesteatome.
G. Substance osseuse anormale dans la peau.
H. Mélanose.

CLASSE IX. Pseudoplasmes.

1. Cancer : *a*) fibreux, squirrhe.
b) médullaire.
A. Cancer melanodes.
B. — des ramoneurs.
C. — hæmatodes.
D. Carcinome éburné d'Alibert.
2. Tubercule.

CLASSE X. Processus ulcératifs de la peau.
Ulcères cutanés idiopathiques.
— symptomatiques.

CLASSE XI. Parasites.
A. Végétaux:
Favus : *a*) herpes tonsurans.
b) pityriasis versicolor.
B. Animaux:
1. Pediculi:
a) Ped. humani capitis.
b) — corporis.
c) — pubis.
2. Acarus folliculorum.
3. Sarcoptes hominis.
4. Leptus autumnalis.
5. Pulex penetrans.

CLASSE XII. Névroses de la peau.
A. Hyperesthésie cutanée :
1. Dermatalgie.
2. Prurit cutané, prurigo sine papulis, prurigo latens.
3. Dermato-typosis (intermittens cutanea, douleurs cutanées intermittentes).
B. Anesthésie cutanée :
1. Anesthésie partielle.
2. — universalis.
C. Dermatospasmus.
Cutis anserina.

Je vais reproduire à peu près la classification que j'ai présentée dans l'édition précédente et qui doit être considérée comme une simplification de celle d'Hébra. Je sais fort bien qu'on imaginera difficilement un bon système, car les phénomènes naturels en général ne se prêtent à aucune représentation absolue; toutefois, en prenant en considération les résultats des études de notre temps, j'ai recommandé une classification à laquelle on ne contestera pas la vue d'ensemble. La donnée purement histologique ne peut évidemment pas servir exclusivement de règle; on est toujours obligé, pour grouper les affections isolées, de tenir compte de considérations diverses, comme l'étiologie, les phénomènes cliniques, la marche des maladies. Le prurigo et le psoriasis sont encore compris dans la classe des inflammations, et cependant, en s'appuyant sur l'histologie, on les placerait plutôt dans la classe des hypertrophies ou des néoplasies ; de même, la péliose rhumatismale figure encore ici dans le groupe des hémorrhagies, bien qu'elle reproduise le même processus morbide auquel appartiennent les érythèmes et les herpès. Par contre, il nous a paru incontestable qu'il valait mieux ranger la gale dans les affections cutanées déterminées par des parasites animaux que parmi les processus exsudatifs chroniques. En réalité, notre classification est avant tout anatomo-pathologique.

Classe I. Hyperémies cutanées.
- A. Hyperémies actives (fluxionnaires) :
  - *a*) Hyperémies par irritations locales, *idiopathiques* : erythema traumaticum, venenatum, caloricum.
  - *b*) Hyperémies symptomatiques : erythema fugax, variolosum, roseola, vaccina.
- B. Hyperémies passives :
  - *a*) Fluxion collatérale.
  - *b*) Hyperémies ex vacuo.
  - *c*) — par relâchement tonique vasculaire.
  - *d*) — par défaut d'innervation (fluxion paralytique).

Classe II. Anémies cutanées (ischémies).

Classe III. Anomalies de sécrétion :
- A. des glandes sébacées :
  - *a*) Sécrétion augmentée : séborrhée, stéarrhée, flux sébacé.
  - *b*) — accumulée : comedo, milium, molluscum sebaceum, tumeur folliculaire, concrétions.
  - *c*) — diminuée.
- B. des glandes sudoripares :
  - *a*) Hyperidrose.
  - *b*) Anidrose.
  - *c*) Bromidrose.
  - *d*) Chromidrose.

Classe IV. Affections inflammatoires.
- A. Inflammations produites par contagion :
  - *a*) aiguës, à marche typique : A. variole; B. varicelle; C. vaccine.
    1. scarlatine; 2. rougeole.
  - *b*) par infection avec des virus ou venins animaux : pustule maligne, pustule nécrogénique, morve, morsures de serpents, de tarentules, scorpions, abeilles, guêpes, etc.
  - *c*) diphthéritique.
- B. Inflammations non produites par contagion :
  - *a*) Érythémateuses : érythème polymorphe, papuleux, gyra-

té, annulaire, iris, noueux, urticant, lichen urticatus, pellagre, roséole, urticaire, érysipèle.

b) Phlegmoneuses : furoncle, anthrax, bouton d'Alep, pseudo-érysipèle.

c) Vésiculeuses : herpes labialis (facialis), progenitalis, circinatus, iris, zoster, sudamina, eczéma.

d) Bulleuses : pemphigus aigu, chronique.

e) Pustuleuses : acne disseminata (punctata, pustulosa, indurata, varioliforme, cachecticorum, artificiel, iodique et bromique), ulcères, acne rosacea, sycosis, impetigo, impetigo herpétiforme, impetigo contagiosa.

f) Squameuses : psoriasis vulgaris, pityriasis rubra.

g) Papuleuses : prurigo, lichen scrofulosorum, lichen ruber, dermatite herpétiforme.

C. Traumatiques :

a) de cause mécanique : dermatite traumatique, excoriations, dermatite herpétiforme circonscrite, érythème intertrigo.

b) de cause chimique : caustiques, vésicants, sinapismes.

c) de cause calorifique : brûlures, engelures, congélation.

Classe V. Affections hémorrhagiques : purpura traumatica, simplex, papulosa, rheumatica (peliosis), morbus maculosus Werlhoffii, purpura senilis, sueurs de sang, ecchymoses.

Classe VI. Affections hypertrophiques :

A. portant surtout sur les éléments épidermiques :

Lichen pilaris, keratosis pigmentosa (verruca senilis), tyloma, clavus, ichthyose, condylomes acuminés, verrues, cornu cutaneum, hypertrophie des poils (polytrichia, trichauxesis), hypertrophie des ongles, onychia (onychogryphosis, onychauxesis).

B. portant surtout sur les éléments du tissu conjonctif :

1. circonscrites : framboësia.
2. diffuses : éléphantiasis des Arabes, sclérodermie, sclérème des nouveau-nés, macrosomie.

C. Hypertrophies du pigment :

1. Nævus (spilus, verrucosus, mollusciformis).
2. Ephélides.
3. Chloasma (utérin, des cachectiques, maladie d'Addison).
4. Melasma (nigrities, melanoma, melanosis).
5. Argyrie.

Classe VII. Affections atrophiques :

Atrophie du derme ; atrophie sénile, xeroderma ; atrophie des poils, blanchiment des poils (canities, poliosis, trichonosis discolor), alopecia areata, atrophie des ongles.

Atrophie du pigment : leucoderma : *a*) albinisme général, partiel ; *b*) vitiligo (leucopathie acquise, chloasma album, achroma).

Classe VIII. Néoplasies :

a) surtout diffuses : lupus vulgaris, lupus érythémateux, syphilis, éléphantiasis des Arabes, éléphantiasis des Grecs (lèpre).

b) Tumeurs : fibroma, molluscum, papillome, chéloïde, angiome (angiome des vaisseaux sanguins, téléangiectasie, angiome simple, lymphangiome), lipome, vitiligoidea (xanthelasma), adénome, rhinosclérome, sarcome, carcinome.

Classe IX. Névralgies :

Troubles de la sensibilité (anesthésie, hyperesthésie), troubles de la motilité, angionévroses (troubles trophiques).

Classe X. Parasites :

A. Animaux :

1. vivant dans la peau :

Acarus de la gale, acarus des follicules, filaire de Médine, pulex penetrans (chique), ixodes ricinus (tique).

2. vivant temporairement sur la peau :

Cimex lectularius (punaise), culex pipiens (cousin), leptus autumnalis (mite de moisson), phtirius inguinalis (morpion), pediculus capitis, pediculus vestimenti (poux de la tête et du corps).

B. Végétaux :

Favus, herpes tonsurans, pityriasis versicolor, eczema marginatum, onychomycosis, sycosis parasitaire.

SECONDE PARTIE

DES MALADIES EN PARTICULIER

1re CLASSE.

HYPERÉMIES CUTANÉES.

On entend par *hyperémie cutanée* l'*accumulation du sang dans les vaisseaux qui alimentent la peau ;* elle s'accompagne toujours de rougeur, parfois de gonflement et d'élévation de la température ; et elle disparaît assez souvent en ne laissant d'autres traces qu'une légère desquamation et une légère pigmentation.

L'hyperémie est tantôt *active*, *fluxionnaire*, c'est-à-dire produite par une augmentation de l'afflux sanguin ; tantôt *passive*, par obstacle à la circulation. La première résulte d'une réplétion sanguine générale, par exemple à la suite d'une exagération dans l'activité du cœur, par fatigue physique, usage d'alcooliques ou d'aliments stimulants, de médicaments, ou bien à la suite de violentes impressions morales. La seconde est *collatérale*, puisqu'elle résulte d'un obstacle apporté à la circulation par des inflammations ou des tumeurs ; la compression exerce d'abord son action sur les plus grosses artères, et les capillaires ne se dilatent que si l'accumulation du sang dans les artères vient à se reproduire, ou s'il existait déjà localement des processus inflammatoires ou des capillaires athéromateux (*O. Weber*). Les hyperémies passives se produisent encore par suite de la disparition d'une résistance à vaincre, de l'affaiblissement du tonus vasculaire par insuffisance de l'innervation (congestion passive).

Aux hyperémies actives *idiopathiques* appartiennent celles qui sont déterminées par l'action locale d'influences *mécaniques*, *chimiques* ou *calorifiques*. Les hyperémies mécaniques comprennent : 1° l'*érythème traumatique*, qui est provoqué par la pression résultant de vêtements trop serrés, corset, robes, cordons, etc., par le grattage; ces hyperémies ont une certaine importance en ce sens que, s'il survient une autre maladie de peau (variole, gale), l'éruption est plus abondante sur les parties hyperémiées que sur les parties primitivement intactes ; 2° l'*érythème vénéneux*, qui provient d'hyperémies produites par des agents dits rubéfiants (par exemple, par l'action du daphne mezereum, de la térébenthine, de la sabine, de l'huile de croton, du poivre, de l'euphorbe, des cantharides et par l'action d'acides et d'alcalis); 3° l'*érythème calorifique* consiste en rougeurs de la peau, dues à l'action de températures plus ou moins fortes. Mentionnons enfin les hyperémies actives *symptomatiques* — érythèmes symptomatiques — provoquées par des émotions morales (rougeur pudique), ainsi que les rougeurs qui précèdent ou accompagnent des maladies particulières, par exemple l'érythème varioleux (voir plus loin *variole*), ou celles qui apparaissent si fréquemment dans le cours de la dentition et de la vaccine — *roséole infantile* et *roséole vaccinale*.

La roséole infantile, appelée encore érythème infantile, se montre sous forme de rougeurs étendues, diffuses, ou restant isolées et circonscrites, disparaissant sous la pression du doigt; elles apparaissent dans le cours de maladies fébriles et pendant la dentition, et disparaissent aussi rapidement qu'elles sont venues (généralement en quelques heures), sans laisser de desquamation ni de pigment. La roséole vaccinale paraît dans les quatorze premiers jours de l'inoculation, sous forme de taches rouges circonscrites, sans le moindre trouble de l'état général.

Les symptômes que présentent les hyperémies actives sont, avant tout: une *injection diffuse ou circonscrite, qui disparaît sous la pression du doigt;* une *élévation de température*, une *sensation de démangeaison et de brûlure;* mais ces phénomènes sont très-variables. Quand ces hyperémies se renouvellent, les vaisseaux prennent un cours plus tortueux, ce qui indique toujours une diminution du tonus vasculaire.

Les hyperémies de la peau, en général, disparaissent rapidement sans exfoliation; pourtant, quand elles se répètent, il en résulte une dilatation vasculaire; des œdèmes collatéraux se produisent, et, dans les régions où les glandes sont abondantes, comme sur le nez, on observe une augmentation de la sécrétion sébacée et une pigmentation de la peau; des hyperémies de cette nature, associées à un gonflement chronique œdémateux, se rencontrent parfois aux joues et aux paupières, consécutivement à des troubles circulatoires du système de la veine porte et du système chylo-poiétique. Plus leur durée est longue, plus le tissu qui entoure les vaisseaux devient dense.

Dans les hyperémies *passives*, la peau prend une coloration rouge sombre, sa température diminue, son volume augmente, surtout par la tuméfaction œdémateuse concomitante. Ces hypérémies sont le résultat d'une diminution de la pression sanguine et d'une augmentation de la résistance, comme il arrive par exemple à la suite d'une compression continue des gros vaisseaux. On donne à ce genre d'hyperémie le nom de *livedo*, pour la distinguer de l'hyperémie passive de cause interne (*cyanose*). Elle se produit quand on comprime la peau au moyen de bandages, ce qui gêne le retour du sang; elle est fréquente à la jambe, à la suite de varices; une basse température détermine quelquefois, surtout chez les jeunes gens, des rougeurs et des colorations bleues de la peau, principalement aux extrémités (face dorsale de la main et du pied) et sur le nez.

Les différentes formes d'hypérémies passives sont les suivantes:

1° L'expression de *fluxion collatérale* désigne celles qui se produisent pour compenser des obstacles à la circulation. En pareil cas, le sang cherche d'autres voies dans les vaisseaux du voisinage. Ici se placent les hyperémies collatérales aux alentours de parties enflammées, d'abcès et de tumeurs. Comme la paroi des veines oppose une moindre résistance à la pression sanguine, les hyperémies y sont plus fréquentes que dans les artères.

2° Une forme plus répandue, c'est l'hyperémie passive par *diminution de la résistance au cours du sang* (*hyperémie ex vacuo*). Dans ce cas, les vaisseaux se dilatent par suite de la diminution de la pression; c'est ce qui arrive par exemple pour les ventouses, ou après l'évacuation d'exsudats considérables ou l'ablation de tumeurs volumineuses.

3° Une troisième forme comprend les hyperémies par *diminution du tonus vasculaire* (artères rigides).

4° Citons enfin les hyperémies qui dépendent de l'*insuffisance de la contraction des muscles vasculaires* par défaut d'innervation (fluxion paralytique). On peut les reproduire expérimentalement par la section du sympathique, comme l'a montré *Cl. Bernard* sur les lapins.

Les hyperémies passives sont occasionnées par l'affaiblissement de l'activité cardiaque à la suite de maladies déprimantes, par la dégénérescence graisseuse des fibres musculaires du cœur, par des lésions valvulaires, par un obstacle au passage du sang veineux dans le cœur, par un emphysème pulmonaire considérable, enfin par des altérations de la paroi même des vaisseaux. L'obstruction ou le rétrécissement des artérioles qui alimentent les vaisseaux peuvent également les produire. Ce sont elles surtout qui donnent lieu à des œdèmes collatéraux et, par suite, à l'épaississement du tissu environnant, à l'hypersécrétion des glandes et même à des extravasations.

H. Auspitz (1) a étudié les phénomènes de la stase du sang ; en appliquant une bande à saignée au pli du coude sur des bras sains et sur des bras malades, il a observé à la peau de l'avant-bras une série de modifications consistant dans l'apparition d'un grand nombre de points d'un noir foncé et dans des changements de coloration ; les phénomènes de stase sanguine se passaient dans les veines superficielles, et le sang pouvait circuler sans en-

(1) *Ueber venöse Stauung der* (*Haut Vierteljahrsch. f. Derm. und Syph.*, 1874).

trave dans les veines et les artères profondes. A la suite de la ligature, en même temps que le gonflement des veines superficielles de l'avant-bras, survenait une coloration livide de la peau, d'un caractère bien déterminé, qui s'étendait sur la face palmaire de l'avant-bras jusqu'à l'articulation du poignet et passait de là sur la face dorsale de la main. La température baissait d'abord à la face palmaire beaucoup plus rapidement qu'à la face dorsale, où elle descendait ensuite au même niveau. Peu de temps après l'apparition de la cyanose, l'état d'infiltration de la peau indiquait un épanchement de liquide dans son tissu. Au bout de cinq à dix minutes, il se formait des taches irrégulières, plus ou moins grandes, de couleur rouge-vermillon, résultant de la décroissance de la coloration livide, de telle sorte que la peau présentait l'apparence de deux tissus diversement colorés qui se seraient convertis en une seule substance. Outre ces taches vermillon, on en voyait de blanchâtres ou grisâtres à certains endroits, et près de celles-ci une quantité d'autres, grosses comme des têtes d'épingle, rouge-carmin ou bleuâtres. Se basant sur des faits anatomiques et sur des expériences relatives à la stase veineuse dans l'oreille du lapin, Auspitz considère les taches vermillon comme le résultat d'un mélange d'hémoglobine dissoute et provenant des corpuscules du sang avec le plasma sanguin ; ces taches prennent plus tard une teinte rouillée ; quant aux taches blanches, elles indiquent une anémie par stase sanguine, qui dépend de ce que, par suite des influences exercées sur le réseau capillaire du côté de l'artère et de la veine, et par suite de la lenteur ou de la stagnation du sang veineux, ce réseau capillaire se remplit d'une manière inégale. Auspitz a fait les mêmes expériences dans des cas de rougeole, d'urticaire, de variole non hémorrhagique et de variole hémorrhagique, de scarlatine et d'affections scorbutiques.

Les expériences sur la stase dans la *rougeole*, comparées avec celles qui étaient faites sur la peau normale, ont montré : 1° que, dans les deux cas, la cyanose apparaissait en dernier lieu à la paume de la main ; 2° que les taches vermillon coïncidaient avec les taches de rougeole préexistantes ; 3° qu'il se formait parfois des aréoles blanches autour de ces taches ; 4° que, indépendamment des ecchymoses isolées, il se produisait quelquefois sur les taches de légers épanchements sanguins.

Dans l'*urticaire*, les effets de la stase sont assez variables ; ainsi la coloration des élevures, depuis le rouge jaunâtre jusqu'au rouge-vermillon, se rencontre en général dans l'urticaire de longue durée, tandis qu'elle peut manquer dans l'urticaire récent ; elle est des plus prononcées sur le bord. Le centre de l'efflorescence ortiée est ordinairement plus aplati après la ligature, et les nuances rouge jaunâtre ou rouge-vermillon y restent plus pâles que sur le bord. Les élevures sont généralement plus proéminentes après la stase, surtout dans leur partie marginale. L'aréole blanche entourant l'urticaire ne s'observe, comme dans la rougeole, qu'en certains cas. Il se produit peu d'épanchements sanguins isolés, peut-être moins que dans la stase de la peau normale.

Dans la *variole non hémorrhagique*, voici ce qu'on observe : pour l'éruption érythémateuse diffuse, en dehors de quelques taches claires, la ligature n'y apporte aucune modification. Dans les points où les efflorescences varioliques reposent sur une base d'un rouge rosé ou sont entourées d'une aréole inflammatoire de même teinte, la coloration de ces aréoles se modifie constamment et devient rouge-vermillon ou jaune rougeâtre. La base même des pustules varioliques est toujours le siége d'ecchymoses foncées. Le contenu des vésicules et des pustules, même quand l'épanchement ecchymotique de la base est le plus intense, reste clair et sans aucun mélange de sang. La quantité des ecchymoses isolées est variable, mais en général elle est considérable et les taches sanguines sont très-étendues. Des aréoles blanches se forment parfois, mais non constamment, dans les points où il existait autour des pustules une rougeur inflammatoire. Après l'enlèvement du bandage, il peut subsister quelque temps une rougeur rosée diffuse de tout le bras.

Quant aux résultats obtenus dans la *variole hémorrhagique*, dans tous les cas, peu de temps après la ligature, il se produit une extravasation sanguine en masse au-dessous et autour des efflorescences, ainsi que dans les espaces libres intermédiaires; cet épanchement va toujours en augmentant, et souvent, au bout de quelques minutes, la peau tout entière du bras ligaturé se transforme en une surface d'un noir bleuâtre, presque ininterrompue, qui la plupart du temps masque complétement toutes les autres colorations. La quantité plus ou moins grande de pustules varioliques proprement dites n'a aucune influence sur les hémorrhagies produites par la stase ; que peu ou point de pustules purulentes arrivent à leur développement, on n'en observe pas moins des épanchements en masse indépendants. Les pustules mêmes, en général, ne contiennent pas de sang. Dans la *scarlatine*, le résultat de la ligature a été à peu près nul ; ni coloration vermillon, ni taches blanches, pas d'épanchement sanguin plus considérable que dans la peau normale.

Dans les *affections scorbutiques* (érythème noueux, morbus maculosus Werlhoffii'purpura rheumatica et scorbut proprement dit), l'insignifiance des effets de la ligature a été des plus surprenantes. On n'a trouvé aucune trace d'épanchement sanguin, de coloration rouge-vermillon, ni de taches blanches. L'explication de ce résultat me paraît être que, dans le scorbut, les altérations de structure des parois vasculaires et les modifications de la pression sanguine ne jouent aucun rôle ; sinon, il aurait dû se produire un épanchement de sang.

La *thérapeutique* de ces diverses formes d'hyperémies variera suivant leurs causes. La plupart d'entre elles disparaissent spontanément, surtout celles qui ne font qu'accompagner d'autres processus morbides (érythème varioleux, roséole vaccinale). Dans celles qui sont déterminées par une surexcitation brusque de l'activité du cœur (congestions), le repos, l'emploi du *froid*, des acides (nitrique, phosphorique, élixir acide de Haller) procureront quelque apaisement. Les hyperémies produites par les rubéfiants se dissipent aussi spontanément.

Des purgatifs légers, des applications froides, l'enveloppement dans des draps mouillés, les bains froids seront utiles dans beaucoup de formes d'hyperémie. En cas de maladies internes, on devra instituer le traitement de ces maladies ; si les capillaires cutanés sont dilatés ou qu'il s'en forme de nouveaux, des scarifications, puis des frictions avec l'*alun hydraté* éloigneront cette complication.

Dans les stases sanguines des extrémités inférieures, on appliquera sur les membres un *bandage roulé.*

2e CLASSE.

ANÉMIE CUTANÉE (ISCHÉMIE), INSUFFISANCE DE SANG.

L'anémie de la peau est tantôt l'*expression de l'anémie* de tout l'organisme, comme à la suite de grandes pertes de sang, après des opérations, des accouchements ; tantôt elle est le résultat d'une *formation défectueuse du sang,* comme il arrive par le fait de maladies débilitantes : tuberculose, leucémie, chlorose. La peau est alors couleur de cire, c'est le cas après des hémorrhagies subites; ou d'un jaune sale comme dans les affections débilitantes. Dans le premier cas, la turgescence de la peau diminue, ainsi que sa sensibilité; la sécrétion sudorale augmente (sueur froide), la température s'abaisse, la muqueuse des lèvres pâlit, des accidents de syncope et la mort même peuvent survenir; dans les anémies consécutives aux maladies consomptives, la peau prend plutôt une coloration d'un jaune sale, la sécrétion des glandes sébacées s'accroît et leur produit se dessèche en squames jaunâtres légèrement adhérentes (pityriasis tabescentium). On rencontre aussi des cas de *pâleurs partielles* de la peau, comme celles, par exemple, qui sont le résultat de compression, de rétraction d'un tissu cicatriciel, ou de ligature et de rétrécissement de la lumière d'un vaisseau, ou bien de contraction spasmodique, de peur, de frayeur ou d'autres émotions morales.

Les contours de ces pâleurs cutanées sont toujours hyperémiés; l'action du froid, au moyen, par exemple, de l'éther, de l'alcool, provoque également des anémies locales. Il se produit encore des anémies par l'*intermédiaire des organes centraux,* par frayeur, angoisse ; ici se placent les anémies des membres paralysés, ainsi que celles qu'on observe dans une fièvre intense pendant le stade de frisson.

Thérapeutique. — Le traitement des anémies sera, par conséquent, variable. On donnera les toniques, *quinine, fer, bonne alimentation,* dans les anémies qui sont déterminées par de grandes pertes de sang; la *chaleur,* sous forme de bains ou au moyen de couvertures chaudes; dans les anémies dépendant d'une affection de l'organe central, l'électricité et, suivant les cas particuliers, d'autres médications pourront paraître nécessaires.

3e CLASSE.

ANOMALIES DE SÉCRÉTION.

Anatomie et physiologie des glandes cutanées (V. plus haut, pages 24-28).

La sécrétion des glandes sébacées est destinée à donner aux éléments épidermiques de la peau une certaine mollesse et une certaine souplesse.

Le sébum sécrété peut être altéré dans sa *quantité* et dans sa *qualité*. La quantité est *augmentée* ou *diminuée*.

A. AUGMENTATION DE LA SÉCRÉTION SÉBACÉE, FLUX SÉBACÉ, SÉBORRHÉE.

(Synon. stéarrhée, acne sebacea, fluxus sebaceus, varus sebaceus, séborrhagie, steatorrhea scrofulosorum, ichthyosis sebacea, etc.)

Définition. — On entend par séborrhée une hypersécrétion morbide du sébum cutané, qui, mélangé à des cellules épidermiques, apparaît à la surface de la peau sous la forme d'un enduit huileux ou de squames.

La *séborrhée huileuse* se présente sous l'aspect d'un enduit graisseux, qui laisse sur le papier buvard une tache caractéristique ; des gouttelettes de graisse suintent des orifices glandulaires dilatés, ou bien le produit de sécrétion se concrète en *lamelles sèches*, minces comme du papier, d'un blanc sale, jaune pâle, brunes ou même noires (par fixation de poussière et de particules charbonneuses atmosphériques); les masses sébacées présentent alors à leur face inférieure des prolongements coniques fixés dans les conduits excréteurs des glandes ; enfin la séborrhée apparaît sous la forme de *croûtes épaisses*, par suite de la dessiccation de la matière grasse excrétée.

L'altération de sécrétion est *locale* ou *générale*. La séborrhée *locale* se montre surtout au cuir chevelu, sur le front, sur le nez, sur les parties de la face recouvertes de poils et aux organes génitaux. Les modifications de la peau varient suivant que ce sont les principes solides du sébum (la stéarine et la margarine) ou les parties liquides, comme l'oléine, qui sont en excès. Dans le premier cas, les masses de sébum desséchées se présentent sous la forme de squames ou de croûtes étendues (acné sébacée sèche), *séborrhée sèche*, *amianthacée ;* dans le second cas, la couche huileuse donne à la peau un aspect luisant (acné sébacée fluente de Cazenave) *séborrhée huileuse.*

1. *Séborrhée du cuir chevelu, seborrhœa capillitii.* — Au cuir chevelu, la maladie s'observe surtout chez les enfants, dans la première année de la vie ; mais on la voit aussi chez les adultes, à l'âge mûr comme dans la vieillesse, assez souvent chez les femmes mal réglées ; elle affecte alors de préférence la forme de squames ou de croûtes. La

syphilis est aussi une cause fréquente de cette affection. Lorsqu'on détache les croûtes, on observe fréquemment à leur face inférieure de fins prolongements en houppes cylindriques, qui sont des masses de sébum préalablement accumulées dans les conduits excréteurs.

On sait que, chez le fœtus, pendant la vie intra-utérine, il existe sur la plus grande partie de la surface cutanée une hypersécrétion des glandes sébacées. Cette exagération de sécrétion se continue au cuir chevelu pendant la première année de la vie extra-utérine. L'accumulation du sébum, et les ordures ou la poussière qui viennent s'y ajouter dans le cours de cette hypersécrétion, finissent par former des croûtes assez considérables pour atteindre une épaisseur de plusieurs lignes, et le cuir chevelu tout entier se trouve recouvert d'une large croûte inégale et bossuée. Vers la fin de la première année, la nouvelle pousse des cheveux fait peu à peu et spontanément se détacher les croûtes qui n'auraient pas été enlevées déjà par des onctions huileuses. Généralement, surtout quand les croûtes sont restées longtemps accumulées, la séborrhée se complique d'eczéma; ces masses de sébum entassées et en voie de décomposition, qui macèrent la mince couche d'épiderme sous-jacente, irritent le derme et provoquent dans son tissu de la rougeur, du gonflement et de l'exsudation.

Dans d'autres formes de séborrhée, qui, d'ailleurs, se rencontrent plutôt chez les adultes, il existe tantôt des squames blanches furfuracées qui tombent comme des masses farineuses, tantôt des squames tubulées qui agglutinent les cheveux en touffes (*pityriasis furfuracé*, *teigne*, *porrigo amianthacé*).

Dans la *séborrhée capillitii* des adultes, il se forme tantôt des croûtes d'un jaune de miel ou seulement des concrétions graisseuses minces, jaune sale ou brunes; tantôt des squames sèches qui se détachent en écailles furfuracées, d'où résulte souvent la chute des cheveux. Les premières s'observent le plus souvent à la puberté chez des sujets anémiques, chlorotiques et scrofuleux, ou coïncident avec des troubles de la menstruation, tandis que la seconde forme, due également quelquefois aux mêmes causes, apparaît principalement à la suite de la syphilis et sur la tête chauve des vieillards; la troisième variété se rencontre chez des personnes très bien portantes. La séborrhée de la vieillesse dépend de certaines altérations des glandes sébacées que nous décrirons plus tard.

Néligan a décrit, comme une affection qui est surtout liée à une maladie générale, une séborrhée des paupières, *melasma des paupières*, que Law a désignée sous le nom de blepharomelæma. Selon toute vraisemblance, les masses de sébum sont souillées, dans ce cas, par la poussière atmosphérique.

2. *Séborrhée de la face.* — A la peau de la face, on observe le plus

souvent la *séborrhée huileuse*, forme dans laquelle c'est, comme nous l'avons dit, le principe huileux de la sécrétion sébacée qui est en excès. Chez les individus ainsi affectés, la peau du front paraît luisante de graisse, et s'ils négligent les soins de propreté, la poussière et la crasse s'attachent aux produits de sécrétion, les masses de sébum sèches, crevassées, prennent une coloration foncée, d'un brun ou d'un jaune sale (surtout à la suite de la variole, *stéaorrhée flavescente* et *nigrescente* de Wilson.

3. *Séborrhée du nez.* — Au nez, le flux sébacé coïncide assez souvent avec la dilatation des veines cutanées. Comme le front, le nez est luisant et graisseux. Les conduits excréteurs des glandes sébacées sont dilatés. Si l'on applique sur ces parties un morceau de papier buvard ou de linge blanc, il s'imprègne de graisse. La dilatation des veines donne au nez un aspect rougeâtre, qui se prononce davantage par les temps froids.

4. *Séborrhée des organes génitaux.* — La séborrhée est très fréquente aux organes génitaux. Les masses sébacées s'accumulent sur le gland, à la face interne du prépuce, dans le sillon coronaire, surtout chez les sujets atteints de phimosis ; et, sous l'influence de l'humidité et de la chaleur, ainsi que du contact continuel des deux surfaces du prépuce et du gland, elles se décomposent et provoquent quelquefois une inflammation du gland (balano-posthite, balanite).

La séborrhée s'observe également aux petites lèvres, entre le clitoris et son prépuce et dans le vestibule.

5. *Séborrhée générale.* — Elle est assez rare chez les adultes (1). Elle se manifeste sous la forme de petites squames ou de masses cornées, desséchées, répandues sur une grande partie du corps. Ces masses correspondent aux sillons de la surface cutanée et sont formées de lamelles superposées (ichthyose sébacée, peau testacée), ou bien, chez les individus affaiblis, de squames minces, d'un gras luisant, recouvrant toute la surface tégumentaire, mais principalement le tronc (pityriasis tabescentium). Chez les enfants, l'accumulation du sébum est un phénomène physiologique pendant la vie intra-utérine ; lorsque ces masses (vernis caséeux) n'ont pas été enlevées après la naissance, elles se dessèchent en lamelles aussi minces qu'une feuille de papier qui, peu à peu, se détachent spontanément par lambeaux. Chez les enfants qui ne sont

(1) Biett en décrit un cas ; un second s'est présenté dans le service de Bazin (*Leitz*) chez un sujet de vingt-cinq ans, qui mourut d'une maladie de Bright. Sur toute la surface des téguments, les conduits excréteurs des glandes sébacées étaient obstrués par des masses considérables de sébum, formant des tumeurs du volume d'une lentille à celui d'une noisette, et plus grosses encore. Ces masses de sébum sentaient le beurre rance. L'urine était albumineuse. Voici le résultat de l'analyse des masses sébacées : eau 357, albumine 2, chaux 87, caséine 129, graisse 405, phosphate de soude 7, sulfate de soude 5, chlorure de sodium 5, acide butyrique 3. Je possède le dessin d'une séborrhée chez un enfant de cinq mois, qui avait la peau de la face et des extrémités supérieures et inférieures couverte d'accumulations de sébum très étendues, desséchées et en croûtes denses et brillantes.

pas tenus proprement, il se fait aussitôt de légères excoriations et des fissures superficielles (rhagades), qui pourraient faire confondre à un praticien peu exercé la séborrhée avec d'autres affections cutanées et surtout avec la syphilis.

Diagnostic différentiel. — On peut confondre la séborrhée avec l'*eczéma*, le *lupus erythematodes* et le *pemphigus foliacé*, qui ont de la ressemblance avec elle.

Dans l'*eczéma impétigineux*, après l'enlèvement des croûtes, la surface apparaît rouge et suintante, tandis que, dans la séborrhée, elle est tantôt pâle, tantôt légèrement rouge; et, de plus, l'eczéma du cuir chevelu gagne ordinairement les parties voisines, front, nuque et pavillon de l'oreille, tandis que la séborrhée reste limitée au cuir chevelu, rarement s'étend sur le front. Dans l'eczéma, les glandes lymphatiques du voisinage (ganglions cervicaux) sont gonflées, elles sont normales dans la séborrhée ; on observe du prurit dans le premier, jamais dans la seconde.

Dans le *lupus erythematodes*, les masses sébacées sont très adhérentes aux conduits excréteurs des follicules ; elles sont dures, sèches, ordinairement de couleur verte et rudes au toucher; en les détachant, on trouve la peau sous-jacente gonflée, rouge, infiltrée, et les conduits excréteurs sont les uns dilatés, les autres complètement désorganisés; les masses desséchées sont en grande partie disséminées, tandis que, dans la séborrhée, elles sont plus étendues en surface.

Le *pemphigus foliacé* ne ressemble à la séborrhée que lorsque celle-ci s'étend sur de grandes surfaces; encore, dans le pemphigus, l'épiderme est-il exfolié en larges lamelles sur une vaste étendue, les parties sous-jacentes sont excoriées, des bulles continuent à se former à la périphérie des premières ; la séborrhée, au contraire, est ordinairement peu étendue, et, même quand elle occupe une grande surface, on n'y observe jamais de bulles et l'organisme n'est jamais aussi gravement affecté que dans le pemphigus.

Pronostic. — Il est favorable. Cette affection guérit dans la plupart des cas; facilement curable chez les enfants, elle est plus sérieuse dans les cas où elle dépend de maladies de certains organes, par exemple de troubles de la menstruation, de la chlorose ou enfin de dyscrasies comme la scrofule, la tuberculose.

Traitement. — La première chose à faire, c'est d'enlever les croûtes en les imprégnant de la plus grande quantité possible de matière grasse. Voici la manière de procéder : on imbibe la masse au moyen d'une éponge trempée dans l'huile ou d'un pinceau, on met par-dessus un bonnet de flanelle (qui doit lui-même être imbibé d'huile, quand les croûtes sont entièremeut sèches) et on recouvre le tout d'un autre bonnet de taffetas ciré. Douze heures suffisent, même quand les croûtes seraient depuis longtemps adhérentes, pour obtenir une macération telle qu'on peut les enlever facilement avec l'eau de savon. Si la couche de croûtes est mince, on se contente d'onctions répétées avec l'huile seule, sans avoir besoin de recourir au bonnet de flanelle. Une fois les concrétions tombées, si la peau est pâle, on fera des lavages quotidiens avec le savon à la glycérine liquide, des frictions avec des corps gras, tels que l'*onguent simple*, ou bien un *mélange de spermaceti et d'huile d'olives* en quantité suffisante pour faire une pommade molle. On interrompt ce traitement au bout de quelques jours, pour voir s'il se formera de nouvelles croûtes, puis on revient aux mêmes moyens. Si la maladie résiste à cette simple médication, on aura recours aux frictions avec le savon de potasse; on emploiera soit la *crème de potasse*, soit le *spiritus saponis alcalinus* (Hébra), qui consiste en une solution de savon gras dans l'alcool, selon la formule suivante :

Savon vert	100
Alcool rectifié	50
Filtrez et ajoutez	
Essence de lavande	6

Quant aux lavages, le mieux sera de les faire sous la douche tiède. Pour faire disparaître la légère infiltration de la peau qui accompagne les séborrhées de longue durée, on se servira de pommades diverses, telles que *oxyde de zinc*, *carbonate de plomb*, *précipité blanc* (6 parties pour 50 d'axonge). Le mélange suivant donne également de bons résultats : *oxyde de zinc*, *carbonate de plomb*, āā 6, *spermaceti* 50, *huile d'olives*, quantité suffisante pour faire une pommade molle. ℞ *oxyde de zinc*, *alun de plume pulvérisé* āā 6, *teinture de benjoin*, *glycérine* āā 12, *cire blanche*, *huile d'amandes douces* āā 25. Wilson prescrit à l'intérieur: *vin ferrugineux* 70, *liqueur de potasse arsenicale*, *sp. simple* āā 6, *eau distillée* 100; en prendre 1gr,50, 3 à 6 fois par jour.

Dans le *pityriasis amianthacé*, on emploie avec succès des lotions avec l'eau-de-vie de France, l'éther sulfurique, unis aux acides acétique, phénique et salicylique, à la glycérine ou au baume du Pérou. On choisit par exemple la formule suivante : *eau-de-vie* 300, *acide phénique*, *baume du Pérou*, *essence de lavande* āā 6. On aura encore égard à l'affection générale et l'on prescrira les *préparations de fer et d'aloès*, surtout dans les anomalies de la menstruation. *Malate de fer* 6, *extrait aqueux d'aloès* 2, *extrait et poudre de gentiane*, quantité suffisante pour faire 60 pilules, à prendre 2 ou 3 par jour. Hébra ordonne : *teinture de malate de fer*, *eau de cannelle* āā 100, *solution de Fowler* 5, une cuillerée avant le dîner. Nous renvoyons d'ailleurs à la thérapeutique de l'acné et des comédons, qui est en réalité la même.

On emploie avec grand avantage, surtout dans la séborrhée des organes génitaux, différentes poudres comme l'*amidon*, le *lycopode*, le *talc de Venise*, la *poudre de pierre de Baptiste*, l'*alun de plume*, l'*oxyde de zinc*.

B. DIMINUTION DE LA SÉCRÉTION SÉBACÉE.

Cette affection est héréditaire ou acquise. La peau paraît alors sèche, aride, se fendille au moindre tiraillement; les poils se dessèchent et se cassent. Cette disposition est héréditaire, mais elle est fréquente comme maladie acquise et résulte de l'action locale de substances nuisibles, par exemple de lavages répétés avec le savon, la lessive (Willan) (1), comme on l'observe chez les blanchisseuses, les domestiques, etc.; elle succède aussi à d'autres affections de la peau, notamment à l'*éléphantiasis des Grecs*, au *sclérème des adultes*, au *prurigo*, à l'*ichthyose*, au *lichen exsudatif rouge*, ainsi qu'à l'*altération sénile de la peau*. L'application de corps gras et l'interruption du travail suffisent à ramener la peau à son état normal, quand la cause est purement locale.

C. ACCUMULATION DU SÉBUM.

L'accumulation de la matière sébacée se fait, soit dans les conduits excréteurs (comédons), soit dans la cavité même des glandes. Cette accumulation a-t-elle la forme de papules, elle constitue l'*acné* et le *milium*; est-elle fluide et accompagnée de tuméfaction, elle constitue la tumeur folliculaire appelée *athérome* et le *molluscum sebaceum*.

1. — *Comédon* (*Mitesser*, *acne punctata*).

Par comédon, on entend un bouchon de sébum, qui obstrue et distend le conduit excréteur d'une glande sébacée ou d'un follicule pileux.

Voici le processus anatomique de la production du comédon : la cavité des follicules pileux et de la glande sébacée se trouve élargie par une accumulation d'épiderme et de sébum; cette distension existe dans toute la longueur, ou bien seulement à l'extrémité inférieure et fermée de la glande sébacée, ou bien encore près de son ouverture à la surface de la peau, la partie plus profonde du conduit conservant son diamètre normal. L'épaisseur du derme et la longueur du follicule pileux, qui varient suivant les diverses régions du corps, ont sur ce point une influence essentielle et entraînent des modifications dans la dilatation des follicules pileux. Si le derme est épais et le follicule long, la matière sébacée s'accumule facilement à l'extrémité inférieure, tandis que l'extrémité supérieure, qui est ouverte, reste normale, ou bien se contracte sous une influence pathologique quelconque et forme alors, pour ainsi dire, le col du follicule (Virchow.)

(1) *Psoriasis of the washer women* (Psoriasis des blanchisseuses).

Le bouchon sébacé est noir à son extrémité supérieure ; il présente une apparence vermiforme quand on l'a fait sortir par pression. Il y a toujours dans le comédon une dilatation des glandes sébacées, parfois aussi des follicules pileux, puisque c'est cette dilatation qui produit les comédons. Les masses exprimées se composent de cellules épidermiques et épithéliales arrondies, qui contiennent des granulations graisseuses ou sont entièrement remplies de graisse ; entre les cellules, on trouve aussi une quantité de gouttelettes graisseuses libres ; on y rencontre, mais très rarement, des cristaux de cholestérine. Il peut arriver qu'on trouve à l'intérieur une grande quantité de poils, mais il est plus fréquent d'y rencontrer l'*acarus folliculorum* (*demodex*).

Les régions où s'observent le plus souvent les comédons sont la face, la poitrine, la nuque et le dos ; on ne les rencontre sur d'autres points que lorsqu'ils dépendent de causes externes (goudron, pétrole). Ils sont isolés ou en groupes serrés, punctiformes, du volume d'un grain de millet. Nous parlerons de leur étiologie à propos de l'acné.

Traitement. — L'expérience nous apprend que l'existence des comédons se lie assez souvent à des maladies constitutionnelles, telles que la scrofule, la tuberculose et autres affections dyscrasiques ; ils dépendent encore fréquemment d'anomalies de la menstruation. En pareil cas, on devra faire marcher de front le traitement de la cause avec le traitement local. Toutefois, les comédons ne sont le plus souvent qu'une affection locale. Le traitement consiste avant tout à *extirper le bouchon sébacé* au moyen d'une clef de montre ou d'un petit instrument spécial qui ressemble à un cure-oreilles. On frictionne ensuite la peau avec le savon de glycérine liquide ou l'*esprit alcalin de savon*. Quand ces moyens ne suffisent pas, on applique une pâte soufrée ainsi formulée (Zeissl) : *Lait de soufre*, *glycérine*, *alcool rectifié*, *carbonate de potasse*, *éther sulfurique*, āā parties égales.

On emploie encore le *savon sulfureux :* on en frotte la peau le soir, la mousse savonneuse est laissée pendant la nuit et n'est enlevée que le lendemain matin. Il faut bien recommander de faire le soir toutes ces manipulations qui irritent toujours la peau ; de même, au bout de trois jours, on suspendra toute médication locale pour éviter une trop grande irritation des téguments. Martin (1) recommande le mélange suivant : *sublimé corrosif*, 0,6 ; *glycérine*, 50 ; *eau de roses*, 200.

2. — *Milium* (*grutum*), *strophulus*.

Le milium est une accumulation de sébum dans les glandes sébacées, se manifestant sous forme de corpuscules blanchâtres sphériques. En effet, quand un conduit excréteur est désorganisé et que les masses de sébum s'accumulent dans la glande, celle-ci perd sa structure piriforme ou

(1) *Brit. med. Journal*. 1868.

acineuse, et l'on voit apparaître ces petits corps, qui ne sont recouverts que par une mince couche d'épiderme. Cette affection s'observe principalement à la face, de préférence sur les paupières, sur les joues, le bord libre des lèvres, et aux organes génitaux (couronne du gland, prépuce, scrotum, face interne des petites lèvres); on les rencontre souvent à la périphérie des cicatrices, particulièrement dans le lupus, et plus souvent encore ils accompagnent le pemphigus foliacé. Willan désigne cette affection sous le nom de *strophulus albidus*, Wilson sous celui de *tubercule sébacé*.

Le milium se forme de la manière suivante : lorsque dans une région où la peau est mince et garnie seulement de duvet et de fins follicules pileux, des masses d'épiderme desséché et de sébum viennent à s'accumuler rapidement dans un follicule, son orifice se bouche et lui-

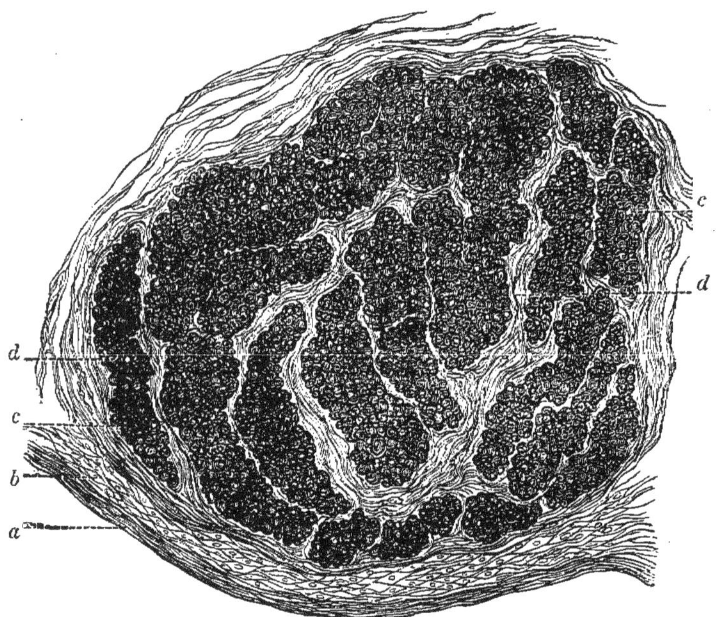

Fig. 8. — Coupe d'un milium lobulaire de la paupière supérieure (*).

(*) *a*, épiderme ; *b*, réseau de Malpighi ; *c*, paroi du follicule ; *d*, masses sébacées.

même, en raison de sa brièveté, se dilate et prend la forme d'un petit globule, qui apparaît à travers la couche cornée de l'épiderme (Virchow) (1).

Son contenu consiste en cellules épidermiques, en cristaux de cholestérine (2) ; l'addition d'acide acétique y détermine la formation de cristaux aciculaires de sulfate de chaux. La surface externe de la tu-

(1) *Die Krankhaften Geschwülste.*

(2) Les cristaux de cholestérine se forment, en général, de substances qui contien-

meur est limitée par l'épiderme (*a*), auquel fait suite la couche de Malpighi (*b*). Son enveloppe propre est formée tantôt par la paroi du follicule pileux (*c*), tantôt par celle de la glande; dans les grosses tumeurs lobulées, cette enveloppe envoie à l'intérieur de la cavité de nombreuses cloisons de tissu conjonctif.

On trouve, dans Willan, une maladie de peau décrite sous le nom de *strophulus albidus* (*white gum*), et qui évidemment n'est autre que le milium. Si l'on veut conserver cette dénomination, il faudrait l'appliquer à ces accumulations de sébum qui se rencontrent chez les enfants, et dans lesquelles chaque papule est entourée d'une aréole légèrement rouge. Il existe encore dans la littérature dermatologique diverses expressions, telles que *str. intertinctus* = *sudamina*, *st. confertus*, *volaticus*, *candidus*, qui répondent plus ou moins à l'eczéma papuleux.

Le *traitement* consiste à inciser l'épiderme et à exprimer les corps globuleux au moyen des pinces employées pour les comédons.

Milium colloïde. — Wagner a publié sous ce titre un cas de tumeur, où la peau du front était épaissie et traversée par des plis distincts, longitudinaux et transversaux. Le creux des plis était blanc, tandis qu'à la superficie, la peau était luisante et couverte de saillies du volume d'un grain de millet, très rapprochées les unes des autres. L'incision permit d'en exprimer une masse jaune pâle, d'apparence colloïde; les joues étaient moins affectées, le nez l'était davantage; on ne distinguait point les orifices des glandes sudoripares, ni ceux des glandes sébacées. Cette affection diffère du milium ordinaire par son contenu colloïde. Tandis que le milium ordinaire est produit par l'occlusion du conduit excréteur, cette occlusion est secondaire dans le cas en question et déterminée par l'épithélium colloïde.

3. — *Athérome, tumeur folliculaire. — Kyste folliculaire. — Loupe.*

L'accumulation de la matière sébacée amène, à la suite de l'occlusion du conduit excréteur, la distension des lobules glandulaires; de là, production de la tumeur folliculaire.

Elle se compose d'un kyste rempli de liquide ou d'une sorte de bouillie, et dont la paroi est épaissie. La paroi interne est généralement mince, parce que le chorion n'entre pas dans sa structure. Le contenu consiste en gouttelettes graisseuses, en cristaux de corps gras (particulièrement de cholestérine), en cellules épidermiques. Les tumeurs les plus volumineuses contiennent une matière grasse, d'un gris blanchâtre; les plus petites contiennent des cellules épithéliales, disposées en couches concentriques et des cristaux de cholestérine (cholestéatome);

nent de la graisse, qui sont enfermées dans des espaces clos, et qui ont subi un léger changement de composition; mais on ignore par quelle réaction chimique ils se produisent parfois même ce contenu s'est calcifié. Au bout d'un certain temps, on y trouve des corpuscules sanguins, du pigment, et, si le follicule s'enflamme, il s'y forme un liquide gras, d'odeur fétide, mélangé à du pus, qui s'échappe au dehors quand la tumeur vient à s'ouvrir.

La tumeur, tantôt unique, tantôt multiple, siège dans le tissu cellulaire sous-cutané de la tête, de la nuque, du front, des arcades sourcilières, de la face, des paupières, plus rarement sur le tronc, et son contenu est ordinairement d'un gris brunâtre sale. On la rencontre chez les enfants, aussi bien que chez les adultes, surtout chez les hommes, solitaire ou en plus ou moins grand nombre, de la grosseur d'un pois, d'une noisette et même du poing; elle ne devient incommode que quand elle s'enflamme.

Il faut distinguer des athéromes les *tumeurs folliculaires de Cooper*, au sommet desquelles s'aperçoit distinctement le conduit excréteur de la glande sébacée ou du follicule pileux, et qui par conséquent ne forment pas, comme les premiers, un kyste complètement clos; elles se montrent de préférence sur le tronc et présentent d'ailleurs la même structure que les athéromes. Elles se forment par concrétion du contenu des glandes et occlusion des conduits excréteurs, ou bien le produit sécrété, en s'accumulant, provoque par irritation mécanique un épaississement du tissu conjonctif environnant.

Les tumeurs folliculaires ne s'ouvrent d'elles-mêmes que rarement, à la suite d'inflammation; leur extirpation est donc parfaitement indiquée ; chez les vieillards qui ont des loupes multiples du cuir chevelu, on s'abstient de cette opération, qui occasionnerait très facilement des érysipèles mortels (Billroth).

4. — *Molluscum sebaceum, contagiosum (Willan), condylome sous-cutané.*

Quand le sébum s'accumule dans les glandes en quantité considérable, celles-ci se distendent et donnent ainsi lieu à l'apparition de *productions verruqueuses*, qui sont fermées à la surface par un ou plusieurs bouchons de sébum. Il se forme aussi des tumeurs suspendues par un *court pédicule*, de la grosseur d'un pois et davantage (allant jusqu'au volume du poing), d'où l'on peut exprimer des masses lactescentes, fluides ou finement granuleuses, qui s'aplatissent réciproquement. Le molluscum se rencontre principalement à la face, à la nuque, au scrotum et au pénis, à l'avant-bras. Bazin le décrit sous le nom d'*acné varioliforme*.

La maladie a généralement une marche chronique ; tantôt elle n'occupe que des parties isolées du tégument, tantôt elle envahit toute la surface de la peau; elle se montre sous la forme de petites ou de grosses tumeurs.

J'ai rencontré la forme aiguë à la face, chez une femme enceinte; les tumeurs avaient la grosseur d'un pois ; elles disparurent spontanément pendant la période puerpérale.

Ebert (1) en a observé un cas chez un enfant de quatre ans, dont la face était couverte de deux cent sept molluscum.

Les opinions sont partagées sur le caractère contagieux de cette affection. Bateman l'a décrite en 1817, et ce caractère lui paraît évident. Cazenave et Schedel, et plus récemment John Thomson et Carlswell, ont publié des cas analogues. Henderson (2) n'a pu démontrer la contagion. Paterson (3) prétend avoir constaté la transmission de la mère au nourrisson. Hebra (4) a recueilli du smegma qu'il avait exprimé de la peau et l'a inoculé, mais sans succès; mes tentatives d'inoculation ont toujours été également négatives. Ribbentrop (5) met en doute la contagiosité. Cotton (6) la considère comme possible. G. Retzius (7) a fait des expériences de culture avec le contenu d'une semblable tumeur sans résultat positif, mais il a vu ce contenu, inoculé sur sa poitrine, provoquer au bout de plusieurs mois l'apparition d'un molluscum ; Wilson, Cock, Tilbury Fox, Caillaux, Duckworth, V. Baerensprung, Hutchinson, plus tard Rindfleisch (8) et tout récemment Virchow (8) déclarent que la contagiosité ne fait pas de doute et que la transmission a lieu par imbibition d'un liquide albumineux. Virchow croit en outre que l'affection prend naissance dans les follicules pileux et non dans les glandes sébacées, tandis que Retzius (9) conteste formellement cette origine, qu'il place bien plutôt dans le réseau de Malpighi. Le véhicule du principe contagieux serait les *éléments du molluscum*, soit le produit sécrété tout entier, soit seulement les noyaux, et Virchow soutient que ces éléments se forment par prolifération en-

(1) *Berlin Klin. Wochenschrift*. 1865.
(2) *Edinb. med. Journ.* Vol. LVI.
(3) *Edinb. med. and Surg. Journ.* 1841.
(4) *Zeitschr. d. Ges. d. Aerzte.* B. I. 1845.
(5) *Rust's Magazin.* 1845. Bd. IV.
(6) *Edinb. med. and surg. Journal.* Vol. LXIX.
(7) *Deutsche Klinik.* 1872. Nr. 4.
(8) Arch. B. 33. La section transversale d'un molluscum laissait voir, d'après Virchow, une structure lobulaire, le smegma étant accumulé entre des cellules cylindriques régulièrement radiées, la masse molle se composant de cellules épidermiques et de graisse ; en tout cas, les grandes cellules épithéliales en sont toujours les éléments les plus fixes.

Quant à ce qui est de la *nature parasitaire*, les corpuscules que nous avons décrits d'après Virchow ont sans doute de la ressemblance avec les globules psorospermiques que l'on trouve dans l'épithélium intestinal, mais ils ressemblent encore plus à la matière sébacée. Qu'on arrive à démontrer que ces corps prennent naissance dans les cellules de l'épiderme ou dans le réseau de Malpighi, on pourra alors considérer la maladie comme un trouble de sécrétion, mais on n'y est pas encore parvenu. Suivant Virchow, on rencontre des formes tout à fait analogues dans d'autres productions épidermiques, où l'on peut à peine douter de leur origine endogène.
(9) *Nord. med. Arch.* 1870.

dogène et deviennent libres par rupture de la cellule mère. Retzius, au contraire, pense que ce sont des corpuscules qui ont une existence propre. C. Boeck (1) a reconnu une connexion entre les éléments du molluscum et les cellules du réseau de Malpighi, et il a pu suivre la transition des unes aux autres ; souvent les premiers corpuscules du molluscum qui se développent apparaissent brusquement au milieu de cellules normales ; il a pu voir également dans les cellules des noyaux qui se produisent par une métamorphose successive du protoplasma cellulaire ; Boeck croit à la contagiosité.

Bollinger (2) décrit, sous le nom d'épithélioma contagieux, une production papuleuse qui se rencontre chez la poule domestique et qui a, d'après lui, la plus grande analogie avec le molluscum.

Traitement. — Le traitement est local et consiste, pour les petites tumeurs, dans l'expulsion des masses sébacées, l'application de savon vert ou le badigeonnage avec la teinture d'iode ; pour les plus grosses, dans la ligature du pédicule qui est généralement grêle, dans l'excision avec les ciseaux ou le bistouri, ou dans l'abrasion.

Les condylomes sous-cutanés décrits par Hauk et H. Zeissl (3), qui se rencontrent dans les follicules sébacés des parties génitales et des cuisses jusqu'au genou, sont sans aucun doute identiques aux tumeurs dont nous venons de parler. Ils se montrent, d'après Zeissl, sous l'aspect d'élevures cutanées ternes ou d'un rouge rosé, assises sur une large base, un peu dures, de la grosseur d'un grain de millet à celle d'un pois. On remarque à leur sommet un petit point noir qui est l'orifice d'un follicule. Si l'on presse latéralement la tumeur avec les ongles, le sébum s'échappe, une petite production analogue au condylome jaillit hors de l'orifice, chassée du fond même du follicule (Biesiadecki), car elle n'a aucune connexion avec les parois latérales. Cette production a la forme d'une grappe ; c'est, d'après les recherches de Zeissl, une glande sébacée hypertrophiée, où le sébum s'est accumulé ; la proposition de Zeissl, de ne plus lui donner le nom de condylome, s'appuie donc sur les données anatomiques. La maladie consiste essentiellement en une hypertrophie de la partie glandulaire du follicule. La cause n'en est pas encore bien connue ; Zeissl l'a vue survenir après une transpiration forcée chez des femmes en couche et chez des enfants, dans des cas d'exanthèmes aigus, et une fois à la suite d'une cure de Priessnitz par transpiration forcée. Les condylomes sous-cutanés disparaissent quelquefois spontanément, par inflammation consécutive au frottement des vêtements.

Calcifications (concrétions cutanées). — Nous mentionnerons enfin les calcifications de la peau, ce qu'on appelle les concrétions cutanées. On trouve sous la peau des masses pierreuses, libres, mobiles ; ce sont la plupart du temps des tumeurs, surtout folliculeuses, plus rarement graisseuses, qui

(1) *Vierteljahrschr. f. Derm. u. Syph.* 1875.
(2) *Virch. Arch.* Bd. 58, 4 Heft.
(3) *Arch. f. Derm. u. Syph.* 1869, 1 Heft.

subissent une métamorphose calcaire et dont le follicule ou le stroma s'est ossifié. Les substances terreuses consistent surtout en phosphate et en carbonate de chaux, unis à des corps gras et à des matières extractives. L'aspect des concrétions est variable ; leur grosseur varie de celle d'un grain de sable à celle d'une noix.

ANOMALIES DE LA SÉCRÉTION SUDORALE.

(V. Anatomie, page 26.)

La sueur est un liquide clair, aqueux, d'une saveur salée, d'une odeur caractéristique dans plusieurs régions du corps ; on ne l'a pas encore examiné chimiquement à l'état de pureté, parce qu'il est toujours mélangé de cellules épidermiques et de matière sébacée. L'analyse chimique de la sueur prise à la surface générale du corps donne :

Chlorure de sodium	2.230
— de potassium	0.224
Sulfate de potasse	0.011
Phosphate de soude	traces.
— terreux	traces.
Albuminate de potasse	traces.
Lactate de potasse	0.317
Sudorate de potasse	1.562
Urée	0.044
Graisse	0.013
Eau	995.573

La composition chimique varie suivant les différentes régions, surtout relativement à la proportion des alcalins.

Quand la température de la peau s'élève, que ce soit sous l'influence de la fatigue musculaire, de la chaleur extérieure ou d'une affection morale, d'une *hyperesthésie*, de la section des nerfs vaso-moteurs, d'une atmosphère saturée de vapeur d'eau, ou bien à la suite de l'ingestion de boissons chaudes, il survient une augmentation de la sécrétion sudorale. Ce n'est que dans des conditions morbides que ces influences ne provoquent aucune transpiration ; l'activité de cette sécrétion diminue en se prolongeant.

On admettait généralement que la sécrétion de la sueur est plus abondante dans les régions pourvues de glandes nombreuses et volumineuses (front, paume de la main, plante du pied, aisselle) ; cependant C. Reinhard (1) a montré que cette sécrétion est des plus abondantes aux joues, un peu moindre à la paume de la main, si riche en glandes sudoripares, et des plus faibles à l'avant-bras.

On a calculé que 2560 grammes de sueur peuvent être sécrétés en une heure et demie.

(1) *L. c.*

Les épithéliums des glandes et surtout les acides gras et volatils, qui forment une sueur fortement odorante, concourent à la composition de cette sécrétion. Le liquide est fourni par les nombreux capillaires des glandes. La sueur, à l'état frais, a une réaction acide. Les sueurs très profuses, celles de l'aisselle et du pied, ainsi que les sueurs urémiques, ont une réaction alcaline ou neutre, ce qui tient sans doute à une décomposition rapide. Une baguette de verre, trempée dans l'acide chlorhydrique et approchée d'une personne en transpiration, émet des vapeurs ammoniacales.

LÉSIONS ANATOMIQUES DES GLANDES SUDORIPARES.

On n'a eu jusqu'ici que dans un petit nombre de cas la preuve d'altérations de structure dans les glandes sudoripares.

A. Verneuil décrit une hypertrophie des glandes sudoripares de l'aisselle avec prédominance de l'élément épithélial (1).

Plus tard, Verneuil (2) donne, sous le nom d'hidrosadénite phlegmoneuse, la description de l'inflammation de ces glandes ; il a également observé une production nouvelle de glandes sudoripares sur la paroi de kystes appelés dermoïdes, qui présentent simultanément une néoformation de glandes sébacées (ovaires, utérus, testicules, tégument externe). Von Baerensprung a vu, sur des brûlures et des plaies superficielles, une régénération du conduit excréteur des glandes sudoripares et, sur des verrues molles, une augmentation de volume de ces dernières ; Simon a observé leur hypertrophie dans l'éléphantiasis tuberculeux et leur atrophie au-dessous des cors.

Pour Virchow (3), les sueurs copieuses que présentent beaucoup de phthisiques dépendent de l'accroissement de volume de leurs glandes, dont l'utricule est dilaté et dont l'épithélium a subi la dégénérescence graisseuse.

« La plupart des hypertrophies des glandes sudoripares, dit Rindfleisch (4), doivent se classer avec le lupus ou avec l'épithélioma. L'hypertrophie vraie donne lieu à une tumeur cutanée, aplatie en forme de champignon, qui est lisse, dépourvue de poils et ressemble à une verrue molle. Le derme et le corps papillaire sont étrangers à l'altération. Quand le volume d'une glande sudoripare atteint jusqu'à $0^m,002$ de diamètre, le tissu graisseux est refoulé et les faisceaux conjonctifs situés entre les différentes glandules sont épaissis. »

Demarquay a présenté, en 1868, à la Société de chirurgie de Paris

(1) *Gaz. Hebd.* IV, 1857.
(2) *Arch. gén.* 1864.
(3) *Archiv.* XIII.
(4) *Traité d'histologie pathologique*, trad. du D. Gross., p. 340.

un malade qui portait à la hanche une tumeur ulcérée, tuberculeuse, inégale, consistant en une masse rougeâtre, comme en bouillie, et en tubes glandulaires très nombreux et se croisant en sens divers ; ces canaux contenaient des cellules et une masse brune opaque, composée de graisse et de pigment.

D'après Förster, les conduits excréteurs des glandes sudoripares sont le siège de suppuration et de formation épithéliale excessive à la suite des piqûres anatomiques (1).

Une augmentation de volume de ces glandes a été observée (2) par Kaposi dans le lupus érythémateux, et par moi dans le sclérème des adultes et dans la dermatite herpétiforme (3).

Gay (4) a trouvé dans l'éléphantiasis des Arabes une augmentation de la paroi et une prolifération épithéliale (probablement de nouvelle formation) du conduit excréteur.

Vinke, de Saint-Pétersbourg (5), a vu une nouvelle formation de glandes sudoripares à la suite de gangrène du scrotum.

ALTÉRATIONS QUANTITATIVES DE LA SÉCRÉTION SUDORALE.

La sécrétion sudorale peut être diminuée ou augmentée. — *Anidrose, hyperidrose.*

La *diminution de la sécrétion sudorale* se rencontre tantôt comme symptôme de maladies générales (typhus, diabète sucré, hémiplégie, carcinome), tantôt comme le résultat d'affections cutanées (prurigo, psoriasis, ichthyose, forme anesthésique de la lèpre, etc.) ; on trouve aussi des individus qui, possédant des glandes sudoripares tout à fait normales, ne transpirent pas, même à une température très élevée.

La littérature médicale renferme des observations de cessation purement locale de la transpiration ; cette sécheresse de la peau s'observe surtout sur les parties atteintes de paralysie, et la sécrétion normale reparaît dès que la cause a disparu.

La *sécrétion exagérée de la sueur* est générale ou locale ; la première se montre dans les maladies fébriles avec élévation de la température des téguments, turgescence de la peau elle-même, évaporation rapide de la sueur ; ou bien dans des maladies chroniques, comme la tuberculose : la peau est alors pâle et fraîche au toucher, la sueur s'évapore

(1) V. Rokitansky, *Lehrb. d. path. Anat.* 2. B., p. 80.
(2) V. *Vierteljahrschrift f. Derm. und Syph.* 1875, 1 Heft.
(3) V. *Lehrbuch d. Hautkrankheiten*, 3 Aufl. — *Archiv f. Derm. u. Syph.*, 1872, 1 Heft.
(4) *Archiv f. Derm. u. Syph.*, 1871, 4 Heft.
(5) *Virch. Archiv*, 32. 1867.

lentement et, par son mélange à la matière sébacée et à des cellules épidermiques, provoque cet état pathologique que nous avons décrit plus haut sous le nom de *pityriasis tabescentium*. La sueur qui s'évapore rapidement est produite par une augmentation de pression dans les vaisseaux et un renforcement de l'action du cœur, tandis que la sueur de la tuberculose est due à une diminution de résistance des tissus organiques.

Il faut encore signaler les sueurs qui sont déterminées par la réplétion sanguine du cœur droit et du système veineux, comme dans la cyanose, les maladies du cœur et des poumons.

La maladie dite *sueur anglaise*, qui exerça ses ravages dans l'armée d'Henri VII, en 1485, et plus tard en France et en Allemagne, doit être considérée comme un trouble général de la circulation plutôt que comme une affection cutanée.

La brusque apparition de fortes transpirations est regardée par *Griesinger* et *Emminghaus* (1) comme un symptôme épileptoïde et comme un indice de disposition névropathique. Du reste il y a des personnes, surtout des personnes grasses, qui sont naturellement sujettes à des sueurs générales.

L'augmentation de la sécrétion sudorale, limitée à de petites parties du tégument, — *hyperidrose locale*, — et principalement aux régions qui possèdent les plus grosses glandes sudoripares, s'observe surtout à la plante des pieds, aux mains, au creux de l'aisselle, au pli génito-crural et à la rainure interfessière. L'hyperidrose de la plante des pieds est une des maladies de peau les plus importunes aussi bien pour celui qui en est affecté que pour son entourage ; en effet, sans compter la sensation d'humidité qui est extrêmement désagréable, elle est pénible encore par les douleurs qu'elle détermine quelquefois, après une longue durée, et qui sont dues à la macération de l'épiderme par la sueur. La plante du pied et la face interne et inférieure des orteils deviennent d'un blanc mat, se ramollissent ; les orifices des glandes sudoripares s'élargissent, l'épiderme se détache, et alors chaque pression du pied pendant la marche devient douloureuse ; l'épiderme se ramollit entre les orteils et il se forme à leur face inférieure des fissures (rhagades) qui exaspèrent encore la souffrance. Pour l'entourage comme pour le malade, l'odeur repoussante de la sueur des pieds est extrêmement désagréable. Cette dernière résulte de la décomposition du liquide sécrété, de la putréfaction de l'épiderme, du mélange de masses sébacées décomposées provenant des surfaces latérales des orteils et de la surface dorsale du pied, de l'imprégnation de la chaussure, qui est le principal véhicule de la mauvaise odeur, comme Hébra l'a déjà fait observer

(1) *Archiv f. Phys. u. Nervenkrankh.* 1874.

avec raison. Que l'on nettoie avec soin les pieds qui présentent cette affection et la sueur n'aura plus de mauvaise odeur. La cause de cette fétidité est donc le séjour prolongé sur les pieds de la sueur en voie de décomposition, la putréfaction de l'épiderme et l'absorption de ces produits par la chaussure.

Cette infirmité est plus fréquente chez les hommes que chez les femmes, plus marquée en été qu'en hiver.

L'*hypersécrétion de la sueur aux mains* n'a aucune suite fâcheuse dans les cas légers; après une longue durée, l'épiderme de la paume des mains prend une teinte d'un blanc mat, se macère et la peau devient douloureuse. Les *sueurs* de l'*aisselle*, du *pli génito-crural* et de la *rainure interfessière* se rencontrent la plupart du temps chez des individus gras, et assez souvent elles occasionnent de la mauvaise odeur, des érythèmes (intertrigo), qui aboutissent parfois aux eczémas les plus tenaces.

D'après A. W. Foot, l'hyperidrose partielle dépend du relâchement des muscles vasculaires et de la dilatation consécutive des artères du tissu cellulaire sous-cutané. La parésie des vaso-moteurs doit se produire plus souvent par voie réflexe que par voie directe. Ainsi, Brown-Séquard et Barthez ont provoqué de l'hyperidrose à la joue en appliquant une substance irritante sur la muqueuse linguale (1).

Baillarger (2), Rouyer (3), Barthez (4), Henle (5), parlent d'une hyperidrose qui survient constamment dans les affections et surtout après la suppuration de la parotide.

S. Botkin (6) décrit une hyperidrose très intéressante d'une moitié de la face, qui s'accompagnait d'une élévation de température et de fortes pulsations de l'artère temporale. Botkin fait dépendre cette sécrétion exagérée des vaso-moteurs des glandes sudoripares, auxquelles il attribue hypothétiquement un appareil nerveux distinct des nerfs cutanés.

Schule (7) cite un cas où, après l'extirpation d'une tumeur du muscle deltoïde, il se produisit une augmentation de la sécrétion sudorale à la main et dans l'aisselle du côté malade.

Reinhard (8) a démontré expérimentalement que la quantité d'eau fournie par la peau varie dans les différentes régions et dépend de l'épaisseur de la couche épidermique, de sa résistance, du volume et du nombre des glandes sudoripares, des follicules pileux, des capillaires et des branches artérielles.

Donders (9) suppose que, en dehors des glandes sudoripares, l'épiderme laisse aussi exhaler de la vapeur d'eau.

(1) *Schmid's Jahrbücher*. 1869.
(2) *Gaz. de Paris*, 1853.
(3) *Journal de la Physiologie*, Brown-Séquard.
(4) *Nouveaux éléments de la science de l'homme*.
(5) *Pathol. Untersuch.*, p. 145.
(6) *Berlin. klin. Wochensch.* 1875.
(7) *Wiener med.-Halle*, XIV, 1863.
(8) *Zeitsch. f. Biologie*, B. V.
(9) *Phys. d. Menschen.*

F. Erismann (1) a prouvé par des expériences concluantes que la véritable fonction des glandes sudoripares consiste dans la perspiration cutanée, que l'épiderme est un organe de protection et empêche l'évaporation en masse de la vapeur d'eau à la surface du corps, comme Voit l'avait déjà montré avant lui.

On a observé des sueurs unilatérales dans la maladie de Basedow, le diabète sucré.

Cl. Bernard a vu chez les chevaux, après la section du grand sympathique d'un côté et la paralysie vaso-motrice consécutive, apparaître de la sueur sur la moitié du corps correspondante.

E. Fränkel (2) a publié une intéressante observation d'hyperidrose unilatérale de la moitié gauche de la tête et du tronc et du membre inférieur gauche, où les ganglions du sympathique cervical, surtout le ganglion cervical inférieur, présentaient des parties d'un noir brun, du volume d'un grain de sable, arrondies et rayées, ayant l'apparence d'espaces creux, revêtus d'un endothélium distinct et comblés par des globules sanguins (vaisseaux). Voir Ebstein (3).

ALTÉRATIONS QUALITATIVES DE LA SUEUR.

Ces changements ont été encore peu étudiés jusqu'ici, et nous ne les connaissons que par l'odeur (osmidrose, bromidrose) et la coloration (chromidrose) de la sueur.

Comme l'odeur est une sensation subjective, les renseignements basés sur les impressions de l'odorat sont très différents dans les diverses maladies ; elle doit dépendre le plus souvent de la présence des acides butyrique, formique, métacétonique. On cite des cas de péritonite où la sueur avait l'odeur du musc ; la sueur des sujets syphilitiques exhale, dit-on, une odeur douceâtre, celle du goutteux une odeur acide, celle des scorbutiques putride ; celle du scrofuleux sentirait la bière ; celle de la fièvre intermittente le pain bis frais (?). On dit que Schönlein diagnostiquait par l'odorat la rougeole et la scarlatine. Heim, de Berlin, possédait également ce don merveilleux ! Du reste, à l'état normal, chacun de nous a son odeur particulière, que des animaux, par exemple, reconnaissent à coup sûr. Quelques relations de sueurs bleues (4),

(1) *Zeitsch. f. Biol.*, XI, 1874.

(2) *Zur Pathol. d. Halssympathicus. Inauguraldissert.* Breslau, 1875.

(3) *Virchow's Archiv.* 62 B. 1875.

(4) *Cas de cyanidrose* (sueur bleue). Kollmann a communiqué (à la Société médico-physiologique de Würzbourg) une observation de cyanidrose, que je tiens à citer ici parce que l'examen chimique de la sueur a été fait par Scherer.

Il s'agit d'un homme de quarante ans, de teint jaunâtre, dont l'affection s'était développée lentement et dont les organes internes étaient tout à fait sains. Il avait des attaques de vertige, des battements de cœur et il était d'un caractère pusillanime et d'humeur sombre ; il était sujet à des congestions de la face, de la conjonctive et des mains, à des sueurs nocturnes profuses ainsi qu'à des hémorrhagies hémorrhoïdales.

vertes, noires (Wilson), existent dans la science; Sardon (1) a observé aussi un cas de chromidrose. La teinte jaune des ictériques ne vient pas de la sueur, mais de l'imbibition des cellules épidermiques par la matière colorante de la bile.

Les *sueurs de sang — hématidrose* — dont l'existence est attestée par des auteurs dignes de foi [Gendrin (2), Türck (3) Ebers (4)], se présentent surtout chez des femmes atteintes d'aménorrhée et peuvent dépendre d'une légère déchirure des parois des capillaires des glandes sudoripares, à la suite d'une violente excitation. Il s'agit donc ici, non pas de sueurs de sang, mais d'*extravasations sanguines dans les glandes sudoripares.*

L'excrétion de l'*urée* par la transpiration, dans le choléra (5), l'éclampsie puerpérale, la maladie de Bright, est un fait démontré. La présence du *sucre* dans la sueur comme produit de sécrétion morbide n'est pas encore suffisamment établie. Leube (6) a constaté récemment, chez un grand nombre de malades, l'excrétion d'albumine par la sueur.

Au scrotum et à la face interne des cuisses, se montraient des sueurs qui, incolores d'abord, prirent une légère teinte bleue, qui finit par passer à l'indigo foncé. Les sueurs bleues apparaissaient malgré les soins de propreté et les ablutions, et les parties du caleçon qui étaient en contact avec la région que nous venons d'indiquer étaient également colorées en bleu indigo.

L'analyse chimique faite par Scherer constate la coloration bleue de la sueur, qui était due à la présence du *phosphate de protoxyde de fer;* on examina au microscope de petits grumeaux desséchés, colorés en bleu, recueillis à la surface du scrotum. Les parties organiques qu'on y trouva (épiderme, poils, etc.) étaient incolores, tandis que les fibres (coton) provenant des pièces du vêtement étaient diversement colorées, depuis le brun et le violet jusqu'au bleu ; on trouva en outre des particules isolées, bleu foncé, en partie grumeleuses.

Aucune autre sécrétion ne présentait cette coloration. Quant à la couleur bleue de la sueur, elle était des plus intenses après l'administration de préparations ferrugineuses. Kollmann décrit cette forme de chromidrose sous le nom de *cyanidrose.*

On trouve encore dans la littérature médicale quelques observations de sueurs bleues (Würtemb. medic. Correspondenzblatt. 1835). L'une d'elles concerne l'un de nos confrères (le Dr Beyfuss) de Göttingen. Il observa pendant longtemps que la sueur de ses pieds renfermait un pigment bleu. Le Dr Michel a fait la même remarque sur la sueur de son aisselle droite. Tous deux se sont suffisamment convaincus que ce pigment ne provenait pas des vêtements. Bizio a trouvé de l'indigo dans des sueurs bleues, Fordas de la pyocyanine.

D'autres cas ont été publiés par Heyfelder, Bergmann, Ferend et Ipavic. Le premier raconte qu'un homme de quarante-huit ans, hypochondriaque, amaigri, et une femme hystérique de cinquante ans, qui souffraient tous les deux d'affections du foie, étaient sujets, principalement dans l'aisselle du côté droit, à des sueurs bleues dont la coloration n'était certainement pas produite par les vêtements.

(1) *Journal of cut.*, 1868.

(2) *Gazette des Hôpitaux*, 1850.

(3) *Revue médico-chirurgicale*, 1851.

(4) *Die Hämatidrosis oder der blutige Schweiss.* Breslau, 1856.

(5) Drasche: *De la présence de l'urée sur la peau et les muqueuses dans le choléra. Zeitschrift. d. Gesellsch. d. Aerzte*, 1856. La matière pulvérulente se compose d'urée pure cristallisée.

(6) *Centralblatt f. med.* W. 1869, 39.

Les recherches sur l'excrétion des médicaments par la sueur sont encore peu nombreuses.

La *quinine* et la *salicine* n'y passent point, l'*iode* n'y apparaît qu'après un long usage; mais on y a reconnu positivement la présence des *acides tartrique*, *succinique*, *benzoïque* et *cinnamique*, de l'*arsenic;* on y a aussi trouvé du cuivre à la suite d'un empoisonnement par un composé de ce métal (Clapton) (1).

On se gardait autrefois de guérir les sueurs profuses, dans la crainte de provoquer des maladies internes; c'est ce qu'on lit dans Buchner (2), Krügelsten (3), Ringens (4).

Traitement. — En ce qui concerne l'hyperidrose locale, les ressources de la thérapeutique réussissent, dans la plupart des cas, à la faire disparaître. Dans l'hyperidrose des pieds, on commence par faire retirer les bas et les chaussures pour éloigner la mauvaise odeur; puis, après avoir bien lavé et séché les pieds, on les enveloppe d'un linge de toile, enduit d'une épaisse couche de la préparation suivante: *emplâtre de diachylon simple liquéfié, huile d'olives* âa parties égales (Hébra). On doit renouveler ce traitement quotidiennement pendant neuf jours. Cette période suffit, le plus souvent, pour arriver à la guérison. On recommande en outre des bains avec des substances astringentes: *décoction d'écorce de chêne;* des frictions avec le *savon sulfureux ioduré*. Il est encore bon que les personnes ainsi affectées répandent dans leurs bas de la *crème de tartre pulvérisée;* et qu'après la guérison elles introduisent entre les orteils de la charpie sèche saupoudrée d'amidon ou de crème de tartre; des lotions répétées sont également utiles. Les cautérisations à la *pierre infernale* (Baerensprung) sont superflues. Dupont recommande l'*extrait d'aconit* à l'intérieur dans l'hyperidrose générale; Waldmann a observé un succès par l'emploi du *Boletus suaveolens;* Caffard conseille des lotions avec une partie d'oxyde rouge de plomb pour 20 parties d'eau. On emploiera les mêmes moyens pour combattre l'hyperidrose de l'aisselle et des mains.

Williams (5) a éprouvé l'action de 2 à 3 grains d'oxyde de zinc contre les sueurs nocturnes.

V. Rothmund (6) conseille contre l'odeur fétide de la transpiration des pieds des pédiluves contenant un sel ammoniacal et des lotions au permanganate de potasse.

(1) *Medical Times*, 1868.
(2) *De sudoribus pedum imprimis habitualis noxia suppressione.* Hal., 1762.
(3) *Ueber den Fusschweiss*, etc., *Hufeland Journ.* Bd 30.
(4) *De sudoris pedum et praesentis suppressione patholog.* Bonn, 1835.
(5) *The London med. record*, 1873.
(6) *Baier. Intelligenzblatt*, 1872.

4e CLASSE.

INFLAMMATIONS.

La peau et les muqueuses sont les organes qui permettent le mieux l'étude clinique des phénomènes de l'inflammation. Comme nous l'avons expliqué en détail dans les généralités (page 46), l'on considère aujourd'hui le processus inflammatoire comme consistant essentiellement dans une dilatation vasculaire (hyperémie) provoquée par une irritation, dans l'épanchement d'un exsudat séreux ou renfermant des éléments figurés et dans une prolifération et une altération fonctionnelle du tissu et de ses éléments. L'hyperémie se manifeste à la peau par une rougeur de nuances variées ; en tant qu'hyperémie, elle est généralement transitoire et doit rarement être considérée comme une lésion accompagnant ou déterminant des désordres plus profonds. C'est seulement lorsqu'elle dure et qu'elle s'associe avec l'*exsudation* que les conditions de l'inflammation sont établies. L'exsudat qui, par suite d'une augmentation de la pression sanguine intra-vasculaire, passe des voies circulatoires dans le tissu environnant, ou qui s'échappe des cellules altérées de ce tissu, peut être séreux, presque aqueux ; alors il peut être excrété en un temps très court, mais aussi être résorbé rapidement. L'urticaire et plusieurs formes d'érythèmes en fournissent des exemples.

On pourrait donc considérer cette exsudation séreuse comme représentant le degré le plus léger d'inflammation locale, s'accompagnant ou non d'une simple sensation de démangeaison ou de cuisson, sans complication d'une maladie de tissu plus profonde ou d'une maladie générale (fièvre).

Dès que le tissu enflammé est atteint lui-même, comme la surabondance de matériaux nutritifs l'excite à une activité vitale plus considérable, il se produit une augmentation des éléments cellulaires par voie de division des éléments normaux du tissu et par immigration des globules blancs du sang, et l'on observe le phénomène de l'*infiltration inflammatoire*.

Un degré d'inflammation plus intense aboutit à la suppuration. L'exsudat par lui-même n'est d'abord nullement purulent ; mais il se forme toujours de nouveaux éléments cellulaires, *cellules du pus*, qui s'échappent en partie des voies circulatoires, puisqu'ils passent à travers les parois vasculaires, comme l'ont démontré Waller et Cohnheim ; mais les éléments mêmes du tissu participent également à la production du substratum qui donne naissance aux nouvelles cellules (pus) par scissiparité et formation endogène.

Le tissu est d'abord indifférent, c'est-à-dire qu'il se compose de jeunes cellules qui ne se distinguent pas des cellules embryonnaires. Le processus inflammatoire augmente-t-il, la suppuration ne tarde pas à survenir, et si l'état se continue, des cellules indifférentes (cellules migratrices) il se forme graduellement du tissu conjonctif. Les phénomènes cliniques de l'inflammation chronique dépendent d'une infiltration de ce genre avec production excessive de tissu conjonctif, et l'on ne saurait par conséquent délimiter d'une manière absolue l'inflammation chronique et la séparer de l'hypertrophie et des tumeurs.

La suppuration s'accompagne toujours d'une destruction des éléments du tissu ; mais quand le pus ne se forme que dans les couches superficielles du corps papillaire ou que la destruction de l'épithélium n'est pas considérable, la perte de substance est complètement restaurée sans formation de cicatrices. Le processus suppuratif envahit-il, au contraire, toute l'épaisseur du derme, entraînant ainsi la perte de portions considérables de la peau, la réparation se fait par le moyen du tissu de granulation, par voie de cicatrisation. Comme exemples de suppurations superficielles qui peuvent se terminer sans formation cicatricielle, nous citerons toutes les éruptions vésiculeuses et bulleuses, l'herpès iris, l'eczéma, le pemphigus, etc. Dans certaines éruptions pustuleuses, l'acné, ainsi que dans les ulcérations, nous trouvons des exemples de suppuration s'étendant plus profondément et guérissant avec des cicatrices.

L'inflammation *diphthéritique* constitue une autre forme, dans laquelle ni l'exsudation ni la suppuration ne sont à proprement parler délétères par elles-mêmes ; la spécificité dépend probablement d'une matière morbide, produite par infection externe au siège de l'inflammation, qui amène la destruction rapide des parties envahies, aussi bien que des tissus sains situés dans le voisinage immédiat, et présente ce processus morbide que l'on décrit cliniquement sous le nom d'ulcération *gangréneuse* ou diphthéritique.

Dans notre classification des affections inflammatoires de la peau, nous nous sommes guidé principalement d'après les considérations étiologiques et la forme extérieure des produits de l'inflammation, parce que ce sont ces données qui facilitent le plus l'observation clinique. Nous distinguons donc, d'abord, les inflammations d'origine *contagieuse*, puis celles qui naissent *spontanément*, c'est-à-dire celles dont la cause ne nous est pas encore suffisamment connue, et enfin les inflammations *traumatiques*.

I. INFLAMMATIONS PRODUITES PAR CONTAGION

A. AIGUËS, A MARCHE TYPIQUE.

1. VARIOLE (VARIOLA (1), BLATTERN, SMALL POX, PETITE VÉROLE).

Historique et pathologie. — Les opinions sont très partagées sur l'époque de la première apparition de la variole. Tandis que certains auteurs (Monro) (2) prétendent qu'elle régnait en Chine et aux Indes près de 1,500 ans avant notre ère, et que, vers la même époque, on adorait dans l'Inde une déesse particulière qui préservait de cette affection, d'autres affirment qu'elle ne fit sa première apparition qu'au sixième siècle. Il existe au British Museum des manuscrits qui doivent remonter au neuvième siècle, et où l'on a trouvé une prière pour se préserver de la variole; on y lit l'expression *variola.* On veut la reconnaître dans les expressions ἐξανθήματα μελάνα, ἄνθρακες πόλλοι, ἐκθύματα μέγαλα, employées par Galien et Hippocrate, et l'on voit une épidémie de variole même dans la peste décrite par Thucydide et qui sévit à Athènes pendant la guerre du Péloponèse. On interprète de la même façon l'épidémie qui éclata parmi les troupes d'Alexandre le Grand à son retour des Indes, et, d'après un récit de Denis d'Halicarnasse, on dit que la variole régna à Rome en l'an 301 après sa fondation. Mais l'inexactitude des descriptions rend toutes ces dates fort douteuses.

C'est au temps de Mahomet que nous trouvons les premières données précises sur la variole, et le Koran raconte que, pendant le siège de la Mecque (dans la guerre dite éléphantine, 572), une troupe d'oiseaux miraculeux, à plumes noires et vertes et à becs jaunes, jeta des pierres de la grosseur d'un pois sur l'armée abyssinienne et en détruisit une grande partie.

Razès, médecin arabe, qui pratiquait à Bagdad au dixième siècle, est le premier qui parle explicitement de la variole (3), et, entre autres autorités, il cite un médecin d'Alexandrie, nommé Ahron, qui aurait vécu vers l'an 622, à l'époque par conséquent où Mahomet commençait à se faire connaître.

Les succès des armes des Sarrazins au huitième siècle (711), en Espagne et en Sicile, ont sans doute beaucoup contribué à la propagation de la variole dans les différents pays de l'Europe.

Depuis, ou plutôt pendant les croisades (douzième et treizième siè-

(1) Le nom de variola se rencontre pour la première fois au sixième siècle, et vient, soit de *varus* (bouton), soit d'αἰόλος (*variegatus*).

(2) *History of the small pox.* London, 1815.

(3) *Traité de la variole*, etc., Leclerc et Lenvir. Paris, 1866.

cles), on connut la variole comme maladie endémique dominante ; elle se répandit d'Orient en Occident, et partout s'élevèrent des refuges spéciaux destinés à en arrêter l'extension et à donner asile aux personnes atteintes.

Peu après la découverte de l'Amérique, les Européens apportèrent la variole aux aborigènes des pays nouvellement découverts. D'après les déclarations des auteurs espagnols, rien qu'au Mexique, 3 millions et demi d'habitants furent victimes du fléau (1518). A Haïti, la population tout entière fut moissonnée, et au Brésil plusieurs tribus eurent le même sort.

Les pays que n'envahirent pas les marins espagnols et portugais ne tardèrent pas à être visités par les Hollandais et les Danois, qui portèrent avec eux l'infection variolique. En Islande (1) seulement, sur une population de 50,000 habitants, 20,000 devinrent victimes de la maladie. La variole étendit ses ravages parmi les aborigènes des îles Feroë, du cap Nord et du Groënland, et l'effroyable violence de l'affection est attestée par le fait qu'au Groënland, sur 2,000 personnes atteintes, 7 seulement échappèrent à la mort. Vers le même temps (1767), l'épidémie régna en Sibérie et au Kamtschatka ; cette dernière contrée fut à peu près dépeuplée.

Il y a bien peu de pays qui aient échappé aux ravages de la petite vérole, et de temps en temps de nouvelles épidémies ont toujours apparu et se montrent encore aujourd'hui avec ce caractère dévastateur, dans toutes les parties du monde et dans les pays les plus divers ; ainsi, rien qu'en Europe, de 1872 à 1874, cette maladie a coûté la vie à plus de 500,000 habitants.

VARIOLE.

Définition. — La variole (*Blattern*, *Pocken*) est une maladie cutanée, contagieuse, aiguë, accompagnée de fièvre et se traduisant par une éruption consistant en papules, qui se transforment bientôt en vésicules, en pustules et en croûtes, suivent une évolution typique et sont contagieuses.

La durée de l'incubation n'a rien de fixe et paraît pouvoir varier de quelques heures à quatorze jours. La notion du contage s'est établie, dans ces derniers temps, sur un terrain plus solide, en ce sens qu'on a voulu entendre par là des organismes inférieurs, bactéries, micrococcus. Mais, tant que l'origine des bactéries restera inconnue, on devra considérer comme hypothétique toute relation entre elles et les mala-

(1) Wendt, *Beiträge zur Geschichte der Pocken im dänischen Staate* (Kopenhagen, 1824).

dies contagieuses, et le fait est que ces organismes se rencontrent presque toujours dans des tissus en décomposition, rarement sur des préparations fraîches.

Suivant l'intensité du processus morbide, on observe dans la variole des formes *graves* et des formes *légères*.

Prises isolément, les efflorescences varioliques sont absolument identiques au point de vue de leur structure anatomique aussi bien que de leurs signes cliniques : seule l'intensité de la maladie est variable ; dans la variole grave, les efflorescences cutanées sont plus nombreuses que dans la variole légère.

VARICELLE.

Dès 1767, Heberden séparait cette maladie de la variole. L'ancienne division en variole vraie, varioloïde et varicelle (Thomson) avait déjà été combattue, et avec raison ; mais elle l'a été surtout dans ces dernières années : me fondant sur ma propre expérience et sur l'opinion d'un grand nombre d'observateurs, j'ai cherché à établir ici que la varicelle est une maladie distincte de la variole.

Parmi les signes de l'éruption vésiculeuse qui constitue la varicelle, les plus saillants sont les suivants : elle atteint de préférence les enfants, après la dixième année elle devient plus rare ; elle se fait par poussées successives, de sorte qu'on observe en même temps les différentes périodes sur le même sujet ; elle se développe brusquement, sans symptômes prémonitoires ou après des prodromes insignifiants, comme une légère angine, et sans exanthème prodromique ; dès la fin du premier jour, les taches se transforment en vésicules et en bulles contenant une abondante sérosité, limpide ou lactescente, rarement purulente, à réaction faiblement alcaline ; ces vésicules crèvent bientôt et se dessèchent en croûtes de couleur foncée. L'éruption dure, en général, de trois à cinq jours ; quelques vésicules se montrent aussi sur les muqueuses. La température oscille entre 37° et 38° 2, elle se maintient dans les limites de la température normale ou bien s'élève jusqu'à 39° et même 40° (Thomas) ; la fièvre est toujours sans gravité et ne dure souvent que douze heures. La durée totale de la maladie est courte, de six à huit jours, mais elle peut aller jusqu'à quatre semaines (Hofmann, Trousseau) (1). Les épidémies de varicelle se produisent souvent en dehors des épidémies de variole (Hesse) (2) ; la vaccine ne donne aucune immunité contre la varicelle, et les atteintes de varicelle ne préservent guère de la variole. On a vacciné avec succès dans le cours de cette affection et peu de temps après sa terminaison (Wider-

(1) *Union médicale*, 1853.
(2) *Epidemie in Kopenhagen, am Cap der guten Hoffnung*. Leipzig, 1829.

hofer, Förster, Vetter, Neumann). Le contenu de la vésicule de varicelle s'inocule difficilement; une seule fois j'ai pu transporter sur un enfant non vacciné le contenu de consistance mielleuse et obtenir un résultat positif. Les inoculations de la lymphe varicellique, connues jusqu'ici, ont donné, sur 130, 9 une éruption générale, 20 une éruption locale ; toutes les autres ont échoué. On a eu tort de conclure de là que cette sérosité n'est pas inoculable; il faut distinguer entre une manifestation purement locale et la production d'une éruption générale; Steiner (1), qui a eu 8 succès sur 10 inoculations, a toujours obtenu la varicelle, jamais la variole; dans chacun de ces 8 cas, la période d'incubation a été de huit jours; Steiner a vu se produire une variole confluente quatorze jours après la terminaison d'une varicelle. A la suite d'inoculations de varicelle, on ne voit jamais survenir autre chose que la varicelle. Il arrive souvent que des sujets qui viennent d'avoir cette maladie sont atteints de variole grave et même mortelle (Lothar Mayer (2), Thomas, Fleischmann, Förster et autres). Les enfants non vaccinés prennent très bien la varicelle dans le cours d'une de ces épidémies qui ont parfois une fort longue durée, témoin celle de Halle qui a persisté de 1862 à 1872 (3). Vetter (4) a cherché à différencier les deux éruptions au point de vue de la structure anatomique : l'efflorescence de la varicelle est certainement moins cloisonnée que celle de la variole. Fleischmann (5), Eisenschütz (6), Widerhofer, L. Mayer (7), Thomas (8), Nikolai, Hennoch (9), se prononcent également pour la spécificité de la varicelle.

Les caractères précis que nous avons assignés à la varicelle sont fondés sur l'expérience et l'observation. Au siècle précédent, comme dans le nôtre, quelques observateurs se sont prononcés en faveur de l'unité du principe contagieux de la varicelle et de la variole : Thompson (10), Stokes, Reil, Heim, Rayer ; de nos jours, Hébra, et avec lui, Lebert, Kaposi et autres, soutiennent encore cette doctrine avec ses conséquences; pour Hébra, il subsiste quelques desiderata importants qui empêchent de séparer complètement les deux maladies. Il faudrait avant tout constater, par une expérience plus étendue, que des enfants

(1) *Wien. med. Wochenschrift*, 1875, n° 16.
(2) *Deutsche Klinik*.
(3) Weinert, *die Epidemie in Halle*.
(4) *Archiv f. Heilkunde*, 1 Jahrg. u. *Virchow's Archiv*.
(5) *Jahrb. d. Kinderheilk.* 3, J. 4, H.
(6) *Id.* *id.* 3, J. 3, H.
(7) *Deutsche Klinik*, 1870, n° 6.
(8) *Archiv f. Derm. u. Syph.* 1869. III. H. — *U. Handb. d. spec. Path. u. Therap. v. Ziemssen* 2 B. 2 Th. 1874.
(9) *Berl. Klin. Wochenschr.* n° 18.
(10) *An account of the variol. Epidem.* — *Historic. Sketch on the opinions respect. Small-Pox*. London, 1820, 1822.

non vaccinés, réunis dans une maison où s'est déclarée une épidémie de varicelle, ne prennent que la varicelle; car on a présenté des observations absolument contraires (Hébra) de malade atteint de cette affection et ayant communiqué à d'autres personnes, non pas la varicelle, mais la variole vraie. Les cas opposés, recueillis dans des hôpitaux d'enfants, sont encore trop isolés pour qu'on puisse porter un jugement définitif. Il serait indispensable, en particulier, de découvrir dans la forme extérieure et dans la marche de cette affection des signes distinctifs qui permissent de la différencier de la variole légère; le simple contenu mielleux de l'exanthème n'est pas un signe de grande valeur, puisque, même dans la variole vraie, on trouve un contenu semblable dans quelques efflorescences. A la suite des inoculations de variole, pour lesquelles on employait toujours le pus des formes légères de la maladie, on a observé des varioles graves, parfois mortelles.

Cette discordance d'opinions disparaîtra, à notre avis, quand on réservera le nom de varicelle à l'affection qui présentera réunis les caractères que nous avons décrits, et quand on renoncera à traiter de varicelle toute forme légère de la variole. Nous arrivons maintenant à l'étude détaillée de la variole.

La durée de la maladie, qui répond toujours à l'étendue de l'éruption et à l'intensité des symptômes, est le seul caractère distinct entre les formes graves et les formes légères de la variole. L'ombilication, c'est-à-dire la dépression centrale que l'on regardait jadis comme particulière à la variole vraie, se présente dans toutes les formes de la maladie, ou fait complètement défaut, spécialement quand les pustules sont petites; on l'observe non seulement sur le tégument externe, mais encore sur les membranes muqueuses de la bouche et du pharynx. En outre, cette dépression ne se voit pas seulement sur les pustules varioliques, on la trouve aussi sur celles que produisent l'huile de croton et la pommade stibiée; elle existe également dans l'herpès zoster et dans la plupart des affections des follicules pileux; elle apparaît quand l'efflorescence se développe autour d'un follicule pileux, quand elle s'étend à la périphérie (par continuité) et se déprime au centre, quand plusieurs efflorescences se groupent autour d'un point central (Hébra). Plus l'évolution de la maladie sera lente, plus l'apparition de la dépression ombilicale sera favorisée.

Marche de la variole. — On distingue dans la variole les périodes suivantes : 1° période des prodromes; 2° d'éruption; 3° d'état; 4° de dessiccation.

Période prodromique. — Cette période est caractérisée par des symptômes fébriles, par des douleurs à la région lombaire et à la région sacrée, dans les articulations et au creux épigastrique, par des vomissements, du délire, des épistaxis, des hémorrhagies dans les organes les plus divers, par un gonflement catarrhal de la pituitaire et par une insomnie qui dure jusqu'à la période de suppuration. La gravité de ces symptômes n'est nullement en rapport avec l'intensité de la maladie; en effet, des phénomènes fébriles exceptionnellement graves et des exanthèmes prodromiques peuvent précéder une atteinte légère de variole.

Les *exanthèmes prodromiques* [Hébra (1), Knecht, Th. Simon (2), I. Neumann (3)] prennent les formes les plus variées; on observe parmi les plus fréquentes des *hémorrhagies*, assez souvent aussi des érythèmes de toutes sortes : l'*érythème diffus* de diverses nuances, l'*annulaire*, l'*E. gyratum*, *iris*, *urticans*, puis l'*urticaire* et enfin des *érythèmes scarlatiniformes* et *rubéoliques*.

Les *exanthèmes prodromiques hémorrhagiques* se rencontrent le plus souvent sur la moitié inférieure de la paroi abdominale jusqu'au triangle fémoral (Hébra), au creux de l'aisselle, sur la paroi thoracique et à la région dorsale ; ils se présentent aussi sous la forme de points disséminés sur toute la surface cutanée. Dans les cas où la paroi abdominale, la région inguinale et la cuisse sont couvertes de nombreuses taches hémorrhagiques, on observe ordinairement comme prodromes de *violentes douleurs au sacrum*, et on trouve presque toujours en même temps de l'albumine dans l'urine. Il ne se développe, en général, aucune efflorescence variolique dans les régions qui sont le siège d'hémorrhagies; lorsqu'il s'en produit, leur base présente habituellement un épanchement sanguin. Des influences extérieures (compression, irritation), qui déterminent des troubles circulatoires, peuvent aussi donner lieu à des hémorrhagies pendant la durée du processus variolique ; de là les points hémorrhagiques que l'on observe assez souvent à la région lombaire serrée par les vêtements, sur les seins, au creux de l'aisselle.

La série des symptômes s'accroît avec l'intensité de la maladie, surtout dans les organes de la cavité abdominale. Parmi les plus fréquents se montrent l'*albuminurie*, ou même l'*hématurie*, par suite de lésions *rénales;* puis les *vomissements de sang*, l'*hémorrhagie intestinale*, l'*apparition prématurée des règles*, les *métrorrhagies*, enfin l'*avortement*.

En ce qui concerne l'*albuminurie*, j'ai montré que, même dans les formes légères de la variole, quand un exanthème prodromique hémorrhagique s'est produit sur la paroi abdominale, l'urine, entre le 4e et le 7e jour de la maladie (121 fois sur 1148 cas), contient une plus ou moins grande quantité d'al-

(1) *Pathologie u. Ther.* 1 Hautk. 1860.
(2) *Arch. f. Derm. u. Syph.* 1872.
(3) *Bericht d. Communalblatternspitals.* Braumüller, 1874.

bumine; dans le purpura varioleux, l'albumine est constante, même en l'absence d'hématurie; dans les formes graves non hémorrhagiques de la variole, l'albuminurie persiste fréquemment; dans quelques cas, la dessiccation était déjà terminée lorsqu'on a constaté, en outre de l'albuminurie, un gonflement hydropique général. Cartaz, Abeille, Trousseau et Scheby-Buch avaient déjà fait les mêmes observations; ce que j'ai indiqué, c'est surtout la *coïncidence de l'albuminurie et des exanthèmes prodromiques hémorrhagiques de la paroi abdominale.*

Dans les cas graves, il y a, le soir, des exacerbations qui augmentent chaque jour d'intensité. Ce stade dure de vingt-quatre heures à trois jours, rarement davantage; cette prolongation, quand elle arrive, rend le pronostic défavorable (chez les ivrognes, les femmes enceintes, dans la période puerpérale).

Période d'éruption. — Les symptômes fébriles, ainsi que le délire et l'assoupissement, s'apaisent avec l'apparition de l'éruption; les malades se sentent mieux; la violence des symptômes ne persiste que dans les cas de variole maligne et persévère rarement durant toute la période d'éruption. Au quatrième jour de la maladie, on voit apparaître, d'abord à la face, des papules rouges, grosses comme des grains de millet, correspondant pour la plupart aux conduits excréteurs des follicules, qui souvent sont entourés d'une zone (halo) hyperémique.

Le cinquième jour, un point clair se montre au sommet de chaque papule, il s'élargit le sixième jour (vésicules), et, le septième, l'ancienne papule se trouve transformée en pustule. Par exception, dans les formes les plus intenses et les plus étendues, la pustulation ne se produit pas, et les vésicules avortent et se dessèchent. C'est aux extrémités que la transformation purulente de l'exanthème est le plus tardive. Quand l'éruption est abondante, elle apparaît d'abord à la face; quand elle est rare, elle se montre d'ordinaire plus tôt sur le tronc. A cette période, on peut confondre la maladie avec la *rougeole papuleuse*, et parfois aussi avec l'*erythème papuleux;* et souvent l'on ne saurait arriver à un diagnostic certain que dans les vingt-quatre heures suivantes (au cinquième jour de la maladie), lorsque l'évolution est plus avancée; on pourrait cependant, comme je l'ai montré, reconnaître la variole aux efflorescences de la muqueuse buccale, dont le développement est plus précoce.

Période d'état (acmé). — Elle commence au septième ou huitième jour et peut tarder jusqu'au dixième ou onzième jour dans les formes graves de la variole. Dans ces derniers cas, elle dure huit jours, surtout aux extrémités où les pustules prennent souvent une coloration foncée due à un épanchement sanguin (*variole noire*); cette durée est même fréquemment dépassée. Du huitième au onzième jour, on observe une élévation de température (fièvre de suppuration), qui peut persister plus longtemps suivant l'intensité et les complications. Les périodes d'éruption et de suppuration s'accompagnent quelquefois d'un gonflement œdémateux de la peau. Pour ce qui est de la disposition des efflorescences varioliques, elle n'est nullement due au hasard ; celles du dos et de la poitrine particulièrement, ainsi que celles des extrémités supérieures, sont disposées de façon à justifier l'hypothèse d'une répartition correspondant, d'une part aux *fissures* de la peau, de l'autre aux zones de distribution des nerfs cutanés ; en outre, les hyperémies et les inflammations antérieures du tégument, quelle que soit la cause qui les ait provoquées, déterminent toujours une augmentation du nombre des pustules sur les parties où elles siègent.

Période de dessiccation. — La dessiccation se produit suivant l'ordre d'apparition des pustules, de sorte que la durée de cette période, courte dans la forme légère, est plus longue dans la forme grave. Les différences anatomiques des efflorescences ne donnent aucun moyen de juger si la dessiccation sera rapide ou graduelle ; ce sont peut-être des influences chimiques qui interviennent ici. En général, on peut dire que plus la maladie est bénigne, plus la dessiccation se fait rapidement. Elle commence toujours par le centre des efflorescences ; les pustules de la face la subissent les premières, puis celles du tronc et des extrémités ; parmi les dernières, ce sont encore celles de la paume de la main et de la plante du pied qui se dessèchent en dernier lieu. La tension et le gonflement œdémateux de la peau disparaissent avec la dessiccation. La durée de cette période est en rapport direct avec le nombre d'efflorescences ; elle ne se termine donc qu'à la fin de la quatrième semaine, et même encore plus tard. On ne saurait considérer le malade comme étant hors de danger, tant que la dessiccation est incomplète. Cette période est réellement abrégée par l'administration de bains chauds.

Anatomie pathologique. — Rayer, Fuchs, Bateman, Alibert, Simon, considéraient déjà la structure des pustules comme cloisonnée, réticulaire ou cellulaire.

Ebstein, de Breslau, a trouvé une couche de cellules nucléées, dont les limites supérieure et inférieure sont le réseau de Malpighi et la couche épidermique. Les pustules superficielles se développent dans cette couche, mais s'étendent quelquefois plus profondément ; elles présentent une disposition réticulaire, résultant de cordons transversaux de cellules épithéliales étroitement serrées, dans les interstices desquels sont renfermées des cellules de pus. Les pustules qui s'enfoncent le plus profondément dans la peau sont développées dans les couches inférieures du réseau de Malpighi. La couche de nouvelle formation de ce réseau, qui surmonte les papilles, s'infiltre de cellules et, par l'activité de la formation cellulaire, il se forme au sommet de chaque papille des cavités qui se remplissent de corpuscules de pus ; la base de ces espaces est représentée par la papille, la voûte par la couche épidermique superficielle ; les parois latérales sont formées par la couche plus dense des cellules du corps de Malpighi qui n'ont pas été détruites. Le nombre des vacuoles de chaque pustule correspond à celui des papilles qui entrent dans sa formation. A la période de suppuration, les cloisons qui séparent ces cavités se détruisent, et c'est tout au plus si l'on en retrouve les débris.

L'examen des pustules par Auspitz et Basch (1), a donné les résultats suivants :

Papules au cinquième jour de la maladie, c'est-à-dire au deuxième jour de leur apparition : l'épiderme est soulevé par suite de l'augmentation d'épaisseur du réseau de Malpighi, dont les cellules constitutives sont plus volumineuses; les noyaux sont plus gros; les vaisseaux du chorion, surtout dans la région papillaire, présentent sur leurs

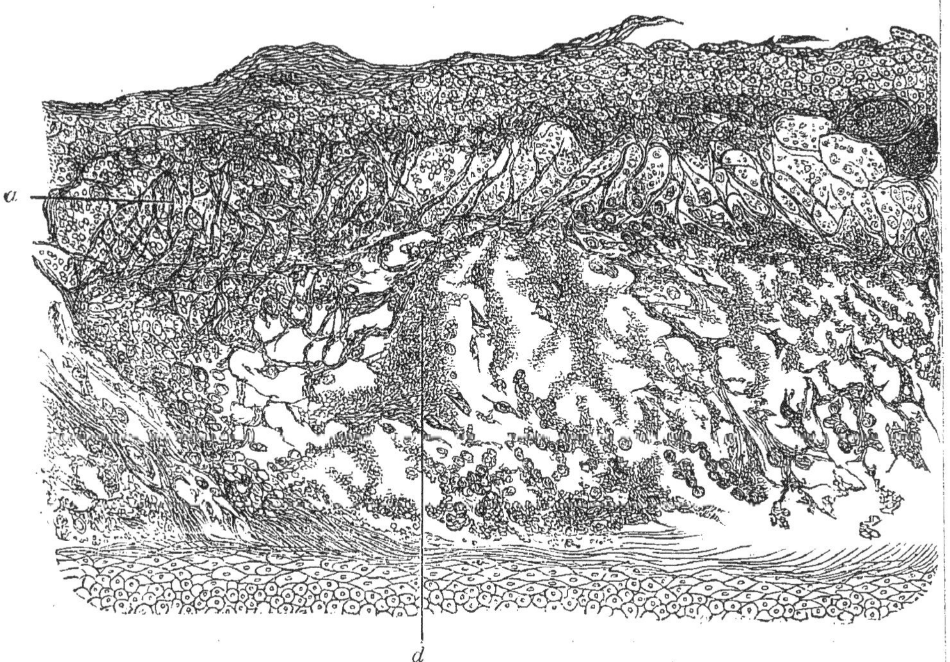

Fig. 9. — Coupe d'une pustule variolique développée sur un lupus.

(*) *a*, appareil réticulaire formé de cellules altérées du réseau de Malpighi; *b*, mailles remplies de corpuscules du pus; *c*, prolifération du lupus; *d*, cellules en détritus.

parois de nombreuses cellules, petites et arrondies; des éléments semblables existent également dans le stroma des papilles.

(1) *Virch. Archiv* Bd. 28.

Vésicules. — Sous l'épiderme se trouve une couche de cellules allongées, qui se fondent sans interruption dans les cellules arrondies ou aplaties et gonflées du réseau de Malpighi. Au-dessous de cette couche se voit un appareil réticulaire, qui est plus près de l'épiderme que du chorion et occupe une grande partie de la largeur des vésicules, mais ne s'étend pas profondément. Ce réticulum se compose de cloisons transversales (*a*), qui sont formées par les cellules fusiformes comprimées, aplaties, du réseau de Malpighi ; les mailles de ce réseau renferment des globules blancs, du sang et des cellules de pus (*b*). Au-dessous de cet appareil réticulaire se trouvent des cellules arrondies, qui ressemblent à celles du réticulum ou aux éléments gonflés du corps de Malpighi ; elles existent également dans les intervalles des papilles. Les papilles sous-jacentes aux vésicules sont plus larges et courtes; celles du voisinage immédiat des vésicules sont allongées. On observe une prolifération cellulaire autour des vaisseaux. Les altérations du tissu dermique sont représentées dans la figure 10.

Pustules. — L'appareil réticulaire s'étend encore davantage du côté du chorion et augmente de largeur du centre à la périphérie ; dans les interstices se trouvent des cellules arrondies. Les vaisseaux des papilles sont environnés d'une masse de cellules comprimées qui se fondent distinctement, à la périphérie, en corpuscules de tissu conjonctif. Le contenu pustuleux est enfermé, comme dans une capsule, par deux couches de cellules épidermiques non nucléées, disposition qui produit peu à peu l'isolement du pus enfermé dans la pustule. Outre les globules de pus, il y a aussi des éléments à noyaux (insolubles dans l'acide acétique) avec un contenu finement granuleux.

Le processus inflammatoire se termine généralement par la formation d'une nouvelle couche épidermique au-dessous de la pustule, dont le contenu se trouve ainsi graduellement expulsé, ou bien la couche de Malpighi se trouve réduite à une bande étroite, tendue sur les papilles, qui sont élargies ou complètement aplaties et dont les vaisseaux paraissent dilatés et comme pelotonnés. On donne le nom de *pseudo-membranes* varioliques à ces disques blancs, du volume d'un grain de chènevis, formés d'un enduit épidermique et qui sont fixés à la face inférieure de la voûte de la pustule; on en trouve d'analogues dans d'autres efflorescences vésiculeuses ou pustuleuses. Le contenu de la pustule se dessèche en croûte; au-dessous de celle-ci, le réseau de Malpighi reprend sa condition normale, ou bien il se forme une ulcération, d'où une dépression du derme qui contient une masse amorphe composée de graisse et de débris de fibres élastiques en détritus.

L'*ombilic* de la vésicule est une simple dépression de l'épiderme, *ombilic primitif*. Pendant que le gonflement des cellules s'accroît vers l'extérieur, le pus qui s'était lentement accumulé est emprisonné (comme dans une capsule) par les cellules gonflées de la périphérie, qui se développent graduellement, bien que la formation du pus au centre ne réponde pas toujours à l'accroissement de l'espace. Les cellules du réseau de Malpighi situées de chaque côté n'absorbent qu'en partie

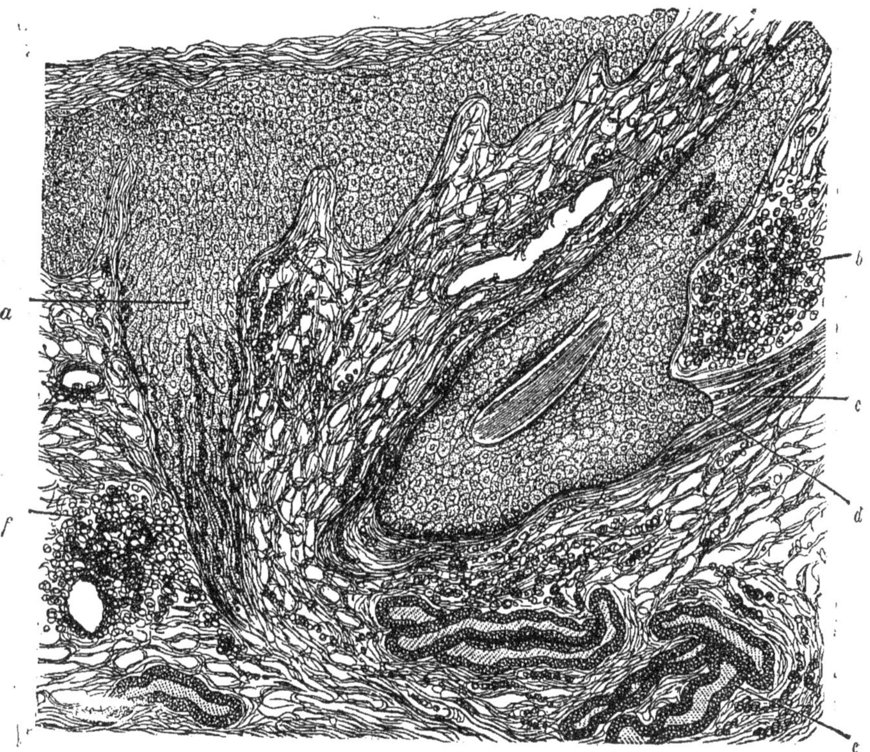

Fig. 10. — Coupe verticale du tissu dermique altéré à la période de suppuration de la variole.

(*) *a*, réseau de Malpighi ; *b*, corpuscules d'exsudation dans le tissu dermique ; *c*, glande sudoripare entourée de corpuscules du pus ; *d*, follicule pileux avec diverticule en forme de massue de sa paroi, au point d'insertion du redresseur du poil, *e*, dont les éléments sont dissociés par des cellules de pus ; *f*, corpuscules d'exsudat autour de la coupe d'un vaisseau.

le fluide amassé au centre, le corps papillaire se déprime au milieu, aussi l'épiderme, qui est supporté latéralement par une masse de cellules intimement agrégées, se déprime à la partie centrale, où le support fait défaut.

C. Weigert (1) a trouvé dans la variole une transformation de la couche inférieure du réseau de Malpighi en masses irrégulières fasciculées ou filamenteuses, ternes et sans noyau. C'est la lésion de la diphthérite, et on doit l'attribuer à l'action directe du virus varioleux. Ces faisceaux diphthéroïdes relient la voûte à la base de la pustule, et par ce mécanisme l'ombilication

(1) *Anatom. Beiträge zur Lehre von den Pocken*. Breslau, 1874.

se produit encore. Weigert distingue, en outre, un ombilic inférieur déterminé par une saillie du derme au-dessous du centre de la pustule.

VARIOLE HÉMORRHAGIQUE.

L'épidémie de variole que nous venons de traverser nous a familiarisés avec beaucoup des symptômes de cette affection, qui n'étaient pas jusqu'ici suffisamment connus ; les plus intéressants ont été les hémorrhagies cutanées. En dehors des cas de purpura varioleux proprement dit, j'ai observé plus de 8,66 p. 100 d'*exanthèmes prodromiques hémorrhagiques*, qui semblent parfois, sous le rapport de la nature, de la forme et de la distribution, constituer simplement un degré inférieur de la variole hémorrhagique.

Les hémorrhagies se présentent sous l'aspect de *taches* ou *de boutons de coloration très foncée*, du volume d'une lentille à celui d'une fève, isolés ou multiples, ou bien sous l'aspect de *tuméfactions plus considérables*, de *couleur bleuâtre*, qui sont de très mauvais augure, puisqu'elles sont, sans exception, suivies d'une terminaison funeste. Tantôt les taches suivent de près le début des symptômes prodromiques, tantôt on les constate seulement au sixième ou septième jour de la maladie, quand déjà une grande portion du tégument est couverte de vésicules confluentes. Des symptômes fébriles violents et persistants, surtout l'élévation de la température, des douleurs en ceinture, la langue sèche, l'haleine fétide, une albuminurie considérable, tels sont les signes habituels qui précèdent l'apparition des hémorrhagies cutanées. Un traumatisme accidentel de la peau, coup, pincement, injection sous-cutanée, suffit alors pour produire une tuméfaction d'une coloration foncée intense.

Ce mélange de vésicules et d'hémorrhagies est d'ailleurs une forme assez rare ; elle est très voisine du purpura varioleux, et tout purpura présenterait une physionomie semblable, si les malades ne succombaient, pour la plupart, avant l'éruption des vésicules.

Dans une autre forme de variole hémorrhagique, les efflorescences, à la période de vésiculation et de pustulation, contiennent un mélange de pus et de sang. Dans ce cas, tantôt c'est le centre (l'ombilic) qui est coloré en gris ou en rouge foncé par le sang et la matière colorante du sang, tandis que l'efflorescence se dilate à la périphérie et prend l'aspect d'une bulle fortement tendue; le pronostic est alors généralement défavorable ; tantôt le centre des vésicules ou des pustules ne contient pas de sang, tandis que la périphérie est entourée d'une aréole hémorrhagique; ici c'est le contenu tout entier de la vésicule ou de la pustule qui prend une teinte rouge foncée par le mélange de matière colorante du sang ou par un léger épanchement sanguin; ailleurs enfin l'hémorrhagie se produit aussi bien au centre qu'à la périphérie de la pustule variolique.

Dans les cas où l'hémorrhagie se fait au centre des efflorescences, la mort arrive à la période de vésiculation ou de pustulation, après que toute l'éruption variolique est devenue hémorrhagique.

Assez souvent on trouve les vésicules ou les pustules entourées à leur périphérie d'une aréole hémorrhagique, dont la dimension dépasse parfois celle de l'efflorescence. Cette forme se rencontre aussi bien dans les cas graves que dans les cas légers et, dans ces derniers, on l'observe presque toujours sur les parties déclives, et de préférence chez les personnes âgées.

Dans la variole avec pustules hémorrhagiques, les symptômes généraux n'ont pas toujours un caractère violent.

PURPURA VARIOLEUX.

Nous désignons sous ce nom cette forme de la variole, dans laquelle, en même temps que des symptômes prodromiques extrêmement violents, douleurs à la tête et au sacrum, délire, vomissements, apparaissent déjà des hémorrhagies cutanées. Tantôt ce sont des rougeurs punctiformes, qui donnent à la peau une teinte foncée très accentuée, comme dans la scarlatine; tantôt ce sont des taches et des boutons, du volume d'une lentille à celui d'une fève, d'une coloration grise ou noire intense; tantôt enfin des tuméfactions plus volumineuses, noires ou bleues, comme celles des contusions, et qui occupent surtout les régions où la peau n'est séparée des os que par une faible épaisseur de parties molles. Quand les malades ne succombent pas dès les premiers jours, il se développe, au-dessus et dans l'intervalle des ecchymoses, des vésicules plates, qui crèvent bientôt et donnent issue à un liquide fétide, lequel détermine, sur la peau fortement tuméfiée, des excoriations ou des ulcérations plates à tendance rapidement destructive. En même temps que les hémorrhagies cutanées, il s'en produit également dans d'autres tissus et d'autres organes; l'urine, presque sans exception, est sanglante et devient toujours plus rare à mesure que progresse la maladie; on peut observer des vomissements sanglants, des déjections sanglantes, des épistaxis, des hémorrhagies buccales, des hémoptysies; les métrorrhagies ne sont pas rares; des ecchymoses de la conjonctive palpébrale et de la conjonctive bulbaire donnent à l'œil chémotique du malade un aspect vraiment effrayant. La température de la peau est d'abord élevée; puis, quand l'éruption est établie, elle est à peine au-dessus de la normale; il en est de même pour la fréquence du pouls. Les facultés intellectuelles, troublées au début, reparaissent plus tard, et d'ordinaire les malades meurent brusquement en pleine connaissance.

Anatomie pathologique de la variole hémorrhagique. — En 1863, Érismann (1) a publié le résultat de ses recherches anatomiques, qui aboutissent à cette conclusion : c'est surtout dans les follicules pileux que se fait en premier lieu l'hémorrhagie. E. Wagner (2) trouve les caractères anato-

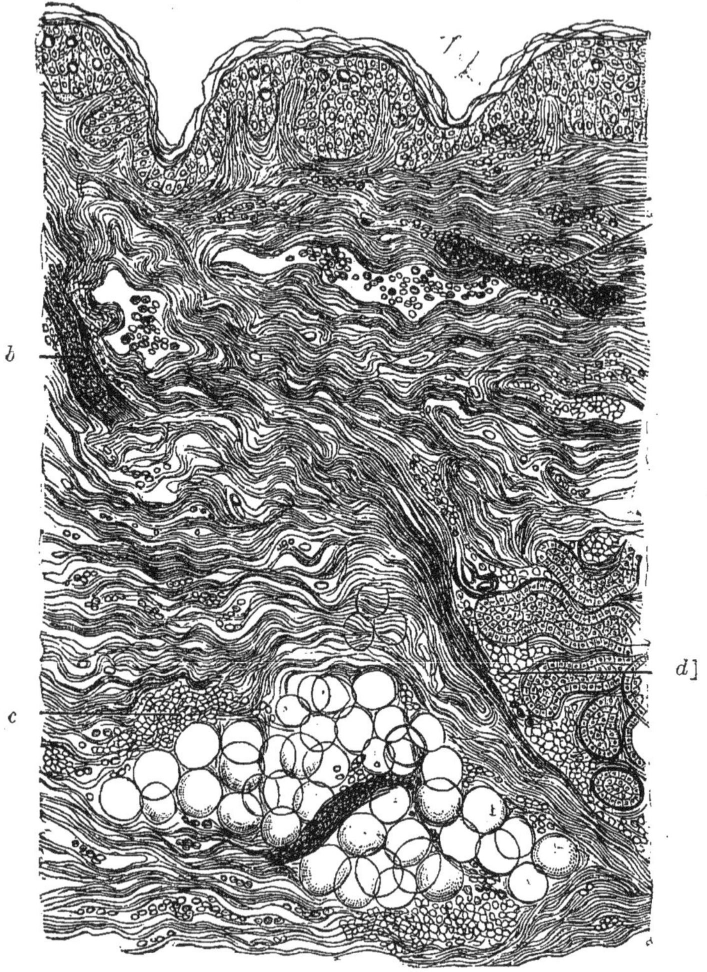

Fig. 11. — Coupe d'un lambeau de peau dans un cas de purpura varioleux.

(*) *a*, hémorrhagies dans le tissu du derme ; *b*, corpuscules sanguins arrêtés dans l'intérieur des vaisseaux ; *c*, hémorrhagies autour des glandes sudoripares ; *d*, hémorrhagies autour du tissu adipeux ; *e*, hémorrhagies dans le tissu conjonctif sous-cutané.

miques entièrement identiques dans la variole vraie non hémorrhagique et dans la variole hémorrhagique ; seule, la présence du sang dans cette dernière constitue le signe différentiel : à la première période, dit Wagner, il n'existe aucune différence ; à la dernière seulement, tandis que, dans la variole

(1) *Sitzungsberichte d. Kais. Akademie.*
(2) *Archiv d. Heilkunde*, 1868.

pustuleuse, on n'observe avec le sérum que des globules blancs, on trouve du sang mélangé au sérum dans la variole hémorrhagique ; quant à l'épanchement sanguin, il se fait par le sommet de la papille et ne résulte pas d'une rupture vasculaire. Évidemment Wagner n'a décrit là que les lésions anatomiques de la variole hémorrhagique et non celles du purpura varioleux.

Wyss (1) a observé un cas de variole hémorrhagique au 10e jour, chez un malade qui avait présenté, outre des taches sanguines, des vésicules à base hémorrhagique. L'examen a montré des extravasats sanguins dans la partie profonde du tissu épidermique ; on pouvait trouver aussi des globules de sang dans l'appareil réticulaire des vésicules. Dans un cas de purpura varioleux vrai, Wyss a observé des épanchements sanguins de 3 millimètres ; dans les papilles, l'extravasat consistait seulement en rares globules de sang ; on pouvait bien par hasard rencontrer des hémorrhagies dans les follicules pileux, mais ces follicules ne constituent nullement les points d'élection des hémorrhagies dans cette affection.

Voici le résultat de mes recherches (V. fig. 11).

Dans le purpura varioleux vrai, on trouve des extravasats sanguins dans les parties les plus diverses du derme et du tissu conjonctif souscutané. Dans les parties supérieures du derme, les extravasats n'atteignent jamais la même étendue que dans les parties inférieures ; on y observe une dilatation vasculaire considérable, des globules sanguins entassés et accumulés se pressent dans l'intérieur et à l'extérieur des vaisseaux et l'on en rencontre aussi quelques-uns qui sont isolés et éloignés de ces conduits. On est frappé de la pâleur des globules sanguins ; leur matière colorante s'est fixée sur les parties environnantes, aussi trouve-t-on fréquemment l'épithélium des glandes (glandes sudoripares et follicules pileux), les cellules du réseau de Malpighi, d'une teinte foncée très accentuée. Des épanchements sanguins plus étendus s'observent également à la partie inférieure du tissu dermique, dans le pannicule adipeux, entre les glandes sudoripares et dans le tissu conjonctif souscutané ; les fibrilles de ce dernier tissu sont pressées les unes contre les autres par les extravasats accumulés.

ÉRUPTION VARIOLIQUE SUR LES MEMBRANES MUQUEUSES (2).

Le processus varioleux s'étend aux membranes muqueuses, sur lesquelles il se produit une éruption comme sur le tégument externe ; néanmoins la structure anatomique et l'évolution sont différentes. Les différences s'observent principalement dans la marche de l'éruption et s'expliquent par la structure de la membrane muqueuse et de ses

(1) *Archiv f. Derm. u. Syph.* 1871. 4. Heft.

(2) V. I. Neumann, *Die Blattern auf Schleimhäuten. Wochenblatt der k. k. Gesellsch. de Aerzte*, 1862.

glandes, par la température, par l'abondance des sécrétions et enfin par l'action plus faible de l'air atmosphérique; ces conditions accélèrent le développement, la décroissance et la disparition totale de l'efflorescence. Tandis que, sur le tégument général, au commencement du quatrième jour, les follicules gonflés apparaissent sous forme de papules, on voit déjà sur la muqueuse buccale des efflorescences blanches, de la grosseur d'une tête d'épingle, sur une base rouge et tuméfiée; la capsule de ces papules est encore tendue à cette période et il faut une certaine force pour les enlever. Détachons une papule semblable, nous constaterons son état de macération et sa facilité à se laisser déchirer. L'examen microscopique la montre composée en partie de cellules épithéliales normales, en partie de cellules épithéliales gonflées (hypertrophiées) et, de plus, de noyaux libres avec des corpuscules granulaires et quelques cellules de pus.

L'examen plus tardif, par exemple le cinquième ou le sixième jour, fait voir un plus petit nombre de cellules épithéliales normales et une augmentation des corpuscules de pus; cependant les cellules épithéliales ont subi une modification frappante: certaines d'entre elles montrent en effet de deux à quatre noyaux contenant des corpuscules granulaires.

L'efflorescence des membranes muqueuses augmente à la fois de quantité et de volume, surtout dans le diamètre transversal, pendant les premiers jours, et la formation des vésicules sur la peau n'est pas encore terminée que l'éruption de la membrane muqueuse est déjà en voie de décroissance. Comme l'épithélium de la muqueuse est plus délicat que celui du tégument externe, la capsule épithéliale surélevée ne tarde pas à crever au centre, par suite de l'augmentation de l'exsudation qui se fait au-dessous d'elle; son contenu liquide s'écoule, et le point de rupture est marqué par une dépression où l'on aperçoit la muqueuse excoriée. Ces phénomènes se produisent durant les deux premiers jours du développement de l'efflorescence; cependant, à la périphérie, la capsule adhère encore; le moment de sa disparition varie du sixième au seizième jour. Dans la variole légère, la chute se fait beaucoup plus tôt: au commencement du huitième ou du neuvième jour, il n'y a plus de traces de l'éruption, ou bien elle n'est plus guère indiquée que par des taches rouge foncé. Dans la variole grave, l'évolution du processus peut se prolonger jusqu'au vingt-quatrième jour. La guérison est retardée dans les cas où l'exsudation s'est étendue au tissu sous-muqueux. Cette extension est assez fréquemment suivie de pertes de substance profondes de la membrane muqueuse, qui se réparent après suppuration au moyen de tissu cicatriciel. Malgré la rareté du phénomène, je tiens à dire un mot de la *dessiccation* sur les membranes muqueuses: la voûte et le voile du palais se recouvrent d'une croûte de plusieurs lignes d'épaisseur, qui, lorsqu'elle tombe, laisse sur la muqueuse une surface excoriée, couverte d'une exsudation blanche ou jaune. Cette formation de croûtes se présente spécialement dans le cas où les pustules sont si nombreuses sur la pituitaire que le patient ne peut respirer que par la bouche, et où par conséquent l'éruption de la cavité buccale est exposée à l'influence de l'air atmosphérique et se dessèche avec les produits de sécrétion de la membrane muqueuse.

On a observé, comme nous l'avons dit plus haut, que souvent, au 4e jour, les efflorescences sont complètement développées sur la muqueuse buccale, alors que sur la peau on ne voit encore que des papilles ; dans le cas où le *diagnostic est en suspens entre la variole et la rougeole papuleuse*, on peut trouver dans cette circonstance un *point de repère* ; de même, à une période plus avancée, c'est un symptôme qui pourra être utilisé comme signe différentiel entre une acné disséminée et une variole légère.

J'ai fait ces observations sur les pustules de la membrane muqueuse des lèvres et de la bouche ; mais les pustules varioleuses se rencontrent encore sur d'autres parties du tégument interne dont la situation n'offre pas autant de commodité pour l'examen : telles sont les muqueuses du nez, du pharynx, du tiers supérieur de l'œsophage (E. Wagner a observé une affection croupale de l'œsophage et des hémorrhagies stomacales), parfois de l'estomac, où elles s'accompagnent de gonflement de la muqueuse, de l'épiglotte, du larynx, de la trachée, des bronches jusqu'à la troisième division, de l'orifice de l'urèthre, du rectum, des nymphes, des paupières, du globe oculaire et du conduit auditif externe. Je n'ai jamais rencontré d'éruption sur le vagin, ni sur la portion vaginale de l'utérus, même dans les cas où il existait un prolapsus de ces parties.

La manifestation du processus varioleux sur le canal intestinal s'accompagne aussi d'une ulcération catarrhale qui détermine une diarrhée abondante ; ainsi Robert décrit une épidémie, à Marseille, dans laquelle le processus varioleux affectait principalement le canal intestinal, et Dressler une épidémie sur les moutons, dans laquelle le foie était le siège de la maladie ; j'ai pu voir ces efflorescences dans les poumons, le foie et les reins, sur des moutons auxquels le Dr J. V. Froschauer avait inoculé la clavelée (1).

Les poumons étaient criblés de nodules nombreux, durs, du volume d'un pois, tranchant nettement sur le tissu mou de l'organe, gris, d'une consistance un peu moindre vers le centre ; ceux qui étaient situés sous la plèvre étaient aplatis et ne faisaient qu'une légère saillie ; les nodules pulmonaires ne contenaient pas d'air. Les alvéoles étaient rétrécis par suite d'un gon-

(1) V. mon rapport sur l'*hôpital communal, l. c.*

flement très prononcé de l'épithélium, dont les noyaux, ainsi que leurs corpuscules, étaient tuméfiés et proéminents. L'épithélium remplissait complètement les alvéoles ; il avait vraisemblablement pris part à la prolifération.

Il existe habituellement des *pustules varioliques* à la *face externe des paupières*, et, dans le purpura varioleux, on y observe des *tuméfactions d'un bleu foncé*, qui font saillie et ressemblent aux meurtrissures produites par contusion.

La variole se montre très souvent sur les conduits excréteurs des glandes de Meibomius, et la cicatrisation occasionne parfois des difformités, par exemple le *trichiasis*, le *distichiasis* ou la *destruction complète des cils*.

Les phénomènes de catarrhe de la conjonctive palpébrale (rougeur de la muqueuse, gonflement et augmentation de sécrétion) font partie de la série symptomatique du processus varioleux; mais il n'est pas rare d'y rencontrer, en outre, des vésicules de la dimension d'un grain de millet à celle d'une lentille, dont le contenu jaunâtre s'écoule d'ailleurs très rapidement par suite de macération de l'épithélium ; l'efflorescence disparaît complètement en quelques jours.

D'autres symptômes oculaires de la variole qui, malgré leur rareté, sont toujours dignes de mention, sont le *chémosis* de la conjonctive palpébrale, l'apparition de *plaques diphthéritiques*, et enfin les hémorrhagies; ces lésions se compliquent souvent et simultanément d'altérations semblables de la *conjonctive bulbaire*.

On observe encore, sur le bord de la conjonctive, des vésicules qui disparaissent en quelques jours ou qui, après la chute de l'épithélium, se transforment en ulcérations ; celles-ci s'étendent en largeur et en profondeur, leur base se trouble ou se recouvre d'un exsudat jaunâtre et leur périphérie se termine insensiblement ; il n'est pas rare d'en voir partir des ramifications vasculaires considérables qui se dirigent de divers côtés. Les symptômes sont absolument les mêmes que ceux de l'*ophthalmie lymphatique*.

Sur la cornée, on trouve des *papules circonscrites*, s'accompagnant de violentes douleurs, de blépharospasme et d'une sécrétion lacrymale exagérée; la portion du tissu corné qui les entoure paraît tantôt normale, tantôt nuageuse et troublée par une inflammation parenchymateuse; elles sont isolées ou groupées sur le bord ou le centre de la cornée ; elles disparaissent rapidement par résorption ou bien elles se transforment en ulcérations, qui guérissent généralement en laissant une cicatrice, mais qui peuvent amener la perforation de la cornée, d'où issue de l'humeur aqueuse, hernie de l'iris, synéchie partielle, ou même iridocyclite et panophthalmie se terminant par l'atrophie du globe oculaire.

Signalons enfin une complication peu fréquente, celle de la kératite à hypopion, sous la forme d'ulcère de la cornée serpigineux avec hypopion (1).

Hirschberg (2) a étudié en détail les manifestations oculaires de la variole. Il décrit les lésions suivantes : foyers intermarginaux de la conjonctive, conjonctivite variolique et même diphthérite de la conjonctive, kératite circonscrite, abcès centraux et marginaux de la cornée (3); kératite diffuse, ulcères neuro-paralytiques, et enfin iritis post-variolique compliquée de trouble du corps vitré. H. Adler a donné un travail détaillé sur cette question (4).

Sur la langue, les pustules sont généralement volumineuses et très grosses à la face inférieure de cet organe. Il n'est pas rare que la totalité de la langue soit envahie par la maladie, elle augmente alors considérablement de volume, s'avance entre les dents et sort de la bouche comme une grosse tumeur, qui peut aller jusqu'à déterminer la suffocation, *glossite variolique*. On peut s'assurer, à l'aide du laryngoscope, de l'envahissement par l'éruption de la gorge, du pharynx, de l'épiglotte, du larynx et de la trachée. On peut réussir dans cet examen, sans grande difficulté, à la condition de le faire dès le début de la période éruptive. Il se fait parfois sur ces parties des ulcérations profondes; la membrane muqueuse du pharynx et de la trachée est alors recouverte d'une exsudation diphthéritique épaisse, au-dessous de laquelle la muqueuse, d'un rouge brun, présente des érosions, ainsi qu'une tuméfaction presque générale de $0^{m},002$ d'épaisseur. Ces altérations morbides s'étendent assez souvent dans les bronches jusqu'à leur troisième division, tandis que la membrane muqueuse des plus fines ramifications bronchiques est seulement gonflée et d'une coloration rouge foncé.

Nous appellerons encore l'attention sur les pustules du conduit auditif externe ; elles ne s'y présentent toutefois que dans les cas graves et principalement sur la portion cartilagineuse; on les a plus rarement observées sur la portion osseuse et sur le tympan ; je n'y ai trouvé que du pus et, celui-ci enlevé, la membrane tympanique se montre terne et parfois perforée. L'otorrhée, la surdité même peuvent survenir comme conséquence de la variole, c'est un fait bien connu.

Wendt (5) a rencontré, à la suite de la variole, des altérations de la trompe d'Eustache, de la caisse et de la membrane tympanique, des osselets, des cellules mastoïdiennes, particulièrement une hyperémie et une tuméfaction diffuse de la portion membraneuse coïncidant avec l'existence de pustules,

(1) V. *Bergmeister in Reumann's Bericht, l. c.*
(2) *Berl. Kl. Wochenschr.* 1871.
(3) *Arlt. Arch. f. o.* XVI, 1.
(4) *Vierteljahrschr. f. Derm. u. Syph.* 1874.
(5) *Archiv f. Heilkunde,* 1872.

une hyperémie et une hémorrhagie de la membrane du tympan, dont l'épithélium est épaissi et infiltré de sérosité ; il a constaté une fois sur cette membrane des cavités que remplissait un appareil réticulé, formé d'une substance fibrineuse coagulée, et qui contenait des corpuscules du pus ; il a observé le gonflement et le ramollissement, l'ulcération et la perforation du tympan, avec altération consécutive des osselets; la trompe était rétrécie ou même obstruée ; la muqueuse de l'oreille moyenne, hyperémiée, tuméfiée, était le siège d'hémorrhagies ou d'une forte prolifération.

L'étendue de l'éruption sur les membranes muqueuses correspond à celle du tégument externe ; on voit cependant des cas de variole légère dans lesquels la muqueuse du palais et du voile du palais présente un grand nombre d'efflorescences, tandis que, dans des cas, rares d'ailleurs, de variole grave, l'éruption s'y montre très discrète.

Les symptômes provoqués par la manifestation de la variole sur les membranes muqueuses des voies alimentaires et respiratoires sont : une douleur aiguë au moment de la déglutition (elle est parfois si intense chez les enfants qu'ils refusent toute nourriture et meurent d'inanition) ; un flux salivaire, l'enrouement, des pertes de substance diphthéritiques de la muqueuse ou une périchondrite laryngée avec œdème de la glotte consécutif (E. Wagner a trouvé des ulcérations profondes sur les cordes vocales inférieures) et, quand la maladie s'étend aux bronches, les symptômes de la bronchite. Mais ici, c'est moins la variole elle-même qui est en cause que l'inflammation catarrhale de la muqueuse qui accompagne l'exanthème; il en est de même pour la bronchite et la pneumonie.

Anomalies dans la marche de la variole. — Les pustules sont souvent si nombreuses qu'elles en deviennent confluentes; sur la face et les extrémités, au lieu de pustules isolées, on voit alors de larges bulles remplies de pus et de vastes cavités, *variole confluente.* En d'autres cas, les pustules n'ont que la grosseur d'un grain de millet (*var. miliformis*) ou, au contraire, elles se développent dès leur apparition en larges bulles (*var. pemphigosa*) ; il faut bien distinguer ces dernières des bulles aplaties, remplies d'un liquide jaunâtre, qui se montrent pendant la période de dessiccation sur les parties dépourvues de croûtes. Durant la période de dessiccation (après le quinzième jour de la maladie), chaque pustule s'entoure fréquemment d'un anneau bulleux, contenant du pus (*rupia variolosa*); ce sont des dépôts métastatiques, de même que les nouvelles pustules qui se forment, avec apparition de frissons, et qui se dessèchent rapidement (*impetigo variolosa*).

Dans les cas où les troubles fébriles sont permanents ou intenses, il peut se faire, par suite de la résorption du contenu pustuleux, des dépôts purulents dans la peau, après le dixième jour; ces dépôts apparaissent sous forme d'abcès ou de furoncles, ou bien il se fait une infiltration diffuse sur des portions considérables du tégument. Dans les derniers jours de la période de suppuration ou pendant le stade de dessiccation, le malade commence à éprouver une certaine douleur dans ces parties; cette douleur, tout d'abord, ne s'exagère pas par la pression, et aucun symptôme antérieur ne saurait en rendre compte jusqu'au moment où l'on observe un gonflement œdémateux accompagné d'une fluctuation indistincte. Si l'on incise sur un de ces points volumineux, il s'en écoule un pus ichoreux. A la suite de ces points douloureux se développent parfois des bulles hémorrhagiques; c'est un signe de gangrène et un pronostic de mort. Le processus destructif s'étend rapidement, et, au bout d'une semaine, les parties molles sont réduites à l'état d'escharre semblable à de l'amadou. L'érysipèle, la suppuration des ganglions lymphatiques, la lymphangite cutanée, la diphthérite, sont des complications assez fréquentes, surtout dans les régions où s'était déjà produite antérieurement une inflammation consécutive à une irritation de la peau (sinapismes, vésicatoires). Les organes internes, notamment les poumons, deviennent aussi le siège de dépôts purulents.

Pronostic et terminaison. — Le pronostic de la variole est généralement favorable. Il est absolument défavorable dans les premières années de la vie; dès le début de la maladie, les enfants refusent le sein, la voix s'enroue et la mort arrive. Le pronostic de la variole grave est également des plus fâcheux dans la grossesse et pendant l'état puerpéral; il faut s'attendre souvent à l'avortement ou à l'accouchement prématuré. Je n'ai jamais vu un enfant qui soit venu au monde porteur de la variole. Chez les ivrognes, les individus cachectiques et ceux qui relèvent de maladies graves, le pronostic est aussi plus sérieux. La mort survient parfois à la période d'éruption (variole hémorrhagique, purpura varioleux); mais le plus souvent elle arrive à la période de dessiccation, avec les symptômes d'un œdème de la glotte ou d'épanchements sanguins dans les cavités séreuses.

Quand la mort a lieu dans la période de dessiccation, on trouve à l'autopsie de vastes suppurations et destructions gangréneuses de la peau et des parties molles avec pyémie; de la *pneumonie catarrhale et lobulaire*, des *infarctus hémorrhagiques*, de la *gangrène pulmonaire* et de la *pleurésie purulente;* la suppuration des ganglions lymphatiques n'est pas rare non plus. E. Wagner (1) a observé la tuméfaction aiguë de la rate, parfois la dégénérescence graisseuse aiguë du foie et des reins, une infiltration albumineuse de la couche corticale des reins avec métamorphose graisseuse. Dans le purpura varioleux, on rencontre presque toujours des épanchements sanguins dans la cavité pleurale, dans

(1) *Archiv f. Heilkunde.*

le péricarde et dans le muscle cardiaque; l'adventice des gros vaisseaux présente des diffusions sanguines; il en est de même parfois des nerfs. Le cerveau est d'abord hyperémié; plus tard, il est plutôt infiltré de sérosité.

Je voudrais encore insister sur un point.

Trousseau et Jaccoud avaient déjà attiré l'attention sur l'hémiplégie consécutive à la variole; Guttstadt a vu une paralysie de la vessie et du rectum dans un cas où Westphal a constaté une myélite subaiguë. Outre les observations cliniques, il existe des faits anatomo-pathologiques, dont le nombre est d'ailleurs extrêmement restreint. E. Wagner a trouvé dans un cas de variole un ramollissement rouge, récent, du volume d'une grosse noix, à la partie postérieure du lobe cérébral droit; il a rencontré aussi des épanchements sanguins dans l'adventice des nerfs périphériques; Wohlrab (1) a vu une encéphalite partielle; Zuelzer parle d'un cas de purpura varioleux où il s'était fait des épanchements de sang dans les gaînes des nerfs.

J'ai trouvé des extravasats dans le névrilème des *ganglions intervertébraux*, et principalement de ceux de la région lombaire. Dans d'autres cas, j'ai pu constater des *troubles moléculaires* dans l'arachnoïde et la pie-mère rachidiennes; de même, j'ai trouvé à la face interne de la dure-mère une *couche d'exsudation* visible à l'œil nu, et *qui, colorée par l'aniline, laissait apercevoir distinctement des noyaux*; entre l'arachnoïde et la pie-mère, à la région dorsale, on observait aussi, à côté des extravasats, un état trouble et granuleux.

En présence de ces faits, on peut supposer sans invraisemblance qu'il *existe une relation intime entre les hémorrhagies cutanées et l'altération des ganglions; quant aux hémorrhagies des autres tissus, surtout des organes de la cavité abdominale, on pourrait, d'après les faits que nous venons de citer, les considérer comme des lésions vaso-motrices.*

ÉTIOLOGIE.

Le Dr W. Zuelzer a cherché, par des expériences sur des singes, à établir quelles sont les voies d'infection et quel est le véhicule du virus varioleux. Il a mêlé à leur nourriture du sang, du pus, des croûtes de varioleux, il en a fait des frictions et les a laissés séjourner longtemps sur la peau rasée, mais intacte; il leur a inoculé du sang, et il a fait passer l'air respiré par les animaux en expérience sur des croûtes et sur des linges imprégnés de sang et de pus provenant de varioleux.

Il est arrivé aux résultats suivants: 1° le sang des varioleux est infectieux; 2° l'infection n'a pas lieu par l'intermédiaire du tube digestif, ni vraisemblablement par la peau intacte; 3° en dehors de l'inoculation, la transmission se fait par l'air respiré.

C. W. Weigert (2) a trouvé dans le foie, la rate, les ganglions lymphatiques, les reins et dans l'intérieur des vaisseaux sanguins, des masses diphthéroïdes semblables à celles qu'il a décrites dans le réseau de Malpighi, et il attribue

(1) *Archiv f. Heilk.* 13 Jahrg., 6 Heft.

(2) Voir: *Wochenblatt d. k. k. Gesellschaft d. Aerzte*, 1870, n° 38.

une influence étiologique considérable, dans le processus variolique, à ces éléments utriculaires (Bactéries) auxquels des rangées de points s'entre-croisant indéfiniment donnent une apparence chagrinée.

Les expériences que j'ai instituées m'ont montré que les animaux supportaient sans accident notable l'injection sous-cutanée du pus de la variole grave purulente, tandis que l'injection du sang avait une action délétère immédiate sur les lapins. Je dois aussi insister sur ce fait que l'on a trouvé des bactéries dans le contenu des pustules varioliques, même à l'état frais, résultat que j'ai signalé dès l'année 1870 (1) pour la lymphe vaccinale, et que, tout récemment, Ferd. Kohn (2) a confirmé par des recherches minutieuses. Si nous voulions établir un rapport général entre ces bactéries et les processus morbides, nous admettrions, non pas que toute bactérie produit une maladie, mais que, seule, la bactérie qui a une fois reçu le caractère d'agent spécifique d'une affection pourrait être considérée comme portant avec elle un principe morbide. On est frappé, d'ailleurs, de ne rencontrer que quelques rares bactéries dans le sang frais du purpura varioleux, et de voir pourtant ce même sang inoculé manifester à un si haut degré sa puissance délétère, tandis que l'inoculation du pus est si facilement supportée par les animaux.

Affections consécutives à la variole. — (a) *Taches pigmentaires et cicatrices.*

Plus les pustules sont situées profondément et plus les parties profondes du chorion participent au processus inflammatoire, plus il y a probabilité de formation cicatricielle. C'est un résultat très-fréquent de la variole grave ; toutefois, les cicatrices peuvent également se produire dans les formes légères, dès que la suppuration a pénétré dans la profondeur de la peau. Aussitôt après la chute des croûtes, les cicatrices ont encore une teinte brune et font une légère saillie à la surface cutanée ; à la longue, elles pâlissent, se rétractent et deviennent moins disgracieuses ; dans beaucoup de cas, il persiste une tache pigmentaire très foncée, qui offre quelquefois au centre une dépression cicatricielle légèrement colorée.

Ces cicatrices diminuent souvent spontanément, parfois aussi elles augmentent de largeur et d'épaisseur, ce qui donne naissance aux tumeurs douloureuses appelées kéloïdes fausses (*keloides spurium*).

Les nombreux remèdes recommandés contre les difformités qui résultent de la formation de cicatrices et de taches pigmentaires de la face sont inefficaces, par cette raison qu'une perte de substance profonde ne saurait se réparer qu'au moyen du tissu cicatriciel, et qu'une inflammation intense laisse habituellement à sa suite un dépôt de pigment.

On peut cependant modifier heureusement la forme des cicatrices en

(1) *L. c.*
(2) *Virchow's Archiv*, 1872.

favorisant soit la sortie, soit la coagulation du contenu des pustules. On obtient ce résultat par l'application de l'*emplâtre de Vigo* seul ou combiné avec l'*emplâtre diachylon simple* et l'*huile d'olives* à parties égales; on fait ainsi macérer le sommet des pustules et on accélère leur dessiccation. Des compresses trempées dans l'eau chaude (Hébra) donneraient le même résultat, mais il est difficile de les appliquer sur la face; les badigeonnages avec la teinture d'iode, les lotions avec 0,10 de *sublimé* pour 50 d'eau (Skoda) favorisent aussi la rapidité de la dessiccation. L'alcool camphré et la pommade d'oxyde de zinc offrent peu d'utilité. Ainsi, tout en étant impuissant à prévenir la formation des cicatrices, on peut pourtant, par un traitement convenable, les rendre moins désagréables.

(b) *Séborrhée et variole verruqueuse.* — Outre les cicatrices indélébiles qui restent souvent à la suite de la variole, les affections des follicules pileux et des glandes sébacées qui se montrent peu après cette maladie et défigurent ainsi la physionomie, le nez en particulier, méritent une description spéciale. Ces altérations morbides sont dues en partie aux croûtes varioleuses qui recouvrent et obstruent mécaniquement les orifices des follicules, en partie à l'envahissement des glandes elles-mêmes par le processus inflammatoire. Les formes sous lesquelles se manifestent ces lésions sont: 1° les *comédons;* 2° l'*acné pustuleuse et indurée;* 3° la *variole verruqueuse* (élévations en forme de verrue, dont le centre montre l'orifice des follicules); 4° des *tumeurs* (coniques, molles et pendantes); 5° des brides cicatricielles tendues en forme de ponts.

Les *comédons* produits par l'obstacle que rencontre l'excrétion du produit folliculaire ne présentent point de différences avec ceux qui sont dus à d'autres causes; les masses sébacées accumulées sont cependant plus considérables; aussi ces matières, en sortant, laissent-elles des ouvertures élargies et béantes. On observe encore assez fréquemment des éminences verruqueuses qui, d'un rouge pâle d'abord, passent plus tard à une coloration brun sale, et au centre desquelles on peut voir la trace d'un ou de plusieurs orifices de follicules pileux et de glandes; cette efflorescence est connue sous le nom de *variole verruqueuse*. Elle est déterminée par l'action simultanée du processus inflammatoire sur la peau et sur les annexes; il en résulte une sécrétion glandulaire exagérée; à la chute des croûtes varioleuses, quand le produit sécrété ne rencontre plus d'obstacle, le follicule se distend dans tous les sens, produisant ces élévations qui augmentent de volume pendant quelques jours, puis se dépriment graduellement et finissent par disparaître. L'altération de la face que l'on voit persister des semaines, voire même des mois après la petite vérole, tient surtout à ces protubérances.

Il se produit aussi parfois une forme de *séborrhée* avec formation, particulièrement sur le nez, de croûtes jaunes qui peuvent rester longtemps adhérentes. Dans d'autres cas, il survient des boutons d'*acné* qui deviennent bientôt pustuleux ; le lupus érythématode lui-même peut se développer à la suite de la variole.

On observe enfin des *tumeurs* rouges, coniques, avec de larges pédicules, et ayant quelque ressemblance avec des condylomes à sommet aigu ; elles se composent extérieurement d'une mince couche de cellules d'épiderme et du corps de Malpighi ; intérieurement, de tissu conjonctif jaune, enveloppant une cavité qui contient des masses friables et brun foncé de sébum. Ces excroissances paraissent produites par l'occlusion de l'ouverture folliculaire, occlusion qui permet au sébum de s'accumuler ; puis, sous l'action de la *vis à tergo*, il pousse en avant la portion restante de la paroi du follicule ; c'est le même procédé que pour le molluscum sebaceum. Cette complication, qui ne s'offre que dans les cas graves, donne lieu, surtout au nez, à une difformité considérable.

Enfin, on voit s'étendre sur les parties cicatrisées des bandes en forme de crêtes, sous lesquelles on peut introduire le stylet.

Les opinions sont partagées sur la *coexistence de deux exanthèmes contagieux aigus*, c'est-à-dire la combinaison de la variole avec la scarlatine ou avec la rougeole. La plupart des auteurs, Fouquier, Chomel, Moret, Mauthner, H. Widerhofer, A. Monti, G. Eisenschütz, Gross, Unterholzner, Fleischmann (1), E. Kramer (2) et autres, cherchent à confirmer par des faits bien constatés la possibilité de cette coexistence de deux exanthèmes ; d'autres la nient, notamment Hébra, dont l'opinion est partagée par Kaposi ; ce dernier suppose qu'on a pris l'érythème varioleux pour un exanthème coexistant. Comme c'est surtout dans des hôpitaux d'enfants qu'on a observé des faits de cette nature, la manière de voir des médecins d'enfants doit dominer toute la question, car les dermatologistes ont surtout affaire aux adultes. Je ne doute pas d'ailleurs que l'opinion des médecins d'enfants ne soit juste. J'en ai moi-même observé deux cas : le premier chez un jeune garçon de neuf ans, qui, au cinquième jour d'une variole, fut atteint de scarlatine et qui avait encore des poussées d'éruption variolique au deuxième jour de cette scarlatine ; le second cas a été observé dans mon hôpital, et je l'ai fait dessiner par J. Heitzmann à cause de sa rareté.

Théod. Simon (3) a vu la coexistence de la variole et du typhus.

TRAITEMENT.

Sans parler de l'*expectation*, avec observation attentive et traitement des symptômes graves qui accompagnent le processus variolique ainsi que des affections consécutives, j'ai expérimenté les méthodes curatives si variées qui ont été recommandées contre cette maladie.

(1) *Jahrb. f. Kinderheilk.* VIII, 2.
(2) *Vierteljahrschr. f. Derm. u. Syph.* 1874.
(3) *Berl. Klin. Wochenschr.* 1872.

Hydrothérapie. — Ce traitement consiste dans l'enveloppement avec le drap mouillé seulement, ou dans l'emploi de bains (17°,5 C.) de dix à quinze minutes, jusqu'à l'apparition des frissons, ou de bains tièdes à 35°, de deux à trois heures de durée.

L'hydrothérapie n'a aucune influence sur la marche de la maladie dans les cas graves. L'enveloppement se fait deux fois par jour, ou plus souvent, et dure deux heures; les draps mouillés sont renouvelés toutes les demi-heures. La température de la peau baisse après chaque enveloppement.

Le bain à 17°,5 produit un abaissement passager de température de 0°,5 à 1° C.

Les bains à 35°, prolongés pendant deux à trois heures, n'ont aucune action sur la température du corps; on y a recours dans la variole grave, à la période de desquamation, dont ils abrègent réellement la durée. Mentionnons encore les moyens suivants :

1° *Ergotine* : a) à l'intérieur, 2 à 4 par jour, dans la variole hémorrhagique ; b) en injections sous-cutanées, selon la formule suivante : ergotine 0,60, eau distillée et glycérine āā 15 gouttes; le tiers pour une injection ; pas de succès.

2° *Arséniate de soude*, 0,02 par jour.

3° *Acide phénique* à l'intérieur, 1 à 2 par jour, ainsi qu'en injections sous-cutanées; sans résultat.

4° *Bromure et iodure de potassium*, 3 à 6 par jour.

5° *Xylol* (Burkart) (1), R. xylol pur 2, eau de fenouil 50, sirop de menthe 10 gouttes; à prendre dans les vingt-quatre heures. La *saracénie pourprée* (10 p. 100 en infusion) n'a aucune efficacité. La *quinine*, qui doit avoir une action si favorable à la période prodromique (Schüller, Schwenninger), n'a eu, même à haute dose, aucune influence sur l'intensité de l'éruption; mais elle paraît utile à la période de desquamation, quand il survient des accès de frisson; la température s'abaisse chaque fois qu'on administre le médicament.

Nous avons encore expérimenté les bains de *sublimé*, 10 p. 200 d'eau, qu'on ajoutait à l'eau du bain; nous les donnions à partir du dixième jour du début de la maladie jusqu'à la fin de la dessiccation. Le résultat s'est montré favorable; il était dû en partie à la macération de l'enveloppe des pustules, et peut-être aussi à l'action du sublimé. Nous avons également employé les lotions de *bichlorure*, suivant la méthode de Heyne : on en fait une solution de 2 à 4 p. 900 d'eau, dont on imbibe des compresses plusieurs fois par jour; nous ne pouvons nous associer aux éloges de Heyne pour cette méthode de traitement. Guipon (2) recommande l'administration à l'intérieur de 12 à 40 gouttes de perchlorure de fer, pour abréger la durée de la maladie.

(1) *Berl. Klin. Wochenschr.*, 1871.
(2) *Bulletin général de thérapeutique*, 1874.

On se sert avec succès de l'acide phénique (1 p. 100) contre la mauvaise odeur qu'on observe souvent dans les formes graves ; on pourrait essayer également les *lotions à l'alcool*, le *badigeonnage de la face avec la teinture d'iode* (Piringer).

Il résulte de ces expériences thérapeutiques que l'on doit s'en tenir à l'expectation pure et simple ; mais on rencontre dans la variole grave des complications fréquentes, qu'il faut combattre avec la plus grande vigilance. Les affections des yeux et des oreilles, surtout les premières, réclament une attention et des soins extrêmes, et je ne crois pas aller trop loin en disant qu'on doit attribuer à cette sollicitude l'heureuse issue d'un grand nombre de lésions oculaires. A la plus légère injection du globe de l'œil, on prescrira des *instillations d'atropine ;* contre les vésicules qui s'y sont développées, des *lotions au sublimé* (1 p. 420); contre les ulcérations, un bandage compressif, qu'on devra renouveler plusieurs fois par jour pour les soins de propreté et la médication ; contre le gonflement des paupières et les pustules siégeant sur le bord palpébral, des applications froides et des lotions au sublimé. S'il survient un érysipèle, malgré les soins de propreté et malgré l'ouverture précoce des abcès qui peuvent donner lieu à cette complication, on recourra à l'*application de la glace* et à des frictions avec l'onguent gris; dans quelques cas d'érysipèle ambulant, après avoir préalablement enlevé l'épiderme au moyen d'une solution concentrée d'acide phénique, j'ai essayé de limiter le mal en cautérisant la peau, à plusieurs centimètres du bord de l'érysipèle, avec le crayon de nitrate d'argent profondément appliqué ; j'ai réussi deux fois, mais je ne saurais dire s'il faut attribuer exclusivement à ce procédé cet heureux résultat. Quand la bouche et la gorge sont envahies, les malades éprouvent du soulagement de l'emploi de morceaux de glace et de badigeonnages avec un mélange de *chlorure de brôme* 1, *glycérine* 50. Ils réclament souvent l'*eau de soude carbonatée* (soda-water), l'*émulsion d'amandes ;* parfois on devra recourir à la cautérisation avec une solution de nitrate d'argent au 10e. L'insomnie, le délire, seront combattus par la *morphine* et l'*hydrate de chloral.* Il va sans dire que les complications, pneumonie, pleurésie, endocardite, névrite, rhumatisme, seront traitées par des moyens appropriés et selon la gravité des symptômes.

INOCULATION.

Avant l'introduction de la vaccination, on employait chez les différents peuples l'inoculation de la variole humaine comme préservatif contre cette maladie.

Les Chinois mettaient à leurs enfants une chemise imprégnée de virus variolique ou leur introduisaient dans les narines des croûtes de petite vérole. Aux Indes orientales, les bramines pratiquaient l'inoculation en faisant d'abord au bras une légère incision, sur laquelle ils fixaient par une simple bande une compresse de coton imbibée de pus varioleux et mouillée avec de l'eau du Gange. Les Arabes connaissaient également l'inoculation ; en Géorgie et en Circassie, on l'employait principalement pour les sujets qu'on destinait au harem et dont on voulait protéger la vie et la beauté. Dans d'autres pays, comme la Suède, le Danemark, l'Angleterre, l'Écosse, l'inoculation se pratiquait encore au siècle dernier. Au commencement du dix-huitième siècle, c'était une coutume habituelle chez les Grecs qui habitaient Constantinople, et lady Montagne, femme de l'ambassadeur anglais, fit inoculer la variole humaine à ses deux enfants, à l'âge de six ans ; le petit garçon n'eut pas plus de 100 pustules et la petite fille en eut encore moins. En Angleterre, six condamnés à mort furent inoculés sur l'ordre du roi (1721), puis cinq orphelins et, bientôt après, les enfants de George Ier; deux cents personnes suivirent cet exemple. Quelques cas de mort isolés suscitèrent à l'inoculation les adversaires les plus acharnés. Van Swieten dissuada l'impératrice Marie-Thérèse de laisser inoculer sa fille Élisabeth ; de Haen se déclara également contre cette pratique. Gatti, bien qu'il fût partisan de l'inoculation elle-même, soutint une polémique contre la méthode de transmission. Pour plus de détails, il faut consulter l'intéressant ouvrage de H. Bohn (1).

VACCINATION.

La vaccination a été introduite par Jenner en l'année 1796 ; depuis, elle a été adoptée dans tous les pays civilisés. On a remarqué que, quand la petite vérole sévit sur le genre humain, des éruptions semblables se forment sur le pis des vaches ; de plus, dans les expériences qu'on a faites pour transmettre la variole de l'homme à certains animaux, la maladie communiquée s'est comportée de la même manière ; il semble donc hors de doute que la variole et la vaccine appartiennent, sinon au même processus, du moins à deux processus de même famille. De plus, la structure anatomique est la même pour les deux éruptions. Sans donner une immunité absolue et pour toute la vie contre la variole, la vaccination ne laisse pas de modifier considérablement l'intensité de la maladie. Ainsi les personnes vaccinées ont généralement les formes légères, tandis que les non vaccinées prennent les formes graves de la petite vérole. De même, chez ces derniers, la mortalité est beaucoup plus forte (14 p. 100 et plus, en moyenne, 45 p. 100 dans la dernière épidémie) que chez les premières (4 à 10 p. 100). Il paraît utile, dans tous les cas, de pratiquer la vaccination tous les douze ans, et comme, de nos jours, la variole tend à reprendre sa place parmi les maladies prédominantes, on devrait apporter à la vaccination plus de sollicitude qu'on ne le fait. *Wunderlich* dit avec raison : les non-vacci-

(1) *Handbuch der Vaccination*, Leipzig, 1875.

nés mettent en péril non seulement leur propre vie, mais la vie des autres, car ils contribuent bien réellement par leur maladie à la propagation de l'épidémie.

La vaccination se pratique de bras à bras, ou bien avec du vaccin conservé ou pris sur la génisse directement. Quand on a le choix, il faut préférer le vaccin de génisse ; mais, comme on n'en a pas toujours à sa disposition, on a recours à la méthode de bras à bras ; la lymphe ainsi obtenue est fraîche et abondante, et, de plus, on a l'avantage de pouvoir examiner complètement l'enfant vaccinifère. Les méthodes opératoires sont : 1° l'application d'un petit vésicatoire pour déterminer une ampoule que l'on ouvre, puis on frictionne avec la croûte vaccinale ou du vaccin pur (n'est plus employée); 2° l'emploi de la lancette à vaccin (*Impffeder*), préalablement imprégnée de lymphe, qui produit des incisions verticales et horizontales ; 3° la ponction de la peau à l'aide de l'aiguille à vaccination, trempée auparavant dans la lymphe ; 4° après avoir étendu le vaccin sur la peau, on égratigne la partie avec l'aiguille. Cette dernière méthode est celle qu'il faut préférer; c'est elle, en effet, qui détermine le moins de douleur et fait la plus petite blessure. Nous vaccinons les deux bras à la fois, chacun d'eux reçoit trois piqûres. Le quatrième jour de l'opération, on observe une papule qui se transforme en vésicule le cinquième ou le sixième et augmente de volume jusqu'au huitième; elle est alors arrivée à sa période de maturation (1). Le développement de la pustule continue jusqu'au neuvième jour, puis celle-ci se dessèche et se convertit en une croûte qui adhère jusqu'à la fin de

(1) A l'égard des éléments de la lymphe vaccinale, quelques observateurs ont institué des recherches importantes; celles de Keber (*Virchow* Arch. 42) sont surtout dignes de remarque. Keber a trouvé que, dans la lymphe vaccinale, comme dans celle de la variole, il existe des corps organiques particuliers, et il y a remarqué une production cellulaire très active. La lymphe vaccinale, même limpide, contient des corpuscules de pus et de sang, aussi bien que des débris d'épiderme. Cette lymphe se coagule au bout d'un certain temps, et ce coagulum prend très bien, même après avoir été conservé pendant une longue période. Elle contient des cellules nucléées (de 0mm,015 à 0mm,007 de diamètre), des noyaux libres et des molécules extrêmement fines. Les noyaux se divisent en fines particules, qui adhèrent les unes aux autres par groupes de 2, 4 ou 6; ces éléments cellulaires doivent être les véhicules spéciaux du virus vaccinal. Dans la lymphe ancienne, il se dépose des cristaux. Keber a trouvé les mêmes éléments dans la lymphe varioleuse et dans le sang des personnes atteintes de la petite vérole. Ces corps ne sont pas un produit de décomposition ; ce qui le fait supposer, c'est que la seule lymphe vaccinale qui conserve son activité est celle dans laquelle la production cellulaire n'a pas été détruite par la décomposition chimique.

Hallier, en cultivant le micrococcus de la lymphe vaccinale sur divers terrains, a pu en retirer le penicillium, l'aspergillus et le mucor. J'ai moi-même étudié et cultivé la lymphe de la variole (V. Sitzungsbericht der k. k. Gesellschaft der Aerzte in Wien, 1870) et décrit les éléments qu'Hallier désigne sous le nom de micrococcus. On les rencontre effectivement déjà dans la lymphe à l'état frais, et les petites cellules augmentent réellement de volume pendant la culture, mais jamais elles ne se développent à l'état de champignon.

Les remarques de Cohn (*Virch.* Archiv, 1842), qui a constaté aussi la présence de ces éléments, sont dignes d'attention.

la troisième semaine. On ne peut obtenir la matière vaccinale pure qu'au huitième jour. Les phénomènes qui peuvent se présenter à la peau comme complications de la vaccine sont les suivants : 1° l'*érysipèle vaccinal;* il apparaît généralement entre le huitième et le onzième jour, rarement plus tard. D'abord limité au voisinage de la pustule, il s'étend quelquefois avec rapidité sur l'extrémité tout entière, sur le tronc et plus loin encore. Cette affection peut se montrer d'abord sur des parties éloignées du siège de l'inoculation. Cet érysipèle n'est pas le fait du vaccin ; il faut plutôt en chercher la cause dans des conditions extérieures. Dès le début de l'érysipèle, il faut faire des incisions profondes aux efflorescences vaccinales ; c'est le meilleur moyen d'éviter les progrès ultérieurs du mal; 2° la *variole vaccinale bulleuse :* en même temps que l'éruption vaccinale apparaît au siège de l'inoculation, des vésicules peuvent se montrer sur d'autres parties de la peau ; le contenu de ces vésicules est un liquide gommeux ; 3° la *roséole vaccinale :* rougeur diffuse ou circonscrite de la peau (du diamètre d'une lentille, d'une pièce de 2 fr. à celui de la paume de la main), qui se montre principalement aux bras, à la paume de la main et à la plante du pied, se développe parfois au milieu de symptômes fébriles violents, apparaît entre le troisième et le dix-huitième jour, et pâlit en quelques heures ou en quelques jours, ce qui donne souvent au tégument les nuances de coloration les plus variées. Ces taches sont dues probablement à une lymphangite (Hébra), qui suit de près l'inoculation ; 4° la *variole vaccinale atrophique* (*Steinpocken*)*:* elle consiste dans la formation de papules ou de vésicules à contenu insignifiant, qui, à peine formées, se dessèchent rapidement, sans fournir, par conséquent, de liquide vaccinal ; 5° l'*eczéma vaccinal :* autour des parties vaccinées, se forment dès le troisième jour plusieurs variétés d'efflorescences vésiculeuses, prurigineuses, qui se présentent surtout chez les sujets émaciés. Outre ces accidents, on observe quelquefois, à la suite de la vaccination, des furoncles, des abcès, des ulcérations, de la gangrène, sur les parties où la lymphe a été inoculée. Il me reste encore à mentionner ce qu'on appelle l'*éruption secondaire* (*vaccinelle*). Elle a la même forme que l'éruption vaccinale, se montre isolément ou en groupes sur les différentes parties du corps (selon Fridinger, surtout au voisinage de l'anus). J'en ai dernièrement montré à mes élèves un cas où l'éruption était étendue ; elle consistait en une grosse bulle centrale et en petites et nombreuses efflorescences périphériques, remplies de lymphe transparente.

On remarque ordinairement un léger mouvement fébrile entre le septième et le neuvième jour, mais il n'y a pas là de contre-indication à vacciner de bonne heure. On peut inoculer un enfant de quatorze jours en toute sécurité ; la saison de l'année est sans importance pour l'opération. La transmission de diverses formes de maladies de peau et de dyscrasies (scrofulose, tuberculose) par la vaccination est un fait redouté plutôt que démontré.

La transmission de la syphilis par la vaccination (syphilis vaccinale), signalée déjà par Marcolini (1814), Cerioli (1821), observée à l'état épidémique à Rivalta (1862) et décrite avec précision par Viennois surtout (*Arch. gén. de méd.*, 1860), a été, dans ces derniers temps, l'objet de publications importantes (Auspitz, Lipp, Köbner); Köbner décrit (*Arch. f. Derm. u. Syph.* 1871, 2 Heft) un cas de transmission syphilitique par revaccination et un autre par vaccination. Le nombre total des cas puisés dans la littérature médicale s'élève, d'après Köbner, à 222. Boeck a vacciné des lépreux, tantôt avec du vaccin pur pris sur des syphilitiques, tantôt avec du vaccin mélangé de sang; il n'a jamais vu survenir la syphilis.

Vient-on à inoculer une matière composée de parties égales de pus chancreux et de lymphe vaccinale, on observe, le huitième jour, une dépression de la capsule pustuleuse; celle-ci enlevée laisse voir un ulcère ayant le caractère d'un chancre mou; une ulcération de ce genre sera facilement reconnue. Quand un individu est inoculé avec une *lymphe mélangée de sang* d'un sujet syphilitique, au lieu de la pustule vaccinale, il se développe une infiltration qui présente exactement le caractère de la sclérose, mais on peut aussi observer des pustules vaccinales normales; si l'on prend de la *lymphe pure*, non mélangée de sang, il se formera une pustule qui, dans la plupart des cas, ne présente pas le caractère syphilitique. C'est pourquoi la loi prescrit avec raison d'opérer la vaccination avec de la lymphe pure, sans aucun mélange de sang; toutefois, le vaccin le plus limpide contient toujours quelques globules sanguins. L'enfant vaccinifère doit être âgé de trois ans au moins; à cet âge-là, dans la plupart des cas, les signes de syphilis congénitale se sont déjà montrés.

Quant à l'influence du processus variolique sur la syphilis et autres affections cutanées, voici ce que nous avons à en dire (1). Les syphilides maculeuses, papuleuses et squameuses disparaissent dans le cours de la variole; les éruptions de la peau pâlissent ici comme dans toutes les maladies fébriles. Les ulcères syphilitiques deviennent sales et se recouvrent d'une exsudation jaune, épaisse; sur les condylômes larges s'accumulent des pustules varioliques en grand nombre. Quand le processus varioleux s'est épuisé, les symptômes de la syphilis reparaissent, mais sous une forme un peu mitigée. La variole devient confluente sur les parties où il existe un processus inflammatoire aigu ou chronique; ainsi, souvent une forme grave s'associe avec l'eczéma; or, si cette affection s'étend sur tout le corps, la vie du malade sera compromise par l'arrivée de la variole. On observe encore une accumulation de pustules varioleuses sur les parties où se rencontrent le psoriasis, la gale ou d'autres inflammations chroniques de la peau. Les per-

(1) V. I. Neumann, *Ueber den Einfluss des Blattern — und Vaccinations — processes auf den Verlauf der Syphilis und underer Hautkrankheiten* (*Wien. med. Wochensch.*, 1862).

sonnes atteintes d'ichthyose et de prurigo sont parfois débarrassées de ces affections quand elles sont prises de variole grave. Les taches et les papules de lupus diminuent d'étendue ou même disparaissent complètement.

2. ROUGEOLE (*Morbilli; Rubeola*) (1).

DÉFINITION. — *La maladie appelée rougeole est caractérisée par une éruption de taches ou de papules nettement séparées et répandues sur la surface entière de la peau. Elle s'accompagne de fièvre et d'une affection catarrhale de la membrane muqueuse des voies respiratoires; elle a généralement une marche aiguë et régulière (typique) et est contagieuse.*

Pathogénie et étiologie. — En ce qui concerne la cause originelle de la maladie, nous sommes dans une ignorance presque complète; on peut cependant considérer comme bien établi le fait que la rougeole n'apparaît jamais que comme le résultat de la contagion, bien qu'on ne puisse pas toujours en suivre les traces. Le véhicule du poison — le contage de la rougeole — n'a pas encore été démontré par l'investigation chimique ou microscopique, et nous n'avons aucune connaissance de sa nature. Est-ce une substance organique ou inorganique? On ne sait; la théorie du champignon morbilleux est encore très douteuse. La contagion se transmet par les sécrétions de l'appareil respiratoire, la sécrétion lacrymale et le sang; des inoculations faites sur des sujets sains avec ces liquides ont été suivies d'une éruption de rougeole. Le principe morbifique paraîtrait se transporter aussi par les exhalations de la peau et des poumons, puisque des individus *susceptibles* peuvent être contaminés même par le simple voisinage de malades atteints de rougeole. La durée de la période d'incubation varie entre douze et quatorze jours et semble même être plus longue chez les personnes déjà atteintes d'une autre maladie. L'expérience prouve que la contagion de la rougeole a son maximum d'activité dans la période exanthématique; des cas nombreux attestent la possibilité de l'infection pendant la période prémonitoire, mais pendant la desquamation la rougeole n'est certainement pas contagieuse.

L'aptitude à contracter la rougeole se trouve en chacun de nous; mais généralement une seule attaque confère l'immunité pour le reste de la vie. Par suite de la fréquence des épidémies de rougeole dans les districts populeux, la plupart des individus sont infectés pendant l'enfance; ce n'est que dans ce sens que l'on peut considérer cette maladie comme particulière au jeune âge, car, dans les pays isolés des affaires commerciales et par cela même rarement visités par la rougeole, la réceptivité des enfants n'est pas plus grande que celle des adultes. L'é-

(1) Voir *F. Mayr* in *Hebra's* Pathologie und Therapie der Hautkrankheiten, pag. 81-158. *Niemeyer*, pag. 514-541.

pidémie observée par *Panum* parmi les habitants des îles Féroë, si peu fréquentées, était la première qui se montrât depuis soixante-cinq ans; aussi presque tous ceux qui n'avaient pas eu cette maladie à l'étranger en furent atteints.

Dans les épidémies de rougeole, les enfants au-dessous d'un an et les gens très âgés sont rarement atteints. Les maladies aiguës et chroniques ne protègent nullement contre cette affection; la même observation s'applique à l'état de grossesse et de puerpéralité; seulement on observe que l'éruption n'apparaît qu'après l'évolution de la maladie aiguë (pendant laquelle l'infection s'est produite). La violence des épidémies de rougeole dépend surtout du laps de temps qui s'est écoulé depuis la dernière explosion et du nombre des individus qui avaient jusqu'alors échappé à la maladie. On voit apparaître de petites épidémies de rougeole environ tous les trois ou quatre ans et de plus graves à des intervalles de huit ou dix ans. Les habitants des villes populeuses sont proportionnellement plus exposés à l'affection que la population rurale. La durée d'une épidémie est en raison inverse de son intensité, et cette dernière est en raison inverse de la fréquence de son apparition; plus l'épidémie est courte, plus elle est grave; plus elle est fréquente, plus elle est bénigne.

Ce qu'on appelle le *caractère* de l'épidémie dépend sans doute d'une propriété spécifique, maligne ou bénigne, du principe contagieux, mais principalement d'un certain nombre de circonstances accessoires, parmi lesquelles sont le temps, la saison de l'année, la nature des autres maladies qui règnent actuellement ou ont été récemment épidémiques. C'est ainsi qu'il faut expliquer le caractère septique ou asthénique de la rougeole, et les influences que nous venons d'énumérer, aussi bien que la condition de chaque malade en particulier, produisent les anomalies ou les complications qui surviennent dans le cours de l'affection. Les maladies que l'on a observées le plus souvent comme précurseurs d'une épidémie de rougeole sont les affections inflammatoires des organes respiratoires et la coqueluche.

Anatomie pathologique. — Dans les cas fatals de rougeole de forme ordinaire, on ne trouve aucune altération morbide; cependant, si l'éruption s'est accompagnée d'hémorrhagies du tissu dermique, on en retrouve les traces après la mort. La membrane muqueuse de l'appareil respiratoire montre les lésions de l'inflammation catarrhale, que l'on ne saurait en rien distinguer des altérations d'un catarrhe ordinaire. Les modifications pathologiques de la peau, durant la vie, consistent dans l'apparition de nombreuses taches rouges, de l'étendue d'un grain de millet, qui ne tardent pas à s'élever légèrement et à former de petites papules. Celles-ci se réunissent en divers points et forment des plaques, des croissants irréguliers, ou demeurent distinctes; dans les intervalles, la peau conserve sa coloration normale. La face présente ordinairement un gonflement œdémateux. Suivant G. Simon, les papules résultent de l'accumulation de petites masses d'exsudation inflammatoire sur des points circonscrits, spécialement sur ceux où la peau est traversée par les poils. Le sang est moins riche en fibrine, ordinairement fluide et d'une teinte foncée; souvent aussi il est épais comme du goudron. Steiner (1) a observé la coexistence de la rougeole avec des bulles de la grosseur d'un pois ou d'une noisette jusqu'à celle d'un œuf de pigeon, et remplies d'un liquide clair ou trouble.

Symptômes et marche. — Après la période d'incubation, pendant laquelle on ne voit aucun signe d'infection, commence le stade des prodromes.

1° *Période prodromique.* — Les symptômes observés pendant cette période sont ; — des sensations alternatives de froid et de chaud, de la prostration, des douleurs articulaires, le mal de tête et la sécheresse de la peau. Ces symptômes fébriles, qui ont leur maximum d'intensité vers le soir, ne présentent toutefois aucune indication pathognomonique de la maladie imminente. L'occurrence d'une inflammation catarrhale de la pituitaire, qui s'étend aux conjonctives aussi bien qu'au larynx et à la trachée, est plus caractéristique. Cette inflammation explique les éternuments fréquents, l'augmentation de l'écoulement des mucosités nasales et l'obstacle que, par suite, rencontre le passage de l'air ; il y a aussi quelquefois des épistaxis. Les yeux sont enflammés et ne peuvent supporter la lumière; le larmoiement est abondant ; le front et les sourcils sont douloureux. La voix est rauque, la toux est rude, férine, et les signes rappellent ceux d'une laryngite menaçante et du croup. Cette période dure ordinairement de trois à cinq jours ; dans bien des cas, elle est même plus longue ; pendant ce temps, les symptômes ont une intensité variable, mais ils s'exagèrent rarement au point de compromettre l'existence.

2° *Période d'éruption.* — Cette période s'annonce par une exacerbation fébrile. La température du corps s'élève, le pouls s'accélère de plus en plus, et il y a parfois des attaques de convulsions, comme au début de toutes les affections fébriles graves chez les enfants. L'efflorescence apparaît d'abord à la face, autour des yeux et de la bouche, et s'étend graduellement sur toute la surface tégumentaire. Les petits points rouges, qui font saillie au-dessus du niveau de la peau, sont souvent plus faciles à découvrir par le toucher que par la vue, et c'est à peine si l'on peut les distinguer d'une éruption commençante de variole; cependant on peut reconnaître, dès cette période, sur le voile du palais, les taches rouge foncé, irrégulières et rarement arrondies, qui sont carac-

(1) Jahrb. f. Kinderkrankh., 1874.

téristiques de la rougeole. Dans l'espace de vingt-quatre heures, les taches et les papules deviennent considérablement plus grandes et de teinte plus sombre; elles se distribuent sur le corps tout entier et sont alors faciles à reconnaître pour l'éruption rubéolique. On voit cependant des cas où l'exanthème exige un temps plus long pour son développement complet, d'autres où l'éruption se distribue sur des parties limitées, tandis que le reste de la peau n'est que légèrement affecté; les désordres constitutionnels et les symptômes fébriles et catarrhaux augmentent d'intensité au moment de l'apparition de l'éruption et arrivent à leur apogée lorsque l'efflorescence est complète. Dans les épidémies de caractère malin, le péril provoqué par ces symptômes est plus grand à cette période que dans le stade prémonitoire, parce que la température peut atteindre un degré excessif; dans ces cas, la terminaison fatale est annoncée par une paralysie générale (rougeole de caractère *asthénique* ou *nerveux*, et, s'il y a complication d'hémorrhagies cutanées, de caractère *septique*). Heureusement les épidémies aussi graves se montrent rarement et, dans la plupart des cas, les malades traversent aisément la période d'éruption.

3° *Période d'état* (*stadium floritionis*). — Lorsque la plus grande partie de l'efflorescence s'est développée, arrive la période de floraison. L'exanthème atteint son apogée, reste stationnaire environ vingt-quatre heures, puis commence à décliner. Les symptômes fébriles s'apaisent ou cessent entièrement; les affections catarrhales persistent encore, tout en étant considérablement modifiées. L'intolérance pour la lumière est moindre, la sécrétion de la muqueuse nasale est diminuée et moins visqueuse; l'éternument est moins fréquent; l'enrouement se modère, la toux est moins violente et les malades (ceux qui n'avalent pas leurs crachats) expectorent d'épaisses masses purulentes (*sputa cocta*). Les efflorescences pâlissent ou disparaissent entièrement le troisième ou le quatrième jour, en commençant par les plus anciennes et en continuant dans l'ordre de leur apparition, et sont ordinairement remplacées par des taches jaunes de courte durée. Généralement la maladie poursuit ainsi son cours normal, sans modifications importantes; lorsque les phases précédentes ont eu la même régularité, on a affaire à la rougeole vulgaire, simple (*erethici morbilli*). L'évolution de la rougeole de forme inflammatoire ou synoque est cependant différente, sa marche est beaucoup plus aiguë; dans ces cas, les taches (qui sont le plus souvent confluentes et dont l'apparition s'est annoncée par des symptômes violents) ne pâlissent pas au bout de vingt-quatre heures, mais deviennent plutôt plus foncées et restent visibles sur la peau pendant plusieurs jours. Ces taches prennent fréquemment une teinte bleue ou violette; et, comme elles ne disparaissent pas sous la pression du doigt, il faut considérer cette condition comme le résultat d'une rupture partielle des capillaires distendus de la peau, de même que les hémorrhagies semblables causées par d'autres affections inflammatoires. Dans ces cas, l'activité du cœur est exagérée, le pouls est plein et fort. Les affections catarrhales de la membrane muqueuse sont plus graves et plus étendues dans cette variété de rougeole, ou bien l'inflammation est croupale et souvent s'étend même aux poumons; il survient encore des affections catarrhales des membranes muqueuses gastrique et intestinale. Lorsqu'à cette période apparaissent la toux et la dyspnée caractéristiques de la laryngite, on peut s'attendre à un développement fâcheux de la maladie. La dyspnée augmente, la respiration est insuffisante et le malade tombe dans le collapsus. Cette forme de rougeole se complique souvent d'une pneumonie lobaire et lobulaire, qui est indiquée par l'exacerbation des symptômes fébriles, la respiration précipitée, et par un point de côté lorsque la plèvre participe à l'inflammation. L'aggravation excessive de ces symptômes ne tarde pas à amener un collapsus général, et l'exanthème disparaît soudainement. La rétrocession de l'éruption, que redoute tant le vulgaire, et à bon droit dans ce cas, n'est pourtant point la cause, mais plutôt le résultat de la maladie interne aiguë. Dans la pneumonie lobaire, l'hépatisation de l'organe peut se constater physiquement. Dans la plupart de ces cas, bien que la durée soit prolongée, la guérison a lieu de la manière ordinaire. Les symptômes provoqués par les complications disparaissent graduellement, et la maladie passe à la période de desquamation.

Outre la forme *inflammatoire*, on distingue encore la rougeole *asthénique*, *nerveuse*, *torpide*, *septique* (toutefois elle serait plus exactement nommée rougeole de forme *typhoïde*), qui peut aussi s'accompagner de pneumonie lobaire, dans laquelle la température du corps atteint un degré anormal, et où l'action du cœur, tout en étant primitivement augmentée, s'affaiblit et se paralyse. Dans ces cas, l'exanthème est rouge pâle; il prend une coloration bleu-violet, lorsqu'il s'accompagne d'hémorrhagies cutanées; on peut encore observer parfois, entre les macules morbilleuses, des pétéchies, indiquant une condition morbide des capillaires de la peau, altération qu'attestent également des épistaxis abondantes. Dans cette forme de la maladie, la majorité des enfants, après avoir traversé les premières périodes, meurent avec des symptômes de collapsus intense ou de coma et un pouls petit et très rapide.

4° *Période de desquamation.* — Dans les cas ordinaires, cette période commence huit ou neuf jours après la période précédente. A ce moment, les macules rubéoliques ont entièrement disparu, et le siège de l'éruption est indiqué par une desquamation de l'épiderme, que l'on voit plus distinctement sur les parties exposées du corps que sur les endroits couverts. La fièvre a complètement cessé et les affections catarrhales déclinent graduellement. Les complications, tout en étant moins fréquentes à cette période de la maladie qu'aux précédentes, ne font cependant pas entièrement défaut ; ainsi la laryngite croupale peut interrompre le cours normal de la maladie et compromettre la vie du patient. Dans des cas fort rares, la face ou les parties sexuelles peuvent aussi être attaquées par la gangrène. La pneumonie lobaire et lobulaire et l'inflammation croupale des membranes muqueuses ne constituent pas toutes les complications de la rougeole ; on voit encore la diphthérite, le scorbut, la coqueluche, la tuberculose et la gangrène du poumon. Comme suites fréquentes de la rougeole, nous citerons la *phthisie* et un grand nombre d'affections strumeuses, telles que l'ophthalmie, l'ozène, l'otorrhée, les engorgements glandulaires, l'inflammation chronique du périoste et des jointures.

Traitement. — La rougeole étant une maladie à laquelle personne, pour ainsi dire, n'échappe, les mesures prophylactiques, telles que la séparation des enfants sains de ceux qui sont suspects ou malades, ne sont utiles que dans le règne des épidémies malignes. D'autre part, comme il n'existe point de remède spécifique capable d'assurer à la maladie une issue favorable, on fera bien d'éviter de droguer dans les cas simples et de borner le traitement au règlement du régime. Le médecin doit veiller à ce que la chambre du malade ait une température de 19° centigrades environ ; il en fera renouveler l'air tous les jours. On peut laver le malade à l'eau tiède, le changer de linge, avec la précaution cependant de ne pas laisser le corps trop longtemps à découvert ; le linge doit aussi être complètement séché et aéré. On obscurcira la chambre suivant le degré de l'ophthalmie. Dans le cours de la fièvre, on peut permettre au malade des potages clairs au pain ; s'il y a de la constipation, des fruits cuits ; quand la fièvre est tombée, du bouillon et un régime lacté, en arrivant graduellement à l'alimentation ordinaire. Le malade doit garder la chambre tant que dure la période de desquamation et la toux. La pratique qui consiste à amener par des moyens irritants la réapparition de l'exanthème (qui a rétrocédé) est irrationnelle et nuisible. Le traitement des complications ne doit être dirigé que contre elles, sans être le moins du monde modifié par l'efflorescence existante. Dans les formes *typhoïdes* de la maladie, et dans les cas compliqués de pneumonie lobaire et lobulaire, quand il existe une fièvre intense, on recourra à la quinine, à la dose de 0gr,25 à 0gr,50, suivant l'âge de l'enfant.

3. SCARLATINE (*fièvre pourpre, Scharlach*).

La scarlatine est une affection aiguë, contagieuse, qui est caractérisée par une éruption écarlate, recouvrant la plus grande partie ou toute la surface du corps, et s'accompagne de fièvre et d'un état inflammatoire des organes de la déglutition.

Pathogénie et étiologie. — On peut presque toujours faire remonter la scarlatine à l'infection, mais on ne saurait affirmer d'une manière absolue qu'elle ne naît jamais spontanément. Le principe virulent de la scarlatine est aussi obscur que celui de la rougeole; il paraîtrait être contenu dans les exhalations du malade et se communiquer ainsi à l'atmosphère ambiante, puisque les individus *susceptibles* peuvent être infectés par le simple voisinage du patient et que la contagion peut se transmettre par des personnes qui ne prennent pas elles-mêmes la maladie. Le moment exact de l'infection étant incertain, on ne saurait déterminer d'une manière positive la durée de la période d'incubation; elle semblerait toutefois être plus courte que celle de la rougeole et s'étendre à une huitaine de jours à peu près.

L'aptitude à contracter la scarlatine n'est pas aussi générale que pour la rougeole; une attaque procure l'immunité pour le reste de la vie. Les enfants au delà de deux ans sont les plus exposés à l'infection; mais les adultes, et même les personnes très âgées, peuvent aussi être attaqués par cette maladie. Dans les grandes villes, c'est à peine si la scarlatine est jamais absente; il y a constamment des cas sporadiques. Les causes qui provoquent l'apparition des épidémies sont inconnues, mais elles paraîtraient dépendre de conditions de climat et de modifications telluriques.

Anatomie pathologique. — La peau présente, pendant la vie, les phénomènes d'une hyperémie générale et intense et d'un œdème inflammatoire des couches superficielles du derme. L'éruption apparaît d'abord sous forme d'une multitude de petits points rouges, qui se réunissent de manière à donner à toute la surface tégumentaire une rougeur uniforme (*scarlatina lævigata*). Dans la *S. variegata*, l'efflorescence se montre sous forme de plaques isolées, irrégulières et ordinairement rouge foncé, sur la peau rouge pâle. Il s'y élève des papules, quand l'exsudation inflammatoire s'accumule sur des parties circonscrites (*S. papulosa*). L'épiderme se recouvre fréquemment de nombreuses petites vésicules (*S. miliaris*, *S. vesicularis*) ou de larges bulles, remplies d'un liquide jaune, clair ou trouble (*S. pemphigoidea*, *S. pustulosa*). On n'observe des pétéchies et des ecchymoses étendues que dans les cas malins. Les lésions pathologiques que l'on rencontre dans les cas fatals de scarlatine proviennent le plus souvent des maladies qui compliquent ou suivent cette affection. Le sang est généralement de couleur foncée, fluide et pauvre en fibrine; la rate et les glandes intestinales sont souvent congestionnées.

E. Wagner (1) a trouvé des productions lymphatiques, spécialement

(1) *Archiv für Heilkunde.*

dans le foie, la rate, les reins, l'intestin grêle; celles du foie sous forme de noyaux blancs, visibles à l'œil nu; dans un cas, le foie avait augmenté de la moitié de son volume.

Symptômes et marche. — Les formes ordinaires de la scarlatine présentent simplement un exanthème, une angine intense et une simple hyperémie des reins. Généralement la santé de la personne infectée n'est pas troublée pendant la période d'incubation ; dans quelques cas cependant, il y a du malaise, de la prostration et un sentiment de maladie indéfinissable. La période prémonitoire s'annonce par des symptômes fébriles, des sensations alternatives de chaleur et de froid, l'accélération du pouls (allant jusqu'à 140) et une température élevée (40° cent. et au delà). Les autres symptômes sont : un sentiment de pesanteur dans la tête, des vertiges ou une céphalalgie intense, des nausées ou même des vomissements, la rougeur et la tuméfaction des amygdales et du voile du palais. Dans la scarlatine, comme dans la rougeole, la rougeur du voile du palais s'observe de bonne heure, avant même l'apparition de l'angine; elle se distingue de celle de la rougeole en ce qu'elle est plus ou moins ponctuée et non sous forme de taches. Le patient se plaint de sensations de sécheresse et de brûlure du pharynx et d'une douleur qu'exaltent les mouvements de déglutition. Chez les enfants, les symptômes les plus fréquents sont : une dépression générale, de la somnolence, du délire et des convulsions. Cette période ne dure cependant parfois que quelques heures; généralement elle se prolonge de un à trois jours ; mais elle peut faire entièrement défaut, dans les cas où l'éruption apparaît simultanément avec les symptômes que nous venons de décrire.

L'existence et l'intensité des symptômes prémonitoires dépendent en partie de la constitution du malade, en partie d'influences inconnues; et l'on voit des exemples où ces symptômes sont très légers et donnent à peine à l'observateur le pressentiment d'une maladie grave.

Les symptômes fébriles et autres augmentent d'intensité au moment où commence le *stade d'éruption.* L'efflorescence apparaît sous forme d'un nombre infini de petits points rouges, très confluents; elle commence sur le cou et s'étend de là à la poitrine et sur le reste du corps. La face reste ordinairement à l'abri de l'exanthème ; la teinte rosée des joues est simplement augmentée par la fièvre et la congestion. L'angine s'exagère de plus en plus; la rougeur du pharynx devient plus intense; la langue, auparavant couverte d'un enduit blanchâtre, prend une teinte framboisée ; sa surface devient rugueuse, par suite du développement et de la saillie des papilles. L'évolution ultérieure de la maladie n'est guère influencée par les variations que peuvent subir les symptômes ci-dessus, comme, par exemple, par une rapidité anormale dans l'expansion de l'éruption, par une rougeur plus ou moins grande, ou par l'intensité plus ou moins considérable de l'angine. Les affections catarrhales du larynx, de la trachée et des bronches sont des complications qui ne sont pas très rares.

Dans la période d'état, les symptômes fébriles s'exaltent jusqu'au deuxième jour; ils arrivent alors à leur apogée, en même temps que l'exanthème atteint son plein développement; l'angine est également alors à son maximum. La santé générale du malade est notablement altérée; l'urine contient une grande quantité de cellules épithéliales et souvent des traces d'albumine. Les phénomènes morbides diminuent graduellement: le pouls devient moins fréquent, l'éruption pâlit suivant l'ordre de son apparition et, au bout de deux ou trois jours, elle n'est plus indiquée que par une pigmentation brunâtre. L'état inflammatoire de la membrane muqueuse des organes de la déglutition décline aussi peu à peu. Cette période dure ordinairement six jours, puis commence le *stade de desquamation.*

Durant la décroissance des symptômes que nous venons de décrire, la desquamation se fait suivant l'ordre d'apparition de l'exanthème. Elle commence au cou et l'épiderme s'y détache sous forme de fines lamelles. Suivant l'intensité de l'éruption, l'épiderme s'exfolie sur d'autres parties, telles que les extrémités, soit en larges plaques (desquamation membraneuse), soit en petites écailles (desquamation furfuracée). Cette période dure de huit à quatorze jours; pendant ce temps, les dernières traces de la fièvre et de l'angine disparaissent, et, dans les cas favorables, le malade se trouve complètement guéri.

Telles sont les phases habituelles de la scarlatine dans les épidémies bénignes et dans les cas sporadiques; les irrégularités et les complications avec d'autres maladies se montrent toutefois plus souvent dans la scarlatine que dans la rougeole et la petite vérole.

En ce qui concerne l'exanthème, nous avons déjà décrit les formes variées qu'il peut revêtir. Cependant, dans certains cas, l'efflorescence peut manquer complètement; c'est ce qu'on appelle la *scarlatine sans exanthème,* qui ne se distingue de l'angine simple que par l'intensité de la fièvre et les désordres consécutifs de la santé générale; le diagnostic de la scarlatine est plus assuré lorsque ces symptômes apparaissent durant une épidémie de cette maladie. C'est cette dernière considération qui nous aide aussi à formuler le diagnostic de la *scarlatine sans angine*, et qui nous permet de distinguer cette affection d'un érythème général ou de diverses formes de roséole. Dans le cours de la scarlatine, certains des symptômes décrits peuvent arriver à un degré tel qu'ils laissent peu d'importance aux phénomènes cutanés de la maladie. De même que dans la rougeole, la fièvre peut, dans la scarlatine, prendre un caractère malin et, dans ces cas, les malades meurent d'une paralysie du cœur, consécutive à l'empoisonnement du sang, avec des symptômes de prostration extrême. On ne sait pas encore positivement si l'effet produit sur le système nerveux, et spécialement sur les nerfs du cœur, est déterminé par le virus de la scarlatine ou par la haute température de l'organisme. Les symptômes de cette forme maligne de scarlatine ressemblent à ceux de la rougeole de forme asthénique ou typhoïde ou des autres maladies inflammatoires aiguës et contagieuses. Les malades sont extrêmement prostrés, ils restent sans connaissance ou dans le coma. Le pouls est extrêmement faible et à peine perceptible, la langue sèche et fuligineuse; le tronc est souvent chaud en même temps que les extrémités sont froides; les pupilles sont dilatées; il y a des frissons répétés ou des convulsions générales; souvent il survient de l'œdème pulmonaire, et les malades meurent dans un collapsus extrême. Le malade a-t-il franchi le stade prémonitoire, l'éruption apparaît d'ordinaire très lentement et très irrégulièrement; elle est d'un rouge pâle ou d'une teinte livide et s'accompagne fréquemment de pétéchies, qui persistent après la disparition de l'exanthème. L'éruption ne modifie pas l'état général du malade ; la plupart des cas se terminent fatalement à cette période, et ceux qui vont jusqu'au stade de desquamation succombent ordinairement aux suites de la maladie.

Les symptômes de l'*inflammation parenchymateuse des amygdales* deviennent souvent assez intenses pour constituer une maladie indépendante et compromettre l'existence du malade. Cette affection peut précéder ou accompagner l'apparition de l'exanthème; plus rarement elle ne débute que dans la période de floraison; elle détermine une difficulté considérable de la déglutition et gêne beaucoup la parole; les deux tonsilles sont ordinairement attaquées, et souvent elles se tuméfient assez pour venir presque en contact et ne laisser entre elles qu'une fente étroite. Les parties voisines des amygdales participent aussi au processus morbide. La maladie, qui atteint son apogée dans l'espace de deux à trois jours, détermine l'afflux du sang à la tête, l'exacerbation de la fièvre, le gonflement de la face et une extrême agitation ; elle se termine par suppuration, et par gangrène dans les cas graves. Le pus, qui s'échappe ordinairement par plusieurs ouvertures, est le plus souvent avalé, quand on a affaire à des enfants. Il reste souvent une hypertrophie permanente des amygdales. La gangrène, qui commence en des points circonscrits, ou par la formation d'une bulle gangréneuse, se reconnaît plutôt à l'odeur fétide que par l'examen oculaire, surtout chez les enfants ; elle gagne rapidement les parties voisines, et la terminaison fatale est annoncée par l'accélération du pouls, la respiration précipitée, le froid des extrémités, la suppression de l'urine et des garde-robes. L'existence de la suppuration ou de la gangrène, lorsqu'elle ne s'accompagne pas de résultats semblables, n'exerce aucune influence notable sur l'exanthème.

L'inflammation diphthéritique des amygdales et de leur voisinage se montre comme complication dans certaines épidémies. Elle ne présente pas tout d'abord un aspect menaçant; la difficulté pour avaler n'est pas très marquée ; les narines et l'isthme du gosier sont presque toujours envahis; il existe un écoulement nasal, qui a d'abord l'apparence d'une sécrétion normale, mais il s'y substitue bientôt un liquide jaune et fétide, qui corrode les parties sur lesquelles il s'écoule. L'examen de la bouche et de la gorge permet de voir des plaques d'exsudation, de couleur cendrée, adhérentes à la membrane muqueuse infiltrée et rouge ; ces plaques ne tardent pas à tomber sous forme de croûtes, laissant des ulcérations de mauvais aspect. Les glandes cervicales des deux côtés sont engorgées. Le patient est dans le coma; le pouls est petit et fréquent et la température élevée à 41° ou 42° centigrades. La laryngite diphthéritique, qui se manifeste plutôt par l'enrouement que par la toux, apparaît quelquefois à titre de complication et accélère la terminaison fatale. Cette affection ne modifie point l'exanthème. Si le malade franchit cette période, les ulcères se cicatrisent très lentement, spécialement ceux qui siègent aux angles de la bouche. Le processus inflammatoire s'étend parfois par la trompe d'Eustache à la cavité tympanique, produisant une otite interne, qui peut amener la perforation du tympan et la carie du rocher; comme conséquence, le malade souffrira longtemps d'otorrhée et restera plus ou moins sourd tout le reste de sa vie.

L'inflammation du tissu aréolaire du cou et des glandes sous-maxillaires, dans la période ou peu après le stade de floraison, est une complication dangereuse ; elle peut se comparer aux phénomènes métastatiques de la fièvre typhoïde. Sur l'un ou sur les deux côtés du cou, à l'angle de la mâchoire, se forme une tumeur, caractérisée plutôt par sa dureté que par la chaleur et la rougeur de la peau; elle s'accroît rapidement et se termine rarement par résolution, plus souvent par suppuration et gangrène. Un abcès s'est-il formé, il s'ouvre généralement spontanément à la partie la plus profonde et, à moins que le médecin ne fasse une ouverture artificielle, le pus peut fuser plus profondément. Plus tard apparaît la gangrène; elle peut aussi naître primitivement, s'annonçant par une bulle gangréneuse, à partir de laquelle elle s'étend avec rapidité et détruit toutes les parties molles ; alors la mort est fatale, par suite des complications qui surviennent ou par suite de phthisie. Cette affection est analogue au *noma* et à la gangrène de la vulve qui se présentent à la suite de la rougeole.

L'objet de cet ouvrage ne me permet pas de donner l'exposé détaillé des autres complications et suites de la scarlatine, aussi me bornerai-je simplement à les énumérer. La néphrite croupale et l'inflammation des membranes séreuses et synoviales sont des complications fréquentes. Voici maintenant des lésions consécutives à l'évolution de la scarlatine : l'ozène, les affections de l'organe de l'ouïe, l'hypertrophie et la suppuration des tonsilles, spécialement chez les sujets strumeux. Toutefois la plus fréquente des suites de la maladie est l'anasarque, dont l'origine est encore obscure : elle dépend probablement d'une localisation sur les reins du processus scarlatineux ; l'œdème se présente avec ou sans albuminurie, affecte principalement le tissu cellulaire sous-cutané (anasarque), mais peut aussi s'étendre aux autres parties du corps, aussi bien qu'aux cavités séreuses.

Traitement. — Anciennement ou recommandait comme prophylactiques de la scarlatine un grand nombre de remèdes, qui ne tardaient guère toutefois à montrer leur inutilité : la belladone elle-même, si estimée des homœopathes, ne garantit nullement contre la contagion de cette affection; aussi la meilleure précaution consiste-t-elle à isoler les malades, surtout dans les épidémies malignes. Quant au traitement, il faut se guider d'après les mêmes principes que dans la rougeole. La température de la chambre du malade doit être uniforme et ne pas dépasser 17°,5 centigrades ; l'aération doit être convenable ; le malade sera lavé avec beaucoup de soin. Il boira de l'eau fraîche ou de la limonade ; son régime consistera d'abord en panade claire, plus tard en laitage et bouillon. Il ne quittera pas le lit durant la période de desquamation et gardera la chambre encore environ quinze jours après, surtout pendant l'hiver. Ce traitement suffit à amener la guérison dans les cas favorables, sans l'administration d'aucune drogue. Dans les cas de caractère malin, surtout quand ils s'accompagnent de symptômes fébriles intenses et d'une haute température, les hydropathes emploient l'enveloppement répété dans le drap mouillé, les bains froids, les douches. Les menaces de paralysie doivent être écartées à l'aide de remèdes puissants, tels que le vin, le carbonate d'ammoniaque, le camphre et le musc. On peut toucher les ulcères diphthéritiques avec le nitrate d'argent, ou les badigeonner avec une solution de perchlorure de fer dans l'eau (parties égales). L'eau de chaux peut être employée en gargarismes, comme on l'a recommandé récemment, ou, quand ce moyen est inapplicable, on la donnera intérieurement, avec addition de sirop de mûres (une cuillerée toutes les demi-heures) ; on peut employer cette solution en injections dans le coryza diphthéritique ; dans le coryza, on injecte encore dans les narines une faible solution d'azotate d'argent.

b. AFFECTIONS INFLAMMATOIRES DUES A L'INFECTION PAR DES POISONS ANIMAUX.

1. PUSTULE MALIGNE (*Milzbrand-Karbunkel, charbon contagieux*).

Cette maladie reconnaît pour cause la transmission directe du pus des pustules malignes, ou bien le contact avec la peau desséchée d'animaux morts, et s'observe le plus souvent chez les bouchers, les équarrisseurs, les bergers; le principe virulent se transmet aussi par l'intermédiaire de piqûres de mouches, de taons; elle se déclare parfois sans cause connue. Une petite tache d'un rouge livide, accompagnée d'une sensation de démangeaison et de brûlure, se montre sur une plaie, plus fréquemment sur une excoriation, de la main ou des membres supérieurs en général; elle se développe avec une rapidité extraordinaire en une papule dure, au sommet de laquelle se forme un point (pustule) noir, hémorrhagique ou jaune.

Cette pustule crève, et, avec l'accroissement progressif de l'infiltration, de la lymphangite et de la tuméfaction glandulaire, avec l'apparition de la gangrène, au milieu des plus vives douleurs, de symptômes soporeux, d'un violent mouvement fébrile à forme typhoïde, la partie infiltrée se mortifie, et, à la suite d'un œdème collatéral, il se produit une destruction rapide des parties molles, qui s'étend jusqu'aux os. Dans la plupart des cas, la mort arrive en deux ou trois jours. L'affection prend généralement naissance sur les parties découvertes du corps, comme les mains, les avant-bras, la face. L'usage de viande ou de lait, provenant d'animaux atteints de la maladie, détermine également l'infection chez l'homme.

A l'autopsie des animaux, on trouve la rate considérablement augmentée de volume, d'un rouge noir, ou gangrenée, et la muqueuse intestinale gonflée et d'un rouge de sang.

Traitement. — Tant que le processus morbide se limite à une petite portion de la peau, l'on peut détruire la partie infiltrée avec le cautère actuel ou à l'aide de la potasse caustique : en effet, la destruction du virus charbonneux est la seule chance qu'on ait de sauver l'existence du malade. Lorsque la partie infectée est favorablement située pour l'emploi de l'instrument tranchant, l'excision est la méthode la plus sûre.

2. PUSTULE NÉCROGÉNIQUE (*Infection par les matières cadavériques*).

Il y a plusieurs formes graves de maladie provenant de l'infection par les virus cadavériques; on les observe spécialement chez les anatomistes, les chirurgiens, les garçons d'amphithéâtre et chez les équarrisseurs. L'infec-

tion peut se faire par des blessures, ou sur des portions de peau évidemment normales; dans le dernier cas, la matière toxique peut avoir séjourné dans l'un des follicules.

Ce virus se développe par la putréfaction de tissus animaux; la plus petite quantité, mise en contact avec une plaie, provoque parfois immédiatement des symptômes généraux, le délire, le coma, et la mort arrive en vingt-quatre heures. Ces cas d'empoisonnement rapide doivent s'observer surtout dans les dissections pratiquées peu de temps après la mort. En général, il se forme rapidement une bulle purulente ou une pustule, traversée par un poil (pustule nécrogénique), et qui parfois subit une évolution simple et n'est suivie d'aucun résultat fâcheux; assez souvent il survient une violente inflammation, qui s'étend très vite aux vaisseaux et aux ganglions lymphatiques, puis une suppuration diffuse de la peau et des ganglions lymphatiques a lieu, accompagnée de symptômes fébriles intenses. De petites plaies, de légères excoriations, sont plus favorables à l'infection que de larges blessures récentes, où le sang coule abondamment et entraîne la matière septique. Comme l'intoxication part ordinairement de la main, l'extrémité supérieure est très souvent attaquée de lymphangite et de pseudo-érysipèle; on observe ordinairement la suppuration des glandes axillaires. Le processus morbide peut alors se limiter, ou bien il survient une pleuropneumonie purulente ou une infection purulente générale du sang (pyohémie), qui se termine par la mort.

Le tubercule dit *anatomique* (verrue nécrogénique, tubercule nécrogénique, callosité anatomique) est plus fréquent que la forme inflammatoire dont nous venons de parler. Il se développe au siège de l'infection, sous forme d'un processus inflammatoire circonscrit; on dirait une pustule d'acné ou une infiltration furonculeuse, qui persiste sous forme d'une tumeur rouge et douloureuse et qui augmente graduellement de consistance. La surface de la tumeur s'ulcère légèrement, se crevasse et se recouvre d'une croûte purulente peu épaisse (1); ce n'est que dans des cas rares qu'un tubercule de ce genre guérit spontanément.

L'infection se produit de la manière suivante : les capillaires lymphatiques ouverts s'emparent du principe virulent et l'entraînent dans les grosses branches lymphatiques ; là il peut y avoir coagulation et le processus reste localisé, ou bien la lymphe ne se coagule que dans les premières glandes lymphatiques, ou bien encore les espaces lymphathiques intra-glandulaires sont comprimés par suite du gonflement considérable de la glande et le pas-

(1) D'après *G. Heitzmann* (Compendium der chirurg. Pathol. und Therap., 1871), la tumeur résulte de plusieurs couches concentriques de tissu épidermique, formées dans le réseau de Malpighi par suite de la lésion superficielle de la couche papillaire; et elle est recouverte d'épiderme corné dans sa partie non ulcérée.

sage à travers celle-ci se trouve empêché; ici encore, le processus peut se localiser d'abord, puis le principe septique finit par pénétrer dans le sang et déterminer la septicémie (*Billroth*).

Traitement. — Lorsqu'on touche aux cadavres, il faut protéger soigneusement les parties blessées avec des morceaux d'emplâtre adhésif ou de caoutchouc; les piqûres que l'on se fait en disséquant doivent être lavées avec un soin extrême et rester longtemps placées sous un filet d'eau froide; si le voisinage de la plaie vient à rougir, on cautérise avec l'acide nitrique fumant, et l'on renouvelle les cautérisations avec la pierre infernale ou la pierre à cautère, tant qu'il se forme du pus sous l'eschare; on doit aussi laisser saigner la plaie librement.

La lymphangite sera traitée selon les principes ordinaires de la chirurgie : repos de la partie atteinte, onctions d'onguent gris, application de glace ou, suivant les circonstances, chaleur humide. Le tubercule anatomique disparaît quelquefois sous l'influence de l'application continue d'un emplâtre qui le fait macérer (emplâtre hydrargyrique); mais la méthode la plus sûre, c'est de le cautériser avec la pierre infernale.

3. MORVE (*malleus humidus, maliasmus, rotzkrankheit*).

Cette affection se développe par suite du contact avec le virus fourni spécialement par des chevaux morveux, rarement par les ânes, jamais par les bêtes à cornes; elle naît aussi par respiration de l'air imprégné du principe toxique, par exemple dans les étables.

Quand le pus d'animaux atteints de la morve se trouve en contact chez l'homme avec la peau excoriée, ou même non excoriée, ou avec une muqueuse, il se développe, avec une fièvre intense et des douleurs rhumatoïdes de la partie infectée, des infiltrations papuleuses de la peau et des muqueuses et surtout de la muqueuse nasale. Ces papules se putréfient, se gangrènent, et l'inflammation et la gangrène envahissent de larges espaces sous forme de lymphangite; il se forme une suppuration épaisse, visqueuse. Des parties infiltrées procède une ulcération rapide des tissus, et le voisinage des ulcères est envahi par une inflammation érysipélateuse. Généralement de nouvelles poussées de pustules semblables à celle de la variole se succèdent, surtout à la face; elles s'ulcèrent à leur tour, et c'est ainsi que la suppuration peut envahir de larges étendues de peau, s'étendre jusqu'aux os, et détruire le nez, et que les ulcérations gagnent le larynx et diverses glandes lymphatiques. Puis apparaissent les symptômes de la pyohémie, il se fait des infiltrations purulentes dans les organes internes, comme les poumons, le foie, les reins, etc., aussi bien que dans les jointures, et la mort arrive.

J'ai observé, dans un cas, une quantité considérable de pustules, couvrant toute la surface cutanée et siégeant sur une base tuméfiée, d'un rouge livide; ce cas avait une grande ressemblance avec la variole, mais les efflorescences en question se distinguaient des pustules varioliques par l'infiltration profonde du tissu sous-jacent et par la rougeur foncée des parties environnantes. Du commencement de la maladie jusqu'à la mort, ce malade avait eu constamment le délire.

La morve chronique est rare chez l'homme. Elle se présente presque toujours sous forme d'inflammation pustuleuse, avec suppuration du tissu conjonctif sous-cutané et ulcération; la terminaison est généralement favorable; ce n'est que par exception qu'il se déclare sur le membre malade une lymphangite suppurée ou un érysipèle, qui se termine par la mort avec les symptômes de la pyohémie.

Le *traitement* est surtout prophylactique; après l'infection, la guérison n'a lieu que dans des cas rares, qui revêtent une forme chronique. On pourra tenter l'administration à *petites doses* de l'*arsenic*, de la *créosote*, et aussi l'*iodure de potassium*.

A ce groupe appartiennent les accidents par morsure de serpents venimeux, comme la vipère, *vipera Berus*, *Redii*, *aspis*, etc., dont le venin s'introduit dans la plaie par les crochets où s'ouvrent les conduits des glandes vénénipares.

Heinzel (1) a réuni des informations précises sur ce sujet: la morsure, qui provoque généralement une inflammation locale avec hémorrhagies dans les parties voisines, peut aller jusqu'à produire la mort (sur 60 personnes, il en est mort 2 environ). Il survient habituellement de la fièvre, des vomissements, quelquefois un léger ictère.

Traitement. — Il est bon, aussitôt après la morsure, d'aspirer le venin de la plaie par la succion: en effet, la muqueuse buccale ni la muqueuse pulmonaire n'absorbent les venins; l'application de ventouses, la cautérisation avec la potasse caustique sont encore indiquées, même si l'on n'est appelé qu'un certain temps après l'accident; les applications froides, l'eau blanche, et, en injection sous-cutanée, l'ammoniaque liquide caustique, étendue de son volume d'eau, ne sont pas sans utilité.

La morsure du serpent à sonnettes est fatalement mortelle: la mort arrive en quelques heures; l'inflammation locale dégénère parfois en gangrène; le malade succombe dans le délire, le sopor et le collapsus. Les inflammations par piqûres d'insectes (tarentules, scorpions, abeilles, guêpes) ont presque toujours une issue favorable, après une durée variable.

c. *Inflammation diphthéritique.*

Toutes les parties de la peau dépourvues d'épiderme, telles que excoriations, plaies, ulcères, pustules ouvertes, peuvent être le point de

(1) Wochenbl. d. Gesellsch. d. Aerzte, 1866.

départ de ce processus particulier de destruction. Il est extrêmement probable que, dans chaque cas, c'est une infection extérieure qui cause la malignité de cette condition morbide; peut-être sont-ce des bactéries qui favorisent l'infection.

La maladie apparaît presque exclusivement pendant le règne d'érysipèles, d'inflammations furonculeuses et phlegmoneuses et quand il existe déjà des affections diphthéritiques de diverses membranes muqueuses (conjonctives, palais, pharynx, organes sexuels de la femme). Les parties dépourvues d'épiderme se recouvrent d'une pellicule membraneuse gris jaunâtre, adhérente aux tissus sous-jacents, et qui se pénètre d'une exsudation séreuse, puis se détache en membranes et en lambeaux fétides. En même temps apparaissent de petites vésicules, qui ne tardent pas à crever, laissant des ulcères irrégulièrement dentelés et excavés, et il se fait une nouvelle et incessante formation de membrane diphthéritique. Les tissus se transforment ainsi en une pulpe fétide, de mauvaise couleur, et il en résulte en peu de temps des pertes de substance considérables. Le processus diphthéritique se limite spontanément, ou s'étend et amène la mort par suite d'épuisement ou de pyohémie.

Ici se place la diphthérie des plaies, avec son cortège d'accidents septicémiques et pyohémiques, dans laquelle *Hueter* comprend aussi l'érysipèle traumatique, et qui, d'après *C. Heine* (1), doit dépendre d'une invasion de monades.

Traitement. — Dès qu'on observe la pellicule diphthéritique, il faut appliquer des caustiques ; voici les meilleurs : perchlorure de fer et eau āā ; eau vulnéraire de Theden, créosote, acide phénique (8 parties pour 10 d'axonge). On ne parvient à arrêter quelquefois l'extension du mal que par la destruction de la membrane diphthéritique.

B. AFFECTIONS INFLAMMATOIRES NON CONTAGIEUSES.

a. Inflammations érythémateuses.

Le caractère commun des affections érythémateuses consiste dans leur marche aiguë et régulière (typique), dans l'altération de portions circonscrites ou diffuses de la peau, ne comprenant que la couche superficielle du chorion ou le corps papillaire et, seulement par exception, l'épaisseur tout entière du derme. S'il vient à se former des vésicules ou des bulles, la perte de substance se répare sans production cicatricielle.

(1) Handbuch der allg. u. speciell. Chirurgie 1. B. 2. Abth. 1. H von *Pitha* und *Billroth*.

1. ÉRYTHÈME EXSUDATIF MULTIFORME.

On désigne sous ce nom une lésion de la peau, qui se manifeste sous forme d'efflorescences disséminées, rarement disposées en groupes, aplaties ou portant une papule centrale, ou bien sous forme de taches étendues, et dont les signes caractéristiques sont : la rougeur, une légère sensation de cuisson, une infiltration séreuse modérée et une courte durée.

Il faut aussi compter parmi les signes cliniques essentiels de cette affection sa localisation presque constante et l'absence de démangeaison. Les érythèmes se développent le plus souvent sans aucun symptôme fébrile, ne sont pas contagieux, disparaissent sans desquamation ou avec une desquamation et une pigmentation sans importance.

Ce groupe d'affections inflammatoires est appelé par Hébra *érythème exsudatif multiforme*, par opposition aux érythèmes considérés comme de simples hyperémies (érythème fugace ou léger, rougeur pudique de *Willan*). Il est facile de montrer que les formes les plus différentes de l'érythème ne sont pas autre chose que les différentes périodes du développement d'un seul et même processus. Suivant les formes, on distingue : l'érythème *papuleux* ou *tuberculeux*, l'*érythème annulaire*, (*circiné*, *centrifuge de Biett*), l'*érythème iris* (Rayer), l'*érythème gyraté* ou *marginé*, l'*érythème diffus* (Fuchs), l'*érythème noueux* et l'*érythème urticans*.

a.) L'*érythème papuleux* ou *tuberculeux* est la variété la plus fréquente; on l'observe principalement à la face dorsale de la main et du pied, rarement sur d'autres parties des extrémités, et plus rarement encore sur le tronc et à la face. Il se montre sous forme de papules modérément saillantes, de la grosseur d'une tête d'épingle, ou de tubercules plus volumineux, d'une coloration rouge brun, environnés d'une aréole rouge. La rougeur périphérique pâlit quelques heures après l'apparition de l'éruption, et il ne reste sur la papule centrale qu'une petite croûte ou une écaille mince. L'érythème disparaît spontanément, sans laisser la plupart du temps aucun dépôt pigmentaire, et ne produit d'autre inconvénient qu'une légère sensation de brûlure et de tension. Les érythèmes généralisés s'accompagnent habituellement de fièvre modérée. Ils disparaissent spontanément en deux à trois semaines. La cause en est complètement inconnue. Les enfants du premier et du second âge sont plus sujets que les adultes aux attaques répétées d'érythème, aussi peut-on facilement confondre cette maladie avec le prurigo. Cette affection apparaît le plus souvent au printemps et à l'automne, surtout chez les enfants et chez les jeunes gens au-dessous de vingt ans ; elle revient souvent, chez le même individu, à une saison particulière (type annuel), dans un moment où règnent l'*herpès* iris, l'herpès zoster (qui n'est qu'un développement plus avancé de cette maladie) et le *purpura rhumatismal*.

Voici les caractères distinctifs entre l'érythème et le prurigo : 1° la localisation : le prurigo se montre sur les surfaces externes des extrémités ; les surfaces des jointures du coude et du genou dans le sens de la flexion restent libres, même dans les cas graves.

2° Ce n'est que dans les cas intenses de prurigo que le tronc est attaqué, tandis que l'érythème des enfants peut s'y montrer dès le principe.

3° Dans le prurigo, on observe une démangeaison considérable et, par suite, de nombreuses excoriations ; il n'y en a point dans l'érythème.

4° Lorsque le prurigo a duré un certain temps, il laisse des dépôts pigmentaires beaucoup plus fréquents et plus considérables que l'érythème.

Souvent un seul examen est insuffisant pour établir le diagnostic, et l'on n'arrive à des conclusions positives sur la nature de la maladie que par des observations réitérées.

b.) L'*érythème annulaire* provient de l'extension de la rougeur périphérique, pendant que l'élévation centrale s'aplatit et devient pâle : il se produit de la sorte une efflorescence annulaire.

Cette variété d'érythème offre une assez grande ressemblance avec l'*herpès tonsurans*, la *roséole annulaire syphilitique* et le *psoriasis orbiculaire* ; toutefois, dans l'érythème, la rougeur disparaît à la pression du doigt, caractère qui fait défaut dans les trois autres affections. Dans l'herpès tonsurans, on observe en outre à la périphérie les vésicules caractéristiques ; dans la roséole syphilitique annulaire, la zône de développement est plus étendue et la localisation est tout autre que dans l'érythème ; l'évolution de la roséole syphilitique est aussi de plus longue durée. Quant au psoriasis orbiculaire, la quantité des squames, leur enlèvement facile à l'aide de frictions, la tendance du derme à saigner, sont autant de signes caractéristiques qui le distinguent de l'érythème.

c.) L'*érythème iris* ou *mamelonné*, ainsi nommé par suite de la variété de colorations de l'efflorescence, est dû à la formation d'un ou de plusieurs cercles rouges à la périphérie d'une efflorescence existante ; la disparition graduelle de l'exsudat laisse, suivant la durée, des nuances diverses de coloration.

d.) L'*érythème gyraté et marginé* provient de la confluence de plusieurs groupes érythémateux, le centre s'effaçant tandis que la périphérie demeure sous forme de lignes (*gyri*) rouges et sinueuses.

C'est surtout aux points de contact de deux ou plusieurs cercles érythémateux que la rougeur disparaît, pour s'étendre plus loin avec la même intensité qu'auparavant.

Hébra a observé un cas mortel d'érythème marginé, dans lequel on trouva sur la muqueuse intestinale des cercles semblables à ceux de la peau. J'ai vu récemment à la clinique d'*Hébra* un cas d'érythème hémorrhagique : les efflorescences avaient le diamètre d'un kreutzer, étaient d'un rouge foncé, déprimées au centre, limitées par un bord infiltré ; il existait en même temps des ecchymoses de la conjonctive bulbaire. L'urine était albumineuse. La guérison eut lieu en quelques semaines.

La confusion est parfois possible entre l'érythème iris et l'herpès tonsurans gyraté ; on arrivera à un diagnostic certain en examinant le bord de l'exanthème : celui de l'herpès tonsurans se reconnaît immédiatement aux vésicules ou aux croûtes minces qu'il présente toujours, celui de l'érythème marginé offre une surface lisse ; de plus, la marche de ce dernier est beaucoup plus rapide que celle de l'herpès tonsurans.

e). L'*érythème noueux*, *dermatite contusiforme*, résulte d'une exsudation séreuse ou hémorrhagique dans la couche inférieure de la peau et apparaît surtout à la jambe et à la face, parfois aussi à la cuisse et aux membres supérieurs et très exceptionnellement sur le tronc, sous forme de tumeurs (du diamètre d'un pois ou d'une pièce de 2 francs jusqu'au volume du poing) ; il s'accompagne généralement d'un œdème collatéral. Ces tumeurs, douloureuses à la pression, sont isolées les unes des autres ; d'abord d'un rouge pâle, elles deviennent ensuite jaunes et, suivant la teinte variée de l'exsudation, elles prennent une nuance rouge brunâtre, bleuâtre, de telle sorte que les parties affectées paraissent avoir été contusionnées. L'affection se montre le plus souvent chez les jeunes gens ; les symptômes avant-coureurs des déterminations cutanées sont : parfois un léger mouvement de fièvre, la perte de l'appétit, une sensibilité à la pression de la région épigastrique, de l'insomnie, de la fatigue au moindre exercice ; elle est plus fréquente dans le sexe féminin et s'observe généralement entre quatre et vingt ans.

Bohn (1) considère l'érythème noueux comme la même affection que la péliose rhumatismale. Chaque papule représente en quelque sorte une infiltration inflammatoire, qui provient d'embolie des capillaires cutanés. C'est également le cas dans la péliose rhumatismale, qui d'ailleurs apparaît souvent en même temps que l'érythème.

Pour *Hébra*, cette affection doit être classée avec l'inflammation érysipélateuse, ou mieux encore avec l'inflammation des vaisseaux lymphathiques ; mais ce n'est qu'une opinion hypothétique. *Rayer* (2) a insisté sur la connexion de cet érythème avec le rhumatisme. Dans tous les cas où l'œdème collatéral se présente à la surface antérieure de l'articulation du genou et y provoque un gonflement considérable, il peut être confondu avec une hydarthrose de cette jointure, surtout quand l'œdème comble les creux situés de chaque côté de la rotule. Quand l'affection siège à la face, les paupières se

(1) Jahrbuch für Kinderheilkunde, 1868, Heft 4.
(2) L. c. 55.

boursouflent; on voit quelquefois l'inflammation s'étendre suivant le trajet des lymphatiques.

L'érythème noueux revêt rarement la forme chronique; dans ce cas, la peau s'infiltre, devient dure et s'épaissit, et le diagnostic ne peut s'établir que d'après la coloration rouge foncé de la périphérie des plaques, dont le diamètre varie de celui d'une pièce de 2 francs à celui de la paume de la main.

Étiologie et *pronostic*. — Le pronostic est favorable dans toutes les formes de l'érythème : il se termine généralement dans l'espace d'une à trois semaines ; cependant l'érythème noueux dure rarement moins de quatre semaines, mais ce n'est qu'exceptionnellement qu'il se prolonge plusieurs mois.

J'ai observé l'érythème papuleux, l'érythème gyraté et l'érythème iris chez des jeunes filles chlorotiques; leur développement s'accompagnait d'accès de fièvre. L'éruption était répandue sur toute la surface de la peau, occasionnait une forte démangeaison et se terminait en quatre à six semaines. Une jeune femme, que j'avais soignée de temps à autre pendant plusieurs années pour un érythème iris généralisé, succomba à un carcinome du sein et des ganglions axillaires. *Hébra* (1) cite un cas d'érythème, que j'ai observé avec lui, et qui se termina par une pneumonie mortelle. *M. Kohn* (2) prétend avoir trouvé des filaments de champignon dans un érythème iris ; il n'y a là évidemment qu'une rencontre fortuite.

E. Lipp (3) a remarqué que la température peut s'élever dans l'érythème jusqu'à 39° 8 c.; il a vu survenir, une fois, une endocardite et une pleurésie en même temps qu'un érythème, et il a observé souvent la coïncidence de cette affection et de symptômes rhumatismaux, avec gonflement des articulations.

Nous ne savons que peu de chose sur les autres causes de l'érythème. Il se montre souvent dans le cours de l'évolution dentaire, il peut accompagner le choléra et apparaître comme exanthème prodromique de la variole ; le plus souvent ce sont des causes externes qui le provoquent. On ignore encore jusqu'à quel point l'arachnide décrite par *Gruby* peut déterminer des érythèmes. Les érythèmes s'observent en même temps que l'herpès iris et l'herpès zoster, le purpura rhumatismal, l'urticaire et l'érysipèle; toutes ces formes de maladie se trouvent parfois réunies sur une seule et même personne : on est donc bien forcé de les considérer comme des formes à divers degrés de développement d'une seule et même lésion.

Pour *Hardy*, l'érythème coïncide la plupart du temps avec la dyspepsie ;

(1) Lehrbuch der Hautkrankheiten, 2. Auflage.
(2) Arch. f. Dermat. u. Syph. 1871.
(3) Arch. f. Dermat. u. Syph. 1871. 2. Heft.

Bazin le rattache à l'arthritis. *Rattery* (1) a observé des érythèmes et des eczémas dus à l'action locale de l'arsenic. *Danielssen* a vu quelques cas d'érythème multiforme chez des syphilitiques.

Traitement. — Comme presque tous les érythèmes disparaissent spontanément après une courte durée, tout traitement est superflu. Pourtant les bains, les douches et l'application d'amidon abrégeront la durée de la maladie. Seuls, les érythèmes généralisés réclament l'enveloppement au drap mouillé, et la fièvre qui les accompagne indique l'administration de la quinine. Dans l'érythème noueux, on se contentera de mettre le membre dans la position horizontale, de faire des applications d'eau froide ou d'eau de Goulard; si le froid n'est pas supporté, on peut recourir aux applications tièdes.

2. PELLAGRE (*risipola lombarda*, *lèpre lombarde*, *mal rosso*, *mal de la Rosa*).

N'ayant pas eu occasion d'observer cette affection, nous ne pouvons que reproduire ici les observations d'autrui.

Cette maladie règne parmi les populations pauvres de la Vénétie, de la Lombardie, du Piémont, de Parme, de Modène, de Ferrare et de la Toscane ; on la rencontre également dans le sud de la France, dans les Asturies (mal de la Rosa), dans le voisinage d'Alcaniz (mal del higado, ou mal del monte), à Fermoselle et dans la Galice, et encore dans d'autres contrées, à l'état sporadique. Elle apparaît sur les parties du corps exposées aux rayons solaires, comme les mains, la face externe de l'avant-bras, le cou, la poitrine, le dos et, chez les femmes, aussi à la face. L'affection se manifeste au printemps et en été, surtout d'avril à juin. Au commencement de l'hiver, l'affection s'efface généralement, en laissant la peau altérée dans sa coloration et en état de desquamation.

Pendant la première période, l'apparition des érythèmes sur la peau est l'un des phénomènes qui indiquent la présence de la maladie dans l'organisme. Peu après l'apparition des taches, il se fait une desquamation furfuracée, et la peau semble avoir été arrosée d'eau de chaux. La chute des écailles laisse la peau d'un rouge vif et brillante, mais peu à peu elle prend un aspect blanc terne. Les symptômes subjectifs consistent en une sensation de cuisson à la peau, une lassitude, un trouble mental ; les malades deviennent taciturnes et abattus.

A la *seconde période*, il y a de la céphalalgie, des vertiges, des convulsions, de la paralysie, un affaiblissement mental (mélancolie religieuse) et, plus tard, il survient de l'émaciation, de l'œdème, de l'hydropisie et des inflammations aiguës d'organes internes, qui amènent

(1) *L'Union médic.*, 1874.

bientôt un résultat fatal. La peau s'épaissit, devient foncée et ridée, prend l'aspect de *cutis anserina* (strambio), et l'épiderme se détache en écailles. Les glandes sébacées sont indiquées par des points noirs; il se forme de l'acne indurata; la peau s'atrophie, devient mince et luisante. Cette maladie n'a pas encore été élucidée par l'anatomie pathologique. Sa durée est de trois à cinq, rarement de huit à douze années; elle attaque les femmes plus que les hommes, d'ordinaire entre trente et trente cinq ans. Elle s'observe presque toujours chez les gens pauvres. *Gesima* (1) a rencontré une légère teinte de cannelle, notamment sur l'avant-bras des enfants, qui présente de fines ramifications vasculaires; les lèvres étaient sèches et avaient une coloration vineuse, les paupières étaient gonflées, les yeux larmoyants; les nourrissons buvaient difficilement, avaient une respiration pénible et, plus tard, une diarrhée profuse; la peau était fraîche, le pouls très lent. L'affection était acquise et transmise par les nourrices.

La cause de la maladie est attribuée par certains médecins italiens à l'usage du maïs comme aliment (Polenta); par d'autres, à des parasites végétaux (2) qui existent dans le maïs. *Lombroso* a fait des expériences sur un grand nombre de personnes : il leur faisait prendre, chaque jour, 6 grammes de maïs corrompu et contenant des penicilliums et des cellules de ferment; quelques-unes ont présenté des symptômes de la pellagre (*Fränkel*) (3). Ullersperger (*Il simplo medic.*, Madrid) cite des investigations dignes de foi, qui ont été faites en Espagne, et d'après lesquelles aucun malade n'avait usé de maïs dans son alimentation; chez tous sans exception, le changement de coloration avait débuté sur les mains.

Labus a trouvé un aspect trouble et un épaississement de l'arachnoïde, une atrophie et une induration de la substance du cerveau et de la moelle épinière, une pigmentation profonde de l'épiderme.

Fränkel (Virchow Arch. 43 B. 3 Heft) traduit quelques-uns des cas publiés par le docteur Golgi (4), avec les résultats de l'examen *post mortem*.

Dans un cas, l'érythème et la desquamation apparurent sur le dos de la main et sur le cou; au bout d'un an, survinrent des vertiges, de la débilité, des fourmillements et une coloration vert olive de la peau; on constata un bruit systolique du cœur et la mort fut précédée de paraplégie; dans un autre cas, publié par *Lombroso*, il y eut des symptômes de mélancolie, et, dans un troisième, on observa de graves attaques de manie.

Autopsie. — L'autopsie montre une dégénérescence du tissu du cœur, le foie et les reins sont graisseux, et il y a, en outre, de nombreuses cellules de

(1) Die pellagra der Säuglinge und kleiner Kinder. Gazette méd. ital. Lomb. 1871.
(2) *Ballardine*. Annal. Omodei. april 1842.
(3) *Virch.* Arch. 49.
(4) Gazett. med. Prov. Venet. Anno XI.

graisse dans les parois des capillaires cérébraux et, de plus, des dépôts pigmentaires jaunes.

A l'égard du traitement, le changement d'air et de régime (alimentation par la viande, le lait), le soin de couvrir toutes les parties du corps, importent par-dessus tout. On donnera aussi l'arsenic à petites doses.

3. ÉRYTHÈME ÉPIDÉMIQUE (*acrodynie*).

Alibert a désigné sous ce nom une affection cutanée qui se répandit à Paris en 1828, à l'état d'épidémie : elle se manifestait sous forme de tuméfactions rouges aux mains et aux pieds, laissait à sa suite de la desquamation et des points de pigmentation, ou bien elle se transformait en bulles, et la peau apparaissait, par places, comme noircie par de la suie ou recouverte d'une toile d'araignée ; la sensibilité des extrémités était émoussée, et les malades y éprouvaient des fourmillements et des aberrations du toucher ; il y eut même quelques cas de mort.

4. ROSÉOLE (*roseola*, *rubeola*, *roseola saltans*, *Rötheln*).

On entend par roséole des rougeurs ou des tuméfactions de la peau, circonscrites, du diamètre de la phalange unguéale, à marche aiguë, pâlissant à la pression du doigt et disparaissant, presque toujours sans desquamation, après quelques heures ou quelques jours, rarement quelques semaines.

Le nom de *roséole* a été employé par *Willan* et d'autres auteurs anciens pour désigner diverses rougeurs de la peau, et aussi pour marquer un caractère spécial aux exanthèmes contagieux aigus. C'est ainsi que nous trouvons la *roséole idiopathique* et la *roséole symptomatique* (*Alibert*) : à la première appartient la *roséole d'été ou d'automne*, désignation qui convient à l'érythème papuleux ; puis viennent la *roséole miliaire* (*miliaria de Willan*), la *roséole annulaire*, la *roséole ponctuée* (*E. Wilson*), la *roséole infantile*, la *roséole rhumatismale* ou *arthritique*, la *roséole cholérique*, la *roséole typhoïde*. *Hébra* conserve bien encore cette expression, mais seulement comme synonyme d'érythème. Il admet donc avec *Willan* une roséole infantile, vaccinale, variolique, et il les classe parmi les hyperémies cutanées ; de même, la roséole s'identifie avec l'érythème exsudatif. Ainsi, le terme de roséole n'aurait plus aujourd'hui de raison d'être sans l'existence de la roséole typhoïde. J'ai conservé ce nom pour les rougeurs de la peau symptomatiques de maladies internes et n'ayant aucune autre connexité avec les formes d'érythèmes, de sorte qu'en dehors de la *roséole typhoïde*, nous retiendrons encore une *roséole rhumatismale*, une *syphilique* et une *cholérique*.

La *roséole typhoïde* est une éruption cutanée qui apparaît sous diverses formes aux différentes périodes du typhus exanthématique. Il y a des épidémies dans lesquelles cette efflorescence érythémateuse, aussi bien que les hémorrhagies pétéchiales, se montre au début et pendant toute la durée de la fièvre typhoïde; or, quand cette complication existe, le pronostic est extrêmement défavorable. Lorsque la guérison a lieu, dans un cas de ce genre, on voit l'épiderme s'exfolier.

La *roséole* dite *rhumatismale* se distribue, en général, sur le tronc et les extrémités supérieures, spécialement autour des petites jointures, sous forme de petites taches rouges, et s'accompagne d'une douleur et d'un gonflement considérables des articulations.

Les taches sont, tantôt d'un rouge pâle, de la grandeur de la phalange unguéale, comme celles particulièrement qui accompagnent l'endocardite et la péricardite, tantôt d'un rouge foncé, faisant une légère saillie au-dessus du niveau de la peau environnante et émettant des prolongements rayés ou striés, qui sont aussi douloureux au toucher que le centre même de la tache roséolique. Ces variétés se rencontrent principalement aux surfaces d'extension des petites articulations et doivent dépendre d'une inflammation des vaisseaux capillaires. Elles persistent souvent plusieurs semaines et disparaissent en laissant une légère desquamation, rarement un dépôt pigmentaire.

Pour la roséole syphilitique, V. plus loin au chap. de la Syphilis. On observe dans le choléra, surtout à la face, différentes formes d'éruption ; ce sont des taches, tantôt circonscrites (roséole), tantôt diffuses (érythème).

Le traitement de la roséole symptomatique est celui de la maladie qui la produit.

5. URTICAIRE (*cnidosis* (*Alibert*), *scarlatine ortiée* (*Sauvage*), *essera* (*des Arabes*), *Nesselsucht*, *Porzellanriesel*.

On entend par *urticaire une éruption de plaques*, *c'est-à-dire d'efflorescences proéminentes*, plus larges que hautes, variant du diamètre d'un grain de millet ou d'une pièce de 2 francs à celui de la paume de la main ; les *plus volumineuses* sont généralement pâles au *centre* et rouges à la *périphérie*, tandis que les *petites* forment des *taches rosées* ou des *rougeurs striées ;* l'éruption se montre sur toute la surface tégumentaire, mais principalement à la face et sur le tronc, produit une *cuisson et une démangeaison excessives*, s'accompagne fréquemment d'un *gonflement œdémateux* des parties ambiantes et disparaît rapidement sans desquamation; il est rare que les malades se grattent jusqu'au sang. J'ai vu une fois une urticaire à forme chronique, qui se développait en cercles et en demi-cercles concentriques, et qui se compliquait d'érythème iris. Avant sa disparition complète, l'efflorescence blanchit et l'aréole rouge pâlit.

La marche de chacune des plaques est toujours aiguë — *urticaire aiguë* ou *evanida* : — elles se dissipent souvent en quelques heures ; mais les poussées successives apparaissent généralement pendant quelques jours. Dans beaucoup de cas, l'éruption s'accompagne d'un léger malaise, de perte d'appétit, de diarrhée ou de symptômes fébriles ; parfois l'urticaire a une marche subaiguë (*urticaire récidivante*), et, de temps en temps, de nouvelles efflorescences se succèdent avec ou sans causes déterminées. Enfin, l'on voit encore des cas d'urticaire qui durent des années entières (*urticaire persistante* ou *urticatio*, Nesselsucht) et qui persistent avec quelques intermittences.

L'éruption provient d'une exsudation dans la couche superficielle du derme, qui détermine un œdème du tissu et une compression des vaisseaux sanguins et lymphatiques ; on peut la reproduire artificiellement en injectant de l'eau sous la peau, la seringue étant dirigée horizontalement et vers la surface, opération qui chasse le sang des capillaires superficiels. Sur des lapins que je piquais avec des orties fraîches, je fus à même d'examiner au microscope les boutons produits de la sorte, et je trouvai un gonflement œdémateux des cellules du réseau de Malpighi et du tissu dermique et une anémie de ce dernier. Les efflorescences de l'urticaire ont une grande ressemblance avec l'érythème noueux et avec les gonflements œdémateux qu'on observe dans la maladie de Basedow (*V. Stellwag*).

L'urticaire se distingue de ces deux affections par la démangeaison intense qui ne manque jamais de l'accompagner ; en outre, la coloration foncée de cette dernière et sa localisation principale sur les jambes ne permettront guère de la confondre avec l'érythème noueux. Pour Falin (1), l'urticaire des mains et des pieds tient à la dilatation des lymphatiques capillaires de la peau et à une stase de leur contenu. *E. Münchmeyer* (2) pense que les boutons produits par l'injection sous-cutanée dépendent d'une piqûre des vaisseaux lymphatiques, parce qu'on les voit apparaître, non pas au-dessus du point même de l'injection, mais à 10 ou 12 centimètres environ de ce point ; ce fait l'amène à conclure qu'il a dû se produire un engorgement du vaisseau piqué.

Étiologie. — Cette affection est due à l'usage de *divers genres d'aliments*, tels que les huîtres, les escargots, le homard, le poisson, les champignons, les concombres, les fraises, les groseilles, le vinaigre, le miel, les saucissons ; il y a là un effet d'idiosyncrasie. L'ingestion de *certains médicaments*, comme le baume de copahu, le poivre cubèbe,

(1) Preisschrift. Annal. de Méd. d'Anvers.
(2) Berl. Wochenschrift, 1875.

l'essence de térébenthine, d'anis, les semences de *cinna* donnent aussi lieu à l'urticaire, sans que l'on puisse expliquer leur mode d'action, pas plus que celui des aliments. Il se pourrait qu'il y eût là une irritation directe des terminaisons des nerfs qui se distribuent aux membranes muqueuses des organes de l'abdomen et du bassin, irritation qui se transmettrait par voie réflexe aux vaso-moteurs et, par leur intermédiaire, déterminerait le relâchement des parois des vaisseaux les plus fins du derme (*Münchmeyer*). L'urticaire résulte aussi de *diverses irritations locales :* piqûres d'insectes (punaises, cousins, chenilles, *leptus autumnalis*) ; action vénéneuse des poils de l'ortie, par le sulfocyanogène qui s'échappe des glandes de la surface de la plante aussitôt que leurs pointes sont brisées; onctions de térébenthine, d'arnica et des subtances résineuses ; frottement et grattage déterminés par l'eczéma et le prurigo ; enfin, beaucoup d'individus ont la peau tellement sensible que la simple pression des vêtements suffit à provoquer chez eux l'apparition d'urticaire.

Scanzoni (1) et *G. Leopold* (2) ont observé l'*urticaire fébrile* à la suite d'application de sangsues.

L'urticaire apparaît assez souvent dans le cours ou à la suite de l'ictère; dans les accès de fièvre intermittente : j'ai vu des cas où, ces accès ayant déjà disparu depuis longtemps, il se faisait encore de nouvelles poussées d'urticaire. Les inflammations aiguës et chroniques de l'estomac, l'irritation intestinale produite par les entozoaires (oxyure vermiculaire, ténia), divers états pathologiques de l'appareil sexuel (*Hébra*) s'accompagnent d'urticaire chronique, difficilement curable et donnant lieu à un prurit intense ; enfin on peut rencontrer l'urticaire dans le typhus, la tuberculose et le rhumatisme.

Complications de l'urticaire. — L'urticaire se complique de *prurigo*, surtout chez les enfants, qui font apparaître les élevures en se grattant avec persistance, sinon avec force (*urticaire sous-cutanée*) ; de *miliaire*, d'*herpès*, de *pemphigus*, dont les bulles se substituent aux plaques ortiées; d'*érythème multiforme — érythème urticans*. Dans ce dernier cas, on voit, le plus souvent sur les extrémités, apparaître, dans l'intervalle de boutons d'urticaire de la grosseur d'un pois, des taches aplaties, rouges, s'effaçant à la pression du doigt. Cette forme se montre tantôt spontanément, tantôt à la suite d'irritations locales, le plus souvent du contact de chenilles et surtout de la chenille processionnaire; il y alors, d'ordinaire, complication de *purpura* urticans (Willan, Rayer) ou de *purpura* papuleux et simple. A côté de l'éruption

(1) *Würzb. med. Zeitsch.* 1862.
(2) *Arch. f. Gynäkolog.* B. VII.

d'urticaire, on trouve des papules et des taches hémorrhagiques, prurigineuses, et en même temps des excoriations. Cette affection devient une torture par sa longue durée et surtout par son opiniâtreté, qui résiste à tout traitement. En outre des lésions superficielles du tégument, on observe encore des hémorrhagies du tissu conjonctif, qui donnent à la peau des nuances variées. Le purpura urticans se rencontre le plus souvent dans le catarrhe chronique de l'estomac ; T. Fök (1) l'a vu survenir à la suite de fumigations de benjoin.

Insistons encore sur une variété d'urticaire, l'*urticaire papuleuse*, appelée aussi *lichen urticatus* (Willan). Elle se montre presque toujours à la face dorsale de la main et du pied, à la face, sous l'aspect de papules ou de boutons d'un rouge pâle ou d'un blanc mat, du volume d'une tête d'épingle à celui d'un pois, et entourés ordinairement d'une aréole rouge, nettement circonscrite ; cette dernière s'efface rapidement, et la papule centrale se dessèche en une petite croûte brun noirâtre ou se recouvre d'une squame mince très adhérente. Sa marche est celle de l'urticaire, tantôt aiguë, tantôt subaiguë et procédant par poussées, tantôt enfin chronique. La forme aiguë se termine en une ou deux semaines ; la forme chronique peut persister des mois et des années et devient excessivement désagréable, surtout quand elle siège à la face, car il faut un œil très exercé pour la distinguer des papules syphilitiques. Elle laisse après sa disparition un dépôt pigmentaire.

Jütte (2) décrit, sous le nom d'*urticaire hémorrhagique*, l'affection suivante : sur un point, environ du diamètre d'une pièce d'un franc, se forme une élevure rouge et prurigineuse ; quelques heures après, la rougeur est déjà plus foncée, et l'extravasat subit des changements variés de coloration. Willan et Rayer avaient déjà décrit des éruptions semblables sous le nom de *purpura urticans*.

L'affection est appelée *urticaire bulleuse*, quand les plaques se transforment en bulles, dont le contenu se dessèche en croûtes (*urticaire miliaire, vésiculaire*).

Willan (3) fait une variété spéciale de l'*urticaire artificielle* (*urticaria factitia*). Si l'on trace des figures, des paraphes, avec un instrument à pointe mousse, sur une portion du tégument dont la disposition permette de les former convenablement, ces figures apparaissent sous forme de raies proéminentes, à contours bien distincts ; l'usage seul d'une éponge pour les ablutions peut provoquer ce genre d'urticaire. Ces efflorescences seraient dues, selon Willan, à la contraction des muscles de la peau, et le chloroforme et la glace les préviennent ou les font disparaître. On pourrait dire que cette forme n'a rien de spécial, car, dans toute urticaire intense, il est possible de tracer avec un instrument mousse des figures, etc., qui apparaissent aussitôt

(1) *The Lancet*, 1874.
(2) *Zeitsch. f. klin. Medic.* 1859.
(3) Schmidt's *Jahrb.* 1860.

en traits saillants, mais ces saillies sont toujours le résultat d'exsudation séreuse.

L'*urticaire tubéreuse* a été observée par Fouquet (1) dans cinq cas; elle se présente sous forme de tumeurs blanches et mobiles, variant du volume d'une noix au volume d'un œuf de poule; elles se montrent surtout aux extrémités inférieures et durent au plus vingt-quatre heures ; leur disparition est suivie de desquamation (il s'agit vraisemblablement d'érythème noueux).

Le *traitement* de l'urticaire doit tendre à la soustraction de la cause, aussi bien qu'à la disparition de l'état local. Quand la maladie est la manifestation de désordres digestifs ou tient à des influences externes, le traitement réussit généralement; mais la guérison est rare dans les cas où la maladie est provoquée par des troubles du système sexuel et par des affections organiques chroniques. Le traitement local consiste dans l'emploi de douches, de bains, et des applications froides; on peut encore lotionner la surface de la peau avec du vinaigre dilué, ou avec un mélange d'alcool (240 parties) et d'acide acétique (5 parties), ou avec de l'eau de Cologne; ou saupoudrer la peau avec de l'amidon. Les lotions d'acide acétique et d'acide citrique dilués sont de peu de valeur; il en est de même de l'acide sulfurique étendu. Dans la forme chronique du lichen urticatus (*urticaire papuleuse*), les frictions au spiritus saponis alcalinus, puis l'application de l'emplâtre mercuriel sont utiles; on en recouvre pendant la nuit les parties affectées. En dehors du traitement local, on devra toujours tenir compte des indications générales : la quinine, le fer, le sulfate de zinc, le sulfate de magnésie, certaines eaux minérales alcalines seront souvent administrés avec succès. *Guibeuil* recommande contre l'urticaire la potion suivante :

Eau distillée..................	120
Strychnine.....................	0,01 à 0,02
Sirop de menthe................	30

Une cuillerée toutes les trois heures.

6. Érysipèle (*Rothlauf*, *Hautrose*).

L'érysipèle consiste en une rougeur et une tuméfaction diffuses et douloureuses de la peau, naissant d'ordinaire par voie d'infection, rarement limitées à de petits espaces, s'étendant avec rapidité sur des surfaces considérables, s'accompagnant de symptômes fébriles.

Le plus souvent la maladie s'annonce par des frissons; puis la température du corps s'élève (jusqu'à 40° cent.). En même temps apparaissent aussi des vomissements, du délire, de la somnolence, dans l'érysipèle de la face et de la tête. Ces phénomènes s'exagèrent avec les

(1) *Berl. klin. Wochensch.*

progrès de la maladie, atteignant parfois un degré extrême ; ils déclinent avec l'apaisement des symptômes cutanés, ce qui a lieu d'ordinaire du huitième au quatorzième jour. Le processus inflammatoire envahit soit les couches superficielles du derme (corps papillaire), *érysipèle érythémateux*, soit le chorion entier; il peut aussi s'étendre au tissu sous-cutané dans une étendue considérable, *érysipèle phlegmoneux*. En même temps que diminue le processus morbide, la peau devient rouge pâle, la tuméfaction s'atténue, ne laissant qu'un léger œdème persister pendant quelque temps ; la peau se couvre aussi de squames abondantes ou de croûtes et, dans les parties voisines, il n'est pas rare de voir le tissu cellulaire sous-cutané suppurer et donner ainsi naissance à des abcès et des furoncles. Les poils de la face et du cuir chevelu tombent, mais pour repousser. La maladie entraîne rarement le sphacèle de la peau.

La partie du tégument envahie par l'érysipèle est tuméfiée, d'un rouge variable en intensité, chaude, ou bien limitée par un bord distinct (érysipèle marginé) ou se fondant avec les portions saines (érysipèle diffus); la peau montre parfois des bulles (érysipèle bulleux) ou se recouvre de croûtes (érysipèle croûteux). On distingue diverses formes d'érysipèle, ce sont : l'*érysipèle érythémateux*, l'*érysipèle vésiculeux*, l'*érysipèle bulleux*, l'*érysipèle pustuleux*, l'*érysipèle croûteux*. L'érysipèle reste limité à la partie primitivement atteinte (*érysipèle fixe*) ou s'étend successivement sur de grandes étendues de peau, qu'il envahit de proche en proche (*érysipèle ambulant*). Les formes bien nettes d'érysipèle marginé voyagent toujours, tandis que les autres variétés restent stationnaires. Les variétés migratoires sont caractérisées par le retour constant de la maladie sur la partie originellement attaquée ; ainsi, par exemple, l'érysipèle qui s'est porté de la face au cuir chevelu, au cou, au dos, aux extrémités inférieures, après avoir poursuivi son cours sur ces parties, réapparaît de nouveau à la face. Nous devons mentionner en outre les érysipèles typhoïdes et les érysipèles gangréneux : les premiers, d'après les renseignements recueillis par Hirsch dans tous les pays, se développent principalement dans les endroits encombrés d'individus et mal ventilés ; les érysipèles gangréneux s'observent surtout en Angleterre et dans l'Amérique du Nord.

Les formes les plus fréquentes d'érysipèle s'observent à la face ; elles sont produites par des affections de la membrane muqueuse des narines, comme l'eczéma, le lupus et les ulcères syphilitiques ; par des altérations du périoste et des os, telles que la carie et la nécrose; par un traumatisme. L'eczéma des narines est l'une des causes les plus fréquentes de cette variété d'érysipèle que l'on voit survenir à diverses reprises dans le cours d'une année, *érysipèle habituel ;* chaque poussée eczémateuse s'accompagne d'érysipèle. Ces phénomènes s'expliquent par l'accumulation dans les narines de croûtes qui gênent l'écoulement de la sécrétion eczémateuse ; celle-ci se décompose et est absorbée par les vaisseaux lymphatiques (Hébra). Les personnes sujettes aux attaques répétées d'érysipèle sont exposées à l'œdème chronique de la paupière inférieure, complication qui est également consécutive à la carie et à la nécrose des os du nez. Les variétés migratoires de l'érysipèle s'étendent de la face au front, au cuir chevelu et au cou. Comme l'existence de la maladie sur le cuir chevelu ne peut se déterminer par l'inspection, surtout quand les cheveux sont abondants, on établit le diagnostic sur la présence de symptômes fébriles permanents, de la sensibilité à la pression et du gonflement du cuir chevelu. Ces symptômes sont importants en ce sens que la desquamation survenant à la face permettrait de compter sur la disparition du mal, tandis que le danger réel commence seulement à cette période

L'*érysipèle odontalgique* se limite ordinairement aux joues et aux paupières ; il est provoqué par la suppuration chronique des racines dentaires et disparaît avec la cause déterminante. D'autres formes sont dues aux affections du conduit auditif externe, *érysipèle otalgique ;* à l'abcès des glandes mammaires, *érysipèle mammarum;* à la suppuration du nombril chez les enfants, *érysipèle umbilici*; à la circoncision, *érysipèle genitalium ;* à la variole, à la vaccine, ou aux autres processus suppuratifs, *érysipèle extremitatum ;* à une absorption purulente par les lymphatiques, dans les abcès des mains et des pieds, *érysipèle migrans*.

L'*étiologie* de l'érysipèle n'a pas encore été établie d'une manière positive. Souvent une source locale de suppuration, une simple excoriation, un eczéma, un abcès, un furoncle, une plaie, sont pour le voisinage immédiat une cause d'infection, et il semblerait que l'absorption lymphatique en est l'intermédiaire principal. Il y a cependant des formes d'érysipèle qui sont évidemment indépendantes de toute source locale. Dans beaucoup de cas, l'on est obligé de supposer l'existence d'une contagion du sang (bactéries ?) qui, sans qu'on puisse toujours en suivre la trace, pourrait néanmoins avoir une origine locale. C'est surtout au printemps et à l'automne que les chirurgiens redoutent à juste titre l'explosion de l'érysipèle, particulièrement dans les hôpitaux (1).

(1) O. Weber (*Deutsche Klinik*, 1862) a démontré que, lorsque le sang a reçu un principe produisant la fièvre, il devient lui-même apte à produire l'inflammation. Billroth (*Arch. f. klin. Chir.* Berlin, 1867) s'accorde avec Lawrence et Hébra sur le développement de la maladie par voie d'infection locale. Voici des observations importantes que nous puisons dans son intéressant mémoire : « L'érysipèle provient très souvent de blessures des extrémités inférieures, de la face, etc., et a par conséquent une origine locale; les symptômes généraux n'apparaissent que postérieurement, tandis que d'autres maladies similaires, comme la rougeole et la scarlatine, se montrent immédiatement sur toute la surface cutanée. L'érysipèle de la tête est toujours *traumatique*, *phlogistique*, *septique* (dans le sens le plus large du mot) ;

Ce sont les érysipèles dits spontanés : ils doivent être en relation avec les affections catarrhales de l'estomac (?).

W. *Lukowsky*, de Kiew (1), a trouvé dans les érysipèles récents des bactéries dans les vaisseaux lymphatiques et les canaux nourriciers (*Saftcanälen* de Recklinghausen) ; dans les cas où l'érysipèle était à son déclin, la quantité de micrococcus diminuait.

L'injection sous-cutanée d'un liquide contenant des spores de champignon produisait une inflammation phlegmoneuse de la peau, les micrococcus s'y multipliaient considérablement et se propageaient surtout dans les canaux nourriciers et les vaisseaux lymphatiques ; le contenu des bulles érysipélateuses, qui ne contenait pas de spores, injecté sous la peau, ne reproduisait pas de bulles.

il doit y avoir là quelque matière irritante, capable de produire l'inflammation, qui circule à travers la peau, jusqu'à ce qu'elle rencontre un obstacle à sa progression ou que le poison lui-même soit détruit ; la *matière morbide* est aussi « pyrogène ». Cette hypothèse a été attaquée par *S. Stricker* et *Albert*. Billroth croit en outre que la substance toxique se mêle aux liquides nutritifs, avec lesquels elle se distribue suivant le cours des lymphatiques capillaires. L'apparition des taches rouges indique que la matière irritante produit une dilatation et un resserrement alternatifs des vaisseaux sanguins ; le phénomène a toujours lieu à la fois sur certaines aires vasculaires circonscrites. Comme les lymphatiques suivent ordinairement la direction des veines, la pénétration du poison dans un réseau lymphatique, qui est pourvu de vaisseaux afférents légèrement latéraux, déterminera l'irritation du réseau vasculaire correspondant ; de là la production d'une maculature rouge à la peau ; le principe toxique suit également le cours de lymphatiques plus petits dans la peau ; les glandes s'engorgent toujours. L'érysipèle naît de l'infection du sang, à la suite des opérations, ou résulte de poisons introduits dans les plaies par les éponges, les compresses, etc.

P. Hinckes Bird, qui divise l'érysipèle en *idiopathique* et *symptomatique*, a recueilli 260 cas intéressants au point de vue du siége de la maladie.

L'érysipèle	idiopathique de la tête et de la face	s'est montré sur	34	hommes et	51	femmes.
—	traumatique —	—	27	—	13	—
—	idiopathique des extrémités	—	27	—	22	—
—	traumatique —	—	59	—	27	—

Sur 81 cas d'érysipèle idiopathique de la face, les différentes parties furent attaquées ainsi qu'il suit, par ordre de fréquence :

Côté droit de la face	56 %	femmes
— —	50 —	hommes
Côté gauche —	19 —	femmes
— —	29 —	hommes
Ligne médiane —	13,7 —	femmes
— —	11,8 —	hommes
Les 2 côtés simultanément,	5, —	9 femmes
— —	2,9 —	hommes

Sur les 260 cas observés, 20, c'est-à-dire 7 1/2 %, se terminèrent fatalement. Quant à la saison de l'année, 66 apparurent au printemps, 49 en été, 56 en automne, 89 en hiver ; ainsi la maladie est beaucoup plus fréquente au printemps et en hiver que pendant l'été et l'automne.

D'un autre côté, le primararzt Dr C. Haller a trouvé, d'après l'ensemble de tous les cas observés à l'Hôpital général de Vienne dans l'espace de dix ans, que la majorité se montrait pendant les mois d'avril, mai, octobre et novembre.

(1) Virch. *Arch.* B. 60. 1874.

Dans les cas d'érysipèle aigu, le *pronostic* est toujours incertain au début, en raison de l'impuissance où l'on est d'empêcher la maladie de s'étendre aux organes internes, et de prévenir le dépôt des produits inflammatoires qui déterminent l'infection progressive de la peau. La terminaison fatale est amenée par la pyohémie, la pneumonie, l'œdème du cerveau et, plus rarement, par la méningite et la néphrite. Ce n'est que dans les cas évidemment locaux, comme ceux résultant d'abcès, que le pronostic est favorable.

ANATOMIE. — *L'érysipèle consiste en une infiltration cellulaire du chorion et de ses vaisseaux* (vaisseaux lymphatiques) *et aussi du tissu aréolaire sous-cutané dans les formes graves ; en même temps on observe une dilatation des vaisseaux sanguins.* Les fibres du tissu connectif perdent leurs contours distincts, augmentent de largeur, se gonflent et finissent par rester sous forme de masse homogène.

Par l'accumulation considérable de l'exsudation cellulaire, il se forme quelquefois une cavité purulente dans la papille ou dans le tissu dermique lui-même. En d'autres points, les fibres du tissu connectif sont séparées par un épanchement de liquide et les vaisseaux sanguins sont également distendus ; la couche de Malpighi tout entière se montre ratatinée, les noyaux sont dilatés et l'on voit dans leur intérieur un ou deux nucléoles (1). Les cellules du follicule pileux sont agrandies, de même que celles de la membrane propre de la glande sébacée, tandis que celles de son épithélium, contenant de la matière sébacée, dégénèrent en une masse friable. Le follicule pileux est séparé des gaînes radiculaires par une exsudation séreuse, le poil détaché de sa papille et la gaîne radiculaire externe séparée de la couche interne du follicule, jusqu'au point où cette dernière rejoint la papille ; les deux gaînes de la racine se compriment et deviennent adhérentes à la tige du poil (Haight). La prolifération cellulaire est plus prononcée dans l'érysipèle de forme *phlegmoneuse* que dans la forme *érythémateuse*. *Renaut* (2) a vu que le tissu adipeux s'enflamme également et passe à l'état de tissu embryonnaire. Les observations de Biesiadecki (3) concordent avec mes préparations (dont l'une est représentée fig. 12).

En cas de mort par érysipèle, on trouve à l'autopsie toutes les lésions qu'entraînent les affections pyohémiques ou septicémiques : de l'anémie

(1) Volkmann et Steudener ont trouvé le derme tout entier et le tissu cellulaire sous-cutané infiltrés de petites cellules, avec une distension des vaisseaux, les papilles complétement occupées par leurs anses capillaires et les vaisseaux entourés de cellules granuleuses (corpuscules blancs du sang). L'infiltration cellulaire est plus marquée dans les portions inférieures du derme que dans les parties superficielles. La masse cellulaire disparait cependant avec rapidité et, au bout de deux ou trois jours, on ne voit plus dans le tissu cellulaire sous-cutané que des débris finement granulés (*Centralblatt für med. Wissensch.*, 1868).

(2) *Archives de physiologie*, 1874.

(3) *Sitzungsber. d. K. Akad. d. Wissensch.*, 1867.

résultant d'une inflammation étendue, ou bien de l'hyperémie avec œdème cérébral aigu, méningite, pneumonie, œdème pulmonaire ou œdème de la glotte, péritonite, pleurésie ou péricardite, parotide, entérite avec ulcération des follicules, et même inflammation croupale de la muqueuse intestinale. Les inflammations, particulièrement la pneumonie et la parotide, ainsi que les exsudats pleurétiques, présentent

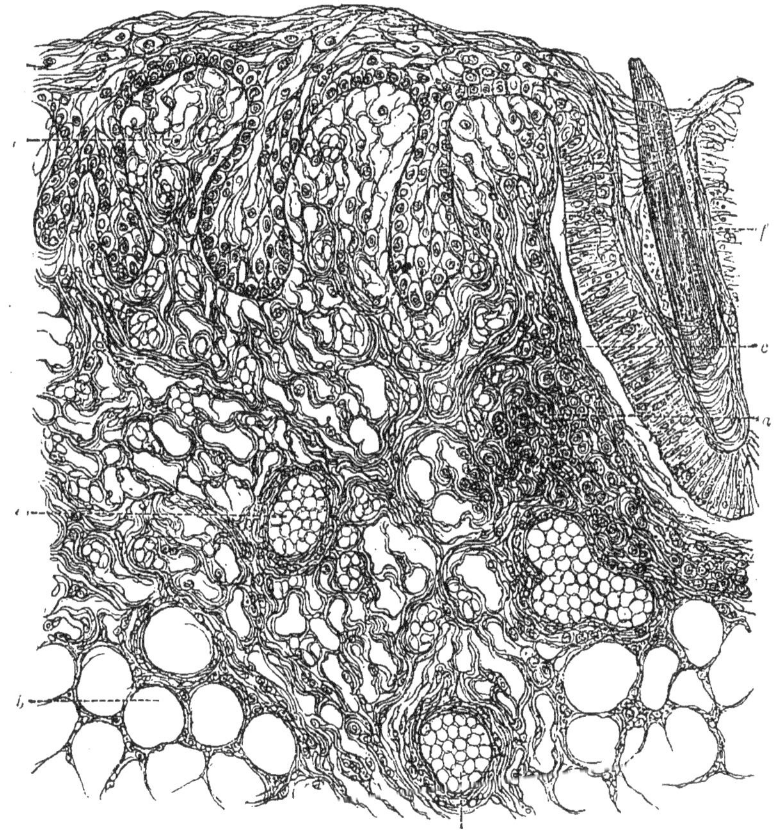

Fig. 12.

(*) *a*, infiltration cellulaire du derme ; *b*, cellules de graisse vides avec une prolifération cellulaire autour de la membrane limitante; *c*, fibrilles de tissu conjonctif séparées; *d*, papille grossie avec prolifération cellulaire; *e*, vaisseaux sanguins distendus; *f*, un poil détaché de la gaîne radiculaire externe.

en général un caractère plutôt purulent; il faut signaler en outre les suppurations elles-mêmes et la gangrène de la peau, les foyers purulents des muscles et des articulations, de la muqueuse buccale, des organes génitaux-urinaires. Dans les érysipèles très intenses, le sang est foncé, peu fluide ; il a un peu l'aspect et la couleur de la laque. Ponfick a trouvé du pus dans le médiastin.

Les inflammations parenchymateuses n'ont pas moins d'importance.

On observe, entre autres, l'altération de la substance musculaire du cœur : cet organe est hypertrophié, friable ; ses fibres musculaires ont perdu leur aspect hyalin et ont subi la dégénérescence graisseuse. Les muscles du tronc et des extrémités présentent quelquefois les mêmes altérations. Les inflammations parenchymateuses de la rate, du foie et des reins ne sont pas rares. L'accumulation des corpuscules graisseux donne à l'épithélium des vaisseaux une apparence trouble ; leur membrane interne est atteinte de la même manière.

La rate est plus volumineuse, plus molle, d'un rouge clair ; le corps de Malpighi gonflé, hyperplasié, devient parfaitement visible ; il en est de même des espaces périvasculaires. Les ganglions mésentériques sont tuméfiés et hypertrophiés. Le tissu du foie est altéré, pâle, friable, et les cellules hépatiques sont gonflées, remplies de noyaux graisseux, et parfois pigmentées ; le tissu rénal est également altéré, friable, hypertrophié ; l'épithélium des canalicules a subi la dégénérescence graisseuse ou albumineuse.

L'inoculation à des lapins du contenu de bulles érysipélateuses a amené la mort en quelques jours, et l'autopsie a montré une dégénérescence granuleuse des fibres musculaires du cœur ainsi que des muscles du tronc ; les cellules hépatiques et l'épithélium des tubes urinifères étaient gonflés, altérés, en partie infiltrés de graisse. *Ponfick* (1), *Liebermeister* (2), *Orth* (3), ont fait également sur des lapins des injections sous-cutanées de liquide érysipélateux, contenant des bactéries sphériques : le résultat était la mort de l'animal ; le sang de ce dernier, inoculé à d'autres animaux, reproduisait un érysipèle ; pour *Orth*, les bactéries ne sont ici que la cause secondaire. *L. Pfleger* (4) a observé que, dans 50 cas d'érysipèle, la direction des dentelures qui se voient sur le bord de l'érysipèle ambulant correspondait à la direction des lignes que *C. Langer* (5) avait trouvées pour la rétractilité de la peau.

Traitement. — *La première indication dans l'érysipèle, comme dans les autres maladies fébriles, est le traitement des symptômes ; nous prescrivons des acides, et, lorsqu'il survient des frissons, de la quinine* (6).

Cependant le traitement local est plus important, surtout dans le cas où l'érysipèle est consécutif à des abcès, des ulcérations, de l'eczéma, etc. La disparition de la source de la suppuration, dans ces cas, em-

(1) *Deutsche Klinik*, 1867.
(2) Schmidt's *Jahrb.*, 1868.
(3) *Arch. f. exper. Path. u. Pharm.*, 1. B., 1873.
(4) *Centralblatt f. med. Wissensch.* B. 16, 1872.
(5) *Sitzungsber. d. k. Akad.*, *loc. cit.*
(6) L. Mathey donne de 20 à 30 gouttes de perchlorure de fer et croit par ce médicament limiter la durée de la maladie à 2 ou 3 jours. Sur 10 malades traités de la sorte, 3 guérirent au bout de 2 jours, 3 au bout de 3, 2 au bout de 4, 1 au bout de 5 et 1 au bout de 7. Ce traitement convient spécialement aux sujets lymphatiques et débilités.

pêche l'absorption lymphatique et partant s'oppose à la progression de l'érysipèle. En ce qui concerne l'usage des applications chaudes ou froides, on constate que, au début de la maladie, quand il existe une fièvre considérable et dans les cas où la peau est très tuméfiée, le froid (au moyen de vessies remplies de glace) est non seuleument l'agent le plus agréable au malade, mais encore le plus efficace, comme dans toutes les autres formes d'inflammation. Il est à peine nécessaire, au moins pour les médecins, de faire observer qu'il n'y a là aucun danger de provoquer des métastases inflammatoires sur les organes internes. Dans la période de déclin, le froid devient ordinairement désagréable au malade, et il préfère les applications chaudes. Les onctions avec l'onguent mercuriel peuvent d'abord avoir de l'utilité, mais il ne faut pas les continuer assez longtemps pour amener la salivation. Dans l'érysipèle ambulant, on peut appliquer au pourtour des plaques l'*emplâtre mercuriel*. La méthode de cautériser les bords de la partie atteinte d'érysipèle avec la pierre infernale est plus douloureuse qu'utile. Il en est de même de la cautérisation par l'acide phénique, que j'ai souvent essayée sans succès. Certains médecins vantent le badigeonnage de toute la surface érysipélateuse, aussi bien que des parties environnantes, avec une solution de nitrate d'argent (au 1/8e) ou avec la teinture d'iode. L'application de collodion ou de gutta-percha dissoute dans le chloroforme est agréable au malade tant que l'évaporation des substances volatiles produit une sensation de froid, mais il faut donner la préférence aux vessies de glace soit seules, soit conjointement avec ces applications. La créosote, sous forme de pommade, a été recommandée; on vante encore l'application, avec un pinceau, de la térébenthine ou d'une solution composée d'alun, de précipité blanc et de glycérine. L'usage du sesquichlorure de fer et du sulfate de fer, en applications locales, sous forme de pommades, a été également proposé. Schwalbe s'est bien trouvé de l'emploi du courant électrique. Le sulfate de fer (*Velpeau*, *H. Bell*), la teinture d'iode ne donnent aucun résultat. Le traitement par la phlébotomie, les ventouses, les scarifications, les sangsues, etc., ne réussit pas mieux à arrêter le processus morbide que la méthode expectante (1).

Guibout (2) recommande contre l'érysipèle le badigeonnage avec : éther sulfurique 100 et camphre 100 ; si l'érysipèle menace de gagner la nuque, on applique un vésicatoire sur la partie saine, pour empêcher cette propagation.

(1) Lebert s'oppose au traitement expectant, dans la croyance qu'il est suivi de rechutes fréquentes, et il conseille la soustraction locale du sang à la tête, l'émétique à dose réfractée, des onctions locales avec des substances huileuses, la diète et de fréquentes purgations.

(2) *Union médicale*, 1874.

2. Inflammation phlegmoneuse.

1. Furoncle (*Blutschwär*, *Boïl*).

On donne le nom de furoncle à une tumeur inflammatoire circonscrite, de la grosseur d'un pois, prenant naissance dans une portion circonscrite du derme, et qui est caractérisée par sa consistance, une rougeur foncée, la lenteur de la suppuration et la douleur qu'elle provoque. La tumeur acquiert plus tard le volume d'une cerise et jusqu'au diamètre d'une pièce de cinq francs.

Le furoncle débute par de la douleur et de la tension dans la partie affectée, même avant que la peau rougisse ; le toucher permet cependant de reconnaître l'infiltration. On trouve, en sectionnant la partie ainsi atteinte, qu'elle contient une exsudation jaune, formant une espèce de bouchon et qui adhère intérieurement aux tissus environnants ; ce produit (bourbillon) agit comme un irritant sur les parties adjacentes et y détermine de l'hyperémie et de l'inflammation ; de là le gonflement et la saillie de la partie au-dessus de la surface cutanée. La dilatation des vaisseaux voisins, l'infiltration plastique et la suppuration ne tardent pas à se faire dans le voisinage du bourbillon ; ce dernier se détache, en même temps que les fibres envahies du chorion, et finit par s'échapper, ordinairement, vers le cinquième jour. Les artères et les veines comprises dans l'exsudation et celles qui l'entourent sont remplies de sang coagulé ; les premières semblent être obstruées par des masses emboliques. Suivant *Kochmann* (1), c'est surtout le tissu cellulaire et les glandes sudoripares qui donnent naissance, à la suite d'une exsudation fibrineuse, aux furoncles profonds que j'ai décrits (2), mais le follicule sébacé et le follicule pileux ne restent pas étrangers à cette formation (hydrosadénite, veines phlegmoneuses).

Une fois le bouchon expulsé, la tuméfaction disparaît, la douleur cesse, et la perte de substance se répare à l'aide d'une cicatrice dont l'étendue correspond à celle du furoncle.

Les *causes* des furoncles sont ordinairement locales ; on les voit survenir comme conséquences d'affections prurigineuses de la peau, telles que la gale, l'eczéma, la variole, le prurigo, les poux des vêtements ; ils sont encore provoqués par l'acné et les comédons, ou par l'irritation des téguments sous l'action de pommades stimulantes (comme celles qui contiennent du soufre, de l'iode, des cantharides, des sels métalliques), ou enfin par l'usage trop fréquent de bains froids ou chauds ou de douches puissantes. Ils peuvent également résulter de la respiration prolon-

(1) *Beitrag zur Lehre von der furunc. Entzündung. Arch. f. Derm. u. Syph.*, 1873.
(2) *Lehrbuch der Hautkrankheiten.* 3 Auf.

gée d'un air vicié, comme celui de chambres mal ventilées où sont réunies des familles nombreuses, ou bien de l'habitation dans une localité humide. L'apparition fréquente de cette affection doit parfois être rattachée à un processus pyohémique. Certaines régions (périnée, aisselle) sont plus souvent atteintes. Quand les furoncles se montrent simultanément sur différentes parties du corps et apparaissent par poussées successives, on donne à la maladie le nom de *furonculose*. Cette affection est le résultat de désordres nutritifs généraux ; les malades ont l'aspect cachectique, maigrissent; on l'observe surtout dans le catarrhe chronique de l'estomac, la fièvre intermittente, le diabète sucré (Wagner) (1), dans l'urémie, la pyohémie, la goutte, le typhus, le scorbut, etc. (*Kochmann*); elle est aussi provoquée par des aliments de mauvaise qualité (blé détérioré, viande salée ou fumée), ou par l'usage d'eau marécageuse, malpropre. La furonculose apparaît sous forme épidémique au printemps et à l'automne, et s'observe en même temps que des épidémies d'érysipèle, de panaris, etc.

Les furoncles du tissu cellulaire sous-cutané sont assez souvent épidémiques chez les enfants, et il arrive fréquemment que la suppuration a envahi ce tissu avant même l'apparition de ces furoncles semi-globulaires, qui souvent deviennent confluents, provoquent l'élimination de larges portions de peau et mettent à nu jusqu'au tissu musculaire. Les lieux d'élection de ces furoncles sont le cuir chevelu et les extrémités, particulièrement la cuisse; les enfants atteints de marasme sont très sujets à cette maladie.

Semmer (2) a observé un cas de furonculose chez les habitants d'une même maison, qui avaient mangé de la choucroute moisie, et il a trouvé dans le pus des furoncles des filaments de mycélium ressemblant à ceux que contenait la choucroute; il croit qu'il y a eu là pénétration des champignons dans le sang et élimination par les furoncles.

Les distinctions qu'on a faites des furoncles, d'après le mode d'évacuation du pus, sont superflues ; on avait ainsi le *furoncle simple*, lorsque la matière purulente est expulsée par une seule ouverture ; le *furoncle vespajus* (Alibert), lorsque l'expulsion se fait par plusieurs points, et le *furoncle panulatus atonicus*, quand le pus s'échappe à travers une fissure étroite.

2. Anthrax (*Brandschwär*, *Carbunkel*, *Kohlenbeule*).

L'anthrax diffère du furoncle par l'*extension en profondeur et en surface de la destruction gangréneuse de la peau et par la tendance à s'avancer à la périphérie*. Le chorion, le tissu cellulaire sous-cutané,

(1) Virchow's *Archiv*, B. 12.
(2) *Deutsch. Zeitschr. für Thiermed. u. vergleichende Patholog.*, 1875.

plus rarement les aponévroses et les muscles, sont envahis ; les masses mortifiées, en même temps que la matière purulente, qui est peu abondante, sont expulsées par *plusieurs ouvertures cribriformes*, qui correspondent aux nombreux bourbillons sphacélés. La partie environnant l'anthrax est rouge et durcie par une infiltration plastique, les vaisseaux sont obstrués par des infarctus ; on trouve même des infarctus hémorrhagiques considérables ; le tissu sous-cutané participe à l'inflammation, et c'est là que débute la suppuration.

Rokitansky a trouvé dans l'anthrax un tissu d'un rouge uniforme, spongieux ou réticulé, rempli par les bourbillons ; quand la suppuration est déjà survenue, chacun de ces derniers paraît entouré d'une masse gélatineuse, et, quand elle est complète, les bourbillons se détachent tout à fait ; il se produit une fonte des parois qui séparent les mailles, et les bourbillons deviennent libres et flottants.

Dans les anthrax volumineux, surtout ceux de la tête, le danger naît de l'extension de la phlébite au cerveau. Le siège spécial de l'anthrax est la peau du cou et du dos, surtout chez les vieillards, celle des lèvres et du front ; il se montre plus rarement aux extrémités. L'accroissement de la tumeur s'accompagne de violentes douleurs, dont l'intensité dépend de la richesse nerveuse et de la sensibilité de la partie atteinte.

Pour *Kochmann*, ce sont encore les glandes sudoripares qui sont le point de départ de la maladie. Au début comme dans le cours de l'anthrax, il y a de la fièvre ; plus tard, quand le processus ne se limite pas, surviennent des frissons et des symptômes de pyohémie. On voit alors apparaître des douleurs générales, une fièvre violente à forme typhoïde, du délire, particulièrement dans l'anthrax de la face. La terminaison est généralement favorable. Quand les lambeaux sphacélés se sont détachés, des granulations de bonne nature se développent rapidement, et la cicatrisation se fait peu à peu. Quelquefois cependant, principalement dans les anthrax de la face et du cuir chevelu, la mort arrive, surtout par septicémie ; dans ces régions, même les petits anthrax sont dangereux ; on ignore encore si c'est la présence d'un principe septique qui détermine si rapidement l'infection du sang.

Bourdon (1) signale l'apparition de furoncles dans un cas de polyurie insipide et discute les rapports de l'anthrax avec le diabète.

Traitement du furoncle et de l'anthrax. — Comme dans les autres affections, on devra essayer de s'assurer des causes, afin de prévenir les récidives ; ainsi, les personnes tourmentées pendant des années par des furoncles provoqués par le séjour dans des endroits clos peuvent s'af-

(1) *Gaz. des Hôp.*, 1869, 76.

franchir de cette prédisposition à la furonculose par des exercices à l'air libre et par un régime approprié. La salsepareille, la quinine n'ont aucune utilité ; les avantages procurés par les eaux minérales (Marienbad, Karlsbad), prises en boisson aux sources mêmes, doivent être attribués plutôt au changement du mode d'existence qu'aux eaux elles-mêmes. Le trèfle d'eau, la racine de gentiane, la noix vomique, le sulfate de zinc ont été donnés avec succès. Dans certains cas rebelles, nous employons le *rob de genièvre; Hardy*, de son côté, recommande l'*eau de goudron*, le *sirop de goudron;* on peut essayer encore la liqueur de Fowler.

Pour prévenir le développement des furoncles, on a recommandé les badigeonnages avec la teinture d'iode, ou le nitrate d'argent, et les onctions avec l'onguent mercuriel ; mais ces moyens sont inefficaces : la méthode la plus sûre consiste à appliquer des cataplasmes froids et à ouvrir la tumeur avec le bistouri le plus tôt possible. Dans le but de rendre l'opération moins douloureuse, Hébra applique le mélange réfrigérant de Schmucker (composé de deux parties de neige ou de glace pilée et d'une partie de sel commun) ; c'est un moyen anesthésique qui permet d'obtenir une température de — 16° c.); le mélange est placé dans un sac de mousseline et appliqué pendant dix minutes sur la partie affectée ; on a soin de protéger les parties voisines avec un morceau d'emplâtre adhésif ; on incise alors le furoncle, puis on applique des compresses froides. Cette méthode réussit mieux à abréger le processus morbide que le traitement par les emplâtres adhésifs et les cataplasmes ; il convient également pour l'anthrax, seulement nous faisons ici plusieurs incisions cruciales et transversales profondes. Au lieu du mélange réfrigérant, on peut obtenir l'anesthésie locale à l'aide de l'éther, suivant la méthode de Richardson.

Quelques chirurgiens font, au début de l'anthrax, des badigeonnages au *perchlorure de fer ;* nous n'en avons jamais obtenu de résultat favorable.

P. Eade (1) recommande, comme traitement abortif de l'anthrax, l'injection sous-cutanée d'acide phénique et de glycérine (1 pour 4).

Prichard (2) s'accorde avec *Physick* et *Travers* pour recommander l'usage des caustiques dans le traitement de l'anthrax. On introduit un morceau de potasse caustique au centre de la tumeur et on détruit ainsi le tiers au moins de toute la masse indurée. Une solution d'iode dans le collodion donne également de bons résultats.

Demiré (3) conseille l'incision précoce, suivie de l'application immédiate du cautère actuel, de la pâte de Canquoin ou du caustique de Vienne, ou d'une

(1) *The Lancet*, 1874.
(2) *Brit. med. Journal*, 1863.
(3) *Gaz. des hôp.*, 1865.

solution de perchlorure de fer au cinquième ; il pense que c'est là le meilleur moyen de prévenir l'absorption des produits gangréneux par les vaisseaux sectionnés.

Soulé combat le traitement par les incisions et préfère la méthode expectante ; il se contente d'appliquer des cataplasmes émollients. S'il a affaire à un anthrax volumineux, il produit d'abord une eschare avec la pâte de Vienne, et ce n'est que le lendemain qu'il incise la partie ; il emploie en outre la teinture d'iode.

Alph. Guérin conseille l'incision sous-cutanée ; cette méthode trouve aussi des défenseurs en Gosselin, Laugier et Ricord. La plupart des sommités médicales se prononcent pour les incisions précoces et profondes.

3. Bouton d'Alep, de Bagdad (*Salek*).

Cette affection consiste en une inflammation chronique et circonscrite du derme, qui se localise le plus communément, soit à la face, à l'angle externe de l'œil, à la paupière inférieure, aux joues, au bout du nez, aux lèvres, soit aux membres inférieurs ; elle attaque principalement les Européens vivant en Orient, aux lieux où elle est endémique, et se termine par une cicatrice légèrement pigmentée. On l'observe à Alep, sur les bords du Tigre et de l'Euphrate, dans les provinces occidentales de la Perse jusqu'à Téhéran et Ispahan, sur la côte occidentale de la mer Rouge, à Candie, à Chypre, en Syrie, à Bassora, à la Mecque et à Médine, en Algérie, à Suez, au Caire.

C'est au-dessous de sept ans que les indigènes y sont le plus exposés ; les étrangers peuvent être attaqués à tout âge ; on n'a cette affection qu'une seule fois dans la vie. La maladie commence par une tache rouge, qui se transforme peu à peu en papules ulcéreuses ; les bords de l'ulcère sont épais et infiltrés ; les granulations fournissent un liquide ichoreux. Après une durée de quelques semaines ou quelques mois, l'ulcération guérit et laisse une cicatrice.

On a attribué cette affection à l'emploi en boissons d'eaux de mauvaise qualité, à l'abus des dattes. D'après les renseignements que *E. Geber* a recueillis sur les lieux mêmes (1), il considère l'existence de cette maladie comme plus que douteuse et pense que les médecins de ces contrées donnent ce nom au lupus, à la syphilis, aux ulcérations scrofuleuses et au furoncle. Des conditions spéciales, comme le climat, le genre de vie, les pratiques religieuses, la différence de races, donneraient à ces maladies des formes différentes de celles qu'on observe habituellement.

Pococke (2) est le premier qui ait fait mention du bouton d'Alep ;

(1) *Vierteljahrschr. f. Derm. u. Syph.*, 1874.
(2) *A description of the East and some other countries.* Vol. II, 1745.

plus tard, d'autres l'ont décrit (Alexander Patriarch, Russel (1), Sestini, Pruner, Flemming, Willemin (2), Rigler (3), Polak). Il est bien difficile d'admettre que tous les faits cités par des observateurs aussi distingués ne reposent que sur une méprise.

Comme moyen de traitement, on conseille la cautérisation avec l'acide nitrique, l'emplâtre mercuriel (4).

4. Pseudo-Érysipèle.

Ce nom s'applique à une inflammation phlegmoneuse diffuse de la peau, résultant d'une infection locale par des poisons animaux putrides ou de causes inconnues.

La peau infiltrée est très rouge, tuméfiée, dure et très douloureuse; il y a en même temps des désordres généraux, de la fièvre. Le processus inflammatoire se termine d'ordinaire par suppuration ; il se forme ainsi, dans le tissu cellulaire sous-cutané, des abcès, dont la confluence rapide mine de larges portions de la peau. Enfin le derme lui-même se fissure, et les tissus mous peuvent se sphacéler sur une étendue considérable; dans les formes plus graves de la maladie, on peut voir les os mêmes se dépouiller de leur périoste et subir la nécrose. Le danger de la pyohémie est des plus imminents dans cette maladie.

Le *traitement* consiste principalement dans l'emploi de moyens antiphlogistiques. Il faut faciliter l'écoulement du pus par des incisions précoces; on enlèvera les lambeaux de peau sphacélée, afin de prévenir l'infection purulente du sang. Quand la maladie envahit de grandes étendues de peau, comme par exemple un membre entier, le cas aboutit d'ordinaire à un épuisement fatal ou à la pyohémie.

3. Inflammations vésiculeuses (*Phlycténoïdes*).

1. Herpès (*Bläschenflechte*).

A l'exemple de Willan, suivi par Hébra, nous définissons l'herpès *une affection aiguë de la peau, à cycle défini, caractérisée par la formation, sur une surface érythémateuse et enflammée, de groupes de vésicules ou de bulles à contenu séreux, purulent ou sanguinolent.*

(1) *Nat. hist. of Aleppo.* London, 1756.

(2) *Gaz. méd. de Paris*, 1854.

(3) *Med. Wochenschr.*, 1854.

(4) Les Drs Lewis et Cunningham ont été chargés par le gouvernement de l'Inde de faire un rapport sur la nature et la pathogénie du *furoncle de Delhi.*

Ces auteurs ont reconnu que cette affection était identique à l'affection qui règne à Mooltan, Lucknow, Lahore et Scinde et autres parties de l'Inde, de même qu'à

L'efflorescence est assez ordinairement précédée de symptômes fébriles. L'éruption s'accompagne d'une légère douleur brûlante, qui ne devient intense que dans une seule forme d'herpès, où elle prend le caractère de névralgie ; cette douleur persiste même généralement longtemps après la disparition de l'éruption et la chute des croûtes.

L'éruption se dessèche en croûtes d'un jaune mielleux ou de couleur foncée, puis disparaît, en laissant après elle une pellicule, d'abord rosée, qui ne tarde pas à reprendre la coloration normale de la peau ; dans quelques cas, surtout quand les vésicules ont été rompues violemment, il se forme une ulcération, et la perte de substance se répare au moyen de tissu cicatriciel (herpès zoster).

Une autre forme d'herpès (herpès tonsurant), qui reconnaît pour cause une irritation de la peau par des parasites végétaux, sera examinée en détail dans le chapitre consacré aux *maladies parasitaires*.

On distingue les variétés suivantes, d'après le *lieu d'apparition*, la *forme* et le *groupement* des vésicules : — (a) Herpès labialis ; (b) Herpès præputialis ou progenitalis ; (c) Herpès iris ; (d) Herpès circiné ; (e) Herpès zoster.

(a) *Herpès labialis* ou *facialis*, *Hydroa febrilis*. Cette affection se montre en rapport avec certaines maladies fébriles ; elle n'est précédée d'aucune douleur, ce qui la distingue de l'herpès zoster, et apparaît

la maladie chronique désignée sous le nom de bouton d'Alep, de Biskra, de Bagdad, etc., aussi ont-ils proposé le nom générique d'*ulcère oriental*, pour simplifier la nomenclature. A Delhi, comme ailleurs, la maladie leur semble devoir être attribuée à la nature de l'eau qui est extrêmement *dure ;* les sels calcaires qu'elle contient, sans être délétères par eux-mêmes, indiquent que l'eau possède des caractères spéciaux capables de déterminer l'apparition d'affections cutanées. Les impuretés organiques n'exercent aucune influence de ce genre.

L'examen microscopique des produits de sécrétion leur a montré la présence de quelques corpuscules sanguins et un grand nombre de cellules lymphoïdes granuleuses, de 0,^{mm}006 à 0,^{mm}008 de diamètre, se dissolvant sous l'action de la potasse et apparaissant plus nets sous l'action de l'acide acétique ; ils ont encore trouvé des corps blancs jaunâtres, ayant le volume et la forme de grains de millet, c'étaient des follicules pileux altérés et repoussés à la surface par la prolifération d'éléments lymphoïdes qui forment ici, comme dans le lupus, des traînées périvasculaires. Aussi, pour ces auteurs, la maladie est analogue au lupus ou à une phase du lupus : la scrofule ni la syphilis n'ont rien à voir avec elle. Point d'éléments parasitaires ; l'inoculation n'a donné aucun résultat. Le Dr Tilbury Fox, dans une critique du rapport de MM. Lewis et Cunningham (*Lancet*, 7 avril 1877), nous semble avoir réfuté péremptoirement l'identité du lupus avec le bouton de Delhi ; suivant lui, c'est une affection *sui generis* de nature furonculeuse ou cachectique.

Après la révolte des Indiens, le furoncle de Delhi était très prédominant parmi les troupes résidant dans cette ville qui buvaient de l'eau des puits ; mais quand les soldats éloignés de Delhi eurent à boire de l'eau de la rivière Jumna, la maladie disparut, et actuellement c'est à peine si l'on en observe quelques cas à Delhi même. L'eau des puits de la ville contient de 45 à 50 grains de carbonate de chaux par gallon, tandis que celle de la Jumna en contient moins de moitié. C'est entre 25 et 30 ans que s'observe surtout cette maladie. (J. Fayrer.)

(*Note des traducteurs.*)

fréquemment sur les parties rouges des lèvres, sous forme de vésicules groupées les unes à côté des autres et de volume variable, mais toujours en nombre limité, qui se dessèchent en croûtes et disparaissent au bout de peu de jours, sans laisser de cicatrices ; les récidives ne sont pas rares.

Gerhardt essaye d'expliquer de la manière suivante l'origine de l'*herpès facialis :* les artérioles qui accompagnent les branches du trijumeau dans les canaux osseux se contractent au commencement de l'accès fébrile, puis elles se dilatent dans le stade de chaleur, soumettant ainsi les ramuscules nerveux à une compression et à une irritation qui déterminent la dermatite vésiculeuse. Gerhardt insiste sur ce fait, que cette éruption se montre particulièrement dans l'aire comprise entre le menton, les oreilles et les sourcils.

Concurremment avec cette éruption labiale, ou indépendamment d'elle, des groupes semblables de vésicules herpétiques se montrent sur la membrane muqueuse de la voûte palatine et du voile du palais ; par suite de la délicatesse de l'épithélium, ces vésicules se rompent bientôt et ne sont plus indiquées que par des points rouges, dépouillés d'épithélium.

L'éruption d'herpès s'observe encore sur d'autres parties de la face, sans être nécessairement associée à des affections fébriles, comme au front, aux paupières, sur la sclérotique et la cornée, sur le nez et sur la membrane pituitaire, l'oreille externe, le menton et les joues.

Les vésicules ont le volume d'un grain de millet à celui d'un pois; elles forment des cercles ayant le diamètre d'une pièce de deux francs et davantage, elles se dessèchent en croûtes mielleuses et ont une évolution de huit à quatorze jours. Il n'est pas rare de voir récidiver cette forme d'herpès, qui se montre particulièrement chez les personnes jeunes. L'éruption herpétique envahit également la muqueuse buccale ; mais l'enveloppe des vésicules se macère rapidement, crève et laisse à sa place des points excoriés. On observe de la cuisson, de la salivation et une légère angine, quand les groupes de vésicules se forment sur la luette ou sur les amygdales.

Une autre variété d'herpès (compliquée de fièvre) se montre chaque année chez des jeunes gens, à époque fixe, formant de nombreux groupes de vésicules, d'abord sur la surface externe du coude et du genou, et plus tard sur d'autres parties de la peau, spécialement aux joues.

L. Thomas (1) a observé un herpès anal dans une pneumonie abortive.

(1) *Memorabilien*, 1874, 9 Heft.

D. Bulkley (1) décrit, sous le nom d'herpès gestationis, une éruption qui se présente par groupes, et qui doit être d'origine névropathique et tenir à l'état de grossesse.

(b) *Herpès progenitalis* (*præputialis*). On voit aussi, sur les organes sexuels de l'homme (prépuce, gland et face dorsale du pénis) et de la femme (grandes et petites lèvres), apparaître des groupes de vésicules punctiformes et de la grosseur d'un grain de millet, qui n'existent que pendant un temps fort court, parce que l'épithélium ou l'épiderme se macère sous l'influence de la chaleur et tombe rapidement. Les parties ainsi dépouillées d'épiderme s'irritent, s'enflamment et se recouvrent d'un enduit purulent, résultat de l'abondance de la sécrétion dans quelques-unes de ces régions, d'un écoulement leucorrhéique chez les femmes ou simplement du contact irritant de deux surfaces cutanées. L'action, même de courte durée, de semblables influences, surtout dans les cas où le prépuce est étroit, peut donner à l'excoriation quelque ressemblance avec une ulcération syphilitique, et l'engorgement concomitant des glandes inguinales peut ajouter encore à la difficulté du diagnostic. Dans ces cas, l'on attendra pour se prononcer définitivement sur la nature de la lésion, et on séparera les surfaces cutanées opposées au moyen de charpie ou de poudre d'amidon; sous l'influence de ce traitement, un herpès ordinaire disparaîtra complètement ou à peu près, tandis qu'un ulcère spécifique conservera son caractère purulent primitif. Ce n'est pas tout : la sécrétion purulente du chancre mou est constante; les excoriations herpétiques, au contraire, ne donnent que peu ou point de pus. L'inoculation du produit de sécrétion serait la méthode la plus sûre pour déterminer la nature du mal et lever tous les doutes. Dans le cas où l'éruption d'herpès siège sur une base enflammée, on pourrait la confondre avec le début d'un chancre induré; ce n'est que le développement graduel de la base dure, dans le dernier, qui permettra de fixer le diagnostic.

Ces éruptions herpétiques sont sujettes à récidives, surtout en cas de phimosis, et elles favorisent l'infection dans les coïts impurs.

(c) L'*Herpès iris* ou *circiné* (*Willan*) débute par une papule centrale, qui ne tarde pas à se convertir en vésicule et à s'entourer de nouveaux groupes vésiculaires ou de bulles, qui l'enferment complètement. Les vésicules deviennent confluentes et se changent en une large bulle, ou bien la partie centrale de l'efflorescence passe à la période de dessiccation, tandis qu'à la périphérie il se fait des poussées successives; l'exsudation, déposée à des périodes différentes, prend des teintes qui varient suivant sa durée, de là l'expression d'iris. Le contenu des premières vésicules est purulent ou sanguinolent, celui des dernières sé-

(1) *Americ. Journ. of Obstetr.*, 1874.

reux, tandis que celui des vésicules de la période intermédiaire est séro-purulent. Dans certains cas cependant, les explosions successives se font avec assez de rapidité pour déterminer la confluence de toutes les vésicules primitives et les réunir en une large bulle, ce qui efface très rapidement la diversité des nuances. L'affection atteint de préférence le sexe féminin, le plus souvent à la surface dorsale des mains et des pieds, aux doigts et aux orteils ; ce n'est qu'à une période plus avancée qu'elle gagne le reste des extrémités, tout en se limitant d'ordinaire à l'avant-bras et à la jambe ; le tronc et la face ne sont affectés que dans les cas intenses, et l'éruption s'accompagne alors de symptômes fébriles. L'*herpès iris* apparaît le plus souvent au printemps et à l'automne ; beaucoup de personnes sont sujettes à des attaques qui se répètent plusieurs fois l'an ; l'éruption disparaît après une durée de 8 à 14 jours, quelquefois de plusieurs semaines.

C'est exceptionnellement que l'herpès iris apparaît plusieurs fois par an, et il se montre le plus souvent sur la main. La couche épaisse d'épiderme qui existe à la paume de la main ne permet pas à l'exsudat d'avancer assez loin pour qu'il puisse se former en ce point des bulles dépassant le niveau de la peau, et c'est dans la profondeur du tissu qu'on distingue les nuances de coloration dont nous avons parlé. J'ai observé un cas de cette espèce chez un sujet de trente-cinq ans, bien portant d'ailleurs : il avait depuis trois ans des éruptions d'herpès, qui se succédaient continuellement et que les médications les plus variées étaient impuissantes à prévenir. La muqueuse buccale, surtout celle de la langue et des lèvres, est fréquemment le siège d'efflorescences nombreuses, dont l'enveloppe se rompt rapidement, d'où résulte l'apparition de taches circonscrites, purulentes ou recouvertes d'un exsudat très adhérent, et qu'on pourrait facilement confondre avec des plaques muqueuses.

(d) L'*Herpès circiné* n'est qu'une variété de l'herpès iris, dans laquelle la maladie s'étend à partir de la périphérie, par la formation de vésicules, tandis que la dessiccation s'est déjà faite au centre. A la périphérie, il se produit simultanément plusieurs anneaux de vésicules, précédés d'une rougeur livide, qui annonce toujours de nouvelles poussées.

Cette variété se rencontre le plus souvent chez des vieillards et a une longue durée. L'infiltration y est ordinairement plus profonde. L'étiologie en est peu connue. Il semble bien qu'elle soit plus qu'une simple coïncidence, car on observe assez souvent l'érythème iris dans la chlorose, les anomalies de la menstruation, le catarrhe chronique de l'estomac, et comme signe précurseur de la diathèse carcinomateuse. Elle comprend spécialement les cas qui récidivent fréquemment dans le cours d'une année. Du reste, tous les dermatologistes savent par expérience, et Hébra et Köbner ont déjà fait cette remarque, que l'herpès iris, l'érythème multiforme s'observent simultanément sur un seul et même sujet, d'où l'on peut conclure avec raison que ces affections ne diffèrent que par la forme et sont au fond de nature identique. *M. Kaposi* (1) affirme avoir trouvé dans quelques cas des conidies et du mycélium, mais il se pourrait qu'il n'y eût là qu'un mélange accidentel.

(e) L'*Herpès zoster* (Gürtelausschlag, shingles, zona) est une éruption de vésicules, apparaissant par groupes, qui correspondent à la distribution des nerfs cutanés et qui restent limités à une moitié du corps ; il est rare de les rencontrer des deux côtés (2).

L'explosion de la maladie est ordinairement précédée d'une sensation de picotement ou de brûlure, qui dure de deux à trois jours, et dont l'intensité augmente quand l'affection est étendue et que les vésicules reposent sur une base infiltrée. La douleur cède, en général, après le développement complet de l'éruption vésiculeuse, et revient, souvent avec un redoublement d'intensité, lorsque les croûtes sont tombées, surtout dans les cas où il se forme des cicatrices. Quelques efflorescences avortent et n'aboutissent qu'à la formation de papules, qui diminuent rapidement, se réduisent à de petites croûtes et disparaissent. Les vésicules sont d'abord très petites, plus tard elles atteignent ou même dépassent le volume d'un grain de millet ; leur confluence fait détacher des portions étendues d'épiderme. Au sommet de la plupart des vésicules, on observe une dépression *ombiliquée;* le contenu est d'abord transparent, mielleux ; plus tard, il prend une couleur jaune, qui tient à la présence du pus, et une teinte rouge foncé, par suite du mélange de sang. Le pourtour de quelques-unes des vésicules est marqué d'un anneau rouge.

On distingue les variétés suivantes, d'après le siège qu'occupe le zona :

1° Le *Zona dorso-pectoral* (3e, 4e, 5e, 6e et 7e nerfs thoraciques ; les efflorescences ont la même direction que les nerfs intercostaux) ; 2° le *Z. dorso-abdominal* (8e, 9e, 10e, 11e et 12e nerfs thoraciques ; quelques vésicules se montrent en outre sur la paroi abdominale et le mont de Vénus) ; 3° le *Z. lombo-inguinal* (1er nerf lombaire et 12e intercostal, avec leurs anastomoses) ; 4° le *Z. lombo-fémoral* (2e, 3e, 4e nerfs lombaires, avec le nerf cutané antérieur et externe, le génito-crural, l'obturateur et le crural) ; les premières efflorescences du zona fémoral se développent à la fesse, à la face antérieure et à la face postérieure du membre inférieur ; 5° le *Z. sacro-ischiatique* ou *sacro-génital* (périnéal) : les nerfs sacrés se divisent, dans l'intérieur même du canal rachidien, en branches antérieures et branches postérieures ; celles-ci forment le plexus sacré postérieur, et les premières, avec le nerf lombaire et le

(1) *Arch. f. Derm. u. Syph.*, 1871.

(2) Baerensprung (*d. Gürtelkrankheit,* Charité, *Ann.* IX, S. 44) a observé un cas de zona occupant les deux côtés du corps. Hébra et l'auteur l'ont vu plusieurs fois. Thomas (*Arch. f. Heilkunde*, III Heft, 1866) mentionne trois cas semblables. J'ai vu dernièrement deux adultes qui avaient un double zona facial.

sympathique, donnent naissance au plexus sacré antérieur, d'où partent le nerf honteux, le cutané postérieur et l'ischiatique; 6° le *Z. brachial*, qui correspond au nerf cutané brachial interne, moyen, externe, au nerf médian et aux branches du nerf cubital ; 7° le *Z. facial et frontal* (qui suit le trajet des ramifications du trijumeau); la plus grande partie des vésicules se montrent sur la joue et s'étendent jusque sur l'aile du nez ; 8° le *Z. du cou* (correspondant au 3e nerf cervical, c'est-à-dire au nerf cervical superficiel, au grand auriculaire et au petit occipital); 9° le *Z. du cuir chevelu et du front* (qui se distribue sur le trajet du rameau frontal, du sus-orbitaire, du temporal superficiel et du sus-trochléen de la première branche de la 5e paire); l'éruption suit le trajet de ces nerfs jusqu'au vertex.

Ces variétés sont énumérées suivant l'ordre de fréquence de leur apparition aux différentes régions; nous devons toutefois encore noter une forme d'herpès, dans laquelle les vésicules se distribuent en groupes isolés sur la surface cutanée; ainsi, par exemple, on verra un groupe de vésicules sur le dos, un autre au genou, un troisième au talon. Cette forme s'accompagne d'une douleur névralgique intense.

1. Le *Zona dorso-pectoral* commence à la colonne vertébrale et s'étend ordinairement depuis la 3e vertèbre jusqu'au sternum, en suivant le trajet des côtes; son apparition est précédée d'une douleur violente, que l'on pourrait confondre avec le point de côté du début de la pleurésie.

Les points d'élection de la douleur sont : 1° le *point vertébral*, c'est-à-dire la partie postérieure de l'espace intercostal, un peu en dehors de l'apophyse épineuse, et correspondant à peu près au point d'émergence des nerfs par le trou de conjugaison ; 2° le *point latéral*, sur le trajet des nerfs intercostaux, correspondant au point de sortie des branches superficielles ; 3° le *point sternal* ou *épigastrique* se trouve, pour les nerfs intercostaux supérieurs, dans le voisinage du sternum, entre les cartilages des côtes ; et, pour les nerfs inférieurs, dans la région épigastrique, un peu en dehors de la ligne médiane, correspondant aux points où les branches terminales des nerfs intercostaux se distribuent dans la peau (1).

2. Le *Z. dorso-abdominal* correspond à l'articulation de la dernière vertèbre dorsale et de la première lombaire et aux nerfs lombaires qui se distribuent aux téguments et aux muscles de cette région ; l'efflorescence s'étend en avant jusqu'à la ligne médiane, en suivant d'ordinaire une direction horizontale.

3. Le *Z. fémoral* apparaît à la fesse, sur les faces antérieure et postérieure de la cuisse, jusqu'au genou et au mollet; quand les vésicules se

(1) Valleis, *Deutsche Klinik*, 1868.

dessèchent et qu'elles sont confluentes, on pourrait facilement les confondre avec l'eczéma impétigineux.

4. Le *Z. brachial* s'établit entre la 5e vertèbre cervicale et la 1re dorsale; les vésicules s'étendent sur les faces interne et externe du membre supérieur, jusqu'au coude, à l'avant-bras et même, dans des cas extrêmement rares, jusqu'à l'extrémité des doigts. Cette affection est fréquemment suivie de névralgies et même de la paralysie de la partie affectée.

5. Le *Z. facial* se montre sur les joues et le nez, suivant la distribution du nerf trijumeau; il est généralement unilatéral, rarement bilatéral.

6. Le *Z. du cou* (de la nuque) s'étend du voisinage de la 2e et de la 3e vertèbre cervicale vers la mâchoire inférieure, la face et le cou.

7. Le *Z. du cuir chevelu.* Les vésicules sont ici rarement vues à leur début, parce qu'elles sont recouvertes par les cheveux; c'est seulement quand leurs groupes se montrent sur les tempes que l'attention est appelée sur cette forme morbide. En même temps que sur le cuir chevelu, il se fait des éruptions de vésicules sur le tégument de la joue, du nez, de la lèvre supérieure (correspondant à la branche principale de la petite patte d'oie et du sous-cutané malaire), de la conjonctive; on observe de l'injection des vaisseaux ciliaires, de la photophobie et même de la kératite et de l'iritis; parfois l'éruption s'étend à la région pariétale, dans le voisinage de la suture coronale (correspondant au grand et au petit nerf occipital).

8. Le *Z. périnéal* suit la distribution des branches cutanées du nerf honteux interne dans le périnée, la partie postérieure du scrotum et le pénis.

Le *zona ophthalmique* (Bowmann, Hutchinson et Vernon) est une névrose périphérique des branches sensitives terminales du nerf ophthalmique, suivie de troubles vasculaires correspondants, avec rougeur de la conjonctive, intolérance pour la lumière, congestion et ulcération de la cornée ou iritis. Pour triompher des douleurs névralgiques intenses, Bowmann a proposé la section des nerfs sus-orbitaire et infra-trochléaire (frontal externe et frontal interne).

Hutchinson a trouvé que l'affection de l'œil (iritis avec ulcération épithéliale de la cornée) n'apparaît que lorsque les vésicules s'étendent du front à l'extrémité du nez; il a observé même la paralysie des muscles du globe oculaire (branches motrices).

Étiologie et marche. — Comme nous l'avons déjà dit, l'éruption correspond à la distribution des nerfs cutanés. Dans le cas où il n'y a d'envahie qu'une petite partie de l'aire nerveuse, la cause du zona peut se trouver dans une irritation partielle des ganglions spinaux (Thomas), ou bien les plaques d'herpès naissent par suite d'une irritation périphérique, par exemple d'un traumatisme. Dans ces derniers temps, on a observé des éruptions d'herpès consécutives à l'usage interne de l'arsenic [Hutchinson (1), D. Duckworth (2) et Wyss (3)], et l'on a vu survenir le zona à la suite d'empoisonnement par l'oxyde de carbone. En ce qui concerne les rapports de l'éruption avec les nerfs sensitifs et sympathiques et les altérations anatomiques du nerf et des ganglions dans le zona, les opinions varient. Il ne paraît néanmoins guère douteux que cette affection ne soit due à une lésion des ganglions intervertébraux d'une part, de l'autre à une influence morbide agissant à la périphérie. On n'a pas encore su expliquer jusqu'à présent la coïncidence du zona endémique avec les érythèmes et le purpura rhumatismal.

Rayer n'a trouvé aucune altération du plexus cervical à l'autopsie d'une femme qui avait eu un zona gangréneux du cou. Danielssen a vu le sixième nerf intercostal gauche gonflé et rouge, par suite d'une forte infiltration du névrilème; la myéline était normale. Romberg, Charcot, ont observé la même corrélation. Bærensprung a rencontré l'épaississement et l'injection des nerfs intercostaux et des altérations semblables dans les ganglions spinaux correspondants; l'inflammation avait envahi l'enveloppe externe du ganglion, et il existait entre les lobules une masse finement granuleuse (probablement des débris de globules du sang); le tissu cellulaire environnant était riche en noyaux, ainsi que la surface des ganglions, les points d'entre-croisement et les deux branches nerveuses afférentes. Les fibres nerveuses étaient fréquemment altérées dans leur forme, variqueuses, pourvues de gros noyaux. Les ganglions spinaux sont donc le point de départ de la maladie. L'inflammation ne s'étend pas des ganglions vers la moelle, mais vers la périphérie. Ainsi, suivant Bærensprung, le zona consiste moins dans une inflammation du névrilème que dans l'extension de cette inflammation, par l'intermédiaire des fibres ganglionnaires qui prennent naissance dans les ganglions.

La névralgie, qui accompagne si souvent le zona, s'explique par la transmission de l'irritation et de l'action réflexe du ganglion à la racine postérieure correspondante. Le zona dépend donc d'un état morbide du système ganglionnaire, ou plutôt d'une irritation soit du ganglion spinal, soit du ganglion de Gasser. Toutefois, l'irritation périphérique d'un nerf qui possède des fibres ganglionnaires peut provoquer une éruption limitée de vésicules d'herpès zoster; il faut même reconnaître la possibilité d'une simple action réflexe des ganglions.

Weidner (4) a trouvé, sur la surface de section de la racine sensitive du premier nerf thoracique, une accumulation de corps elliptiques, qui s'étaient substitués au névrilème, avaient pénétré dans le nerf lui-même et écarté les faisceaux des fibres nerveuses : ce dépôt consistait en cellules fusiformes, dans l'intervalle

(1) *Med. Times and Gazette*, 1868.
(2) *Saint-Barthol. Hospital reports.*
(3) *Arch. f. Heilkunde.*
(4) *Berlin. klin. Wochenschr.*, 1870.

desquelles étaient disposés en couches concentriques des corps imprégnés de carbonate et de phosphate de chaux. Les fibres nerveuses primitives montraient un cylindre-axe complètement intact. On retrouvait les mêmes altérations sur la racine postérieure. Dans un second cas de zona de la région dépendant du trijumeau droit, Weidner a trouvé des dépôts graisseux et crétacés dans les artères cérébrales antérieures, dans la substance corticale du cerveau et dans le centre semi-ovale ; en outre, des extravasats, des dépôts athéromateux dans toutes les artères de la base du cerveau et sur la pie-mère. Le trijumeau droit à sa naissance était hyperémié, et il existait une rétraction cicatricielle à son point d'origine vers la moelle allongée. Immédiatement avant son entrée dans le ganglion de Gasser, il était plus grêle que le trijumeau gauche, *filamenteux* (aufgefasert), il contenait un liquide jaune ; les cellules du ganglion de Gasser étaient finement granuleuses.

E. Wagner (1) a remarqué un gonflement et une augmentation de volume considérables des ganglions spinaux et une dégénérescence graisseuse des cellules ganglionnaires. De Haën a observé un zona après l'extraction d'une dent; Esmarch a vu survenir, à la suite d'une opération d'hydrocèle, un abcès du psoas et un zona par irritation du nerf ischiatique ; Bærensprung cite deux cas, Bohn trois cas de zona traumatique.

Horner et Wyss ont rencontré le zona dans des tumeurs de l'orbite, dans la région animée par le nerf sus-orbitaire ; Schiffer, une paralysie de l'oculo-moteur et un zona dans un cas de sarcome mélanode du sphénoïde; Duncan, une paralysie avec une éruption vésiculeuse coexistante ; Vernon, une paralysie de l'oculo-moteur dans un cas de zona ophthalmique ; Greenough, un zona cervical et une paralysie du nerf facial. Horner a observé, dans un zona frontal, une diminution considérable de la sensibilité et un abaissement de la température tel qu'un mois après la disparition de la maladie il existait encore une différence de 1 à 2 degrés. Eulenberg et Landois considèrent le zona comme une affection des nerfs vaso-moteurs ; Bowmann, comme une affection des nerfs sensitifs ; Steffens admet que la cause en réside entre les ganglions spinaux et l'organe central. Wyss en a observé un cas dans le district de la première branche du trijumeau, sur la conjonctive : le tissu conjonctif et le tissu graisseux de cette région étaient œdématiés, le nerf était plus large et plus arrondi que celui du côté sain, d'un gris rougeâtre, mou, gélatineux ; et ces altérations se remarquaient à partir de l'entrée dans l'orbite jusqu'aux plus fines ramifications. Les autres nerfs, l'oculo-moteur, le trochléaire, l'abducteur, étaient normaux ; il y avait seulement dans le muscle droit interne et dans l'oblique inférieur des abcès du tissu conjonctif du volume d'un grain de chènevis ; le muscle droit était, en outre, infiltré de pus ; les veines étaient dilatées, tortueuses, la veine ophthalmique supérieure contenait du pus ; le nerf était entouré sur tout son trajet par des épanchements sanguins ; le ganglion de Gasser était volumineux, injecté ; le cerveau était normal.

Examen microscopique. Il existait des foyers hémorrhagiques dans le ganglion, entre les branches afférentes des deux troncs du trijumeau ; la partie du ganglion qui fait suite à la première branche du trijumeau était

(1) *Archiv für Heilkunde*, Bd II, 4 Heft.

infiltrée de cellules et présentait des épanchements sanguins; la substance ganglionnaire, surtout au centre, était remplacée par des cellules de pus; les cellules ganglionnaires étaient déformées, les cellules pigmentées en partie détruites; le tissu conjonctif renfermait des corpuscules calcaires. Quelques-uns des faisceaux des tubes nerveux montraient des épanchements hémorrhagiques; la gaîne du nerf, même à l'extérieur, était infiltrée de pus, et le tronc nerveux lui-même présentait une abondante infiltration cellulaire. A la sortie des ganglions, ces altérations allaient en décroissant, et l'on ne trouvait plus dans les nerfs que des gouttelettes graisseuses. A l'extérieur de l'orbite, les gaînes nerveuses offraient encore des infiltrations cellulaires. Les glandes lacrymales du côté malade, ainsi que la conjonctive, étaient infiltrées de cellules; il en était de même de la cornée, qui était trouble; des cellules lymphoïdes troublaient aussi l'iris. La rétine, dans la région du nerf optique, était couverte d'extravasats, et les nerfs ciliaires contenaient des corpuscules lymphoïdes.

Les altérations qu'on rencontre dans la cornée, l'iris, le corps ciliaire, la choroïde et le corps vitré, sont dues au zona; toutes les autres dépendent d'une phlébite de la veine ophthalmique.

Dans le purpura (1), il existe une relation intime entre les hémorrhagies cutanées et l'affection des ganglions; de même, dans le zona, on peut supposer sans invraisemblance, d'après ces observations anatomiques, que la disposition des efflorescences reconnaît une cause semblable, sinon identique.

Les douleurs qui rayonnent vers la paroi thoracique, la paroi abdominale et les extrémités inférieures, trouveraient ici encore la même explication étiologique et ne seraient autre chose que des symptômes vaso-moteurs.

Le *zona est donc une affection typique, due à une inflammation du ganglion* et des nerfs qui le traversent; ces deux éléments de la maladie peuvent aussi exister isolément.

Anatomie des efflorescences herpétiques. — La formation des papules et des vésicules est semblable à celle de l'eczéma. On voit dans la papille une augmentation notable des éléments cellulaires, qui s'étendent dans toute l'épaisseur de la couche muqueuse et dans une partie du tissu cellulaire sous-cutané; les vaisseaux de la papille sont dilatés, gorgés de sang; les cellules du réseau de Malpighi, comprimées, sont séparées par une couche de cellules arrondies et forment d'étroites bandelettes (leisten), perpendiculaires à l'épiderme. Vers le centre de la pustule, la prolifération cellulaire est plus prononcée, et, dans le réseau de Malpighi, il se forme des foyers de suppuration, qui sont enfermés dans un appareil réticulé, composé de cellules épithéliales comprimées (converties en lamelles cornées) des portions moyenne et superficielle de la couche muqueuse. Les éléments de la partie inférieure de cette couche sont englobés dans le processus de prolifération; ils sont devenus des

(1) *Aerztl. Bericht über das Communalspital.* Wien, Braumüller, 1874.

cellules-mères, contenant souvent plusieurs noyaux, et se trouvent situés à la base de la pustule, par conséquent sur le chorion aplati, qui est infiltré de cellules; mais ces éléments s'étendent quelquefois dans l'appareil réticulé (Biesiadecki). Le réticulum qui traverse la pustule est donc formé de cellules épithéliales séparées et comprimées de la couche muqueuse moyenne et superficielle, et des cellules qui composent les glandes sudoripares et sébacées; les deux participent à la

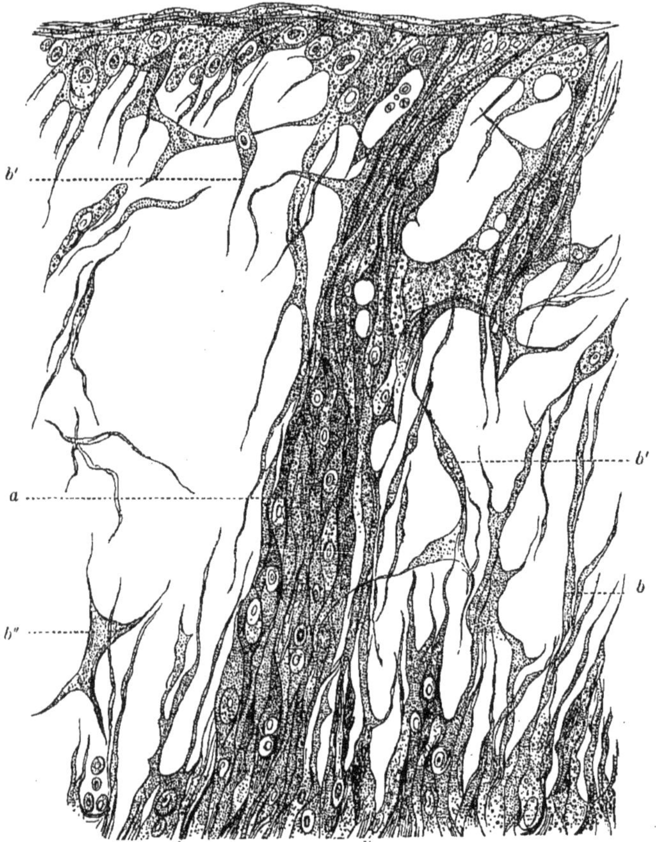

Fig. 13. — *Vésicule d'Herpès zoster* (d'après Haight. *Sitzungsb. der Kais. Akad.* 1868).

a, Cordon épaissi, formé de cellules épithéliales fusiformes allongées. *b*, Réticulum composé de cellules fusiformes, *b'*; de cellules à prolongements multiples, *b''*. Grossissement de 450 diamètres.

formation de la dépression ombiliquée. Cet appareil réticulé (*fig.* 13) doit être considéré comme composé des cellules comprimées et fusiformes de l'épiderme et, dans une faible proportion, de celles de la couche muqueuse la plus profonde. Autour du névrilème et dans l'intérieur de ce tissu, on voit, dans l'herpès zoster, une prolifération cellulaire distincte, semblable à celle dont l'existence a été constatée antérieurement autour des troncs nerveux dans le névrome et le carcinome (voy. *fig.* 14, reproduction d'une préparation du docteur américain Haight : en *a*, accumulation de cellules autour du tronc nerveux). Haight a observé, en outre, le gonflement du nerf, la liquéfaction de la myéline et le déplacement excentrique du cylinder axis.

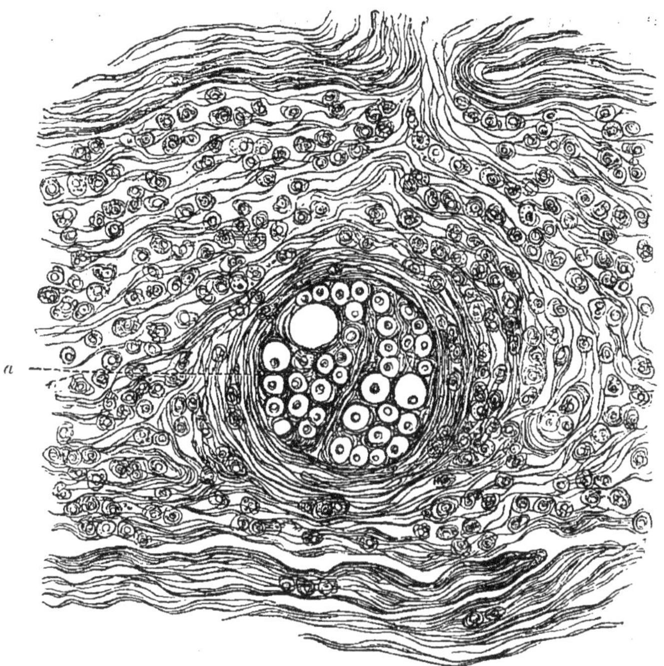

Fig. 14. — *Tissu conjonctif de la couche profonde du chorion dans l'Herpès zoster.*

a, Section d'un nerf présentant des fibres nerveuses gonflées, le cylindre-axe déplacé ; le tissu cellulaire lâche qui entoure le nerf est entremêlé de cellules de pus.

Marche. — La dessiccation de l'éruption a lieu suivant l'ordre d'apparition des vésicules, et, au moment de la chute spontanée des croûtes, la pellicule épidermique ou la cicatrice est en voie de formation. Dans les cas seulement où l'efflorescence a été soumise à l'action irritante de pommades, d'emplâtres ou du frottement des vêtements, il s'établit une vive inflammation, avec suppuration abondante, qui détermine une perte considérable de substance et ensuite la formation de croûtes épaisses, dont l'étendue répond à celle de l'ulcération ; cette complication peut gêner le diagnostic, mais la disposition symétrique de l'éruption ou son développement suivant le trajet des nerfs enlève la difficulté. Ces cas sont aussi très douloureux et de longue durée. La maladie se rencontre à tout âge, dans la première enfance (Thomas a observé le zona sur des enfants âgés de 10 à 14 mois, Bohn sur des enfants de 5 à 7 mois ; les recherches de Bohn donnent, sur 95 cas, 36 enfants et 59 adultes), dans la jeunesse, chez les vieillards ; le plus souvent elle s'observe entre 12 et 24 ans ; elle est très rare chez les enfants à la mamelle. Le sexe masculin y est plus exposé que l'autre. La saison semblerait avoir quelque influence, car nous en avons observé à certaines époques un grand nombre de cas, tandis qu'à d'autres moments on n'en voyait pas un seul pendant des mois entiers. L'érythème, le purpura et les maladies de caractère analogue se montrent fréquemment en même temps que l'herpès. Les récidives de l'herpès zoster paraissent être exceptionnelles : Wyss (1) en a publié un cas ; j'en ai moi-même (2) observé un second et Kaposi (3) un troisième, que j'ai vu aussi à la Clinique d'Hébra et qui avait récidivé plusieurs fois. Il offrait cette rare particularité, que les vésicules se développaient en partie à la manière de l'herpès circiné, en partie suivant un ordre linéaire, et que quelques-unes d'entre elles devenaient gangréneuses dès le début et se desséchaient en eschares noires.

Traitement. — Dans toutes les variétés d'herpès, la meilleure médication consiste dans l'expectation, qui laisse les vésicules suivre librement leur cours. Pour faire tomber les croûtes dans l'herpès iris, on fait des onctions avec des corps gras, puis, quand la peau sous-jacente se trouve excoriée, on applique des pommades à l'oxyde de zinc ou au carbonate de plomb (1 partie pour 8 d'onguent).

Quand les nouvelles poussées éruptives sont compliquées de fièvre, on a recours à la quinine ; si les efflorescences occupent de grandes surfaces, on se trouve bien de l'enveloppement dans des draps mouillés, non seulement pour combattre l'élévation de température de la peau, mais encore pour activer l'évolution des vésicules ; contre les bulles de la cavité buccale, on emploie les badigeonnages avec des substances astringentes : alun, sublimé 0gr,10 pour 40 grammes d'eau distillée. Dans l'herpès iris chronique de la paume des mains, on peut arriver à empêcher le retour de l'éruption au moyen de badigeonnages avec une solution de 1 à 2 grammes de potasse caustique dans 50 gr. d'eau distillée.

Dans le zona, le frottement des vêtements, qui entraîne la destruction des vésicules, peut être empêché par un bandage ouaté approprié, et l'on favorise la dessiccation spontanée par l'application de poudre d'amidon. Ces mesures de précaution sont indispensables, car tous les agents irritants qui détruisent les vésicules et mettent ainsi le chorion à nu retardent le travail réparateur et conduisent même à la formation de cicatrices qui favorisent la persistance des névralgies. L'application de collodion mélangé avec parties égales d'huile de ricin, les cataplasmes, procurent souvent du soulagement. Pour apaiser la douleur, un

(1) *Archiv d. Heilkunde*, B, XII.
(2) *Lehrb. d. Hautkrankh.*
(3) *Wien. med. Woch.*, 1874.

moyen efficace consiste à incorporer 2gr,50 d'extrait aqueux d'opium ou de laudanum solide dans 25 grammes d'emplâtre diabotanum, d'emplâtre de litharge ou de mélilot; on étend la masse sur de la toile ou sur de la peau, que l'on applique sur la partie douloureuse; ce pansement reste en place jusqu'à ce que la souffrance ait disparu ou jusqu'à ce que l'eczéma (qui se produit quelquefois artificiellement sous cet emplâtre) en nécessite l'éloignement. Dans les cas où cette méthode échoue, ainsi que les onctions avec l'extrait de belladone (5gr pour 30 d'axonge) (Dauvergne), il faut recourir aux injections sous-cutanées de morphine; c'est le moyen par excellence pour calmer la douleur (chlorhyd. de morphine 0gr,40, eau dist. 10 grammes; de 1/2 à une seringue pour une injection).

Dans les cas où les névralgies persistent, les eaux thermales peuvent être utiles (Gastein, Römerbad, Ragaz, Pfeffers). Bulkley (1) a employé avec succès le courant constant contre les douleurs et pour obtenir la dessiccation rapide de l'éruption. Thomson (2) prescrit le phosphure de zinc à l'intérieur, à la dose de 0gr,02, contre les névralgies du zona. Lailler (3) recommande le badigeonnage avec une solution de 10 parties de perchlorure de fer dans 40 d'alcool, à la période initiale de l'herpès zoster; on ferait avorter ainsi le processus morbide. Guibout vante l'application d'un mélange de 30 grammes de collodion, 1gr,50 de térébenthine et 0gr,50 d'huile de ricin.

Dans les autres formes d'herpès, on doit également recommander la méthode expectante et se borner à saupoudrer les surfaces malades avec de l'amidon, faire des lotions froides, séparer les surfaces cutanées opposées avec de la charpie ou de la toile fine.

E. Fenger (Copenhague) a publié le résultat de son expérience en ce qui concerne le traitement abortif du zona par le collodion. Dans les premières vingt-quatre heures de ce traitement, les vésicules s'affaissent, la rougeur et la chaleur de la peau diminuent; la douleur ne cède cependant point dans tous les cas. Le badigeonnage avec le collodion prévient la formation de nouvelles vésicules (?). L'ulcération et la gangrène ne résultent jamais de cette méthode. Bærensprung recommande l'*onguent simple* ou *glycériné*, des cataplasmes chauds et, contre la névralgie, l'application de vésicatoires.

2. Miliaire (*Friesel*, *Sudamina*).

Définition. — On désigne, sous le nom de miliaire, une efflorescence générale de petites vésicules, qui sont entourées d'une aréole rouge, demeurent isolées ou deviennent confluentes et se dessèchent rapidement en squames d'un jaune pâle.

(1) *Archiv f. Dermat.*, 1874.
(2) *Glasgow med. Journ.*, 1874.
(3) *Journ. de méd. et de chirurg.*, 1875.

Divers auteurs décrivent trois variétés de miliaire :

1° *La miliaire rouge* se montre sous forme de papules ou de vésicules rouges, de la grosseur d'un grain de millet, qui restent isolées, reposent sur une base rouge et sont produites et précédées par une transpiration abondante.

2° *La miliaire blanche*, où l'épiderme qui forme les vésicules est macéré, et où celles-ci présentent un contenu lactescent.

3° *La miliaire cristalline*, dans laquelle le contenu vésiculeux est presque transparent et ressemble à des gouttes de rosée ; il est aussi quelquefois hémorrhagique. L'éruption se montre généralement sur la paroi thoracique, dans le creux axillaire et sur la paroi abdominale, parfois sur les membres.

Ce n'est qu'à cette dernière variété que peut s'appliquer exactement le nom de miliaire, les deux autres constituent les *sudamina*, *eczéma caloricum* d'Hébra ; la *miliaire cristalline* apparaît dans le cours des maladies fébriles, telles que la fièvre puerpérale, le typhus, le rhumatisme aigu, etc. ; on l'observe également chez les enfants émaciés et anémiques, et dans le cours de l'angine.

Les sudamina apparaissent sous l'influence de hautes températures, qui déterminent une sécrétion sudorale profuse et la distension consécutive des conduits excréteurs des glandes sudoripares. Le contenu des vésicules est sans odeur ; il a une réaction neutre ou légèrement alcaline, et l'analyse chimique montre qu'il renferme du chlorure d'ammonium. Dans les mois chauds de l'été, de même que par l'usage des bains de vapeur et chez les personnes corpulentes qui transpirent abondamment, on observe souvent des sudamina sur toute la surface tégumentaire. Dans les cas où la peau est délicate, et spécialement chez les enfants, l'application de cataplasmes chauds, destinés à calmer quelque affection interne (comme la pneumonie), provoque souvent un tel développement de miliaire blanche que les vésicules deviennent confluentes et que l'épiderme est soulevé par un liquide puriforme sur des espaces d'un diamètre d'une pièce de deux francs.

En ce qui concerne le mode d'origine des sudamina, on sait seulement qu'une exsudation inflammatoire s'accumule entre l'épiderme et le chorion ; il est plus que probable que cette exsudation est précédée d'une stagnation de la sueur dans les conduits sudorifères dilatés : il se produit une accumulation du liquide sudoral entre les lamelles de l'épiderme (Haight).

Des observations qui précèdent, il résulte donc que la miliaire n'est pas une maladie *per se*, bien qu'elle ait été décrite comme telle dans un trop grand nombre d'ouvrages, et malgré ce qu'on a dit de sa forme épidémique ; la « migliaria » (si fréquente en Italie) ne doit pas davantage être considérée comme une affection indépendante. La vérité est que ces éruptions s'associent simplement à des maladies fébriles dont l'évolution s'accompagne de sueurs profuses, ou qu'elles se produisent lorsqu'on couvre la peau trop chaudement. L'expression de *sudamina* est applicable à toutes les affections décrites sous le nom de *miliaire*. D'autre part, Hébra désigne par *miliaire* les affections de la peau associées au typhus, à la fièvre puerpérale et autres maladies analogues. Dans le typhus, la miliaire se montre sur le tronc et les extrémités, et généralement à la seconde période; dans la fièvre puerpérale, sur l'abdomen et les cuisses, et fréquemment aussi sur la poitrine et le cou ; il en est de même dans le rhumatisme aigu, la fièvre scarlatine et la variole. L'efflorescence de la miliaire apparaît assez souvent comme conséquence de la pyohémie ; il semble alors qu'on ait affaire à une maladie *sui generis*. Les vésicules ont en général le volume d'un grain de millet, mais elles peuvent atteindre la grosseur d'une fève ou d'une noisette. Elles disparaissent parfois en quelques jours, et d'autres fois persistent des semaines sans changement; elles ne se dessèchent jamais en croûtes; elles se rompent et déchirent ainsi la couche épidermique périphérique. Elles ne causent aucune gêne ni démangeaison.

J'ai rencontré chez des enfants plusieurs cas où, après une période fébrile prémonitoire de deux jours, une efflorescence vésiculeuse se montra à la face, sur les extrémités dans le sens de l'extension, et aussi disséminée çà et là sur le tronc. En même temps, j'observais de la rougeur et du gonflement de la membrane muqueuse du voile du palais, du pharynx et des amygdales. Après une période éruptive de 4 à 5 jours, durant laquelle les symptômes fébriles avaient disparu, les vésicules se desséchaient et les parties où elles s'étaient fixées devenaient le siège d'une desquamation superficielle. Il survenait toujours des récidives à des intervalles variables. La rougeur qui précède l'éruption des vésicules pourrait, dans une épidémie de scarlatine, faire croire à l'existence d'une scarlatine.

Le *traitement* des sudamina est purement local ; il suffit de régler la température, de faire des lotions alcooliques et de saupoudrer avec de l'amidon, pour voir disparaître l'efflorescence. Dans bon nombre de cas, il se développe à la suite un eczéma généralisé ; nous en réservons la description pour le chapitre suivant. La miliaire cristalline, affection symptomatique, ne réclame aucun traitement local spécial.

3. Eczéma (*Nässende Flechte*, *Salzfluss*).

Définition. — *L'eczéma est une maladie non contagieuse, aiguë ou chronique, qui se présente sous forme de papules, de vésicules ou de pustules, s'accompagne d'un œdème plus ou moins prononcé, et qui est caractérisée, à une période plus avancée, par la formation de croûtes, de squames ou d'infiltrations sur une surface rouge, humide ou sèche.* Chacune des formes de l'affection s'accompagne de démangeaisons, la forme pustuleuse est même douloureuse, et souvent on peut observer simultanément toutes les variétés sur un seul et même malade.

On distingue, d'après les différentes formes : l'*eczéma papuleux*, l'*eczéma vésiculeux*, l'*eczéma pustuleux*, l'*eczéma rouge*, l'*eczéma impétigineux*, l'*eczéma squameux*. Les cinq premières formes représentent les périodes primitives, la dernière représente la période terminale. Ce n'est que rarement que l'eczéma prend, dès le début, l'aspect d'une surface d'un rouge foncé, recouverte de croûtes. Les termes employés par différents auteurs, tels que *teigne muqueuse*, *granulée*, *porrigo larvalis*, *croûtes de lait*, *croûtes serpigineuses*, *melitagra flavescens*, *nigricans*, *serpigo*, *impetigo*, etc., désignent de simples variétés de l'eczéma, déterminées par la période et la localisation de la maladie.

L'eczéma est *aigu* ou *chronique*. Les formes aiguës de l'affection se montrent principalement à la face, aux parties génitales, sur les mains et les pieds, rarement sur la surface cutanée tout entière. L'éruption s'annonce par de l'insomnie et de l'agitation, des frissons le long de l'épine dorsale, une légère fréquence du pouls ; la partie eczémateuse est rouge, tuméfiée et couverte de vésicules ; celles-ci se rompent et laissent exsuder un liquide de consistance gommeuse, qui se concrète en croûtes, dont l'enlèvement laisse voir la peau d'abord humide, puis sèche, rouge ; l'enveloppe des vésicules se détache rapidement, sous forme d'écailles blanches. Comme les eczémas des différentes régions ne présentent pas toujours des symptômes identiques, il ne nous paraît pas inutile d'en faire une description topographique.

La face, affectée d'*eczéma aigu*, est rouge et tuméfiée ; les paupières et la lèvre supérieure sont œdématiées, l'exsudation est située plutôt dans les couches profondes de la peau. Aussi la face est-elle gonflée, sans qu'il apparaisse de papules ou de vésicules distinctes. On observe des phénomènes semblables dans l'eczéma aigu des parties génitales (pénis), avec cette différence que le prépuce est généralement œdématié, tandis que le scrotum présente des vésicules ou une humidité considérable. Dans l'eczéma aigu des mains et des pieds, il se fait une éruption de papules, de vésicules et de pustules. Dans la forme aiguë de l'eczéma de la face, la peau, comme nous venons de le dire, est considérablement épaissie par son gonflement œdémateux, qui est surtout manifeste aux paupières, où il peut aller jusqu'à les fermer complètement. La coloration est tantôt normale, tantôt d'un rouge pâle ; la température est modérément augmentée à cette période. La ressemblance est grande avec un érysipèle aigu ; mais l'absence de fièvre et de symptômes généraux, qui est tout à fait exceptionnelle dans l'érysipèle, ne laissera pas longtemps le diagnostic en suspens.

Les *formes généralisées de l'eczéma aigu* présentent des variétés suivant le siège de la maladie ; cependant c'est le gonflement et la rougeur et la formation de vésicules et de papules qui prédominent. Ces eczémas peuvent se terminer en deux à quatre semaines, mais en général ils récidivent, ce qui constitue l'eczéma chronique.

Avant de passer à l'examen des signes cliniques de l'eczéma, comme les productions morbides offrent une différence considérable suivant le siège de l'affection, nous dirons quelques mots des variétés qui résultent de l'exsudation eczémateuse de la peau.

Les vésicules sont grosses comme une tête d'épingle ; quand elles se réunissent, elles atteignent le volume d'un pois à celui d'une fève, et, si l'exsudation se fait avec violence, l'épiderme se soulève sur de vastes surfaces et forme des bulles diffuses. Généralement la membrane d'enveloppe épidermique ne tarde pas à se déchirer, et le contenu s'épanche à la surface de la peau. Mais les vésicules peuvent aussi persister longtemps sans changements appréciables, surtout dans les points où la couche épidermique est épaisse (paume de la main). Dans ce cas, elles ne font aucune saillie au-dessus du niveau de la peau, elles ont l'aspect de points d'un blanc mat, qui donnent issue, quand on les pique, à un liquide visqueux ; ce n'est qu'après une longue durée et quand elles ont pris une teinte jaune paille, qu'elles forment pustules et s'élèvent au-dessus du tissu environnant. Les vésicules se tiennent rarement isolées, elles se montrent en général répandues sur de grands espaces, sans observer de disposition fixe dans leur groupement ; seul, l'eczéma marginé fait exception. La vésiculation s'accompagne constamment de prurit et de cuisson à la partie affectée. Plus les vésicules sont nombreuses, plus le gonflement œdémateux concomitant est considérable; ce fait s'observe surtout d'une manière bien marquée au bras et à l'avant-bras.

Lorsque le processus marche avec violence, ou, plus fréquemment, lorsque les vésicules persistent longtemps, leur contenu devient purulent; c'est ce qui constitue l'*eczéma pustuleux*. Comme la transformation de la vésicule en pustule n'a pas d'autre cause qu'une augmentation des éléments d'exsudat, on s'explique facilement comment on rencontre l'une à côté de l'autre ces deux formes de la maladie. Le contenu des pustules se dessèche en croûtes. Les eczémas pustuleux sont très souvent le résultat du grattage ; aussi les observe-t-on surtout aux mains et aux pieds.

Les papules sont une forme fréquente de l'eczéma (eczéma papuleux, eczéma lichenoïde ou lichen agrius de Willan). Elles sont habituellement de la grosseur d'un grain de millet, de couleur rouge pâle, recouvertes à leur pointe d'une croûte mince, fortement adhérente, tantôt isolées, tantôt, et souvent en grand nombre, rangées les unes à côté des autres. Elles se transforment en vésicules, et cette transformation a lieu rapidement, ou bien elles demeurent telles quelles des jours et des semaines. Elles se présentent alors sous la forme de cercles occupant des surfaces qui peuvent aller jusqu'au diamètre d'une pièce de deux francs, s'étendent à la périphérie par la formation d'efflorescences nouvelles et, grâce à cette disposition, ne sont pas sans avoir quelque ressemblance avec l'herpès tonsurant ; mais le volume des papules et surtout la coexistence au centre de la partie malade d'efflorescences eczémateuses fournissent au diagnostic un point de repère suffisant, car, dans l'herpès tonsurant, en même temps qu'a lieu l'extension à la périphérie, le centre revient à l'état normal. Les papules peuvent dépasser le volume que nous avons indiqué et acquérir jusqu'au diamètre d'un pois (tubercules), surtout dans les eczémas chroniques. Ces tubercules se reconnaissent à leur consistance et à leur dureté ainsi qu'à l'induration de la peau environnante. On ne les rencontre que dans des eczémas qui durent depuis des années, et l'on peut les comprendre parmi les excroissances papillaires qui accompagnent fréquemment cette affection, processus secondaires ou terminaisons des inflammations eczémateuses (hyperplasie).

Certains eczémas se développent encore sans apparition préalable d'efflorescences particulières ; il se produit simplement un gonflement œdémateux de la partie malade, comme il arrive à la face, aux paupières, où l'épiderme ne présente aucune surélévation ; ou bien, dès le début de l'affection, il s'établit à la surface de la peau une exsudation considérable de liquide eczémateux : c'est ce qui a lieu presque toujours au cuir chevelu et au scrotum et dans les régions où la couche épidermique s'est amincie sous une influence morbide, par exemple, dans l'eczéma chronique des membres inférieurs ; on n'aperçoit alors que des points rouges et humides. La partie atteinte paraît fortement tuméfiée, rouge, sa température est légèrement élevée. Le liquide exsudé est tantôt clair et limpide comme la rosée (au cuir chevelu), tantôt mielleux ; il contient des masses de smegma, des débris d'épiderme, des cellules de pus, parfois même des globules sanguins, il se dessèche à l'air en croûtes (*eczéma impétigineux*), dont la largeur et l'épaisseur varient suivant l'étendue et la durée de la maladie, et qui sont généralement jaunes, brillantes, parfois aussi d'un brun foncé par suite d'un mélange de sang, et légèrement adhérentes à la couche sous-jacente ; au cuir chevelu et à la face, ces croûtes atteignent souvent une épaisseur considérable.

Quand l'eczéma présente une longue durée, il ne se forme plus de vésicules, les masses d'exsudat desséchées se détachent, la peau apparaît avec une coloration rouge pâle, et sa surface est recouverte des débris d'épiderme et d'exsudat en voie de séparation, sous la forme de squames (eczéma squameux). Cette forme, que Wilson a désignée à tort sous le nom de psoriasis, devrait donc, si nous appelons périodes de début les formes vésiculeuse, pustuleuse, papuleuse et œdémateuse, être décrite comme la période terminale ; mais nous ferons observer qu'elle se rencontre assez souvent comme le premier symptôme de la maladie ; dans ces cas, en effet, la peau commence par rougir légèrement, et aussitôt après des squames apparaissent. Il n'est pas rare d'observer à la face des formes telles que l'eczéma caloricum ; de même, à la paume des mains, d'autres sont produites par l'action de substances chimiques, acides, alcalis (eczéma vénéneux, faussement appelé pityriasis rubra).

Toutes les parties de la surface cutanée peuvent être affectées d'*eczéma chronique*, et ce dernier prend aussi dans chaque région une physionomie particulière ; nous allons exposer ces différentes manifestations.

L'*eczéma du cuir chevelu* (eczéma capitis, porrigo de Willan, tinea mucosa, granulata d'Alibert, achorosa, lymphatica) apparaît le plus souvent sous la forme d'*eczéma rouge* et *impétigineux;* rarement on y observe la vésiculation. Comme le cuir chevelu est le siège de glandes sébacées volumineuses et nombreuses, le produit de sécrétion de ces glandes, augmenté encore par l'inflammation, en se mêlant avec l'exsudat eczémateux, forme un liquide, non plus gommeux, mais jaunâtre, se décomposant rapidement par l'action des acides gras, exhalant presque toujours une mauvaise odeur ; chez les personnes ayant de longs cheveux et négligentes des soins de propreté, ce liquide peut prendre au milieu ambiant des poussières et des germes de parasites végétaux ou animaux, qui trouvent dans les masses en décomposition des matériaux nutritifs abondants pour leur développement ultérieur. Les cheveux s'agglutinent d'une manière inextricable et cet état constitue ce qu'on appelle la *plique polonaise* (1). Toutefois, chez les per-

(1) La *plique polonaise* (Trichoma, Weichselzopf, Wichsel, Wixelzopf) passait autrefois pour le résultat d'un sortilège, qui s'accomplissait au moyen d'eaux corrompues par les Tartares avec des cœurs humains empoisonnés ; ce n'est que plus tard qu'on l'a considérée comme une maladie *sui generis* (Sennert, Alibert, A. Mührig (*Klimat. Untersuchung.*, Leipzig, 1858), Herzog (*in Günzburg*, B. VIII), Studzieniecki (*Plica pol.*, 1854) et autres) ; elle est surtout fréquente chez les Polonais des bords de la Vistule et du Dnieper, de Posen, en Russie et autres contrées. On a d'abord regardé cette sorte de feutrage des cheveux, de la barbe et des poils des organes génitaux, comme une affection symptomatique, dépendant de maladies d'autres organes. Grâce aux recherches de Beschorner (*der Weichselzopf*, etc., Breslau, 1843), de Weese (*Rust. Magaz.*, 1845), de Dietl (*Wiener med. Wochenschr.*, 1859), de E. Hamburger (*Ueber die Irrlehre von d. Plica pol.*), de Bœrensprung (Berlin, 1861), cette opinion est aujourd'hui abandonnée. La plique se produit chez les gens qui ne se peignent pas. En outre, dans ces pays, les cheveux sont tantôt appliqués à plat, comme un turban, tantôt tressés en longues nattes, qui pendent parfois jusqu'aux genoux. Il en est de même de la barbe et des poils des organes sexuels. Plus le sujet a laissé passer de temps sans se peigner, que ce soit par incurie, ou par suite de maladies graves de longue durée, plus la plique devient épaisse. Cette affection peut également survenir

sonnes soigneuses, qui se débarrassent des exsudations par des lavages, le processus morbide cède bien plus rapidement ; il se forme des croûtes qui, lorsqu'on ne les enlève pas, s'attachent aux cheveux et restent longtemps adhérentes.

L'eczéma du cuir chevelu occupe habituellement toute l'étendue de celui-ci ; il ne se localise qu'exceptionnellement et lorsqu'il est occasionné par des influences locales. L'eczéma généralisé du cuir chevelu gagne les parties environnantes, le front, le pavillon de l'oreille et, de là, le conduit auditif externe et la nuque. Il s'observe le plus souvent dans l'enfance, puis chez des femmes mal réglées, mais il se développe aussi spontanément chez des hommes adultes, sans cause connue jusqu'à présent. Il n'est pas rare de voir les poux de tête produire des eczémas partiels de l'occiput. Ceux-ci affectent ordinairement la forme pustuleuse, les pustules sont détruites par le grattage; les ganglions cervicaux ne tardent pas à se tuméfier, mais il est rare qu'ils suppurent, excepté chez les enfants dont on a voulu guérir l'eczéma par des moyens irritants.

Cette particularité que présente l'eczéma d'envahir les parties voisines peut être mise à profit pour fixer le diagnostic, dans les cas où l'on hésite entre cette affection et la séborrhée, le psoriasis, le favus ou la syphilis. L'eczéma impétigineux du cuir chevelu se distingue facilement de la séborrhée : après l'enlèvement des croûtes, on trouve dans l'eczéma la peau encore humide ou tout au moins rouge et épaissie, tandis que, dans la séborrhée, elle est pâle ou rosée; de plus, dans cette dernière, les ganglions lymphatiques ne sont pas engorgés.

Dans le psoriasis, il ne se forme que des squames sèches et épaisses et non des croûtes comme dans l'eczéma. Au cuir chevelu, ces squames sont discoïdes et restent longtemps disséminées ; ce n'est qu'après une longue durée qu'elles deviennent confluentes, et alors leur délimitation bien nette en forme de cercles, qui existe ici aussi bien qu'au front, à la nuque et au pavillon de l'oreille, ne permettra guère de les confondre avec un eczéma.

Les masses faveuses sont, en général, suffisamment caractérisées par leur couleur jaune soufre pour qu'on les distingue aisément des croûtes de l'eczéma ; les altérations des cheveux, qui sont surtout secs, cassants, ternes, fournissent encore des éléments au diagnostic de ces deux affections.

dans les cas d'ulcérations scrofuleuses ou syphilitiques siégeant en des régions garnies de poils; les cheveux perdent leur brillant, se recouvrent d'une poussière fine, répandent une odeur désagréable et abritent des poux et parfois aussi des parasites végétaux. J'ai presque toujours observé la plique chez des femmes qui ne se peignaient point; elles avaient généralement de la vermine. Le traitement consiste à couper les cheveux; ou bien, à les arroser d'abord de pétrole, s'ils contiennent de la vermine, et à les démêler ensuite avec le peigne.

Dans les syphilides du cuir chevelu, les croûtes sont épaisses, ordinairement isolées, et reposent sur des pertes de substance profondes, sur des ulcérations présentant des bords taillés à pic et une base recouverte d'un exsudat jaunâtre.

A la suite d'eczémas étendus du cuir chevelu, il n'est pas rare que les cheveux tombent, mais ils ne tardent pas à repousser, une fois la maladie terminée. On observe quelquefois, peu de temps après la guérison de l'eczéma, une éruption pustuleuse au cuir chevelu, généralement sur la partie de la région temporale qui est garnie de cheveux. Les pustules sont traversées par des cheveux, et cette forme morbide présente les caractères du sycosis.

Au *pavillon de l'oreille*, l'eczéma prend naissance soit par l'extension de la maladie du cuir chevelu ou de la face, soit spontanément ; d'ordinaire les deux oreilles sont affectées dans toute leur étendue, ou seulement sur certains points, particulièrement à la face postérieure, qui se distingue également par une tuméfaction et un suintement eczémateux considérables. De là, l'eczéma s'étend au conduit auditif externe ; il en résulte un écoulement abondant, un rétrécissement de la lumière du conduit et, par suite, un affaiblissement de l'ouïe, qui peut durer même des années, surtout dans les cas où la peau s'épaissit (pachydermie). Entre le pavillon et la portion postérieure du cuir chevelu, il se forme souvent des fissures profondes et douloureuses. Le pavillon tout entier subit une notable augmentation de volume et s'écarte plus ou moins de son point d'implantation. Il n'est pas rare non plus de rencontrer dans le conduit auditif externe une accumulation de squames, au-dessous desquelles la surface du conduit se montre rouge.

Eczéma de la face (eczéma faciei, porrigo larvalis, crusta lactea, serpiginosa, melitagra flavescens, nigricans, milchgrind, milchschorf). La maladie peut envahir toute l'étendue de la face, ou se limiter à une portion telle que le front, les arcades sourcilières, les paupières, le nez et la muqueuse nasale, la face externe et la face interne des lèvres et les parties pileuses. Elle se montre fréquemment sous la forme de vésicules ou de pustules, dont le contenu se dessèche en croûtes jaunes, qui, chez les enfants, prennent une coloration brun foncé par suite d'un mélange de sang. Il n'est pas rare que l'eczéma chronique de la face se manifeste par des rougeurs diffuses, accompagnées d'un léger gonflement, principalement des paupières ; il se forme rapidement des squames minces, très adhérentes, qui se détachent spontanément et sont remplacées par d'autres, si bien que cette exfoliation continuelle dure des années, sans amener d'autre incommodité qu'une démangeaison et une déformation légères ; de petites érosions se produisent seulement aux coins des narines. L'élévation aussi bien que l'abaissement de la température et l'humidité de l'atmosphère favorisent cette disposition ;

mais il faut en chercher la cause plus profondément, car ces eczémas doivent être classés parmi les eczémas habituels, dont le traitement ne peut pas être exclusivement local. La tuméfaction des ganglions sous-maxillaires s'observe presque sans exception dans les eczémas généralisés de la face.

L'eczéma se limite rarement *au front*, excepté quand il y a une cause locale, comme la pression d'un chapeau ; sinon, il provient presque toujours de l'extension d'un eczéma du cuir chevelu ou des joues. A l'arcade sourcilière, il prend le plus souvent la forme pustuleuse. Les pustules ont au moins la grosseur d'une tête d'épingle, elles sont traversées par des poils, et toute la peau de cette région est épaissie et infiltrée. Quand le contenu des pustules se dessèche, elles se recouvrent entièrement de croûtes jaunes ou brunes, généralement très adhérentes. Cette forme morbide ressemble à celle qu'Hébra a désignée, pour toutes les autres parties pileuses de la face, sous le nom d'eczéma sycosiforme. Dans d'autres cas, l'eczéma de cette région débute par des vésicules, qui crèvent et laissent une surface humide, rouge et gonflée.

Aux paupières, l'eczéma se manifeste sous la forme de tuméfaction œdémateuse ou sous la forme vésiculeuse ; il n'est pas rare d'observer en même temps l'œdème et la rougeur de la conjonctive. Quand le gonflement diminue, les paupières ont une coloration brune, et leur tissu est mou et élastique, ou bien épaissi et recouvert de squames minces (eczéma squameux) ; cette variété s'accompagne presque constamment de larmoiement et d'un léger ectropion. Des pustules peuvent encore se former à la racine des cils (blépharo-adénite), et il survient assez souvent des conjonctivites catarrhales.

Sur le nez, au point de jonction de la peau avec la membrane muqueuse, sur les ailes et aux angles des narines, les affections eczémateuses se montrent fréquemment et envahissent même la pituitaire, comme il arrive dans tous les points où la peau se continue avec la muqueuse ; sur les parties velues, il se forme des pustules, qui sont traversées par des poils ; le nez se tuméfie, la surface rougit, sa muqueuse se gonfle et le passage de l'air à travers les narines est intercepté. L'eczéma naît également sur un point plus élevé de la muqueuse nasale ; il en résulte un écoulement considérable de mucosités, ou bien le liquide se dessèche rapidement en croûtes qui peuvent demeurer longtemps adhérentes ; l'exsudat eczémateux, en s'accumulant sous ces croûtes et se décomposant, peut provoquer le retour périodique de l'érysipèle de la face, de même que l'œdème chronique des paupières.

L'affection se montre fréquemment *sur les lèvres*, sous forme d'*eczéma rouge*, *impétigineux* et *squameux*, et s'étend à la membrane muqueuse, qui se recouvre de croûtes et présente souvent des crevasses profondes ; quelquefois la muqueuse seule est malade et la face externe des lèvres reste saine ; dans ce cas, la surface interne est souvent renversée en dehors. Le volume des lèvres, principalement de la lèvre supérieure, est augmenté, bien qu'extérieurement la peau puisse rester tout à fait normale ; mais il arrive souvent qu'elle se recouvre de croûtes.

R. W. Taylor (1) décrit une infiltration chronique des lèvres, dans laquelle sont englobés, outre l'eczéma, les angiomes et autres affections.

Ces formes d'eczéma des lèvres se rencontrent assez souvent chez de jeunes sujets, surtout chez des scrofuleux, et s'accompagnent généralement d'ophthalmie scrofuleuse. Des érosions profondes, douloureuses, se produisent particulièrement aux commissures labiales. L'éruption est ordinairement distribuée symétriquement autour de l'orifice buccal, la peau est sèche et couverte de squames. Ces eczémas sont extrêmement rebelles, par suite du mouvement constant auquel les parties sont soumises, aussi bien qu'en raison de la difficulté d'appliquer les remèdes.

Eczéma de la barbe. L'eczéma affectant les parties pileuses de la face est une forme de la maladie extrêmement fréquente et désagréable. Les parties envahies deviennent rouges, humides et tuméfiées, et, quand l'affection a duré quelque temps, elles se recouvrent de croûtes, ou bien il se forme de petites pustules aplaties, ainsi que des tubercules volumineux, aux points pénétrés par les poils. Lorsqu'on arrache un poil, on observe que la racine est gonflée, relâchée et saturée de pus. Dans ces cas, les phénomènes ressemblent donc à ceux du *sycosis*, dont cette variété d'eczéma ne diffère que par son extension constante aux parties environnantes, telles que les joues et le cou, tandis que le sycosis se limite toujours aux régions couvertes de poils.

L'eczéma du *menton*, du *cou*, de la *nuque*, s'observe rarement isolément; celui de la nuque vient de l'occiput, et le plus souvent il est provoqué par des poux. Il se développe encore assez souvent par le frottement du col de la chemise, et prend en général la forme infiltrée de l'eczéma squameux.

La variété d'eczéma qui attaque le *mamelon* est l'eczéma rouge et impétigineux ; les deux mamelons, d'ordinaire affectés simultanément, deviennent rouges, tuméfiés et dépouillés d'épiderme. Après une longue durée, il se forme à la fois des fissures longitudinales et horizontales, ces dernières principalement à la base du bout de sein, qui finit par s'affaisser dans toute sa longueur en s'étendant transversalement. L'affection apparaît le plus souvent pendant l'état puerpéral, surtout chez les nourrices primipares; chaque fois que l'enfant prend le sein,

(1) *Med. World.*, 1871.

le mamelon est irrité et la tuméfaction augmente. Il n'est pas rare alors de voir survenir une mastite suppurative, accident qui nécessite l'interruption de l'allaitement. Assez souvent, l'aréole participe à la maladie, surtout dans les eczémas qui surviennent, chez les deux sexes, à la suite de la gale ; les deux mamelons et les deux aréoles sont alors affectés symétriquement, et le mamelon forme le centre des processus eczémateux.

L'eczéma rouge se montre également *au nombril;* celui-ci est humide, rouge et gonflé, et subit une augmentation de volume considérable.

Eczéma des parties génitales. Cette affection s'observe souvent chez l'homme, où le pénis et le scrotum sont envahis simultanément ou séparément ; les formes les plus fréquentes sont l'*eczéma rouge* et l'*eczéma impétigineux*. Le pénis augmente à la fois de longueur et d'épaisseur, sa face inférieure suinte abondamment et, par suite d'un gonflement considérable du prépuce, il se produit un degré plus ou moins prononcé de phimosis ou de paraphimosis. De la face dorsale de la verge, la maladie s'étend au prépuce, dont elle n'envahit presque jamais la face interne. L'eczéma du scrotum détermine le gonflement ainsi que l'humidité de toute la surface, ce qui produit assez souvent une odeur repoussante ; quand il dure longtemps, les lignes et les sillons du scrotum deviennent plus profonds. La maladie, en se prolongeant, peut amener l'épaississement de la surface tégumentaire. Ces eczémas ont souvent des rapports intimes avec des varicocèles. Ils s'étendent aussi au mont de Vénus, où ils forment des pustules et des tubercules de grosseur variable et présentent des symptômes analogues à ceux du sycosis. De même, il s'en développe, par suite du contact avec le scrotum, à la face interne des cuisses et, par extension, au périnée et autour de l'anus.

La ressemblance de l'eczéma squameux du scrotum avec le psoriasis syphilitique pourrait occasionner des erreurs de diagnostic ; pourtant ce dernier se caractérise assez bien par la disposition nettement limitée des tubercules plats à la périphérie, tandis que l'eczéma s'étend d'une manière diffuse sur le scrotum et les parties circonvoisines. La ténacité de l'eczéma des organes génitaux et le prurit intense qu'il occasionne en font une affection extrêmement pénible.

L'eczéma des parties correspondantes chez la femme envahit principalement les grandes lèvres, d'où il s'étend, sous forme d'E. rouge, soit en avant et en haut, soit en bas, le long de la face interne des cuisses, jusqu'au genou ; en arrière, du côté du périnée et de l'anus, ou en dedans, aux petites lèvres et même à la membrane muqueuse du vagin ; il s'accompagne sur ces points d'un prurit excessif. Par suite des altérations provoquées par un grattage répété, la muqueuse malade perd sa souplesse, s'épaissit et devient semblable au tégument externe, en même temps que les grandes lèvres se trouvent rejetées en dehors. Quand l'eczéma coïncide avec de la leucorrhée, il devient pénible et opiniâtre au plus haut degré. On l'observe le plus souvent chez des personnes grasses et bien nourries.

Eczéma du périnée et de l'anus. Le périnée et les parties voisines de l'anus sont fréquemment le siège de formes rebelles d'eczéma ; elles résultent principalement de ce fait, que les surfaces opposées des deux régions fessières, dont la sécrétion sudorale est déjà abondante à l'état normal, se trouvent irritées et enflammées par le frottement, par la sueur en décomposition et par les matières fécales. Quand ces conditions persistent, il se produit une infiltration profonde de la peau, et consécutivement le raphé se tuméfie, les plis qui rayonnent autour de l'anus s'épaississent ; il s'y forme des fissures douloureuses, qui s'irritent encore à chaque défécation. Cette affection eczémateuse gagne aussi, en suivant la rainure interfessière, la muqueuse anale, et le prurit s'en trouve singulièrement augmenté ; la muqueuse se retourne quelquefois en dehors et constitue un prolapsus anal ; j'ai observé aussi, à la suite de ces eczémas, de nombreux polypes muqueux, ainsi que l'écoulement d'une exsudation muco-purulente.

Nous trouvons ici l'occasion de parler de ces altérations morbides, qui se font dans la peau par suite du contact intime ou du frottement de deux surfaces opposées. Chez les enfants, moins souvent chez les adultes, il se produit d'abord de simples hyperémies. Les effets prolongés d'une semblable irritation amènent l'inflammation et l'infiltration de la peau, et, quand le tégument est naturellement délicat, il peut même en résulter de l'ulcération et de la gangrène. Chez les enfants, ces lésions s'observent dans la fosse sus-claviculaire, dans les plis qui existent entre l'épaule et le cou, plus fréquemment à la région inguinale, au voisinage de l'anus et des organes génitaux et aussi le long de la face interne des extrémités inférieures ; elles se rencontrent, en ce dernier point, surtout chez les enfants qui ont la liberté de leurs mouvements trop longtemps entravée par le maillot.

L'ulcération et la gangrène se montrent presque exclusivement chez les enfants épuisés ; chez ceux qui sont en bon état, on voit pourtant apparaître, sous l'influence de causes encore peu connues, des lésions érythémateuses et eczémateuses. Chez les adultes, on observe des phénomènes semblables à l'aisselle, sur la paroi abdominale (chez les sujets corpulents), aussi bien qu'aux organes génitaux et au pourtour de l'anus.

Eczéma marginé. Les causes précédentes, aussi bien que le contact du scrotum avec la face interne des cuisses, amènent en ce dernier point, sur l'aire cutanée correspondante, de l'hyperémie, plus tard de l'inflammation avec desquamation, et enfin de l'infiltration. Toutefois, cette forme d'eczéma ne reste pas limitée en cet endroit ; elle s'étend à partir de la périphérie (pendant que le centre guérit), sous forme de papules et de vésicules, en haut du côté de l'abdomen, en bas le long de la cuisse, aussi bien qu'en arrière vers l'anus ; le scrotum s'affecte également. Un autre mode d'extension de l'eczéma marginé se fait par cercles isolés, limités à la périphérie par des papules et des vésicules, qui, en se développant, finissent par se confondre ; à mesure que les bords disparaissent aux points de contact, il reste des lignes de courbure variée, qui enferment une région centrale de peau légèrement pigmentée. Köbner a le mérite d'avoir reconnu la nature parasitaire de cette maladie, qui est transmissible et dont le champignon ressemble au *trichophyton tonsurans*. Dans les cas récents, on découvre facilement les éléments parasitaires ; mais, quand il existe un degré considérable d'infiltration et une formation papuleuse, la découverte de ces parasites est plus difficile, parce que les spores se sont déjà détruites spontanément. Nous reviendrons en détail sur cette maladie dans le chapitre consacré aux affections parasitaires.

Eczéma des extrémités. Sur les surfaces de flexion des articulations, principalement du genou et du coude, on observe des eczémas rebelles, compliqués d'infiltration et disposés symétriquement, surtout l'*E. rouge* et l'*E. squameux ;* les tiraillements continuels provoqués par les mouvements des membres amènent la formation de fissures profondes et douloureuses. D'ordinaire, les deux genoux et les deux coudes s'affectent simultanément.

L'eczéma des *jambes* prend les formes les plus diverses ; les plus fréquentes sont : l'*E. papuleux*, *pustuleux*, *vésiculeux* et l'*E. rouge* (fluxus salinus) avec toutes ses modifications ; quand les deux jambes sont atteintes, elles le sont jusqu'à la même hauteur ; le caractère symétrique de l'eczéma s'observe ici comme sur les autres parties du corps. Cette affection est le plus souvent provoquée et entretenue par des varices, mais elle naît aussi spontanément.

Le suintement des parties malades est très abondant, et l'exsudat se dessèche rapidement en croûtes jaunes et brunes. Quand l'affection est ancienne, la délicatesse de la couche épidermique de nouvelle formation est telle qu'il ne se forme plus de vésicules ; l'exsudation se fait librement à la surface du membre par des points rouges et circonscrits. La jambe augmente de volume, il se forme à sa surface des tubercules durs et volumineux ou des excroissances papillaires, et ces caractères forment la transition à notre éléphantiasis des Arabes (pachydermie), non endémique. La superficie d'un membre qui a subi cet épaississement est couverte d'un tissu épidermoïde très adhérent, sec, de couleur foncée, squamiforme et scutiforme, qui ressemble tout à fait aux lamelles de l'ichthyose nacrée (ichthyosis cyprina).

L'eczéma *des pieds* se montre ordinairement à la face dorsale ; il est dû à la pression et au frottement des chaussures trop étroites. A la plante du pied et aux orteils, il se transforme peu à peu en pustules plus ou moins volumineuses, et, dans la première de ces régions, il se montre sous la forme de vésicules au-dessous de la couche épaisse d'épiderme.

L'eczéma *de l'aisselle* s'observe assez souvent à la suite de sueurs profuses ; la peau est rouge, suintante ; ici encore se rencontrent la tuméfaction et la suppuration consécutives des ganglions axillaires.

L'eczéma *du bras* et de *l'avant-bras* se manifeste par une éruption vésiculaire et pustuleuse, avec gonflement œdémateux considérable de tout le membre ; cette éruption parcourt dans son développement toutes les périodes ultérieures de l'eczéma.

Les affections eczémateuses *des mains* sont très fréquentes. Elles revêtent les formes les plus variées. La fréquence de leur apparition en cette région doit être attribuée à l'action locale des nombreuses substances nuisibles qui, dans beaucoup de professions, viennent en contact avec la peau, de même qu'à des affections d'organes internes et surtout aux maladies de l'appareil sexuel chez la femme.

Les eczémas symptomatiques prennent plutôt la forme papuleuse et vésiculeuse à la face dorsale, et la forme vésiculeuse et pustuleuse aux doigts et à la face palmaire ; souvent les deux mains sont affectées simultanément dans toute leur étendue, et alors elles se gonflent, rougissent et laissent suinter un liquide couleur de miel ou purulent. A la paume de la main, les vésicules soulèvent difficilement la couche épidermique ; aussi restent-elles au même niveau que la peau saine environnante ; elles forment des parties décolorées, d'un blanc sale, punctiformes ou grosses comme une tête d'épingle, et plus tard des pustules qui finissent par traverser la couche d'épiderme et par occuper la surface palmaire sous forme de saillies (pustules) plates et de couleur jaune paille. Leur contenu se dessèche en croûtes, celles-ci se détachent, et il se forme un nouveau tissu ou, ce qui est plus fréquent, il reste une perte de substance superficielle, nettement circonscrite. Le processus a généralement une marche plus rapide chez les enfants et les personnes à peau délicate que chez les hommes adultes. Les mouvements forcés de la main entretiennent la lésion pendant longtemps, et il en résulte un épaississement considérable de la peau et des érosions profondes, qui provoquent des douleurs à chaque mouvement et qui peuvent déterminer finalement de la raideur des doigts.

Les eczémas des mains qui sont provoqués par le traumatisme local ou par l'action chimique de substances irritantes présentent, d'une manière générale, les mêmes phénomènes morbides, mais ils affectent une physionomie complètement différente. Par exemple, dès le début de la maladie, de vastes portions d'épiderme ont pu se détacher, et l'on voit alors cette partie du tégument rouge et couverte de pustules et d'érosions. Ces eczémas sont habituellement circonscrits à la région irritée et ne s'observent que sur une seule main. On les observe aussi, quoique rarement, aux doigts, autour de la rainure unguéale, sous la forme de pertes de substance épidermique circonscrites, avec production squameuse simultanée, et cette variété offre une grande ressemblance avec le psoriasis syphilitique. Toutefois, dans la syphilis, les parties excoriées ou exulcérées sont limitées par un bord épidermique taillé à pic ; les deux mains, ainsi que les plantes des pieds, sont généralement atteintes par la maladie ; enfin on trouve également des proliférations épithéliales sur la muqueuse de la cavité buccale.

Les eczémas provoqués par l'action de substances chimiques se rencontrent principalement à la face dorsale, sous la forme de tubercules, de la grosseur d'un pois à celle d'une noisette, et se terminent par résorption ou par suppuration. La couleur, la limitation et la forme de ces efflorescences pourraient les faire confondre avec le lupus tuberculeux, mais la durée de l'affection et l'état des parties environnantes fixeront le diagnostic. Avant d'arriver à la forme noueuse et tuberculeuse, il s'est toujours écoulé pour le lupus un intervalle de plusieurs années ; quelques semaines ou quelques mois suffisent dans l'eczéma. En outre, quand il s'agit du lupus, on voit, dans le voisinage des tubercules, soit des taches d'un rouge brun, soit des cicatrices ; dans l'eczéma, la peau qui entoure les tubercules est rouge et ne présente jamais de cicatrices.

Il va de soi qu'en dehors des régions que nous venons d'énumérer, on peut encore rencontrer des eczémas sur d'autres parties du tégument : il s'en produit souvent à la suite d'une pression réitérée et persistante.

L'*eczéma chronique* occupe assez souvent toute la surface tégumentaire ; on le trouve existant au même moment à toutes ses différentes périodes de développement, depuis les papules et les vésicules jusqu'aux croûtes et aux squames. Souvent chaque éruption nouvelle est précédée d'un frisson de courte durée. *Un eczéma très étendu s'accompagne fréquemment de démangeaison, de cuisson, d'une tension considérable, d'une chaleur ardente, d'inappétence, d'insomnie, d'un sentiment d'inquiétude; de même, quelques-uns de ces symptômes peuvent se montrer, plus ou moins accentués, dans des eczémas de moindre étendue.*

Quand l'eczéma généralisé a pris la forme squameuse, on pourrait se méprendre et le confondre avec le psoriasis généralisé, le pityriasis rouge et le lichen rouge. On trouvera parfois ici ou là, principalement sur les surfaces de flexion des extrémités, des places encore humides, qui feront immédiatement reconnaître l'eczéma. Le psoriasis diffus se distinguera aisément de ce dernier par l'infiltration qui l'accompagne, par ses squames brillantes et nacrées, qui, une fois enlevées, laissent voir un chorion saignant facilement, par la déformation des ongles et par la faible intensité de la démangeaison. Dans le pityriasis rouge, il existe plutôt des croûtes minces que des squames, la rougeur est plus intense et le développement de la maladie plus lent que dans l'eczéma. Enfin on distinguera aussitôt le lichen rouge de l'eczéma squameux à ses papules caractéristiques, de la grosseur d'un grain de millet, qui sont recouvertes à leur pointe de squames minces, très adhérentes, et qui accomplissent leur évolution sans jamais suppurer.

En ce qui concerne la fréquence relative des localisations de l'eczéma, voici les résultats que m'ont donnés mes recherches statistiques :

Sur 29,535 maladies de peau (déduction faite des exanthèmes contagieux aigus), que j'ai relevées dans 13 compte rendus annuels de l'hôpital de Vienne et que j'ai observées en partie par moi-même à la clinique d'Hébra, j'ai trouvé 2202 eczémas.

Quant aux régions affectées, on peut établir l'échelle suivante:

Extrémités supérieures	429
— inférieures	378
Eczéma de la face	338
— du cuir chevelu	291
Du tronc et des extrémités	182
Eczéma généralisé	179
— du tronc	97
Du tronc et du scrotum	76
Eczéma du cuir chevelu et de la face	59
— des parties génitales	40
— de la mamelle	33
Du tronc et des parties sexuelles (*ad nat.*)	29
Eczéma de l'anus	28
— du cuir chevelu et des extrémités supérieures	10
— du cuir chevelu et des extrémités sup. et inf.	9
— axillaire	8
— du creux poplité	7
— auriculaire	3
— du pli du coude	2
— du nez	2
— du cou	2
	2202

Etiologie. Les affections eczémateuses sont *idiopathiques*, c'est-à-dire produites par une irritation locale, ou *symptomatiques*, c'est-à-dire résultant d'une maladie d'autres organes. Les premières proviennent de l'irritation directe de la peau, comme, par exemple, de l'action de pommades, de liquides et d'huiles irritantes. Des onctions faites avec ces médicaments provoquent l'apparition de pustules grosses comme des têtes d'épingle, sur une base fortement enflammée. Ainsi, par exemple, une application d'huile de croton produit sur la peau une éruption pustuleuse, accompagnée d'un gonflement œdémateux des parties voisines; des onctions avec la pommade d'Autenrieth, la teinture d'arnica, la coralline (d'après Tardieu), l'aniline (d'après Wilson), le daphne mezereum, le sumac vénéneux (d'après White), la pommade mercurielle, le soufre, le savon d'iodure de potassium, les alcalis et les acides, occasionnent dans beaucoup de cas des eczémas. L'onguent gris donne parfois naissance à de nombreuses pustules, qui sont traversées par des poils. Elles sont isolées et paraissent dues en partie à l'obstruction des follicules pileux par les particules mercurielles qui les ont envahis, peut-être aussi à l'irritation chimique produite par le mercure. La région frictionnée est seule atteinte directement, ce n'est qu'exceptionnellement que les parties éloignées du tégument sont affectées (eczéma mercuriel). La peau qui entoure les pustules est rouge et gonflée. Il n'est pas rare, comme nous l'avons dit, de voir survenir un eczéma à la suite d'applications de teinture d'arnica diluée ou concentrée. Cette teinture, préparée avec l'alcool et le suc frais de la tige et de la racine de la plante, contient une résine (1) qui est irritante pour la peau. L'application de cette résine est suivie presque constamment d'un gonflement aigu œdémateux, avec production très étendue de vésicules ; l'éruption ne se montre pas seulement au point d'application, mais encore à distance ; il survient fréquemment un gonflement œdémateux de la face, avec un œdème des paupières qui peut aller jusqu'à l'occlusion complète des yeux.

Des causes purement mécaniques, comme l'action des ongles, produisent assez souvent des eczémas ; le grattage seul suffit en effet à en provoquer l'apparition ; aussi voyons-nous souvent cette maladie compliquer les affections prurigineuses de la peau, telles que la gale et le prurigo, et naître également de la présence des *pediculi vestiment.* (L'eczéma résulte encore de la pression des vêtements, des bandages, ceintures, corsets, chapeaux, des chaussures, etc.) Il est difficile d'indiquer dans quelles limites de température, principalement de température trop élevée (*ecz. caloricum*, simple ou solaire de Willan) peut apparaître l'eczéma. On peut dire, d'une manière générale, que les personnes qui ont la peau délicate et légèrement pigmentée (blondes) sont plus exposées à cette maladie, par l'action d'une température trop élevée ou trop basse, que celles de teint plus foncé. La chaleur exces-

(1) Suivant Wilms (*Correspondenzblatt*, Bonn., 1873), l'arnicine décrite par Walz ($C^{20}H^{30}O^{4}$) est une substance jaune, amorphe, et c'est le principe vénéneux des fleurs d'arnica.

sive du soleil, les bains de vapeur font naître souvent des sudamina; que ces actions se prolongent et se répètent, elles produiront facilement l'eczéma généralisé (*E. caloricum*).

L'usage trop fréquent de l'eau, des bains chauds et plus encore des bains froids, surtout sous forme de traitement hydropathique et d'enveloppements, détermine assez souvent des eczémas.

L'eczéma des mains est fréquent chez les laveuses, les sommeliers, les cuisinières, les vernisseurs, les mécaniciens, qui emploient des substances irritantes, alcalis, acides, résines.

L'origine des variétés *symptomatiques* de l'eczéma est très peu connue ; nous ne savons qu'une chose, c'est qu'elles se montrent quelquefois comme le résultat de maladies internes. A cette catégorie appartiennent ces affections eczémateuses dépendantes de la dyspepsie et qui apparaissent principalement à la face et sur les mains, de même que celles qui sont dues à des désordres de la menstruation ; leurs récidives fréquentes rendent ces formes d'eczéma extrêmement rebelles. L'eczéma n'est pas rare chez les jeunes filles chlorotiques. On exagère généralement les rapports qui unissent l'eczéma aux diathèses rachitique et strumeuse.

Le résultat de mes statistiques indique que, sur 308 enfants affectés d'eczéma, 30 seulement étaient rachitiques et 70 scrofuleux; il y en avait donc 9,7 p. 100 de rachitiques et 22,7 p. 100 de scrofuleux. D'un autre côté, plus de 3,000 malades strumeux et rachitiques se sont présentés à mon observation, sans que j'aie rencontré parmi eux un seul cas d'eczéma : nous ne saurions donc conclure à l'existence d'une bien grande affinité entre ces deux diathèses et l'affection qui nous occupe ; il y a plus, le traitement exclusivement local de l'eczéma réussit malgré la présence de ces conditions constitutionnelles. Les cas d'eczéma ne se montrent qu'en mince proportion chez les sujets scrofuleux et rachitiques; la grande majorité est indépendante de toute souillure constitutionnelle. Les autres causes de l'eczéma indiquées par différents auteurs, comme les tempéraments et les dyscrasies, n'ont pas été démontrées ; et il vaut mieux confesser tout de suite qu'il se présente bien des variétés de cette affection dont l'origine est complètement obscure. L'eczéma n'est pas contagieux, bien qu'il se rencontre des cas où l'exsudation abondante communique la maladie à d'autres personnes sur les points avec lesquels elle est directement en contact (ainsi l'eczéma des fesses d'un enfant se communique à l'avant-bras de la nourrice ; le liquide eczémateux provoque chez cette dernière une démangeaison et, par suite, un grattage, d'où résulte l'eczéma).

Veiel attribue à l'eczéma un certain degré d'hérédité ; je dois dire ici que cette opinion a du vrai, en ce sens qu'il existe dans certaines familles une prédisposition à l'affection, qui, dans les cas de ce genre, a une grande tendance aux récidives.

Poor (1) soutient que les dartres et les crases inflammatoires sont provo-

(1) *Prager Vierteljahrschrift*, 1864.

quées par les mêmes influences, que ces deux états morbides sont identiques dans leur essence, et que les dartres et les crases inflammatoires cèdent à la fois à la même médication. Il appuie son opinion sur diverses considérations. C'est ainsi qu'il a remarqué que tout (?) eczéma s'accompagne de tuméfaction de la rate, se manifeste périodiquement comme la fièvre intermittente, et que la peau, chez les dartreux comme chez les fiévreux, présente une coloration grise, brune ou terreuse. L'acide urique et les sels qui en dérivent se retrouvent en grande quantité dans l'urine. L'apparition de l'eczéma à certaines époques fixes, son caractère héréditaire ainsi que sa guérison par l'emploi de la quinine, dit Poor, témoignent en faveur de ses idées.

J'ai observé un grand nombre d'eczémas, et je ne puis confirmer les opinions de Poor ; toutefois nous devons convenir que des malades atteints de fièvre paludéenne, et qui présentaient le gonflement du foie et de la rate, ont eu des eczémas particulièrement tenaces.

ANATOMIE PATHOLOGIQUE.

Gust. Simon (1), C. Wedl (2), Hébra (3), ont étudié les eczémas au point de vue anatomique. Simon et Hébra n'ont rien trouvé qui fût digne d'être signalé, en dehors de la sérosité. Wedl a constaté, dans l'eczéma invétéré, l'absence de poils et de glandes sébacées et l'injection principalement des réseaux vasculaires du corps papillaire ; il a observé des poils frappés de dépérissement, avec des bulbes atrophiés, dont le renflement était à peine sensible, des débris de glandes sébacées, transformées en masses pigmentées informes. Il manquait également des glandes sudoripares, et le tissu adipeux était d'un jaune foncé et raréfié.

J'ai fait sur les animaux des onctions avec l'huile de croton, comme Hébra en avait fait sur la peau de l'homme. Pour observer quelques-unes des périodes de l'eczéma, j'ai choisi, comme terrain d'expérience, l'oreille du lapin blanc : après l'avoir frictionnée avec l'huile pendant dix à quinze minutes, je l'examinais durant plusieurs heures sous un microscope à dissection.

Les phénomènes les plus frappants consistaient d'abord en une contraction rhythmique des vaisseaux, qui se montraient alternativement gorgés, puis vides de sang ; plus tard, il y avait dilatation, jusqu'à ce qu'enfin la stase devint complète ; bientôt, le lobe de l'oreille qui, au début, était transparent, devenait opaque, chaud, tuméfié, et au bout de quelques heures, il montrait de *nombreuses bulles contenant de la sérosité*. Quarante-huit heures après, l'animal était sacrifié et l'on trouvait *les tissus saturés de fluide séreux, les éléments du derme serrés les uns contre les autres et infiltrés de cellules abondantes d'exsudat.*

(1) *Die Hautkrankheiten*, etc., 1851.
(2) *Grundzüge der patholog. Histologie*, 1851.
(3) *Pathologie u. Therapie d. Hautkrankheiten. 2. Aufl.*

Biesiadecki (1) décrit ainsi la formation des papules et des vésicules : sur des parties circonscrites, on voit les papilles allongées et dilatées par une infiltration cellulaire et un liquide séreux. Les corpuscules de tissu conjonctif des papilles se distinguent par leur volume et l'abondance de leur contenu liquide, de même que par l'accroissement de leur nombre. La couche muqueuse est traversée par de nombreuses cellules fusiformes, qui compriment les cellules normales et s'étendent même jusqu'à l'épiderme. Ces cellules en traversant la couche muqueuse en diverses directions forment souvent un réticulum à mailles serrées, dans lesquelles se trouvent des cellules épithéliales un peu dilatées et dont le protoplasma paraît légèrement nucléé. La papule eczémateuse se trouve ainsi constituée par une infiltration circonscrite des papilles et de la couche muqueuse.

La prolifération cellulaire augmentant dans la papille, les cellules superficielles des couches muqueuses se dilatent et se rompent, l'épiderme se soulève de la sorte et une vésicule est formée. Dans ce cas, on voit une abondance encore plus considérable des cellules fusiformes. Dans l'eczéma aigu, on voit aussi ces cellules en grand nombre, formant un réticulum à mailles serrées. L'augmentation de ces éléments dans la couche muqueuse détermine une augmentation correspondante du liquide qui gorge les papilles et qui est quelquefois assez abondant pour soulever l'épiderme en forme de bulle. Lorsqu'on enlève l'épiderme, le liquide s'écoule (eczéma suintant) (2).

J'ai constaté que les modifications anatomiques varient en raison de la durée de l'eczéma. Le liquide séreux et visqueux librement exsudé ne présente point de différences microscopiques avec le sérum ordinaire ; c'est seulement quand les vésicules sont anciennes qu'on y rencontre des cellules de pus en quantité variable.

Dans l'eczéma aigu, le follicule, le corps papillaire et les couches superficielles du chorion sont tuméfiés ; mais ce gonflement diminue généralement spontanément. D'un autre côté, dans l'eczéma chronique, la peau est épaissie, les lignes et les sillons se creusent, et les

(1) *Sitzungsber. d. k. Akad. Wien*, 1867.

(2) En ce qui concerne l'origine de la prolifération, question que nous avons déjà étudiée précédemment, Cohnheim et Recklinghausen ont donné des résultats expérimentaux. Dans le mésentère de la grenouille vivante, Cohnheim a observé le passage des corpuscules du sang à travers les parois capillaires ; la plus grande partie de la production cellulaire consiste donc en corpuscules blancs du sang échappés des vaisseaux. D'un autre côté, Recklinghausen a observé la prolifération cellulaire dans une cornée (la cornée est dépourvue de vaisseaux sanguins) qui avait été excisée et conservée vivante durant vingt-quatre heures au moyen de l'oxygène et de l'humidité ; donc, cette production cellulaire peut aussi naître dans d'autres éléments des tissus. Pagenstecher (*Sitzungsber. d. kais. Akad. d. Wissensch.*, 1868) a montré qu'il y a prolifération de ces cellules fusiformes dans toutes les conditions morbides où l'on observe un accroissement de la formation épidermique, comme dans les cicatrices, le psoriasis, l'eczéma chronique ; les cellules fusiformes (qui se distinguent des cellules épithéliales de la peau par leur forme irrégulière, étoilée, fusiforme ou autre, de même que par leur petitesse et leur éclat) sont celles que Biesiadecki découvrit le premier dans la peau normale et trouva en plus grand nombre dans le condylome, l'eczéma aigu et l'herpès zoster.

papilles se développent assez pour devenir visibles à l'œil nu. Plus la maladie a de durée, plus les papilles sont volumineuses et plus les infiltrations cellulaires du chorion sont prononcées; elles gagnent parfois les couches les plus profondes (fig. 15); même dans le pannicule adipeux, on observe la prolifération cellulaire entre les cellules graisseuses isolées et autour des vaisseaux capillaires, de même que sur les gros vaisseaux du derme (fig. 16).

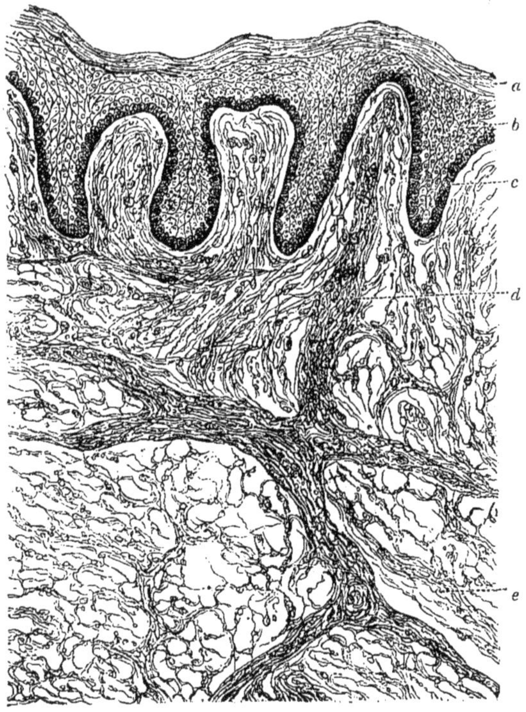

Fig. 15. — Coupe d'une partie infiltrée de peau affectée d'eczéma chronique.

(*) *a*, épiderme; *b*, réseau de Malpighi; *c*, cellules pigmentées et papilles augmentées de volume; *d*, prolifération cellulaire autour des vaisseaux; *e*, infiltration cellulaire diffuse.

Dans un très beau cas d'eczéma chronique du scrotum, j'ai trouvé les papilles d'un volume considérable, et non seulement leurs réseaux sanguins, mais aussi leurs réseaux lymphatiques s'étaient allongés (1); quelques-uns des vaisseaux lymphatiques étaient dilatés comme des ampoules. W. Petters et E. Klebs (2) ont rencontré des dilatations de ce genre, accompagnées de lymphorrhée, sous forme de papules dures, siégeant aux grandes lèvres. On ne voit sur aucun point de la paroi des vaisseaux lymphatiques ces proliférations cellulaires qu'on observe, à

(1) I. Neumann, *Lymphgefässe der Haut, loc. cit.*
(2) *Prager Vierteljahrschr.*, 125 H.

peu près sans exception, dans l'eczéma chronique, sur l'adventice des vaisseaux sanguins, à tel point qu'elles refoulent parfois le tissu dermique. Dans trois cas d'eczéma aigu spontané du scrotum, et dans deux autres provoqués par des applications de teinture d'arnica, j'ai pu injecter et rendre visibles les vaisseaux lymphatiques, mais l'injection est bien plus difficile à pratiquer avec succès que dans ceux des parties saines environnantes.

Pronostic et terminaison. — L'eczéma appartient à la catégorie des affections curables de la peau; mais l'eczéma chronique n'est pas sans récidiver, dans bien des cas, une fois, deux fois et même davantage pendant l'année; ce sont surtout les variétés symptomatiques, dont la cause est inconnue, qui offrent cette tendance. Plus l'eczéma est ancien, plus simple en est le traitement; en effet, il s'agit alors d'écarter

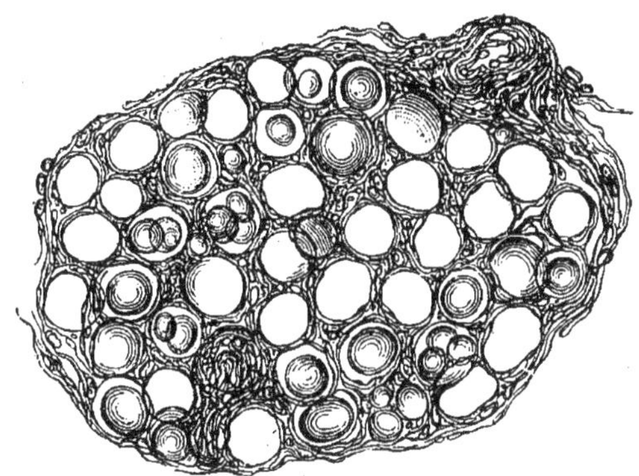

Fig. 16. — Infiltration cellulaire autour de cellules de graisse isolées du pannicule adipeux, dans l'eczéma chronique.

les produits de la maladie plutôt que la cause morbide elle-même. La ténacité de l'eczéma varie suivant le siège qu'il occupe; ainsi, quand l'affection se présente sur des parties couvertes de poils, sur les mains (surtout aux doigts), les paupières et les lèvres, elle est plus facile à guérir que quand elle est établie sur les bras, les cuisses et les jambes. Quand l'eczéma est dû au genre d'occupation, comme chez les blanchisseuses, ou chez les personnes exposées au rayonnement du calorique (chauffeurs, etc.), il reparaît quand les sujets se soumettent de nouveau à l'action des agents nuisibles; dans les cas de ce genre, les malades doivent renoncer à leurs travaux jusqu'à ce que de nouvelles couches d'épiderme dense se soient formées sur les parties affectées. On peut dire d'une manière générale : les eczémas aigus guérissent plus rapidement que les eczémas chroniques, et ces derniers sont plus facilement curables, quand ils reconnaissent une cause locale que lorsqu'on ne peut leur assigner aucune origine étiologique. Le traitement local a été longtemps en discrédit, surtout chez les enfants, parce qu'on craignait que la guérison de l'eczéma par des moyens locaux n'arrêtât une excrétion salutaire à l'organisme et ne fît naître ainsi l'hydrocéphale, la méningite, l'exsudation pleurétique, la bronchite, etc. Je ne partage pas cette manière de voir ; je dirai plus : j'ai vu des enfants porteurs d'eczéma, dont la santé avait été altérée par les écoulements et les nuits sans sommeil, par suite de la violente démangeaison, reprendre rapidement de la force et du poids après la guérison de l'eczéma. Nous ne redoutons donc nullement la guérison de cette maladie, et nous n'employons jamais de remèdes internes que dans les cas où l'affection est évidemment symptomatique de lésions des organes intérieurs.

Traitement. — Dans le traitement de l'eczéma, l'antimoine, le mercure, l'iodure de potassium, le soufre, le graphite, la centaurée, pas plus que les saignées ni les purgatifs, ne donnent de résultats ; cependant, aux sujets chlorotiques nous donnons des médicaments ferrugineux (V. plus haut, au chap. Séborrhée) ; nous mettons au régime de la viande ceux qui ont eu une mauvaise alimentation ; et, dans certains cas particuliers, où chaque explosion est précédée de troubles fébriles, nous donnons de la quinine ($0^{gr},45$ à $0^{gr},65$ un peu avant l'accès), mais il faut savoir que la quinine elle-même donne des eczémas aigus à certaines personnes ; l'arsenic (6 à 12 gouttes par jour de sol. de Fowler) à l'intérieur convient aux cas rebelles.

Existe-t-il des excoriations, des ulcérations ou des infarctus du col de l'utérus, ou de la leucorrhée, conditions qui favorisent la persistance de l'eczéma, on devra les traiter.

Lorsque les récidives sont dues à un genre de vie confiné, on recommandera les exercices à l'air libre ; l'eczéma est-il sous la dépendance de désordres digestifs, les eaux minérales peuvent être utiles (Karlsbad et Marienbad) ; les sources ferrugineuses conviennent dans l'anémie et les altérations du système sexuel (Franzensbad, Pyrmont).

Wilson, qui attribue l'apparition de l'eczéma chez les enfants à la mamelle à une assimilation défectueuse du lait maternel, ce qui porte atteinte à la nutrition, mentionne les indications suivantes : *élimination, restauration des forces, soulagement de la localisation morbide* ; pour remplir ces indications, il donne du calomel, destiné à favoriser l'action de l'intestin ; de l'arsenic et du fer comme toniques (vin ferrugineux, sirop de tolu āā 25 grammes ; liqueur de Fowler 32 gouttes ; eau de fenouil 50 grammes : 1 cuillerée à café 3 fois par jour) ; comme application locale, la pommade à l'oxyde de zinc.

Toutefois, le traitement local est beaucoup plus important, et c'est à Hébra que revient le mérite de l'avoir établi sur des bases rationnelles. Voici la liste des agents médicamenteux qu'il comprend :

L'*eau*, à différentes températures, s'emploie à titre de dissolvant de divers agents médicamenteux. Dans l'eczéma, l'eau *chaude* s'emploie rarement, excepté sous forme de bains simples ou additionnés, pour un bain de carbonate de soude (480 grammes) ou de sublimé corrosif (10 grammes pour 200 grammes d'eau); l'eau *froide* est presque indispensable dans beaucoup de cas, elle est utilisée sous forme d'enveloppements au moyen de draps ou de compresses, sous forme de douches, ou suivant la méthode connue sous le nom de « cure d'eau froide de Priessnitz ». Dans l'eczéma aigu, on fait des applications d'eau froide (l'eau douce de rivière ou de pluie, ou l'eau distillée est la meilleure); l'eau dure, contenant des sels divers, est plus nuisible qu'utile lorsqu'on l'applique sur une peau délicate; mais, lorsqu'on n'a que de l'eau dure, on peut s'en servir après l'avoir en partie débarrassée de ses sels par l'ébullition et l'avoir laissé refroidir. Ces applications ne doivent être faites que sur la partie malade; elles seront souvent renouvelées, on ne les recouvrira pas de gutta-percha, parce qu'elles s'échaufferaient rapidement et feraient plus de mal que de bien. L'eau s'emploie encore sous forme de douche en pluie; il faut alors avoir soin de ne pas la laisser tomber sur la partie affectée d'une hauteur supérieure à $0^{m},60$, parce que les douches puissantes produiraient facilement l'inflammation de la peau, aussi bien que des furoncles. Ces douches doivent être administrées quatre à cinq fois par jour, pendant cinq à quinze minutes, dans un endroit chaud ou bien en plein air, en été. A titre de dissolvant, l'eau est utilisée pour divers astringents, tels que l'alun, l'acétate et le sulfate de zinc, le sulfate de cuivre, la potasse caustique et le sublimé corrosif; on amène la concentration au degré voulu; la force ordinairement employée est de $0^{gr},05$ à $0^{gr},07$ pour 50 grammes d'eau. Dans l'eczéma aigu, on se sert de ces solutions conjointement avec les applications froides; une compresse ayant été trempée dans la solution, on l'applique sur la partie et on la recouvre d'une compresse imbibée d'eau froide. L'hydrothérapie est indiquée dans l'eczéma aigu généralisé. Lorsque les circonstances ne permettent pas au malade de se rendre dans un établissement d'hydrothérapie, il peut recourir à cette méthode, dans son intérieur, de la manière suivante : On commence par étendre sur un matelas un grand morceau de toile cirée; sur cette toile, on place transversalement deux draps repliés, que l'on recouvre d'une ou deux couvertures; sur celles-ci, on place enfin deux draps de toile mouillés (avec un urinal convenablement disposé); l'appareil pour la douche est amené près du lit; lorsque le malade a été douché, on le roule dans les draps mouillés, on l'enveloppe avec les couvertures, que l'on serre étroitement autour du corps, puis une autre enveloppe est jetée sur le tout. Le malade ne tarde pas à éprouver une agréable sensation de chaleur; la transpiration arrive lentement, en même temps le prurit et la cuisson diminuent d'une manière considérable. Cette opération doit se répéter au moins quatre fois dans les vingt-quatre heures. La chambre doit avoir une température modérée, et, à la suite de la douche, le malade doit aller et venir quelque temps avant de se coucher.

L'eau s'emploie encore pour des solutions concentrées, spécialement de potasse caustique, suivant la formule : ℞ *potasse caustique,* une partie pour deux parties d'*eau distillée* (Hébra). Cette solution est appliquée, dans les eczémas invétérés qui ne sont pas très étendus, au moins trois fois par semaine, à l'aide d'un pinceau de charpie ; immédiatement après avoir ainsi badigeonné la partie, on enlève la potasse avec de l'eau tiède ; dans les cas où l'infiltration est légère, il suffit d'une cautérisation par semaine. On calme rapidement la violence de la douleur produite par cette méthode en appliquant des compresses froides.

Même dans les cas où l'on a affaire à un eczéma durant depuis des années, et où la peau est fortement infiltrée et couverte de tubercules de la grosseur d'un pois, j'ai vu la guérison survenir après plusieurs applications de ce traitement. Dans l'eczéma, nous n'employons aucun autre agent caustique, comme le *nitrate d'argent* ou les acides concentrés (sulfurique, nitrique ou chromique); dans les formes rebelles, avec épaississement et induration de la peau, j'emploie, avec autant de succès que la solution concentrée de potasse, le *collodion-sublimé* (sublimé corrosif, 25,5 ; éther sulfurique, 10) et l'acide phénique (une partie pour 4 à 6 d'alcool). La solution s'étend également avec un pinceau de charpie ; pendant l'application du collodion-sublimé, il n'y a point de douleur; mais, au bout d'une demi-heure, elle est intense.

Dans le traitement de l'eczéma, on se sert de substances oléagineuses pour faire tomber les croûtes et empêcher l'accès de l'air sur les parties malades, de façon à prévenir la dessiccation de la matière exsudée à chaque poussée successive; on arrive ainsi à guérir les cas où la peau n'est pas très infiltrée. Les substances le plus communément employées sont les huiles de foie de morue, d'amande, de lin et d'olive, ou une pommade composée de graisse de mouton, onguent simple, spermacéti ãã une partie, avec quantité suffisante d'huile d'olive pour faire une pommade molle; on emploie également la *crème céleste*, l'axonge, la crème du lait, l'onguent de souci, l'onguent populeum, d'althaea, l'axonge émolliente de pectine.

Nous avons déjà fait observer, en parlant de la séborrhée, que les graisses liquides servent surtout à macérer et à détacher les croûtes, et que, pour les employer utilement, il faut en imbiber les croûtes au moyen d'un pinceau et en empêcher l'évaporation par un pansement bien appliqué, en particulier par la flanelle.

Guibout recommande contre l'eczéma un traitement émollient, consistant en cataplasmes de fécule de pomme de terre : on doit faire bouillir la fécule jusqu'à ce qu'elle se prenne en gelée et l'étendre sur une pièce de gaze; ces cataplasmes sont renouvelés deux à trois fois par jour.

Lorsqu'on emploie les substances grasses, il est nécessaire d'en maintenir en contact avec la peau une aussi grande quantité que possible ; il en est d'elles comme de toutes les pommades, leurs effets sont d'autant plus assurés qu'elles sont plus intimement en contact avec la peau malade ; avant de les appliquer, on les étendra donc sur un linge de toile.

On combine avec ces corps gras des astringents divers, tels que l'*oxyde de zinc*, le *carbonate* ou l'*acétate de plomb* et le *précipité blanc* (5 parties pour 50), ou le *précipité rouge* (0,05 pour 5). Mais ces astringents ne conviennent qu'aux cas légers d'eczéma. Nous empruntons à *Wilson* (1) la formule suivante d'une pommade benzoïnée d'oxyde de zinc :

℞	Axonge lavée..................	240 grammes.
	Poudre de benjoin.............	5

Liquéfiez à une chaleur douce, en vase clos, pendant vingt-quatre heures, puis passez à travers un linge et ajoutez :

Oxyde de zinc purifié......... 50

M. intimement et exprimez à travers un linge.

Wilson se sert encore de cette pommade en la mélangeant à l'alcool : pommade de zinc benzoïnée 100, alcool rectifié 10.

La pommade convient parfaitement pour les cas d'eczéma où l'infiltration cutanée n'est pas considérable, et surtout pour les eczémas de la face, à cause de son odeur agréable et de sa couleur. Mais, de tous les onguents, le plus important est l'*onguent diachylon blanc* (dont Hébra s'est servi le premier); c'est la préparation que l'on emploie depuis si longtemps pour guérir la transpiration exagérée des pieds ; elle se compose de parties égales d'emplâtre diachylon simple et d'huile d'olive, ou mieux, selon la formule suivante :

℞	Huile d'olive...................	680 grammes.
	Litharge......................	186
	Faites chauffer jusqu'à consistance molle, puis ajoutez :	
	Essence de lavande...........	10

M., faites une pommade.

On en étend sur un morceau de toile l'épaisseur d'une lame de couteau, et on a soin de la renouveler deux fois par vingt-quatre heures. Cette pommade convient à peu près à toutes les périodes de l'eczéma; cependant elle ne s'applique pas facilement sur les parties

(1) *Diseases of the skin*, p. 736.

couvertes de poils, parce que sa consistance amène l'agglutination de ceux-ci; parfois aussi elle accroît l'inflammation, et les malades ne peuvent la supporter. On l'emploie encore combinée avec une quantité égale de pommade de Wilson, ou — dans le cas d'infiltration considérable — avec l'*emplâtre mercuriel;* on peut enfin faire une combinaison de 2 parties de cette pommade avec une de goudron.

Le *borax* s'emploie en simple solution, ou en combinaison avec l'alun, ou sous forme de pommade; en solution, j'en ai obtenu de bons résultats dans l'eczéma humide du cuir chevelu (borax de Venise, alun cristallisé āā 5 parties, glycérine 100 parties); on badigeonne les parties malades avec cette solution deux fois par jour. La pommade de borax (borax de Venise 5 grammes, dissolv. dans q. s. de glycérine, graisse de mouton, cire blanche āā 25 grammes, huile d'olive q. s. pour faire une pommade molle); on l'emploie dans les cas où l'onguent diachylon n'est pas supporté. On peut encore recommander différentes autres pommades : la *pommade de céruse* (axonge 200, carbonate de plomb 40, emplâtre diachylon simple 120); l'*onguent brun* (emplâtre diachylon simple 480, chauffer, jusqu'à coloration brune, avec cire jaune 160, graisse de mouton et axonge āā 240); la *pommade à l'acétate de plomb* (axonge 480, cire blanche 160, sucre de saturne ou acétate de plomb 15).

Le savon de potasse (savon vert) s'emploie soit en frictions, soit en applications. Les frictions se pratiquent à l'aide d'une flanelle deux fois par jour, pendant au moins cinq minutes chaque fois, et en ayant soin de tremper souvent la flanelle dans l'eau tiède; après chaque opération, il faut enlever complètement le savon et recouvrir pendant une à deux heures la partie affectée de compresses d'eau froide. Les vésicules eczémateuses sont de la sorte complètement détruites, tandis que la peau saine environnante reste inaltérée. On continue ces frictions savonneuses jusqu'à ce qu'on ne voie plus la plus petite excoriation et que la peau soit sèche et brillante; dans tous les cas, la durée de ce traitement est de plusieurs semaines.

Le savon mou, étendu sur de la flanelle, ne s'applique avec avantage que dans les cas d'eczéma limités et accompagnés d'une infiltration considérable; ces applications ont pour but de provoquer une inflammation aiguë qui fasse disparaître l'infiltration. Elles doivent être continuées jusqu'à apparition sur la partie infiltrée de vésicules et de pustules, ce qui a lieu généralement du deuxième au quatrième jour; on arrive ainsi à se rendre maître d'infiltrations invétérées.

Le savon de potasse en solution (spiritus sapon. alcal.) convient spécialement à l'eczéma du cuir chevelu et à l'eczéma marginé; on s'en sert en frictions.

Goudron. — Dans le chapitre consacré au psoriasis, nous décrirons d'une manière complète l'emploi de cet agent médicamenteux, qui est presque indispensable dans le traitement de l'eczéma, et à peu près exclusivement indiqué dans l'eczéma squameux. Dans les formes aiguës de la maladie, il est toujours contre-indiqué et ne fait qu'augmenter l'inflammation et la douleur; toutefois, dans l'eczéma du cuir chevelu, le goudron est quelquefois utile, même dans la forme humide de l'affection : encore ne devra-t-on en faire l'essai que chez les adultes, et seulement dans le cas où l'eczéma aurait résisté aux autres médications. On emploie plusieurs variétés de goudron, telles que l'*huile de hêtre*, l'*huile de cade* et l'*huile de fragon;* c'est le goudron le plus épais qui est le meilleur, surtout pour les premiers badigeonnages, parce qu'il reste le plus longtemps en contact avec les parties malades et s'oppose le plus efficacement à l'accès de l'air. Pour les parties velues, on se sert d'une solution alcoolique de goudron, qui est moins sujette à produire l'agglutination des poils. Cette préparation convient également pour accélérer la dessiccation du goudron : c'est un avantage précieux pour les malades ambulants; ils devront en outre saupoudrer d'amidon la partie goudronnée. Dans l'eczéma squameux, le savon de goudron liquide réussit quelquefois : huile de fragon et savon vert, ââ 25, alcool rectifié 140; ou bien : huile de hêtre et huile de foie de morue, ââ parties égales; ou bien encore : huile de hêtre et eau-de-vie de France, ââ parties égales; il en est de même du savon de goudron : huile de fragon 5, savon pulvérisé 100. Dans ces derniers temps, on a substitué au goudron l'acide carbolique, soit en solution, soit sous forme de pommade (acide carbolique, 5 parties; dissolvez dans q. s. de glycérine, pommade émolliente 100; ou : acide carbolique, 10 parties; alcool, glycérine, ââ 50 parties; eau distillée, 240 parties); ou encore : acide phénique 5, eau-de-vie de France 210, baume du Pérou et essence de lavande, ââ 5. L'acide phénique convient aux cas mentionnés plus haut, où l'infiltration est légère; la solution a un avantage spécial pour l'eczéma squameux du cuir chevelu.

L'eczéma invétéré se trouve également très bien de la pommade de Wilkinson modifiée (V. l'article GALE): on en frictionne les parties malades deux fois par jour, pendant six jours; on cesse toute médication les quatre jours suivants, et, le dixième, on prend un bain tiède.

Poudres. — Les plus usitées sont celles d'amidon de blé, d'alun de plume, d'oxyde de zinc, de *talc de Venise*, de *pierre de Baptiste*, de lycopode, de magnésie carbonatée; on les emploie soit isolément, soit mélangées de la manière suivante : amidon pur 50 parties, oxyde de zinc 5 parties, ou amidon pur 150 parties, iris de Florence, alun de plume, ââ 5 parties.

Bandage compressif. — Le bandage compressif constitue une partie importante du traitement de l'eczéma infiltré. Il convient essentiellement aux parties situées sur des os et où l'on peut appliquer un bandage roulé pour comprimer énergiquement les pommades ou autres médicaments, par exemple dans l'eczéma des jambes ou des pieds; de même, l'eczéma des mains disparaît rapidement quand les pommades y sont fixées solidement par des bandelettes d'emplâtre adhésif. On fait disparaître rapidement l'infiltration de la lèvre supérieure en y appliquant des médicaments qu'on maintient longtemps et fortement comprimés.

La toile de caoutchouc a été introduite par Colson et Beauvais dans le traitement des maladies de peau. E. Besnier (1) a eu l'idée d'en faire des bonnets pour la tête, des masques pour la face, etc. Il faut, chaque fois qu'on s'en est servi, la laver à l'eau froide, l'essuyer et la faire sécher.

A l'exemple d'Hébra et de Hardy, j'ai employé avec succès la toile de caoutchouc contre les variétés d'eczéma les plus diverses, en lui donnant la forme de gants, de bandages roulés, de chemises, etc., suivant les exigences des cas. Le côté lisse et brillant du tissu s'applique sur la peau ; les sécrétions de sueur et de sébum d'une part, de l'autre, l'élévation de la température font macérer les couches épaissies d'épiderme, et le soufre qui entre dans la composition de la toile exerce aussi une action favorable sur l'eczéma. Hébra recommande ce mode de pansement, en particulier dans l'eczéma des mains, des articulations et du scrotum ; il l'a trouvé encore utile dans le pityriasis rouge, le xerosis, le psoriasis palmaire, le tyloma.

Devergie emploie le bandage dextriné dans l'eczéma variqueux (Dextrine 144, eau commune 960).

G. M. Beard (New-York) recommande contre l'eczéma l'électricité, dont il a reconnu également l'efficacité dans d'autres affections de la peau.

J'aurais encore à citer beaucoup d'autres remèdes et de méthodes de traitement; mais j'ai voulu d'abord exposer ceux que j'ai vu employer à la clinique d'Hébra et que j'ai éprouvés moi-même, depuis des années, sur de nombreux malades. D'autres dermatologistes ont recommandé certaines préparations, entre autres celles-ci : acétate de plomb 10, camphre en poudre 7,5, huile d'amande 100, cire jaune 25, mêlez et faites un cérat.— Sulfate de fer 0,60, axonge 25, mêlez et faites une pommade. Chez les personnes, dont la peau supporte mal les corps gras, on les remplace par la pommade suivante : glycérine pure 25, amidon pur 5, chauffer jusqu'à consistance de pommade molle; on peut encore essayer contre l'eczéma squameux cette formule de Veiel : naphthaline 5, cérat simple 100.

Il est rare qu'on arrive à guérir un eczéma par une seule méthode ; car les différentes périodes de la maladie réclament de nouveaux médicaments ou des combinaisons nouvelles; ainsi, le goudron agit quelquefois beaucoup mieux lorsqu'on le combine avec l'onguent dia-

(1) Bulletin gén. de Thérap., 1875.

chylon ou lorsqu'on soumet la partie enduite de goudron à l'action de l'eau chaude pendant plusieurs heures. En général, le choix des remèdes dépendra de l'âge et de la position du malade (suivant qu'il continue ses occupations ou se consacre entièrement à la curation de sa maladie), de même que de la localisation de l'affection (sur des parties velues ou à la face et aux mains).

Quant à la méthode de traitement, quelques exemples en donneront une idée. Soit, par exemple, un eczéma impétigineux du cuir chevelu ou des oreilles externes : nous commencerons par faire tomber les croûtes à l'aide d'applications huileuses; la peau sous-jacente est-elle légèrement infiltrée, la guérison peut s'effectuer par de simples onctions avec quelques-unes des pommades énumérées ci-dessus; si l'infiltration est considérable, nous recourrons aux préparations de goudron. Mais, après la chute des croûtes, la peau apparaît-elle humide et rouge, notre médication consistera dans l'emploi répété de la douche en pluie, de compresses d'eau froide, et d'onctions avec l'esprit de savon (Seifengeist); lorsque la tuméfaction aura cédé, si la peau reste encore un peu humide, nous pourrons, chez les adultes, recourir au goudron à cette période du mal; mais, chez les enfants, la délicatesse plus grande de la peau ne saurait tolérer cet agent, qui entraînerait facilement l'engorgement et même la suppuration des ganglions cervicaux. Dans l'eczéma du conduit auditif externe, on peut faire des injections avec quelques-uns des divers astringents; pour appliquer une pommade sur toute l'étendue du canal, on y introduit une tente d'éponge comprimée (ou de *laminaria digitata*) enduite de cette pommade. Si l'on a affaire à un cas d'eczéma des narines, on peut appliquer les astringents sous forme de *suppositoires* (beurre de cacao un gramme, oxyde de zinc 0gr,15. M., F. un suppositoire).

Quand il s'agit d'un enfant atteint d'eczéma impétigineux de la face, nous recouvrons les parties d'un linge de toile dont la surface est enduite de pommade et qui est maintenu en place par une pièce de flanelle, et nous le renouvelons jusqu'à ce que les croûtes soient tombées et qu'il se soit formé un nouvel épiderme. Dans l'eczéma provenant du contact et du frottement de deux surfaces opposées, nous séparons les parties avec de la charpie ou en les recouvrant de poudre. L'*eczema caloricum universale* peut se guérir en réglant la température de la chambre et saupoudrant toute la surface d'amidon ; les pommades ou le goudron sont choses superflues. Les caustiques ne s'emploient que dans le cas d'eczéma circonscrit, compliqué d'une infiltration considérable. Si le malade ne supporte aucun corps gras, les applications d'eau-de-vie de France donneront de bons résultats, surtout dans les eczémas suintants. Quand l'eczéma est entretenu par des poux, on prescrit : poudre de semences de cévadille 5, onguent simple 50, ou bien : pétrole 100, baume du Pérou 5 ; on brosse légèrement le cuir chevelu avec ces préparations, puis on y fait des frictions d'esprit de savon (Seifengeist).

AFFECTIONS INFLAMMATOIRES BULLEUSES.

PEMPHIGUS (*Blasenausschlag*, *Pompholix de Willan*).

Le nom de pemphigus est employé dans les ouvrages les plus anciens ; mais Sauvage est le premier qui ait appliqué cette désignation à la forme morbide que nous allons étudier.

La maladie connue actuellement sous le nom de pemphigus est caractérisée par la formation de bulles, provenant du soulèvement de l'épiderme par un liquide limpide, prenant une teinte jaune par la présence du pus ou une coloration foncée s'il est mélangé de sang ; ces bulles (dont le diamètre varie depuis celui d'une lentille ou d'une noix jusqu'à celui d'une pomme ou de la surface de la main) se montrent sur les différentes parties de la surface de la peau et des muqueuses ; les parties environnantes conservent leur aspect normal ou apparaissent rouges.

Tantôt les bulles sont fortement tendues, tantôt leur enveloppe épidermique est plissée et tombante : le premier cas est, en général, celui des petites efflorescences ; le second, celui des bulles volumineuses et d'une variété que nous examinerons en détail, le pemphigus foliacé. Elles sont disséminées ou groupées, et leurs groupes sont habituellement disposés autour d'une bulle centrale (pemphigus circiné, gyraté, serpigineux de Rayer) ; elles occupent des points circonscrits du tégument, ou bien elles sont répandues sur toute la surface cutanée.

La périphérie de la bulle présente souvent des traînées rouges et radiées (lymphatiques ou vaisseaux sanguins enflammés). Si l'on incise une bulle nouvellement formée et qu'on enlève l'épiderme, on trouve immédiatement le chorion mis à nu ou recouvert encore d'une couche de cellules du réseau de Malpighi ; mais, dans une bulle plus ancienne, on remarque qu'il s'est formé un nouvel épiderme, de telle sorte que le liquide de la bulle est emprisonné entre deux couches épidermiques. Après la guérison, la bulle laisse une tache pigmentée, exceptionnellement une cicatrice déprimée.

Les bulles de pemphigus peuvent se développer sur une peau tout à fait normale, sans avoir été annoncées par la moindre rougeur : c'est ce qu'on observe principalement chez les enfants mal nourris ; ou bien elles sont précédées de rougeurs et de gonflements de la peau. Ce sont surtout les érythèmes de toute espèce, en particulier l'érythème annulaire, l'érythème iris, l'érythème gyraté et l'urticaire, qui leur donnent naissance; rarement ce sont des rougeurs diffuses (hyperémies passives) qui servent de foyer à leur développement. On voit de temps en temps des bulles fortement tendues, de volume variable, survenir aux mains et aux pieds, qu'elles laissent épaissis et gonflés comme s'il y existait des engelures; elles ne récidivent jamais et disparaissent en quelques semaines. Tantôt l'éruption bulleuse s'accompagne de fièvre, et celle-ci prend souvent un type fixe; tantôt elle apparaît sans aucun trouble précurseur de l'organisme. Il est rare que les bulles soient une affection pénible; ce n'est qu'exceptionnellement que leur développement occasionne une forte démangeaison, et les douleurs ne sont intenses que lorsqu'elles deviennent confluentes et que de larges portions du derme sont mises à découvert.

On distingue un *pemphigus vulgaire* et un *pemphigus foliacé* (Cazenave et Chausit); le premier suit une marche tantôt aiguë, tantôt chronique; le second est toujours chronique.

Pemphigus vulgaire aigu, fièvre bulleuse ou pemphigoïde. — L'existence du pemphigus aigu a été contestée par des dermatologistes éminents, tels que Bateman, Plumbe, Hébra; mais le nombre d'observations bien constatées est si considérable que déjà beaucoup de spécialistes sont revenus à l'opinion de Wichman (1794), d'Alibert, de Gilibert (1813), de Biett, de Rayer, de Gibert, de Cazenave (pemphigus aigu simultané, aigu successif) et de Devergie, et croient à la réalité de l'existence d'une forme aiguë; cette question n'en est plus une depuis les récents travaux de Baerensprung (1), de Bamberger (1860), Wilson, Thomas (2), Steffen (3), Plaskuda (4), Mosler, Engelsted, Lafaurie, Köbner (5), Steiner.

Le pemphigus aigu est fréquent chez les enfants et rare chez les adultes; il parcourt ses phases en trois à six semaines, généralement par poussées successives. L'apparition des bulles s'annonce par de la fièvre et une rougeur érythémateuse, et se renouvelle aux différentes régions; dans certains cas exceptionnels, le contenu est séro-sanguinolent. Dans la plupart des cas, la maladie a une marche favorable; le contenu des bulles se dessèche, et la réparation se fait sans laisser de cicatrices; les seuls cas où l'on ait à redouter une terminaison fatale sont ceux où l'éruption bulleuse se montre très étendue chez des enfants rachitiques et mal nourris.

Le *pemphigus vulgaire chronique, pompholix* de Willan, *se manifeste à*

(1) *Charité-Annalen*, 1862. B. 10.
(2) *Arch. f. Derm. u. Syph.*, 1869.
(3) *Archiv der Heilkunde*, 1868, 4 Heft.
(4) *Berlin klin. Wochenschr.*, 1869.
(5) *Berl. klin. Wochenschr.*, 1866.

la surface de la peau par des bulles, dont la grosseur varie depuis celle d'un grain de millet, d'un pois ou d'une noix jusqu'à celle du poing et au delà. Le contenu est séreux, séro-purulent ou mélangé de sang. Les bulles sont généralement arrondies, mais elles peuvent prendre des formes multiples, être anguleuses, ovales, longitudinales, quelquefois elles sont tout à fait irrégulières. L'affection peut survenir sans aucun trouble fonctionnel prémonitoire, ou bien, ce qui est le cas le plus fréquent, l'éruption s'annonce par des accès de fièvre d'intensité variable et qui prennent parfois le caractère intermittent. Le contenu des bulles se dessèche en croûtes de couleurs diverses, jaunâtres, brunes, noires; une fois enlevées, elles laissent voir une surface excoriée superficiellement ou recouverte d'un exsudat jaunâtre; elles sont remplacées, après guérison, par une tache pigmentée en brun. Chez les enfants surtout, les bulles n'amènent assez souvent aucun trouble général; leur nombre reste limité et leur volume ne dépasse guère celui d'un pois; elles se renouvellent pendant plusieurs semaines ou plusieurs mois, leur contenu se dessèche et le processus est terminé. — *Pemphigus bénin.* Mais il est plus fréquent de voir les bulles assez nombreuses pour ne laisser intacte qu'une faible portion de la surface cutanée; leur contenu se dessèche bien rapidement, mais de nouvelles poussées se succèdent constamment et finissent par amener une terminaison fatale par des complications dans les organes internes ou par suite de l'épuisement général. — *Pemphigus vulgaire malin* (p. diutinus de Willan). Parfois, après la déchirure de la bulle, la place qu'elle occupait se recouvre d'un exsudat croupal. Le temps qui s'écoule avant la terminaison mortelle est extrêmement variable, depuis quelques mois jusqu'à plusieurs années. En général, les formes dans lesquelles le liquide bulleux se décompose rapidement et détermine l'inflammation des vaisseaux du voisinage (lymphangite, phlébite) se terminent par la mort à la suite de pneumonies suppurées. Dans les cas de ce genre, la partie malade est souvent recouverte de plaques diphthéritiques. La maladie s'accompagne quelquefois d'une violente démangeaison (*Pemphigus prurigineux* de Bateman).

La subdivision suivante du pemphigus offre peu d'intérêt:

Le *Pemphigus cachectique* (Schuller) : après la rupture des bulles, il reste des excoriations qui se recouvrent d'une exsudation diphthéritique; cette affection se termine fatalement; elle est identique au pemphigus malin d'auteurs plus anciens (Wilson).

Le *Pemphigus gangréneux* (W. Stockes) (1) : sous ce nom, Stockes décrit une maladie que l'on observe dans les trois premières années de l'existence, chez les enfants cachectiques vivant dans des localités humides. Dans l'espace de quelques jours, apparaissent des bulles qui contiennent un liquide lim-

(1) *Medical essay*, etc., 1867.

pide, blanchâtre ou jaunâtre ; ces bulles deviennent confluentes et se rompent en laissant écouler un liquide d'odeur repoussante ; les bords sont excavés et la base présente un aspect gangréneux. La maladie siège principalement derrière les oreilles, et s'observe parfois aussi sur les mains et les pieds, rarement dans l'aisselle, sur la poitrine, l'abdomen, sur la face interne du pavillon, et à la bouche, sur les lèvres. La maladie détruit l'auricule, s'étendant même au conduit auditif externe ; parfois encore elle attaque l'œil et entraîne la cécité. La mort arrive ordinairement au bout de 10 à 12 jours, avec des symptômes de prostration absolue.

Parmi un grand nombre d'enfants atteints de pemphigus, nous n'avons observé qu'un seul cas qui réponde à cette description, encore nous sentions-nous peu autorisé à le décrire comme un pemphigus, car il se présenta chez un enfant complètement anémié par la coqueluche et une diarrhée abondante, et chez qui des hémorrhagies rénales apparurent simultanément avec celles de la peau ; l'éruption se montra en peu de temps à la face, sur les mains et sur les pieds, sous forme confluente, et sur le tronc sous forme de bulles isolées et flasques (de la grosseur d'un pois), avec un contenu rouge foncé. Nous croyons que la dénomination de *purpura scorbutique* s'appliquerait plus exactement à cette maladie.

On a encore indiqué différentes variétés de pemphigus : pemphigus ulcéreux (Saurel), pemphigus hémorrhagique (Devergie). Hébra a observé un cas de pemphigus diphthéritique, qui s'est terminé par la guérison. Lafaurie (1) admet sept variétés de pemphigus.

Pemphigus foliacé (Cazenave). — Dans cette forme, les bulles sont petites, leur enveloppe est flasque, nullement tendue ; leur contenu, peu abondant, est trouble et laiteux ou jaune. Après une longue durée, leur coloration est plus ou moins jaune-rougeâtre. Elles se tiennent rarement disséminées ; il est bien plus fréquent de voir de nouvelles poussées se succéder sans interruption autour d'une vésicule centrale et s'étendre plus loin, en formant des cercles et en restant en rapport avec la bulle primitive, ou bien c'est cette dernière qui se propage par continuité. Le contenu a peu de tendance à se dessécher, il ne tarde pas à s'échapper : les bulles crèvent de très bonne heure, l'enveloppe épidermique se pigmente et pend en larges lambeaux déchiquetés des régions excoriées ; ou bien encore le liquide se dessèche en croûtes : si l'on vient à détacher celles-ci, on trouve à leur face inférieure de nombreux appendices en forme de houppes, constitués par du sébum, et qui s'enfonçaient dans les conduits excréteurs des follicules sébacés. L'affection, circonscrite à l'origine, se répand peu à peu sur une grande étendue et s'accompagne de symptômes fébriles, qui affectent parfois un type régulier. Elle se termine fatalement par la mort. Jamais il ne se reproduit d'épiderme normal sous les croûtes, et un pemphigus foliacé étendu ressemble à une brûlure au second

(1) *Ueber die Unzulänglichkeit der bisherigen Pemphigusdiagnose*. Würzburg, 1856.

degré; l'épithélium de la muqueuse buccale et de la muqueuse pharyngienne se détache en grandes lamelles.

L'état général n'est troublé que dans les pemphigus de longue durée et de grande étendue; la pneumonie, la maladie de Bright, la diarrhée, l'inappétence, constituent des complications défavorables. Après la guérison, il subsiste souvent des élevures de milium, grosses comme des grains de millet et disposées en groupes. Hébra fait remarquer avec raison qu'il n'est pas rare d'observer, dans le pemphigus, le passage d'une forme à l'autre : au début, par exemple, il se montre des bulles volumineuses et plus tard des petites, ou bien un pemphigus vulgaire se transforme en pemphigus foliacé.

Les bulles de pemphigus s'observent également sur la muqueuse des lèvres, de la bouche, du nez et du pharynx (Rollet), sur les amygdales, sur la conjonctive oculaire et palpébrale (Hardy, Whit), ainsi que dans le conduit auditif externe. Gilibert a trouvé de petites bulles dans les bronches, sur la muqueuse de l'estomac et de l'intestin. La capsule épithéliale formée par la muqueuse se rompt de très bonne heure, laisse la surface excoriée recouverte d'une plaque jaune et provoque des douleurs considérables, qui peuvent devenir assez intenses pour que les malades refusent toute nourriture et qu'on en soit réduit à les nourrir par le rectum. Il arrive parfois qu'il se développe sur les muqueuses des bulles volumineuses, sans qu'il en ait paru sur le tégument externe.

Nous étudierons avec soin le pemphigus syphilitique au chapitre Syphilis.

Je voudrais appeler ici l'attention sur une forme remarquable de pemphigus, dont je n'ai qu'une seule observation, unique dans toute la littérature médicale. Dans cette variété, l'épiderme se détache à la périphérie, par continuité, et, sur les excoriations d'une coloration rouge pâle ou rouge foncé, se montrent, tantôt une plaque en partie diphthéritique, tantôt des excroissances semblables à des condylomes larges, qui, au bout de quelques jours, se recouvrent d'un nouvel épiderme et présentent alors tout à fait l'aspect de condylomes larges (d'après une préparation microscopique du Dr Blauvelt, de New-York, figure 17). Tel est le cas que j'ai observé dernièrement; il m'en a d'abord imposé pour un accident syphilitique, et ce n'est que peu à peu qu'il a pris le caractère de pemphigus diphthéritique et foliacé.

ÉTIOLOGIE DU PEMPHIGUS.

Les avis sont très partagés sur les causes du pemphigus. Peter Frank (1) l'a observé dans le cours d'affections graves du foie, *pemphigus symptomatique* (v. Bamberger). V. Baerensprung suppose qu'il doit

(1) *De cur. hom. morb.*, B. III.

avoir sa source dans une altération du sang, parce que l'éruption bulleuse s'annonce par de la fièvre. Il lui paraît donc vraisemblable que l'épanchement du liquide que contiennent les bulles n'est provoqué que par métastase. Pour d'autres observateurs, l'origine du pemphigus se trouve dans un défaut de sécrétion de l'urine (C.-H. Fuchs) (1). D'autres l'ont rencontré surtout chez des sujets débilités. Reil, J. Frank, Wichmann, Haase, Canstatt, le font également dépendre d'anomalies de l'uropoïèse, produites, soit par des altérations rénales, soit par des lésions de la vessie et de l'urèthre; d'après Fuchs, les parties excoriées, dans le pemphigus, donneraient une sécrétion semblable à l'urine.

V. Bamberger (2) a trouvé de l'ammoniaque dans le sang et dans les sécrétions des malades atteints de pemphigus.

Haase considère le pemphigus comme une dyscrasie phosphatique. Quelques auteurs indiquent comme étiologie l'arthritis.

Il résulte des recherches d'Hébra qu'on rencontre un cas de pemphigus sur 10,000 malades adultes et un également sur 700 nouveau-nés; il paraît donc être 14 fois plus fréquent chez les enfants à la mamelle que chez les adultes. J'ai moi-même compulsé 13 rapports annuels de notre hôpital général (clinique et service des maladies de peau), et j'ai trouvé, sur 29,535 affections cutanées (en déduisant les exanthèmes aigus), 66 cas de pemphigus, 46 chez l'homme et 20 chez la femme, que j'ai observés pour la plupart. Quelques-uns de ces malades étaient entrés plusieurs fois pour des récidives, de sorte que le chiffre vrai doit être un peu moins élevé. Dans tous les cas, la proportion du sexe masculin est plus forte (3 fois en moyenne) que celle du sexe féminin; par contre, le pemphigus foliacé est plus fréquent chez les femmes.

Le climat, les saisons, le genre de vie, le mode d'alimentation, n'ont aucune influence sur la production du pemphigus. D'après Steiner (3), il se montre, chez les enfants, le plus souvent dans le premier mois de l'existence, moins fréquemment entre six et dix-huit mois. Il n'est pas contagieux. L'inoculation du contenu des bulles ne provoque aucune éruption bulleuse. En revanche, l'hérédité ne saurait être mise en doute dans certains cas. Je me rappelle, par exemple, un malade de vingt-deux ans, de la clinique d'Hébra (4), qui était atteint de pemphigus depuis l'enfance : sa mère, sa sœur, son oncle, frère de sa mère, et la moitié des enfants de ce dernier, avaient la même maladie. Dans un cas également héréditaire, où la peau des mains et des pieds était rouge et œdématiée, j'ai vu survenir un pemphigus circonscrit.

(1) *Die krankh. Veränderungen der Haut*, Göttingen, 1840.
(2) *Beitrag zur Lehre vom Pemphigus. Würz. med. Zeitschr.*, 1860, I B.
(3) *Archiv f. Dermat. u. Syphil.*, 1869.
(4) Voir *Jahresbericht des allgem. Krankenhauses*, 1870.

G. Simon a reconnu que le contenu des bulles de pemphigus a la même composition chimique que le sérum du sang.

Franz Simon (1) a trouvé dans ce liquide de la graisse contenant de la cholestérine, des matières extractives solubles dans l'alcool, du lactate de soude, du chlorure de sodium et de potassium, un principe soluble dans l'eau et analogue à la ptyaline, de l'albumine, avec des phosphates, de l'acide acétique et des corpuscules de pus. L'urée était absente.

Le liquide bulleux a, d'après G. Simon, une réaction alcaline, qu'il doit à la présence de l'ammoniaque en quantité considérable; on peut aussi y démontrer la présence de l'urée. Raysky (2) indique une réaction alcaline, un poids spécifique de 1,021, une quantité de matières solides de 2,1 ; il a trouvé en outre de l'albumine, de la graisse, du lactate de soude, mais pas de traces d'acide urique ni d'urée. Raysky, et plus tard Heller, ont rencontré dans l'urine une diminution notable de l'urée. Schneider n'a rien observé de particulier dans le liquide en question. Folwarczny (3), Schauenstein, y ont découvert de la leucine et de la tyrosine ; Bamberger n'a pu y retrouver ces principes.

V. Bamberger (4) a analysé le contenu des bulles et le sang chez les malades atteints de pemphigus. La réaction du premier est alcaline; Hébra a trouvé qu'il est toujours neutre à l'état frais, tandis que Simon a constaté une réaction acide. Canstatt (5) affirme que ce liquide a constamment l'odeur de l'urine; suivant v. Bamberger, il contient de l'ammoniaque libre; on y rencontre les substances suivantes : eau 934.57, matières solides 65.43, albumine 55.58, sels solubles 8.28, matières extractives 3.63. Le sang renferme de l'ammoniaque en quantité considérable et s'est appauvri en albumine, ce qui tient certainement à la déperdition considérable qui s'en fait par la peau. L'analyse quantitative du sérum du sang a donné les résultats suivants : pour 1.000 parties, eau 932.836, matières solides 67.164, albumine 53,758, sels solubles 8.197, matières extractives 4.084, sels inorganiques 8.920. La sécrétion urinaire était diminuée, la réaction de l'urine était acide, bien qu'il y existât de l'ammoniaque en abondance; tous les éléments constitutifs ont diminué en quantité d'une manière absolue, mais l'urine est relativement riche en urée, acide urique, chlorures et phosphates terreux, et pauvre en acide phosphorique et acide sulfurique ; l'air expiré contenait également de l'ammoniaque.

Malmsten a trouvé dans les bulles des cristaux d'acide urique ; dans l'urine, tous les éléments étaient en quantité beaucoup plus faible qu'à l'état

(1) *Med. Chemie*, II B. — *Beiträge zur physiol. u. path. Chem. u. Mikrosk.*, I B., 1844.
(2) Hébra, *Pathologie und Therapie der Hautkrankheiten.*
(3) *Zeitschr. d. Gesellsch. d. Aerzte zu Wien*, 1858.
(4) *Loc. cit.*
(5) *Die Krankh. des höheren Alters*, Erlangen, 1839.

normal, mais ce liquide était relativement riche en urée, acide urique, chlorures et phosphates terreux, pauvre en acide phosphorique et acide sulfurique ; le fait le plus caractéristique était toutefois la présence d'ammoniaque ; il n'y avait ni albumine ni sucre. Le sang présentait en général une diminution des éléments solides.

Le professeur E. Ludwig a analysé le contenu des bulles dans un cas de ma clientèle et a obtenu les résultats suivants: réaction alcaline ; paraglobuline, albumine du sérum, urée en petite quantité, point d'ammoniaque, ni de leucine et de tyrosine; chlorures et traces de sulfates.

ANATOMIE.

L'examen microscopique du liquide bulleux montre, au début, du sérum, qui se mélange, à une période avancée, de pus et de cristaux d'acides gras, parfois aussi de corpuscules sanguins et de cellules épidermiques. La face inférieure de la capsule porte souvent des appendices en forme de houppes, qui ne sont autre chose que les follicules pileux (G. Simon). La bulle ne renferme généralement aucun réseau et consiste simplement en une cavité (Haight) (1). C. Wedl (2) a trouvé le contenu primitif clair et transparent, de couleur jaunâtre, sans éléments figurés. Quand on chauffe ce liquide, il se trouble par la formation d'un précipité finement floconneux d'albumine moléculaire. On voit parfois un précipité membraniforme (colloïde), qui ne subit aucune modification par l'acide acétique; quand le liquide est trouble, il se montre des corpuscules de pus et des globules sanguins. Au début, d'après Wedl, les cellules du réseau de Malpighi sont allongées et étirées, si bien que la bulle paraît divisée en compartiments; plus tard, la cavité tout entière n'est remplie que de liquide. Les follicules pileux adhérents à l'épiderme se rompent au bout de quelques jours, et c'est ainsi que l'on voit leurs extrémités supérieures fixées à la face inférieure de l'enveloppe épidermique. Les papilles sont infiltrées de sérosité et leur tissu devient lâche. J'ai examiné au microscope des fragments de peau provenant de pemphigus foliacé, et j'ai trouvé que les faisceaux de tissu conjonctif du derme étaient considérablement épaissis, et que l'épiderme n'existait plus; les cellules du réseau de Malpighi étaient transformées en une masse trouble, finement granuleuse; il était rare d'en rencontrer qui fussent encore bien conservées; les glandes sudoripares avaient augmenté de volume, elles étaient remplies de cellules mortifiées, et leurs conduits excréteurs étaient dilatés. Dans un cas, les papilles étaient excessivement développées, les vaisseaux dilatés, le tissu dermique, en même temps que les papilles, infiltré

(1) *Loc. cit.*
(2) *Sitzungsb. d. kais. Academ. d. Wissensch.* 1868, 2 Abth.

de cellules d'exsudat et de nombreuses cellules pigmentées (v. fig. 17).

L'examen anatomo-pathologique des organes internes n'a guère fourni jusqu'à présent d'indications positives sur la nature du pemphigus. En général, les malades meurent dans le marasme; quelques-

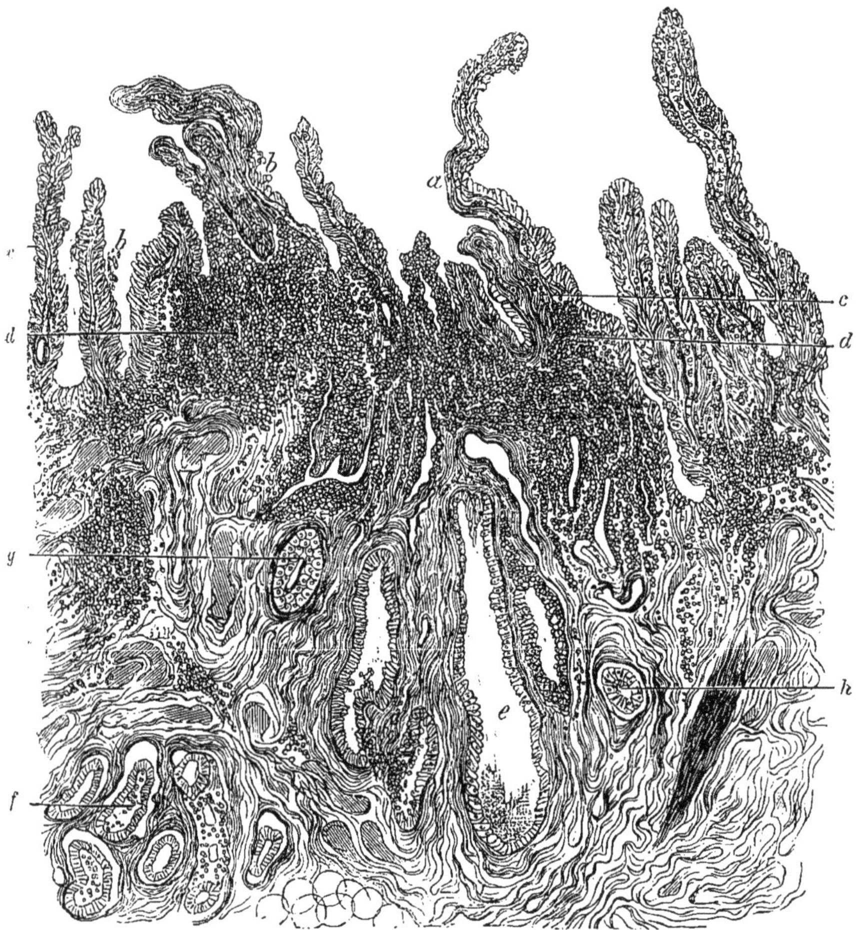

Fig. 17. — Coupe d'un pemphigus à base proliférante, pris sur la peau du creux de l'aisselle.

a, papilles volumineuses; *b*, débris d'une couche du réseau de Malpighi; *c*, papille présentant une anse vasculaire dilatée; *dd*, cellules d'exsudation et pigment; *e*, glande sébacée; *f*, glande sudoripare agrandie; *g*, section d'un follicule pileux; *h*, section du conduit d'une glande sudoripare.

uns succombent à la tuberculose ou à une pneumonie; dans certains cas, on observe une dégénérescence amyloïde du foie et de la rate, du cœur, une maladie de Bright, des érosions du duodénum (1).

(1) Hertz (*Greifswalde, med. Beitr.*) donne la relation suivante de l'autopsie dans un cas de mort par pemphigus chronique : corps petit et anémié, pâleur des téguments;

DIAGNOSTIC.

En général, le diagnostic du pemphigus n'offre pas de difficultés, si l'on tient compte des signes qui caractérisent les bulles et que nous avons fait connaître ; cependant la confusion est toujours possible avec l'herpès iris, la syphilide pustuleuse, l'impétigo (eczéma pustuleux et impétigineux) et l'eczéma rouge. Les bulles de l'herpès iris offrent parfois les mêmes caractères, aussi n'est-il pas toujours facile de distinguer à première vue du pemphigus un herpès en plein développement. Toutefois, l'herpès a une évolution rapide et ne récidive point, tandis que, dans le pemphigus, il se forme constamment de nouvelles bulles et il se fait de nouvelles poussées dans un temps limité; l'herpès iris se développe toujours sur une base érythémateuse, tandis que les bulles de pemphigus peuvent se montrer sur une peau d'aspect normal. Le siège de l'herpès est le plus souvent la face dorsale de la main et du pied, et ce n'est que plus tard qu'il envahit les autres régions ; le pemphigus, au contraire, n'a pas de siège déterminé. Enfin, les symptômes généraux sont beaucoup plus marqués dans cette dernière affection que dans la première.

La syphilis peut déterminer, quoique rarement, la production de

sur le tronc et sur les extrémités supérieures et inférieures, de nombreuses taches irrégulières et d'une pigmentation foncée (de $0^m,01$ à $0^m,02$ de diamètre), recouvertes de croûtes en bien des points; glandes inguinales, axillaires et mésentériques engorgées, rate flasque, avec un parenchyme rouge-grisâtre et mou, et le tissu trabéculaire largement développé ; les vésicules de Malpighi, augmentées de volume, offraient l'apparence de nombreux corps transparents, semblables à des grains de sagou ; le foie était hypertrophié, surtout dans son épaisseur, sa structure acineuse à peine perceptible (la substance gris jaunâtre périphérique se distinguait seulement par places des portions centrales brun grisâtre des lobules) ; la substance corticale des reins était quelque peu contractée et d'une coloration jaunâtre sale.

A l'examen microscopique, on distinguait à peine les cellules propres du foie ; on n'y voyait que des masses transparentes et brillantes, de forme irrégulière et de dimensions variables, outre d'abondantes granulations graisseuses libres et un petit nombre de cellules hépatiques dégénérées (avec un contenu nucléé et graisseux) ; l'addition d'iode et d'acide sulfurique montrait la réaction colloïde bien connue. Il existait aussi une dégénérescence amyloïde de la rate ; mais on ne la retrouvait ni dans les reins, ni dans la membrane muqueuse intestinale. L'épiderme enlevé sur une portion macérée de la peau, on voyait, à l'aide du microscope, que la pigmentation des taches foncées dépendait, non de dépôts pigmentaires diffus, mais plutôt de petits dépôts punctiformes. A l'examen microscopique d'une section verticale de la couche papillaire du chorion, on observait des raies longitudinales, de couleur foncée (consistant en pigment granulaire brunâtre), courant parallèlement à l'axe longitudinal des papilles et en rapport intime avec les vaisseaux distendus. Les papilles paraissaient, d'ailleurs, normales au double point de vue du volume et de la structure, la réaction avec l'iode et l'acide sulfurique ne se produisait ni dans le stroma, ni dans les vaisseaux. Le réseau de Malpighi ne montrait point de pigmentation anormale.

Tout récemment, chez un sujet traité depuis plusieurs années à la clinique d'Hébra pour un pemphigus foliacé, et mort dans le marasme, l'autopsie a montré également une dégénérescence amyloïde de la rate, du foie et des reins.

bulles, ayant le diamètre d'un pois à celui d'une pièce de 50 centimes, devenant rapidement purulentes, et qui, à cette période, se laisseraient aisément prendre pour un pemphigus vulgaire. Mais, dès le troisième ou quatrième jour de leur formation, apparaît un bord rouge, fortement gonflé, qui, le processus destructif gagnant en profondeur, devient vite plus élevé et prend ainsi le cachet caractéristique des ulcérations syphilitiques.

L'impétigo et le pemphigus ne se ressemblent que lorsque le contenu des bulles, dans ce dernier, s'est desséché en croûtes. Mais le siège fréquent de l'impétigo des adultes sur les extrémités, le développement lent des pustules, les indications étiologiques et l'absence complète de symptômes généraux permettront d'établir immédiatement et sûrement le diagnostic de l'impétigo. C'est particulièrement le pemphigus foliacé qui offre quelque ressemblance avec l'eczéma rouge, surtout quand les bulles sont détruites ; toutefois, le diagnostic est facilité par la débilité et le marasme du malade, et les bulles, en se renouvelant continuellement, écartent bientôt toute incertitude.

Pronostic. — L'apparition successive, à de longs intervalles, de bulles disséminées n'est jamais dangereuse ; il n'en est pas de même lorsque les bulles deviennent très nombreuses, et que leur contenu s'altère rapidement ; il survient alors de la lymphangite, du gonflement des ganglions lymphatiques, les forces se perdent, des complications de pyohémie, de pneumonie suppurée, de pyélite, surgissent, et le pronostic devient des plus défavorables. Quand le pemphigus apparaît chez des enfants, il peut prendre une marche fâcheuse, s'il se complique de catarrhe bronchique ou intestinal, ou de lésions rénales, comme l'hématurie (Steiner). Dans le pemphigus chronique des adultes, surtout dans le pemphigus foliacé, le pronostic est toujours grave. La présence en grande quantité de bulles dans la cavité buccale et dans le pharynx entraîne l'impossibilité de l'alimentation et peut provoquer la terminaison fatale.

TRAITEMENT.

Parmi les médicaments qu'on a recommandés à l'intérieur, il faut citer avant tout la quinine : dans les cas où la fièvre précède l'éruption des bulles et dans ceux où elle persiste pendant toute la durée du processus, son emploi est quelquefois couronné de succès, mais il n'est pas très rare de voir des doses considérables, jusqu'à 2 grammes par jour, ne donner aucun résultat. D'autres médicaments, comme le fer, l'iodure de potassium, l'arsenic, l'acide phénique, sont inutiles. L'acide sulfurique, l'acide nitrique, les limonades (Bamberger), n'ont aucune influence sur la marche de la maladie, non plus que l'eau de Carlsbad (Oppolzer). Le traitement local consiste dans l'emploi de bains, avec addition de 10 grammes de sublimé corrosif, dissous dans 200 grammes d'eau distillée, à prendre tous les deux jours, ou avec addition de 300 à 600 grammes de carbonate de soude ; ce dernier moyen convient dans les cas où l'éruption bulleuse est étendue. Mais on verra par l'expérience que les malades refusent assez souvent, en particulier, les bains de sublimé, parce qu'ils n'améliorent pas l'état général. En pareil cas, on donnera un simple bain tiède à 35° centigrades, et on y laissera le malade des heures et des jours entiers, surtout si l'épiderme est enlevé sur une grande étendue et si le malade ne peut rester au lit sans éprouver des douleurs atroces ; cette méthode est encore utile au malade, ainsi qu'à son entourage, en le débarrassant des masses purulentes en décomposition (Hébra). Je l'ai employée avec succès, et, quand elle n'amène pas la guérison, elle adoucit au moins les tortures du malade. Les douches et l'enveloppement dans les draps mouillés pour les cas légers, les badigeons de goudron dans le pemphigus prurigineux, les onctions avec les diverses pommades, en particulier l'onguent diachylon et l'onguent simple, qui s'appliquent étendus sur de la toile, s'emploient avec un certain succès. Le coton imbibé d'acide phénique ou salicylique, puis desséché, diminuera la suppuration des surfaces excoriées et la mauvaise odeur du pus ; il en est de même de la poudre de gypse coalté et du mélange de cinq parties de *résine empyreumatique de houille* avec 100 grammes de plâtre. On procurera du soulagement en saupoudrant les parties malades de poudre d'amidon, de charbon végétal ou de semences de lycopode. Les collutoires au chlorate et au permanganate de potasse donneront souvent de bons résultats.

E. — AFFECTIONS INFLAMMATOIRES PUSTULEUSES.

1. ACNÉ (*Varus*, *Boutons*, *Finnen*).

L'acné apparaît sous forme de papules, de nodosités ou de pustules, d'une coloration rouge clair ou rouge foncé, du volume d'un grain de chènevis à celui d'un pois, et provient de l'inflammation des follicules sébacés et pileux. Dans les cas où le processus inflammatoire s'étend profondément, enveloppant l'entière épaisseur de la peau et le tissu conjonctif sous-cutané, le voisinage de la pustule devient le siège d'une infiltration plus ou moins dure et diffuse.

La peau est rouge, traversée souvent de vaisseaux dilatés ; les orifices des follicules pileux et des follicules sébacés sont agrandis ; par la pression, on en fait sortir à la surface soit du smegma, soit un liquide purulent. L'acné se montre sur tous les points du tégument, à l'exception de la paume de la main et de la plante du pied ; elle se complique de comédons ou de séborrhée, ou se développe sans ces affections; elle s'observe également sur la conjonctive palpébrale et la conjonctive bulbaire (v. Arlt). Les seuls symptômes pénibles qu'elle provoque sont la déformation des traits quand elle siège à la face, et les douleurs quand elle est ulcérée. Elle se développe le plus souvent entre 18 et 24 ans, et son apparition n'est jamais spontanée avant la puberté; elle peut encore s'observer dès les premières années de la vie, mais alors elle est toujours causée par l'emploi de certains médicaments. En tenant compte de la forme et du siège de l'acné et des causes diverses qui la produisent, on distingue une acné disséminée, qui peut se subdiviser en acné pustuleuse, acné hordéolaire et acné indurée ; une acné frontale (varioliforme); une acné des cachectiques, et une acné artificielle, due à l'emploi du goudron à l'extérieur, ainsi qu'à l'usage interne de l'iode et du brome.

L'*acné disséminée vulgaire* se rencontre presque exclusivement sur la peau de la face (joues, front, nez), de la poitrine et du dos. Elle se manifeste, tantôt par des efflorescences aplaties, le plus souvent isolées, de la grosseur d'un grain de millet à celle d'un pois, rouges et portant au centre un comédon (acné ponctuée); tantôt par des tubercules contenant un peu de pus, ou, par suite de la confluence de plusieurs pustules, par des efflorescences ayant l'aspect de grains d'orge ou d'avoine (A. hordéolaire, acné pustuleuse); tantôt enfin par des protubérances rouges, volumineuses (acné indurée), qui ont d'abord une consistance ferme et se transforment plus tard en tumeurs hémisphériques, molles et fluctuantes. Dans le voisinage de ces efflorescences, il existe toujours des comédons et quelquefois du milium, et la peau est luisante et graisseuse. Quand leur nombre est considérable, la face devient tubéreuse, inégale, et le malade est très défiguré.

L'*acné frontale* (varioliforme) se montre principalement au cuir chevelu et au front, parfois au menton. Ce sont des papules ou des pustules ayant le volume d'un grain de chènevis et même d'un pois ; elles se dessèchent au centre en croûtes discoïdes, qui, dans les papules, sont très adhérentes et ne dépassent pas le niveau de celles-ci. Cette variété d'acné s'observe fréquemment à la suite de maladies de l'appareil sexuel chez la femme et d'affections de l'estomac; souvent aussi elle complique l'eczéma ou lui succède ; elle guérit toujours en laissant des cicatrices profondes et circonscrites. Parfois la cicatrice est déjà formée au centre depuis longtemps et l'infiltration continue à s'étendre à la périphérie ; de là la déformation des traits. Les récidives ne se produisent qu'à de longs intervalles. Cette variété s'accompagne assez souvent de violentes démangeaisons.

L'acné des cachectiques se montre sur des sujets mal nourris ou débilités, tuberculeux, scrofuleux, scorbutiques, atteints de carie. Elle consiste en papules rouges ou bleuâtres, ou en pustules ne contenant qu'un peu de pus séreux, de la grosseur d'un grain de millet à celle d'un pois; le pus se dessèche en croûtes, qui, une fois détachées, laissent voir une ulcération, dont le fond sécrète un liquide muco-purulent et dont la périphérie est limitée par des bords à pic, décollés, parfois fistuleux. Plus le mal est étendu, plus les ulcérations sont douloureuses. L'éruption apparaît sur la poitrine, la région inguinale, le dos, les fesses, les extrémités, la face et les mains, qui sont œdématiées et d'un rouge bleuâtre; elle se combine parfois avec le lichen scrofuleux. Il n'est pas rare que les efflorescences subissent une ulcération superficielle, suivie bientôt de la désagrégation du tubercule tout entier. Après la guérison de l'ulcération, il reste des cicatrices et une pigmentation plus ou moins foncée. Cette variété se complique presque toujours d'abcès des ganglions lymphatiques et d'ulcères scrofuleux, et ces derniers siègent surtout dans la région du cou; il se forme dans l'épaisseur du derme et dans le tissu cellulaire sous-cutané des foyers purulents, qui peu à peu se font jour à travers la peau. Les bords de ces abcès sont d'un rouge bleuâtre et décollés.

L'*acné artificielle* est provoquée par l'action du goudron (V. I. Neumann) (1).

L'action sur la peau de différents agents médicamenteux détermine des lésions variables, suivant la susceptibilité individuelle et la durée de l'influence irritante; on voit de la sorte survenir soit des rougeurs transitoires, du gonflement, de l'inflammation, soit des ulcérations superficielles. Parmi les agents de ce genre, le goudron a une importance spéciale. Les phénomènes produits par son action peuvent se diviser en deux catégories : la première comprend les lésions provoquées par l'application locale de cette substance, la seconde comprend celles qui sont dues à l'influence d'une atmosphère imprégnée de vapeurs de goudron. Les altérations occasionnées par l'application directe du goudron liquide sont *générales* ou *locales*. Dans certains cas, les symptômes généraux font défaut, et ils n'apparaissent que lorsqu'on a traité avec cet agent des surfaces étendues de la peau; ils consistent en trouble cérébral, douleur stomacale, vomissements de liquide de couleur foncée, évacuations fécales noires; en outre, dans tous les cas où l'on a imprégné de goudron au moins le tiers de la surface tégumentaire, le malade ne tarde pas à excréter une urine de couleur foncée, qui prend graduellement une teinte plus claire (Hébra); l'addition d'acide sulfurique y décèle facilement l'odeur du goudron, et, en ajoutant du chlorure de fer, on développe une couleur d'un beau bleu. Ces phénomènes se produisent avec n'importe quelle espèce de préparation goudronneuse (huile de hêtre, h. de fragon ou h. de cade).

Les modifications de l'urine se manifestent surtout dans les premiers

(1) *Wiener med. Wochenschr.*, 1861, *u. Wochenbl. d. k. k. Gesellsch. d. Aerzte.*

jours qui suivent l'application du goudron, tandis qu'après l'usage répété de cet agent les changements de coloration sont à peine perceptibles. Il semblerait que l'absorption ultérieure soit diminuée par l'occlusion graduelle des conduits excréteurs des follicules par le médicament. Chez les malades qui ont pris des bains pendant plusieurs jours, c'est à peine si l'on observe la coloration de l'urine, lors même que toute la surface cutanée aurait été auparavant soumise à l'action du goudron.

Les effets locaux du goudron peuvent être aigus; ils consistent alors en tuméfaction, rougeur et inflammation; il peut se développer aussi un eczéma aigu, s'étendant même au delà des parties sur lesquelles la substance a été appliquée ; dans les cas de ce genre, il faut renoncer à continuer l'emploi du médicament. On ne saurait dire à l'avance si ces effets fâcheux se produiront sur un malade ; malgré cette incertitude et malgré la perspective de rencontrer ces formes de dermatite, on ne se privera point de l'action bienfaisante de cet agent dans le traitement des maladies de peau.

L'action prolongée du goudron sur la peau amène d'autres altérations. Si l'on badigeonne une portion de peau saine avec du goudron, on observe, au bout de huit jours déjà, que les conduits excréteurs des follicules sont obstrués par des points noirs, ressemblant à des comédons ; bientôt ces points s'entourent d'un anneau rouge pâle, qui s'étend peu à peu et finit par former des efflorescences du volume d'une tête d'épingle à celui d'un pois (tubercules d'acné), qui ne tardent pas à suppurer (pustules d'acné).

Les mêmes altérations pathologiques se produisent sous l'influence d'une atmosphère imprégnée de vapeurs de goudron : il se forme des efflorescences disséminées sur la peau, la face surtout se couvre de comédons nombreux et, çà et là, de tubercules et de pustules d'acné ; la conjonctive oculaire est injectée et montre parfois des vésicules ; souvent la poitrine et le dos ne sont pas affectés, tandis que les extrémités inférieures sont le siège d'altérations variées et que les tubercules y atteignent le volume d'une noisette. Comme ces effets sont semblables à ceux que produit le goudron liquide, il est évident que la vapeur est aussi la cause de l'acné. Parmi les ouvriers employés dans une usine où l'on se servait de goudron, au lieu de graisse, pour lubrifier les machines, j'observai une éruption semblable à celle que provoque le goudron ; or, lorsqu'on eut renoncé à l'emploi de ce dernier, il ne se présenta plus de cas de ce genre. Dans les fabriques de goudron, l'acné est très fréquente. Ce n'est pas l'inhalation de la substance qui produit l'éruption ; la preuve en est dans ce fait, que les parties protégées par les vêtements, comme la poitrine et le dos (qui sont d'ailleurs le siège de prédilection de l'acné *disséminée*), restent indemnes, pendant que la face et les extrémités sont attaquées. La paraffine (Ogstok) et le pétrole provoquent des éruptions semblables. Purdon a observé de l'acné chez des fileuses de lin, qui avaient à nettoyer et à huiler les machines.

La forme d'acné provoquée par l'usage interne de l'*iode* appartient à la même catégorie. Par suite de l'emploi à l'intérieur de l'iodure de potassium, il se développe à la face et sur le tronc, plus rarement sur les extrémités, des efflorescences, grosses comme des grains de millet, d'un rouge pâle, dont la partie centrale contient un liquide purulent.

ÉRUPTIONS BROMIQUES.

A. Voisin (1) a observé, après l'administration de petites doses de bromure de potassium, l'apparition d'une éruption analogue à l'acné simple et accompagnée de symptômes fébriles. Les papules se montrent surtout sur les épaules, la poitrine, la face et le nez ; il a vu également survenir des tumeurs plus volumineuses (de 2 à 4 centim.), d'une teinte rosée ou rouge cerise, qui présentent au centre quelques points jaunâtres et qui renferment souvent un contenu liquide. Ces tubercules s'ulcèrent assez fréquemment et laissent après leur cicatrisation des noyaux indurés, qui font beaucoup souffrir les malades. Voisin décrit encore une éruption qui rappelle celle de l'urticaire, de forme irrégulière, de couleur rouge cerise à la circonférence ; enfin la médication bromurée a provoqué encore des furoncles, des anthrax et des eczémas.

Deux ans après, S. Weier Mitchell (2) décrit des lésions semblables de la peau par l'usage interne, non seulement du bromure de potassium, mais encore d'autres combinaisons du brome, comme les bromures de sodium, d'ammonium et de lithium.

Ces lésions se produisent à la suite de l'administration à l'intérieur de tous les sels de brome que nous venons de citer. Elles étaient peu connues dans notre pays ; favorisé par les circonstances, je les ai observées telles qu'on les a indiquées et sous d'autres formes encore (I. Neumann) (3).

Chez un enfant de 18 mois, j'ai trouvé, disséminées sur le front et les extrémités, des papules du volume d'un grain de millet à une lentille, dures, les unes d'un blanc mat, les autres d'un rouge pâle, et d'où la piqûre faisait sortir un mélange de smegma et de pus ; sur la plupart d'entre elles, on voyait au centre le conduit excréteur des follicules pileux. En plusieurs endroits, les efflorescences se pressaient les unes contre les autres ; il existait en outre, sur la jambe gauche, une tumeur de forme bulleuse, ayant le diamètre d'une pièce de cinq francs, aplatie, limitée à sa partie supérieure par une enveloppe épidermique fortement tendue et maculée de taches, séparée de la peau environnante par un bord rouge et infiltré ; en la piquant, j'en vis également sortir du sébum mélangé de pus. Enfin, il y avait sur les joues des plaques de la dimension d'une pièce de 50 centimes, recouvertes de croûtes noires, très adhérentes, qui, une fois enlevées, laissaient voir des corps

(1) *Gazette des hôp.*, n. 152, 1868.
(2) *Americ. Med. Journ.* October 1870.
(3) *Wiener med. Wochenschrift*, 1873.

renflés et revêtus d'épiderme, analogues à des verrues, d'une coloration rouge pâle, qui saignaient au moindre attouchement et qui ressemblaient par conséquent aux altérations qu'on observe assez fréquemment à la face à la suite d'un sycosis de longue durée ou au décours de la variole; en les examinant plus attentivement, on reconnaissait que ce n'était pas autre chose que des canaux glandulaires obstrués, rejetés au dehors par le produit de sécrétion. L'enfant avait pris, pendant deux mois, un gramme de bromure de potassium par jour.

Un individu de 42 ans prit chaque jour, pendant toute une année, 2 grammes de bromure de potassium : au bout de 9 mois, il commença à se produire sur les parties pileuses de la face, au front et sur le cou, des infiltrations disséminées, d'un rouge foncé, qui présentaient au centre une perte de substance profonde. Ici, l'altération due au bromure avait donc pris une forme comparable à celle du furoncle.

Un enfant de 5 mois eut au cuir chevelu des élevures très confluentes, la plupart de la grosseur d'un pois, les unes molles, les autres consistantes, de couleur jaune sale; quelques-unes étaient recouvertes à leur sommet d'une croûte mince, très adhérente; après avoir enlevé cette croûte, on pouvait exprimer de la tumeur une masse de smegma, dont la coloration blanc jaunâtre était due à un mélange de pus. A la face et surtout aux joues, les efflorescences étaient plus volumineuses, notamment du côté gauche, où la peau, sur un espace de la largeur d'une pièce de cinq francs environ, était recouverte de croûtes fermes, sèches, d'un brun foncé, au-dessous desquelles se voyaient de petites protubérances framboisées en quantité considérable. Aux extrémités inférieures, principalement à la jambe, les efflorescences étaient extrêmement nombreuses. Sur les cuisses, elles étaient pour la plupart de la dimension d'une lentille, recouvertes au centre de croûtes jaunâtres et limitées à la circonférence par une paroi bulleuse, tandis qu'en certains points de la jambe, l'épiderme se soulevait en bulles dans une étendue variant du diamètre d'une pièce de 20 centimes à celui d'une pièce de cinq francs, et laissait voir par transparence un liquide jaunâtre, qui s'écoulait en petite quantité lorsqu'on piquait la tumeur.

Il ne paraît pas douteux, d'après ces observations, que les sels de brome ne provoquent des éruptions cutanées spéciales, telles qu'aucun autre médicament pris à l'intérieur n'en a, autant qu'on le sache, produit jusqu'ici. J'ai encore observé d'autres cas qui ont présenté des phénomènes morbides semblables, même à la suite de faibles doses.

Il reste à savoir comment ces altérations se produisent, d'une manière générale. On peut prouver, et cette démonstration, déjà faite antérieurement, a été récemment encore fournie par M. Namias (1), que le bromure de potassium introduit dans l'estomac s'élimine par l'urine et se retrouve dans la sécrétion urinaire et dans la salive. Par le même mécanisme, le brome pourrait bien être aussi emprunté au sang et éliminé par les glandes, pour produire les altérations que nous avons décrites.

(1) *Giornale Venet. delle scienze med.*, 1872.

Le brome est mis en liberté dans l'urine et la salive par l'acide sulfurique, additionné d'acide azotique fumant; traité par le sulfure de carbone, le liquide prend une coloration brune, analogue à celle du vin de Malaga.

Il ressort de ce qui précède que l'usage interne du bromure de potassium détermine sur la peau des altérations variées, qui frappent avant tout les follicules cutanés, principalement les glandes des follicules pileux, et, à un moindre degré, les follicules pileux et les glandes sudoripares. C'est particulièrement dans les couches épithéliales que se fait l'hyperplasie, et, comme ce sont elles qui sont chargées de la fonction de sécrétion des glandes, on trouvera encore, surtout dans les glandes récemment atteintes, du smegma mélangé de corpuscules de pus, sans compter une accumulation de cellules endothéliales; dans les cas où la maladie est plus ancienne et par conséquent plus avancée, le contenu des glandes, qui, pour la plupart, se sont dilatées et ont pris une forme globuleuse, ne se compose plus que de cellules cornifiées, et c'est seulement vers la partie externe, le long de la paroi glandulaire, que l'on découvre encore une couche, bien réduite, de cellules vivantes. La prolifération cellulaire du tissu dermique, l'augmentation de volume des papilles, de même que le soulèvement de l'épiderme sous forme de bulles, paraissent ne dépendre que de la formation excessive d'éléments cellulaires. On pourrait donc, avec quelque fondement, émettre cette hypothèse, que le bromure de potassium s'élimine par les glandes de la peau, et qu'il y provoque une inflammation avec prolifération des éléments cellulaires.

L'acné ne se manifeste presque jamais avant la puberté ; on la rencontre chez les deux sexes, même dans la vieillesse, et dans tous les climats. Sur les causes de l'acné disséminée, on ne sait que peu de chose; on a dit que l'abstinence est une cause spéciale de cette affection : c'est un fait erroné, car on la rencontre chez les individus qui s'adonnent d'une manière excessive aux plaisirs de l'amour, aussi bien que chez les gens chastes; nous ne saurions admettre non plus que le genre de l'alimentation provoque l'acné ; nous n'incriminons donc ni le sel, ni le poivre, etc. Les personnes qui y sont le plus exposées sont celles qui sont atteintes de maladies dyscrasiques, telles que la tuberculose et la scrofule. Prout (1) décrit une acné qui serait en relation constante avec une exagération de sécrétion de l'urée ; cette sécrétion anormale s'accompagne généralement, suivant cet auteur, d'une sécrétion anormale des glandes sébacées (2).

Chausit décrit une *acné atrophique* comme une altération particulière des glandes sébacées, qui se manifeste par une hypersécrétion, amenant la for-

(1) *The Lancet*, 1874.
(2) *Brit. med. Journ.*

mation de croûtes bleuâtres, dures et intimement adhérentes, sous lesquelles la peau se montre rouge et brillante ; les glandes subissent une atrophie complète, qui laisse une cicatrice blanche et profonde. Le siège favori de la maladie est la face ; elle dure de 3 à 6 années ; la cause en est obscure pour Chausit. Cette description semble s'appliquer certainement mieux au *lupus erythematodes*.

Anatomie. — Comme nous l'avons dit plus haut, l'acné consiste essentiellement en une inflammation simultanée des follicules pileux et des glandes sébacées, provoquée par un bouchon de sébum qui, en s'opposant à la sortie du produit de sécrétion des glandes, favorise ainsi, par une irritation mécanique, l'inflammation du follicule. L'évolution du processus morbide est facile à observer. Sur le point où se trouve le comédon desséché, il se produit une légère rougeur inflammatoire, soit spontanément, soit lorsqu'on presse ou qu'on essaye d'exprimer le cylindre vermiforme avec les doigts ; le comédon se sature de sérosité, et, dans cet état de semi-fluidité, il est très facile à expulser ; cependant, s'il n'est pas exprimé, il survient une infiltration inflammatoire dense et douloureuse, et le contenu de la glande sébacée, se mélangeant de pus et augmentant constamment par une exsudation nouvelle, forme ainsi une pustule, qui crève ou se dessèche en croûte brun jaunâtre ; celle-ci se détache spontanément, laissant une cicatrice ordinairement superficielle.

Le processus inflammatoire est-il plus intense et de plus longue durée, des infiltrations extrêmement denses, comme furonculeuses (variant du volume d'un pois à celui d'une noisette), s'étendent profondément dans le tissu dermique et n'arrivent que graduellement à la suppuration. Dans ce cas, le processus inflammatoire semblerait, à un certain moment, envelopper de larges groupes de glandes sébacées. Dans l'*acne cachecticorum*, la marche du processus inflammatoire est extrêmement lente ; les larges pustules se dessèchent en croûtes, à la chute desquelles il reste des cicatrices superficielles et plus ou moins pigmentées. Faisons encore observer que cette variété d'acné s'accompagne, à la paume de la main, de tubercules et de pustules, qui résultent de produits inflammatoires circonscrits du tissu dermique.

Anatomie des efflorescences produites par le bromure de potassium. — La masse exprimée des tubercules et des pustules contient des corpuscules de pus, du smegma et des amas d'épiderme ; l'épiderme soulevé en forme de bulle montre à sa face inférieure des débris des parois rompues du follicule.

Les *follicules pileux* et les *glandes sébacées*, ainsi que le tissu dermique dans sa partie supérieure, présentent les altérations les plus considérables. Sur la plupart des coupes, les poils manquent et le follicule pileux est dilaté à son orifice ; son contenu consiste, à la partie supé-

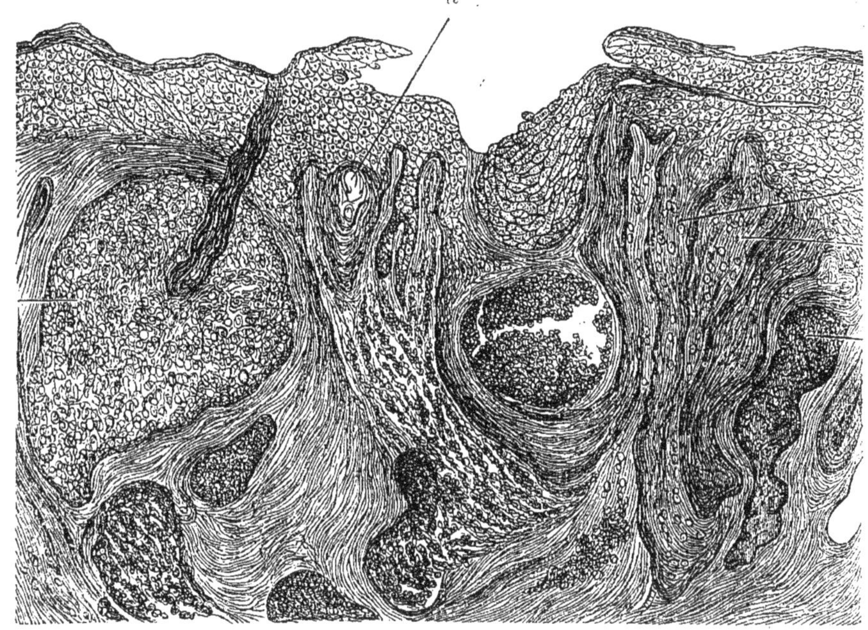

Fig. 18. — Coupe d'un fragment de peau altérée par l'usage interne du bromure de potassium.

a, follicule pileux rempli de cellules cornifiées; *b*, glande sébacée dilatée, contenant des corpuscules de pus et du smegma ; *c*, glande sébacée ; *d*, prolifération dans les papilles agrandies ; *e*, conduit excréteur d'une glande sudoripare.

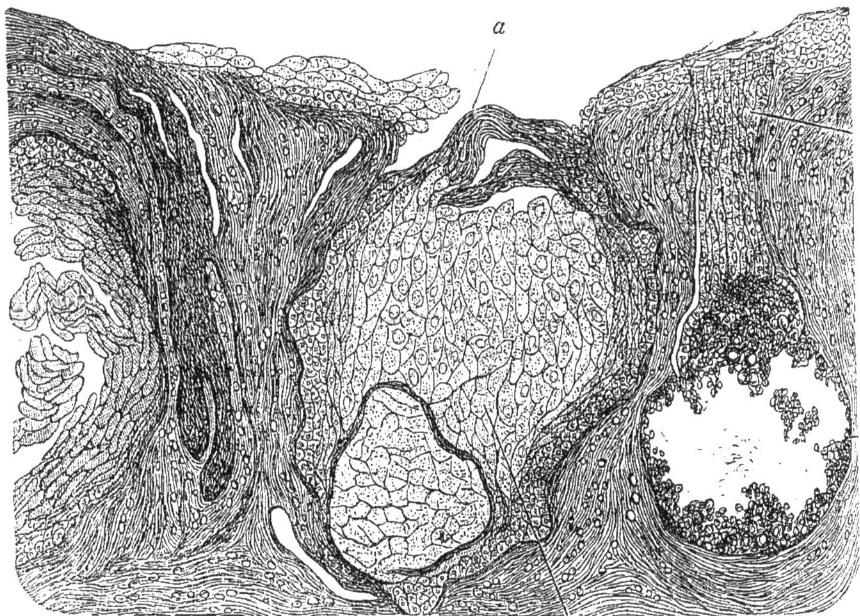

Fig. 19. — Coupe d'un fragment de peau altérée par l'usage interne du bromure de potassium.

a, glande sébacée dilatée et sinueuse, remplie de cellules, les unes cornifiées, les autres pleines de sucs ; *b*, glande sébacée contenant du pus et du smegma ; *c*, conduit excréteur de cette glande.

rieure, en cellules épidermiques cornées, tandis qu'au tiers inférieur il est visiblement dilaté par les cellules de la gaine radiculaire externe. Les glandes des follicules pileux sont agrandies dans toutes les dimensions ; les unes présentent des conduits allongés, sacciformes, à sinuosités multiples, dont le contenu se compose de masses globuleuses de smegma et de corpuscules de pus ; les autres sont transformées en follicules clos sphériques, remplis de masses épidermiques desséchées, et dont la paroi interne est tapissée d'épithélium. Quelques-unes présentent en outre de nombreux diverticules, formés par la paroi glanduaire ; d'autres ont conservé leur conduit excréteur, mais on y rencontre également une augmentation des cellules épithéliales, qui sont séparées par des amas de pus et de matière sébacée ; ou bien le follicule est dilaté dans son conduit excréteur et rempli de cellules cornées, tandis que le corps de la glande contient encore des cellules épithéliales, avec du smegma et du pus.

Le *tissu dermique* lui-même présente de nombreuses proliférations, aussi bien autour de la substance glandulaire que dans son corps papillaire ; ces proliférations affectent une disposition plutôt réticulée. Les papilles sont allongées, spécialement dans les points où l'on peut, même à l'œil nu, distinguer déjà des saillies verruqueuses. Je crois avoir constaté, sur quelques préparations, une dilatation des conduits des glandes sudoripares et une augmentation de leurs cellules endothéliales.

Pronostic. — Dans quelques-unes des variétés aiguës de l'acné, la maladie disparaît spontanément ; mais l'acné disséminée de la face, de la poitrine et du dos est une affection cutanée extrêmement opiniâtre, dont les poussées fréquentes exigent des mois, voire même des années de traitement. La forme d'acné produite par le goudron guérit le plus souvent par la soustraction de la cause ; dans l'acné des cachectiques, l'indication la plus importante est le traitement de la maladie constitutionnelle. L'acné iodique et l'acné bromique disparaissent sans laisser de traces.

TRAITEMENT.

Les comédons, qui compliquent la plupart des variétés de l'acné, doivent être traités conformément à la méthode que nous avons indiquée page 96. Dans l'acné simple de la face, où les efflorescences ne déterminent de déformation ni par leur nombre, ni par leur grosseur, des lotions savonneuses suffiront : savon de glycérine liquide, savon vert ou teinture alcaline de savon. On les emploie en frictions au moyen de flanelle et d'eau tiède ; il importe, après la friction, d'enlever le savon aussi complètement que possible. L'acné cédera à l'emploi prolongé de cette méthode, aidée de bains de vapeur. Pour diminuer l'irritation de la peau produite par la friction, il faut saupoudrer chaque fois les parties malades ou les asperger d'*eau de la princesse sans métal* : — R. Eau de fraises 80, eau de Cologne et teinture de benjoin āā 4, eau de roses 40, eau distillée 120, talc de Venise et magnésie carbonatée āā 3. Quant aux poudres, on peut prescrire le mélange suivant (poudre cosmétique) : céruse, alun de plume, magnésie carbonatée āā 40, iris de Florence 20, amidon 240, essence de citron 5 gouttes, teinture de musc 10 gouttes; ou bien : alun de plume et racine d'iris āā 4, amidon pur 120 ; — Rp. oxyde de zinc 5, pommade émolliente 50, teinture de benjoin 2. On peut encore employer les corps gras, la glycérine, le cold-cream, une pommade avec oxyde de zinc et carbonate de plomb āā 5 pour 50 d'axonge. Les lotions au sublimé (de 0,05 à 0,15 centigr. pour 100 gr. d'eau ou d'alcool) sont également utiles ; de même, l'eau cosmétique orientale : sublimé corrosif 35, eau distillée 7600, blancs d'œuf n° 24, suc de citrons n° 8, sucre blanc 280 ; 5 p. de cette préparation pour 110 d'eau aromatique. D'autres lotions encore sont parfois avantageuses. Nous en citerons quelques-unes : — Rp. amandes douces pulv. 10, broyez avec eau de roses, de fleurs d'oranger āā 150, teint. de benjoin, borax de Venise āā 2. — Lotion de Kummerfeld modifiée : camphre et essence de lavande āā 2, lait de soufre 1, eau de Cologne 4, eau distillée 64, Ds. pour lotions. — Rp. gomme arabique 2, lait de soufre et carbonate de chaux āā 10, eau de roses 100. — Rp. bichlorure de mercure et chlorhydrate d'ammoniaque āā p. égales, émulsion commune 1920, eau de laurier-cerise 120 (liqueur de Gowland). — Le soufre, que Zeissl recommande avant tout dans le traitement de l'acné, s'emploie sous forme de pâte (lait de soufre, glycérine, carbonate de potasse, alcool āā p. égales), qu'on étend le soir sur la partie malade avec un pinceau de charpie et qu'on enlève le matin avec la pâte d'amandes (quand la peau est irritable, on peut supprimer l'alcool) ; on le mélange aussi au savon et à la pierre-ponce, sous le nom de savon ponce sulfureux : on frotte avec ce savon et on laisse la mousse plusieurs heures sur la partie malade. Dans l'acné indurée, je n'ai fait de scarifications que dans quelques cas ; l'application de l'emplâtre mercuriel (1) suffit généralement pour faire disparaître l'infiltration; on n'en vient à l'incision que s'il se forme une collection purulente superficielle. Le savon de potasse en applications est également efficace dans l'acné intense de la face (Hébra) ; quand l'inflammation cutanée qu'il provoque a disparu, l'éruption cède à son tour ; mais le savon doit être appliqué pendant 4 jours au moins et renouvelé chaque jour. Dans l'acné de la poitrine et du dos, on fait

(1) I. Neumann, *Die Anwendung des Emplastr. hydrargyr.* (Wiener Medicinalhalle, 1864).

encore usage de la solution de Vlemingkx en frictions ; on ne devra l'enlever, en prenant un bain tiède, qu'au bout de plusieurs heures. Dans la même forme d'acné, les ventouses sèches ou scarifiées donnent de bons résultats. L'iodure de soufre (4 parties d'iode chauffées avec une partie de soufre), les solutions diluées de sublimé (0,03 à 0,05 pour 50 d'eau), la pommade Rochard, se montrent également efficaces. Il va sans dire que l'acné qui accompagne le scorbut, la scrofule, de même que l'acné varioliforme, devra toujours être traitée en même temps à l'intérieur, par le fer, l'huile de foie de morue.

On vient facilement à bout des excroissances tuberculeuses par l'emplâtre mercuriel, les applications de savon vert et aussi par le raclage.

2. ACNÉ ROSACÉE (*Copperrose, dartre pustuleuse, coupreuse* (*Alibert*).

Cette affection s'observe à la face, principalement sur le nez, les joues, le menton, le front et, dans les cas intenses, envahit le cuir chevelu et le cou ; elle apparaît sous forme de rougeurs diffuses, de traînées et de lignes rouges provenant de dilatations et d'injections vasculaires, ou de taches, de papules, de pustules et de tubercules. C'est une hyperémie chronique de la peau ; de là, sa rougeur et son épaississement. Tantôt les capillaires primitifs sont dilatés, tantôt il se fait un nouveau développement vasculaire, et, par suite d'infiltration cellulaire et d'hyperplasie du tissu conjonctif dans la profondeur de la peau, il se produit une hypertrophie du derme et une formation de tubercules. Quand la maladie a duré longtemps, on voit se développer de larges bourrelets et des excroissances charnues (Rokitansky). Dans les degrés les plus graves de cette affection, il se forme des protubérances lobulaires et rouges (rhinophyma), du volume du poing, contenant de nombreux comédons, qui sont pédiculées ou fixées sur une base large.

Une forme légère d'acné rosacée accompagne ordinairement la séborrhée de la face ; celle-ci est rouge et froide au toucher ; peu après les repas, elle est ordinairement le siège d'une cuisson modérée. A un degré de plus, la peau prend une coloration d'un rouge clair ou bleuâtre, par suite de la distension des vaisseaux devenus très apparents et d'une nouvelle formation vasculaire, phénomènes qui semblent se combiner avec une dilatation semblable des capillaires de la muqueuse nasale, et il se forme des efflorescences d'acné, variant du volume d'une tête d'épingle à celui d'une noisette. Au plus haut degré d'intensité de la maladie, quelques portions du nez restent normales, et les parties intermédiaires présentent des nodules d'acné et des excroissances de nouvelle formation, siégeant sur une base épaissie, d'un rouge grisâtre. La cause la plus fréquente de cette maladie, ce sont, chez l'homme, les excès alcooliques, et, chez la femme, les désordres pathologiques de l'appareil sexuel.

Une forte injection vasculaire, avec conservation de la coloration normale pour les parties intermédiaires, un abaissement de température, un nez luisant et graisseux, s'observent plutôt chez les buveurs d'eau-de-vie, tandis que les buveurs de vin montrent une coloration plutôt rouge foncé, une rougeur plus générale, une bouffissure de toute la face ; le nez prend quelquefois un aspect pyriforme, et son volume s'accroît à la fois en largeur et en longueur (Hébra). Une autre forme d'acné rosacée consiste dans ces néoplasies constituant des protubérances charnues volumineuses, qui déterminent une déformation considérable des traits et qui donnent naissance, surtout au nez, à des tumeurs énormes, s'étendant sur la lèvre supérieure et jusque sur la mâchoire inférieure, suspendues parfois à un mince pédicule, pouvant atteindre la grosseur du poing, conservant la couleur normale des parties voisines ou prenant une teinte foncée d'un rouge sombre. Au point de vue anatomique, on y trouve des dilatations vasculaires, des hypertrophies glandulaires et une néoplasie du tissu conjonctif. D'ailleurs, toutes les causes qui favorisent la production de la séborrhée (par exemple, les maladies du système génital chez la femme) pourront provoquer également l'apparition de l'acné rosacée.

Diagnostic. — Cette affection a quelque ressemblance : 1° avec les engelures ; toutefois celles-ci ne siègent ordinairement sur le nez que chez les sujets anémiques, spécialement chez les jeunes filles chlorotiques, jamais chez les hommes bien portants ; le nez est d'un rouge bleuâtre uniforme, avec une surface plus brillante et une tuméfaction plus considérable que dans l'acné rosacée ; 2° l'acné peut être confondue avec le *lupus érythématode*, qui prend à la face la même extension ; mais, dans le lupus, on voit des squames ou des croûtes adhérer intimement aux orifices des follicules sébacés, tandis que, dans l'acné, il existe à un moment donné des tubercules ou des pustules, rarement des squames. Dans le lupus, on observe encore des cicatrices très déprimées, qui font défaut dans l'acné. Toutefois, le signe distinctif le plus important, c'est la fréquence des pustules dans l'acné et leur absence absolue dans le lupus.

Un lupus vulgaire, ayant de l'analogie avec l'acné rosacée, en différera toujours par la coloration rouge brun de ses tubercules ou, quand ceux-ci viennent à suppurer, par leur base luxuriante ; d'un autre côté, par les cicatrices qui peuvent exister déjà, par sa localisation habituelle à la pointe et aux ailes du nez, sa longue durée, la présence possible d'efflorescences à une autre période de développement, enfin par l'absence de dilatations vasculaires considérables. Parfois aussi la syphilis invétérée s'attaque à la face et y provoque une lésion morbide ressemblant à l'acné rosacée, avec rougeur diffuse, d'un rouge cuivré, et une tuméfaction du nez. Toutefois, on trouve toujours, dans la syphilis, des tubercules occupant par groupes la périphérie de la partie malade, présentant une couleur uniforme et recouverts de petites squames; déjà, du reste, l'état de la muqueuse nasale, les ulcérations qui s'y produisent, l'apparition simultanée d'accidents syphilitiques sur d'autres parties du corps, ont pu faciliter le diagnostic.

Pronostic. — Les altérations morbides de la peau sont aisées à guérir à l'aide des procédés que nous allons décrire, mais la grande difficulté du traitement consiste à prévenir les récidives, parce que la maladie se montre surtout chez les femmes stériles, atteintes de désordres organiques de l'appareil générateur, et chez les ivrognes de profession, qu'il est rarement possible de faire renoncer à leur penchant pour les liqueurs spiritueuses. Le pronostic est très favorable dans les cas où la maladie provient de séborrhée, chez des sujets soumis à une mauvaise nourriture; la guérison a quelquefois lieu spontanément, même pour les protubérances volumineuses, par l'oblitération des vaisseaux qui les alimentent et l'atrophie qui en résulte. Jamais cependant il ne se produit d'ulcération.

Étiologie. — Comme nous l'avons déjà fait pressentir, les causes de l'acné rosacée sont diverses. Celle qui domine toutes les autres, c'est l'usage de boissons spiritueuses. On ignore, d'ailleurs, quelle en est la quantité nécessaire pour déterminer cette affection, car certains individus sont atteints sans avoir absorbé des doses bien considérables de liqueurs alcooliques. Les vins de certaines provenances, surtout les vins d'Autriche, favorisent le développement de l'acné rosacée; les vins de France, au contraire, la provoquent rarement (Hébra). Les troubles fonctionnels de l'utérus et des ovaires (et les affections abdominales en général) contribuent ou donnent naissance assez souvent à cette maladie. Elle se montre le plus souvent, chez l'homme, après quarante ans; chez la femme, elle apparaît aussi bien à la puberté qu'à la ménopause. Elle est moins fréquente chez les hommes qui vivent sobrement; chez les personnes qui sont plus exposées aux influences atmosphériques et saisonnières, elle s'observe plus souvent; enfin, la cure par l'eau froide peut aussi la provoquer.

Les personnes qui font des excès de nourriture et de boissons devront donc se modérer, et les troubles fonctionnels des organes génitaux, chez la femme, ceux du foie, de l'estomac, entreront en ligne de compte dans le traitement.

Traitement. — Il va de soi que la médication doit, avant tout, se préoccuper des influences étiologiques. Les moyens de traitement indiqués pour l'acné disséminée sont également utiles dans cette affection; mais il est indispensable de s'occuper, d'une manière spéciale, des symptômes qui sont particuliers à la maladie ; ainsi, par exemple, les vaisseaux dilatés doivent être incisés et cautérisés au perchlorure de fer et à l'acide phénique ; de légères scarifications ou des ponctions seront également indiquées ; il faudra inciser, gratter ou ponctionner les excroissances néoplasiques et ouvrir les pustules d'acné. Le soufre s'emploie sous la forme de pâte, de savon ponce sulfureux (mélange de soufre, de savon et de pierre-ponce), de lotion de Kummerfeld, d'iodure de soufre (obtenu en chauffant 4 parties d'iode et une de soufre) ; il provoque une légère inflammation de la peau avec exfoliation. J'ai eu aussi recours avec succès à la pommade de Rochard, à l'emplâtre mercuriel et à une pommade composée de : perchlorure de fer 5 parties, onguent simple 50. Quand l'infiltration est considérable, les applications de savon vert rendent des services ; le savon doit rester au moins 4 jours en contact avec la partie malade. On se trouve bien quelquefois d'une solution de sublimé corrosif (0gr,20 pour 200 d'eau distillée ou d'émulsion ordinaire). Ces lotions, longtemps continuées, sont efficaces contre la pigmentation consécutive de la peau. On peut également se servir du mélange suivant (lait virginal) : sublimé corrosif 0gr,07, teinture de benjoin un gramme, eau de roses 20 grammes. Purdon recommande l'usage interne de l'arsenic ; mais ce médicament n'a aucune influence sur la marche de la couperose.

Les eaux minérales purgatives, l'aloès, le fer, seront souvent indiqués.

3. SYCOSIS (*Acne mentagra*, *Bartfinne*).

Le sycosis est une affection chronique, caractérisée par la formation de papules, de tubercules, de pustules et d'infiltrations diffuses sur les régions pileuses, principalement de la face, quelquefois aussi des autres parties du corps.

Au début, apparaissent des pustules grosses comme des grains de millet (achor), qui se transforment en tubercules ayant le volume d'un pois et au delà, et ne tardent pas à s'accroître et à former des pustules volumineuses ; celles-ci, en se desséchant, donnent naissance tantôt à des croûtes circonscrites, tantôt, quand elles sont confluentes, à des croûtes de grande étendue et de forme irrégulière. Dans d'autres cas, l'affection se borne exclusivement pendant longtemps au développement de pustulettes punctiformes, qui ne dépassent pas le niveau de la peau et qui, de même que les efflorescences précédentes, sont traversées par un poil ; si l'on vient à arracher ce dernier, on trouve fréquemment sa racine repliée et gonflée et ses gaînes radiculaires infiltrées de sérosité ou de pus. Le sycosis débute encore, mais exceptionnellement, par un gonflement aigu des parties pilifères, particulièrement de la lèvre supérieure, dont la surface devient suintante, ce qui donne à la maladie une certaine ressemblance avec l'eczéma rouge.

Au début, les efflorescences sont toujours isolées et les parties intermédiaires du tégument sont normales; plus tard, leur nombre augmente, leur circonférence s'élargit, leur base s'épaissit et s'infiltre, ainsi que le tissu environnant; il se forme des abcès sous-cutanés, tantôt circonscrits, tantôt étendus, en rapport avec les pustules, et qui déterminent une tuméfaction considérable des ganglions sous-maxillaires. Le contenu des pustules se dessèche en croûtes jaunâtres, très adhérentes à la peau et aux poils, et qui arrivent souvent à une notable épaisseur. Quand on enlève ces croûtes, la peau sous-jacente présente un aspect qui varie avec la durée de l'affection. Tantôt elle est rouge, recouverte de pus et offre des enfoncements correspondant aux follicules et d'où émergent des poils; tantôt on voit apparaître des papules hémisphériques proéminentes, ou bien les follicules suppurants sont pressés les uns contre les autres, à la manière d'un furoncle ou d'un petit anthrax (abcès présentant un grand nombre de petites ouvertures), et forment des tubercules ayant presque le diamètre d'une pièce d'un franc et d'où l'on peut exprimer le pus par de nombreuses ouvertures; on rencontre enfin des excroissances revêtues d'épiderme, ressemblant aux condylomes pointus ou larges ou aux végétations, et des interstices desquelles sortent des poils isolés. Quand la maladie dure depuis longtemps, on peut trouver la réparation déjà effectuée sous les croûtes, et alors la peau a repris son niveau et offre une coloration rouge pâle. Il arrive quelquefois que l'éruption disparaît spontanément, en laissant des cicatrices superficielles et circonscrites. Le sycosis s'observe aussi bien dans la jeunesse que dans la vieillesse.

Les parties attaquées par le sycosis sont : — les portions velues de la face et du cou et de la membrane muqueuse nasale (vibrisses), les paupières, les sourcils, et aussi, dans des cas rares, les régions temporales du cuir chevelu (surtout après des attaques d'eczéma). Le processus inflammatoire, dans le sycosis, ne s'étend jamais au delà des parties abondamment pourvues de poils. Hébra a observé à l'occiput et à la nuque, sur les limites du cuir chevelu, des tubercules durs, tantôt isolés, tantôt disposés en lignes, et qui étaient toujours traversés par des poils poussant en touffes. Sur les régions pubienne et axillaire, on observe, dans les deux sexes, des phénomènes semblables à ceux du sycosis de la face.

Comme nous l'avons dit dans l'introduction, le sycosis est l'une des affections connues de l'antiquité (Celse, Aétius, Paul d'Égine) ; elle a été décrite d'une manière spéciale par Pline. Ce dernier nous apprend que la maladie se montrait non seulement à la face, mais encore sur le cou, la poitrine et les extrémités.

Alibert est le premier qui ait rangé le sycosis à côté de l'acné.

Diagnostic. — On peut confondre le sycosis avec *l'eczéma* ou la *syphilis;* mais, pour éviter l'erreur, il suffit de remarquer que le sycosis n'apparaît, chez l'homme, que sur la région de la face couverte de barbe ; de plus, le prurit et le suintement considérable de la surface, phénomènes si caractéristiques de l'eczéma, font défaut dans le sycosis. Cependant, lorsque la peau est recouverte de croûtes, les deux affections ne diffèrent plus que par l'extension de l'eczéma aux parties dépourvues de poils, tandis que le sycosis reste limité aux parties velues. Quant à la syphilis, elle ne se distingue du sycosis que par les ulcérations qui apparaissent à la chute des croûtes, tandis que, dans le sycosis, la perte de substance est superficielle ou nulle.

Pronostic. — Le sycosis est curable ; bien que les récidives soient assez fréquentes pendant le traitement, la maladie finit par céder aux moyens que nous allons faire connaître. Il arrive quelquefois que la guérison survient spontanément : le tubercule se transforme en abcès volumineux, qui s'ouvrent sans intervention et se terminent en laissant des cicatrices qui restent glabres.

Étiologie. — Le sycosis consiste dans une inflammation et une suppuration consécutive des follicules pileux, dont les causes n'ont pas encore été déterminées jusqu'ici. La maladie naît probablement à la base du follicule pileux, à l'endroit où se trouve le prolongement contenant le poil jeune et fin, qui, en se développant, pénètre dans le follicule mère avant que le poil ancien ait été chassé. Aussi, dans des cas exceptionnels, le poil ancien et le nouveau peuvent demeurer tous les deux dans le follicule et causer ainsi l'inflammation de cet organe (Hébra). Suivant une autre manière de voir (Wertheim), l'origine du sycosis de la face s'explique par l'hypothèse que l'épaisseur du poil excède relativement le diamètre du follicule ; suivant le même auteur, un follicule pileux correspond à chaque tubercule et constitue une cavité suppurante. Cazenave attribue la maladie à l'emploi de mauvais rasoirs. Rayer, Devergie et Gibert regardent le sycosis comme le résultat d'une inflammation mécanique ; d'autres croient qu'il provient de l'action prolongée de la chaleur ou d'habitudes de malpropreté. Cependant on peut observer le sycosis chez des personnes d'une propreté exquise. Il nous est impossible de déterminer la véritable cause de la maladie. D'après l'expérience d'Hébra, le sycosis est plus fréquent chez les hommes qui laissent croître leur barbe. Gruby, Bazin, Köbner, Anderson et Hardy ont décrit une espèce nouvelle — le *sycosis parasitaire ;* en Allemagne, cette variété est extrêmement rare ; nous ne l'avons observée jusqu'ici que dans un seul cas, où nous avons vu des rudiments de champignon dans les poils extraits des tubercules. Les parties environnant ces tubercules montraient des anneaux de vésicules semblables à ceux de l'herpès tonsurant, tandis que la forme annulaire de cette maladie se voyait encore distinctement sur les parties non velues de la face. J'étudierai en détail cette variété, en parlant des maladies parasitaires.

Traitement. — Il est évident, d'après ce qui précède, que le traitement du sycosis est exclusivement local. On fera tomber les croûtes par des onctions et des applications huileuses, puis, si la peau sous-jacente est très enflammée, si les follicules en voie de suppuration sont ouverts, on se contentera d'enlever, à l'aide de pinces, les poils qui sont ébranlés dans ces follicules (procédé d'épilation) (1).

On applique ensuite sur la peau de l'onguent simple ou l'*onguent diachylon blanc* (étendu sur un morceau de toile, l'épaisseur d'une lame de couteau, et changé soir et matin); on peut encore employer la *pommade de Wilson* et faire la compression au moyen d'une pièce de flanelle. Quand les tubercules sont très nombreux, l'application de cataplasmes chauds tend à les ramollir. Les parties qui entourent le follicule sont-elles très épaissies, on recourra avec avantage à l'onguent diachylon combiné avec l'emplâtre mercuriel (emplâtre diachylon simple et emplâtre mercuriel āā 50, huile d'olives, q. s. pour faire un emplâtre mou). On fait également usage de frictions, et, dans les cas d'infiltration considérable, d'applications de savon de potasse, suivant la méthode décrite pour les eczémas ; il en est de même des frictions avec la teinture alcaline de savon. Les douches et les bains de vapeur ont une action favorable sur la marche de la maladie. La pâte sulfureuse, seule (lait de soufre, glycérine, alcool, carbonate de po-

(1) Stroganov a institué une série d'expériences sur des animaux, afin de déterminer le temps nécessaire à la régénération des poils à la suite de l'épilation, et pour observer les changements anatomiques qui surviennent dans ces circonstances. Sur le dos d'un chien, il arracha avec précaution les poils, à l'aide de pinces, et, au bout de périodes différentes, variant de 1 à 66 jours après l'opération, la partie fut excisée et examinée au microscope (après avoir été durcie). Cet examen montra que tous les poils ne peuvent pas être arrachés artificiellement, mais que la majorité se rompent à la partie supérieure du follicule pileux, rarement au bulbe, et plus rarement encore au-dessous de cette partie, de manière à séparer complètement le poil de sa papille. Quand le bulbe est arraché, de jeunes cellules pigmentées se forment à la surface de la papille au bout de trois à cinq jours après l'opération ; ces cellules s'étendent graduellement le long du follicule pileux, qui finit par en être complètement rempli, comme l'observa distinctement Stroganov, au bout de trois à cinq semaines. Ces cellules demeurent longtemps irrégulièrement placées, et le poil qui en provient ne se forme que très lentement; soixante-six jours après l'opération, il ne parvenait pas encore à découvrir dans ces cellules une disposition ressemblant à celle d'un poil. Mais, quand le poil se rompt au-dessus du bulbe, le nouveau poil se forme d'ordinaire rapidement; plus haut se fait la rupture, plus grande est la rapidité de la reproduction (*Centralblatt für med. Wissenschaften*, n° 33, 1869).

tasse, ãã parties égales) ou additionnée de baume du Pérou, de teinture de benjoin, est surtout utile dans les cas où les symptômes aigus sont apaisés et où l'éruption est disséminée ; on étend cette pâte le soir, avec un pinceau de charpie, sur la partie malade, et on ne l'enlève que le lendemain matin. Le savon d'iodure de soufre, le précipité blanc (2 p. 50 d'axonge), le précipité rouge (0,07 pour 5) conviennent principalement dans le sycosis de la muqueuse nasale. La rasure quotidienne des parties (Plumbe, Wertheim) constitue une partie importante du traitement. Dans la plupart des cas, elle est indispensable. Dans le sycosis des narines, l'épilation est nécessaire, parce que, sur ces parties, le cartilage est ordinairement épaissi. Les escharotiques, tels que les acides concentrés, acide acétique, acide chromique, acide nitrique, acide phénique, s'emploient seulement dans les cas très rebelles ; les incisions ne sont nécessaires que lorsque le pus siège profondément dans les tubercules ; les ponctions sont indiquées dans les cas d'infiltration.

4. IMPETIGO (*Pustelflechte*, *Ecthyma*, *Eiterblasen*).

Nous désignons par les mots d'*impetigo* ou d'*ecthyma* des pustules cutanées qui sont symptomatiques d'autres affections diverses de la peau. Ainsi, l'expression d'impetigo est synonyme de pustules psydraciées, disséminées ou isolées; celle d'ecthyma, de pustules phlyzaciées, où l'épiderme est soulevé par du pus. Les pustules ne constituent jamais qu'une partie de l'ensemble symptomatique de processus morbides différents et n'existent pas, par conséquent, à titre d'affection indépendante. Elles ont un volume variable, et les anciennes expressions d'achor, pustule phlyzaciée, pustule psydraciée n'ont plus qu'une valeur historique; nous caractérisons beaucoup mieux les pustules d'après leur volume, en les comparant à des têtes d'épingles, des grains de millet, des pois ; d'après leur contenu, leur forme, etc. L'achor est une petite pustule qui contient un liquide jaune-paille, dépasse peu le niveau de la peau environnante et se dessèche en une croûte blanc sale ou jaunâtre. On désigne sous le nom d'*impetigo*, psydracion, des pustules de la grosseur d'une lentille, ou plus considérables, avec des bords sinueux et un contenu qui se concrète en croûtes minces et lamellaires ; le terme *ecthyma*, phlyzacion, indique des pustules plus volumineuses (du diamètre d'une pièce de 0 f. 50 ou environ), avec un contour circulaire, saillantes sur une base rouge et enflammée, ayant un contenu purulent, mêlé de sang, qui se dessèche en croûtes brun foncé.

Les pustules sont idiopathiques ou symptomatiques ; elles résultent de divers processus inflammatoires, qu'ils soient d'origine traumatique (ils sont surtout déterminés par le grattage continu et répété) ou qu'ils soient dus à l'action chimique de substances irritantes, telles que le daphne mezereum, l'huile de croton, l'onguent gris, le tartre stibié, ou à l'influence de la chaleur ou d'autres agents nuisibles, agissant directement sur la peau ; ainsi, on voit survenir des pustules, chez les adultes, comme conséquence de la présence des pediculi vestim., de la gale, on les rencontre chez des personnes qui ont longtemps vécu dans des endroits humides, ou bien à la suite de marches forcées, ou encore sur des jambes variqueuses. Comme affection symptomatique, l'impétigo se montre à la suite de maladies internes, comme la variole, de métastases, par exemple dans la fièvre puerpérale, la variole, ou comme résultat du grattage, dans le prurigo, l'urticaire, qui accompagnent si souvent la maladie de Bright. L'impétigo est fréquent chez les enfants. Il n'est pas rare, sous l'influence d'une lésion mécanique violente, de le voir se transformer en ulcères plus ou moins profonds (ulcères simples).

ULCÈRES (*Geschwüre*).

On désigne sous le nom d'ulcère (Billroth, l. c.) une surface excoriée qui ne montre aucune tendance à la guérison et qui tend plutôt à progresser par le fait de la suppuration et de la désagrégation du tissu. On distingue dans l'ulcère la disposition, le fond, le bord et l'état des parties environnantes. Ces conditions donnent, dans bien des cas, l'explication de la cause de l'ulcération. L'ulcère peut être circulaire, annulaire, réniforme, fistuleux, ovalaire. Le fond peut être plat ou inégal, creux, rouge ou d'un aspect jaune lardacé, recouvert de végétations ou d'un liquide sanieux ; il peut présenter des granulations exubérantes, avec sécrétion muco-purulente (ulcère fongueux). Le bord est plat, élevé, taillé à pic, mou ou calleux, dentelé, fistuleux. Enfin, le pourtour est tantôt normal, tantôt rouge, tuméfié, œdématié, calleux ou pigmenté.

Les ulcères résultent d'inflammations chroniques des tissus, qui ne se désagrègent qu'après avoir été préalablement infiltrés d'éléments cellulaires (Billroth). Le siège des ulcères cutanés est le derme, le tissu conjonctif sous-cutané ; ils ne sont parfois que l'extension d'ulcères glandulaires ou osseux ; ils sont aussi le résultat de pustules qui, après l'écoulement du pus ou sa dessiccation en croûtes, s'étendent en largeur et en profondeur (ulcère vénérien, pustules d'ecthyma).

Les ulcères se divisent en deux grandes classes (Billroth) : 1° les ulcères végétants, dans lesquels prédomine le travail de néoplasie ; 2° les ulcères atoniques, torpides, où la suppuration et la perte de substance sont prédominantes. Une autre division est celle en ulcères idiopathiques, déterminés par de simples irritations locales, et ulcères symptomatiques, constituant un symptôme d'une maladie générale.

D'après leurs différentes formes, on les distingue en : 1° ulcère éréthique ; 2° fongueux ; 3° calleux ; 4° sanieux ou gangréneux ; 5° sinueux et fistuleux ; 6° variqueux.

1° L'ulcère éréthique est celui dont le pourtour est d'un rouge intense, tuméfié et douloureux, qui saigne facilement et dont les granulations sont également douloureuses ;

2° Dans l'ulcère fongueux, des granulations luxuriantes débordent la surface et saignent facilement ;

3° Dans l'ulcère calleux, la base, le bord et le pourtour sont durs, calleux, comme cartilagineux, et l'ulcération est profonde ;

4° L'ulcère sanieux ou gangréneux est provoqué par des conditions locales défavorables ; si la destruction suit une marche rapide, l'ulcère devient rongeant ou phagédénique ;

5° Les ulcères sinueux et fistuleux se forment ordinairement à la suite d'une ulcération profonde, surtout des ganglions lymphatiques ;

6° L'ulcère variqueux du pied consiste, au début, en infiltration séreuse, infiltration cellulaire, épaississement et, finalement, suppuration et destruction de la peau.

Comme nous l'avons fait observer plus haut, les ulcères sont dus à des inflammations locales, provoquées par des irritations mécaniques, chimiques, telles que compression, frottement, pommades ou emplâtres irritants, caustiques ; par des troubles dans la circulation veineuse, principalement aux jambes. Une grande partie des ulcères ne constituent qu'un symptôme de processus dyscrasiques généraux. A ces derniers appartiennent les ulcères suivants : 1° scrofuleux ; 2° lupeux ; 3° scorbutique ; 4° syphilitique ; 5° léprosique ; la description des ulcères symptomatiques se trouve dans celle des affections qui les déterminent.

Au point de vue du traitement, celui qui convient le mieux à l'ulcère éréthique consiste en applications d'eau blanche ou d'eau froide, de cérat, de pommades au zinc ou au plomb, et, dans les cas rebelles, en cautérisations avec la pierre. Les ulcères fongueux demandent à être touchés fréquemment avec le nitrate d'argent en nature ou en solution, ou même avec la potasse caustique, ou bien à être traités par l'abrasion des granulations. Dans les ulcères calleux, le traitement dit de Baynton, qui consiste dans l'application sur toute la jambe de bandelettes de sparadrap, convient aux malades qui veulent marcher. Billroth recommande, pour ramollir les bords calleux, la chaleur humide, ou mieux un bain d'eau chaude continuel ; on peut encore y provoquer une inflammation suppurative par l'application du fer rouge ou d'un emplâtre cantharidien ; quand les ulcères de ce genre sont étendus, qu'ils entourent la jambe comme un cercle, qu'ils sont incurables, l'amputation elle-même peut être indiquée. Ni les incisions marginales, ni la méthode de Reverdin ne réussissent. Une fois la cicatrisation obtenue, Billroth prescrit de recouvrir d'ouate la cicatrice, d'appliquer sur la jambe un bandage amidonné, qu'on doit porter 6 à 8 semaines : il a obtenu de bons résultats de cette méthode. Pour les ulcères sanieux, on aura recours à la solution de chlorure de chaux, au vinaigre de bois, à la térébenthine, à l'acide phénique, à l'acide acétique, à la terre glaise, au précipité rouge pulvérisé, et enfin au fer rouge. On devra inciser les trajets fistuleux, en gratter le fond et y introduire de la charpie imbibée de perchlorure de fer, pour les amener à se cicatriser. Les ulcères variqueux seront comprimés au moyen de bandelettes de sparadrap, et l'extrémité inférieure sera toujours, dans la suite, entourée d'un bandage roulé.

Voici la marche de la formation des ulcères. Il se produit une inflammation préalable, la peau est traversée par des vaisseaux dilatés, elle est rouge, tuméfiée, douloureuse. Le tissu dermique devient le siège d'une infiltration séreuse et d'une infiltration cellulaire, des cellules migratrices et un épanchement de sérosité compriment les uns contre les autres les éléments de ce tissu ; les papilles augmentent de volume, les cellules du réseau de Malpighi se développent en plus grande abondance et montrent peu de tendance à se transformer en cellules cornées, le tissu conjonctif se ramollit. L'épiderme enlevé laisse à nu une surface excoriée et suppurante, renfermant de nombreuses cellules migratrices, au-dessous desquelles les papilles ont déjà subi une augmentation de volume ; sous l'influence d'irritations nouvelles, l'inflammation et la désagrégation s'étendent davantage, et par suite la perte de substance gagne de plus en plus en profondeur (Billroth).

Le bord de l'ulcère est constitué par le pourtour, qui est parfois encore intact, quoique habituellement il participe au gonflement inflammatoire ou soit déjà compris dans la désintégration. Dès le début, à moins qu'il ne s'agisse d'une simple excoriation ou d'une desquamation épidermique, l'ulcère présente un fond toujours plus ou moins lardacé ou jaunâtre, car le tissu se trouve recouvert par le pus ou par l'infiltration plastique. Quand la destruction fait des progrès, l'ulcère offre encore la même physionomie, mais il peut arriver que sa surface elle-même se recouvre d'une plaque fibrineuse, au-dessous de laquelle se fait un développement vasculaire considérable ou une dilatation des vaisseaux préexistants, qui détermine l'hyperémie du fond de l'ulcère. De ces vaisseaux naissent des granulations, qui débordent à la surface sous forme de petits points rouges, s'accroissent peu à peu, et, en refoulant progressivement les débris moléculaires du tissu désagrégé, gagnent en étendue et finissent par se confondre. Chacune de ces petites excroissances charnues est constituée par un lacis vasculaire de nouvelle formation, plus ou moins arborescent et ramifié, enserré au milieu de jeunes cellules de granulation. Le bord de l'ulcère est infiltré de pus et traversé d'éléments gonflés, compris dans la zone de prolifération cellulaire et en partie aussi en voie de destruction (O. Weber) (1).

(1) *Pitha's und Billroth's Chirurgie.*

Les bords plats, lisses, sont les plus favorables à la guérison ; les bords décollés (scrofuleux), calleux (variqueux), sont les plus défavorables. L'état des parties environnantes est également à considérer, suivant qu'elles sont normales ou rouges et gonflées dans une étendue variable. La guérison ne s'établit jamais avant que le tissu de granulation se soit abaissé au niveau du bord de l'ulcère : il se forme alors une pellicule mince, brillante, de nature épidermique. Sous cet abri, les vaisseaux se resserrent en cordons cicatriciels, le tissu de granulation se transforme en tissu conjonctif condensé. Plus les cordons ou languettes qui partent du bord sont nombreux, plus la guérison s'étend rapidement. Il se forme une cicatrice. Dans cette dernière, il peut se reproduire des poils, des glandes sudoripares, des glandes sébacées, des nerfs, des vaisseaux, pourvu que le tissu fondamental n'ait pas été entièrement détruit.

D'après C. Heitzmann (1), le grattage doit être considéré comme la cause principale des pustules isolées d'ecthyma. Cet observateur, expérimentant sur ses propres jambes, a vu ces pustules se produire en grattant une partie déjà excoriée. Quand le malade continue de marcher beaucoup, les parties montrent peu de tendance à se cicatriser, le processus ulcératif augmente plutôt, ressemblant aux conditions morbides connues sous le nom d'ulcères variqueux. Heitzmann croit que ces pustules prurigineuses sont la cause la plus fréquente des ulcères des jambes, et l'expérience tend à confirmer cette observation ; en effet, ces conditions naissent souvent dans des cas où les veines cutanées ne sont pas variqueuses.

Diagnostic. — L'impétigo et l'ecthyma se distinguent facilement des éruptions semblables par leur siège de prédilection aux extrémités inférieures. Toutefois, on pourrait faire des erreurs de diagnostic, surtout avec le *rupia syphilitique*. Voici les traits distinctifs des deux maladies. Dans le rupia syphilitique, les croûtes sont épaisses et le plus souvent acuminées, les diverses croûtes se superposant comme les tuiles d'un toit ; tandis que, dans l'impétigo, les croûtes sont minces, molles et faciles à séparer des parties sous-jacentes ; la chute des croûtes de rupia laisse une perte de substance, c'est-à-dire un ulcère, avec des bords taillés à pic et un fond lardacé ; sous les croûtes d'impétigo, au contraire, on voit soit une couche de nouvel épiderme, soit une simple excoriation de la peau.

Traitement. — L'indication principale consiste à éloigner les causes auxquelles sont dus ces processus morbides. Pour faire tomber les croûtes, on emploie les substances huileuses, des bains, des fomentations chaudes ou froides, l'application de substances légèrement astringentes, sulfate de zinc, sublimé (0,07 pour 50 d'eau), ou, suivant les indications, divers onguents, tels que l'onguent diachylon, l'emplâtre de mélilot, l'eemplâtre brun.

(1) *Comp. d. chir. Pathol. und Therapie*, 1871.

5. IMPETIGO CONTAGIEUX.

Cette affection présente les symptômes suivants : elle siège de préférence à la face, au tronc, au cuir chevelu ; des bulles aplaties, à contenu jaune, ayant pour la plupart le diamètre d'une lentille à celui d'une pièce de cinquante centimes, se montrent sur une base non infiltrée. Le contenu se dessèche rapidement au centre en croûte d'un jaune de miel, limitée à la circonférence par un bord plat et rouge. Quelquefois les bulles sont confluentes et s'étendent à la périphérie en formant des cercles, comme je l'ai observé, dans deux cas, à la face, sur les régions pilifères. L'éruption a une marche très rapide, ne produit aucune démangeaison ; les croûtes tombent en 2 à 4 semaines, quand on ne les a pas fait tomber plus tôt par des applications de corps gras.

Tilbury Fox (1) est le premier qui ait appelé l'attention sur l'impétigo contagieux. Wilson et Anderson ont confirmé ses observations. Taylor (2) a réussi à en inoculer la sérosité sur le bras d'un médecin. La maladie est contagieuse et se transmet, d'après Fox, par l'inoculation.

J'ai observé des cas de ce genre, dans quelques familles, sur plusieurs enfants à la fois, mais je n'ai pu arriver à reconnaître la présence de champignons. Kaposi (3) et Riffard (4), de même que T. Fox, prétendent avoir trouvé sous l'épiderme un champignon pourvu d'organes de fructification (!), qui serait la cause de cette affection ; leur assertion n'a pas encore été confirmée par d'autres observateurs.

Enfin, je citerai encore une maladie rare, qu'Hébra (5) a désignée sous le nom d'impétigo herpétiforme, et que j'ai décrite (6) sous celui d'herpès pyhoémique.

6. IMPETIGO HERPÉTIFORME.

Cette affection offre ceci de caractéristique, que les quelques cas observés jusqu'ici l'ont été exclusivement chez des femmes, pendant la grossesse ou l'état puerpéral, et que l'éruption a été constamment précédée et accompagnée de violents accès de fièvre et de frisson et d'un collapsus considérable ; quatre de ces cas se sont terminés par la mort. Dès le début, apparaissent des bulles purulentes, qui se groupent

(1) *Journ. of Ent. Medic. and Diseases of the skin.*
(2) *Dermat. Society*, New-York, 1871.
(3) *New-York med. Journ.*, 1873.
(4) *Wiener med. Presse*, 1871.
(5) *W. med. Wochenschrift*, 1872.
(6) *Lehrbuch d. Hautkrankh.*, III *Aufl.*, page 187.

en cercles et s'étendent à la périphérie. Les premières efflorescences se montrent à la face interne de la jambe, en groupes dont le diamètre varie de celui d'une pièce d'un franc à celui d'une pièce de cinq francs, et peu à peu la maladie s'étend à toute la surface cutanée ; le centre se dessèche en croûtes d'un gris sale ou jaune ; en tombant, ces croûtes laissent une coloration foncée, ou bien une surface d'un rouge sombre, suintante comme l'eczéma, et dont l'exsudation répand une odeur excessivement intense et désagréable ; il peut se développer, sur cette partie suintante, des excroissances épidermiques ou végétations rouges, comparables à des framboises (herpès végétant d'Auspitz (1). L'urine contient de l'albumine et présente une légère augmentation d'acide urique et de créatinine. Un cas observé à la clinique d'Hébra et publié par E. Geber est le premier qui se soit terminé par la guérison.

F. AFFECTIONS INFLAMMATOIRES SQUAMEUSES.

1. PSORIASIS (*Lepra Willani*, *Schuppenflechte*).

La maladie connue sous le nom de psoriasis est caractérisée pa des squames blanches, superposées en couches plus ou moins épaisses, reposant sur une base rouge, de laquelle on les sépare aisément en les grattant avec l'ongle; la chute des squames laisse une surface rouge, qui ne tarde pas à devenir saignante.

Les masses écailleuses varient suivant les périodes de la maladie; elles sont le plus abondantes peu après le développement complet de l'affection et vont en diminuant graduellement aux époques ultérieures, pendant lesquelles le chorion montre aussi moins de disposition à saigner. En outre, les écailles diminuent à mesure que la nutrition de la peau s'affaiblit, comme conséquence de troubles nutritifs généraux ou à la suite d'affections fébriles. J'ai observé à la clinique d'Hébra un cas de psoriasis noir, où les squames accumulées avaient une coloration brun foncé.

Relativement à la forme de l'efflorescence, on observe d'abord des saillies épidermiques disséminées, grosses comme des têtes d'épingles (*psoriasis punctata*), qui bientôt, ou longtemps après, gagnent en étendue et prennent l'aspect de gouttes de mortier (*psoriasis guttata*); à une période plus avancée, ces plaques arrivent à avoir le diamètre d'une lentille, d'une pièce de 50 centimes, d'une pièce de 5 francs; elles deviennent nummulaires (*psoriasis nummulaire, circonscrit ou discoïde*). Quand elle guérissent au centre, tout en s'étendant à la périphérie, le psoriasis nummulaire devient un *psoriasis orbiculaire*. Deux

(1) *Archiv f. Dermat. u. Syphil.*, 1869, 16.

ou plusieurs plaques annulaires de psoriasis viennent-elles en contact, le point de fusion disparaît et l'extension périphérique de l'efflorescence finit par produire des lignes de courbures variées, qui présentent encore les caractères de la forme primitive (*psoriasis gyrata*). Lorsque la maladie envahit de larges étendues de la peau, les formes décrites ci-dessus disparaissent et la surface cutanée tout entière se couvre de squames fixées sur une base infiltrée (*psoriasis diffusa, agria, inveterata*).

M. C. Anderson (1) décrit une autre variété (*psoriasis rupioïdes*), dans laquelle l'épiderme s'accumule en anneaux concentriques, qui se superposent en forme de cône (comme une coquille de patelle).

Les parties sur lesquelles le psoriasis commence à se manifester sont presque exclusivement les coudes et les genoux (dans le sens de l'extension), où l'affection peut exister pendant des années à l'état discoïde sans attirer l'attention du malade, jusqu'à ce que les autres régions de la surface cutanée soient envahies. En seconde ligne viennent le tronc, la face, les pavillons des oreilles, le conduit auditif externe, le cuir chevelu; le tronc est souvent envahi dans toute son étendue. A la paume de la main, je n'ai vu jusqu'ici qu'un seul cas de psoriasis vulgaire (non syphilitique), tandis que le reste de la surface cutanée était tout à fait indemne; lorsque je revis ce malade, deux années plus tard, la face externe des coudes était également envahie. Les ongles sont aussi atteints de psoriasis (*psoriasis des ongles*) : on n'y voit d'abord que des points blancs ; plus tard, ils changent de coloration, jaunissent, brunissent, ils deviennent épais, secs, cassants, faciles à détacher, ils se fendillent et se rompent sur leur bord libre; au-dessous de l'ongle se forment des amas compactes d'épiderme. Toutefois on n'est pas autorisé à appeler cette altération du nom de psoriasis, quand elle n'existe qu'aux ongles et qu'on n'observe pas de psoriasis à la main.

Dans le psoriasis de la face, les masses squameuses et l'infiltration de la peau sont ordinairement moins considérables que sur les autres parties.

Le psoriasis s'accompagne quelquefois de démangeaison au début de l'éruption, mais le prurit est beaucoup moins intense que dans l'eczéma, le prurigo ou la gale. A la période d'état de l'éruption, il y a très peu ou point de démangeaison. Les autres symptômes dépendent de la durée, du siège et de l'étendue du processus morbide; il s'accompagne parfois de névralgies. Plus la maladie se prolonge, plus considérable est l'infiltration et plus la peau perd de son élasticité.

(1) *The Psoriasis and Lepra*, London, 1865.

De là, l'apparition de crevasses, qui, dans certaines régions, surtout à la face interne des extrémités, à la paume de la main et à la plante des pieds, sont souvent assez profondes pour donner naissance à la douleur la plus aiguë aux moindres mouvements.

A la face, le psoriasis, en s'étendant, détermine des symptômes pénibles, tension de la peau, fissures, ectropion. La maladie disparaît parfois spontanément : dans ce cas, les squames diminuent de quantité et se détachent plus facilement, la rougeur s'efface et le mal finit par se dissiper entièrement; il laisse quelquefois des altérations pigmentaires sur les extrémités inférieures.

Diagnostic. — Dans la majorité des cas, l'ensemble des caractères que nous venons d'exposer suffit pour assurer le diagnostic ; néanmoins voici les maladies avec lesquelles on pourrait confondre cette affection : le *psoriasis syphilitique*, le *lichen rouge*, l'*eczéma squameux*, la *séborrhée*, le *favus*, le *lupus exfoliativus*, le *lupus erythematodes*, l'*herpès tonsurant squameux.*

Signes distinctifs du *psoriasis vulgaire* et du *p. syphilitique :* — Dans le premier, on observe de larges masses squameuses, d'un aspect brillant, nacré (dû à la présence de bulles d'air entre les lamelles épidermiques), lâchement adhérentes au substratum ; leur chute laisse une surface saignante; dans le second, les masses écailleuses sont petites, d'une coloration blanc sale, intimement adhérentes; lorsqu'elles tombent, elles laissent une infiltration rouge pâle, parce qu'elles proviennent de la simple exfoliation des couches superficielles de l'infiltration syphilitique.

Psoriasis. Lichen ruber. — Dans le psoriasis, les papules varient du volume d'une tête d'épingle au diamètre d'une pièce de 50 centimes ou même davantage, tandis que, dans le lichen, elles atteignent à peine les dimensions d'une tête d'épingle ou d'un grain de millet; dans le premier, les écailles sont beaucoup plus abondantes que dans le second. Le psoriasis ne montre jamais les papules réunies en groupes, comme c'est l'ordinaire dans le lichen; dans ce dernier cas, lorsqu'une surface étendue est envahie, le diagnostic est rendu plus difficile par la présence de squames diffuses, mais l'examen attentif de la périphérie d'une semblable plaque permet de reconnaître l'extension du lichen à la production incessante de nouvelles papules, tandis que, dans le psoriasis, l'extension se fait par l'accroissement périphérique d'une efflorescence préexistante.

Psoriasis vulgaire. Eczéma squameux. — Les squames sont plus abondantes dans le psoriasis que dans l'eczéma; de plus, lorsqu'on enlève les squames du premier, le chorion mis à nu est saignant; dans l'eczéma, la surface est rouge pâle; la forme squameuse représentant la phase terminale de l'eczéma, l'efflorescence a été généralement précédée de papules et de vésicules, tandis que, dans le psoriasis, les proéminences épidermiques constituent seules l'éruption primitive. L'eczéma s'accompagne d'ordinaire d'un prurit intense ; dans le psoriasis, le prurit fait défaut ou est des plus légers.

Psoriasis vulgaire. Séborrhée. — Ces affections ne sauraient se confondre que lorsqu'elles se localisent au cuir chevelu, chez les adultes ; en effet, le psoriasis ne s'observe presque jamais dans la première enfance, période où la séborrhée est très fréquente. Voici les traits distinctifs de ces deux affections : — la séborrhée apparaît sur le cuir chevelu, spécialement au vertex, sous forme de croûtes confluentes, tandis que les plaques de psoriasis se composent d'écailles épidermiques sèches, qui, tout en s'accumulant en masses épaisses, montrent toujours la forme circulaire ou discoïde ; le contour des plaques sur le front et le cou présente une sorte de croissant. De plus, le psoriasis n'apparaît, en général, au cuir chevelu qu'après s'être montré sur d'autres parties, comme, par exemple, la face externe du coude et du genou.

Psoriasis. Favus. — Ces maladies se distinguent facilement par la présence de *squames* dans le psoriasis, de *masses* caractéristiques dans le favus. Les écailles du premier ne sont composées que d'éléments épidermiques, unis ensemble par une matière grasse ; le favus est surtout formé d'éléments épidermiques et de champignons. Dans le psoriasis, les poils, tout en étant moins brillants qu'à l'état normal, conservent leur élasticité et restent fermement attachés au follicule ; dans le favus, ils sont rudes, cassants, faciles à arracher, et montrent des éléments de champignons dans leur intérieur ; même à ses périodes de début et de terminaison, alors que le favus ne présente que des squames, il serait à peine possible, grâce aux signes que nous venons d'indiquer, de le confondre avec le psoriasis.

Psoriasis. Lupus exfoliativus. — Dans le lupus, la quantité des squames est moindre que dans le psoriasis et la maladie est plus limitée ; la chute des écailles laisse une surface uniformément rouge et infiltrée, tandis que, dans le psoriasis, on voit un chorion saignant.

Psoriasis. Lupus erythematodes. — Le lupus attaque surtout la face, rarement le tronc et les extrémités ; les écailles (qui, dans certains cas, sont très abondantes) adhèrent intimement au substratum et, lorsqu'on les enlève, on voit, à leur face inférieure, de petits appendices en forme de houppes, constitués par des masses sébacées et qui ont été extraits soit seuls, soit avec la paroi folliculaire. Les écailles du psoriasis présentent une surface lisse et sont faciles à détacher.

Psoriasis. Herpès tonsurant squameux. — Dans ce dernier, la masse de squames, aussi bien que l'infiltration, est moins considérable que dans le psoriasis ; à la chute des écailles, la peau apparaît généralement sèche, et l'examen microscopique montre dans les squames des champignons rudimentaires.

Étiologie. — Les nombreuses théories mises en avant jusqu'ici n'ont pas jeté beaucoup de lumière sur l'origine de cette maladie : ainsi Wilson la considère comme la manifestation d'un poison syphilitique qui, une fois qu'il a fait son apparition, se transmet, à travers plusieurs générations, sous la forme de psoriasis. Contrairement à cette hypothèse d'une affinité avec la syphilis, on peut affirmer que le psoriasis apparaît le plus souvent chez des individus sains et qu'il résiste à toute la série des remèdes anti-syphilitiques. Nous ne saurions non plus attribuer la maladie à des influences climatologiques ou diététiques, à l'abus des boissons alcooliques ou au genre d'occupation du malade.

La chlorose, la tuberculose, les troubles de la sécrétion urinaire, l'existence d'hémorrhoïdes, n'ont aucune influence sur le développement du psoriasis; il s'observe dans tous les climats. Par contre, on peut remarquer chez les psoriasiques, surtout à une certaine période où l'éruption se développe rapidement, que des irritations locales, vésicatoires, sinapismes, ou le grattage provoqué, par exemple, par des pédicules, déterminent l'apparition du mal sur les parties irritées; ainsi s'explique l'expérience de Köbner, qui, en traçant des caractères sur la peau avec la pointe d'une épingle, a pu obtenir des figures, des lettres, représentées par des squames de psoriasis; c'est ainsi également que j'ai vu des eczémas prendre le caractère de psoriasis, dès qu'une éruption intercurrente de cette dernière affection se montrait sur d'autres régions.

M. C. Anderson (1) dit que la débilité de l'économie prédispose à l'explosion de cette maladie; il rapporte des observations de mères, chez lesquelles le psoriasis ne manquait pas d'apparaître lorsqu'elles allaitaient des enfants mâles, tandis qu'on ne voyait aucune trace de l'éruption lorsqu'elles nourrissaient des enfants du sexe féminin. Il en conclut que la débilité amenée par l'allaitement des garçons était plus grande que lorsqu'il s'agissait de filles, les premiers réclamant plus de nourriture que celles-ci, et entraînait une plus grande prédisposition au psoriasis.

D'après notre expérience, le psoriasis se montre le plus souvent chez des sujets robustes et sains et disparaît quand la nutrition est entravée par la maladie ou par d'autres causes qui déterminent de l'amaigrissement. Cette affection n'est pas contagieuse, mais elle est héréditaire et se transmet du père ou de la mère aux enfants et à toute la descendance.

La fréquence du psoriasis, comparée aux autres affections cutanées,

(1) *Loc. cit.*

est appréciée d'une manière variée : ainsi, Hébra a trouvé 50 cas de psoriasis sur 3,000 cas de maladies de la peau; Devergie, 280 cas sur 1,800; Wilson, 73 sur 1,000; Anderson, 282 sur 4,074. Les statistiques varient donc suivant les différentes contrées; en les combinant ensemble, nous arrivons à une moyenne de 1 sur 14. Relativement au sexe du malade, Hébra trouve 23 hommes contre 17 femmes; Wilson, 93 hommes contre 40 femmes; Anderson, 97 hommes pour 90 femmes.

Sur un chiffre de 29,535 maladies chroniques de la peau, que j'ai relevées dans le compte rendu annuel de l'hôpital général de Vienne, j'ai trouvé 820 psoriasis, 540 chez l'homme et 280 chez la femme.

Le psoriasis n'apparaît généralement que vers six ans, mais il peut se montrer encore plus tôt dans des cas exceptionnels; j'en ai publié deux cas (1), que j'ai eu à soigner chez des enfants, dont l'un n'avait que quelques mois et l'autre était dans sa quatrième année; Hébra l'a observé également chez des enfants à la mamelle.

Anatomie pathologique. — Gustave Simon (2) décrit les altérations anatomiques de la peau produites par le psoriasis, à peu près en ces termes :

« Les taches rouges qui précèdent le développement des squames apparaissent probablement comme le résultat d'un processus inflammatoire chronique; la tuméfaction serait due à une exsudation dans le tissu de la peau, dont la nature n'a pas encore été recherchée. La condition de l'exsudation chronique a probablement quelque part dans la production excessive des squames, l'épiderme de nouvelle formation étant continuellement séparé du chorion par l'accumulation du produit exsudé; au-dessous des écailles, la portion de l'épiderme qui est encore en parfaite union avec le derme, est plus mince qu'à l'état normal et se trouve comme atrophiée. »

Bien que Simon n'ait pas recherché lui-même les modifications anatomiques de cette maladie, il avait raison de regarder l'inflammation chronique des tissus cutanés comme la cause de la formation exagérée de l'épiderme.

Hébra (3) donne un exposé très bien fait de l'origine, aussi bien que des formes variées, du psoriasis; mais, dans l'examen qu'il fit de la peau de sujets atteints de cette maladie, il lui fut impossible de trouver aucune indication *post-mortem* des altérations anatomiques, parce que, sur le cadavre, les lésions caractéristiques s'effacent à peu près complètement, et surtout parce que les taches rouges qui forment la base des masses

(1) *Allgemeine med. Zeitung*, 1870.
(2) *Die Hautkr.*, page 112.
(3) *Path. u. Ther. der Hautkrankheiten*, p. 286.

squameuses blanchissent et que les écailles n'adhèrent plus que d'une manière lâche à la surface; il ne put découvrir la moindre déviation de l'état normal dans le corps papillaire, à l'œil nu pas plus qu'avec le microscope, dans les régions qui avaient été le siège du psoriasis. Hébra fut donc obligé de se borner à l'examen des produits morbides, qui consistent en piles d'écailles épidermiques; ce qui est assez évident à l'œil nu, pendant la vie du malade. Enfin il croit que les masses squameuses reposent sur un chorion hyperémié.

G. Wertheim, de son côté, a recherché les modifications anatomiques du psoriasis et a communiqué les résultats de ses investigations à la Société impériale des médecins. Il excisa des portions de peau affectées de psoriasis, et l'examen microscopique lui montra les papilles développées en longueur et en largeur, jusqu'à 12 ou 15 fois leurs dimensions normales; cette hypertrophie fut observée dans des cas différents. De plus, l'anse vasculaire des papilles se montrait comme un tube distendu, tortueux, plusieurs fois contourné et prolongeait son trajet jusqu'au sommet de la papille, dont le stroma apparaissait, sur des coupes verticales et transversales, presque complètement rempli par ces capillaires.

Wertheim n'a cependant pas confirmé ces observations d'une manière complète, par des préparations injectées des vaisseaux; ce qui toutefois ne l'empêche pas de croire que ces tubes peuvent être regardés comme des vaisseaux distendus, en raison de leur ressemblance avec ceux-ci au double point de vue de la forme et de la coloration. L'hypertrophie des papilles et la distension de leurs capillaires lui font supposer que la circulation est entravée dans ces organes, circonstance capable d'expliquer le contour nettement défini des plaques de psoriasis.

Ainsi donc, tandis que Simon se contentait de supposer l'inflammation du derme, qu'Hébra était dans l'impossibilité d'obtenir de nouveaux résultats à l'aide du microscope, Wertheim a toujours trouvé une hypertrophie des papilles et soupçonné que les vaisseaux de ces dernières étaient distendus. Ces manières de voir contradictoires m'ont engagé à examiner au microscope des plaques de psoriasis, soit à l'état frais, soit depuis longtemps préparées. J'ai trouvé les cellules cornées, ainsi que le réseau de Malpighi, largement développés; les papilles, surtout celles des éruptions anciennes, hypertrophiées. Le chorion et les papilles sont complètement occupés par d'abondantes productions cellulaires, qui s'accumulent principalement, mais non exclusivement, sur le trajet des vaisseaux (fig. 20 et 21) et qui montrent de nombreux prolongements. Cette prolifération cellulaire s'observe surtout dans la couche superficielle du chorion et au sommet des papilles, où elle forme un glomérule. L'origine de cette production se trouve vraisemblablement dans une prolifération des éléments de l'adventice, peut-être dans une émigration des corpuscules blancs du sang. Si l'on suit un des gros vaisseaux du chorion et ses ramifications dans les papilles, on trouve, en outre, de petites expansions qui pénètrent dans ces dernières et s'étendent en droite ligne dans toute leur longueur ; on voit parfois le vaisseau se contourner en spirale au sommet de la papille, et alors la production cellulaire qui entoure sa paroi et qui, dans la première partie de son trajet, était disposée suivant l'axe longitudinal de la papille, prend au sommet une direction horizontale ou oblique (fig. 20). Sur une section transversale de la papille,

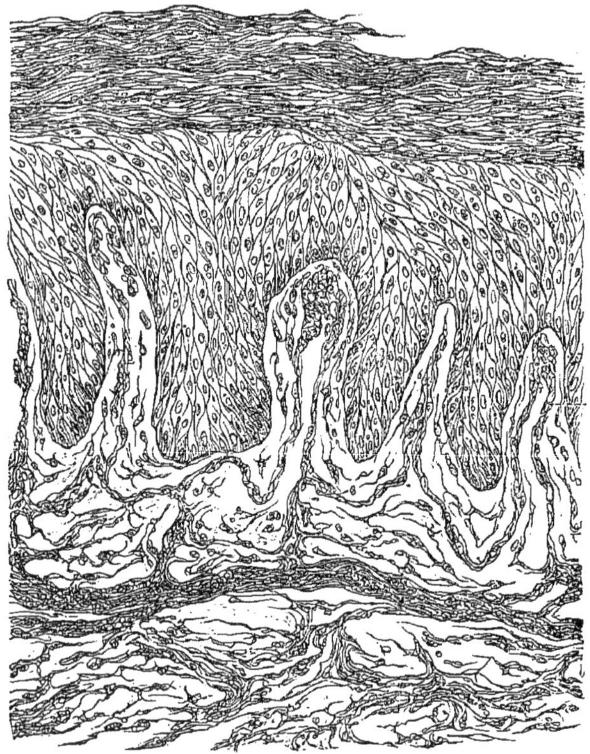

Fig. 20. — Prolifération cellulaire sur le trajet des vaisseaux. — Disposition transversale des cellules au sommet des papilles.

les accumulations cellulaires, qui en occupent presque complètement le stroma, se voient d'une manière distincte ; les cellules forment un cercle, au centre duquel on observe le canal vasculaire.

De ces observations, nous concluons donc que le psoriasis est une affection de la couche superficielle du chorion et du corps papillaire, associée à une prolifération cellulaire bien marquée et à une hypertrophie des papilles. Cette hypertrophie ne constitue cependant point le trait caractéristique du psoriasis, puisqu'on l'observe également dans d'autres affections chroniques de la peau, telles que le prurigo et l'eczéma ; dans celles-ci toutefois, cette lésion n'apparaît qu'après une longue durée de la maladie, tandis que, dans le psoriasis, elle est primitive. L'accumulation excessive de l'épiderme résulte donc d'une hyperplasie des cellules de la couche de Malpighi; dans les cas

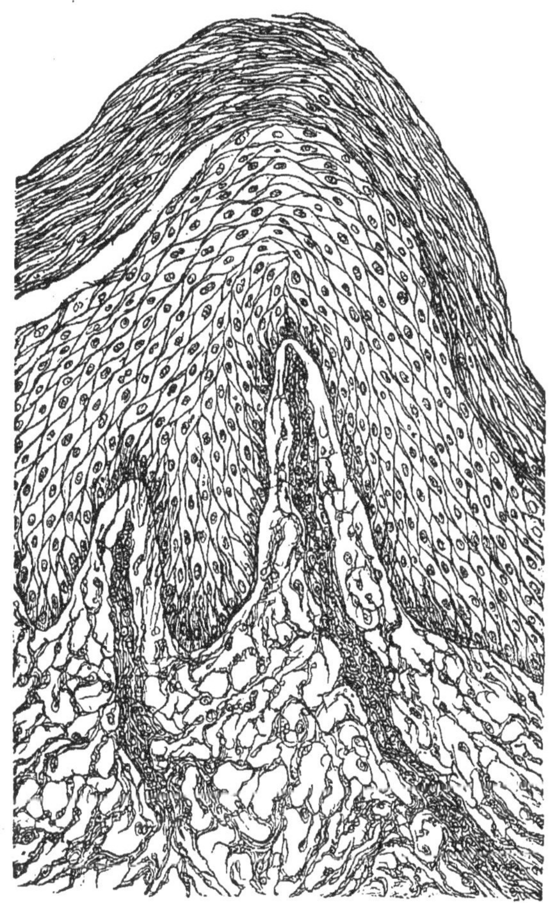

Fig. 21. — Epiderme et réseau de Malpighi fortement développés ; hypertrophie des papilles. Prolifération cellulaire le long des vaisseaux et dans les mailles du chorion.

intenses, la prolifération s'observe aussi dans les parties profondes du derme.

Pronostic. — La nature du psoriasis, encore obscure en dépit de toutes les recherches instituées jusqu'ici, explique l'impuissance où nous sommes de guérir la maladie d'une manière permanente. Toutefois nous pouvons faire disparaître complètement les altérations cutanées, même dans les cas où la peau est envahie dans toute son étendue. Or, les bénéfices accordés de la sorte au malade sont considérables; en effet, quand on abandonne la maladie à elle-même, elle dure souvent des mois, même des années; alors la peau s'affecte profondément et détermine des douleurs et des déformations. La période au bout de laquelle surviennent les récidives varie suivant les différents individus: de quelques mois dans certains cas, elle s'étend, dans d'autres, à une ou deux années; l'intervalle peut même exceptionnellement être de dix années. Le psoriasis est rarement fatal; il faut pour cela que toute l'étendue de la peau soit envahie, et qu'il s'y forme des crevasses profondes; il se produit ainsi un épuisement auquel le malade finit par succomber.

Traitement. — Nous ne pourrions, sans dépasser les limites que nous nous sommes imposées, donner la liste complète des médicaments que l'on a employés dans cette maladie; bornons-nous donc à énumérer les plus utiles.

1. Des remèdes internes, tels que l'*éthiops minéral*, le *graphite*, la *baryte*, le *tartrate antimonié de potasse*, le *pentasulfure d'antimoine*, le *turbith minéral*, la *salsepareille*, les *préparations de mercure et de fer*, employés dans d'autres maladies de la peau, ont été utilisés dans le psoriasis. L'*anthraco-kali* (recommandé par Polya), composé d'une solution de charbon de terre dans la potasse caustique, à la dose de 0,20 à 0,50 centigrammes 3 ou 4 fois par jour, s'est montré complètement inutile, ainsi que les autres médicaments que nous venons de citer. Les cathartiques, et parmi eux l'écorce en décoction et le suc de l'*Hura brasiliensis* (euphorbiacées), sont inefficaces; en produisant des purgations intenses et de longue durée, ils affaiblissent la nutrition générale et amènent la disparition de l'éruption; mais l'affection ne manque jamais de revenir, lorsque le malade n'est plus sous l'influence de ces médicaments. Aussi ce traitement, comme les autres médications débilitantes, telles que la saignée générale ou locale, est-il impuissant à produire la guérison. Non moins futiles sont la décoction de *Zittmann* et les préparations internes d'iode et de mercure (calomel).

L'*hydrocotyle asiatica* (ombellifères), recommandée par le docteur Boileau, que nous avons essayée à la clinique d'Hébra (sous forme de sirop, de pilules et de pommade), est un médicament coûteux et complètement inerte.

Wilson donne l'observation d'un cas où il a obtenu la guérison par l'emploi exclusif, à l'intérieur, d'un mélange de salpêtre dilué et de gentiane.

Le *carbonate de potasse* (20 à 30 gouttes avec de l'eau), l'acétate de potasse et le carbonate d'ammoniaque sont recommandés dans cette maladie par des médecins anglais (Neligan), qui les prescrivent seuls ou unis à l'arsenic : Solution de Fowler 10, carbonate d'ammoniaque 25, acétate de potasse 50, sirop 25, eau distillée 600, à prendre une cuillerée à bouche dans de l'eau trois fois par jour.

L'*arsenic* (acide arsénieux, arsenic blanc) est considéré à juste titre comme un remède puissant dans le psoriasis. Souvent, en effet, il suffit à faire rétrograder la maladie, sans l'aide du traitement externe. Il réussit spécialement aux premières périodes du psoriasis punctata et guttata ; nous avons vu ces variétés céder complètement, en six semaines, à l'administration de cet agent. Dans les formes graves du psoriasis, il faut, pour accélérer la cure, y joindre le traitement externe. Il semblerait que l'administration de l'arsenic détermine un état inflammatoire de la peau affectée de psoriasis, en vertu duquel la formation des squames diminue; à la périphérie, l'efflorescence s'efface et finit par disparaître, en laissant des taches pigmentaires. L'arsenic ne prévient cependant point le retour du mal. Il faut, d'ailleurs, six à huit semaines pour voir se produire une modification dans l'éruption par l'usage exclusif de l'arsenic. Voici les préparations arsenicales les plus utiles :

La solution de *Fowler* (arsénite de potasse), la solution de *Pearson* (arséniate de soude), la solution de *Donovan* (iodure double d'arsenic et de mercure), les pilules *asiatiques* (composées d'arsenic et de poivre noir), et enfin les pilules d'arsenic et d'opium.

La *solution de Fowler :* Arsenic blanc et carbonate de potasse *aa* 6,4, eau distillée 400 ; chauffez jusqu'à solution parfaite, filtrez et ajoutez : teinture d'angélique composée 25, eau de fontaine q. s. pour peser 600. Pour les adultes, nous commençons par 6 gouttes par jour; pour un enfant de 6 ans, par trois gouttes dans de l'eau ou dans une infusion, comme l'infusion de *mélisse* ou de *camomille*. Si la dose est bien supportée par le malade, on peut en élever la dose d'une goutte tous les deux jours et augmenter ainsi graduellement jusqu'à 20, voire même 30 gouttes chez les adultes; ensuite on diminue la dose d'une manière graduelle; avec ces précautions, l'on n'a pas d'intoxication à redouter d'un usage même de longue durée (1).

(1) Majer Alni (*Württemberger Correspondenzblatt*, XXX, 13, 1860) décrit l'état de l'urine pendant l'administration de l'arsenic et réfute ce que disent Orfila et Bonjean sur l'apparition de traces d'arsenic dans l'urine quatre ou cinq jours après la suspension du traitement, suivant le premier, et au bout d'un mois, suivant le second. Majer procéda de la manière suivante : il fit passer un courant d'hydrogène sulfuré dans l'urine, obtint ainsi un précipité, qui fut lavé avec de l'eau chaude et de l'eau tiède ; la moitié fut alors traitée avec de l'acide sulfurique pour détruire la matière organique et avec de l'azotate de potasse pour l'oxydation complète du carbone ; l'autre moitié fut mélangée avec le nitrate et soumis à la détonation dans un creuset de porcelaine. La masse blanche fut traitée de nouveau par l'hydrogène sulfuré, et le précipité jaune (déposé après vingt heures) fut soumis à la méthode de réduction de Fresenius. On observa ainsi des traces distinctes d'arsenic.

On administre les gouttes dans la teinture de cascarille, de gentiane, ou l'eau de mélisse.

La *solution de Donovan* se prépare en triturant ensemble 3 gr. 11 d'acide arsénieux, 6 d'iode pur et 8 de mercure, mouillés avec un peu d'alcool, et continuant la trituration jusqu'à ce que la masse soit devenue parfaitement sèche ; on ajoute à cette masse de l'acide iodhydrique, dont on mêle une quantité correspondante à 2 gr. 65 d'iode avec 160 grammes d'eau distillée ; on agite le produit avec 1,440 d'eau distillée et l'on fait bouillir jusqu'à ce que l'on obtienne un liquide limpide, pesant 206 gr. 7. On donne le médicament dans une mixture qui contient 5 grammes de la solution et 20 grammes de sirop de gingembre pour 120 grammes d'eau distillée; la dose est de 3 cuillerées à soupe par jour.

La *solution de Pearson* (composée de 0,07 d'arséniate de soude pour 35 grammes d'eau distillée) ; 15 gouttes trois fois par jour.

Solution de Biett : Arseniate d'ammoniaque 0,07, eau distillée 35.

Les *pilules asiatiques* sont préparées en triturant 4 gr. 80 d'acide arsénieux avec 40 grammes de poivre noir, ajoutant 8,75 de gomme arabique et de l'eau q. s. pour faire 800 pilules. On donne 3 pilules par jour; le meilleur moment pour les prendre est pendant ou après le repas ; on peut en élever graduellement la quantité jusqu'à 12 pilules quotidiennement. Souvent l'arsenic est mieux toléré lorsqu'on l'administre avec l'opium ; nous prescrivons dans ce but 0,07 d'acide arsénieux et 0,03 d'opium, mêlez avec la quantité de savon médicinal suffisante pour faire 16 pilules, dont le malade peut prendre deux le matin et deux le soir.

M. C. Anderson résume ainsi les résultats de son expérience sur l'emploi de l'arsenic : il n'agit souvent qu'après des semaines, et alors son action est rapide ; il faut employer des doses relativement plus fortes chez les enfants que chez les adultes; on ne doit augmenter la dose qu'après une longue administration. La formule qu'il recommande contient deux parties d'acide arsénieux, avec du poivre noir et de la poudre de réglisse, pour 32 pilules.

E. Lipp (1) a administré l'arsenic en injections sous-cutanées (Chauffez de 0,03 à 0,06 d'acide arsénieux avec de l'eau distillée, de manière à obtenir un soluté pesant 40 à 25 grammes; 0,01 par jour). Les squames qui entourent la plaque infiltrée se détachaient en plus grand nombre à la suite de l'injection, puis l'éruption s'affaissait et pâlissait, devenait complètement pâle au bout de 7 jours, après l'administration de 0,12 centigrammes, au bout de 9 jours avec 0,02 centigrammes. Les symptômes généraux, qui n'étaient d'ailleurs que transitoires, consistaient

(1) *Arch. für Dermat. und Syphil.*, 1869, 3 Heft.

en chaleur, perte de l'appétit, soif, diurèse, céphalalgie, vertiges. Lipp attribue à cette méthode l'avantage d'être rapide dans ses effets. Tout symptôme toxique disparaissait en diminuant la dose ou en suspendant les injections pendant un à trois jours. Cette méthode ne met pas non plus à l'abri des récidives.

Guibout conseille la salsepareille avec le bicarbonate de soude, ou l'arseniate de soude 0,05 centigrammes dans 250 grammes d'eau distillée, 2 ou 3 cuillerées à bouche par jour, ou bien de 4, 6, 8 à 10 pilules composées de 0,001 d'arséniate de soude et de 0,10 d'extrait de gentiane, à prendre pendant le repas; ou encore 0,50 de citrate de fer pour une once de salsepareille.

Sims (1) et Purdon (2) donnent la préférence au baume de copahu (0,75 à 1,65), avec mucilage de gomme arabique et liqueur de carbonate de potasse; il faut le donner assez longtemps pour déterminer une urticaire. Avant eux, Hardy s'était déjà prononcé en faveur de ce médicament; nous n'avons pu nous convaincre de son efficacité, même dans les cas de complication accidentelle d'érythème papuleux et d'érythème iris. Le phosphore, dissous dans l'huile (1 pour 45), vanté par Eames (3), à la dose de 5 à 10 gouttes, trois fois par jour, est également inefficace. Il en est de même des préparations de mercure, d'iode et de brome.

Le maïs corrompu (1 à 5 cuillerées à bouche de teinture par jour) a été employé avec succès contre le psoriasis par Lombroso (4) et d'autres médecins italiens (?). La teinture de cantharides (Rayer), administrée jusqu'à 50 gouttes par jour, est également sans action.

L'usage interne de l'*acide phénique* (5 grammes avec extrait et poudre d'acorus pour 60 pilules) dans le traitement du psoriasis a été suggéré par Lemaire, Bazin et Kaposi. D'après mon expérience, ce remède agit en diminuant l'hyperémie cutanée. Mais, comme l'on constate, en outre, un épaississement des tissus et une prolifération cellulaire dans le psoriasis, l'action du médicament ne s'observe qu'au début; plus tard, la maladie n'est plus influencée, même par l'administration de doses considérables. L'acide carbolique ne favorise nullement la résorption de l'infiltration. Cette manière de voir explique pourquoi on doit demander à ce médicament des résultats favorables plutôt dans les formes aiguës du psoriasis (*punctata*, *guttata*), où l'infiltration est peu considérable, que dans les variétés chroniques. Je ne suis jamais arrivé à obtenir une guérison complète, tout en administrant de larges doses pendant une période de plus de 6 mois. M. Kohn (5) a cité des résultats favorables

(1) *Britt. med. Journ.*, 1869.
(2) *Treatment of psorias. by bals. of copaiba. Dublin. quaterly Journ.*, 1871.
(3) *Dubl. Journ. of med. scienc.*, 1872.
(4) *Giorn. ital. delle mal. vener. e della pella.* III, 1872.
(5) *Arch. f. Derm. und Syphil.* 2 Bd.

obtenus par l'emploi de l'acide carbolique dans le psoriasis. Mon expérience m'a conduit à employer cet agent, de la même manière que l'arsenic, simplement à titre d'adjuvant du traitement local. En nous servant de cette substance à hautes doses, rappelons-nous toujours qu'il est possible d'amener ainsi certaines altérations morbides (dégénérescence graisseuse et granuleuse des cellules hépatiques et de l'épithélium rénal). Du reste, l'action de l'acide phénique est bien inférieure à celle de l'arsenic. Le mode d'action que paraît avoir ce remède dans le psoriasis s'expliquerait par les expériences suivantes que j'ai faites (1) : sur la membrane interdigitale d'une grenouille, on peut voir très facilement qu'une dose très légère augmente la rapidité de la circulation capillaire et que cette suractivité est persistante, tandis qu'avec de larges doses cet effet s'observe seulement au début : bientôt la circulation se ralentit, puis la stase survient, et, dans les parties éloignées, on observe une anémie complète.

2. *Traitement local.* — L'*eau* est employée en bains chauds ou froids ou suivant la méthode de Priessnitz. Pour ramollir et détacher les squames, on recourt à divers procédés : on emploie des bains (de 32 à 38° c.), dans lesquels le patient reste plusieurs heures, ou le « bain continu » en usage à la clinique d'Hébra ; on peut encore obtenir ce résultat d'une manière plus agréable et déterminer insensiblement la disparition de l'infiltration, en envoyant le malade aux stations d'eaux, telles que Gastein, Ragaz, Pfeffers en Suisse, Mehadia, Baden près de Vienne, Kreuznach, Aix la Chapelle et Loëche.

La méthode de Priessnitz — « par enveloppement », douches et frictions — est semblable dans son action aux bains chauds.

Savon vert. — ℞ Lessive caustique saturée (poids spécifique 1,333) 1 partie, spermaceti 2 parties. On peut employer, pour sa préparation, l'axonge, l'huile de foie de morue, ou le beurre de cacao.

Le savon de potasse ou savon vert s'emploie dans les cas légers de psoriasis, chez les enfants, comme le savon ordinaire, ou bien on en fait des frictions avec de l'eau chaude et on le laisse plusieurs jours en contact avec la peau. Cette méthode (cure par le savon) convient aux cas où l'éruption est étendue ; elle force le malade à garder le lit. Le traitement consiste à frotter le savon, à l'aide d'une flanelle ou d'une brosse, sur tout le corps, et à envelopper ensuite le malade dans ses couvertures ou mieux à le revêtir d'une chemise et d'un caleçon de laine. Pendant les six premiers jours, le malade est traité de la sorte matin et soir ; on ne le frictionne qu'une fois les trois jours suivants et on ne lui permet de prendre un bain que le quatorzième jour. Plus il attend pour prendre son bain, mieux le savon desséché s'en va et

(1) *Arch. f. Derm. u. Syph.*, 1869.

moins grande est la tension de la peau ; le malade vient-il à se baigner à une période rapprochée du début, ce dernier symptôme est assez prononcé pour lui donner la sensation qu'il a, pour ainsi dire, la peau trop courte, d'où la difficulté et même l'impossibilité de la marche. — On peut également employer en lotions une solution de savon de potasse dans l'alcool, suivant la formule : ℞ savon vert 2 parties, dissolvez dans alcool 1 partie, filtrez et ajoutez de l'essence de lavande (teinture de savon, teinture alcaline de savon d'Hébra). Cette solution convient surtout dans le psoriasis du cuir chevelu et de la face. On l'enlève sous la douche chaude par des frictions avec une flanelle ou des serviettes rudes.

Le *goudron* s'emploie sous trois formes : l'huile de hêtre (obtenue du *fagus silvatica*) ; *l'huile de cade* (*du Juniperus oxycedrus*) ; *l'huile de fragon* (*du Betula alba*); cette dernière est plus coûteuse ; son odeur est plus agréable, mais elle n'est pas plus puissante que les autres. Quand on emploie le goudron pour la première fois chez un malade, il faut surveiller attentivement son action, tant locale que générale. Les effets locaux se manifestent rapidement, quelquefois sous forme de dermatite, pouvant dépasser les limites de la partie goudronnée. Les symptômes généraux ne se montrent que lorsque le tiers au moins de la surface cutanée a été ainsi traité ; ce sont : une fièvre intense, de la céphalalgie, des vomissements d'un liquide foncé, évacuation de fèces noires et excrétion d'une urine fortement colorée. Ces effets fâcheux, qui apparaissent dans un petit nombre de cas, ne doivent pas nous faire renoncer aux immenses avantages de ce médicament. L'excrétion de l'urine foncée n'a pas d'autre inconvénient ; c'est un phénomène qui suit toujours l'application du goudron sur une étendue de peau considérable : c'est toujours au début que l'urine est le plus colorée, la teinte devient ensuite de plus en plus claire. Quant au mode d'application, on trempe une brosse à longs poils dans le goudron et on en frotte la peau vigoureusement, de manière à en saturer les follicules, pénétration dont j'ai pu me convaincre par des expériences sur des animaux (cochons d'Inde).

Le goudron s'emploie seul ou conjointement avec d'autres médicaments, comme dans les *bains de goudron* (Hébra) : lorsque la partie a été frottée de cette substance, on fait prendre au malade un bain chaud de quatre heures chaque jour, jusqu'à ce que la guérison soit complète. Dans le cas où l'on désire éviter les mauvais effets du goudron, on peut le combiner avec une proportion égale d'huile de foie de morue ; ou avec l'alcool ou l'éther, lorsqu'on l'applique sur des parties velues, de manière qu'il puisse sécher rapidement. Le goudron convient encore merveilleusement à d'autres affections cutanées, et nous avons eu soin de décrire ses combinaisons avec d'autres agents chaque fois que l'occasion s'en est présentée. L'odeur en est désagréable aussi bien pour le malade que pour son entourage ; on peut y remédier en adoptant la formule suivante :

℞	Huile de fragon............	50 grammes
	Éther sulfurique............	5 grammes
	Alcool rectifié.............	5 grammes

H. essentielles de lavande, de rue, de romarin ãã 20 gouttes (teinture de fragon d'Hébra).

Les produits de la distillation du goudron doivent être préférés sous le rapport de la couleur, spécialement la *naphthaline* ou la *résinone*, *résineone* et *résinéine* (1).

En chauffant dans une cornue du goudron avec de la potasse, la résinone se sépare vers 70° à 80°, la résinéone vers 110° et la résinéine vers 250° ; ces produits, non étendus, sont caustiques. ℞ Résinéone et pétrole ãã 50, savon vert et axonge ãã 600, pierre ponce pulv. q. s. pour faire une pommade ; ou bien naphthaline 5, onguent simple 100. Cette préparation agit mieux que l'acide phénique ; on a recommandé également la naphthaline et le benjoin.

Solution de Vlemingkx. ℞ Chaux vive, 600 grammes ; fleur de soufre, 200 : chauffez avec eau commune, 12 kilogrammes, jusqu'à réduction à 7 kilog. 200 ; filtrez. Cette opération donne un liquide brun foncé, que l'on applique à l'aide d'un morceau de flanelle, de pierre ponce ou d'une brosse ; on frotte les plaques de psoriasis jusqu'à ce qu'on ait mis à découvert le derme saignant. Comme cette méthode est douloureuse, on ne peut l'appliquer que successivement sur de petites portions de la peau. *Pommade de Rochard* (℞ iode pur 0gr,70 ; calomel 2 grammes ; faites fondre à un feu doux, ajoutez : onguent simple 100 grammes). Cette préparation s'applique une ou deux fois par jour, jusqu'à ce qu'il se forme des vésicules autour des plaques de psoriasis. *Onguent d'Helmond* (℞ Précipité blanc 5 parties, onguent simple 50) : est surtout utile pour le psoriasis du cuir chevelu et de la face. On obtient une desquamation plus rapide en le combinant avec le bismuth (précipité blanc, sous-azotate de bismuth ãã 5 parties, onguent simple 100 part. ; m., f. un onguent). Pour calmer les démangeaisons, Hébra a, dans ces derniers temps, recommandé une forme modifiée de la pommade de Wilkinson. Chaque jour, on frictionne les parties malades avec la pommade de Wilkinson, comme on le fait avec le savon de potasse ; on continue ainsi pendant plusieurs jours, en ayant soin d'envelopper le malade dans des couvertures.

(1) La résinéone est un liquide volatil, incolore quand il est frais (foncé par la suite), que Pereira, le premier, a retiré de la distillation du goudron ; il est rapidement absorbé par l'économie, ce qui est révélé par l'odeur de goudron de l'urine.

Passavant, de Francfort, recommande une alimentation animale exclusive pour la cure (?) du psoriasis et regarde tous les autres moyens comme superflus ; le régime doit consister en lait, pois, viandes grasses, lard. Un cas de psoriasis invétéré, compliqué de bronchite, guérit complètement sous l'influence de ce traitement. Passavant croit que le psoriasis est dû à une élaboration imparfaite du sang, le développement morbide de squames sur le tégument s'associant à une formation exagérée de l'épithélium sur les muqueuses pulmonaire, nasale et gastrique; toutes ces conditions pathologiques cèdent à ce traitement (1).

Pour résumer le traitement, nous nous contenterons donc, dans les cas de psoriasis punctata ou guttata, de l'administration de l'arsenic, et, même dans les cas plus graves, nous pourrons prescrire ce médicament en même temps que le traitement local. — Dans le psoriasis du cuir chevelu et de la face, nous emploierons les frictions avec le *spiritus saponis alcalinus*, conjointement avec les pommades au précipité blanc et au bismuth; ces médicaments réussissent aussi merveilleusement dans le psoriasis des enfants. Le choix des autres méthodes dépendra des variétés dans la distribution de la maladie et du genre d'occupation du malade; ainsi, par exemple, quand l'affection est étendue, on ordonnera tous les soirs un bain de goudron (de 4 heures de durée) ; d'autre part, quand le malade peut consacrer du temps à se soigner, le mal peut disparaître plus rapidement par la « cure de savon. » Dans les cas de psoriasis invétéré, les frictions avec la solution de Vlemingkx sont efficaces. La pommade de Rochard est un peu plus énergique que le précipité blanc.

L'ensemble de ces moyens nous permet de faire disparaître le psoriasis, même dans les cas les plus graves ; en effet, un traitement fait à propos et bien dirigé, tout impuissant qu'il est contre les récidives, réussit à arrêter les progrès de la maladie.

2. PITYRIASIS RUBRA.

Il existe une variété d'eczéma qui se caractérise par la rougeur de la peau ou par l'existence de squames à sa surface. On a décrit cette variété sous le nom d'eczéma squameux. Le pityriasis rouge offre une grande ressemblance avec cette période de l'eczéma ; mais il présente des signes distinctifs suffisants pour lui donner le caractère d'une affection *sui generis*. Au moment de son apparition, on observe une rougeur foncée, diffuse, de la peau, qui bientôt se recouvre de squames minces.

L'infiltration de la peau ne devient jamais considérable, et les symptômes subjectifs consistent surtout dans une sensation de cuisson et

(1) *Archiv für Heilkunde*, 1867.

une légère démangeaison. Tous les caractères de la maladie indiquent une inflammation chronique de la couche supérieure du derme, se développant sans fièvre, suivant une marche lente et exigeant pour son évolution complète une durée d'une année au minimum. C'est une affection rare, qui siège surtout sur le tronc et occupe quelquefois toute la surface cutanée, et qui se caractérise par une grande ténacité et de fréquentes récidives. Il est rare que le tégument tout entier soit envahi d'un seul coup, il ne l'est ordinairement que successivement. Plus la maladie est ancienne, plus la rougeur, qui est coupée de teintes claires de vermillon, devient foncée (bleuâtre) ; la peau s'amincit, l'épaisseur de la couche épidermique diminue, d'où résulte l'aspect rouge luisant du tégument. Par suite de la faible résistance de la peau, chaque mouvement détermine des douleurs, causées par les érosions qui se sont produites.

La maladie se termine dans le marasme. Les lésions anatomiques de la peau nous sont aussi peu connues que l'étiologie de l'affection.

Le traitement consiste dans l'application locale du froid au moyen de draps mouillés, en y joignant des douches, et dans des embrocations de substances grasses ; on peut essayer aussi l'administration à l'intérieur de l'arsenic, de l'acide phénique ; les applications de goudron et de toutes les substances qui irritent la peau doivent être évitées le plus possible.

G. AFFECTIONS INFLAMMATOIRES PAPULEUSES.

1. LICHEN (*Knötchenflechten*).

Le mot *lichen* est appliqué depuis les temps les plus anciens à diverses maladies de peau, dont la nature est bien différente, puisque l'eczéma, les sudamina, les affections hémorrhagiques, etc., se sont trouvés groupés sous cette dénomination. Galien et Hippocrate décrivent ainsi le lichen : « lichen est summæ cutis vitium ut psora et « lepra cum asperitate et levi pruritu, deterius quidem pruritu, psora « autem et lepra levius. » Cette définition ne s'accorde point avec les manières modernes d'envisager la maladie.

Willan décrit plusieurs variétés de lichen (l. simplex ; l. agrius, tropicus ; l. pilaris ; l. lividus ; l. strophulus). La description du *l. agrius* et *tropicus*, telle que la donne l'auteur, ainsi que Cazenave, répond à l'eczéma. Le *l. pilaris* ne doit pas être considéré comme une espèce distincte ; en effet, il indique simplement une accumulation considérable, apparaissant surtout aux extrémités inférieures, de masses épidermiques qui adhèrent fermement aux poils échappés de leurs follicules et repliés sous cet amas d'épiderme. Cette forme se présente le plus souvent chez les individus qui font un usage rare des bains. Le *l. lividus* est une affection scorbutique ; elle est due à une exsudation hémorrhagique qui soulève l'épiderme en forme de papules (purpura papuleux d'Hébra). Willan comprend les pétéchies et les vibices dans la même catégorie; de même, il range le prurigo et le strophulus dans le groupe du lichen.

Wilson décrit plusieurs variétés de lichen : agrius, annulatus, circumscriptus, confluent, corymbiforme, pustuleux, et autres désignations qui appartiennent également à des processus morbides complètement différents ; le lichen planus de Wilson est le l. ruber d'Hébra.

Hébra a donné une signification précise au mot lichen ; il y est arrivé en prenant comme signes caractéristiques de la maladie, non pas simplement les papules, mais les conditions morbides qui donnent naissance aux papules et qui en accompagnent la formation : ces papules sont caractérisées par ce fait, qu'en dehors de leur développement et de leur période de déclin, qui s'accompagne d'exfoliation, elles n'éprouvent guère d'autres métamorphoses, ne suppurent pas, par exemple, et se distinguent par là de toutes les autres maladies cutanées à éruption papuleuse. Hébra décrit deux variétés de lichen : le *l. scrofulosorum*, qui se montre presque exclusivement chez les sujets strumeux, et le *l. exsudativus ruber*, dans lequel les papules présentent des particularités caractéristiques.

LICHEN DES SCROFULEUX (*Schwindflechte*).

Le *lichen des scrofuleux* est une éruption de papules excédant rarement le volume d'une tête d'épingle, d'un blanc mat d'abord, puis d'un brun jaune ou rouge, et situées aux orifices des follicules pileux; solitaires au début, elles finissent par se grouper ; elles sont recouvertes d'une squame mince et facile à détacher. Elles sont disposées en cercles ou en segments de cercles, et siègent habituellement sur la poitrine ou sur le dos, sur l'abdomen et sur la région inguinale, plus rarement aux extrémités ; chez les enfants, j'en ai observé même sur la face et le cuir chevelu. Dans bon nombre de cas, l'affection s'associe avec *l'acné des cachectiques ;* c'est surtout à la région inguinale que l'on observe souvent de nombreuses pustules. Les malades de cette catégorie présentent l'ensemble des symptômes désignés sous le nom de « scrofule » : — engorgement et suppuration des ganglions lymphatiques, périostite, carie, nécrose, etc.

La maladie abandonnée à elle-même ne disparaît qu'après un long espace de temps et récidive fréquemment. Les papules n'atteignent qu'une faible élévation, qui s'efface graduellement, si bien qu'un groupe tout entier finit par ne plus être indiqué que par des squames minces, et qu'à la chute de ces squames, on ne voit plus qu'un point ou une tache de pigment de coloration brune. L'affection ne provoque aucune sensation désagréable, pas même de prurit. L'enfance est plus sujette que l'âge adulte au *l. scrofulosorum ;* chez les enfants, les régions affectées sont plus étendues et l'étiologie est quelque peu différente. En ce qui concerne la fréquence (1), d'après ma statistique, sur 100 cas de maladies cutanées chez les adultes, il y en a 0,3 de lichen et 0,5 sur le même nombre, chez les enfants, par conséquent 2/10 de plus. Le lichen s'observe dès le commencement de la seconde année ; l'éruption apparaît par groupes, le plus souvent sur le tronc, mais aussi sur d'autres parties du corps, et surtout aux extrémités. Dans un cas, j'ai vu, les jambes exceptées, une grande portion de la surface cutanée, y compris la face et le cuir chevelu, être envahie par un lichen.

La malade était une petite fille de quatre ans et demi, chez qui les papules, d'un brun sale, étaient groupées en forme de cercles ou de segments de cercles, et recouvertes de minces écailles épidermiques. Dans ce cas, il n'y avait pas d'hypertrophie appréciable des ganglions sous-maxillaires ni des autres ganglions superficiels, aucun symptôme de scrofule ou de tuberculose des glandes mésentériques, mais les sommets des deux poumons, en avant à gauche et en arrière à droite, contenaient des tubercules.

Cette complication est d'autant plus remarquable que, dans les cas de lichen, chez les adultes, observés par Hébra, il n'a jamais rencontré d'infiltration du poumon. Ce cas, ainsi que les cas semblables, mérite d'autant plus d'être noté, que la majorité des enfants aussi bien que des adultes, affectés de cette maladie cutanée, sont atteints de scrofulose ou de tuberculose du poumon et des glandes mésentériques.

Hébra a observé deux cas de pigmentation brune de la face, augmentant à chaque recrudescence du lichen et disparaissant en même temps que ce dernier.

Chez les enfants, des groupes de papules de lichen apparaissent quelquefois exclusivement sur les extrémités, tandis que le tronc est complètement libre de l'éruption ; chez les adultes, on ne les observe aux extrémités que lorsque le tronc a été d'abord envahi. La maladie se montre presque exclusivement dans le sexe masculin. Le *lichen lividus*, c'est-à-dire le *purpura papuleux*, se montre simultanément avec le *l. scrofulosorum* sur les extrémités inférieures, surtout à la face dorsale du pied.

Anatomie. — D'après les recherches de M. Kohn (Kaposi), les altérations anatomiques du *l. scrofulosorum* consistent essentiellement en une exsudation cellulaire dans l'intérieur et autour des follicules pileux et dans les glandes sébacées ; ces cellules se montrent d'abord autour des vaisseaux

(1) V. Neumann, *Ueber Hautkrankheiten des kindlichen Alters*, *loc. cit.*

et dans les mailles du tissu aréolaire, au fond du follicule pileux et de la glande sébacée, et plus tard dans l'intérieur de ces derniers (fig. 22), où elles finissent par s'accumuler en quantité telle que les éléments épithéliaux de la glande sébacée sont chassés vers l'orifice et que la gaîne de la racine du poil se trouve séparée de la paroi du follicule. A une période plus avancée du processus morbide, le follicule pileux devient distendu par la masse cellulaire accumulée. Ainsi donc, la papule de lichen est formée par une infiltration cellulaire des papilles voisines du follicule, et les écailles centrales proviennent d'une collection d'épiderme à l'orifice dilaté du follicule.

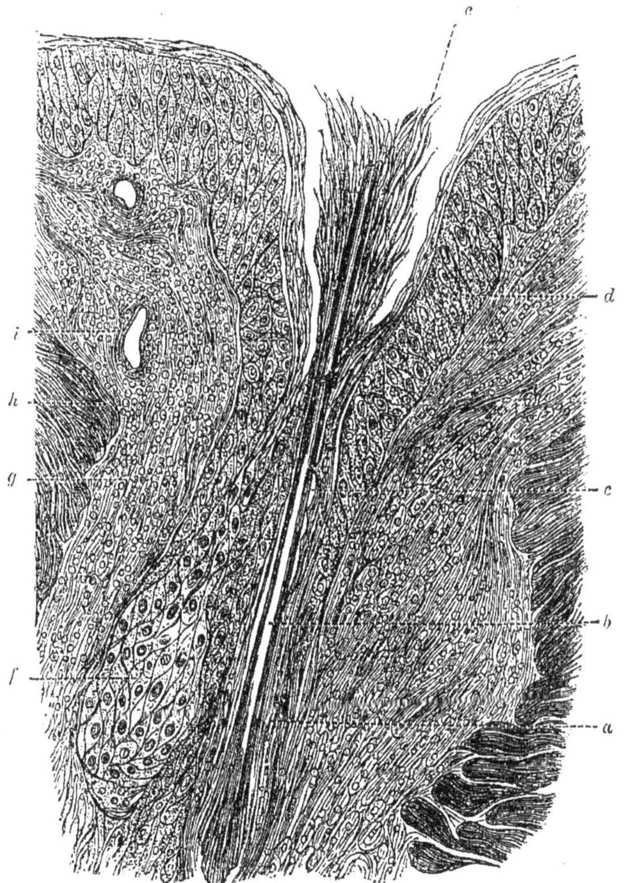

Fig. 22. — Lichen des scrofuleux.

a, follicule pileux; *b*, poil; *c*, gaîne radiculaire du poil traversée par des cellules; *d*, réseau muqueux épaissi, avec ses cellules déplacées dans le sens longitudinal et séparées par des cellules d'exsudat; *e*, masse épidermique à l'orifice du follicule; *f*, glande sébacée; *g*, cellules entourant la glande sébacée et le follicule pileux; *h*, tissu connectif contigu; *i*, vaisseau sanguin. Figure empruntée à M. Kohn (*Sitzungsber. d. kais. Akad.*, 1868).

Les signes cliniques du lichen scrofuleux peuvent ressembler à ceux de l'eczéma papuleux et du lichen syphilitique (syphilide à petites papules), mais quelques points suffisent à établir le diagnostic différentiel.

Les papules de l'eczéma (lichen circonscrit de Cazenave) forment assez souvent, comme nous l'avons vu, des disques et des cercles sur les régions du corps les plus diverses, mais elles présentent une coloration rouge clair ou foncé, elles se dessèchent en croûtes à leur sommet, ou bien le prurit intense qu'elles provoquent les fait gratter jusqu'au sang; ces signes font défaut dans le lichen scrofuleux.

La syphilide à petites papules n'affecte que rarement la forme discoïde ou circulaire, elle n'occupe pas exactement les mêmes régions que le lichen scrofuleux, la couleur des papules est d'un rouge très foncé, enfin la lésion s'étend à leur voisinage immédiat.

Traitement. — L'huile de foie de morue est un médicament efficace dans cette maladie; on l'emploie aussi bien à l'extérieur qu'à l'intérieur. Il faut avoir soin, dans les applications locales (Hébra), de maintenir l'huile en contact avec la peau aussi longtemps que possible; il faut pour cela étendre l'huile au moyen d'un pinceau, 4 fois, puis 2 fois par jour, et envelopper ensuite le malade dans des couvertures de laine. Dans la pratique privée et dans les cas où le malade a besoin d'aller et de venir pendant le traitement, il peut porter une espèce de maillot de flanelle et mettre par dessus les vêtements ordinaires.

A l'intérieur, nous prescrivons l'huile, pour les adultes, à la dose de 25 à 50 grammes par jour, et pour les enfants, à la dose de 25 grammes. On peut donner en même temps des préparations ferrugineuses. A doses plus élevées, l'huile trouble la digestion et n'est point assimilée. L'huile de foie de morue doit être considérée comme un médicament diététique, que l'on emploie pour la cure graisseuse proprement dite (Buchheim); elle est plus facile à digérer que les autres corps gras et contient, en outre des glycérinés, 5 p. 100 d'acides libres. Il va sans dire qu'on prescrira d'ailleurs également une alimentation convenable.

LICHEN ROUGE.

Le *lichen rouge*, Schwindflechte (Hébra), est une éruption de papules rouge pâle, qui, d'abord isolées, se réunissent plus tard en groupes, finissent par envahir une grande partie de la surface cutanée, sous la forme d'une infiltration diffuse et d'un rouge pâle, recouverte d'écailles blanches, et vont jusqu'à déterminer l'atrophie de la peau. La maladie débute soit par des papules séparées, du volume d'un grain de millet, recouvertes au centre de petites écailles blanchâtres ou marquées d'une dépression correspondant à l'orifice du follicule, ne causant que peu ou point de démangeaison, soit par des efflorescences hémisphériques, molles, lisses, de coloration rouge pâle.

La formation continuelle de nouvelles papules amène l'envahissement d'une plus grande surface, et alors les unes se recouvrent de larges écailles, les autres de croûtes verdâtres.

Une fois constituées, les papules, à l'opposé de celles du psoriasis, ne subissent jamais d'accroissement périphérique, la maladie s'étendant toujours par l'apparition de nouvelles papules.

Les papules ne dépassent jamais la dimension d'une grosse tête d'épingle, ne suppurent et ne s'ulcèrent jamais, et finissent ordinairement par se déprimer et disparaître après une longue durée. Elles se montrent sur tous les points du tégument, mais au début elles apparaissent principalement sur les jambes, les organes génitaux et la région sacrée; on les voit quelquefois disposées par groupes de cercles, dans lesquels le centre est déjà guéri et ne présente plus qu'une tache de pigment déprimée.

Quand l'affection a duré quelque temps, les écailles se détachent graduellement et tombent; le derme sous-jacent apparaît épaissi et infiltré, il a par conséquent perdu son éclat et son élasticité et il est devenu rude et cassant. Sur la peau de la face, les lignes et les sillons sont effacés et il en résulte une altération dans le jeu de la physionomie. Aux mains et surtout à la paume de la main, il n'y a jamais de papules, la peau est seulement épaissie, et l'on observe au niveau des sillons des fissures profondes, qui occasionnent de grandes souffrances, quand les mouvements sont encore possibles. Mais généralement, quand la maladie a duré longtemps, tout mouvement est aboli et les doigts restent fixés dans la demi-flexion.

Les ongles sont épaissis par l'accumulation d'une substance unguéale d'un brun ou d'un jaune sale, leur surface est inégale, et ils deviennent cassants. L'épaississement débute soit par le lit, soit par la matrice de l'ongle : dans le premier cas, il est considérable ; dans le second, l'ongle s'amincit et la substance unguéale se détache peu à peu, pour être ensuite remplacée par un nouveau dépôt. Les cheveux, aussi bien que les poils du pubis et de l'aisselle, demeurent intacts; mais, sur toutes les autres parties du corps, les poils tombent, et ceux qui repoussent prennent partout le caractère de simples poils de duvet.

Le lichen ruber n'occasionne guère de gêne, pas même de démangeaisons, tant qu'il reste limité ; mais, à mesure que l'éruption progresse, elle s'accompagne de prurit et de douleur intense. La nutrition du malade n'est atteinte que dans les cas de lichen généralisé ou après une longue durée de la maladie; quelques-uns finissent par tomber dans le marasme, quand le traitement n'est pas bien conduit.

Marche et pronostic. — L'affection a une marche chronique et dure souvent plusieurs années ; je n'ai observé qu'un seul cas qui se soit terminé rapidement, c'est-à-dire en trois mois, d'une manière funeste. Quand la maladie a une grande extension, la nutrition générale s'affaiblit et le malade tombe dans le marasme. Toutefois, par un traitement convenable, les papules s'effacent et la maladie guérit complètement, sans récidive. Le lichen ruber est une maladie assez rare; l'Ecole de Vienne en compte 50 cas environ, dont j'ai vu un tiers. En ce qui concerne l'étiologie, nous ne savons encore rien de positif. Il est plus fréquent dans le sexe féminin et ne s'observe guère qu'entre 10 et 40 ans, rarement plus tôt. J'ai eu dernièrement à traiter, pour un lichen ruber généralisé, une jeune fille de Saint-Pétersbourg, âgée de 8 ans.

Diagnostic. — Les papules du lichen ruber sont tellement caractéristiques qu'il n'est guère possible, au début de la maladie, de les confondre avec une éruption du même genre. Elles ont bien quelque analogie avec celles de la chair de poule, qui résultent de la contraction des redresseurs des poils; mais le caractère éphémère de la chair de poule, ainsi que l'absence de petites écailles recouvrant les papilles, permettra de les distinguer immédiatement des papules de lichen. Mais, quand l'affection est étendue, qu'elle prend un caractère de diffusion plus marqué et que, de plus, les squames sont déjà tombées, le lichen rouge offre une assez grande ressemblance avec l'eczéma squameux chronique, l'ichthyose simple, le pityriasis rouge, le prurigo, le psoriasis vulgaire et le lichen scrofuleux. Toutefois un eczéma squameux, occupant toute la surface cutanée, devrait présenter un ou plusieurs points couverts de vésicules ou de pustules mêlées aux papules; en outre, la démangeaison, intense dans l'eczéma, est très faible dans le lichen, et les ongles, qui sont tout à fait normaux ou peu altérés dans la première affection, montrent une surface bossuée, inégale, dans le lichen rouge généralisé.

Le lichen rouge se distingue de l'ichthyose par ses papules caractéristiques; l'ichthyose présente des surfaces polygonales, limitées par des bords hypertrophiés et enfermant les squames ou productions scutiformes.

Le diagnostic n'est pas difficile entre le pityriasis rouge et le lichen rouge: il existe, dans le premier, une rougeur plus diffuse et les squames se forment sur un derme très peu infiltré; jamais on n'observe de papules dans le pityriasis.

Le prurigo se distingue du lichen par d'autres signes, mais surtout par le prurit intense qu'il présente constamment et par les excoriations qui en sont la conséquence.

Le diagnostic différentiel entre le lichen scrofuleux et le lichen rouge sera basé, en général, sur la nature des papules, sur leur distribution et sur l'état constitutionnel des malades.

Anatomie. — On trouve dans Hébra (1) et dans Hillier (2) des recher-

(1) *Pathologie u. Therapie der Hautkrankheiten*, page 320.
(2) *The Lancet.*

ches microscopiques sur le lichen rouge. Hébra indique une altération morbide des gaînes de la racine; au lieu d'être cylindriques comme dans l'état normal, elles prennent la forme d'entonnoir, avec la petite extrémité dirigée en bas. Il constata en outre une hypertrophie des papilles et la dilatation des rameaux capillaires qu'elles renferment. Hillier a observé une grande fragilité des poils et, de plus, une infiltration des cellules épidermiques par de nombreux corps globulaires, ressemblant à des spores, réfractant fortement la lumière et insolubles dans l'éther et dans la liqueur de potasse. Voici le résultat sommaire de mes propres observations (1).

Les altérations morbides comprennent la majeure partie des couches cutanées et de leurs annexes. Les cellules épidermiques, qui se montrent remplies de masses finement granuleuses, s'entassent en grand nombre ; celles du réseau de Malpighi sont accumulées en plus ou moins grande quantité suivant les coupes, elles paraissent augmentées de volume et envoient de larges prolongements, très compacts, dans les intervalles des papilles, autour desquelles on voit par places des cellules pigmentaires brunes. Tantôt les papilles sont enfoncées dans le réseau qui les recouvre, renfermant pour la plupart un vaisseau grêle et vide de sang, et se montrent atrophiées ; tantôt elles sont hypertrophiées et élargies et présentent dans leur intérieur des fibres de tissu élastique, disposées en réseau à larges mailles ; de même que dans le chorion tout entier (fig. 23), ces fibres sont ici plus abondants qu'à l'état normal. Les vaisseaux de grand et de petit calibre et leurs expansions (dans les papilles) sont dilatés; daus la couche inférieure du derme, les vaisseaux et les veines apparaissent tortueuses. On observe une riche prolifération cellulaire le long des vaisseaux dilatés et des bandes de tissu conjonctif; sur une section transversale, ces accumulations de cellules occupent une place considérable et remplissent complètement le stroma des papilles.

Les glandes sudoripares et le pannicule adipeux présentent peu de déviation de l'état normal; cependant les canaux excréteurs et les orifices des glandes apparaissent dilatés (en forme d'entonnoir) et remplis de masses de cellules épidermiques. Le peu qu'on voit des glandes sébacées ne permet pas d'en déterminer la condition ; elles sont probablement détruites. Les gaînes radiculaires externes présentent une particularité caractéristique : les cellules sont amassées en plus grand nombre à la base du follicule, où elles forment des prolongements staphyliformes, régulièrement coniques, qui donnent à l'ensemble de la gaîne de la racine l'aspect d'une glande acineuse. Le follicule du poil est distendu par cette accumulation de cellules dans son intérieur, sans présenter d'ailleurs d'altération morbide frappante.

(1) *Sitzungsber. d. kais. Akad.*, 1868.

J'ai remarqué, en outre, que la racine du poil paraissait avoir été coupée à sa base, elle était ramollie et ressemblait à un pinceau. A la partie supérieure du follicule pileux, les cellules de la gaîne externe de la racine sont aussi accumulées en plus grand nombre. J'ai rencontré cette même disposition du follicule pileux dans le prurigo et dans la peau des vieillards. Les fibres musculaires lisses offrent aussi

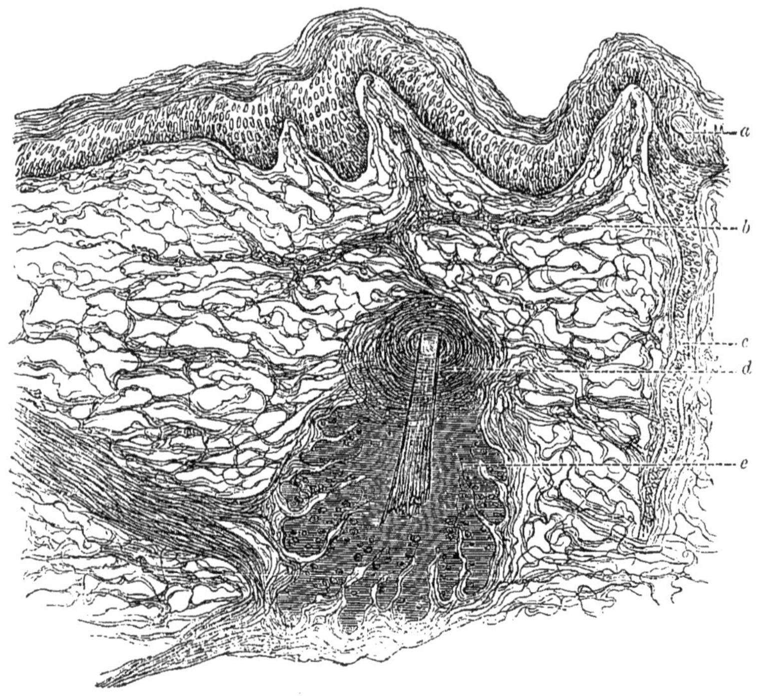

Fig. 23.

a, conduit excréteur dilaté d'une glande sudoripare; *b*, vaisseaux dilatés avec prolifération cellulaire; *c*, contenu cellulaire du canal d'une glande sudoripare; *d*, poil; *e*, follicule pileux distendu et muscles.

un caractère remarquable: elles forment des fascicules plusieurs fois contournés, qui frappent surtout par leur épaisseur et qui montent vers les papilles ou descendent profondément dans la couche inférieure du chorion jusqu'aux glandes sudoripares; aussi sommes-nous amenés à la conclusion qu'il y a *hypertrophie de ces fibres dans la maladie qui nous occupe*. Dans d'autres affections chroniques de la peau, telles que l'ichthyose, l'eczéma chronique, l'éléphantiasis des Arabes, la sclérodermie, j'ai observé un développement semblable de ces fibres musculaires.

D'après Biesiadecki, les papilles de la périphérie des papules paraissent augmentées de volume (œdématiées), ainsi que leurs vaisseaux, et sont le siège d'une prolifération cellulaire; les papilles centrales au contraire, ainsi que leur réseau vasculaire, sont affaissées, de même que la couche supérieure du derme, et leurs vaisseaux sont vides. On trouve dans les vaisseaux atrophiés une substance colloïde, où s'est logé le coagulum sanguin.

Traitement. — Cette maladie est influencée d'une manière notable par l'administration prolongée de l'arsenic (Hébra) : pris en grande quantité, ce médicament améliore considérablement et finit par guérir les lésions

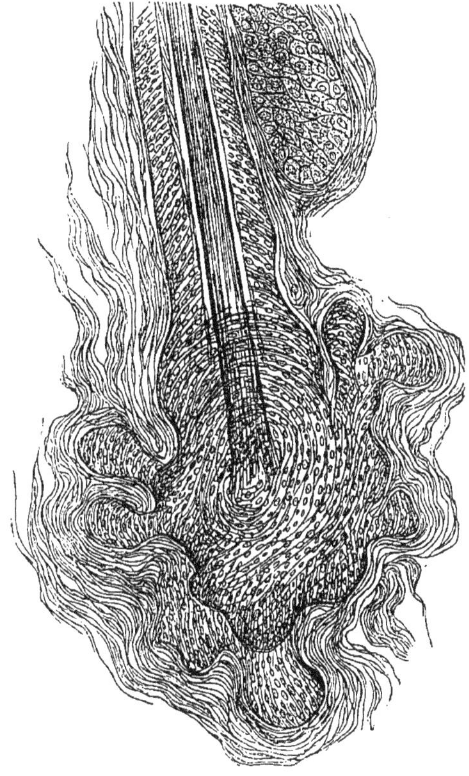

Fig. 24. — Poil, prolifération de la gaîne radiculaire ; follicule pileux épaissi, avec appendices en forme de massue ; glande sébacée.

cutanées. On emploiera les mêmes préparations que nous avons indiquées pour le psoriasis. Chez les anémiques, on fera bien de combiner le fer et l'arsenic : arseniate de soude, 0,15, sulfate de fer, 0,05, extrait et poudre d'acore, q. s. pour faire 24 pilules, à prendre 4 par jour.

Le traitement local produit du soulagement quand la maladie siège aux mains ou aux pieds ; il consiste en onctions avec une substance huileuse ou une pommade (emplâtre diachylon simple liquéfié et huile d'olives, parties égales). Les enveloppements de draps mouillés, les bains chauds longtemps continués activent notablement les effets de la médication interne. Tilbury Fox (1) a obtenu de bons résultats des diurétiques, des bains de vapeur et du perchlorure de fer.

(1) *The Lancet*, 1874.

2. PRURIGO (*Juckblattern*).

Le prurigo est une affection chronique de la peau, caractérisée par un prurit intolérable et par le développement de papules disséminées, sous-épidermiques ou saillantes, de la grosseur d'une tête d'épingle ou d'un grain de chènevis, de la couleur de la peau normale ou d'un rouge pâle; l'action des ongles sur ces papules, à une période rapprochée du début, y fait apparaître un liquide jaune, séreux ou sanguin, qui se dessèche en croûtes d'un rouge brun, de dimension à peu près égale. L'effet du grattage continuel fait développer des plaques, surtout chez les enfants, dont la peau est plus délicate ; alors l'affection est caractérisée par des papules et des plaques. Quand la maladie a duré un certain temps, par suite des grattages répétés et aussi des transformations des papilles, on voit apparaître des phénomènes secondaires : la peau s'épaissit et prend une coloration foncée, et, chez les enfants, il se forme des pustules. Celles-ci se dessèchent en croûtes jaunes, brunes quand il s'y trouve du sang (impétigo), et l'épiderme se détache en lamelles plus ou moins furfuracées. Lorsque ces pustules et ces croûtes existent en grand nombre aux extrémités inférieures, les glandes inguinales et crurales s'engorgent, et cette tuméfaction sympathique des glandes est tellement habituelle dans le prurigo, qu'on peut la ranger au nombre des symptômes caractéristiques de cette affection. Les lignes et les sillons se creusent, s'éloignent les uns des autres, disposition qui se voit bien surtout à la face dorsale du pied et de la main et aux doigts; la surface générale de la peau devient rugueuse, dure et sèche; en faisant un pli à la peau, on la trouve épaissie; les poils se détachent et tombent, surtout par suite du grattage. Dans les cas invétérés, il n'est pas rare de voir, même à l'œil nu, et principalement à la face antérieure des jambes, des excroissances verruqueuses, recouvertes d'une couche compacte d'épiderme. On peut voir également des cicatrices, de couleur claire ou foncée.

Le prurigo s'observe principalement aux extrémités inférieures, dans le sens de l'extension, et, quoique à un moindre degré, aux extrémités supérieures. Le tronc, surtout la poitrine, le dos et la paroi abdominale, est le siège de papules nombreuses, qui ne tardent pas non plus à être déchirées par les ongles. Quand la maladie dure depuis un certain temps, les parois du thorax et de l'abdomen sont envahies par une pigmentation diffuse et prennent une coloration brune foncée (mélasma). On voit à peine quelques efflorescences à la nuque et au cou. Les cheveux sont couverts comme d'une poussière fine, produite par une exfoliation excessive de la couche cornée. Parfois aussi des papules se montrent sur la face. Les surfaces de flexion du coude et du genou, de l'aine et du poignet, les parties génitales, la paume de la main et la plante du pied, l'aisselle, restent toujours indemnes, même quand l'affection est intense. Si l'on vient à palper la peau à la face antérieure des extrémités inférieures, en appuyant fortement avec le bout des doigts et en les promenant rapidement, on éprouve une sensation toute particulière de picotement. On perçoit, suivant la remarque d'Hébra, un frôlement semblable à celui qu'on produit en passant les doigts sur une brosse dont les crins sont courts, sur une brosse à ongle ou sur du papier d'emballage rude et grossier. Il est difficile et, dans les cas intenses, il devient impossible de soulever la peau et d'y faire des plis; les muscles, surtout ceux des membres inférieurs, s'amincissent et s'atrophient. C'est à la jambe, et aussi à la cuisse, que le prurigo se montre le plus intense; à l'avant-bras, l'éruption est généralement plus abondante qu'au bras. Les formes légères de cette affection constituent le prurigo simple; Hébra donne aux cas plus graves le nom de prurigo agria (impetigo scabida de Willan). Il n'est pas rare non plus de voir le prurigo occuper, sur un seul membre, des points circonscrits: c'est le prurigo partiel (prurigo mitis seu formicans de Willan).

Diagnostic. — Les symptômes ci-dessus suffiront, dans la plupart des cas, pour faire reconnaître le prurigo. On aura soin seulement d'examiner toujours toute la surface du tégument, et l'on basera le diagnostic sur l'ensemble des symptômes, et non sur un seul signe. On pourrait très aisément confondre cette affection avec la gale, lorsque celle-ci est de longue date et surtout quand les sillons sont déjà détruits; la confusion est possible également avec le prurit cutané, l'eczéma chronique généralisé, l'ichthyose simple, les excoriations produites par les poux des vêtements et avec le lichen urticatus.

La *gale*, lorsqu'elle est intense, provoque des efflorescences secondaires à peu près semblables au prurigo et des engorgements ganglionnaires. On pourra cependant éviter la méprise, si l'on tient compte de la prédilection du prurigo pour les extrémités inférieures, surtout pour les jambes, de l'épaississement et de la sclérose de la peau, de l'immunité du scrotum et du pénis, immunité qui n'existe nullement pour les sillons de la gale. Dans le prurigo, c'est l'état du tégument de la jambe qui fournit la donnée la plus importante pour le diagnostic. Quand même les symptômes secondaires de la gale seraient très accentués, ils n'occasionneraient certainement pas au même degré l'infiltration, l'épaississement, la dureté presque ligneuse du tissu cutané de la jambe; la gale ne fait pas non plus tomber les poils et ne leur donne pas la sécheresse et la rudesse qu'on observe dans le prurigo. On prendra aussi en considération la durée de la maladie: pour provoquer des lésions aussi considérables, le prurigo doit dater de la première enfance, tandis que la gale n'a besoin que d'un temps relativement court.

Les seuls symptômes communs au prurigo et au *prurit cutané* sont la violente démangeaison, la forme et l'extension des excoriations. L'infiltration de la peau, ainsi que les autres symptômes du prurigo, manquent constamment dans le prurit. Il faut d'ailleurs établir une distinction bien nette entre les différentes formes de prurit. Ainsi le prurit des jeunes filles et celui de la grossesse ne présentent jamais, sur la face antérieure des extrémités, que des croûtes d'un brun foncé; les excoriations ne sont jamais précédées de papules. Il en est de même pour le sexe masculin, par exemple dans le prurit cutané qui accompagne le catarrhe pulmonaire chronique. Ces malades se grattent bien sur toute la surface du corps, mais la démangeaïson la plus vive ne succède à aucun développement de papules. Enfin le prurit sénile offre encore le même caractère; ici pourtant, on observe assez souvent, à la suite de grattages répétés, une infiltration considérable de la peau, mais qui n'arrive jamais au même degré que dans le prurigo de la jambe.

L'hésitation n'est pas possible, dans beaucoup de cas, entre le prurigo et l'*eczéma chronique généralisé*, surtout si l'on se rappelle que l'eczéma occupe de préférence les régions mêmes que le prurigo respecte toujours (les extrémités dans le sens de la flexion, les organes génitaux, etc.). Toutefois le grattage, à force de se répéter, dans le prurigo, peut occasionner un eczéma (eczéma prurigineux), et cette complication peut rendre le diagnostic difficile ; en pareil cas, l'épaississement de la jambe, la pigmentation du tronc, peut-être aussi l'engorgement ganglionnaire, et tous les autres signes ordinaires du prurigo viendront encore en aide au diagnostic. Dans les cas douteux, on commencera par traiter l'eczéma, et l'on ne tardera pas à savoir s'il est une complication du prurigo.

Le prurigo et l'*ichthyose* se différencient suffisamment par les excoriations, qui existent constamment dans le premier et qui manquent toujours dans l'ichthyose.

Les pustules et les croûtes, les infiltrations cutanées, les excoriations nombreuses que provoquent les *poux des vêtements*, ressemblent beaucoup aux lésions du prurigo, mais il existe toujours quelques dissemblances qui facilitent le diagnostic. Les altérations produites par les poux se rencontrent presque toujours sur et entre les omoplates et les lombes, les excoriations sont pour la plupart longitudinales, enfin la peau de la jambe est souple et non épaissie.

Pour le diagnostic avec le *lichen urticatus*, voir page 162.

Les symptômes que nous venons d'assigner au prurigo font voir clairement que nous réunissons sous ce nom un ensemble de signes cliniques qui s'observent sur des points déterminés du tégument; d'où il résulte que les subdivisions du purigo admises par Alibert, Willan, Cazenave et autres auteurs plus récents (prurigo sénile, local, furfuracé ou lichénoïde, pédiculaire, de l'anus, des organes génitaux, du scrotum, formicant, latent, infantile, etc.), appartiennent en grande partie à des affections cutanées toutes différentes. C'est un service inappréciable qu'a rendu Hébra, en fournissant au diagnostic du prurigo des données précises, qui permettent aux médecins, même les plus inexpérimentés, de reconnaître immédiatement cette affection.

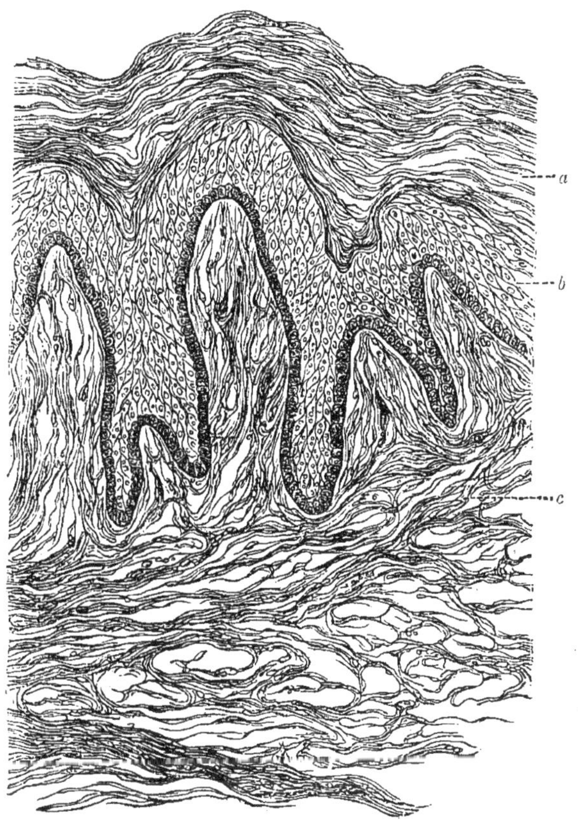

Fig. 25. — Coupe d'un lambeau de peau de la jambe affecté de prurigo.

a, épiderme; *b*, réseau de Malpighi très pigmenté; *c*, derme et papilles fortement hypertrophiées.

Anatomie. — Il résulte de mes recherches que les papules sont produites à la fois par une prolifération cellulaire circonscrite dans le corps papillaire et par une exsudation d'eléments non figurés, qui soulèvent l'épiderme. Le réseau de Malpighi et l'épiderme sont élargis, pigmentés, et l'on peut y observer un développement remarquable des cellules dentelées ou épineuses (décrites par Schrön et F. E. Schulze). Ces cellules se développent surtout dans les maladies qui s'accompagnent d'une formation excessive d'épiderme ou d'épithélium. Les papilles sont hypertrophiées, le derme est épaissi par un tissu connectif tendu, la gaîne radiculaire externe est très développée et le follicule pileux présente une dilatation claviforme. Une étude minutieuse de l'état des nerfs cutanés nous montrerait si la maladie ne dépend pas d'une altération anatomique de leur tissu.

G. Simon (1) n'a trouvé sur les papules ni exfoliation de l'épiderme, ni hypertrophie des papilles, ni altération des fibres du derme, et il pense que les papules du lichen sont constituées par une simple infiltration séreuse du tissu dermique.

C. Wedl (2) a constaté que les plus grosses papules sont souvent remplies par un liquide jaunâtre et traversées par plusieurs poils. On y voit parfois de petits points rouges, visibles à la loupe, et correspondant manifestement aux réseaux vasculaires injectés du derme ; il n'est pas rare non plus de rencontrer des papilles teintes de sang, résultat probable du grattage. Les papules plus petites ne possèdent qu'un seul poil, émergeant du centre de leur surface. Sur des coupes verticales, Wedl a pu se convaincre que la coloration produite par le sang n'appartient qu'à la partie la plus superficielle du derme, et que les couches profondes de ce tissu, ainsi que le voisinage du follicule pileux, sont, au contraire, exsangues. Les poils de duvet qui traversent les papilles prennent quelquefois une coloration foncée ; les glandes sudoripares sous-jacentes ne présentent rien d'anormal.

Hébra, en excisant des papules de prurigo, les a trouvées formées, en dehors de la couche épidermique, d'un contenu qui se composait parfois de cellules de pus et de quelques globules sanguins; pour Hébra, la papule de prurigo serait constituée par une accumulation de liquide dans les couches profondes de l'épiderme, et il ne lui paraît pas invraisemblable que les glandes sébacées ne participent au processus prurigineux.

R. H. Derby (3) a recherché les modifications anatomo-pathologiques du prurigo. Il avait trouvé que chaque papule est perforée par un poil, dont la gaîne externe montre un prolongement unique au point d'insertion de l'*arrector pili;* mais j'ai fait voir sur des préparations, en présence de Derby, que ces prolongements (que j'ai décrits le premier) (4) s'observent également, sur le follicule pileux, en des points situés au-dessus et au-dessous du redresseur du poil. Je me croirais même fondé à supposer que ces diverticules, que j'ai rencontrés aussi dans le lichen ruber et dans la peau sénile, ne sont autre chose que des plicatures du follicule pileux, distendu par l'accumulation de la masse cellulaire de la gaîne externe de la racine ; ces plis, qui pro-

(1) *Loc. cit.*
(2) *Loc. cit.*
(3) *Sitzungsb. d. kais. Akad.*, 1869.
(4) *Lehrbuch der Hautkrankheiten*, 1. *Aufl.*

viennent de l'état de ratatinement du derme, présentent à la coupe l'apparence de prolongements. Derby a constaté encore l'hypertrophie des fibres musculaires lisses. Le poil lui-même est placé plus perpendiculairement et montre de nombreuses cellules, arrondies et brillantes, autour de la racine et de la tige ; les vaisseaux sanguins du follicule, du chorion et des papilles sont distendus ; le derme est coupé de lacunes, limitées par du tissu connectif, et dans lesquelles on voit des cellules d'exsudat arrondies (fig. 26). La formation de ces locules est due à une exsudation séreuse, qui distend les espaces lymphatiques. Dans les cas invétérés, Derby a constaté des altérations semblables à celles que j'ai décrites, et dont la figure 25 donne une idée claire.

Gay (1) a observé une augmentation des cellules du réseau de Malpighi, et, en outre des altérations décrites par Derby et par moi, une distension des glandes sudoripares, une prolifération des cellules glandulaires et une dilatation des vaisseaux. Le processus du prurigo commence dans les papilles, dont les cellules se multiplient, le réseau de Malpighi n'est affecté que secondairement, et, dans ce réseau, ce sont principalement les cellules de la couche profonde qui sont le siège d'une prolifération considérable.

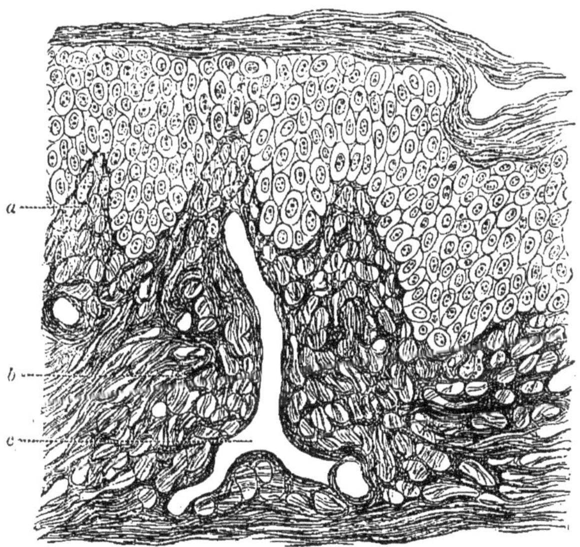

Fig. 26. — Figure empruntée à Derby.

a, papille œdémateuse d'une papule de prurigo ; *b*, lacune entre les fibres de tissu connectif *c*, vaisseau sanguin dilaté.

Étiologie. — Nous ne savons rien de précis sur l'origine de cette maladie; nous nous contenterons donc de citer des hypothèses. On l'a at-

(1) *Arch. f. Dermat. u. Syph.*, 1871, I. *Heft.*

tribuée à certains aliments, à une sécrétion défectueuse de l'urine (Brueff a observé une élimination considérable de chlorure de sodium, à la suite de prurigo), à des affections du système nerveux, à des altérations du sang, particulièrement des globules, à une augmentation dans la sécrétion du blastème qui préside à la formation et à la nutrition de l'épiderme (Hébra) : ce blastème, en excès dans la substance intercellulaire, y joue le rôle de corps étranger, et devient un agent d'irritation pour le corps papillaire sous-jacent.

Pour Cazenave, le prurigo est une hyperesthésie de la peau, qui ne s'associe qu'accidentellement avec une éruption papuleuse. Chez les enfants strumeux, le prurigo se montre assez souvent comme conséquence de l'eczéma chronique.

Baerensprung range le prurigo parmi les dermatoses, en opposition avec Cazenave, Romberg et autres, qui le regardent comme une névrose. Suivant Baerensprung, la sensibilité des nerfs cutanés peut être diminuée (anesthésie) ou augmentée (hyperesthésie). De même qu'il existe une double variété d'anesthésie (perte de la faculté de sentir le contact ou de sentir la douleur), de même il y a deux modes d'hyperesthésie : est-elle due à une affection du tronc nerveux, elle se présente sous la forme de névralgie, c'est-à-dire de douleur ; mais si elle prend naissance dans une affection de la peau, elle produit la sensation de brûlure, de déchirure, d'élancement ou de prurit. Ce phénomène semblerait dépendre de modifications dans la couche papillaire de la peau, et l'on s'expliquerait ainsi la démangeaison qui n'est ressentie que pendant la cicatrisation des plaies et des ulcères, c'est-à-dire au moment où commence la production d'une nouvelle couche papillaire. C'est encore par la même cause que le prurit a son maximum d'intensité dans les affections de la peau provenant d'une irritation externe, telles que la gale et l'eczéma; dans celles qui dépendent de causes internes, la démangeaison existe aussi quelquefois, et elle est d'autant plus grande que l'éruption est plus superficielle; ainsi, les affections phlegmoneuses et furonculeuses ne s'accompagnent point de prurit. Les démangeaisons atroces du prurigo peuvent donc être attribuées à une affection de la couche papillaire. Si la maladie était une névrose, il y aurait de la douleur, qui se localiserait sur le trajet de certains nerfs, et non de la démangeaison. Les papules apparaissent graduellement, sous forme d'éminences petites, lisses, accompagnées, non d'inflammation, mais simplement d'une sensation de chaleur à la peau. En déchirant le sommet de l'une de ces papules avec une aiguille, on peut en extraire un petit saccule, c'est-à-dire une glande sébacée hypertrophiée et remplie d'amas cellulaires. Ces papules prurigineuses ne sont donc pas des papilles enflammées, mais les glandes cutanées augmentées de volume et remplies de cellules épithéliales, au lieu de graisse ; de là, la sécheresse papyracée et la pigmentation jaunâtre de la peau, dans les cas prolongés de prurigo.

Pronostic. — Chez les adultes, le prurigo est incurable ; chez les jeunes enfants, il est généralement susceptible de guérison. Le pronostic dépend donc de l'âge du malade et de la durée de la maladie. Quiconque a eu l'occasion d'observer la fréquence plus grande du prurigo chez les enfants (aussi bien chez ceux de parents riches que chez ceux des classes pauvres) que chez les adultes (ceux-ci appartenant surtout aux classes pauvres) admettra la possibilité de la guérison chez les enfants; autrement la maladie se montrerait plus fréquemment chez les adultes des classes riches. Il est donc important d'établir le diagnostic de bonne heure, de prévenir l'entourage de la ténacité de l'affection et des résultats qu'entraînerait la négligence, et d'employer ensuite le traitement qui convient. Cette possibilité de guérir l'affection chez les enfants est confirmée par tous les médecins qui ont l'expérience des maladies de l'enfance. Dans le prurigo des adultes, le pronostic est toujours défavorable; l'affection peut être soulagée, jamais guérie.

Traitement. — Les agents médicamenteux les plus importants dans le traitement du prurigo sont : l'eau, employée soit en bains froids, douches, hydrothérapie, soit en bains tièdes ; puis, pour accélérer la guérison, les savons, les substances huileuses, le soufre, le goudron, le sublimé corrosif. Nous devons nous guider, dans le choix de ces remèdes, sur l'âge et le genre d'occupation de l'individu et sur la forme de la maladie. Pour les enfants du premier et du deuxième âge, on recommandera l'emploi quotidien des bains tièdes ; les parties affectées seront frictionnées dans le bain avec du savon vert ou bien, s'il n'existe aucune pustule, avec la teinture alcaline de savon ou le savon liquide à la glycérine, puis elles seront nettoyées, séchées et enduites d'huile. Si les enfants sont chétifs, on peut recourir aux onctions avec l'huile de foie de morue ; l'expérience a prouvé, en effet, que c'est là un excellent moyen d'améliorer la nutrition. S'agit-il d'enfants bien portants d'ailleurs, on peut appliquer une pommade composée de spermaceti et d'huile d'olive. Une fois par jour, on frictionne les parties avec ces substances, puis on enveloppe le malade dans des maillots de laine, par-dessus lesquels se met le linge ordinaire. Lorsque les pustules et les croûtes se montrent en grand nombre et que le patient peut garder le lit, « l'enveloppement dans l'huile de foie de morue » ou le « cycle de savon mou » tend à diminuer l'infiltration de la peau. La solution de Vlemingkx est une préparation qui convient à la forme sèche du prurigo (papules avec légère desquamation) ; on en frotte la peau pendant que le malade est dans un bain, et l'on applique, après le bain, une préparation de goudron. Les bains de sublimé (70 gr. dans 200 gr.

d'eau, pour un bain) sont utiles dans les cas où les pustules et les croûtes sont abondantes ; il en est de même de la pommade de Wilkinson, que l'on doit appliquer deux fois par jour, pendant dix jours, mais on ne devra prendre un bain tiède que le quinzième jour après la première application. Le simple badigeonnage de la peau avec du goudron, suivi d'un bain chaud de trois ou quatre heures (bains de goudron), est une méthode qui a donné souvent de bons résultats ; nous en dirons autant des bains alcalins (depuis 300 jusqu'à 600 grammes de carbonate de soude, pour un bain). Ces moyens permettent de soulager temporairement la maladie chez les adultes, et de la guérir chez les enfants du premier et du deuxième âge. Mais il faut avoir soin de continuer les bains encore longtemps après la guérison apparente. Dans cette maladie, comme dans le psoriasis, certaines eaux minérales, telles que celles de Baden, d'Aix-la-Chapelle, de Mehadia, de Loëche, de Kreuznach, procurent une amélioration temporaire.

Baerensprung a vu l'eau froide, en bains, en lotions et sur des compresses, apaiser les symptômes ; les bains de son et les bains de vapeur diminuent aussi l'irritation. Selon cet auteur, les moyens d'apaisement les plus efficaces consistent dans les onctions d'huile et de matières grasses. Comme médicaments spéciaux, il cite les préparations de soufre, de goudron, et le sublimé corrosif. Il a souvent guéri les cas légers de prurigo à l'aide de bains et de pommades sulfurés (par exemple, la pommade sulfurée anglaise) ; dans les cas opiniâtres, il a obtenu de bons résultats des bains de sublimé : le malade prend un bain (à 35° cent., contenant 10 gr. de sublimé), tous les deux jours, ou à des intervalles plus éloignés. On ne peut se servir dans ce cas que de baignoires de bois ; en effet, le zinc et le cuivre seraient atatqués par l'action chimique, et l'effet curatif du bain serait nul. L'auteur affirme que six bains de ce genre suffisent habituellement à guérir complètement la maladie (!!!). L'action du sel est surtout locale, car l'absorption est très légère. Nous n'avons pas constaté cette action curative. Bellencontre recommande le pétrole, combiné avec les bains alcalins, dans le traitement du prurigo (pétrole 120 grammes, huile d'amandes 125 grammes, teinture d'op. croc. 6 grammes). Lemaire, M. Kohn, Günz, Rothmund, conseillent l'usage interne de l'acide phénique ; mais cette substance, d'après mon expérience personnelle, est sans action contre le prurigo.

On réussit assez souvent à calmer la démangeaison au moyen des lotions suivantes : acide phénique 2 gr. 5 ; glycérine 25 ; eau distillée 300 ; ou bien calomel, liqueur de potasse āā 50, eau distillée 1200 ; — racine pulvérisée de veratrum album 10, eau bouillante 1200 ; laissez macérer une nuit et ajoutez : sublimé corrosif 2 gr. 5.

Chez les petits enfants et dans les cas légers, on peut se servir de savon de goudron au lieu de goudron liquide : huile de fragon 5 gr., poudre de savon 100 ; mais la mousse de savon doit rester longtemps (toute la nuit) étendue sur la peau. On peut aussi employer l'acide phénique en pommade : acide phénique 5 gr., faites dissoudre dans q. s. de glycérine ; onguent simple 150, baume du Pérou 10. Von Rothmund (1) recommande le phénate de soude contre le prurit et le prurigo ; il le donne soit à l'intérieur, soit en injections sous-cutanées (0,25 à 0,37 pour 30 gr. d'eau).

C. Dermatites. — Affections inflammatoires idiopathiques. Dermatites idiopathiques.

Nous comprenons sous cette désignation toutes les affections inflammatoires provoquées par des agents mécaniques, chimiques et calorifiques ; leurs caractères particuliers consistent dans leur mode d'origine et résident par conséquent uniquement dans l'étiologie, leur marche et leur terminaison ressemblant à celles des autres maladies inflammatoires (2).

a. Dermatite traumatique.

La Dermatite traumatique est produite mécaniquement par des chocs, coups, contusions, meurtrissures, qui déterminent l'hyperémie, l'exsudation, l'extravasation et le gonflement de la peau. Tel est l'*érythème traumatique*, qui résulte souvent de la pression ou du frottement des vêtements, de bandages, etc. Nous avons étudié déjà, dans la première classe des affections cutanées, les rougeurs de la peau, qui ne sont que transitoires ou qui disparaissent avec la cause productrice.

L'érythème traumatique siège sur des portions circonscrites de la couche papillaire et s'accompagne d'une exsudation surtout séreuse. A ce groupe appartiennent l'œdème inflammatoire, les éruptions de vésicules et de bulles superficielles dues à une pression longtemps continuée ; exemple, les ampoules qui se produisent sur les mains des rameurs, sur les pieds blessés par des chaussures étroites, ou par l'action de bandages herniaires trop serrés. Dans cette catégorie se trouvent également comprises ces affections érythémateuses chroniques qui se produisent sous l'action de frottements et de pressions prolongées (comme conséquence du genre d'occupation), par exemple aux fesses, chez les tailleurs et les cordonniers ; il en est de même pour les parties du tégument où les vêtements exercent une certaine pression, comme, par exemple, chez les femmes, la partie de la région lombo-abdominale où s'assujettissent les vêtements. L'inflammation entraîne une hyperémie et une infiltration de la peau, et elle offre de l'intérêt pour le dermatologiste en ce sens que de nombreuses formes d'efflo-

(1) Bayer, *Int.-Blatt*, 1872.

(2) J'ai ajouté, comme appendice à ce chapitre et à défaut d'une meilleure désignation, l'affection cutanée que j'ai décrite dans *Vierteljahresschr. für Dermat. und Syphil.*, 1875.

rescences (comme les pustules de la variole et de la gale) se montrent en plus grand nombre sur ces parties, qui sont aussi le siège de prédilection des acares.

Les *excoriations* font également partie des inflammations traumatiques de la peau. Ce sont des pertes de substance, produites par le grattage avec les ongles, et comprenant l'épiderme, le réseau de Malpighi ou même le chorion. En ces points, la surface apparaît humide, l'épiderme se détache en écailles, ou l'exsudat se concrète en croûtes jaunes ou noires (lorsqu'il est mélangé de sang). La forme des excoriations varie dans les différentes affections de la peau, et elle indique toujours la manière suivant laquelle le malade s'est gratté ; ainsi, par exemple, dans la gale, les excoriations sont pour la plupart petites et arrondies, correspondant aux papules, qui se montrent principalement sur la partie supérieure du corps ; dans le prurigo, les excoriations ont le diamètre d'une tête d'épingle, elles sont arrondies, d'une coloration rouge brunâtre, et correspondent aux papules détruites, qui se présentent surtout aux extrémités, dans le sens de l'extension. Les excoriations dues à la présence des pediculi vestimentorum diffèrent de caractères ; il n'y en a d'abord qu'un petit nombre, tandis que, plus tard, l'individu infesté de cette vermine depuis longtemps se gratte jusqu'au sang et donne lieu ainsi à la production de croûtes nombreuses, de forme linéaire ou arrondie, de couleur rouge brunâtre ou noire ; ces croûtes, en se détachant, laissent une perte de substance dans le chorion, remplacée plus tard par une cicatrice déprimée, pigmentée ou non, et brillante. Ces excoriations se montrent en grand nombre sur les épaules, le cou et les lombes, c'est-à-dire dans les points où les pediculi séjournent dans les plis de la chemise. A la suite d'hémorrhagies répétées, la matière colorante du sang (hématoïdine) se dépose et, en se métamorphosant graduellement en noyaux pigmentaires, produit une pigmentation brunâtre de la peau, de nuances variées.

Le traitement des excoriations consiste à éloigner, lorsqu'on le peut, la cause des démangeaisons ; en effet, une fois la cause disparue, la guérison se fait spontanément, surtout si l'on prend des bains fréquents et si l'on fait des affusions froides.

Erythème intertrigo. Par suite du contact prolongé ou de l'irritation de deux surfaces cutanées opposées, et sous l'influence d'une température élevée et de la décomposition d'excrétions, comme la sueur, l'urine, dont on n'a pas eu le soin de se débarrasser, il survient d'abord de la rougeur, puis une inflammation de la peau, avec éruption vésiculeuse ou bulleuse, parfois même des ulcères et de la gangrène, particulièrement chez les enfants chétifs. Toutes ces altérations morbides ont été comprises sous le nom d'intertrigo. Il n'est pas douteux que l'intertrigo des enfants ne demande une prédisposition spéciale, puisqu'on voit souvent des enfants pauvres rester couchés tout le jour au milieu de leurs excréments, sans présenter d'intertrigo, et souvent aussi les enfants les mieux soignés en être atteints. Comme ce sont presque toujours des sujets affaiblis par des maladies qui restent couchés, l'intertrigo se montre à la suite de troubles de nutrition ou d'une autre disposition morbide qui n'est pas encore bien connue; mais des troubles de la nutrition n'entraînent pas fatalement une plus grande fréquence de cette affection chez les enfants.

b. Dermatite par action chimique (*Dermatitis venenata*).

La *Dermatitis venenata* provient de l'action d'agents chimiques variés, qui produisent une inflammation de la peau accompagnée de rougeur, de gonflement, de formation de vésicules et de pustules, et même d'escharification. Tels sont les effets, par exemple, des acides minéraux concentrés, de la chaux, de l'arsenic, de la pâte caustique de Vienne, des vésicants (1).

(1) Naumann (*Prager Vierteljahresschrift*) a institué d'importantes recherches expérimentales sur l'action des épispastiques, dont l'emploi en médecine, et surtout en dermatologie, devient de plus en plus rare; ayant coupé le nerf sciatique sur une grenouille, il irritait, au moyen de l'électricité, d'une excitation cutanée ou d'applications d'eau chaude, la membrane interdigitale de l'extrémité que ce nerf mettait en communication avec le reste du corps. Les effets observés consistèrent en diminution du tonus vasculaire du système circulatoire général, ralentissement de la circulation et affaiblissement de l'action du cœur. Naumann obtint des résultats semblables dans des expériences sur l'homme et sur la chauve-souris ; ses recherches, contrôlées avec le sphygmographe, lui donnèrent les résultats suivants :

1° Les épispastiques agissent par action réflexe, par l'intermédiaire du système nerveux central. L'action du cœur et des vaisseaux est diminuée (les pulsations sont réduites d'un tiers environ); une irritation légère en augmente, au contraire, l'activité. L'effet des irritants appliqués sur la peau continue encore quelque temps après que l'application a cessé, c'est-à-dire que plus une irritation violente dure de temps, plus prolongés en sont les effets chez les sujets sains ; ils persistent d'une demi-heure à trois quarts d'heure après la cessation de l'irritation.

2° L'affaiblissement du pouls produit par des irritants énergiques mis en contact avec la peau est souvent à son maximum pendant, mais fréquemment aussi après l'irritation.

3° L'action sur le tégument d'irritants relativement faibles persiste également pendant un temps assez considérable après la cessation de l'irritation, mais elle est de même suivie d'une diminution dans ses effets ; cependant cette diminution survient beaucoup plus tard et à un degré bien moindre que lorsqu'on a employé un irritant puissant.

4° Comme conséquence d'une irritation considérable de la peau, l'augmentation de la température du corps, après une durée plus ou moins longue, est toujours suivie d'un abaissement de cette température, qui persiste souvent une demi-heure après la fin de l'irritation.

5° La période de chaleur a une durée variable; la température baisse souvent pendant l'irritation ; souvent cependant elle ne diminue qu'après la cessation de l'action irritante.

F. Paalzow (*Pflüger's Archiv für d. g. Physiologie*, 1871) a trouvé récemment *c.* INFLAMMATION DE LA PEAU PRODUITE PAR L'ACTION DU CALORIQUE.

Ce groupe comprend les *brûlures* et les *congélations*, produites par les degrés extrêmes de température. Dans ces affections, les phénomènes ressemblent essentiellement à ceux des formes ordinaires de dermatite; ils s'en distinguent surtout par leur localisation sur la partie directement atteinte. Les brûlures et les congélations, suivant l'intensité du processus inflammatoire, présentent des phénomènes analogues. La peau est-elle rouge, gonflée et hyperémiée, nous avons affaire au 1er degré des brûlures et des froidures; le soulèvement de l'épiderme sous forme de bulles, constitue le 2e degré; la perte de substance plus ou moins grande de la peau caractérise le 3e degré. C'est uniquement par la marche que les brûlures diffèrent des congélations; les premières sont habituellement aiguës, tandis que les autres sont chroniques.

1. BRULURE.

1er *Degré des brûlures : Dermatite érythémateuse.* — L'action d'une température dépassant 38° centigrades provoque la dilatation et par suite l'amincissement des capillaires de la peau; plus la température qui détermine ces phénomènes d'hyperémie est élevée (63° C.), plus son action se prolonge, et plus l'épiderme est mince, plus aussi les vaisseaux se dilatent, l'intumescence augmente, et plus grande est la tendance à l'exsudation.

La rougeur, accompagnée d'une sensation intense de brûlure, ressemble à celle de l'érysipèle (elle est foncée ou rosée), mais elle se limite toujours à la partie soumise à l'action d'une haute température et se sépare nettement de la peau saine environnante.

L'éloignement de la cause amène la disparition progressive de l'hyperémie, sans exfoliation dans les cas légers, avec exfoliation dans les cas plus graves. Ces lésions se produisent fréquemment sous l'action de l'eau chaude, des rayons brûlants du soleil et d'autres causes analogues.

2e *Degré de la brûlure : Dermatite bulleuse.* — L'action plus ou moins prolongée sur la peau de températures allant de 74 à 100° centigrades (eau bouillante, flamme) amène le soulèvement de l'épiderme sous forme de vésicules ou de bulles, par suite d'une exsudation séreuse plus considérable; quand l'exsudation est rapide, l'épiderme est emporté et le tissu dermique est immédiatement mis à nu. Plus l'épiderme est épais, plus lente est la formation des bulles; dans les points

que l'application de sinapismes augmente la consommation d'oxygène de l'organisme et la production d'acide carbonique, et active par conséquent les transformations moléculaires.

où l'épiderme est mince, les bulles se forment rapidement, dans l'intervalle d'une demi-heure à une heure, quelquefois au bout de 10 à 12 heures seulement; elles ne tardent pas à se rompre, ce qui atténue quelque peu la tension douloureuse; l'épiderme détaché se ratatine, et il faut généralement d'une à quatre semaines pour qu'il se reproduise.

Le contenu des bulles est limpide ou jaunâtre, ou coloré en rouge par du sang. La suppuration qui survient ensuite se prolonge encore longtemps; le renouvellement de l'épiderme s'opère souvent rapidement sous le pus desséché. La douleur varie, suivant que les rameaux nerveux des papilles se trouvent plus ou moins à découvert. Quand une brûlure du second degré est très étendue, l'organisme tout entier s'affecte sympathiquement. Une pareille brûlure ne laisse pas de cicatrices ou ne laisse que des cicatrices très minces, souples et présentant un grand nombre de petites cavités.

Biesiadecki (1) a constaté dans ces brûlures un élargissement et un allongement des papilles, une dilatation des réseaux vasculaires; de la face inférieure de l'épiderme, pendent de grêles filaments, qui sont en communication avec le derme, et qui existent en grand nombre dans les dépressions qui séparent les papilles. A la dilatation vasculaire ne tarde pas à succéder l'exsudation séreuse, qui refoule le tissu dermique aussi bien que le réseau de Malpighi. Les cellules de ce dernier sont allongées, et leur noyau cesse d'être distinct.

3° *Degré de la brûlure : dermatite escharotique* (*escharification*). — Quand la peau est soumise à l'action d'une chaleur ardente et que la température dépasse 100° centigrades, l'albumine se coagule dans les tissus et la peau, dans toute son épaisseur, se transforme en eschare. Cette escharification ou carbonisation peut comprendre l'épiderme et la partie supérieure du derme, le derme tout entier, les parties molles sous-jacentes et même les os. La condition du derme mis à nu varie suivant la profondeur à laquelle le processus destructif a pénétré, présentant une coloration d'un blanc mat, brune ou noire, et finalement une surface humide ou complètement sèche et cassante. La douleur dépend aussi de la profondeur de la lésion; elle a son maximum d'intensité dans les cas où la couche papillaire n'a été détruite qu'en partie. On ne peut toutefois juger des ravages du processus destructif qu'après la chute des eschares (Billroth). Quand la couche papillaire persiste, les papilles apparaissent comme des points rouges sur un fond blanc (réseau de Malpighi) et, dans ces cas, le développement du nouvel épiderme est plus rapide (de quinze jours à un mois); les papilles ont-elles été détruites, la partie lésée présente un aspect

(5) *Sitzungsbericht. der kais. Akad.*, *II. Abth.*, 1868.

réticulé, dû à la présence d'une aréole blanche à la base de chaque papille. Dans ce cas encore, le travail réparateur est rapide; ce n'est que dans les brûlures où la couche papillaire est entièrement détruite que la réparation se fait longtemps attendre, parce que la production

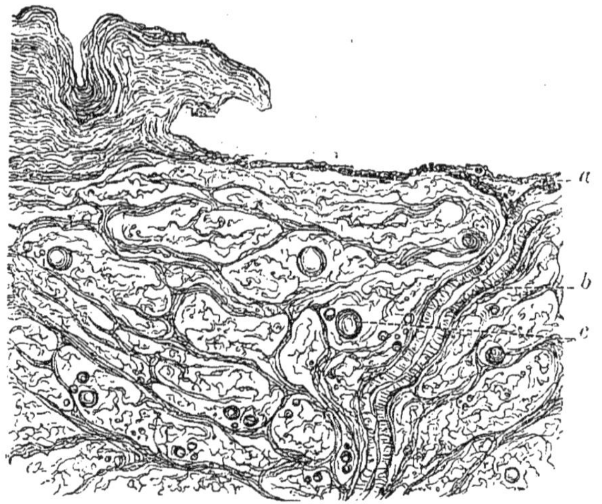

Fig. 27. — Brûlure du 3e degré. — Deux papilles.

a, épiderme carbonisé, réseau de Malpighi et papilles ; b, conduit excréteur d'une glande sudoripare ; c, graisse carbonisée et mise en liberté.

du nouvel épiderme procède lentement de la périphérie (1). L'eschare,

(1) Roser décrit quatre types de travail réparateur, suivant la profondeur de la brûlure : — 1° simple reproduction d'épiderme ; 2° granulation réticulée, avec formation rapide d'épiderme ; 3° granulation et cicatrisation procédant de la couche inférieure de la peau ; 4° granulation et cicatrisation avec rétraction cicatricielle procédant du tissu sous-cutané mis à nu. Dans le premier, le processus réparateur a lieu dans un temps court par le développement spontané d'épiderme. Dans le deuxième, les brûlures s'étendent plus profondément, formant une eschare, à la chute de laquelle on observe une surface granuleuse, qui présente un aspect réticulé particulier : — de petits points ou granulations rouges font saillie sur une surface blanchâtre ou jaunâtre épidermoïdale. Les parties plus profondes de la peau, entre les papilles, ou peut-être la gaine du poil, le follicule ou la glande sudoripare, possèdent encore des éléments épidermoides, qui forment un appareil réticulé autour des granulations séparées. Le développement du nouvel épiderme, partant des points très multipliés du réseau épidermoïdal, s'étend sur les petites granulations, si bien que le processus réparateur est comparativement rapide sur l'ensemble de la surface. Dans le troisième, le processus destructif ayant pénétré plus profondément, ces débris épidermoïdaux sont plus rares, aussi le travail de réparation est-il plus lent. Après la chute de l'eschare, les couches inférieures de la peau subissent un travail de ramollissement et de vascularisation ; les granulations en voie de formation se recouvrent d'un épiderme partant du pourtour de la blessure et qui devient plus dense lorsque la cicatrisation se fait. Dans le quatrième, la brûlure a envahi toute l'épaisseur de la peau, et le travail de cicatrisation marche beaucoup plus rapidement ; les difformités cicatricielles sont aussi beaucoup plus considérables, parce que le tissu sous-cutané est moins dense et plus disposé à se rétracter. D'autres facteurs doivent encore être pris en considération, comme, par exemple, l'inflammation des parties adjacentes, la vitalité des tissus sous-jacents, ainsi que les conditions individuelles, telles que l'empoisonnement du sang, etc.

comme l'indique la figure ci-jointe, montre des modifications variées, suivant l'intensité du processus destructif; ordinairement l'épiderme, le réseau de Malpighi et la couche papillaire sont transformés en une masse uniforme, foncée, brillante ; le chorion est ratatiné. Les glandes sébacées et les poils sont détruits, et les glandes sudoripares sont évidemment devenues plus superficielles ; les cellules graisseuses du pannicule adipeux sont vides de leur contenu, des cristaux de graisse apparaissent çà et là dans le tissu cellulaire, la graisse elle-même se trouve dispersée dans tout le chorion en petites masses granuleuses. Le trajet des vaisseaux sanguins (qui contiennent des masses brunâtres de sang carbonisé) est indiqué par des traînées rouge brunâtre (fig. 27). Enfin, la peau peut se carboniser au point de ne pouvoir être distinguée, sans le secours du microscope, d'une masse charbonneuse quelconque.

Le temps nécessaire à l'élimination de l'eschare de la brûlure dépend de son épaisseur ou de la profondeur à laquelle a pénétré la mortification. L'élimination commence constamment par la périphérie, au point même où l'on apercevait, dès les premiers jours, un liseré jaune, qui s'étend de plus en plus vers le centre et qui est toujours le siège d'une abondante suppuration ; une fois l'eschare détachée, on se trouve en présence d'une surface granuleuse, qui se répare et se transforme généralement en une cicatrice inégale, en forme de bride. D'après les observations de Billroth, la fièvre débute au deuxième ou troisième jour de ce travail et dure un temps très variable ; elle peut aussi faire complètement défaut.

Marche et pronostic. — La réparation d'une mortification étendue de la peau s'opère suivant les mêmes procédés que dans les autres plaies et ulcérations, seulement elle se fait longtemps attendre. Billroth donne à ce sujet l'explication suivante : de grandes surfaces granuleuses ne peuvent se réunir que jusqu'à un certain degré. Il existe un point précis de réunion des couches profondes du tissu de granulation, qui est des plus favorables au développement épidermique sur les bords de la plaie. Il ne faut pas que les granulations du bord cicatriciel sécrètent une grande quantité de pus, autrement le nouvel épiderme ne pourrait former sur la surface granuleuse une cuticule adhérente. Ce degré de sécrétion dépend probablement du calibre des vaisseaux, et vraisemblablement aussi le diamètre des vaisseaux se règle sur le degré de réunion du tissu de granulation. Une réunion trop forte, la présence au fond de la plaie de masses dures, calleuses, de tissu connectif, sont encore des conditions défavorables pour la cicatrisation. Si la surface de la plaie ne se recouvre pas assez rapidement de tissu cicatriciel, les granulations, en bourgeonnant, forment des masses fongueuses, la plaie reste stationnaire, les granulations mêmes se détruisent en partie;

il se produit sur la surface granuleuse un processus ulcératif, qui peut aller jusqu'à développer des ulcères à caractère atonique. Les cicatrices des brûlures sont rayonnées et, par les tiraillements qu'elles déterminent, elles peuvent occasionner des ectopies, la torsion des lèvres, l'incurvation des cartilages du nez ou des oreilles, l'adhérence du menton à la poitrine ou du bras au thorax.

Le caractère le plus important pour le pronostic des brûlures, c'est l'étendue de la surface envahie ; ainsi, des brûlures du premier degré peuvent être mortelles, quand elles s'étendent sur les deux tiers de la surface cutanée, tandis qu'elles guérissent en général très rapidement quand elles sont plus circonscrites. Dans les brûlures peu étendues du deuxième degré, on peut généralement donner un pronostic favorable ; il n'y a d'exception que pour les cas où elles occupent un espace considérable. Les brûlures du troisième degré sont toujours dangereuses lorsqu'elles sont étendues et se terminent généralement par la mort quand elles envahissent plus du tiers de la surface tégumentaire ; cependant, si de petites portions de la peau affectée ont échappé à la destruction, la marche peut être plus favorable. Le résultat fatal est dû à la perte complète des fonctions, sur de larges portions, d'un organe aussi important que la peau. Les brûlures du troisième degré déterminent immédiatement le collapsus et une stupeur assez semblable à celle que provoque l'empoisonnement par le gaz carbonique ; le pouls devient petit, la température s'abaisse. On observe assez souvent des épistaxis, des crachements et des vomissements de sang et des hématuries. Hébra a pu ouvrir la veine sans obtenir d'écoulement de sang, et la veine est parfois entièrement remplie par du sang coagulé. Dans les cas de ce genre, il survient de la dyspnée et la mort arrive dans les quarante-huit heures qui suivent l'accident. L'examen post mortem montre une congestion du cerveau, des poumons, du foie et des reins. Le patient survit-il aux effets primitifs, on peut encore espérer la guérison ; mais, au bout de deux à trois semaines, il peut encore succomber à un catarrhe intestinal, à des ulcérations du duodénum (immédiatement après le pylore — Rokitansky) ou du gros intestin, au milieu d'un appareil fébrile intense.

La pneumonie, les convulsions et les paralysies consécutives, l'abolition ou la gêne de la perspiration cutanée, la présence dans le sang de gaz vénéneux et surtout de combinaisons ammoniacales, toutes ces conditions peuvent évidemment entraîner une mort rapide. Mais il est probable que c'est l'abaissement de la température du corps qui est, de beaucoup, la cause la plus fréquente de la mort. La terminaison fatale arrive encore par ébranlement du système nerveux, par hémorrhagies intestinales ou rénales, parfois par une maladie de Bright, comme l'affirment Wilkes, Günsburg, Wertheim, par tétanos, et, à une période plus avancée, par pyohémie, par une intoxication consécutive à la carbonisation des tissus, par développement de gaz qui pénètrent dans le sang (Hebra). L'évolution favorable ou défavorable de brûlures même de peu d'étendue dépend souvent du génie épidémique.

G. Wertheim (1) a dernièrement institué toute une série d'expériences sur la brûlure, en se servant de chiens et de lapins qu'il éthérisait ou auxquels il pratiquait une injection de teinture d'opium dans la veine crurale. Voici le résultat de ses recherches : il se trouve dans le sang une grande quantité de corpuscules arrondis, qui se comportent, au point de vue optique et au point de vue chimique, comme des globules rouges du sang ; on en trouve encore de semblables, qui sont en voie de division ; enfin il y a une augmentation des globules blancs du sang. Wertheim a constaté la présence de cristaux dans les capillaires du cerveau, de la mélanine, et une maladie de Bright constante.

F. Falk (2) a publié, dans un travail fort intéressant, une série de recherches qui nous paraissent avoir une grande importance pour l'étude de la brûlure. Le phénomène le plus frappant, dans une brûlure étendue, est la chute de la température du corps, qui diminue graduellement jusqu'à la mort. Le trouble de la perspiration cutanée a peu d'importance et l'exhalation gazeuse est plutôt augmentée que diminuée. Falk a trouvé sur les tissus brûlés du carbonate d'ammoniaque ; Laskewitsch n'a donc pas fait une hypothèse si déraisonnable, en supposant que l'abaissement de la température est dû à l'entrave apportée à l'élimination de cette substance. La présence d'acides gras dans le sang contribue à la diminution de la température. Un point important est l'altération physique de la paroi vasculaire, qui s'élargit considérablement, ce qui augmente la perte de calorique. Mais, comme les vaisseaux afférents ne sont point altérés, il doit nécessairement en résulter une stase dans les vaisseaux dilatés. Cette stase est encore une cause de déperdition de chaleur. Enfin l'absence de l'épiderme favorise également cette déperdition. Ainsi les brûlés meurent par refroidissement. C'est ce qui explique l'utilité des bains chauds d'eau ou d'huile, dans une chambre bien chauffée. Billroth, dans un cas de brûlure, est parvenu, au moyen d'un bain chaud, à élever la température de 33° à 37° 2. Les corps gras agissent de la même manière, en modérant la déperdition de calorique. La mort arrive généralement par l'arrêt paralytique du cœur ; Falk n'a pas trouvé de mélanine dans le sang. Dans les brûlures profondes, la dilatation vasculaire ne joue pas un rôle aussi important que dans les brûlures superficielles ; ce qu'on observe alors, ce sont plutôt des inflammations d'organes internes (pneumonie, etc.). La formation de CO^2NH^4 n'entre guère en ligne de compte.

Falk décrit aussi des granules semblables à ceux qu'indique Wertheim ; ils pénètrent dans la circulation et paraissent avoir sur le sang une action semblable à celle qu'on observe dans les empoisonnements par l'oxyde de carbone.

(1) *Bericht d. Krankenanstalt Rudolfstiftung*, 1867.
(2) *Virch. Arch.* B. 43, 1, II.

Étiologie. — Les brûlures peuvent être produites par tous les corps qui émettent et rayonnent beaucoup de calorique, qu'ils soient solides, liquides ou gazeux : rayons solaires, feu, métaux chauds ou rougis, liquides chauds ou bouillants, poudre à canon, agents chimiques (Franz Schuh) (1). Les effets varient :

Suivant le degré de chaleur : les métaux en fusion ont une puissance destructive plus grande que les huiles bouillantes, et ces dernières en ont une plus grande que l'eau en ébullition ; suivant la durée de l'action : les effets produits par une flamme sur la peau nue sont moins graves, par exemple, que ceux des vêtements en feu, qu'il n'est pas possible d'enlever rapidement ; suivant l'étendue de cette action : des brûlures, même légères, mais très étendues, sont généralement beaucoup plus dangereuses que des brûlures intenses et peu étendues ; suivant la consistance des liquides chauds : à température égale, plus le liquide est épais, plus il a de pouvoir calorifique ; plus il reste adhérent, plus est lente l'évaporation et naturellement plus puissante est son action ; suivant l'organisation et les fonctions des parties atteintes, et suivant la constitution du sujet : s'il est jeune, délicat, très irritable, il succombera bien plus sûrement et plus vite qu'un adulte vigoureux. Les brûlures produites par la foudre laissent sur la peau des marques variées, le plus souvent linéaires ou, plus fréquemment encore, arborescentes, sous forme de traînées rouges ou d'eschares superficielles.

Traitement. — Dans les brûlures du premier degré, la simple application de l'eau froide est très utile ; dans celles du deuxième degré, il faut laisser les bulles intactes le plus longtemps possible, car le revêtement épidermique empêche l'accès de l'air, qui, par son action sur la couche papillaire mise à nu, donne lieu à la douleur ; s'il est nécessaire d'évacuer l'exsudat séreux, on peut faire une petite ponction à la base de chaque bulle. Quand le chorion est mis à nu dans une petite étendue, on se contente de le mettre à l'abri du contact de l'air au moyen de topiques, tels que le liniment composé d'égales parties d'huile d'olives et d'eau de chaux ; on peut aussi employer la pulpe de la pomme de terre, l'empois d'amidon, des pommades de beurre, cire et axonge, de la couenne de lard. On a recommandé la *glycérine* pour la période de granulation des brûlures, mais la souffrance ne se trouve soulagée ni pendant, ni après l'application de cette substance. Le *collodion* exaspère plutôt la douleur, et, quand il sèche, on observe au-dessous des granulations d'un rouge brillant ; il ne présente donc aucun avantage. Les préparations de *plomb* ont aussi été employées sans aucun résultat avantageux.

Sauvage et Serain ont conseillé le collodion et l'huile de ricin par

(1) *Allgem. med. Zeitung*, 1862.

parties égales ; on en badigeonne la peau à l'aide d'un pinceau, et on obtient ainsi un revêtement blanc, semi-transparent, qui résiste aux influences extérieures plus longtemps que tout autre pansement et s'oppose complètement à l'accès de l'air, des liquides irritants, etc. Pendant la première application, la douleur est assez grande, mais elle ne tarde pas à céder. Dans toutes les variétés de brûlures, cette méthode peut s'appliquer avec avantage (?) ; la fréquence des applications dépendra des circonstances ; le but est de recouvrir d'une couche protectrice complète et permanente les parties affectées.

Une méthode qui a de l'avenir en dermatologie, et qui est applicable aux ulcères des brûlures aussi bien qu'aux autres, c'est la greffe épidermique. Reverdin est le premier qui l'ait essayée avec succès. Elle a réussi depuis entre les mains d'autres médecins, tels que Nelson, Dobson, Pollack, Smith, Czerny, Studensky (1). On procède de la manière suivante : après avoir enlevé avec les ciseaux un lambeau de peau de la grandeur de l'ongle, on le divise en plusieurs petits fragments, que l'on applique par leur face cruentée sur les ulcères en voie de granulation, et que l'on maintient fixés au moyen de bandelettes de diachylon ou d'emplâtre phéniqué, ou de taffetas d'Angleterre. Dès le second jour, l'épiderme des petits lambeaux transplantés se détache, et l'épidermisation commence en partant de ces fragments, qui deviennent comme des centres de cicatrisation ; elle peut acquérir la dimension d'une pièce de deux francs. On peut aussi greffer des lambeaux de peau d'homme à homme ou d'homme à animal : c'est ainsi que Hofmokl a transplanté avec succès d'homme à homme un fragment de peau d'un demi-pouce carré. Ranke s'est servi avec avantage de cette méthode pour les brûlures.

Thiersch (2) a étudié attentivement au microscope la marche des phénomènes dans la greffe épidermique ; il est arrivé aux conclusions suivantes : 1° la cicatrisation s'opère, sans interposition de substance amorphe unissante, par inosculation des vaisseaux ; le sang des vaisseaux du tissu de granulation pénètre dans les vaisseaux du lambeau transplanté en passant par les espaces intercellulaires de la couche la plus superficielle du tissu granuleux; 2° les vaisseaux des fragments cicatrisés deviennent flexueux, bourgeonnent et prennent le caractère embryonnaire. Parfois la couche superficielle du lambeau greffé se cicatrise seule avec les glandes sudoripares qu'elle renferme, et c'est sans doute de ces dernières que procède la formation épidermique ultérieure.

Une bonne méthode de traitement consiste en cautérisations quotidiennes avec une solution de nitrate d'argent à parties égales ou au 50° (Billroth) : les eschares ainsi produites préviennent l'action irritante de

(1) *Centralblatt*, 1873.
(2) *Langenbeck's Archiv*. 17 B, 2 H.

l'air, et les cicatrices qui succèdent à des cautérisations répétées sont ordinairement très souples et moins disgracieuses que celles qui résultent des autres méthodes de traitement; or, pour les brûlures de la face, aussi bien que pour celles qui siègent dans le voisinage des articulations, c'est un avantage inappréciable.

Pour réprimer les granulations luxuriantes, dans ces brûlures dont la cicatrisation traîne quelquefois des mois entiers en longueur, Billroth conseille la compression au moyen de bandelettes de diachylon. Ce mode de traitement rend souvent aussi de grands services dans les rétractions cicatricielles.

Quand un membre tout entier est carbonisé, il est indiqué d'amputer le plus tôt possible.

Dans les brûlures des extrémités, l'*irrigation* est très utile; voici la manière la plus simple d'y procéder : — On pose le membre affecté sur un support de bois garni de toile cirée et dépassant le bord du lit; sur celui-ci, est placé un vase rempli d'eau tiède et muni d'un ajutage avec un robinet; quand on ouvre le robinet, un courant continu de liquide se répand sur la surface malade. Les avantages de cette méthode sont d'emporter les produits de la suppuration et de prévenir, autant qu'il est possible, la résorption purulente ; la formation du nouvel épiderme est accélérée, et l'on évite au malade la douleur causée par le renouvellement des pansements. Toutefois, le *bain continu* est beaucoup plus utile ; il se compose, dans sa forme la plus simple, d'une baignoire contenant une couverture de laine et un oreiller de crin ; le *lit d'eau* d'Hébra est préférable : c'est une baignoire pourvue d'une charpente à laquelle sont fixées des bandes transversales, pour soutenir le malade; un jeu de crémaillère permet d'élever le lit ou de le faire plonger dans le bain.

Sous l'action du bain continu, les brûlures qui ne sont pas très étendues se cicatrisent plus rapidement et avec moins de souffrance que par les autres méthodes. Les mouvements du malade sont plus faciles, l'exsudat qui se forme à la surface de la plaie n'y séjourne pas, le renouvellement du pansement est évité, enfin l'on obtient des cicatrices planes, sans avoir besoin de recourir aux cautérisations. L'eau doit être renouvelée toutes les six heures; la température du bain est maintenue entre 35° et 31° centigrades et celle de la chambre à 17° ou 18°.

Les conséquences fatales des brûlures étendues ne sont pas plus conjurées par ce traitement que par les autres. C'est une médication, comme nous le verrons bientôt, qui donne d'excellents résultats dans les affections chroniques de la peau, où on l'emploie soit seule, soit conjointement avec des agents médicamenteux (1). On peut encore re-

(1) Relativement à l'effet des bains sur la condition et le pouvoir absorbant de la peau, nous pouvons rapporter ici certaines expériences. Les recherches de Ritter

courir aux préparations de plomb, eau de Goulard, sous-acétate de plomb, onguent de céruse.

On a recommandé récemment les bains d'huile, de même que l'enveloppement de la partie dans de l'ouate. Lorsqu'on a affaire à des brûlures de la main ou du pied, il faut séparer les doigts et les orteils par des bandelettes de toile imbibées d'huile, de manière à prévenir l'adhérence des surfaces opposées. On pourrait, suivant Falk, essayer d'administrer à l'intérieur l'ergotine, qui a la propriété de diminuer le calibre des vaisseaux ; peut-être aussi la transfusion rendrait-elle des services. Dans les brûlures du troisième degré, aussitôt après la chute de l'eschare, le traitement est semblable à celui que nous venons de décrire.

2. Froidures (*Congelatio*).

Les effets du froid sur la peau, que nous désignons sous le nom de

(*Archiv d. Wissensch. Heilkunde*, 1867, 2) ont montré : 1° que, pendant le bain, la peau donne toujours passage aux gaz azote et acide carbonique, à la condition que la température ne soit pas assez basse pour entraver l'action des téguments ; aussi, grâce à leur solubilité, ces gaz pénètrent-ils directement dans l'eau du bain ; 2° la chute de l'épiderme est plutôt mécanique que vitale ; 3° il n'y a pas excrétion d'albumine : les produits réels de l'excrétion sont donc les gaz acide carbonique et azote, l'albumine, les sels et les écailles épidermiques étant des matières accidentelles ; l'absorption par la peau des substances en dissolution dans l'eau du bain est un phénomène d'endosmose ; 4° toute absorption suppose nécessairement l'imbibition de la membrane endosmotique ; 5° la puissance du double courant d'endosmose est en proportion inverse de l'épaisseur de la membrane endosmotique, par conséquent la peau ne recevrait rien du liquide du bain. L'effet avantageux du bain ne tient donc pas à l'absorption des agents médicinaux, mais à l'action exercée sur la température du corps, qui, lorsqu'elle est supérieure ou inférieure au degré normal, est rendue uniforme avec celle du bain ; c'est cette uniformité qui donne au malade le soulagement dont il bénéficie. L'eau commence par exciter les nerfs sensitifs et vaso-moteurs, produisant d'abord la contraction, puis la dilatation des capillaires cutanés (hyperémie) et l'élévation de la température ; la respiration et le pouls s'accélèrent d'abord, puis celui-ci se ralentit légèrement.

A l'égard du pouvoir absorbant de la peau, Murray Thomson (*Vierteljahrschrift f. prakt. Heilkunde*, *Prag.* 3, 1862) a fait quelques expériences intéressantes. La question de savoir si les agents médicamenteux sont absorbés par la peau plongée dans des bains d'eau chaude n'a pas encore reçu de solution définitive. Dès l'année 1787, Abernethy et Falkner firent des expériences sur ce point et conclurent en faveur de l'absorption cutanée dans ces conditions. Braconnot constata que l'urine était toujours augmentée après un bain et qu'elle avait une réaction neutre, bien qu'elle eût été auparavant acide ou alcaline. Madden observa une augmentation du poids du corps (allant jusqu'à 20 grammes) à la suite du bain, et Henri constata l'absorption de l'iodure de potassium. Homolle a trouvé qu'il y avait absorption de la soude contenue dans un bain et que l'urine, acide auparavant, devenait alcaline. Carpenter a montré que la matière colorante végétale était absorbée. Chevallier et Petit ont trouvé l'urine alcaline après un bain d'eau de Vichy. Heidler a soutenu contre Lehmann l'absorption et la présence de sels dans le sang, à la suite de l'usage des bains d'eaux minérales. Séguin, Curie et Lehmann combattent l'absorption des principes médicamenteux dans ces conditions. Durand-Fardel laisse la question irrésolue. Thomson, à la suite d'une série d'expériences bien conduites, conclut que cette action de la peau a été exagérée, que l'absorption n'a lieu que dans des cas exceptionnels.

congélation ou de froidures, varient en raison de son intensité et de sa durée (1). L'action initiale est une contraction des vaisseaux, qui, après

(1) Au sujet de l'action du froid sur les tissus organiques, des résultats intéressants ont été obtenus, grâce aux recherches de Mitchell, T.-A. Pouchet, Sampson, Ogston, Beck, Richardson, Weir, Crecchio et Wertheim.

Richardson a trouvé qu'en exposant une partie pourvue de branches nerveuses terminales à une température de 8 à 9° cent., on éprouve d'abord une sensation de froid, suivie d'un sentiment de chaleur. La peau soumise à l'action de l'éther rectifié blanchit, tandis que la partie environnante rougit; la peau blanchie reste insensible, la partie rouge cause une douleur intense de brûlure. La pâleur est due à la compression des nerfs et des vaisseaux produite par la rigidité des tissus; la rougeur tient à la distension exagérée des vaisseaux. Lorsque l'action de l'éther diminue, le sang recommence à circuler dans les tissus tout à l'heure exsangues, et la partie recouvre sa sensibilité. Ces phénomènes apparaissent à des intervalles divers chez les différents animaux. Chez ceux à sang froid (la grenouille, par exemple) l'effet est rapide — en une seconde, le membre devient blanc. La rapidité de l'action varie suivant la partie traitée, et aussi avec l'âge et la constitution de l'individu. Chez les sujets jeunes et robustes, l'hyperémie dure plus longtemps, et cependant la réaction se montre plus tôt. Quand on a affaire à des individus plus âgés ou plus faibles, l'action sur les nerfs ne tarde pas à apparaître et les tissus deviennent glacés. Les parties qui sont fréquemment en mouvement, comme les mains, résistent plus longtemps à l'action du froid que celles qui sont immobiles (le siège, par exemple).

Dans les parties soumises à une température très basse, Pouchet a trouvé les corpuscules sanguins comme ratatinés et crénelés, leurs noyaux mis souvent en liberté; aussi le dégel de la partie compromet-il l'existence, parce que ces corpuscules sanguins altérés rentrent alors dans la circulation (?). Voici le résumé des résultats obtenus par cet observateur : — Dans les parties congelées, le phénomène primitif est la contraction des vaisseaux; le passage des corpuscules du sang étant ainsi entravé, ils se corrodent, pour ainsi dire, leurs noyaux s'échappent, les yeux se cataractent. Si le processus de congélation est limité, sans s'accompagner de gangrène, et s'il ne pénètre dans la circulation qu'un petit nombre de ces corpuscules sanguins altérés, la vie du malade n'est pas exposée. La guérison est favorisée par le dégel gradué plutôt que le dégel rapide des parties.

Dans ses expériences sur les chiens et les cochons d'Inde, Crecchio a constaté un aspect trouble des corpuscules du sang. Les vaisseaux se contractent, la circulation se ralentit et les corpuscules du sang finissent par être arrêtés complètement. On n'observe qu'une légère contraction des vaisseaux plus volumineux; leur trajet devient tortueux, et ils se montrent de couleur foncée et surchargés de sang. Quand l'action du froid cesse, la circulation se rétablit dans les petits capillaires; il suffit d'une demi-heure à deux heures pour que les noyaux des globules sanguins puissent s'échapper. Comme conséquence du froid, on constate d'abord l'irritation et ensuite la paralysie des nerfs vaso-moteurs; la distension des vaisseaux en est le résultat final. L'application du courant électrique montre que l'innervation est suspendue. Crecchio refuse d'admettre l'altération des corpuscules du sang que décrit Pouchet; il n'est parvenu à la découvrir ni dans le cœur, ni dans le foie ou les poumons. Crecchio a constaté que, lorsqu'on amputait les membres congelés des grenouilles, les animaux survivaient, tandis que ceux auxquels on n'avait pas fait cette opération mouraient dans l'espace de un à huit jours; cette différence s'explique par ce fait que, dans le premier cas, l'absorption des tissus gangrénés était prévenue. Il obtint des résultats semblables dans ses opérations sur les cochons d'Inde. Les effets rapidement fatals, produits en exposant brusquement les parties congelées à une haute température, sont dus au reflux brusque et exagéré du sang sur les organes internes, — tels que le cœur, le foie, les poumons et le cerveau, qui sont déjà dans un état de congestion. Dans les cas de mort de ce genre, le trouble de l'innervation est indiqué par le prurit désagréable, le sentiment d'engourdissement, l'insensibilité ou une douleur intense, symptômes précurseurs de la gangrène. Pendant la campagne de Russie, beaucoup de soldats français mouraient avec des symptômes de catalepsie avoir duré un certain temps, est remplacée par une dilatation graduelle. On observe de grandes différences individuelles dans la disposition aux congélations.

Le premier degré de la *congélation* est caractérisé par une rougeur circonscrite de la peau accompagnée d'une exsudation séreuse et plastique ; la peau prend une coloration bleuâtre foncée, elle est gonflée, œdémateuse, elle est le siège de brûlures et de démangeaisons, la rougeur s'efface sous la pression du doigt. Cet état persiste dans certains cas : il est dû alors à une dilatation permanente des capillaires (nez et oreilles).

La résistance au froid est très variable. Des personnes bien portantes peuvent s'exposer sans inconvénient aux températures les plus basses ; d'autres subissent les effets du froid dès que le thermomètre descend à 2° ou 4° au-dessous de zéro. Ces dernières sont rarement tout à fait bien portantes (Hébra) : ce sont ou des jeunes filles chlorotiques ou des sujets anémiques et strumeux.

La tuméfaction qui constitue le premier degré des lésions produites par le froid s'appelle engelure (pernio) : elle se montre surtout dans les temps froids et humides et s'accompagne, pendant le dégel ou par le fait de la chaleur du lit, d'une démangeaison insupportable ; il y a toujours, dans les engelures, paralysie des capillaires et exsudation séreuse dans le tissu dermique ; l'inaction, l'exposition à la violence du vent en favorisent la production. Les parties le plus souvent atteintes sont les doigts, les orteils, le nez, les joues, les oreilles. La rougeur varie suivant les saisons et les variations de température. Parfois aussi la consistance de la partie affectée augmente : elle s'épaissit, se vascularise et finit par s'excorier et s'ulcérer. L'engelure bulleuse, second degré de la congélation, se forme à la suite de l'action prolongée d'une basse température et consiste dans la production de bulles à contenu sanguinolent, de la dimension d'une noix à celle d'un œuf. Quand on vient à réchauffer trop rapidement des parties engourdies par le froid, il peut survenir une violente inflammation ou même une gangrène superficielle de la peau ; il en résulte des ulcères atoniques, plus ou moins profonds, qui se caractérisent surtout par leur tendance à envahir les parties molles sous-jacentes et par la lenteur du travail de cicatrisation ; parfois même ils aboutissent à la séparation d'une ou

et d'épilepsie, et un grand nombre des survivants furent atteints d'hémiplégie. Quand la guérison a lieu, la parole et le goût restent altérés pendant quelque temps.

G. Wertheim a observé une diminution considérable de la température du tissu cellulaire sous-cutané et une augmentation de l'excrétion de l'acide carbonique. L'abaissement général de la température et la contraction permanente des vaisseaux pourraient bien être la cause la plus efficace de la mort par le froid. Dans tous les cas, l'activité fonctionnelle des nerfs et des muscles est diminuée, sinon complètement abolie.

plusieurs phalanges. Dans le troisième degré enfin, par suite de l'action prolongée d'un froid intense, la circulation s'arrête complètement, par exemple à l'extrémité du nez, aux doigts, aux orteils, au pénis; le sang se coagule ou se congèle; il se forme des bulles sanguinolentes, au-dessous desquelles la peau s'est déjà gangrenée, les os eux-mêmes se fracturent au plus léger attouchement; la partie sphacélée se sépare de la peau saine par une ligne de démarcation.

En enfonçant une épingle dans les tissus, on constate l'absence de toute sensibilité et l'on s'assure de la profondeur du processus gangréneux; l'issue de sang artériel donne les mêmes indications. L'élimination de la partie sphacélée se fait longtemps attendre. Les malades peuvent même aller et venir quelque temps sans grande difficulté. Quelquefois la pénétration de pus ou de matières septiques dans la circulation donne lieu à des symptômes de pyohémie.

Dans la campagne de 1812, la persistance et la rigueur du froid avaient produit une abolition complète de la sensibilité des membres, et il arrivait que des soldats se brûlaient les pieds, sans s'en apercevoir, aux feux des bivouacs.

Lorsqu'une grande partie du corps est gelée, le pouls devient petit, la respiration et les battements du cœur sont à peine perceptibles; les tissus imbibés de liquides se congèlent. Cet état de congélation peut durer plusieurs jours (6 jours), jusqu'à ce qu'enfin le patient succombe.

Samuel a montré qu'il survient, à la suite de congélation intense, une inflammation, qui aboutit à la gangrène. Billroth a observé que, dans les cas de brûlures graves, sans aller jusqu'à la carbonisation, les tissus se ratatinent et le sang se coagule dans les vaisseaux, si bien que le sang artériel afférent ne peut plus pénétrer dans le conduit vasculaire; sur les parties congelées, au contraire, la pénétration est encore possible, d'où il résulte que ces parties peuvent revenir à l'état normal, en admettant que le tissu soit encore en état d'employer le sang qui lui est apporté.

Traitement. — La première indication est naturellement la suppression de la cause. Dans la congélation aiguë du premier degré, on prescrira la position horizontale et la médication antiphlogistique : applications froides, applications d'eau blanche, frictions avec de la neige, etc. Quant aux engelures ou congélations chroniques, on emploie contre elles toute une légion de médicaments. L'application de bandelettes de sparadrap (emplâtre brun de litharge), ou bandage compressif de Theden, convient surtout dans la forme chronique de l'engelure : la compression fait disparaître l'œdème. Il est bon également de faire des frictions fréquentes avec des corps gras. On emploie encore divers acides végétaux ou minéraux, acide citrique, acide sulfurique, acide nitrique (5 parties de nitrate de potasse pour 200 d'eau de cannelle), l'acide pyroligneux, la créosote, le chlorure de chaux, le précipité blanc, le badigeonnage avec une solution au 50e de nitrate d'argent, la teinture d'iode, le collodion, le sel ammoniac, l'alun, le camphre, le baume opodeldoch, le pétrole ; les lotions avec l'infusion de graine de moutarde, 5 p. 200 ; différentes substances ammoniacales, comme le guano, la colle forte. Billroth recommande les pommades à l'oxyde de zinc, la teinture de cantharides. Quand il existe des bulles, on doit les ouvrir et cautériser immédiatement et énergiquement la partie sous-jacente avec la pierre infernale. — Rothe (1) a vu de bons effets du mélange suivant : acide phénique 1, iode 2, tannin 2, cérat 30. Bulkley recommande également la pommade phéniquée, 1 p. 60.

Dans les congélations du second degré, on ouvrira les bulles et on cautérisera les ulcérations avec la pierre.

Dans celles du troisième degré, on hâtera autant que possible l'élimination de l'eschare. Dans le cas de refroidissement général, on portera le malade dans une pièce chaude pour lui donner des soins, on pratiquera la respiration artificielle, on donnera des lavements d'eau chaude, on fera respirer de l'ammoniaque (Billroth). Le malade ne se rétablit souvent qu'au bout de plusieurs jours.

DERMATITE CIRCONSCRITE HERPÉTIFORME (2).

Dans la troisième édition de cet ouvrage, j'ai classé dans le groupe de l'herpès, sous le nom d'herpès chronique, la forme morbide dont il est question dans ce chapitre. A cette époque, faute d'un nombre suffisant d'observations exactes, je soutenais la justesse de cette dénomination, appliquée à une affection qui se propage à la périphérie, sous forme de cercles, par le développement de points d'un blanc mat, semblables à des vésicules, et qui a une marche chronique. Je n'avais trouvé la description de cette maladie dans aucun ouvrage de médecine, et je n'avais vu de cas analogue ni à la clinique dermatologique de Vienne, ni dans les autres hôpitaux de l'Autriche ou de l'étranger : je pensai qu'elle méritait une description détaillée, sachant bien que le nom seul ne suffisait pas pour faire connaître la nature de cette affection rare.

Peu de temps après la publication de mon livre, je lisais dans le *Traité des maladies de peau* d'Hébra (2e édition, p. 311) : « La nouvelle forme d'herpès établie par Neumann ne me donne pas l'impression d'un herpès, mais celle d'un lichen rouge dont l'éruption se ferait par groupes. »

Je ferai remarquer que le peu de fondement de la supposition d'Hébra ne tarda pas à être reconnu, grâce à l'observation d'un malade de sa clinique dont nous parlerons plus loin ; Hébra lui-même, malgré sa rare expérience, dut convenir qu'il restait indécis sur la nature de cette affection. Mes études ultérieures sur cette maladie énigmatique m'ont amené à penser que je pourrais en donner aujourd'hui une notion un peu plus positive ; je n'attache d'ailleurs aucune importance particulière au nom d'herpès chronique que

(1) *Die Carbolsäure in der Medicin*. Berlin, 1875.
(2) *Vierteljahrschr. f. Derm. u. Syphil.*, 1875.

j'avais choisi, et j'y renonce d'autant plus volontiers que certains phénomènes, et surtout la marche chronique de la maladie, ne permettent pas de la ranger dans le groupe de l'herpès : voilà pourquoi je proposerais la dénomination de dermatite circonscrite herpétiforme.

La maladie se manifeste sous la forme d'efflorescences du volume d'un grain de chènevis, de couleur rouge pâle et d'un blanc bleuâtre au centre ; de ces efflorescences, la rougeur et l'infiltration s'étendent peu à peu vers la périphérie, de telle sorte qu'il faut à l'éruption plusieurs mois pour acquérir la dimension d'une pièce de cinquante centimes. On aperçoit, sur les petites efflorescences comme sur les plus volumineuses, des points bleuâtres, qui deviennent à la longue d'un blanc pâle. Le diamètre des efflorescences augmente jusqu'à égaler celui d'une pièce de cinq francs, et c'est surtout à leur périphérie que les points en question sont les plus manifestes, tandis que la partie centrale est d'un rouge plus uniforme. Lorsqu'on soulève un pli de la peau ainsi atteinte, on constate qu'elle est beaucoup plus épaisse que le tégument normal environnant. Parmi les efflorescences, les unes sont solitaires, les autres confluentes ; quelquefois plusieurs se touchent par leurs bords, de manière à former des infiltrations tantôt discoïdes, tantôt annulaires, s'étendant vers la périphérie, et dont le centre présente encore des points blancs ou se montre déjà d'un rouge plus uniforme et recouvert de squames. Ces points blancs ont la plus grande ressemblance avec les vésicules de l'eczéma de la paume de la main et de la plante du pied, avant que l'épiderme ait été soulevé ou rompu par l'exsudat. La quantité des squames augmente à mesure que la maladie se prolonge ; on trouve sur certains points des couches d'écailles et de plaques brunes, dures, serrées et entassées les unes sur les autres, fortement adhérentes : elles sont en contact intime et profond avec les parties sous-jacentes, qui, après leur enlèvement, apparaissent excoriées et épaissies. Sur d'autres points du corps, la quantité des squames et le degré d'infiltration n'atteignent jamais ces proportions. Quand la maladie a plusieurs mois de durée, l'infiltration diminue, et il reste, après sa disparition, une tache pigmentaire brun foncé ou des points déprimés qui ont la même coloration. Cette affection se prolonge parfois des années et gagne en étendue par suite de nouvelles éruptions : les anciennes prennent alors spontanément une marche rétrograde, et l'on voit la peau épaissie devenir graduellement plus mince, les squames se détacher en laissant une surface molle et pigmentée, non cicatricielle, et le prurit, qui est très intense dans cette affection, disparaître complètement.

Anatomie. — Les altérations histologiques portent principalement sur la partie supérieure du derme ; la partie inférieure, à l'exception des glandes sudoripares et de leur entourage, présente peu de modifications; les follicules pileux et les glandes sébacées sont également intacts.

Quant à l'épiderme, on le trouve augmenté de volume en même temps qu'altéré dans ses éléments. Le nombre des cellules cornées s'est accru, aussi bien que celui des cellules du réseau de Malpighi, et la couche ainsi formée est considérable. Ces dernières cellules sont devenues elles-mêmes granu-

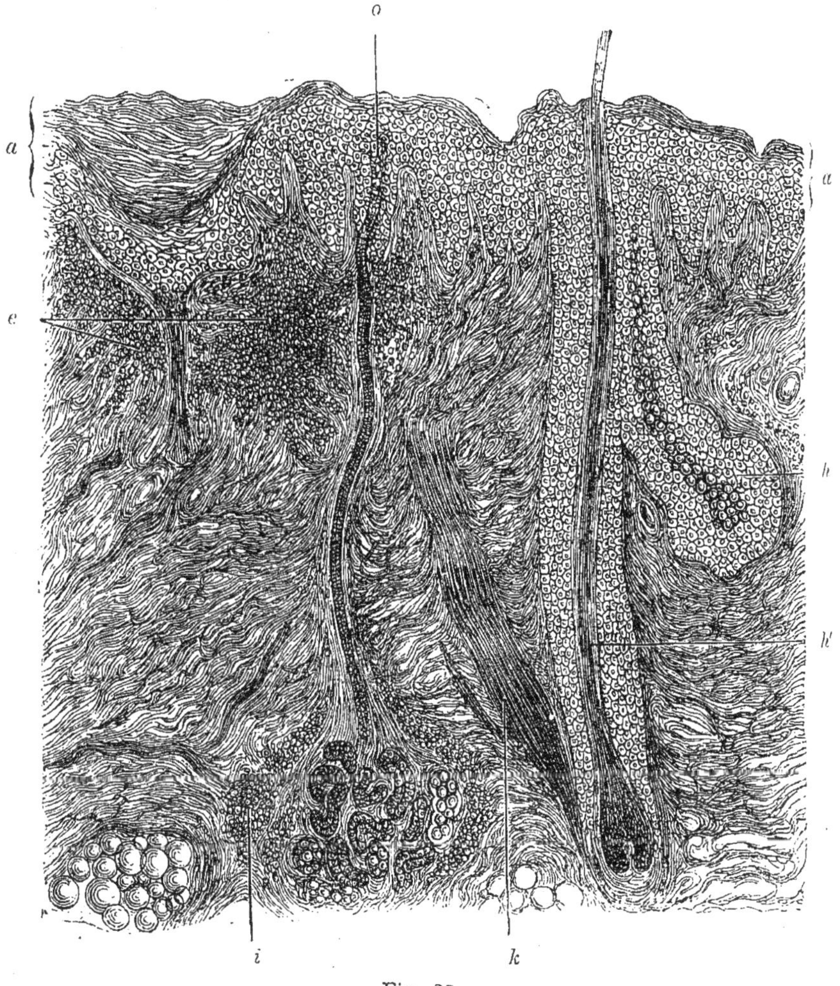

Fig. 28.

a, épiderme et réseau de Malpighi; *e*, proliférations dans le derme; *h*, glandes sébacées normales; *h'*, follicule pileux normal; *i*, prolifération autour des glandes sudoripares; *k*, arrector pili hypertrophié; *o*, pigment dans le conduit excréteur d'une glande sudoripare.

leuses, principalement autour de leur noyau, et elles sont troubles et gonflées; ce sont, pour la plupart, des cellules épineuses, comme dans presque toutes les affections cutanées qui s'accompagnent de formation excessive d'éléments épidermiques. Le volume des papilles a augmenté en largeur et plus encore en longueur; elles sont tantôt coniques, tantôt effilées et plusieurs fois ramifiées; leur tissu présente des proliférations granuleuses, disposées en réseaux. Les anses vasculaires sont élargies, leur adventice est le siège de proliférations et se contourne plusieurs fois dans le corps même de la papille; les proliférations sont plus nombreuses encore au-dessous des papilles, sur les vaisseaux, qui sont considérablement dilatés. Dans le tissu dermique, mais seulement à la partie supérieure, elles sont disposées en îlots et en cordons plus étendus, et aussi en réseaux.

Les follicules pileux et les follicules sébacés sont normaux; les muscles lisses sont hypertrophiés. Les altérations que présentent les glandes sudoripares et leur entourage, ainsi que leurs conduits excréteurs, sont intéressantes et n'ont jusqu'ici été observées sous cette forme dans aucune autre affection cutanée; elles portent sur leur paroi aussi bien que sur leur contenu. Comme nous l'avons déjà dit, en parlant des signes cliniques, on observe sur les efflorescences des points circonscrits d'un blanc pâle, et, quand on enlève les efflorescences en les grattant avec une spatule, on retrouve encore ces points, autrement colorés, mais toujours nettement circonscrits, sur le derme mis à nu. L'examen microscopique montre avec évidence que ces points circonscrits correspondent aux conduits des glandes sudoripares. Dans les cas récents, les parois de ces glandes, de leurs conduits excréteurs et des canaux glandulaires sont élargies, par suite de l'augmentation du contenu cellulaire, du gonflement des parois et même de la prolifération granuleuse, qui se font autour des glomérules des glandes sudoripares et aussi sur le trajet des conduits glandulaires. Les cellules qui tapissent l'intérieur des conduits excréteurs sont plus abondantes et sont devenues troubles; on trouve dans les glomérules glandulaires de nombreuses cellules colloïdes, rondes, opaques, réfractant fortement la lumière, tandis que, dans les périodes déjà avancées de la maladie, le conduit de la glande sudoripare est rempli de cellules cornées et contient, dans sa partie inférieure, des cellules pigmentées, d'un brun foncé.

Ajoutons que, dans les périodes plus avancées de la maladie, on rencontre en abondance des cellules pigmentées ainsi que du pigment granuleux, variant du brun de rouille au noir, dans la partie supérieure du tissu dermique, dans les papilles, dans la membrane adventice des vaisseaux.

Il résulte de ces caractères anatomiques que la maladie en question se présente comme une inflammation circonscrite, siégeant principalement dans la partie supérieure du derme et dans le corps papillaire, et à laquelle participe à un degré remarquable l'appareil glandulaire sudoripare. Les proliférations qu'on observe dans ces glandes et leur augmentation de volume s'étendent jusqu'aux conduits excréteurs, s'il est permis d'en juger par les altérations de leur contenu cellulaire. Ces conditions anatomiques sont analogues à celles qu'on rencontre dans les maladies de la peau où les autres follicules, follicules pileux et glandes sébacées, sont le point de départ ordinaire des néoplasies, par exemple dans le lupus érythématode, comme Hébra le premier l'a montré d'après les signes cliniques, et moi-même par l'observation microscopique. Les proliférations du tissu dermique ne seraient qu'un phénomène postérieur, et par conséquent secondaire.

Cette affection ressemble au psoriasis vulgaire par la forme des efflorescences et par l'accumulation excessive des squames; mais la présence des points blancs périphériques, l'adhérence solide des squames et, quand elles sont enlevées, l'aspect du derme, qui ne montre aucune surface saignante, de plus la distribution des efflorescences, qui n'a rien de fixe, contrairement à celle du psoriasis, l'intensité du prurit et enfin la pigmentation si foncée qui persiste après la guérison complète, tous ces caractères permettent d'exclure le psoriasis vulgaire. — La maladie dont il est question se distingue de l'herpès tonsurant par l'infiltration centrale, par la longue durée et par l'absence de spores de champignon.

On ne pourrait la confondre avec le lichen rouge qu'à la première période de son développement, au moment où l'on observe de petites papules isolées. Mais la coloration opaque, l'absence des squames au début de la maladie, l'éruption papuleuse indépendante des follicules pileux, sont des signes caractéristiques; on sait, en effet, que le lichen rouge a toujours son point de départ dans ces follicules, ce qui le fait ressembler à la chair de poule. L'éruption, en progressant, n'offre plus aucune analogie avec le lichen, ni dans sa disposition, ni dans sa marche : le lichen s'étend en largeur, en formant toujours de nouvelles papules, qui se groupent à côté les unes des autres, tandis que, dans l'affection dont nous parlons, les efflorescences, une fois développées, s'étendent périphériquement, comme dans le psoriasis. — De plus, dans aucun des cas qui avaient envahi toute la surface cutanée, je n'ai observé d'altération morbide des ongles, symptôme qui ne manque jamais dans le lichen rouge intense; enfin, je n'ai pas vu de partie du tégument un peu étendue devenir rude et cassante à la suite de la maladie, et celle-ci disparaissait par un simple traitement local, sans emploi de l'arsenic.

Nous avons donc affaire ici à une affection sui generis, qui se développe avec des symptômes locaux déterminés, sans jamais amener de troubles généraux, suit une marche chronique, se résout spontanément après une longue durée, n'aboutit jamais à la suppuration, malgré l'épaississement considérable de la peau qu'elle produit, et laisse constamment à sa suite une pigmentation très foncée, mais point de cicatrices. Ce fait, qu'Hébra lui-même ne l'a rencontrée qu'une seule fois, montre assez combien elle doit être rare; quant à moi, j'ai été assez favorisé pour en observer 9 cas. Un autre trait saillant de cette maladie, c'est la faiblesse de l'excrétion sudorale, qui, dans deux cas surtout (observations 1 et 2), avait frappé les malades eux-mêmes. Pour ce qui est de l'âge, du sexe et des autres circonstances étiologiques, le nombre des observations est évidemment trop faible pour qu'on en puisse rien conclure de positif. Sur nos 9 malades, 8 appartenaient au sexe masculin ; le plus âgé avait 57 ans, le plus jeune 22. Ils avaient, d'ailleurs, une bonne santé générale; un seul avait un catarrhe chronique de l'estomac. Je n'ai jusqu'à présent observé de récidive chez aucun de mes malades. Je n'ai pas constaté non plus qu'ils aient beaucoup perdu de leurs cheveux.

Le siège le plus fréquent de la maladie paraît être la peau du dos et des extrémités ; je n'ai pas vu encore l'éruption occuper les téguments du cou ni de la face, ni le cuir chevelu.

En ce qui concerne le traitement, je dois dire que les applications locales ont suffi, dans tous les cas, à faire disparaître complètement la maladie. Quand l'éruption était disséminée, je me contentais de frictions avec la teinture alcaline de savon, suivies de badigeonnages au goudron.

Dans les cas intenses, j'ai dû recourir plusieurs fois aux frictions de savon noir et aux bains de goudron ; ce traitement amenait également la guérison complète, mais seulement au bout de plusieurs mois.

Ve CLASSE.

HÉMORRHAGIES, ÉPANCHEMENTS SANGUINS CUTANÉS.

Les épanchements sanguins dans le tissu cutané peuvent se produire de deux manières, par rupture des vaisseaux (extravasation) ou par issue des globules rouges sans rupture vasculaire (diapédèse). Le sang s'écoule librement, si la couche cornée fait défaut ; quand il s'accumule en grande quantité, il se forme des bulles, où il se coagule très rapidement ; quand l'épanchement est médiocre, ce sont des papules fermes, dures, ou des taches et des points. Le plus souvent les hémorrhagies se font dans les parties supérieures du derme, dans les annexes de la peau, et plus souvent encore autour de ces parties, plus rarement dans la profondeur du chorion. La tache hémorrhagique apparaît sur la peau comme une rougeur, dont la nuance varie, et qui ne s'efface pas sous la pression du doigt. On distingue les épanchements d'après les diverses formes des taches. 1° Les pétéchies sont des taches petites, punctiformes, ressemblant à des piqûres de puce, de la dimension d'un grain de millet à celle de l'ongle ; elles ne dépassent pas le niveau de la peau environnante, et leur contour est irrégulier. Dans les pétéchies, le sang pénètre assez souvent toute l'épaisseur du derme ; souvent aussi les taches sont traversées par un poil ou bien entourent les orifices de glandes sudoripares. 2° Les vibices sont de longues rayures, simples ou arborescentes, de nature hémorrhagique. 3° Les ecchymoses sont des taches plus considérables, du diamètre d'une pièce de cinq francs à celui de la paume de la main, rouges et irrégulières. 4° Les bosses sanguines (ecchymoses). Par suite de l'altération de la matière colorante du sang, toutes ces taches passent encore par les colorations les plus variées, suivant la durée de leur existence.

La plupart des formes de purpura sont dues incontestablement à des extravasations, c'est-à-dire à des épanchements se produisant toujours avec rupture préalable de la paroi vasculaire. Cette rupture peut être déterminée par une altération morbide ou même par une délicatesse exagérée des tuniques vasculaires; enfin certaines conditions pathologiques du sang (sa dissolution) doivent agir également comme causes prédisposantes des hémorrhagies, par exemple dans le purpura varioleux. Le rôle du système nerveux dans la production des hémorrhagies est aussi très important, les expériences le démontrent et l'observation clinique et l'observation anatomique l'établissent encore plus sûrement (1).

Le second mode d'épanchement sanguin, par diapédèse, qui avait déjà été admis par d'anciens observateurs, et même de nos jours (Velpeau), a été démontré par S. Stricker. C'est lui qui a observé au microscope, sur la membrane clignotante de la grenouille vivante, comment les corpuscules rouges du sang s'enfoncent d'abord dans la paroi capillaire, apparaissent peu à peu à l'extérieur de cette paroi, où ils sont comme étranglés par un mince collet, et finissent par se dégager complètement de la tunique vasculaire. Prussak a produit en grand nombre ces mêmes phénomènes de diapédèse sur des grenouilles et sur des lapins, en leur injectant sous la peau une solution de sel de cuisine : il se fait des hémorrhagies, parce que les tissus qui environnent les capillaires n'opposent plus de résistance.

C'est seulement dans un petit nombre de cas que les hémorrhagies sont occasionnées par des maladies spécifiques, comme le scorbut; elles peuvent compliquer les processus inflammatoires de toute espèce; enfin il existe, sous diverses formes, des inflammations qui sont hémorrhagiques par elles-mêmes : la rougeole, par exemple, la scarlatine et la variole, les vésicules d'herpès, les bulles de pemphigus, les papules de lichen, les pustules d'ecthyma, peuvent se compliquer d'hémorrhagies, l'exsudation séreuse ou purulente se mélangeant de sang.

Les différentes maladies qui se montrent sous forme d'hémorrhagies cutanées et qu'on désigne sous le nom de purpura, sont les suivantes.

Le *purpura traumatique* comprend tous les épanchements sanguins de cause mécanique, par suite de chocs, de coups, etc. La peau, qui est le siège de douleurs intenses, devient d'abord bleu foncé, violette, puis rouge brun, puis verdâtre, puis jaune, et c'est alors seulement

(1) Voir mon Traité de la variole.

que l'extravasat disparaît complètement ; l'infiltration est dure dès le début, surtout sur la limite de la bosse sanguine. Les parties saillantes du corps, et principalement celles où les os sont situés superficiellement, sont les plus exposées à cet accident. Les épanchements sont habituellement nettement circonscrits, et leur étendue correspond à celle des objets qui les ont occasionnés. Quand ils sont considérables, on leur donne le nom d'ecchymoses. Le sang épanché subit divers changements de coloration. Dans des cas exceptionnels, il se forme du pus, et le mélange de pus et de sang qui se produit alors constitue ce qu'on appelle l'abcès hémorrhagique. C'est ici le lieu de mentionner le purpura provoqué par les piqûres de puces, sous la forme de pétéchies. Dans cette variété, on voit toujours, autour du point central d'un rouge foncé, une rougeur érythémateuse périphérique, qui d'ailleurs ne tarde pas à s'effacer : on la désigne sous le nom de *purpura pulicosa*.

Le *purpura simple* apparaît, tantôt spontanément, chez des sujets très bien portants, tantôt à la suite de l'usage de certains médicaments, comme le baume de copahu, par exemple; l'éruption, accompagnée ou non de fièvre, consiste en taches hémorrhagiques punctiformes, ou du diamètre d'un pois, d'une pièce de cinquante centimes, ou même plus considérables, qui se montrent sur divers points du corps, avec ou sans troubles généraux, et qui s'effacent d'ordinaire dans l'espace de quelques jours; souvent aussi l'entourage de ces taches est le siège d'extravasations, qui affectent principalement la forme ponctuée et striée, et se colore des teintes les plus variées, rouges, jaunes ou verdâtres. Une éruption d'urticaire se mêle parfois à celle du purpura : l'affection prend alors le nom de *purpura urticans* (Willan) ; elle est des plus pénibles, à cause du prurit intense qui l'accompagne; elle est souvent causée par des catarrhes chroniques de l'estomac. On voit aussi quelquefois se former des plaques de couleur foncée, qui ne provoquent aucune démangeaison et qui disparaissent après une courte durée.

Dans le *purpura papuleux* (Hébra) ou lichen lividus de Willan, l'épiderme est encore soulevé par un exsudat hémorrhagique et forme des papules dures, de couleur rouge foncé, qui siègent presque toujours aux extrémités inférieures, surtout à la face dorsale du pied. Il affecte le plus souvent des sujets scrofuleux, cachectiques, particulièrement ceux qui sont déjà atteints de lichen scrofuleux. L'extravasation est ici nettement circonscrite et probablement limitée aux follicules pileux.

Dans le *purpura rhumatismal* (peliosis rheumatica de Schönlein), la maladie s'annonce par des douleurs articulaires, principalement dans l'articulation du genou, par de l'abattement, de l'inappétence, de l'embarras gastrique. Au bout de 2 ou 3 jours, d'abord aux membres inférieurs, puis aux membres supérieurs, puis sur les parois de l'abdomen et de la poitrine, se montrent des papules et des taches d'un rouge pâle ou foncé, ou même noires, qui pâlissent peu à peu et finissent par disparaître, après avoir présenté des teintes diverses, vertes, jaunes, brunes ; parfois, mais c'est l'exception, ces taches sont groupées et disposées en cercles. Il se produit autour des genoux un gonflement œdémateux, et, comme il existe en même temps de la douleur, la maladie pourrait être facilement prise au début pour un rhumatisme articulaire. L'urine est quelquefois albumineuse. La durée de la maladie varie entre 15 jours et plusieurs mois; dans beaucoup de cas, elle récidive en quelques heures, par le seul fait d'abandonner la position horizontale. C'est entre 4 et 6 ans, ainsi qu'entre 12 et 20 ans, qu'elle est la plus fréquente. Elle a un caractère périodique, c'est-à-dire que, lorsqu'elle s'est montrée une fois, elle revient au printemps et à l'automne.

En même temps que cette forme de purpura, il n'est pas rare d'observer des cas endémiques d'érythème papuleux, gyraté ou ortié et des cas d'herpès, si bien qu'il semblerait que toutes ces affections dépendent de causes semblables, inconnues jusqu'à présent.

Le *purpura hémorrhagique* ou maladie tachetée de Werlhoff (1735) se manifeste après plusieurs jours de malaise, de céphalalgie et d'abattement, ou bien aussi sans être précédé de prodromes particuliers. Il se développe des pétéchies punctiformes, de la dimension d'une tête d'épingle à celle d'une pièce de cinquante centimes, de couleur rouge clair ou rouge foncé, qui couvrent ordinairement toute la surface de la peau, en même temps que se montre une affection de la muqueuse buccale (joues, voûte et voile du palais), de la muqueuse gingivale et de la pituitaire. Ces pétéchies sont surtout nombreuses sur les extrémités inférieures. On observe également des hémorrhagies dans les organes internes (intestins, reins, vessie, poumons). L'étiologie est la même que celle du scorbut : pour certains auteurs, la maladie de Werlhoff représente la forme aiguë de cette affection; pour d'autres, elle est tout à fait indépendante du scorbut (1).

La maladie marche quelquefois rapidement à une terminaison fatale; mais, dans la plupart des cas, la guérison a lieu. On ne sait que peu de chose sur la véritable cause originelle de cette affection. Stroganow (2) a trouvé la tunique interne de l'aorte infiltrée de corpuscules sanguins, qui ont passé du canal de l'artère dans cette membrane ; on y rencontre également les produits de la métamorphose régressive granulo-graisseuse (3).

(1) Vignancourt, *Maladie de Werlhoff*. Paris, 1869.
(2) *Virch. Arch.* XIII, 3, 4, H.
(3) Le type morbide établi par Werlhoff peut se résumer ainsi, en n'énonçant que

Sous le nom de *purpura fébrile,* Willan décrit une maladie qui s'accompagne de fièvre intense et d'hémorrhagie, et qui se termine par la mort : elle est vraisemblablement identique à notre purpura varioleux.

Les *ulcères scorbutiques* s'observent généralement aux membres inférieurs, aux gencives et au palais, mais ils se montrent aussi sur d'autres parties du corps. Ils naissent directement d'épanchements sanguins sous-cutanés, sous l'influence d'une dyscrasie. Ces ulcères, caracterisés par des granulations bleuâtres, mollasses, sont entourés d'une aréole foncée, d'un rouge livide. Ils sécrètent un pus clair, séreux, mélangé de sang ; leurs bords sont mous, infiltrés de sang ou de sérosité. L'ulcère scorbutique envahit rapidement les tissus environnants et détermine facilement la carie des os. Le travail de réparation marche d'une manière uniforme à partir du pourtour de l'ulcère, et la cicatrice qui en résulte est mince, d'un rouge bleuâtre et brillante.

Une autre variété de purpura qui mérite une mention spéciale, ce sont les extravasations sanguines qu'on observe chez les personnes âgées, principalement aux jambes : c'est le *purpura sénile* de Willan.

La production d'hémorrhagies est favorisée par les hyperémies chroniques, par exemple aux extrémités inférieures, par la station prolongée et par la marche.

Les troubles de la circulation veineuse favorisent aussi, en général, les hémorrhagies ; on sait qu'elles sont très fréquentes dans les lésions valvulaires du cœur, dans les cas de persistance de l'ouverture de la cloison cardiaque ou du trou de Botal. La coloration bleuâtre de la

les données caractéristiques : pas de fièvre, pas de malaises prodromiques de quelque valeur, pas de maladie concomitante portant un nom. L'affection débute par une hémorrhagie plus ou moins intense, rarement énorme, le plus ordinairement gingivale, quelquefois par une épistaxis, jamais par une hémoptysie, une hématémèse ou toute autre hémorrhagie splanchnique.

Dès le lendemain, le surlendemain au plus tard, éruption pétéchiale, plus ou moins confluente, occupant les membres inférieurs d'abord, pouvant s'étendre jusqu'au tronc et aux membres supérieurs, ne siégeant jamais à la face. Ces macules sont ponctuées, indolentes et ne blanchissent pas sous la pression du doigt.

Un jour plus tard, apparition possible de taches plus larges, de sugillations, de plaques ecchymotiques, d'étendue variable, occupant les membres inférieurs, se retrouvant parfois sur la membrane muqueuse de la bouche. Les hémorrhagies ou les suintements sanguins continuent avec une abondance variable, et, suivant qu'ils sont plus ou moins copieux, rejet de matières noirâtres par les selles ou les vomissements, faiblesse, léger mouvement fébrile, diminution de l'appétit; tout au plus courbature, sans douleur vraie des membres.

Amélioration à marche rapide dès qu'elle se déclare, guérison du huitième au neuvième jour ; pas de convalescence, pas de conséquences fâcheuses.

Les enfants et les adolescents sont plus sujets que les adultes à cette affection hémorrhagique, remarquable par sa soudaineté, sa courte durée et sa tendance à la curation sous l'influence de quelques remèdes acides et amers [*Étude rétrospective sur la maladie de Werlhoff*, par le Dr Lasègue (*Arch. gén. de méd.*, mai 1877).]

(*Note des traducteurs.*)

peau (maladie bleue des anciens) est l'indice de stases veineuses, et, en pareil cas, des exsudats inflammatoires peuvent très facilement devenir hémorrhagiques. Des stases passagères et des hémorrhagies cutanées se produisent aussi dans la grossesse, pendant l'accouchement et dans la coqueluche.

Les *sueurs sanglantes*, ou hémorrhagies capillaires dans les glandes sudoripares, s'observent rarement. C'est dans les régions où l'épiderme est très mince qu'elles se produisent le plus facilement : par exemple, à la racine et sur les côtés des ongles, au cou, aux bords des narines, à la face interne des cuisses, au bras. Le sang suinte en goutelettes pendant plusieurs heures, et ce phénomène se renouvelle à intervalles variables. La prédisposition à cette affection peut persister des années et même toute la vie (hémophilie). Elle se montre de préférence dans l'enfance et à la période de la puberté. Comme causes occasionnelles, nous mentionnerons l'action d'une forte chaleur, une grande fatigue musculaire ; enfin, ces sueurs sanglantes peuvent être supplémentaires de la menstruation.

ANATOMIE.

Il ressort de l'exposé ci-dessus que les hémorrhagies s'observent dans les différentes couches du tissu cutané. Les corpuscules du sang se rencontrent directement sous l'épiderme, plus fréquemment dans le tissu dermique (ex., le purpura simple), plus fréquemment encore autour du follicule pileux (purpura papuleux, péliose rhumatismale, maladie tachetée de Werlhoff), enfin près des conduits excréteurs des glandes sudoripares et, dans la fièvre puerpérale en particulier, à la périphérie des sudamina. Dans le purpura traumatique, c'est surtout le tissu cellulaire sous-cutané qui est refoulé par les épanchements sanguins.

L'hématine du sang extravasé subit (d'après Virchow) divers changements de coloration. Tantôt elle reste dans les globules, sous la forme de granulations plus ou moins volumineuses, qui se groupent en configurations variées et forment sur la peau une tache sombre, qui lui donne une couleur rouge brun ; tantôt l'hématine se transforme en cristaux d'hématoïdine, qui communiquent à la peau des teintes variées; d'autres fois, résorbée ou entraînée au dehors, elle abandonne les corpuscules sanguins, qui dès lors se ratatinent et finissent par disparaître ; enfin, la matière colorante du sang, séparée des autres éléments, peut encore s'amasser en granulations pigmentaires de nuances diverses, isolées ou agglomérées.

Th. Langhans (1) a montré que la résorption du sang épanché dans

(1) Virch. *Arch.* B. 49.

le tissu cutané se fait de la manière suivante. Le coagulum, par suite de la perte du sérum, diminue d'abord de volume et augmente de consistance ; sa fibrine disparaît peu à peu par simple dissolution, et les globules rouges qu'elle tenait emprisonnés restent fixés dans les membranes de tissu conjonctif qui se trouvent autour du coagulum. Les globules blancs viennent s'accumuler dans la plus grande partie de ce coagulum et disparaissent peu à peu. A la périphérie, se forme une accumulation de cellules contractiles, que s'assimilent les globules rouges qui viennent en contact avec elles. Les corpuscules rouges emprisonnés se transforment en pigment ; celui-ci est d'abord discoïde et sphérique, puis il se réduit en granulations fines ou grosses, pour aboutir enfin à une simple infiltration diffuse et de couleur claire de la cellule qui l'emprisonne ; c'est son dernier état avant sa disparition complète. Beaucoup de cellules subissent aussi la dégénérescence graisseuse et rendent la liberté au pigment qu'elles contenaient. Dans des extravasats qu'il a observés sur un pigeon, Langhans a trouvé de très bonne heure (le 2e jour) une matière colorante verte à la surface, et des cristaux d'hématoïdine à l'intérieur du coagulum.

E. Wagner (1) a constaté les altérations suivantes dans les pétéchies du scorbut. L'épanchement se ramifiait irrégulièrement dans le tissu lâche qui existe entre les faisceaux du tissu connectif dense de la couche supérieure du chorion, à une distance de $0^{mm},07$ à peine du réseau de Malpighi ; rarement ce dernier était le siège primitif de l'hémorrhagie. Il était rare, ou c'était seulement par places, que l'épanchement fût constitué par des globules rouges encore inaltérés ; il ne consistait guère qu'en une masse moléculaire, avec des granulations graisseuses disséminées et par-ci, par-là, de petites granulations pigmentaires, d'un rouge brillant. Les éléments épithéliaux de la peau, des glandes, des follicules pileux, étaient dans leur état normal sur la plupart des points. L'épiderme seul offrait une rougeur uniforme dans les régions où l'hémorrhagie du chorion présentait une certaine épaisseur, mais on ne voyait nulle part de globules rouges autour ni dans l'intervalle des cellules épidermiques ; on en trouvait parfois dans leur intérieur.

Henoch (2) cherche le caractère du purpura dans un état d'atonie et une dilatation consécutive des petits vaisseaux, c'est-à-dire qu'il l'attribue à un état paralytique de la paroi vasculaire, contre lequel il recommande le seigle ergoté.

Les taches sanguines, même quand elles sont très étendues, mettent peu de temps à s'effacer, en laissant ou non du pigment ; elles ne s'accroissent pas par elles-mêmes, mais seulement par de nouvelles extravasations ; seuls, les épanchements de nature scorbutique s'ulcèrent

(1) *Arch. für Heilkunde*, 10 J., 4, Heft.
(2) *Beiträge zur Kinderheilkunde.*

quelquefois. La peau, qui est d'un rouge sombre, garde une coloration très foncée après la disparition du sang extravasé.

PRONOSTIC.

Le pronostic varie suivant les causes ; malheureusement nous ne connaissons pas l'étiologie de toutes les formes de purpura. Le pronostic est favorable dans le purpura traumatique, la péliose rhumatismale et le purpura papuleux ; la terminaison est généralement fâcheuse dans le purpura scorbutique ; quant au purpura varioleux, que nous avons étudié avec la variole, il est mortel.

TRAITEMENT.

Dans le purpura traumatique, outre le repos absolu, la médication antiphlogistique est celle qui convient le mieux. Quand les hémorrhagies siègent aux extrémités inférieures, on doit appliquer une bande roulée. Dans la péliose rhumatismale, on conseillera le repos horizontal et des applications d'eau vinaigrée. A l'intérieur, on donnera l'ergot de seigle (Henoch, Bauer), à la dose de 0,60 à 0,70 centigrammes par jour, le perchlorure de fer, le tannin, la décoction de ratanhia, l'alun. Becquerel, qui admet que, dans le purpura, le sang est riche en sels alcalins, préconise la médication alcaline à hautes doses. La quinine et les acides ne sont peut-être pas sans efficacité contre le purpura scorbutique.

VIe CLASSE.

AFFECTIONS HYPERTROPHIQUES.

L'hypertrophie est une augmentation de volume d'un organe ou d'une partie d'organe, sans altération de ses fonctions. Cette condition pathologique est due à l'accroissement des éléments anatomiques préexistants, hypertrophie vraie, ou à l'addition de nouveaux éléments, hypertrophie numérique ou hyperplasie (Rokitansky). L'hypertrophie est le résultat d'une surabondance des matériaux de nutrition, comme dans la congestion, ou d'une exagération de l'activité vasculaire ; elle peut provenir aussi du défaut de résorption à la suite de processus inflammatoire, ou de l'action directe de divers irritants, spécialement de ceux qui provoquent l'inflammation chronique. Dans certaines familles, on constate une tendance héréditaire à l'hypertrophie. Nous n'avons à nous occuper ici que des hypertrophies de la peau ; si nous en faisons une classe à part, bien que certaines d'entre elles puissent tout aussi bien se ranger parmi les néoplasies, c'est qu'elles n'offrent aucun caractère clinique ou microscopique capable de les faire rapporter à l'une plutôt qu'à l'autre classe.

L'hypertrophie est congénitale ou acquise.

Il existe, suivant Rokitansky, une hypertrophie congénitale de la peau, se présentant sous la forme d'un développement anormal du sac qui constitue l'enveloppe générale du fœtus, avec laxité des moyens d'attache et formation de plis et d'appendices, tels, par exemple, que le prolongement caudiforme de l'extrémité du rachis.

La plupart des hypertrophies sont acquises.

A. HYPERTROPHIE PORTANT SPÉCIALEMENT SUR LES ÉLÉMENTS ÉPIDERMIQUES.

1. LICHEN PILAIRE.

Comme nous l'avons déjà vu, l'affection à laquelle Willan a donné ce nom est placée à tort parmi les variétés du lichen ; en effet, le processus morbide consiste simplement en une accumulation de masses épidermiques, qui forment des papules aux ouvertures des follicules pileux. Ces papules, grosses comme des têtes d'épingles, ressemblent par leur coloration à la peau environnante ou sont un peu plus foncées ; l'épiderme s'accumule dans les follicules où à l'orifice des follicules pileux ; ces derniers sont traversés au centre par un poil ou ne contiennent plus que les débris d'un poil, plusieurs fois replié. Simon (1), trouvant que l'occlusion des follicules pileux est causée par des masses sébacées, décrit l'affection sous le nom d'*acne vulgaris*. Dans certains cas, en effet, il n'est pas douteux que ces deux conditions, accumulation de sébum et accumulation d'épiderme, ne concourent à la formation des papules.

Le siège de l'éruption est le plus souvent la face externe des cuisses ; cependant d'autres parties, et même la totalité du corps, à l'exception de la face, peuvent être envahies. L'affection trouve les conditions les plus favorables à son développement chez les individus qui négligent les soins de la peau ; cette négligence laisse s'accumuler autour des orifices des follicules les masses épidermiques, qui, dans l'état normal, se détachent spontanément ou sous l'action du frottement des vêtements.

Le lichen pilaris peut être confondu : 1° avec le *lichen exsudatif rouge* ; 2° avec le *lichen scrofuleux* ; 3° avec la *syphilide papuleuse*.

La donnée la plus importante pour le diagnostic est la localisation du lichen pilaire sur la surface de la cuisse, dans le sens de l'extension. Il ne saurait donc y avoir d'erreur que lorsqu'il se distribue sur toute

(1) *Loc. cit.*, p. 301.

la surface cutanée. On doit alors avoir présentes à l'esprit les distinctions suivantes : dans les cas invétérés de lichen exsudatif rouge et de lichen scrofuleux, les papules se présentent par groupes, tandis que, dans le lichen pilaire, elle sont distinctes et ne s'accompagnent ni de la formation excessive d'épiderme, ni des altérations atrophiques et profondes de la peau que l'on observe dans les deux autres affections. Quant à la syphilide papuleuse, elle se distingue de l'éruption du lichen pilaris par la base rouge foncé, particulière aux papules syphilitiques.

Le traitement consiste en frictions avec le savon de glycérine liquide, en lotions alcooliques répétées et dans l'emploi de bains chauds.

VERRUE SÉNILE (*Keratosis pigmentosa*).

Ces tumeurs verruqueuses se distinguent par leur fréquence particulière chez les personnes âgées, ainsi que par les diverses nuances de leur coloration.

J'ai déjà appelé l'attention sur ces productions dans un travail consacré aux altérations séniles de la peau humaine (1). La couche cornée, chez les vieillards, est sèche, cassante et ridée, par suite d'une atrophie du tissu dermique ; en certains points, principalement sur le dos et sur la poitrine, les cellules épidermiques s'accumulent, de manière à former plusieurs couches, superposées tantôt sur une surface lisse, tantôt sur ce qui reste des papilles, et donnent ainsi naissance à des excroissances verruqueuses, qui prennent une coloration brun jaunâtre ou noire en absorbant une quantité considérable de pigment. Elles s'enlèvent aisément lorsqu'on les gratte avec l'ongle, et, sur le vivant, le derme qu'elles recouvraient saigne facilement. Le volume varie généralement de celui d'une lentille à celui d'une pièce de cinquante centimes ; elles dépassent légèrement le niveau de la peau environnante ; leur surface est inégale, couverte d'aspérités et parsemée de points d'un blanc brillant.

Anatomie. — L'épiderme détaché de ces verrues ne présente rien d'anormal ; le réseau de Malpighi a subi une réduction de volume, et le tissu dermique offre les altérations que j'étudierai plus loin en parlant de l'atrophie sénile. Les cellules de ce tissu contiennent des granulations pigmentaires des nuances les plus variées ; on rencontre également du pigment, sous forme d'amas et de noyaux, sur l'adventice des vaisseaux. Les follicules pileux ont éprouvé des modifications intéressantes aussi bien dans leur configuration que dans leur contenu : ils se sont arrondis, et leur contenu se compose de cellules cornées, de masses de smegma et de poils de duvet. Les glandes sébacées

(1) *Sitzungsber. der k. Akad. der Wissensch.*, 1869.

ont augmenté de volume, leur contenu consiste en smegma desséché, d'un brun sale ou jaune. Leur orifice est obstrué ou oblitéré, et, par suite, ces glandes s'élèvent au-dessus du niveau de la peau et apparaissent comme des productions verruqueuses, d'un rouge pâle, analogues à la verrue filiforme, et rappelant celles qu'on observe sur la pointe et les ailes du nez à la suite d'une variole confluente. Ainsi, ces protubérances verruqueuses de la peau se distinguent essentiellement de la verrue ordinaire, avec laquelle elles n'ont qu'une ressemblance de forme, puisqu'elles se composent principalement d'éléments épidermoïdes et de cellules pigmentées du réseau de Malpighi.

Traitement. — Les frictions répétées avec le savon vert, les badigeonnages de teinture d'iode suffisent pour les faire disparaître.

CALLOSITÉ (*Schwiele, tyloma, tylosis*).

C'est un épaississement de la peau (hypertrophie de l'épiderme), d'un brun gris ou jaune, très adhérent aux couches sous-jacentes, n'ayant qu'une faible sensibilité générale et dépourvu de sensibilité tactile. La callosité consiste en une augmentation massive de l'épiderme, qui se dépose en forme de plaques superposées et acquiert ainsi une consistance cornée; les couches profondes du réseau de Malpighi et le derme conservent leur état normal ; cependant, comme l'indique v. Baerensprung (1), les papilles du derme peuvent augmenter de volume, et il arrive parfois que les vaisseaux de la partie de chorion qui est située sous la callosité sont dilatés (G. Simon).

La surface de la callosité est d'abord couverte de sillons et de lignes saillantes, plus tard elle devient lisse ; il s'y produit quelquefois des érosions profondes, qui déterminent de violentes douleurs. La partie inférieure de l'épiderme a conservé son aspect normal, mais elle participe à l'affection au même degré que les cellules cornées (C. Wedl). G. Simon a constaté dans les callosités la présence de conduits excréteurs de glandes sudoripares ; C. Wedl les a vus dilatés et fendillés ; v. Baerensprung a trouvé intacts, sous les callosités, les follicules pileux, les glandes sébacées et les glandes sudoripares. Ces productions s'observent principalement sur les points où la peau n'est séparée des os que par une faible épaisseur de parties molles, rarement sur les régions musculeuses du corps. Elle sont occasionnées par la compression et le frottement ; mais la compression, pour les produire, ne doit pas être continuelle, autrement elle déterminerait l'atrophie de la peau. D'après v. Baerensprung, des agents chimiques peuvent également les

(1) *Beiträge zur Anatomie u. Patholog. der menschl. Haut.* Leipzig, 1848.

provoquer. Elles se rencontrent le plus souvent chez des ouvriers, et elles occupent un siège caractéristique, suivant la profession : chez les cordonniers, par exemple, elles s'observent à la face interne de la paume de la main droite et sont dues à la courroie de cuir qui s'enroule autour de la main ; chez les tailleurs, elles se trouvent à l'extrémité de l'indicateur et sont criblées de piqûres ; chez les joueurs de violon et de guitare, elles existent à l'extrémité des doigts de la main gauche. Il se produit encore à la plante des pieds, surtout chez les individus qui marchent pieds-nus, des callosités très étendues, qui causent souvent de grandes souffrances. Elles sont fréquemment limitées à la périphérie par une ligne de démarcation bien nette. Le développement des callosités succède habituellement à des inflammations répétées, parfois à des ampoules. Les parties du tégument recouvertes de callosités peuvent être irritées à la suite de fatigue excessive : il s'amasse alors sous ces dernières un liquide séreux, il se forme un abcès, et le pus ainsi accumulé détermine de vives douleurs. Il ne faut pas attendre, en pareil cas, l'ouverture spontanée de l'abcès : aussitôt qu'on s'est assuré de l'existence du pus, on doit lui donner issue avec l'instrument tranchant. La callosité disparaît, d'ordinaire, complètement pendant la guérison de l'abcès. On observe quelquefois le développement spontané de callosités dites idiopathiques, par exemple à la voussure de la plante du pied, sur le gland : elles sont en général inégales, bosselées, de couleur foncée, et disparaissent souvent spontanément entre 20 et 30 ans.

Il serait possible de confondre le tyloma avec le psoriasis syphilitique et l'eczéma, surtout dans les cas où la surface de la callosité est crevassée et où le derme lui-même est le siège d'érosions profondes ; mais on se rappellera que la callosité ne se montre pas symétriquement à la paume de la main et à la plante du pied, qu'elle ne s'observe qu'aux endroits où s'exerce une compression et par conséquent, en général, sur la main qui agit le plus dans le genre d'occupations du malade ; de plus, la callosité va se confondre, en s'amincissant peu à peu, avec la peau saine environnante, tandis que le psoriasis syphilitique présente un contour nettement limité. La couche cornée se détache, dans le psoriasis, sur des points circonscrits ; il n'en est pas de même dans le tyloma. On fera bien, en outre, d'examiner non seulement les autres parties du tégument, mais surtout la muqueuse buccale, parce qu'il n'est pas rare, en cas de syphilis, d'y trouver en même temps des accumulations d'épithélium, sous forme de taches blanches circonscrites. Quant à l'eczéma, l'apparition des papules, des vésicules ou des pustules et, à leur défaut, l'extension progressive de la maladie, sont assez caractéristiques pour permettre de le distinguer du tyloma. Une éruption d'eczéma, de gale ou de variole intercurrente produit toujours des efflorescences plus nombreuses sur les callosités que sur les parties du tégument primitivement saines. V. Dumreicher a appelé l'attention sur les callosités qu'on observe assez souvent à la face dorsale du gros orteil, et sous lesquelles existe une bourse séreuse de dimension considérable, dont la lésion peut provoquer une inflammation tellement intense qu'elle nécessite parfois l'amputation ou la résection du pied.

Traitement. — Dans la plupart des cas, les callosités ne donnent lieu à aucun inconvénient; elles servent même à protéger le corps papillaire sous-jacent contre les lésions que pourrait déterminer le travail professionnel. C'est seulement quand les patients viennent à changer de métier, ou quand il se produit des symptômes d'inflammation sous la callosité, qu'il devient nécessaire d'intervenir. On peut enlever les masses épidermiques avec les ciseaux ou le bistouri, puis établir une compression à l'aide de bandelettes de diachylon; on peut aussi conseiller des badigeonnages répétés avec des solutions de potasse ou d'autres caustiques; l'emplâtre et les onguents émollients, l'emplâtre domestique, l'emplâtre mercuriel, l'onguent diachylon blanc, l'onguent boracique, sont utiles, surtout quand la callosité est le siège de crevasses profondes. Quand la compression sur une surface calleuse cesse complètement, la callosité disparaît peu à peu : c'est la condition de succès du traitement.

COR (*œil de perdrix, Leichdorn, clavus*).

C'est une callosité avec noyau conique, qui plonge par la pointe dans une dépression du tissu dermique et dont la base regarde l'épiderme. Les cors situés à la face interne des orteils sont plus mous, mais ont la même structure anatomique que ceux des autres régions. Leur siège de prédilection est, comme on sait, la face dorsale et la face interne des orteils, la face dorsale et surtout la face plantaire du pied : en ce dernier point, ils existent souvent en si grand nombre que la marche n'est possible qu'au prix des plus vives souffrances. Il n'est pas rare non plus d'en observer à la paume de la main : j'en ai vu récemment un cas, chez un palefrenier, qui avait toute la surface palmaire de la main couverte de nodosités nombreuses, de la grosseur d'un pois, qui portaient toutes à leur sommet un noyau brillant, composé d'épiderme. Les cors résultent surtout de la compression et du frottement des chaussures. Le derme sous-jacent au noyau est aminci, et les papilles sont atrophiées. Parfois cependant on constate une hypertrophie des papilles. De même, la pointe du noyau, autour de laquelle les cellules cornées sont disposées en couches concentriques et qui regarde le chorion, où elle s'enfonce, est souvent divisée en plusieurs racines, dont les intervalles sont occupés par le réseau de Malpighi. Les vaisseaux du derme situés sous le cor sont injectés (Wedl); G. Simon a même rencontré des épanchements sanguins. De même que le tissu dermique, les glandes sudoripares sous-jacentes sont atrophiées. Les bourses séreuses qui se trouvent sous les cors ne sont pas produites par ces derniers ; on en observe un grand nombre aux orteils à l'état normal.

Traitement. — Parmi la multitude des remèdes préconisés pour la guérison des cors, les meilleurs, sans compter de bonnes chaussures, sont les divers emplâtres fondants, que ce soit l'emplâtre mercuriel ou l'emplâtre diachylon simple, après extirpation préalable du cor, ou bien l'application d'anneaux de laine ; l'emploi de la solution de nitrate d'argent ne réussit qu'autant qu'elle a été précédée de l'excision du noyau.

ICHTHYOSE (*éruption en forme d'écailles de poisson*).

On désigne sous ce nom une affection qui se caractérise par l'accumulation de masses épidermiques, d'épaisseur et de couleur variées (blanches, verdâtres, allant jusqu'au noir), par l'allongement du corps papillaire, l'épaississement de tout le chorion, et dans laquelle les lignes et les sillons de la peau sont beaucoup plus profonds qu'à l'état normal.

Suivant le degré d'altération qu'éprouvent les différentes couches de la peau, on distingue des formes diverses d'ichthyose.

Tantôt l'épiderme accumulé ne se compose que de squames minces, farineuses, et forme des papules de la grosseur d'un grain de millet, ce qui donne à la plus grande partie de la surface tégumentaire un aspect rude et inégal ; tantôt ce sont des écailles plus considérables, adhérentes au centre, détachées à la périphérie, qui se fixent ainsi en surfaces polygonales, limitées par les crêtes que forme le corps papillaire hypertrophié (ichthyose nacrée d'Alibert, pityriasis simple, ichthyose brillante). Dans une autre variété, l'épiderme est superposé en couches épaisses et converti en écailles et en plaques cornées, d'un brun ou d'un vert sale, fendillées, crustacées, qui sont enclavées, comme dans la variété précédente, en surfaces polygonales : c'est l'ichthyose serpentine ou cyprine, ou ichthyose simple (Hébra). On distingue encore, comme sous-espèce de cette variété, une ichthyose scutulée (Schönlein, Fuchs, Canstatt), dans laquelle les plaques présentent un aspect cupuliforme : elles sont, en effet, arrondies et se détachent à la périphérie, tandis qu'elles adhèrent encore au centre. Enfin, les masses d'épiderme accumulées peuvent s'élever en hauteur et former des excroissances analogues à des piquants, allant du brun jusqu'au noir, et à l'intérieur desquelles s'étendent les papilles, allongées et effilées, plusieurs fois ramifiées : c'est l'ichthyose histrix ou histricisme, ichthyose cornée, acuminée, hommes porcs-épics, hommes à écailles (famille Lambert, le père et les deux fils, 1755). Une forme d'ichthyose primitivement légère peut, à la longue, se transformer en ichthyose cornée et histricisme. La couleur des squames dépend de leur quantité et de la durée de l'affection; elles sont blanches au début, puis vertes, puis brunes et enfin noires.

Alibert compare le bruit que déterminent les écailles, quand on les frotte avec la main, à celui que fait entendre le serpent à sonnettes en rampant sur le sol.

La maladie débute habituellement par les surfaces d'extension des extrémités et envahit toute l'enveloppe cutanée, à l'exception des surfaces de flexion des articulations, du creux de l'aisselle, des parties génitales et de la face. Elle est rarement congénitale; en pareil cas, la peau des enfants est de couleur rouge brun, fendillée, inégale, par suite d'accumulation de masses dures, cornées, séparées par de nombreux sillons. Hébra propose pour cette variété le nom d'ichthyose sébacée des nouveau-nés, et A.-F. Steinhausen (1) celui de *scutulatio* ou d'*incrustatio*. Mais il n'y a aucune raison pour lui donner une autre dénomination que celle d'ichthyose, puisqu'elle présente les mêmes conditions anatomiques que l'ichthyose des adultes. Fuchs, Behrend (2), Hinze (3), Vrolik (4), Heinrich Muller (5), Luschka et Liebreich (6) rapportent des cas de peau testacée (*cutis testacea*) chez des nouveau-nés : les enfants ainsi atteints meurent peu de jours après la naissance ; cette forme n'est donc pas une affection chronique, comme l'ichthyose des adultes. Hébra a vu la guérison survenir dans un cas, sans récidive ultérieure. Lebert décrit cette variété sous le nom de kératose épidermique diffuse intra-utérine. Le professeur E. Wagner a eu l'obligeance de me montrer une pièce anatomique recueillie dans un cas semblable et conservée dans l'alcool, et de m'en donner une préparation microscopique : on y voyait des sillons profonds, qui s'étendaient régulièrement dans les parties hypertrophiées de la peau. Le dessin de la préparation se trouve page 332. H. Auspitz (7) a observé un cas d'ichthyose congénitale, avec simple formation de squames, qui guérit rapidement.

L'ichthyose ne se développe pas avant l'âge de deux ans ; elle n'occupe d'abord que de petites portions du tégument et s'étend lentement sur de grandes surfaces, mais en épargnant toujours les surfaces de flexion des articulations du coude et du genou, le pénis, le scrotum, la région inguinale et l'aisselle. Les surfaces d'extension des extrémités en sont le siège de prédilection. Elle fait des progrès plus considérables surtout chez les enfants qu'on néglige de baigner. L'accroissement de l'épiderme est faible d'abord

(1) *De singulari epidermidis deformitate*, Berolini, 1828.
(2) *Iconograph. Darstellung der nicht syphil. Hautkrankheit.* Berlin, 1828.
(3) *Kleinere Schriften*, Liegnitz u. Leipzig, 1828.
(4) *Tabulæ ad Embryogenesin.* Liebreich, *Diss. inaug.* Halle, 1853.
(5) *Würzb. Verh.* 1850.
(6) *Ichthyosis congenit. bei einem Kalbe.*
(7) *Archiv f. Dermat. u. Syphil.*, 1860.

(simple pityriasis) ; ce n'est que peu à peu qu'il s'accumule et s'épaissit, le derme s'hypertrophie, les papilles augmentent de volume, et il se forme des crevasses qui rendent tout mouvement douloureux, surtout dans l'ichthyose des mains et des pieds. C'est à la face et au cuir chevelu que l'on observe le plus de squames (pityriasis). Dans des cas exceptionnels, l'ichthyose reste limitée pendant des années à de petites parties du tégument, où il se forme, le long des ramifications de certains nerfs, des amas d'épiderme d'un brun foncé sur des crêtes hypertrophiées. On voit aussi parfois se produire une ichthyose partielle à la suite d'inflammations chroniques de la peau (éléphantiasis des Arabes, eczéma); Alibert avait déjà décrit une ichthyose de la langue, signalée plus tard par Hulke (1), H. Morris (2) et autres, comme un épaississement considérable de l'épithélium, consécutif à l'épithélioma et à la syphilis.

Etiologie. — Les causes de l'ichthyose sont encore peu connues; on sait seulement qu'elle est héréditaire et peut être transmise par le père aussi bien que par la mère. On voit d'ailleurs quelquefois, dans une famille, un ou deux enfants être atteints, tandis que les autres sont épargnés ; on a aussi des observations d'ichthyose acquise, mais alors la maladie reste partielle et est causée par une inflammation chronique de la peau.

Quelques auteurs attribuent cette affection à une modification quantitative et qualitative des sécrétions des glandes cutanées. On peut rattacher à cette opinion l'ichthyosis sebacea spuria (Wilson, Schwimmer), qui n'est en réalité pas autre chose qu'une séborrhée sèche. D'autres observateurs pensent que l'ichthyose consiste en une simple hypertrophie de l'épiderme et en une excrétion exagérée du smegma, qui se dessèche rapidement (Buchner, E. Wilson) ; M. Good (3) admet qu'elle dépend d'une augmentation des sels calcaires dans les sécrétions cutanées. Gluge (4) a trouvé entre les cellules épidermiques une substance grise particulière, qui disparaît par l'addition d'acide acétique. D'après Franz Simon, on trouve dans les cendres des écailles ichthyosiques du carbonate et du phosphate de chaux avec de l'oxyde de fer. Marchand a constaté la présence de phosphate de chaux, d'oxyde de fer et d'acide silicique. On a dit encore que l'ichthyose dépend d'une altération quantitative du plasma excrété par les capillaires cutanés, d'ou résulterait fréquemment une dégénérescence graisseuse d'une partie des cellules épidermiques, accompagnée d'une sécrétion anormale des glandes de la peau (Schabel) (5). Les cellules épidermiques détruites et transformées en graisse serviraient de moyen

(1) *Proceed. Med. Chir. Soc.*, febr. 1875.
(2) *The brit. med Journ.*, 1874.
(3) *Study of medic.*, 4e édit., by Sam. Cooper, 1834.
(4) *Abhandl. f. Physiol. u. Pathol.*, Iena, 1841.
(5) *Ichthyos. congenit.*, Inaugur.-Abh., Stuttgart, 1856.

d'union entre les cellules restées normales ou seulement en voie de dégénérescence, et concourraient avec les sécrétions accumulées des glandes cutanées à former les couches épidermiques de l'ichthyose. Il n'y a que l'ichthyose acquise qui soit consécutive à d'autres affections chroniques de la peau, comme l'eczéma, l'éléphantiasis des Arabes, etc.

Schlossberger (1) a fait l'examen chimique des squames de l'ichthyose et a obtenu les résultats suivants : le résidu de l'extrait alcoolique de ces squames, qui était sirupeux, à réaction acide, d'un jaune rougeâtre, d'une odeur rappelant celle de l'osmazôme des muscles, contenait des cristaux, des gouttelettes graisseuses et des tablettes de cholestérine. Après lavage à l'alcool de cette matière sirupeuse, il restait encore la plus grande partie de la graisse et de la cholestérine, mais la solution acide, filtrée et lentement évaporée, laissait déposer des cristaux, qui présentaient tous les caractères de l'acide hippurique. En outre de cet acide, l'évaporation prolongée de la seconde solution alcoolique, donnait lieu à la séparation de nouvelles tablettes de cholestérine, d'aspect brunâtre et brillant, ainsi qu'à celle de cristaux de stéarine tout à fait caractéristiques. La cendre des squames excédait quelque peu la proportion de 1 p. 100, elle était nettement jaune, n'avait pas fondu et faisait encore effervescence, mais faiblement, avec les acides; sa solution aqueuse avait une réaction neutre et contenait du chlorure de sodium, du chlorure de potassium, ainsi que des traces de sulfate de chaux; dissoute dans l'acide chlorhydrique, elle contenait du phosphate de fer et beaucoup de phosphate de chaux et de magnésie.

Anatomie. — Les papilles sont hypertrophiées et leurs vaisseaux dilatés, le derme est épaissi et son tissu connectif s'est condensé à la façon du tissu tendineux. Sur une coupe verticale d'un fragment de peau affectée d'ichthyose, on voit la couche épidermique élargie et constituée par un grand nombre de lamelles entassées les unes sur les autres; dans l'intervalle des papilles, la couche de Malpighi, également hypertrophiée, a pris un énorme développement, et l'on ne trouve plus de cellules succulentes que dans la couche attenante aux papilles. Dans les cas intenses d'ichthyose, la section de l'épiderme montre des lamelles qui varient du brun jaune au brun foncé; j'ai vu, dans un cas, les cellules de la rangée conti g ë à la papille remplies de nombreuses granulations pigmentaires foncées, qui entouraient leur noyau : c'est ce que Baerensprung avait déjà observé. Sur les points où l'épiderme s'enfonce dans les intervalles des papilles hypertrophiées, les cellules épineuses en particulier ont pris un développement excessif (2).

(1) *Versuch einer allg. und vergleichenden Thierchemie.* Leipzig, 1856, I. B.

(2) Baerensprung avait déjà indiqué que les plaques de l'ichthyose se composent surtout d'épiderme; leur coloration noire résulte, selon lui, de granulations amorphes, provenant de l'extérieur, qui se déposent entre les cellules épidermiques. Il a trouvé les papilles le plus souvent allongées.

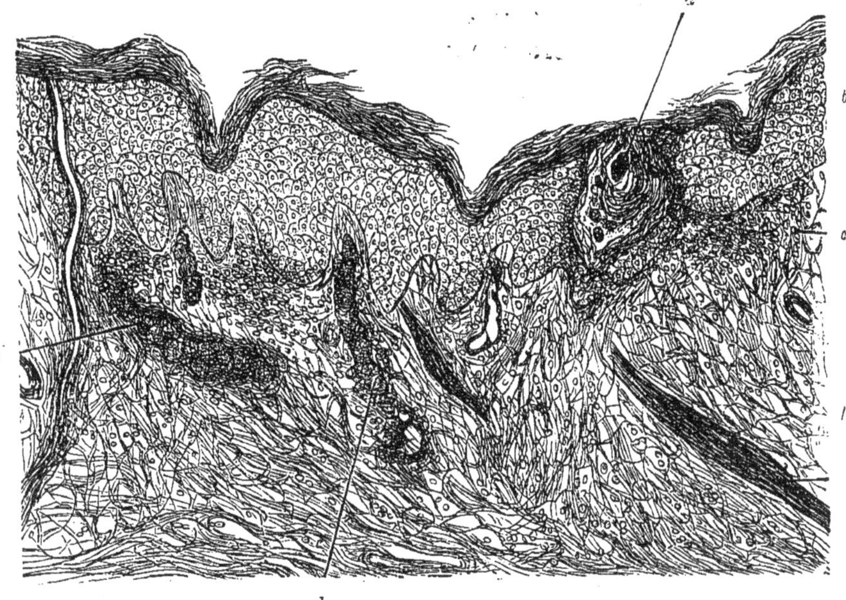

Fig. 29. — Coupe d'une ichthyose simple, compliquée de purpura varioleux (*).

(*) *a*, Follicule pileux obstrué par des cellules épidermiques cornées; *b*, couche compacte de cellules du réseau de Malpighi; *c*, corpuscules sanguins dans la couche papillaire; *d*, accumulation considérable des corpuscules sanguins dans le vaisseau de la papille; *e*, accumulation semblable dans le vaisseau sous-papillaire; *f*, arrector pili.

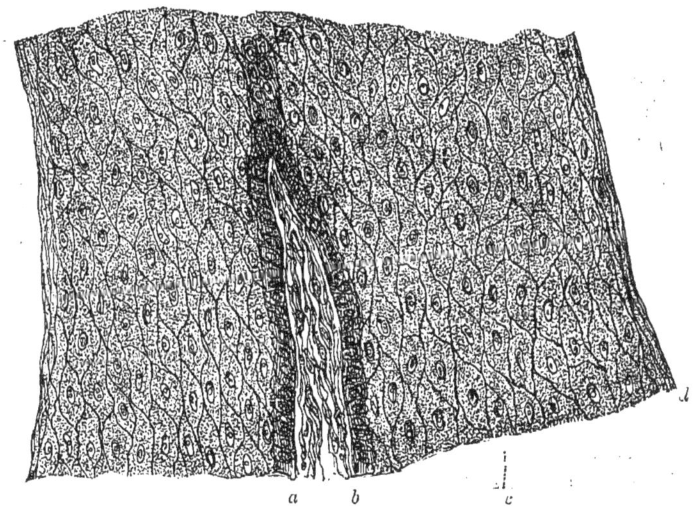

Fig. 30. — Ichthyose histrix (*).

(*) *a*, papille; *b*, couche de pigment; *c*, épiderme; *d*, lamelles d'épiderme aplaties.

On n'est pas d'accord non plus sur les lésions anatomiques des glandes cutanées. Martin (Rayer, *loc. cit.*, Paris, 2e édition) a trouvé les follicules pileux très développés. D'après v. Baerensprung (*Beiträge zur Anat. u. Pathologie der menschl. Haut*, Leipzig, 1848), ou bien l'appareil folliculaire a complètement disparu, ou bien, dans les cas légers, le nombre des follicules a diminué, et ceux qui restent sont très petits; les glandes sudoripares, au contraire, demeurent intactes.

Dans les cas légers, les follicules pileux persistent, un peu allongés,

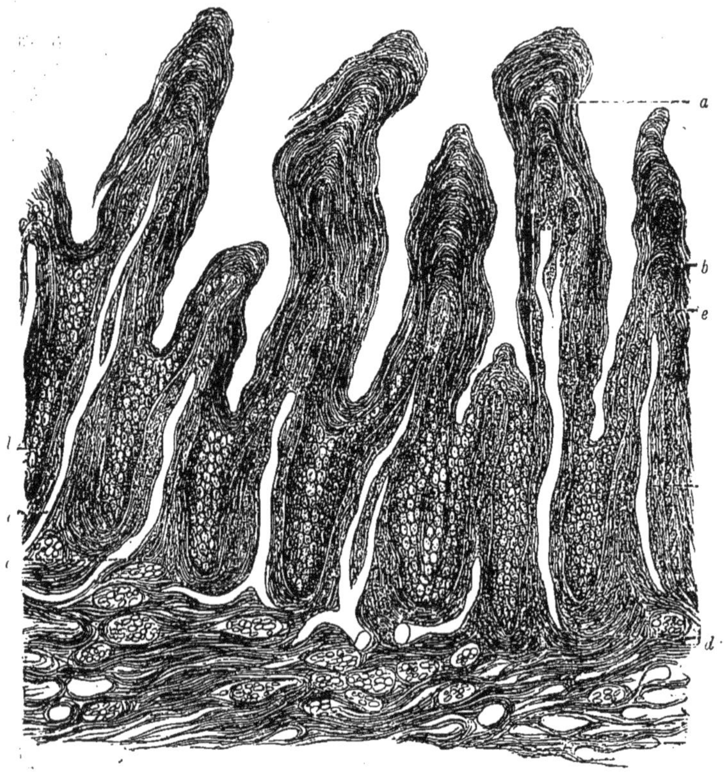

Fig. 31. — Coupe d'un fragment de peau ichthyosique (figure empruntée à M. Kohn, *Arch. für Derm. und Syph.*) (*).

(*) *a*, couches stratifiées d'épiderme; *b*, réseau de Malpighi; *c*, vaisseau sanguin dilaté; *d*, cellules du derme; *e*, papille allongée.

et contiennent encore les poils; souvent leurs orifices sont obstrués

G. Simon a constaté un épaississement considérable de l'épiderme, du derme et des papilles; les glandes cutanées existent; il a observé un cas dans lequel il ne put trouver aucune hypertrophie des papilles. Rokitansky (*Lehrb. der patholog. Anatomie, 3 Aufl.*) décrit ainsi les lésions de l'ichthyose histrix : le derme est épaissi, les papilles notamment sont hypertrophiées; les plaques isolées siègent sur une surface plan-convexe du derme, et celui-ci est hérissé d'une quantité de papilles rigides, hypertrophiées, qui s'enfoncent dans la masse épidermique et produisent ainsi des cavités sur la face inférieure des plaques. On observe en outre des protubérances coniques, qui pénètrent dans des dépressions infundibuliformes, c'est-à-dire dans les orifices élargis des follicules pileux. C'est particulièrement sur les papilles qu'on remarque des cavités qui paraissent être des sections de canaux et qui sont entourées de couches concentriques de cellules épidermiques (V. fig. 32) : ce seraient des sections des glandes et des conduits des follicules pileux qui traversent les masses cornées. Suivant Virchow, ce seraient plutôt des espaces de nouvelle formation, résultant d'une sorte de fusion des cellules épidermiques qui recouvrent les papilles à la manière d'un dôme.

Voici maintenant la description d'un cas d'ichthyose par Büchner (*Arch. f. phys.*

(Tilesius), fermés (Hébra) par des amas d'épiderme desséché ; la graisse sous-cutanée a diminué. Quant aux glandes sébacées, je n'ai pu les découvrir dans les cas que j'ai observés. Le tissu adipeux a subi une réduction de volume.

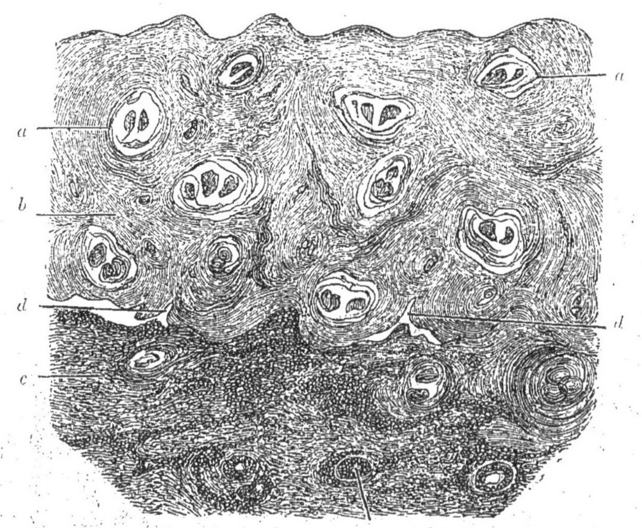

Fig. 32. — Coupe d'un fragment de peau atteinte d'ichthyose congénitale (*).

(*) *aa*, Coupes de follicules pileux, dans lesquels se trouvent des poils de duvet; *b*, couches de l'épiderme excessivement développées, avec quelques débris de conduits de glandes sudoripares; *c*, derme condensé; *d*, vaisseaux sanguins atrophiés. (Cette préparation a été mise obligeamment à ma disposition par le professeur E. Wagner, de Leipzig.)

Pronostic. — Les cas légers d'ichthyose simple persistent des années, sans occasionner le moindre inconvénient. Les cas graves d'ichthyose histrix ou cornée sont incurables et douloureux. La guérison survient

Heilkunde, 1854). En examinant au microscope de fines tranches horizontales, on découvrait un arrangement particulier des lamelles. On voyait de nombreux espaces, la plupart arrondis, de 0^{mm},02 à 0^{mm},08 de diamètre, qui étaient entourés de lamelles innombrables, disposées en couches concentriques. Outre ces lamelles, on en trouvait beaucoup d'autres, qui s'étendaient dans toutes les directions et qui ressemblaient tout à fait à ces lamelles de la substance fondamentale des os qui séparent les canaux de Havers. La plupart de ces loculi étaient remplis par une substance granuleuse gris pâle ; beaucoup renfermaient des gouttes volumineuses, mesurant jusqu'à 0^{mm},03, transparentes, réfractant fortement la lumière; dans un très petit nombre seulement, on distinguait la section d'un poil, qui ne remplissait pas tout l'espace, mais était environné d'une couche de graisse. Sur beaucoup de points, on observait entre les lamelles de l'air en quantité considérable.

Sur des coupes perpendiculaires très fines, l'aspect changeait : on voyait des productions, tantôt uniformément cylindriques, de 0^{mm},036 de diamètre, le plus souvent pyramidales, ressemblant aux papilles cutanées, et qui toutes étaient composées de lamelles épidermiques. Dans les corps cylindriques, les lamelles avaient une disposition longitudinale; dans les pyramides, elles étaient obliques et se dirigeaient dans tous les sens. Beaucoup de ces lamelles renfermaient de la graisse en abondance; on y rencontrait tous les degrés possibles de métamorphose graisseuse.

quelquefois, sous l'influence d'exanthèmes aigus intercurrents. Hébra a observé 2 cas de ce genre : une jeune fille de huit ans guérit d'une ichthyose simple à la suite d'une rougeole ; dans le second cas, ce fut une variole grave qui fit disparaître une ichthyose cornée.

Traitement. — Les médicaments internes, antimoine, graphite, arsenic, quinine, sont inefficaces ; mais il faut attacher la plus grande importance au traitement local, qui consiste dans la macération de l'épiderme par l'usage répété et prolongé de bains d'eau tiède, additionnée de 600 grammes de carbonate de soude. Dans les cas légers, les applications de corps gras, surtout de l'huile de foie de morue, sont indiquées; il en est de même du glycérolé d'amidon (1 gr. pour 15), suivant Lailler ; dans les cas rebelles, on pourra conseiller l'emploi du savon mou, d'après le procédé que nous avons décrit dans l'étude du psoriasis (cure par le savon mou), en y joignant en même temps l'enveloppement dans des couvertures de laine. Les onctions avec la pommade suivante diminuent la tension : poudre d'alun de plume et spermaceti ãã 10 gr., cire blanche et huile d'olives ãã 5 gr., essence de Néroli 10 gouttes ; les bains salés ou sulfureux procurent un soulagement momentané. Des compresses imbibées d'un mélange de 300 gr. d'eau-de-vie avec 5 gr. d'acide acétique concentré peuvent être appliquées avec avantage sur de petites portions du tégument. Wilson recommande les frictions avec : huile d'olives 200 grammes., cire blanche 10 gr. ; on fait fondre et on ajoute 10 gr. de miel et 20 gouttes d'huile de croton tiglium. Il résulte d'ailleurs de ce que nous avons dit plus haut que tous ces moyens ne procurent qu'une amélioration passagère, jamais une guérison radicale.

PAPILLOMES, TUMEURS PAPILLAIRES.

Nous désignons sous le nom de tumeurs papillaires ou papillomes des productions dont l'élément fondamental est constitué par du tissu conjonctif, qui s'élèvent au-dessus de la surface du tégument et sont recouvertes d'épiderme ou d'épithélium. Elles ne sont, pour ainsi dire, qu'une hypertrophie des papilles normales, mais elles peuvent aussi en être indépendantes et se développer aux dépens du derme et du tissu connectif sous-cutané ou sous-muqueux. En pareil cas, les papilles sont souvent plusieurs fois ramifiées à leur sommet, renflées en massue (végétations dendritiques des muqueuses). Ces tumeurs contiennent des vaisseaux et des nerfs.

Les papillomes résultent d'irritations locales, par exemple, de compression, d'irritation provoquée par un corps étranger, et surtout par la sécrétion blennorrhagique; ils se montrent à la périphérie d'ulcères chroniques ; dans beaucoup de cas cependant, la cause de leur apparition est complètement inconnue. Ils croissent très lentement, restent souvent stationnaires toute la vie ou disparaissent spontanément; ils arrivent rarement à s'ulcérer.

a. CONDYLOMES ACUMINÉS (*Condylomata acuminata, elevata, Feigwarzen*).

Ce sont tantôt des productions verruqueuses, acuminées ou arrondies, solitaires ou réunies en groupes serrés, à surface généralement sèche, rarement recouverte de croûtes minces ; tantôt des tumeurs de la grosseur d'une pomme ou même du poing, ayant l'aspect de crêtes de coq, ou bien de mûres, de framboises, de grappes de raisin, de calices de fleurs, qu'on observe surtout aux parties génitales, particulièrement à la face interne du prépuce, autour du frein, au collet et à la couronne du gland, au gland lui-même, dans l'urèthre, sur les grandes et sur les petites lèvres, au pourtour de l'anus, dans le vagin, à l'orifice de la matrice, puis dans le rectum, au nombril et sur la peau voisine des organes génitaux, sur la muqueuse de la cavité buccale et sur les lèvres, dans le creux axillaire, aux orteils. Leur base est large ou étroite, leur sommet présente quelquefois de nombreuses divisions (comme la mûre); par suite de la pression de deux surfaces opposées, ils peuvent être aplatis et comprimés, creusés de nombreux sillons (acrothymion). Sur les points où les condylomes sont complètement secs, leur surface est blanche (condylomata alba) ; elle est rouge sur les points où ils sont recouverts d'une croûte. Les condylomes se développent de préférence sur les parties qui secrètent des liquides se décomposant facilement, comme au prépuce, sur les petites lèvres; ils sont souvent la conséquence d'une séborrhée profuse, et plus souvent encore ils sont produits par la blennorrhée et par la sécrétion purulente qui se fait dans le voisinage des chancres mous : par suite de l'irritation que le pus ou la sécrétion sébacée exerce sur les tissus, l'épiderme s'exfolie, il se forme des papules qui croissent rapidement dès qu'elles ont atteint une certaine hauteur, surtout quand elles ne sont pas nettoyées et que les liquides en décomposition peuvent agir sur elles sans obstacle. Plus les condylomes sont tenus propres et secs, plus leur atrophie et leur dessèchement spontanés sont rapides. Les condylomes acuminés opposent souvent des obstacles mécaniques aux fonctions de divers organes. C'est ainsi qu'ils gênent la miction quand ils siègent au pourtour du méat, et la défécation lorsqu'ils se trouvent autour de l'anus en nombre et en volume considérables ; il arrive aussi parfois qu'ils se gangrènent. Ils s'inoculent par contact : A. Cooper, Lindwurm et son élève Kranz ont réussi à les inoculer, en transportant sur des points excoriés des condylomes fraîchement enlevés ; ce contact donnait naissance, au bout de quelques jours, à des néoplasies semblables; néanmoins cette contagiosité me paraît plus que douteuse. Zeissl (1) a observé un individu, antérieurement sain, qui, après avoir eu longtemps des rapports sexuels avec une personne atteinte de verrues acuminées des organes génitaux, fut affecté lui-même de ces condylomes.

Etiologie. — Les condylomes acuminés résultent d'une hypertrophie des papilles originelles, dont les vaisseaux sont considérablement dilatés et allongés. Sur ces papilles repose une couche épaisse de cellules de Malpighi, dont les rangées extérieures ne sont cornifiées qu'en petite proportion. Le tissu connectif des papilles est œdémateux, rempli de nombreuses cellules d'exsudat, qui se rencontrent également dans le derme (Krahmer, Biesiadecki). L'hypertrophie des papilles ne serait, d'après Köster et Auspitz, que secondaire et procéderait de la prolifération des cellules du réseau de Malpighi. Il va sans dire que, dans les endroits où il n'y a point de papilles, les condylomes acuminés se forment aux dépens du tissu conjonctif du derme et, sur les muqueuses, du substratum conjonctif de ces membranes.

Traitement. — Le procédé le plus simple est l'excision avec les ciseaux de Cooper ou le bistouri, suivie de la cautérisation de la base du condylome avec la pierre infernale, ou mieux avec le perchlorure de fer ou la teinture d'iode. Pour enlever les condylomes sessiles et volumineux, on se sert du galvano-cautère. La pâte de Vienne, ou une pâte composée d'acide sulfurique et de charbon pulvérisé, s'applique dans les cas où il est facile de protéger la peau saine environnante contre l'action du caustique. On a encore obtenu de bons résultats d'un mélange de sulfate de fer, d'alun et de poudre de sabine (Sigmund) et des cautérisations avec l'acide phénique.

Zeissl recommande la formule : sublimé corrosif 0.38, alcool ou éther sulfurique 40. J'ai employé avec succès la solution de Plenk : Rp. sublimé corrosif, alun cru, carbonate de plomb, camphre, alcool, vinaigre ãã parties égales. Zeissl s'est bien trouvé d'une pommade composée de 0.15 centigrades d'acide arsénieux pour 5 grammes d'onguent gris; l'acide tartrique est également efficace. Suivant Peters, l'application continue de cataplasmes chauds détermine la macération et l'atrophie des condylomes. Le raclage m'a aussi donné souvent de bons résultats.

b. VERRUE (*Warze, verruca*).

On entend par verrues des excroissances cutanées, allongées ou hémisphériques, du volume d'une lentille à celui d'un haricot, lisses ou fendillées à leur surface, d'une couleur foncée, qui est semblable à celle

(1) *Lehrb. d. Syphil.*, 1874, page 150.

de la peau environnante ou d'une nuance différente. Elles siègent le plus souvent sur les mains et à la face; elles reposent sur une large base ou ne sont reliées au tégument que par un mince pédicule ; il est rare qu'elles soient congénitales (nævi verruqueux), elles se développent généralement dans le cours de la vie extra-utérine (verrues acquises). Les verrues acquises persistent toute l'existence, ou bien elles se développent en grand nombre d'une manière aiguë, surtout à la face, et se détachent alors spontanément.

On en distingue plusieurs espèces.

La *verrue dure ou ordinaire*, verruca vulgaris, est une excroissance petite, dure, hémisphérique ou conique, qui siège sur les mains, les pieds, la face, les oreilles, isolée ou en groupes. Elle est formée par des papilles hypertrophiées, qui sont recouvertes d'une couche épidermique dense et dure.

Dans certains cas, l'épiderme s'enfonce profondément entre les papilles, ce qui donne à la surface de la verrue un aspect rugueux ou lobulé et la fait paraître composée de plusieurs parties distinctes (acrothymion). Ces excroissances ont généralement des vaisseaux volumineux.

La *verrue filiforme*, acuminée (acrochordon), est une petite tumeur, dure et filiforme, qu'on observe surtout à la paupière supérieure et au cou ; elle a une longueur de $0^{m},002$ à $0^{m},008$ et n'est guère plus grosse qu'une soie de sanglier.

La *verrue plate* est une production aplatie, nettement circonscrite, qui ne fait qu'une légère saillie à la surface de la peau ; elle se rencontre très souvent isolée sur les mains des adultes, souvent aussi, en nombre considérable, à la face et sur les mains, chez les enfants.

Outre ces variétés, on donne encore aux verrues d'autres noms tirés de leur forme et de leur consistance ; tels sont : le poireau, verrue plate, pigmentée, à large base, et qui est quelquefois le point de départ d'un épithélioma, la myrmécie, le fic, la verrue sarcomateuse, lipomateuse, etc. ; toutefois des excroissances de ce genre appartiennent au groupe des tumeurs et constituent alors des sarcomes, des lipomes, etc. Quand les verrues ont une pigmentation foncée et s'étendent davantage en surface, elles prennent le nom de nævi (verrues congénitales) : les nævi ont la même structure fondamentale que les verrues non pigmentées ; les uns sont congénitaux, seulement ils deviennent avec les années plus étendus et plus garnis de poils, les autres ne se développent que pendant la vie extra-utérine. Nous insisterons davantage sur ces anomalies dans le chapitre consacré aux anomalies de pigmentation (Voir plus bas l'article Nævus).

La production des verrues a souvent pour origine une prédisposition ; il n'est pas rare de les voir se développer en grand nombre sur les mains des enfants ; dans le peuple, on les considère, à tort, comme contagieuses. En général, elles se développent lentement et durent toute la vie, mais elles peuvent aussi apparaître dans l'espace de quelques jours, et elles disparaissent alors spontanément, de sorte qu'on peut parfois les abandonner à elles-mêmes.

Traitement. — Quand on a affaire à des verrues isolées, on peut les enlever avec les ciseaux courbes, c'est un des meilleurs moyens, ou les gratter avec une cuiller tranchante, ou encore les extirper par compression avec des pinces. Lorsqu'elles existent en grand nombre, l'opération doit se faire en plusieurs fois; on peut encore les badigeonner avec l'acide nitrique, l'acide chromique ou l'acide acétique, ou appliquer la potasse caustique, la pierre infernale, soit seules, soit triturées avec un lait de soufre pour en faire une pâte. L'eschare qui se produit est enlevée chaque jour, et la cautérisation est répétée jusqu'à ce que la verrue ait disparu. Contre la verrue plate, il convient d'employer une solution concentrée d'acide phénique dans l'alcool, sans autre mélange.

c. CORNE CUTANÉE (*Hauthorn, cornu cutaneum*).

Cette production consiste en une masse épidermique brunâtre, conique ou arrondie, quelquefois verticale, le plus souvent recourbée ou contournée en spirale, qui peut atteindre une longueur de plusieurs pouces, dont la surface est rarement lisse, mais présente presque toujours des crêtes élevées et des sillons transversaux peu prononcés, dont l'extrémité libre est arrondie et plus fréquemment inégale et friable, et dont la pointe est toujours dirigée en bas. Ce n'est parfois qu'une élevure aplatie, de couleur jaune, grise, brune ou noire, produite par une accumulation circonscrite de l'épiderme. La consistance est celle des cornes chez les animaux ; mais la composition anatomique est différente, puisque celle des cornes est osseuse.

L'examen microscopique montre que les parties élémentaires de la corne cutanée sont les mêmes que celles de l'épiderme et des ongles. G. Simon (1) y a trouvé une substance corticale et une substance médullaire. Un examen plus minutieux fait voir un tissu traversé de nombreux canaux et qui, sur les pièces sèches, est criblé de fissures en forme de croissant. La masse cornée ne présente pas traces de calcification ; sur une section transversale un peu plus épaisse, prise sur la partie centrale compacte, ces petites ouvertures apparaissent, à un fort grossissement, comme des sections de tubes cylindriques, c'est-à-dire qu'on y reconnaît des vaisseaux sanguins (Lebert, Virchow), dont

(1) *loc. cit.*

quelques-uns sont encore colorés en rouge par leur contenu. Chaque vaisseau est entouré d'une aréole transparente, de couleur d'ambre, également circulaire; entre deux se trouve la substance nucléaire, qui forme la charpente, mais qui, dans la portion compacte de la corne, ne peut se décomposer en ses éléments primitifs. La meilleure manière de se rendre compte de l'état réel des vaisseaux et des papilles dans ces tumeurs, c'est d'examiner des tranches verticales prises sur les bords : les vaissseaux s'étendent assez loin dans l'axe des papilles, qui ont acquis un volume considérable et qui sont entourées de gaines concentriques (Bergh); les limites de la portion cylindrique transparente paraissent être bien déterminées et correspondre à la membrane fondamentale. La partie centrale de la corne est plus compacte et moins vasculaire que la partie externe (A. M. Edwards).

La corne cutanée se compose donc principalement de masses épidermiques, qui s'agglutinent en une substance compacte : c'est là du moins l'apparence, car toute la production consiste en colonnettes serrées les unes contre les autres. Dans deux cas que j'ai observés, il était impossible de distinguer une couche corticale et une couche médullaire ; quelquefois aussi les papilles pénètrent dans toute la longueur de la corne (Bergh) (1) ; dans tous les cas, la corne dérive, non d'une seule papille, mais d'un groupe entier de papilles. D'après Rokitansky, les glandes sébacées seraient le point de départ de vraies cornes : ce sont des hyperplasies du revêtement épidermique des papilles autant que des glandes sébacées et même des glandes sudoripares; elles ont parfois leur origine dans des kystes par rétention. R. Heschl (2), dans un cas bien examiné, n'a pu constater ni la pénétration d'une papille, ni celle d'un vaisseau sanguin.

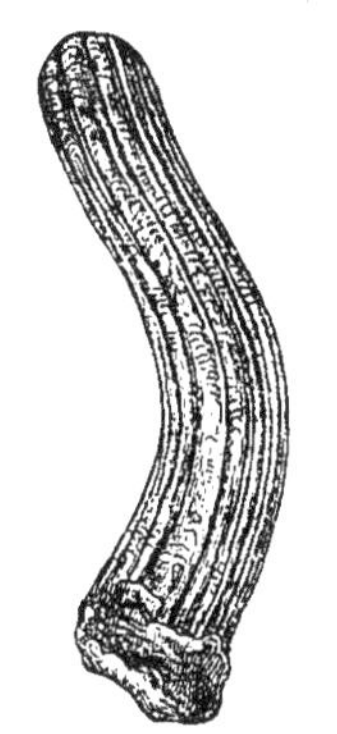

Fig. 33. — Corne cutanée, du musée anatomo-pathologique de Vienne.

La corne cutanée se développe de préférence sur le cuir chevelu, sur le front et la tempe, sur le pavillon de l'oreille (R. Bergh), sur les extrémités, rarement sur le tronc, les joues, l'épaule (Demarquay (3) et Bergh), sur le bord libre de la paupière supérieure (Nélaton, Sœlberg, Wells), sur le gland (L. C. Siebold, Hébra, F. J. Pick) (4) et sur le scrotum. Elle croît lentement et sans douleurs, et assez souvent se brise spontanément.

(1) *Arch. f. Dermat. u. Syphil.*, 1873.
(2) *Oesterr. Zeitschr. f. prakt. Heilkunde*, 1859.
(3) *Union médicale*, 1863.
(4 *Vierteljahrschr. f. Dermat. u. Syphil.*, 1875.

Sur les 109 cas que Lebert (1) a recueillis dans les auteurs, on en compte 25 au cuir chevelu, 11 au front, 4 aux tempes, 19 à la face, y compris les paupières, 8 aux extrémités supérieures, 11 aux inférieures, 7 sur le tronc, 6 sur le gland, 2 sur le scrotum.

Hessberg (2) a trouvé 25 cas dans la littérature médicale.

Lozes a rassemblé les observations publiées par l'Académie de médecine de France :

Au point de vue du sexe, elles comprennent 37 femmes et 31 hommes.

Au point de vue de la distribution, 15 cornes siégeaient à la tête, 8 à la face, 18 aux membres inférieurs, 8 sur le tronc, 3 sur le gland.

Erasmus Wilson (3) a réuni 90 observations de cornes cutanées (44 femmes, 39 hommes) : 48 siégeaient à la tête, 4 à la face, 4 sur le nez, 11 sur le flanc, 3 sur la jambe et le pied, 6 sur le dos, 5 sur le gland, 9 sur le tronc.

Traitement. — La corne cutanée se détache quelquefois spontanément ; s'il n'en est pas ainsi, il faut l'extirper à sa base avec sa matrice et cautériser la plaie avec la pierre infernale ; on observe parfois des récidives. Billroth a observé des épithéliomas sur des points où avaient siégé des cornes cutanées.

Hypertrophie des poils (*hypertrichosis, polytrichia, trichauxesis*).

Le développement exagéré des poils est congénital (hirsutie congénitale) ou acquise (hirsutie acquise). On voit quelquefois des enfants qui naissent avec des poils pigmentés d'une longueur extraordinaire, comme on n'en observe habituellement que chez des sujets plus âgés. La littérature renferme beaucoup de relations fabuleuses d'hypertrichose ; il nous suffira d'en citer quelques exemples. Thomas Ficinus (4) parle d'une jeune fille qui était venue au monde complètement velue et couverte de poils soyeux, parce que, au moment de la conception, sa mère avait regardé attentivement une image de saint Jean-Baptiste, suspendue au-dessus du lit, où le saint était représenté avec un vêtement en poils de chameau (!!!). La tante du pape Nicolas III aurait eu également un enfant semblable, parce qu'elle regardait très souvent un ours qui se trouvait dans les armes de sa famille. Zacutus Lusitanus (5), Félix Plater (6), rapportent des observations intéressantes de cette anomalie, mais qui dépassent les limites du croyable. Il arrive souvent qu'il se développe de gros poils sur des régions où l'on n'observe d'ordinaire que des poils de duvet (Degner, Rayer, Fuchs,

(1) *Ueber Keratose*, 1864.
(2) *Beiträge zur Kenntniss d. Hauthorn*, 1868.
(3) *Disease of the skin*, London, 1867.
(4) *De viribus imaginationis*, page 224.
(5) *Praxeos med. admir. libr.* III. observ. page 91.
(6) *Lib. 3. obs. med.*, page 554.

Eble) (1). Cette anomalie peut s'étendre à toute la surface cutanée (hypertrichose généralisée, — hirsuties seu dasytes) ou se limiter à une partie du corps (hypertrichose partielle — pogoniasis) : le premier cas est rare; le second, au contraire, est fréquent. L'hypertrichose se montre habituellement sur des taches de pigment et sous la forme de barbe luxuriante, chez des femmes, et elle se combine alors fréquemment avec des troubles de la menstruation. Ces personnes ont généralement quelque chose de masculin dans l'habitude du corps. Les poils peuvent, en outre, présenter une longueur et une épaisseur anormales et être fortement pigmentés ; ainsi on a vu les poils de la barbe, du pubis et de l'aisselle atteindre jusqu'à la longueur d'une aune et demie ; le même phénomène s'observe pour les poils des sourcils, du dos et de la poitrine. On a cité encore des barbes qui tombaient jusqu'à terre. Dans l'hypertrophie acquise des poils (hirsuties acquisita), on en voit se développer sur des envies et sur des verrues (Osiander, Gilibert) (2). Une irritation locale violente de la peau (vésicatoire, sinapismes) peut également provoquer ce développement exagéré des poils (Bayer, Rayer, Osiander) ; ainsi Rayer dit avoir observé, entre autres cas, celui d'un enfant, chez lequel des poils très épais avaient poussé sur un point excorié par un vésicatoire. Les poils ainsi développés sont extraordinairement épais, fortement pigmentés et raides comme des soies.

Cette anomalie se rencontre chez certaines peuplades. Ainsi, chez les Ainos, tribu de pêcheurs qui vivent à Yesso, au nord du Japon, la chevelure est excessivement touffue, très épaisse et feutrée, la barbe est forte et longue et la plus grande partie de la face est couverte de poils foncés ; il en serait de même du reste du corps (3), mais ce dernier point est douteux (4). Les habitants des îles Kuriles présentent, d'après Crawfort, un développement pileux analogue. Ce genre d'anomalie est héréditaire (Beigel) (5).

On trouve, dans « The Lancet » de 1869, une observation remarquable de nævus pileux chez une jeune fille (6).

Il s'agit d'une Indienne de 22 ans, née au Mexique, petite et de couleur foncée. Sa mère descendait des Indiens-Quiché (dans la province de Soconusko, au Mexique, sur le rivage du Pacifique).

Un marchand espagnol, dit-on, en voyageant dans les montagnes, l'avait trouvée avec son enfant, âgée de 5 ans ; la mère et la fille étaient complètement nues. La première déclara que l'enfant était née de son commerce

(1) *Die Lehre v. d. Haaren*, Wien, 1831.
(2) *Sammlung prakt. Beobachtungen.*
(3) *The hairy Men* by W. Martin. *Transactions of the ethnolog. Society of London*, vol. IV, page 34.
(4) *Jesso Nisshi oder Zeitschrift von Jesso im* 13. *Bande und Takeshiro Matsura.*
(5) Virch. *Arch.*, A. 44.
(6) *Arch. f. Derm. u. Syph.*, 1870.

avec un orang-outang. Le marchand éleva la jeune fille, qui, à l'âge de 15 ans, quitta son père adoptif pour se livrer à la prostitution ; mais elle fut reprise et amenée en Angleterre.

Elle est bien développée, et, quand elle est déshabillée, on dirait qu'elle porte autour de la ceinture un caleçon de bain, fait de peau de bête. La surface velue commence en avant au niveau du nombril, en arrière aux environs de la sixième vertèbre dorsale ; elle s'étend en bas jusqu'au milieu des cuisses, cependant la région pubienne est couverte de ses poils normaux. Sur le reste du corps, la peau est douce et lisse, mais sur les parties qui présentent ce développement anormal de poil, elle est noire, rugueuse et couverte de squames. Quant aux poils eux-mêmes, ils sont courts, noirs et légèrement frisés. La limite de la partie velue est nettement marquée. La sensibilité cutanée n'est pas plus faible sur cette partie que sur les autres points du corps. La jeune fille a une physionomie agréable, de grands yeux foncés, et son visage a le type mexicain.

Traitement. — Chez les enfants qui viennent au monde avec des poils d'une longueur et d'une extension anormales, ces poils tombent spontanément et il n'y a, par conséquent, aucune indication de traitement.

Le seul moyen d'extirper les poils, c'est de détruire leurs papilles ; on peut, dans ce but, recourir à des cautérisations énergiques au moyen du galvano-cautère. La destruction ainsi produite laisse des cicatrices molles et superficielles. — La méthode la plus simple consiste à extraire les poils au moyen des pinces à épiler, ou à les raser. Au lieu de les raser, on peut appliquer sur les endroits velus un mélange d'orpiment (sulfure d'arsenic, auripigmentum) et de chaux éteinte : on triture ces deux substances avec de l'eau pour en faire une pâte, qu'on étend à l'aide d'une spatule et qu'on enlève au bout de 5 minutes. Le sulfure de calcium, qu'on obtient en faisant passer de l'hydrogène sulfuré sur de la chaux hydratée, agit de la même manière.

Avicenne recommande déjà la formule suivante : calomel, 2 parties; arsenic, même quantité; mêlez et faites-en des onctions sur une petite surface.

Le rusma, que les Turcs emploient mélangé avec de la chaux comme épilatoire, est également un sulfure d'arsenic; il contient 9 parties de chaux vive et 1 partie d'orpiment, finement pulvérisés, et dont on fait une pommade au moyen d'un jaune d'œuf.

En Angleterre, M. Heymann conseille l'épilatoire suivant : gomme arabique 6 parties, ichthyocolle 16, cochenille 4, curcuma pilé 8, alun, crême de tartre et carbonate de potasse 4, que l'on fait bouillir pendant une heure avec une mesure d'eau de chaux ; on filtre, puis on mélange le liquide avec demi-livre de pierre ponce et du blanc d'œuf, pour en former une pâte qu'on laisse sécher. On en frictionne les parties velues, et les tiges des poils se détachent.

HYPERTROPHIE DES ONGLES (*onychia*, *onychogryphosis*, *onychauxesis*).

On observe des ongles surnuméraires congénitaux sur des doigts et des orteils surnuméraires (1); on trouve aussi des ongles doubles sur des doigts et des orteils qui ne sont pas surnuméraires; on voit même quelquefois pousser des lamelles unguéales sur des points où il n'en existe pas à l'état normal; enfin il n'est pas rare que les ongles soient situés sur le côté interne des doigts et des orteils.

L'ongle peut prendre une longueur insolite et se recourber en avant, ou bien s'accroître en largeur et en épaisseur. L'accroissement en longueur a lieu chez les personnes qui ne se coupent jamais les ongles ou est la conséquence de maladies de l'ongle lui-même. L'accroissement en largeur n'est pas rare et détermine souvent une inflammation du lit de l'ongle, par suite de l'irritation du derme, et de l'onyxis (paronychia). L'épaississement peut être causé par une dureté anormale de la substance unguéale, dont plusieurs couches se trouvent superposées, de telle sorte que l'ongle devient bosselé, inégal, prend une forme conique ou cubique, se recourbe plusieurs fois en avant (onychogryphosis, gryphosis, curvatura unguium). Virchow (2) a trouvé, dans l'intérieur d'un ongle ainsi conformé, des espaces (Markräume) qui étaient entourés par les masses cornées.

L'ongle est quelquefois séparé de son lit par une masse lamellaire, d'un brun sale, qui s'accumule au-dessous de lui et qui le relève brusquement; il est extrêmement rugueux et marqué de renflements transversaux; le véritable lit de l'ongle se trouve alors raccourci, voûté et rétréci. Les crêtes en sont hypertrophiées et garnies de nombreuses papilles. Enfin on observe encore des ongles en forme de griffes, dont les découpures antérieures s'écaillent constamment et parfois se contournent en spirale.

La face supérieure de l'ongle est également soumise à diverses anomalies. Elle perd son poli et son éclat, devient inégale, raboteuse, ou présente des sillons et des crevasses, se ternit d'une coloration jaunâtre. La consistance des ongles est rarement diminuée, le plus souvent elle est augmentée. Ces altérations frappent tous les ongles ou seulement quelques-uns. Dans l'hypertrophie de l'ongle, les papilles de la matrice sont toujours hypertrophiées elles-mêmes : c'est ce qui explique pourquoi, dans les maladies de peau qui s'accompagnent de lésions du corps papillaire et de production d'épiderme exagérée, la substance unguéale participe à la maladie (psoriasis, ichthyose, lichen

(1) Rokitansky, *Pathol. Anatomie*.
(2) *Verhandlungen d. med. physik. Gesellsch.* Würzburg, 1851.

rouge, éléphantiasis des Grecs; l'eczéma détermine aussi quelquefois l'hypertrophie des ongles, etc.)

Cette hypertrophie est causée assez souvent par un traumatisme, particulièrement par une pression prolongée de la chaussure, et il en résulte une inflammation (paronychie latérale). Quant à l'atrophie des ongles, elle s'observe à la suite de maladies débilitantes (tuberculose), sans avoir été précédée d'aucune affection spéciale de la peau.

A. Vogel (1) décrit l'altération que subissent les ongles à la suite de maladies fébriles, où l'on voit se former des lignes claires, qui sont la conséquence d'une anémie du lit unguéal. On observe alors à la surface de l'ongle des sillons, particulièrement un sillon central, dont les bords sont à pic.

Divers inconvénients résultent de l'hypertrophie unguéale ; ainsi la marche et les mouvements des doigts deviennent pénibles quand les ongles sont rompus à leur bord libre, surtout si les parties molles sont affectées à leur tour, par suite de l'absence de ce moyen protecteur. L'inflammation du lit unguéal et la formation de granulations saignant facilement sont encore assez souvent la conséquence de la compression des parties latérales des ongles hypertrophiés.

Les altérations de la substance de l'ongle d'origine syphilitique ne sont également que le résultat de l'infiltration syphilitique de la matrice du lit unguéal ; on voit alors la rainure de l'ongle prendre une coloration rouge brun.

Les maladies de l'ongle ont généralement pour point de départ la matrice ou les bords latéraux, ou encore le bord libre.

Anderson décrit un psoriasis des ongles (2) ; Hilton, Fagge, Hutchinson l'admettent également; ce dernier a signalé surtout une affection de l'ongle consécutive à la syphilis congénitale.

On observe encore une hypertrophie de la substance unguéale dans l'onychomycosis ; nous en parlerons plus tard en détail.

Traitement. — Le traitement local, dans l'inflammation du lit de l'ongle, consiste à enlever le fragment qui provoque l'irritation. On doit, en outre, limer ou couper souvent les ongles. L'emploi de doigts de caoutchouc, le badigeonnage avec une solution de potasse caustique (1 p. 10), l'application d'emplâtre mercuriel, réussissent quelquefois. A l'intérieur, l'arsenic est indiqué dans certains cas, surtout dans ceux où l'hypertrophie unguéale est simplement symptomatique du lichen rouge ou du psoriasis ; quand l'affection est d'origine syphilitique, le traitement spécifique sera tout indiqué, et l'on pourra recourir avec avantage à l'application locale de l'emplâtre d'hydrargyre.

(1) *Deutsches Archiv f. klin. Med*, VII. Band.
(2) *Loc. cit.*

B. Hypertrophies portant principalement sur les éléments du tissu conjonctif.

1. Framboësia (*Pian ou Epian, — framboise*, en Amérique; Yaws-fraise ; — mycosis framboisé, fongoïde, syphiloïde, Alibert; — sur les côtes de Guinée, verruga ; — Sibbens, en Écosse ; — Skerlievo, morbus Dithmarsicus, tumeur papillaire fongoïde).

Cette nombreuse synonymie indique déjà qu'on a rassemblé sous ces dénominations des maladies de peau diverses. Sauvage (1), le premier, décrivit sous le nom de framboësia une affection cutanée contagieuse et endémique en Guinée et dans certaines parties des Indes occidentales. Elle consistait en tumeurs semblables à des framboises, se développant sur toute la surface tégumentaire, surtout aux parties génitales et dans le creux de l'aisselle. Alibert désigne sous le nom de mycosis des excroissances spongieuses, qui se montrent surtout à la face, au cuir chevelu et aux organes génitaux. Elles ont la forme de mûres ou de framboises et sécrètent un liquide visqueux, jaunâtre et d'odeur repoussante. Il les divise plus loin en mycosis frambosioïdes, tumeurs ayant la forme de framboises et occupant de préférence le cuir chevelu, le pavillon de l'oreille, les lèvres, la face, l'aisselle et la langue ; — mycosis fongoïdes, excroissances spongieuses, du volume d'une lentille à celui d'une noix ; — et mycosis syphiloïdes, identiques au sibbens, au skerlievo, à la falcadine, dont les premières manifestations se produisent au cou et à la face. Dans cette classification d'Alibert, se trouvent compris divers processus morbides, qui se rattachent surtout à la syphilis d'une part, de l'autre au molluscum ; seul, le mycosis fongoïde peut représenter une maladie *sui generis*. Le framboësia a été décrit encore, dans ces derniers temps, comme une maladie spéciale, par Hirsch (2), Berliner (3), Virchow (4), Köbner (5), sous le nom de tumeur papillaire fongoïde ; par Kaposi (6), sous celui de dermatite papillomateuse du cuir chevelu. Hébra emploie le terme de framboësie pour désigner des granulations luxuriantes (chair morte), qui se développent sur les ulcères syphilitiques et scrofuleux et sur le lupus ulcéreux, et qui se montrent aussi dans le sycosis invétéré. Les proliférations papillaires ne tardent pas à se recouvrir d'épiderme, tandis que la suppuration persiste toujours à la base de l'ulcère. Les excroissances

(1) *Nosolog. method.* Amstelod., 1768.
(2) *Handb. d. hist. geogr. Patholog.*
(3) 39 *Jahresber. d. schles. Gesellsch. f. vaterländ. Cultur.* Breslau, 1862.
(4) *Die krankhaften Geschwülste*, 2 Band.
(5) *Klinische u. experiment. Mittheilungen.* Erlangen, 1864.
(6) *Arch. f. Dermat. u. Syphil.*

s'observent sur les extrémités, surtout à la plante du pied, et le plus souvent à la suite du lupus, et il n'est pas rare alors de les voir acquérir une extension telle que les orteils mêmes en sont complètement couverts ; puis à l'anus, sur les mamelons et le sternum, et à la face consécutivement au sycosis. Le frambœsia apparaît encore sous forme de tumeurs volumineuses, à large base, siégeant surtout au cuir chevelu et à la nuque, et dont la surface est parsemée de protubérances verruqueuses, du centre desquelles s'échappent ordinairement de grosses touffes de poils. Cette variété survient spontanément, c'est donc bien une dermatite papillomateuse du cuir chevelu. Ces néoplasmes ont la forme d'excroissances papillaires rouges, framboisées, tantôt recouvertes d'épiderme, tantôt excoriées et suintantes.

Les excroissances ont leur point de départ dans le tissu conjonctif du derme, dont les papilles s'allongent et s'élargissent et contiennent en outre des cellules à plusieurs noyaux, ainsi que des vaisseaux sanguins très dilatés et, à ce qu'il semble, de nouvelle formation. Kaposi a trouvé, de plus, des cellules de granulation dans le tissu dermique et dans les follicules pileux.

Virchow (1) a observé, dans un cas de framboësie, un tissu de granulation très vasculaire, intimement uni au tissu connectif adjacent, et qui présentait toutes les transitions entre une simple prolifération nucléaire des corpuscules conjonctifs et une abondante formation de nouvelles cellules. Le framboësia se rapproche donc, au point de vue de la structure, des tumeurs constituées par du tissu de granulation.

Le traitement variera suivant les causes de l'affection : quand elle est d'origine syphilitique, on aura nécessairement recours à la médication spécifique ; sinon, on emploiera les caustiques, l'acide acétique uni au lait de soufre, la glycérine iodée, la galvano-caustique, ou bien le grattage avec une cuiller tranchante.

2. Éléphantiasis des Arabes (*Pachydermia*, *hypersarcosis*, *Rossbeen*, *Barbadosbein*, *morbus Herculeus*).

On désigne sous le nom d'éléphantiasis des Arabes une affection précédée d'inflammation érysipelateuse, de lymphangite et de phlébite, qui consiste en une hypertrophie de la peau et surtout du tissu cellulaire sous-cutané, d'où résulte une augmentation de volume considérable de la partie affectée.

La maladie débute par les symptômes de l'érysipèle, qui s'annoncent par une tuméfaction œdémateuse des ganglions lymphatiques et

(1) 46, B. 1, Heft.

des parties voisines. Une incision donne alors issue à un liquide clair, jaune, qui ne tarde pas à se coaguler et à précipiter des masses fibrineuses (lymphe). Les vaisseaux lymphatiques deviennent imperméables, et il se fait une accumulation de lymphe dans les régions hypertrophiées.

L'érysipèle, en se reproduisant, finit par déterminer une condensation et un épaississement du tissu, si bien que toutes les couches de la peau, le tissu cellulaire sous-cutané, les aponévroses, le tissu connectif inter-musculaire, le périoste lui-même, sont envahis par la maladie.

L'éléphantiasis se montre sous des formes diverses, auxquelles correspondent des dénominations différentes. La surface de la partie atteinte est lisse (*e. lævis seu glabra*) ou mamelonnée (*e. tuberosa*). Quand la lésion porte surtout sur le corps papillaire, on a l'*elephantiasis papillaris seu verrucosa ;* quand les couches profondes sont atteintes, la surface de la peau peut rester normale (*eleph. lævis seu glabra*), ou se hérisser de nodosités de la grosseur d'un pois. S'il se fait des dépôts de pigment dans le réseau de Malpighi ou dans l'épiderme, l'affection prend le nom d'*elephantiasis fusca et nigra*. Lorsque les tissus de nouvelle formation sont consistants, on a affaire à l'*elephantiasis dura*, et à l'*elephantiasis mollis* quand ils sont minces et mous. La fonte purulente des nodosités ou des infiltrations donne lieu à l'*elephantiasis ulcerosa*. Enfin, on observe quelquefois une hypertrophie ou une formation nouvelle de vaisseaux sanguins, qui présentent une dilatation considérable : c'est l'*elephantiasis teleangiectodes*. Les glandes cutanées n'offrent pas d'altérations essentielles, elles sont simplement refoulées quelque peu dans la profondeur : les follicules pileux sont situés, par exemple, à un demi-pouce de la surface.

Les parties le plus souvent atteintes sont : la jambe, le pied, le scrotum et le pénis, les lèvres et le clitoris, parfois aussi les extrémités supérieures, les mamelles chez la femme, et le pavillon de l'oreille.

La jambe affectée d'éléphantiasis prend un développement monstrueux : la peau et le tissu sous-cutané induré forment une masse saturée de sérosité, d'où la graisse a complètement disparu. L'infiltration pénètre entre les muscles et gagne jusqu'au périoste ; quand la maladie existe depuis longtemps, les tissus s'atrophient. A la jambe, tantôt l'affection procède par une inflammation érysipélateuse idiopathique, qui suit assez souvent une marche paroxystique, s'accompagne de symptômes fébriles et se répète à intervalles variables; tantôt elle est symptomatique et résulte d'un eczéma, d'une phlébite ou d'une lymphangite. Les ganglions cruraux et inguinaux sont tuméfiés. Quand la maladie dure depuis un certain temps, on voit à l'œil nu, sur la surface de la peau, des papilles hypertrophiées, qui recouvrent par fois la jambe et la face dorsale du pied à la manière des poils d'une brosse ; il se forme souvent de larges ulcérations, qui présentent des bords épais et tuméfiés et un fond induré, légèrement granuleux et sécrétant une faible quantité de pus. En général, l'épiderme est également hypertrophié sous la forme d'épines ou de plaques (ichthyosis serpentina).

C'est le tissu conjonctif sous-cutané qui est principalement affecté dans l'éléphantiasis ; le derme n'offre que de légères altérations. Avec le temps, le membre augmente de volume au point d'acquérir une certaine ressemblance avec un pied d'éléphant. Un sillon profond sépare la jambe épaissie de la face dorsale du pied, également épaissie. La surface de cette masse a un aspect bleuâtre, violacé ou rouge brun, et présente souvent une pigmentation excessivement foncée ; la peau est résistante, tendue à ne pouvoir y faire de plis ni la déplacer sur les muscles. C'est une affection douloureuse, qui rend la marche pénible et même impossible dans les cas graves.

Le scrotum éléphantiasique, lorsqu'il atteint un haut degré, constitue une tumeur sacciforme, qui peut descendre jusqu'aux pieds et dépasser le poids de 100 livres. Les testicules n'éprouvent ordinairement aucune altération dans leur structure. Le pénis est ratatiné et complètement recouvert par le prépuce épaissi et allongé. Suivant Rayer, l'éléphantiasis des organes génitaux consiste en une hypertrophie primitive du tissu conjonctif sous-cutané, avec hypertrophie consécutive de la couche fibreuse fondamentale de la peau.

Au point de vue anatomique, on trouve souvent, dans l'éléphantiasis du scrotum, la peau fusionnée, d'une manière intime et sans limite appréciable, avec les couches les plus rapprochées du tissu cellulaire sous-cutané, constituant ainsi une masse lardacée blanchâtre, dure, souvent épaisse de plus de deux pouces. Dans le voisinage de la partie malade, le tissu cellulaire œdématié s'est transformé en une sorte de gelée tremblotante, qu'on peut dissocier avec le doigt. Le prépuce et surtout le clitoris et les nymphes atteignent fréquemment des dimensions considérables ; il en est de même des mamelles, de l'oreille externe, du cuir chevelu, qui forme comme une poche flottante descendant vers la nuque.

Anatomie. — L'épiderme est généralement entassé en couches serrées et fortement pigmenté ; un liquide inter-cellulaire abondant et contenant de nombreuses cellules remplit les papilles, qui sont hypertrophiées et souvent ramifiées. Les éléments du tissu conjonctif sont augmentés de volume, et des cellules de nouvelle formation y sont accumulées en grande quantité. Le derme et le tissu conjonctif sous-cutané sont convertis en une masse compacte, d'apparence homogène, criant sous le scalpel (tissu conjonctif de nouvelle formation) ; le tissu adipeux est étouffé et n'existe plus que par places disséminées ; dans des cas exceptionnels, on le trouve, au contraire, plus abondant qu'à l'état normal. La production de tissu nouveau s'observe principalement dans le tissu conjonctif sous-cutané, qui est disposé en bandes et en réseaux. Les vaisseaux qui pénètrent des aponévroses dans la peau ont leur membrane adventice couverte de cellules migratrices et embryonnaires, qui s'insinuent également entre les lobules et les glandes sudoripares ; la prolifération est surtout considérable dans ces dernières. Les vaisseaux sanguins sont épaissis et dilatés, parfois cependant leur paroi est amincie ; quelques veines sont oblitérées et se dessinent sous forme de cordons durs. Les os présentent des traces d'usure ou bien des érosions et des exostoses. Les capillaires lymphatiques sont dilatés et figurent de grandes lacunes, limitées par une paroi épaissie ; dans les papilles, Teichmann a trouvé ces capillaires remarquablement allongés. J'ai constamment vu les fibres musculaires lisses hypertrophiées et disposées en réseaux (Czerny). Les follicules restent sans altération ou augmentent de volume ; ils sont écartés les uns des autres par du tissu conjonctif, ou bien encore sont étouffés par les éléments de prolifération. Les conduits excréteurs des glandes sudoripares sont allongés et élargis.

Schlitz (1) a observé que les vaisseaux lymphatiques des couches profondes et une partie de ceux des couches superficielles sont oblitérés par la prolifération intrà-pariétale de leurs éléments endothéliaux.

V. Czerny (2) a vu des lacunes, que Bryk (3) avait déjà décrites, et des canaux nourriciers qui étaient en communication avec elles (comme dans le lymphome caverneux). Les glandes sébacées sont entourées de plusieurs culs-de-sac, qui se réunissent près du follicule pileux, débouchent dans deux à quatre vaisseaux lymphatiques et accompagnent le follicule pileux, en s'anastomosant, jusqu'à la face supérieure du derme, où ils l'entourent comme d'une guirlande, pour se jeter dans le réseau lymphatique superficiel du chorion, qui fournit souvent des vaisseaux lymphatiques centraux aux papilles isolées ; quelques glomérules de glandes sudoripares sont aussi entourés de sinus lymphatiques.

A. Gay (4) a constaté, dans l'éléphantiasis des Arabes, une augmentation de volume des glandes sudoripares, un gonflement et une prolifération de leurs éléments épithéliaux, qui devenaient vitreux avec la prolongation de la maladie. Les conduits excréteurs étaient affectés plus tôt que les glandes elles-mêmes.

Étiologie et pronostic. — L'éléphantiasis est une affection pandé-

(1) *Arch. f. Heilkunde*, 1874.
(2) *Arch. f. Chirurg.* XVII.
(3) *Oester. Zeitschr. f. prakt. Heilk.*, 1869.
(4) *Arch. f. Derm. und Syph.* 3 Jahrgang, 1. Heft.

mique ; elle est cependant endémique dans certaines contrées, notamment dans l'île des Barbades, aux Antilles, au Brésil et dans les Indes orientales ; au Japon, un dixième de la population en serait atteint ; à Maurice et en Algérie, elle est un peu moins fréquente. En Égypte, elle est endémique depuis les temps les plus reculés, surtout dans la Basse-Égypte ; il en est de même dans la région de Sierra-Leone, sur la côte du Poivre (Guinée supérieure), au Maroc et en Morée. Elle s'observe plus souvent dans les pays secs, peu boisés ou marécageux, que dans ceux où la végétation est luxuriante. Elle règne dans toutes les parties de l'Europe, spécialement sur les côtes de la Baltique et de la Méditerranée, mais surtout en Irlande et en France. Elle frappe aussi bien les hommes que les femmes ; elle apparaît rarement avant l'époque de la puberté, surtout quand il s'agit de l'éléphantiasis du scrotum. Il est plus que probable que l'éléphantiasis est héréditaire. Quant aux autres causes de l'affection, nous n'en savons que très peu de chose. Dans les pays où elle est endémique, on remarque que les accès inflammatoires se répètent durant la saison pluvieuse et coïncident avec des épidémies de fièvre intermittente ; la prédominance du froid, les brusques changements de vents, l'évaporation des eaux stagnantes, une mauvaise alimentation, contribuent en outre quelquefois à l'éclosion de la maladie (?). Enfin l'éléphantiasis vient compliquer parfois des télangiectasies (éléphantiasis télangiectasique).

Les stases vasculaires sont la cause prochaine de l'éléphantiasis ; l'eczéma chronique, surtout celui de la jambe, les varices, les ulcères variqueux, syphilitiques ou lupeux, les rétractions cicatricielles, la périostite et l'ostéite, amènent assez souvent à leur suite cette affection ; les altérations des ganglions lymphatiques doivent également en être le point de départ. La maladie se rencontre dans tous les climats, mais elle épargne toujours l'enfance.

Cette maladie de la peau peut durer des années sans apporter d'obstacle essentiel aux fonctions organiques ; souvent cependant les parties malades deviennent une source d'inconvénients, et même de dangers, par leur masse et par leur poids. C'est ainsi qu'il survient aux jambes des ulcères incurables, qui gênent la marche, quand ils ne la rendent pas impossible ; qu'il se forme des érysipèles étendus, qui se terminent par la mort ; que la suppuration des exsudats peut déterminer de vastes abcès et, par suite, une réduction de volume du membre ; la gangrène même de parties considérables est une terminaison assez fréquente. Enfin l'atrophie des muscles, l'épaississement du névrilème, donnant lieu à des hyperesthésies douloureuses, l'épaississement des os et la formation d'ostéophytes, sont encore quelquefois des phénomènes consécutifs.

Traitement. — Si l'on a l'occasion d'observer la maladie à son début, on cherchera à prévenir l'augmentation de volume et à diminuer l'hypertrophie actuelle : on y parviendra par le repos dans la position horizontale et, plus tard, par des applications chaudes ou froides, par des médicaments qui facilitent la résorption, mercure et iode. A une période plus avancée, outre la position horizontale, on aura recours à la compression au moyen d'une bande de flanelle, de la largeur de deux doigts, ou, plus tard, d'une bande de caoutchouc ; la première sera humectée, et les vides seront préalablement comblés avec de la charpie ou de l'ouate, de manière que chaque tour de bande soit très solidement appliqué (Hébra). Dès les premiers jours, on constatera une notable réduction de volume, due à la diminution de l'infiltration séreuse de la peau et du tissu cellulaire sous-cutané ; mais, au bout de quelque temps, l'effet ne se produit plus que très lentement, parce qu'on agit sur un tissu plus dense, et enfin vient un moment où le volume reste constant. Les bandages inamovibles n'offrent aucun avantage spécial sur les bandes roulées : ils se relâchent aussi vite que ces dernières. L'application locale de la potasse caustique et de la glycérine iodée contribue à diminuer le volume du membre, quand il existe des productions verruqueuses. Dans les cas où l'éléphantiasis se complique d'ulcères incurables, l'amputation du membre sera d'autant mieux indiquée qu'il est inutile au malade et ne lui cause que de la gêne par son poids. Lorsque le scrotum est affecté d'éléphantiasis grave, le seul traitement consiste dans une opération radicale. On a obtenu de bons résultats, dans ces derniers temps, de la ligature ou de la compression digitale de l'artère fémorale.

Dans des cas d'éléphantiasis observés aux Indes, J. Fayrer (1) a employé avec succès, dans la période fébrile, la médication saline et diaphorétique ; la quinine, le fer, l'iode, ont aussi donné des résultats favorables ; mais le meilleur remède doit être encore le changement de climat.

Lombroso (2) rapporte un cas remarquable d'hypertrophie générale (macrosomie). Le malade, âgé de 21 ans, racontait qu'il avait augmenté de volume, en 4 mois, au point d'être obligé de faire élargir quatre fois ses vêtements, devenus trop étroits, son appétit était vorace, et il ressentait des douleurs dans les os, dans les articulations et dans l'estomac, ainsi qu'une faiblesse générale. La maladie datait de 16 ans, quand Lombroso le vit : il pesait alors 120,4 kilogr. ; il avait la peau d'un jaune foncé, la barbe clair-semée, les cheveux hérissés, la face léonine, les os zygomatiques surtout largement séparés, la mâchoire inférieure très large et très longue, la lèvre inférieure,

(1) *The Practitioner*, 1875.
(2) *Giornale delle mal. della pelle,* 1866.

le cou, les épaules et le thorax très volumineux, ainsi que l'avant-bras, les mains et les pieds. La peau était d'un jaune rougeâtre et extrêmement épaisse sur les parties hypertrophiées de l'avant-bras, du pied et de la face.

3. HYPERTROPHIE ET ULCÉRATION DE LA PEAU AVEC DÉGÉNÉRESCENCE AMYLOÏDE.

Le premier cas de ce genre a été publié par Lindwurm et Buhl. O. Weber n'avait observé qu'une dégénérescence amyloïde simple dans les capillaires cutanés de la face; Baerensprung, à la base des chancres indurés; et moi-même, dans le tissu dermique de la peau des vieillards et dans la lèpre tuberculeuse.

Le malade de Lindwurm et Buhl était un homme de 54 ans, qui avait sur la peau des taches rouges, prurigineuses, suivies de desquamation et ressemblant, les unes au psoriasis, les autres au pityriasis. Ces taches augmentaient en nombre et en étendue, il se formait des croûtes, minces d'abord, puis plus épaisses, et, quand ces croûtes étaient enlevées, il suintait un peu de sérosité.

Toute la surface du corps était atteinte. La tête était parsemée de nombreuses taches rouges circonscrites, plus ou moins larges, serrées les unes contre les autres, recouvertes de petites squames minces et argentées ; si l'on détachait ces squames par le grattage, la peau se montrait sèche et rouge. Celles qui occupaient le front et le nez étaient des plus distinctes. Les cils étaient conservés, la conjonctive palpébrale était légèrement injectée. — Des taches semblables existaient sur le cou, le tronc et les extrémités. Toute la surface cutanée était couverte de plaques rouges, plus ou moins grandes, arrondies et légèrement proéminentes, qui laissaient entre elles des parties de peau normales, tantôt blanches, tantôt pigmentées et brunâtres. Ces plaques étaient garnies de squames blanches, qui s'enlevaient facilement et laissaient à découvert une surface rouge, lisse, sèche, qui n'était ni suintante, ni saignante. Les plus étendues de ces infiltrations cutanées, particulièrement sur la poitrine et à la nuque, atteignaient un pouce de diamètre. Sur d'autres régions de la poitrine, se trouvaient de grands espaces occupés par des papules rouges, en rangs serrés, représentant des épaississements à surface inégale et recouverts de petites écailles, fines et blanches (lichen rouge ?). Sur des points isolés de la surface thoracique, mais principalement aux avant-bras et aux jambes, se pressaient des élevures, hautes de plusieurs lignes, et qu'on reconnaissait à l'œil nu pour des proéminences papillaires, recouvertes de masses épidermiques condensées. Ces excroissances verruqueuses avaient absolument les caractères de l'ichthyose histrix ou cornée. En d'autres endroits, la peau inégale, rude, épaisse, ressemblait davantage à celle de l'ichthyose simple. La plus grande partie de la paume des mains était épaissie, parcheminée, incrustée de masses et de plaques d'épiderme écailleuses, d'un volume considérable ; aux plis, correspondaient des érosions et des fissures cutanées, profondes et très douloureuses. La face dorsale des mains était couverte des saillies rouges et squameuses que nous avons décrites plus haut. Les mouvements, et surtout l'extension des doigts, étaient considérablement gênés et extrêmement douloureux. Enfin, il existait encore de nombreuses ulcérations, plus ou moins étendues, que le malade attribuait au grattage. Il se plaignait d'une grande sensibilité de la peau et d'une douleur cutanée spéciale, indépendante de toutes les autres. La peau avait un aspect bariolé.

Voici les caractères microscopiques de cette observation, donnés par Buhl :

L'épiderme était stratifié en couches irrégulièrement épaissies, et les amas les plus denses se divisaient en feuillets de squames cornées et massives ; néanmoins, les cellules épidermiques n'avaient pas subi d'altération importante. La couche du réseau de Malpighi avait gagné un peu en étendue et offrait par places une pigmentation brune : là se bornaient ses altérations. On était d'autant plus frappé de la forme et du volume qu'avaient pris les papilles : elles étaient rarement simples, c'étaient presque sans exception des papilles composées ; elles étaient en général piriformes ou claviformes, et se renflaient vers la moitié de leur longueur. Leur volume total, d'après l'indication du micromètre, était du triple au sextuple du volume normal ; l'augmentation était surtout remarquable pour la hauteur, qui atteignait de 5 à 10 millimètres. La pointe, arrondie en massue, présentait souvent des encoches, superficielles ou profondes, indices d'une papille composée. Mais le caractère le plus important s'observait à l'intérieur, dans la substance même des papilles. Elle était parsemée de corps brillants, de $0^{mm},008$ à $0^{mm},01$, et plus, de diamètre, rangés en couches distinctes, serrés les uns contre les autres en séries longitudinales, ou disposés sans ordre apparent. Tous les caractères qu'offraient ces productions, soit à l'œil nu, soit au microscope, et surtout la réaction qu'elles donnaient avec l'iode et l'acide sulfurique, ne laissaient place à aucun doute sur leur nature : c'étaient des corpuscules dits amyloïdes. Ils commençaient presque toujours à se montrer à la base des papilles, mais les plus nombreux et les plus volumineux se trouvaient dans le renflement piriforme ou claviforme. On pouvait constater, sur des coupes fines, que plus les corpuscules étaient gros et brillants, plus la réaction bien connue de l'iode et de l'acide sulfurique était prononcée, et plus aussi allait en se perdant leur propriété de s'imbiber rapidement et de se colorer en rouge dans une solution de carmin.

Les follicules pileux et les glandes sudoripares étaient intacts, seulement les conduits en spirale de ces dernières semblaient disparaître dans les couches épaissies de l'épiderme.

On n'avait donc pas seulement affaire à un simple épaississement du corps papillaire et de l'épiderme dont il est revêtu ; la lésion essentielle consistait en un développement excessif des réseaux capillaires, et ceux-ci n'avaient pas simplement augmenté de volume, leurs parois n'avaient pas seulement donné naissance à des bourgeonnements vasculaires, mais leur accroissement était lié à une multiplication extraordinaire et à une métamorphose amyloïde consécutive des noyaux de leur paroi. C'est à cette dégénerescence, qui d'ordinaire siège dans les parois mêmes des vaisseaux, et n'a pas son unique point de départ dans leurs noyaux, qu'il faut attribuer la rigidité des parois vasculaires et la disposition aux hémorrhagies qui devient immédiatement plus marquée dans les parties malades ; c'est elle encore qui est la cause des eschares et de la destruction de rangées entières de papilles, résultat de l'oblitération des capillaires, et qui par conséquent détermine les ulcérations. Ce sont les cellules des couches profondes du derme, dont les noyaux n'ont pas subi la dégénérescence amyloïde, qui amènent ensuite la cicatrisation des parties ulcérées et l'établissement des cicatrices blanches et lisses.

4. SCLÉRÈME DES ADULTES (*sclérodermie*, *scleriasis*, *teleosclerosis rheumatica*, *sclerostenosis*).

On désigne sous le nom de sclérodermie une affection dans laquelle, sans symptômes généraux antérieurs, la peau présente dès le début une infiltration circonscrite, de consistance pâteuse, qui a son origine dans le tissu conjonctif sous-cutané et qui dépasse le niveau des téguments circonvoisins, puis augmente peu à peu d'étendue, s'épaissit et acquiert une dureté ligneuse et prend diverses nuances de coloration. La première forme prend le nom de sclérème proéminent, la seconde celui de sclérème atrophique. Quand la maladie dure depuis longtemps, la peau finit par s'amincir et se parcheminer, surtout au niveau des articulations.

Cette affection est rare; cependant, on en a publié déjà de nombreuses observations (Curzio 1752, Thirial (1), Gintrac (2), Gillette (3),

(1) *Gazette méd. de Paris*, 1845.
(2) *Journ. de méd. de Bordeaux*, 1847.
(3) *Arch. gén. de méd.*, 1854.

Förster (1), Nordt (2), Arning (3), Bazin (4), Paulicki (5), Putegnat (6), Auspitz (7), Binz (8), Gamberini (9), Wernicke (10), Rasmussen (11), Villemin (12), Köbner (13), Hilton Fagge, Forget, Mossler (14), Leisrink, M. Kohn (15), Arthur van Harlingen (16), J. C. White (17), etc.). On la rencontre chez les adultes aussi bien que chez les enfants, et elle se limite à certaines parties du tégument ou envahit toute la surface cutanée.

Il est incontestable que le sclérème des adultes avait déjà été observé (Curzio 1752, Henke 1809), et qu'il se trouvait décrit sous des noms divers dans la littérature médicale ; mais Thirial est le premier qui ait rassemblé les cas observés jusqu'à lui, et c'est lui qui a introduit l'expression de sclérème des adultes pour désigner cette altération de la peau. Depuis, le nombre des observations s'est accru dans une proportion relativement considérable ; néanmoins les signes cliniques assignés à cette affection sont encore très discordants, et peut-être ne sera-t-il pas hors de propos de les discuter rapidement. Des observations ultérieures, relatives à la marche, à la distribution, à l'étiologie, à l'âge et aux altérations histologiques, pourront jeter quelque lumière sur la série symptomatique en question.

Beaucoup d'auteurs ont indiqué que le développement du sclérème s'accompagne de dureté et de tension de la peau ou s'annonce par une tuméfaction œdémateuse. Cette dernière forme s'observe surtout dans les cas à marche aiguë, tels que ceux qu'ont décrits Henke, Thirial, Rilliet, Pellissier, Mossler et M. Kohn.

Dans les cas soumis à mon observation, la dureté resta exactement la même qu'au début, et il ne se produisit aucune tuméfaction dans les phases ultérieures de la maladie. Dans un cas seulement (le 3me), l'affection revêtit deux formes différentes : elle se montra, d'une part, sous l'aspect d'une infiltration uniforme ; de l'autre, sous celui de ta-

(1) *Würzb. med. Zeitschr.*, 1861.
(2) *Inaugural Dissert.* Giessen, 1861.
(3) *Beitr. z. Lehre d. Sklerema. Würzb. med. Zeitschr.*, 1861.
(4) *Leçons sur les affect. cut.*, Paris, 1862.
(5) *Beiträge zur Sklerodermie.* Virch. *Arch.* 43 Bd.
(6) Schmidt's *Jahrb.*, B. 62.
(7) *Wiener med. Wochenschr.*, 1863.
(8) *Beobacht. zur inneren Klinik.* Bonn, 1864.
(9) *Journal de Bruxelles*, 1864.
(10) *Beitr. z. Lehre v. Hautsklerem.* Jena, 1864.
(11) *Sklerodermia and its relation to E. Arabum, transl. by Dr. Moore*, Edinburg, 1867.
(12) *Gazette hebdom.*
(13) *Klin. u. experim. Mittheil, loc. cit.*
(14) Virch. *Arch.* 23.
(15) Hebra, *Patholog. u. Therap. d. Hautkrankh.*
(16) *The americ. Journ. of Syph. and Dermatol.*, 1873.
(17) *Separatabdr.*, Boston, 1875.

ches molles, blanches, circonscrites, du diamètre d'une lentille, et de traînées en forme de cordons (coloration pâle de la peau, signalée par Gintrac, par Paulicki) ; ces cordons, qui ne dépassaient pas d'abord le niveau de la partie saine du tégument, en vinrent peu à peu à figurer des nodosités dures, d'apparence cicatricielle, ainsi que des lignes saillantes et des bandelettes plus étendues. Parfois la peau est de couleur rouge brun, parsemée de taches foncées et de taches claires, dure et froide au toucher ; elle ne se laisse pas soulever en plis, adhère étroitement aux aponévroses musculaires sous-jacentes, et, dans les degrés élevés de la maladie, elle n'est plus mobile sur les muscles et sur les os ; sur les articulations notamment, la peau sclérosique est atrophiée, solidement et intimement unie aux os.

Il convient donc (Hébra, Rasmussen) de distinguer deux formes de l'affection, le sclérème proéminent et le sclérème atrophique ; le premier a plutôt une marche chronique ; j'ai cependant observé un cas dans lequel la maladie poursuivit son cours en déterminant une atrophie graduelle de la peau, qui alla jusqu'à l'ulcération des surfaces d'extension des petites articulations, sans avoir été précédée d'aucune tuméfaction sur la moindre partie du tégument.

Les symptômes subjectifs sont très variables; pourtant le sentiment de tension et de démangeaison légère est constant ; la sensibilité cutanée paraît affaiblie dans certains cas ; dans d'autres, on observe de la douleur, surtout à la pression ; il n'est pas rare de constater une élévation considérable de la température sur les parties où la sclérose est en voie de développement ; d'autres fois, c'est un abaissement de la température qui se produit. Il semble au malade que sa peau devient trop étroite ; de là, une gêne des mouvements tant actifs que passifs.

Les troubles fonctionnels varient suivant les régions affectées. Quand le cou est atteint, les mouvements de la tête sont pénibles ; dans le sclérème de la face, les traits perdent leur expression, les lignes et les sillons s'effacent, le jeu de la physionomie est aboli, les yeux sont à demi fermés, les narines sont dilatées, le nez est épaissi, l'ouverture buccale se rétrécit, les mouvements des lèvres deviennent difficiles ; il se forme des fissures aux coins de la bouche.

La peau de la paroi abdominale est tendue ; il en est de même de celle du scrotum et du pénis, de sorte que l'érection est impossible (Bouchut). Les mouvements de l'articulation du coude sont entravés, le coude se fléchit, les doigts sont maintenus dans la demi-flexion et donnent à la main l'aspect d'une griffe ; le moindre effort d'extension provoque des fissures ; le degré considérable de tension finit par déterminer l'atrophie et même l'ulcération de la peau et des parties molles situées entre elle et les os ; la colonne vértébrale se recourbe en avant ; enfin la respiration est gênée, quand le thorax est envahi par la sclérose.

Dans un des cas cités plus loin (le 2me), les doigts étaient fléchis; dans le troisième cas, le pied, de même que le membre tout entier, était mal nourri, raccourci, d'où la claudication du malade ; dans l'observation 4, l'extension du coude n'était possible que jusqu'à angle droit, la maladie en progressant s'accompagna de douleurs intenses, la température des parties proéminentes était plus élevée que celle des parties voisines.

En ce qui concerne la sécrétion des glandes cutanées, Köbner dit que la sécrétion sébacée est conservée; il a même observé l'apparition d'acné. Quant à l'état de la sécrétion des glandes sudoripares, les indications diffèrent. Elle manquait complètement dans le cas de Curzio (1) ; dans ceux de Rilliet et Guillot, elle était affaiblie, sans avoir tout-à-fait disparu ; chez les malades observés par Paulicki, Arning, Mossler, la peau entrait en transpiration après chaque bain chaud, et chaque transpiration, suivant Mossler, était suivie d'une rémission dans les douleurs; la sécrétion sudorale n'était pas modifiée dans les observations de Forget (2) et de Gillette (3); Köhler (4) l'a trouvée normale, Förster raréfiée ; dans notre quatrième observation, elle était abolie sur la région affectée : en dépit de l'emploi journalier de bains de vapeurs, la malade ne pouvait constater la moindre excrétion de sueur sur le membre qui était le siège de l'affection.

Nous n'avons pas encore rencontré de cas semblables à ceux qu'ont décrits Curzio, Rilliet, Guillot, Arnim, Fagge, etc., où le sclérème de la langue, des lèvres, de la voûte palatine et de la luette, du pharynx, se présentait sous la forme de stries rubanées.

Une particularité qui mérite une mention spéciale a été observée chez une malade : non seulement les muscles, mais les os eux-mêmes, devinrent plus minces du côté sain.

Pour ce qui est de la coëxistence de cette affection avec d'autres maladies de peau, qui a été signalée par beaucoup d'auteurs, voici les faits que nous connaissons : Thirial a observé concuremment un érythème, Eckström un érysipèle bulleux, Bazin et Arning l'herpès zoster et la variole, Fantonetti l'impétigo, Guillot l'ecthyma, Arnim l'eczéma squameux, Mossler et Nordt des télangiectasies partielles, Paulicki des ulcérations ; dans notre première observation, il se déclara une inflammation très intense du tissu cellulaire, suivie de suppuration, qui, malgré des incisions profondes, détermina de vives souffrances et aboutit à une atrophie complète de la peau ; celle-ci devint mince et

(1) *Dissertat. anatom. et pratique sur une maladie de la peau d'une espèce fort rare et fort singulière.* Paris, 1785.
(2) *Gazette de Strasbourg*, 1847. Schmidt, *Jahrb.*, B. 56.
(3) *Archives générales de médecine*, 1854.
(4) *Württemberger Correspondenzblatt.* Schmidt, *Jahrb.* B. 118.

brillante et contracta, dans certains points, une adhérence intime avec les os.

Observation I, déjà publiée par H. Auspitz. — F.-K., âgé de 29 ans, avait eu, depuis l'âge de 14 ans, plusieurs maladies successives (fièvre typhoïde, pneumonie, fièvre intermittente), qui n'avaient aucun rapport avec l'affection actuelle. Un an avant d'être soumis à notre observation, il était tombé, faute de travail, dans le besoin et la misère et avait eu des pediculi vestimentorum. C'est à cette époque qu'il commença à s'apercevoir dans la région de l'aine, et plus tard dans celle du coude, d'une tension progressive et désagréable de la peau, qui lui semblait devenir, pour ainsi dire, trop étroite; en même temps, ces mêmes parties du tégument prenaient une teinte plus foncée. Au moment de son entrée à l'hôpital général, le 4 novembre 1862, on était frappé tout d'abord de la coloration brune, à des degrés divers, de l'enveloppe cutanée, particulièrement sur l'abdomen, dans le creux de l'aisselle et à la région lombaire ; la peau était fortement tendue, brillante, sans rudesse. Le malade était de taille moyenne, vigoureusement charpenté et assez bien musclé; il avait les lèvres pâles, l'orifice buccal rétréci et ne pouvait froncer le front. La barbe et les cheveux n'offraient rien d'anormal, les sueurs étaient fréquentes et profuses ; les mouvements de la tête, surtout les mouvements latéraux, étaient gênés ; la peau, très tendue et comme épaissie sur le front, l'était moins à la nuque ; sur l'abdomen, on pouvait la soulever en petits plis. Si le malade essayait de lever les membres supérieurs plus haut que l'horizontale, il ressentait une douleur et une tension dans l'aisselle et dans la peau qui recouvre le grand pectoral ; il ne pouvait fléchir l'avant-bras sur le bras qu'à angle droit, et non sans souffrances; les articulations des membres inférieurs étaient indemnes. L'examen des autres organes faisait reconnaître une augmentation de volume de la rate ; les bruits du cœur étaient aussi un peu plus sourds ; la température de la peau et la sécrétion sébacée étaient normales. En employant la méthode du compas, Auspitz n'a constaté d'anomalie de la sensibilité que sur les avant-bras, la nuque et la poitrine.

L'état du malade demeura stationnaire pendant quatre mois ; dans le cours d'un accès de fièvre, qui survint à la fin de mars, la bouffissure de la face augmenta incidemment, mais on constata dans l'urine la présence d'albumine et d'épithélium, qui disparurent rapidement ; il y eut, en avril, trois accès de fièvre intermittente, et, à partir de ce moment, l'urine resta constamment albumineuse ; vers le milieu de mai, les symptômes de la maladie de Bright se placèrent décidément au premier plan, aussi le pouvoir visuel subit-il un affaiblissement marqué, et le mouvement fébrile et les douleurs articulaires devinrent considérables. Le 28 mai, éclatèrent des convulsions avec perte de connaissance, la vision s'abolit complètement ; il y eut, dès le commencement de juin, des vomissements de liquide verdâtre, puis de la diarrhée, et le malade succomba dans l'agonie le 20 juin.

Observation II. — Le second cas est celui d'une jeune fille de 12 ans, traitée à l'hôpital général de Vienne, dans la division du médecin ordinaire, le docteur F. Fieber (1). Elle s'était toujours bien portée jusqu'à l'âge 11 ans. A cette époque (les parents attribuent l'origine de la maladie à de mauvais traitements), il se forma sur la région de l'omoplate gauche, au niveau de la fosse sus-épineuse, des taches de couleur brunâtre et d'autres plus claires, sous lesquelles on sentait au toucher la peau plus épaisse et plus rigide, sans déterminer de douleurs notables.

A son entrée, la malade présente l'état suivant : la peau qui recouvre l'omoplate et le muscle pectoral, ainsi que celle de tout le membre supérieur gauche à partir de l'acromion, est épaissie, tendue et rigide comme une planche, ne peut se soulever en plis, offre une coloration brunâtre en certains points, blanche en d'autres, où elle a l'aspect brillant du tissu cicatriciel; elle est recouverte de petites squames minces et parcourue çà et là par des vaisseaux dilatés ; les muscles sont atrophiés et enfoncés dans la peau épaissie, comme dans une gaîne immobile ; la contractilité électro-musculaire est conservée, les mouvements du membre sont très limités ; l'articulation du coude, fixée presque à angle droit, les articulations de la main et celles des métacarpiens avec les phalanges, recourbées en forme de griffe, ont des mouvements presque nuls ; on ne trouve nulle part de diminution de la sensibilité.

La malade fut traitée par le Dr F. Fieber par les courants galvaniques labiles, et prit deux à trois bains de vapeurs par semaine.

Le 2 juin, la face externe du bras était plus molle au toucher; cette mollesse était moindre à la face interne de l'avant-bras, ainsi qu'aux deux faces de la main. La mobilité de toutes les articulations s'était améliorée ; mais, sur la joue gauche, au niveau de la partie postérieure du corps de la mâchoire inférieure, on voyait une bande, longue de plus de deux pouces, large de plusieurs lignes, pigmentée en brun, dure, et donnant la sensation d'une cicatrice au toucher. Les caractères microscopiques de ces altérations seront examinés plus en détail à propos de l'anatomie pathologique.

Observation III. — Chez un jeune garçon de six ans, la peau de la face dorsale du pied gauche, depuis le deuxième et le troisième orteil jusqu'à la malléole externe, sur une largeur d'un tiers à un demi pouce, était d'un brun foncé et assez épaissie pour dépasser quelque peu le niveau des téguments sains environnants ; les lignes et les sillons étaient effacés ; la peau tout entière était tendue, brillante, donnait au toucher la sensation d'une planche et ne se laissait pas soulever en plis.

Sur la malléole externe, la peau offrait les mêmes caractères; elle était dure et fortement tendue. Il n'y avait ni élévation de température, ni douleur soit spontanée, soit à la pression.

Le membre, dans sa longueur totale, était raccourci ; aussi le malade ne marchait-il qu'en boitant. Les muscles et les os étaient atrophiés ; la mobilité des orteils, aussi bien que celle du cou-de-pied, était très limitée, et la flexion ou l'extension du pied n'était pas plus étendue dans les mouvements communiqués que dans les mouvements spontanés. La sensibilité à la tempé-

(1) *Med. Wochenschr.*, 1870, *und* I. Neumann, *Lehrbuch der Hautkrankheiten*, II Aufl., page 266.

rature, de même que la perception des actions mécaniques, était plus faible que sur le membre sain. Soumis aux courants galvaniques par le professeur Benedikt, les muscles de la jambe accusèrent une diminution de réaction, ceux de la cuisse une réaction normale. La réaction du nerf péronier du côté malade était également moins marquée.

Observation IV. — Sch. A., domestique, âgée de 35 ans. — La malade dit n'avoir jamais eu qu'une fièvre typhoïde, il y a 4 ans. Les règles ont paru à 16 ans; elles ont toujours été peu abondantes et ne durent généralement qu'un jour.

L'affection actuelle a débuté il y a 11 mois : la malade s'aperçut, à cette époque, d'une tension de la peau sur le bras droit; cette tension s'étendit peu à peu au tégument de l'articulation du coude et finit par gagner l'avant-bras ; les mouvements, surtout les mouvements d'extension, étaient gênés.

État de la malade au 4 janvier 1871. — Elle est de constitution délicate ; mais, en dehors de sa maladie de peau, elle ne présente nulle part d'altération morbide. Sur le bras gauche, à partir du niveau de l'insertion du deltoïde, et le long du bord externe de la gouttière bicipitale et de la face antérieure de l'avant-bras (ligne qui correspond au trajet du nerf radial ou de l'artère radiale), jusqu'à la paume de la main, on voit une bande de peau, d'aspect brillant, large d'un pouce sur le bras et de deux pouces à l'avant-bras ; le tégument qui recouvre l'articulation du coude, dans le sens de la flexion, est transformé en un cordon court et épais. La partie malade dépasse plus ou moins le niveau de la peau normale environnante et ne se laisse nulle part soulever en plis. La température est élevée, la sensibilité accrue, l'extension du coude n'est possible que jusqu'à angle droit. La peau est dure au toucher, très peu mobile ; cependant il existe des sillons à sa surface. Ce cas a, dans sa marche, beaucoup d'analogie avec les productions morbides décrites par Addison (1) sous le nom de kéloïdes. Mais, sans parler d'autres signes différentiels, il suffit, pour établir sûrement la distinction, de ce fait seul qu'il se reforme toujours, après l'extirpation de la kéloïde, un tissu cicatriciel d'un volume encore plus considérable, tandis que, chez notre malade, les fragments de peau qui furent enlevés furent remplacés par des cicatrices molles et minces. Le professeur Hutchinson, à qui j'ai fait voir ce cas, en a reconnu la ressemblance avec la kéloïde d'Addison.

31 mars. Les endroits primitivement malades ont pris, çà et là, une couleur foncée ; ils sont aussi, par places, comme tendineux et durs au toucher ; la température a baissé, les piqûres sont moins vivement senties.

La maladie s'est étendue. A l'avant-bras, la peau a une coloration claire sur un espace d'un pouce et demi de longueur et de trois pouces un quart de largeur; elle est encore molle au toucher et un peu plus chaude que le tégument environnant ; des bandes et des lignes en forme de cordons, de consistance un peu plus considérable, vont en rayonnant vers le côté externe; la partie supérieure de la face postérieure de l'avant-bras donne déjà la sensation de dureté d'une planche.

(1) *New Sydenh. society*, Lond. 1869. Wilson, *und Journ. cut. med.*, 1869, page 275.

Vers la partie interne, confinant à la région primitivement atteinte et se continuant avec elle pour la plupart, se trouvent des plaques saillantes, du diamètre d'une lentille à celui d'une fève, et dont nous avons pu suivre exactement l'apparition et le développement ; il y a vingt jours, ces points étaient encore mous et ne se distinguaient de la peau voisine que par leur couleur claire.

10 mai. Les mouvements du coude se sont améliorés, et l'on peut obtenir l'extension à un angle obtus ; la peau est, en somme, plus molle.

16 juin. Une nouvelle infiltration, dure, de couleur claire, du diamètre d'une pièce de 0 fr. 50 environ, s'est formée depuis trois semaines sur la face postérieure du bras droit ; sur la face correspondante de l'avant-bras, existe également une bande de couleur semblable et de trois pouces de longueur, qui est complètement molle.

20 juillet. Sur le membre supérieur droit, se montrent depuis huit jours des taches claires, non proéminentes, molles sur l'avant-bras et dures sur le bras.

31 août. La peau qui recouvre le membre primitivement malade, surtout celle du bras, est plus molle à la périphérie, les mouvements du coude atteignent presque la verticale ; sur l'avant-bras, la peau est encore dure et foncée.

Quelques-unes des taches claires qui se sont développées sur le membre supérieur droit se sont effacées ; d'autres, au contraire, sont devenues plus dures, mais sans occasionner au malade plus de difficulté à se servir de son bras.

En outre de ces quatre observations, j'ai eu récemment l'occasion d'en prendre deux autres, l'une de sclérodermie de la face et des mains, l'autre de sclérodermie généralisée.

Étiologie. — On a attribué une influence étiologique au rhumatisme et à l'érysipèle à répétition ; dans nos observations 3 et 4, l'origine paraît avoir été traumatique. Mais ce ne sont là que des conjectures ; la véritable cause de la maladie reste encore enveloppée d'une profonde obscurité.

Tous les auteurs s'accordent à reconnaître que les femmes sont plus souvent atteintes que les hommes ; de nos 6 malades, un seul appartenait au sexe masculin.

Au point de vue de l'âge, la plupart des malades avaient de 25 à 28 ans ; un cas a été observé à 72 ans (Pierquin) ; nous ne trouvons (dans Bermann) qu'une seule observation analogue à notre second cas, dont le sujet est un enfant de 6 ans.

Anatomie. — L'autopsie du sujet de la première observation (Auspitz) montra les lésions rénales de la maladie de Bright, une hypertrophie du ventricule gauche, de la bronchiectasie dans le lobe moyen du poumon droit et un engorgement chronique de la rate. La peau présentait les altérations suivantes : toute l'enveloppe cutanée, principalement sur l'abdomen, était d'un brun sale ; la couche de Malpighi avait son épaisseur normale ; les cellules cylindriques contiguës aux papilles montraient des noyaux entourés de granulations pigmentaires brun foncé ; leur contenu était d'un brun plus uniforme ; dans les couches superficielles, le pigment était moins abondant. Les papilles du derme étaient parsemées de quelques corpuscules de tissu connectif, leurs réseaux vasculaires n'étaient point dilatés. Les vaisseaux dermiques plus volumineux, jusqu'au milieu du derme proprement dit, présentaient des amas de pigment brun, soit dans leurs propres parois, soit dans le tissu connectif adjacent. On trouvait également du pigment dans la tunique celluleuse des conduits des glandes sudoripares, dans la gaîne radiculaire externe et dans le revêtement épithélial des glandes sébacées. Le tissu dermique proprement dit, surtout à la poitrine et, dans une moindre proportion, sur le bras, montrait, à l'œil nu et au microscope, une augmentation assez notable des faisceaux de tissu conjonctif et des fibres élastiques ; cette augmentation des éléments connectifs se retrouvait aussi dans le tissu conjonctif sous-cutané, qui était pauvre en éléments graisseux. Les follicules sébacés et les glandes sudoripares étaient à l'état normal.

Les altérations microscopiques se trouvent décrites d'une manière plus précise, d'abord dans Förster (1), Arnim (2), Köhler (3) et Auspitz (4), qui ont examiné la peau post-mortem.

A l'état frais, c'est-à-dire sur des fragments de peau pris sur le malade, les premières recherches ont été faites par moi (5) et par M. Kohn (Kaposi) (6).

Förster a trouvé une prolifération et une sclérose du tissu cellulaire sous-cutané, avec atrophie concomitante du tissu adipeux ; Arnim a constaté une hypertrophie du tissu élastique et un état normal de l'épiderme et des papilles ; Köhler, une raréfaction de la graisse et un épaississement du tissu conjonctif sous-cutané.

Auspitz (7) a décrit une hypertrophie modérée du tissu conjonctif, aussi bien dans le derme que dans le tissu cellulaire sous-cutané, avec diminution du contenu des cellules adipeuses. Il insiste surtout sur la pigmentation : on trouve un pigment d'un brun noirâtre dans le réseau de Malpighi, autour et sur les parois des vaisseaux, dans la tunique celluleuse des conduits sudoripares, la gaîne radiculaire externe des follicules pileux et les glandes sébacées.

L'augmentation de la matière pigmentaire est également signalée par Köhler, Förster, Mossler, Nordt et, plus récemment, par Rossbach (8), tandis que d'autres auteurs, comme Arnim, Thirial, Guillot, Rilliet, Henke, Gillette, Fuchs, Paulicki, Gintrac, Gamberini, Villemin, Binz, n'ont observé aucun rapport entre la pigmentation et l'intensité de la maladie : la coloration était

(1) *Würzburger med. Zeitsch.* Bd. II.
(2) *Ibidem.*
(3) Schmidt's *Jahrb.*, 118 Bd.
(4) *Wiener med. Wochenschr.*, 1863.
(5) *Lehrbuch der Hautkrankheiten*, 1. Aufl.
(6) Virchow's *Handbuch der spec. Pathologie und Therapie.*
(7) *Wiener med. Wochenschrift*, 1863.
(8) Virchow's *Archiv*, 50 Bd.

des plus claires sur les points mêmes qui étaient le plus fortement sclérosés. Dans notre quatrième observation, certaines parties offraient plutôt un défaut de pigment.

Rasmussen (1) a trouvé sur les vaisseaux sanguins des proliférations cellulaires, qui les entouraient comme d'une gaîne et qui existaient depuis le pannicule adipeux jusqu'aux papilles; elles se transformaient en éléments de tissu conjonctif aussi bien qu'en fibres élastiques.

J.-M. Rossbach (2) a observé un cas de sclérème, compliqué de maladie d'Addison. Il constata sur ce sujet une augmentation de pigment, qui n'avait aucune relation avec les vaisseaux sanguins, une formation considérable, dans la profondeur de l'épiderme, de cellules cornées, qui étaient disposées en couches concentriques, comme dans le cancroïde, et aussi la présence de cellules cornées dans les utricules glandulaires, qui étaient dilatées. Le derme, épais de 3 à 4 millim., n'offrait rien d'anormal; Rossbach ne put constater de prolifération cellulaire, mais il existait quelques bandes étroites, riches en cellules, dont le trajet était en général parallèle à la surface, mais qui ne contenaient aucun vaisseau ; il n'y avait plus traces de tissu graisseux. Les bandes dont il s'agit pourraient, selon Rossbach, être le résultat d'une métamorphose de ce tissu. Les muscles lisses étaient hypertrophiés.

L'examen microscopique d'un fragment de peau emprunté au sujet de notre deuxième observation nous donna les résultats suivants :

Les cellules du réseau de Malpighi sont remplies de granulations pigmentaires (fig. 34). Le corps papillaire est indemne; il est traversé en tous sens par les faisceaux de tissu conjonctif comprimés et entrecroisés, qui sont devenus rigides et ont perdu leur faculté d'expansion. Cette altération scléreuse du derme s'étend jusque dans le tissu adipeux. La graisse a disparu dans le tissu sclérosé et dans l'étroite portion de tissu connectif qui possède encore de nombreuses cellules. L'épaisseur du chorion se trouve ainsi considérablement augmentée. Il existe encore dans le chorion scléreux des îlots de cellules de tissu conjonctif, qui s'allongent en cordons ou s'insinuent dans les groupes de cellules adipeuses. Les poils sont rares, mais les glandes sébacées abondent; on voit aussi des fascicules nerveux d'un certain volume. Les spirales des conduits sudoripares sont tellement espacées qu'on les sépare en pratiquant des sections transversales ; les intervalles sont remplis par du tissu connectif fibrillaire.

L'examen microscopique de notre quatrième cas, pratiqué à différentes périodes de développement de la maladie, nous a donné les résultats suivants : épiderme normal, cellules du réseau de Malpighi non pigmentées; derme, examiné sur une coupe verticale, considérablement épaissi ; pannicule adipeux élargi sur quelques sections ; vaisseaux distendus par le sang dans la couche profonde du derme, vides dans

(1) *Transl. from the hospit. Tidende,* 1867. *From W. D. Moore. Edinb. med. Journ.* V. XIII.

(2) Virchow's, *Archiv.*, 50 Bd., 4. *Lief.*

le voisinage des papilles ; poils en majeure partie tombés, le reste ayant le caractère des poils de duvet ; glandes sébacées diminuées de volume, glandes sudoripares agrandies et suivant une direction plus verticale ; fibres musculaires lisses hypertrophiées. Les fascicules nerveux se trouvaient en grand nombre.

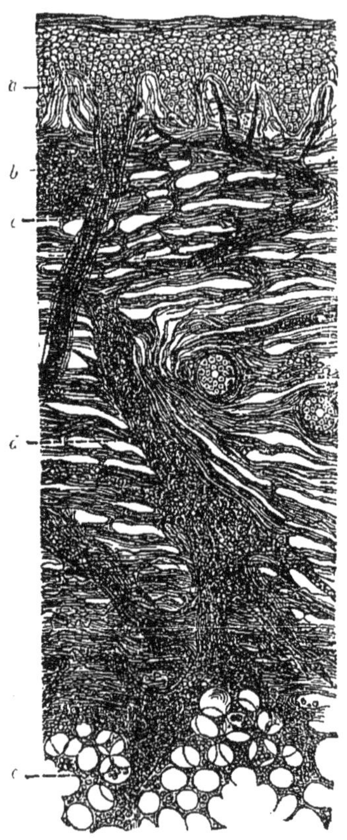

Fig. 34. — Coupe d'un lambeau de peau sclérémateux (Observ. IIe) (*).

(*) *a*, réseau de Malpighi pigmenté ; *b*, prolifération cellulaire dans le derme ; *c*, conduit excréteur d'une glande sudoripare ; *d*, infiltrats cellulaires en traînées plus considérables ; *e*, prolifération cellulaire autour du pannicule adipeux.

On peut récapituler ainsi l'histologie pathologique de la sclérodermie :

Le nombre des cellules du réseau de Malpighi est augmenté ; elles forment des prolongements coniques, qui s'enfoncent dans le tissu dermique, et parfois aussi des espèces de renflements, qui ressemblent aux glandes acineuses (voir fig. 36). Les fibres du derme sont élargies et transformées en tractus denses, qui ont conservé leur propriété de se colorer et de se gonfler sous l'influence des réactifs. Le tissu conjonctif du pannicule adipeux est également élargi sur les points où la graisse n'a pas encore disparu, tandis qu'il a pris l'aspect du tissu cicatriciel sur les parties déjà privées de graisse. On observe constamment des proliférations cellulaires, surtout dans la couche inférieure du derme, où on les rencontre plutôt réunies en foyers, et de préférence entre les cellules graisseuses, les glandes sudoripares et dans le tissu dermique. La plus grande partie des proliférations se montrent dans le pannicule adipeux, et, à mesure qu'elles augmentent, la graisse disparaît. Elles se trouvent en grand nombre autour des glandes sudoripares, ainsi qu'entre les conduits glandulaires dilatés, qu'elles ne

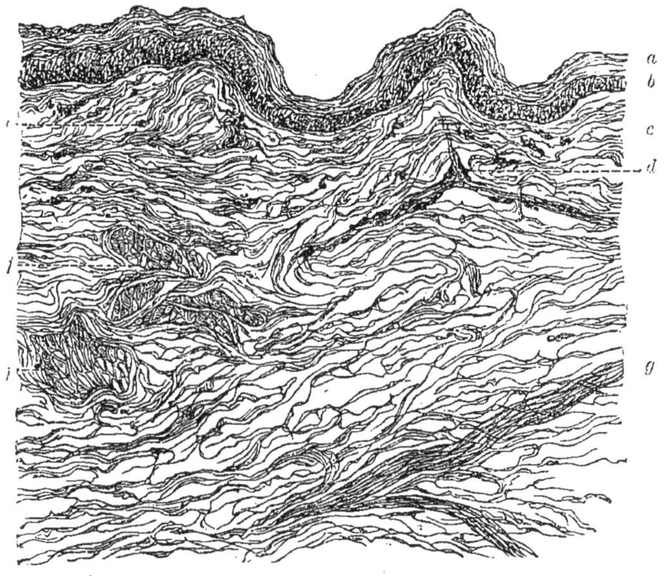

Fig. 35 (*).

(*) *a*, épiderme ; *b*, couche de Malpighi fortement pigmentée; *c*, derme à fibres épaisses; *d*, cordon vasculaire atrophié et pigmenté ; *e*, petites masses pigmentaires ; *f*, coupe transversale de fibres musculaires ; *g*, fibres musculaires vues dans le sens longitudinal.

suivent pas d'ailleurs dans leur trajet ascensionnel, tandis qu'elles sont moins abondantes dans les foyers disséminés du tissu dermique et sur les vaisseaux. Elles font toujours défaut dans la couche papillaire. La plus grande partie des follicules sébacés et des follicules pileux n'existent plus ; dans ceux qui restent encore, on trouve des écailles épidermiques desséchées, qui s'étendent jusqu'au bulbe du poil de duvet. Les glandes sudoripares sont elles-mêmes considérablement dilatées, surtout à leur orifice ; il en est de même du conduit excréteur et des glomérules glandulaires; en outre, leur contenu cellulaire est accru et leur paroi est épaissie. Nous devons aussi faire remarquer que, dans un cas ancien (2e observ.), il se trouvait quelques granulations pigmentaires dans le conduit excréteur. Les muscles lisses forment de larges tractus, qui se dirigent en haut vers leurs points d'insertion ou se divisent dichotomiquement et s'épanouissent dans une direction horizontale; leur coupe offre une plus grande surface qu'à l'état

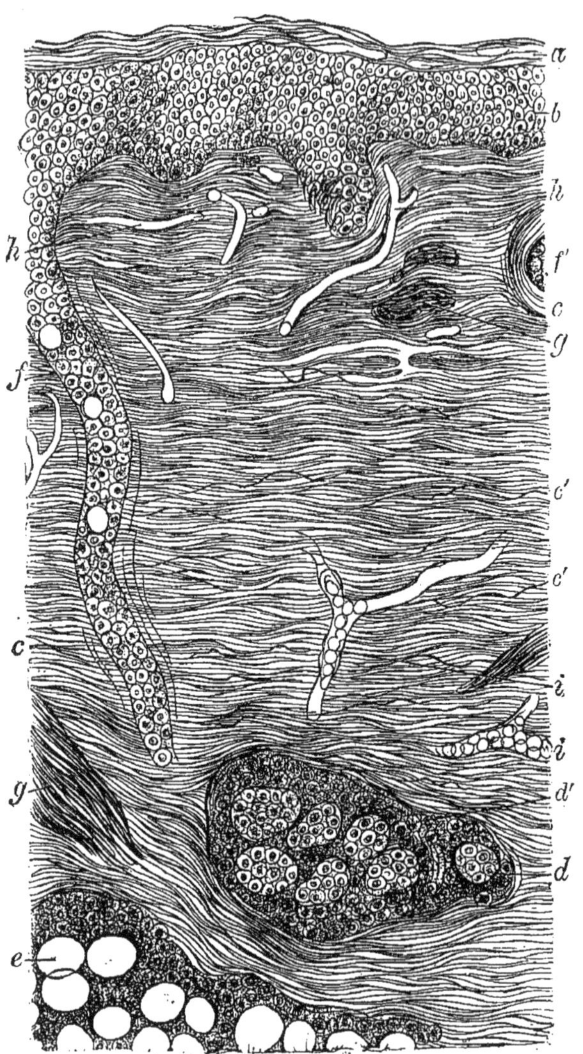

Fig. 36. — Coupe d'un fragment de peau atteinte de sclérodermie (*).

(*) *a*, épiderme; *b*, réseau de Malpighi; *c*, derme épaissi; *c'*, fibres élastiques; *d*, glandes sudoripares augmentées de volume; *d'*, prolifération autour de ces glandes; *e*, prolifération autour des cellules graisseuses; *f*, conduit sudoripare élargi, avec augmentation de son contenu cellulaire; *f'*, section transversale d'un conduit glandulaire, dont la paroi est épaissie; *g*, muscle hypertrophié; *h*, vaisseaux atrophiés; *i*, vaisseau contenant des corpuscules sanguins.

normal. Ce sont là des hypertrophies semblables à celles que j'ai montrées dans le prurigo, le lichen rouge, l'éléphantiasis des Arabes.

Les vaisseaux présentent aussi des altérations pathologiques. Dans la couche inférieure du derme, ils se montrent gorgés de sang et distendus, tandis que, près des papilles et dans les papilles mêmes, ils sont vides de sang, leur paroi est amincie et leurs divisions sont extrêmement restreintes ; on les distingue comme des traits opaques. Ce genre d'atrophie est semblable à celle que Wedl (1) a décrite dans la pulpe dentaire.

Si nous comparons l'état de choses que nous venons d'indiquer avec la description anatomique donnée par d'autres auteurs, nous voyons que l'épaississement du tissu conjonctif et l'accroissement qui en résulte dans la coupe verticale du derme constituent, avec l'atrophie du tissu graisseux, les lésions constantes, tandis que la pigmentation ne représente qu'un caractère variable ; les proliférations cellulaires dans les parties profondes du derme et dans le tissu adipeux sont également constantes. Il faudrait signaler aussi les résultats de nouvelles observations : la distribution des proliférations, leur siège de prédilection autour des glandes sudoripares ; puis le développement de ces dernières et de leur conduit excréteur, l'augmentation de leur contenu cellulaire, l'hypertrophie des muscles lisses, indiquée pour la première fois par Rossbach, et enfin l'atrophie des vaisseaux dans la couche papillaire.

Voici ce que disent les auteurs de l'état des vaisseaux sanguins dans le sclérème : Förster et Arning les ont trouvés normaux ; Engel-Reimers est parvenu à les injecter complètement ; Guillot (2) n'a pu obtenir la moindre sérosité de la peau par l'application d'une ventouse. Les gros troncs veineux qui existent d'ordinaire sur la peau ne se voyaient plus que dans la profondeur, par transparence. Rasmussen (3) décrit des traînées cellulaires qui enveloppent les vaisseaux comme d'une gaîne. J'ai moi-même observé ces proliférations sur les parois vasculaires. Toutefois on n'avait pas encore décrit jusqu'à présent une véritable atrophie des vaisseaux : celle qui existait dans les observations ci-dessus paraît être le résultat des proliférations considérables du tissu conjonctif du voisinage. Il n'en est pas moins vrai qu'on observe parfois des télangiectasies, même dans des cas anciens de sclérème ; mais elles sont dues sans doute à une dilatation des vaisseaux profonds, qui transparaissent à travers la couche épidermique amincie.

L'hypertrophie des muscles lisses, que j'ai signalée le premier dans les affections de la peau, est également très prononcée dans notre observation.

En ce qui concerne l'altération des glandes sudoripares, il fallait avant tout répondre à cette question : leur volume était-il anormal, ou le sujet

(1) *Atlas zur Pathologie der Zähne*, 1869.
(2) *Archives génér. de médecine*, 1854.
(3) *Loc. cit.*

avait-il des glandes sudoripares naturellement volumineuses? A vrai dire, la question était résolue par le seul fait de l'épaississement de la paroi glandulaire, qui plaidait déjà en faveur de l'hypertrophie. Néanmoins nous avons examiné la partie correspondante de la peau du membre supérieur droit, qui était saine, et la comparaison attentive des coupes préparées de la même manière a fait ressortir encore plus nettement toutes les altérations pathologiques indiquées et a confirmé notre opinion que le développement des glandes dépendait de la maladie La multiplication des cellules glandulaires vient encore à l'appui de cette opinion, et, si nous tenons compte de l'accumulation des cellules dans la glande elle-même, il devient plus que probable, non seulement que les glandes sudoripares participent à la maladie, mais qu'elles doivent avoir un rôle important dans le sclérème.

Nous ne trouvons dans les auteurs qu'un petit nombre de renseignements sur les altérations anatomiques de ces glandes dans le sclérème. Arning dit qu'elles sont enfouies dans une couche épaisse de tissu conjonctif; les autres auteurs n'y indiquent aucune altération.

Le fait du développement des glandes sudoripares et de l'augmentation de leurs éléments cellulaires dans le sclérème, considéré comme un phénomène de métamorphose régressive, a ses analogues dans la pathologie des glandes sébacées et des follicules pileux. C'est ainsi que, sur la peau sénile, sur celle, par exemple, du crâne dénudé, on trouve les glandes sébacées les plus volumineuses présentant un contenu altéré, ce qui suffit presque à arrêter leur sécrétion; quant aux follicules pileux, la gaîne radiculaire externe est le siège d'une accumulation cellulaire considérable, qui dilate le follicule lui-même, avant qu'il soit détruit par les progrès ultérieurs de la maladie.

Pronostic. — La majorité des cas observés jusqu'ici ont suivi une marche chronique; la guérison n'est survenue qu'après une longue durée de la maladie, et la peau primitivement épaissie n'a repris que peu à peu sa souplesse et son élasticité. On a même observé des cas de mort par complications d'affections du cœur, de tuberculose, d'érysipèle, de maladie de Bright, ou par suite du décubitus prolongé. On ne peut espérer la guérison que dans des cas récents, où la peau est saillante et encore molle au toucher (sclérème proéminent). Quand la peau est déjà atrophiée, qu'elle est devenue dure et rigide, que le tissu conjonctif sous-cutané est affecté et que le tissu graisseux et les muscles volontaires sont également atrophiés, la guérison est impossible. L'affection suit une marche lente. Nous avons déjà parlé de l'étiologie, dont on ne sait que peu de chose. On a incriminé les refroidissements, l'érysipèle, le traumatisme, mais ce sont là de simples présomptions: la maladie paraît être plus fréquente chez les individus mal nourris; on ne l'a pas encore observée avant l'âge de 6 ans, elle atteint le plus souvent des personnes d'âge moyen et plus souvent le sexe féminin que l'autre sexe.

Traitement. — On a préconisé la quinine à hautes doses, l'huile de foie de morue, le fer, la pommade à l'oxyde de cuivre (Gressen), les mercuriaux, l'iode, l'électricité, les bains aromatiques ; ou encore un mélange de goudron, de glycérine et d'amidon, et, à l'intérieur, 0.3 de quinine avec 0.07 d'opium par jour (Heusinger) (1). Parmi les moyens qu'on a proposés, je recommanderais, surtout pour des cas récents, l'usage de bains de vapeurs, l'enveloppement de la partie malade dans des topiques chauds et humides, les frictions avec l'onguent gris ou l'application d'emplâtre mercuriel, ainsi que la galvanisation.

5. SCLÉRÈME DES NOUVEAU-NÉS. — INDURATION DU TISSU CELLULAIRE CHEZ LES NOUVEAU-NÉS.

Le sclérème des nouveau-nés s'annonce tout d'abord par un abaissement de température de la partie malade ; celle-ci devient froide, œdémateuse, et offre d'abord une coloration jaune ou rouge, plus tard elle devient dure et rigide et prend une couleur rouge livide ou blanche. L'épiderme est ridé, puis parcheminé ; la tuméfaction œdémateuse finit par s'effacer, la peau reste dure et rigide et la partie affectée perd sa mobilité. Cette affection apparaît le plus souvent dans le premier mois de l'existence, quelquefois dans le cours de la seconde ou de la troisième année seulement ; elle débute par les extrémités inférieures, puis gagne les membres supérieurs, la face et le tronc. La peau de la face, les paupières, la lèvre supérieure et la lèvre inférieure deviennent rigides, et leur mobilité est entravée au point de rendre parfois impossible la succion. Lorsque les altérations ne sont pas très prononcées et n'occupent pas de grandes surfaces, elles peuvent disparaître peu à peu chez les enfants bien nourris, et la température, qui s'était abaissée, redevient normale. En général, cependant, il survient des troubles variés de la circulation, qui peuvent aller jusqu'à déterminer, dès la première semaine, des pneumonies hypostatiques se terminant par la mort.

Les causes de cette maladie sont : la faiblesse congénitale, un trouble de la circulation dans les vaisseaux périphériques (2), des affections des poumons (atelectasie), du nombril et de l'intestin.

Anatomie. — La peau présente, outre l'état stéarique du pannicule adipeux, une infiltration œdémateuse et une légère prolifération de tissu connectif

(1) Virch. *Archiv.* 32.

(2) Suivant Löschner (*Prager Vierteljahrschr.*, 1869), le sclérème provient fréquemment du manque de soins et de nourriture ; il dépend aussi de maladies chroniques des poumons, du foie et des intestins, et se montre encore à la suite de stases dans les capillaires veineux ou d'anomalies vasculaires. Henle et Riegler attribuent le sclérème à une insuffisance des vaisseaux d'absorption ; Pastorella, à une lymphangite.

dans les couches inférieures du chorion (Förster). Löschner a trouvé le chorion considérablement épaissi, contenant de nombreux foyers, à forme arrondie ou allongée, de tissu connectif embryonnaire et de noyaux; le tissu graisseux est également entouré de tissu connectif embryonnaire.

Chevrent a constaté, dans le sang d'enfants morts de sclérème ictérique, deux matières colorantes, qui n'avaient pas les caractères de la matière colorante de la bile et qui semblaient être une modification de la substance que Henning a rencontrée dans cette affection et dont il a montré l'analogie avec l'indigo.

Traitement. — On veillera à entretenir une chaleur modérée de la peau à l'aide de bouteilles d'eau chaude, d'enveloppements, de frictions ; l'emploi de la quinine, comme tonique, est également indiqué.

C. HYPERTROPHIES DU PIGMENT.

Les cellules du réseau de Malpighi contiennent à l'état normal une quantité variable de pigment. Les couches profondes de ce réseau ont une coloration plus foncée, les couches supérieures une coloration plus claire, et, dans la couche cornée, le pigment fait complétement défaut. Il est plus foncé chez le nègre que dans les autres races. La coloration la plus foncée se rencontre sur l'aréole du mamelon, la peau du pénis et du scrotum, les grandes lèvres et le pourtour de l'anus : en ces endroits, la peau des blancs ne se distingue en rien de celle des nègres. La teinte de la peau dépend de la quantité du pigment, et aussi du degré d'injection vasculaire et de l'épaisseur de la couche épidermique.

Les anomalies de coloration ne tiennent pas toujours cependant à des anomalies du pigment. Il n'est pas rare, en effet, de rencontrer de ces colorations anormales, qui sont dues, soit à des altérations du sang, soit à une augmentation dans le sang de la matière colorante normale; mais les plus fréquentes sont produites par des hyperémies et des extravasations répétées et par l'accumulation de substances colorantes étrangères dans la peau. On observe une pâleur générale de la peau dans la chlorose, dans l'anasarque; une teinte extrêmement foncée, chez les pléthoriques et chez les buveurs ; la couleur ictérique résulte d'un obstacle à l'élimination du pigment biliaire contenu dans le sang, et la couleur foncée caractéristique du sarcome mélanode tient à la pénétration d'un pigment noir dans le sang. D'autres colorations foncées du tégument sont dues, comme nous le verrons plus loin, à l'usage continu de certains médicaments.

Il peut y avoir augmentation ou diminution pathologique du pigment cutané; mais il arrive souvent que ces deux conditions sont combinées, de telle sorte que le tégument se montre plus foncé sur un point, tandis que, dans le voisinage immédiat de cette région, il présente une coloration plus claire que la coloration normale de la peau.

L'augmentation du pigment s'observe chez quelques races humaines, sous diverses formes qui les caractérisent; mais elle se montre aussi, d'une manière anormale, dans la race blanche, et elle est alors congénitale ou acquise.

L'augmentation congénitale du pigment prend le nom de nævus ou tache pigmentaire; quand le nævus consiste simplement en une accumulation anormale de pigment dans et sous l'épiderme, c'est le nævus spilus (Fleckenmal); quand il existe des saillies verruqueuses, c'est le nævus verrucosus. Le nævus se reconnaît à sa couleur foncée, à son siège souvent unilatéral, à son extension suivant le trajet des nerfs cutanés (comme le zoster), à son étendue, aux touffes de poils qui le recouvrent, aux progrès de son développement avec l'âge du sujet; il se distingue aisément par ces caractères des taches pigmentaires plus tardives, qui ont généralement de moindres dimensions (du diamètre d'une lentille à celui d'une pièce de cinq francs) et qui ne sont pas aussi foncées en couleur que les pigmentations congénitales (lentigo, chloasma).

Une forme de cette affection, intéressante au point de vue de l'étiologie, et sur laquelle Baerensprung avait attiré déjà l'attention, a été décrite récemment par Th. Simon (1) sous le nom de *nævus* nerveux. Ces nævi, d'après Baerensprung, sont unilatéraux et offrent une disposition qui correspond à la distribution des nerfs spinaux : Baerensprung les appelle *nævi unius lateris*; Hébra possède le dessin d'un cas de nævus qui s'étendait, comme une sorte de caleçon de bain, sur le bassin, depuis la région lombaire jusqu'au-dessus des genoux. Simon a observé deux cas de nævus congénital correspondant à la zone de distribution du trijumeau. Virchow insiste également sur le caractère unilatéral du nævus. Thomson en décrit un cas où le nerf mentonnier du côté droit était affecté. On trouve déjà dans Rayer la mention d'une observation analogue. Enfin, tout récemment, Gerhardt a décrit des cas analogues sous le nom de papillomes essentiels névropathiques.

Les différentes formes de nævus sont les suivantes :

a.) Le nævus pilus et verrucosus apparaît sous la forme de taches du diamètre d'une lentille, ou sous celle de pigmentations diffuses, s'étendant sur de grands espaces cutanés, et de couleur généralement brune ou noire; sa surface est tantôt plane (spilus), tantôt hérissée de saillies verruqueuses (nævus verrucosus); elle est glabre ou bien garnie de poils longs, épais et foncés. Le pigment occupe la couche muqueuse aussi bien que le chorion, et se compose de granulations,

(1) *Arch. für Derm. und Syph.*, 1872, 1. Heft.

de grains et de cristaux (Rokitansky, Wedl), libres ou accumulés dans des vaisseaux atrophiés. Cette pigmentation cutanée s'accompagne fréquemment d'une pigmentation des organes internes, notamment du cerveau et de la mœlle épinière, ainsi que du sang ; il existe, en outre, une hypertrophie du corps papillaire et du chorion.

b.) Le nævus molluscíformis seu lipomatodes consiste en tumeurs verruqueuses, molles, de couleur foncée, sessiles ou suspendues à un mince pédicule (fibromes et sarcomes), isolées ou nombreuses, ou bien encore en tumeurs volumineuses, atteignant jusqu'à la grosseur du poing (lipomes), et soulevant la peau fortement pigmentée.

Ce serait ici le lieu de mentionner ces formes rares de *nævi* qui se combinent avec des néoplasies sarcomateuses de la peau, et dont j'ai vu jusqu'ici trois cas (chez des femmes). Les néoplasmes apparaissent toujours sur des points antérieurement pigmentés. Hébra, Wilson, E. Geber (1), ont les premiers attiré l'attention sur ces faits; ce dernier en a fait une description microscopique détaillée. Il a trouvé dans les papilles une prolifération de cellules pigmentées; l'endothélium des vaisseaux était boursouflé, ce qui faisait paraître ceux-ci plus volumineux, bien que leur calibre fût rétréci; les cellules des follicules pileux et des follicules sébacés étaient riches en pigment.

A. Depries (2), Lawson et Murry (3) ont rapporté des cas extrêmement intéressants de nævi pilosi.

Sur la limite des nævi, la peau est toujours d'une coloration plus claire, de même que le voisinage des endroits dépourvus de pigment est toujours plus foncé; les poils qui naissent sur les points pigmentés sont aussi de couleur foncée, et, inversement, ceux qui se trouvent sur les parties non pigmentées sont plus ou moins pauvres en pigment ou sont tout à fait blancs. Les impressions maternelles ont-elles de l'influence sur ces pigmentations de la peau et des poils ? C'est ce qui reste encore à prouver, mais le fait paraît plus que douteux.

Il semble y avoir une relation entre certaines anomalies pigmentaires et des trophonévroses, et beaucoup d'accumulations de pigment (nigrismus), de même que l'absence de pigment (albinisme), dépendent peut-être de troubles des centres nerveux trophiques ; dans la fièvre typhoïde, la fièvre intermittente, etc., les altérations de couleur de la peau peuvent être dues à la même influence ; aussi bien voyons-nous souvent des affections des nerfs s'associer à d'autres maladies cutanées. Quant à ces diffusions du pigment, elles se produisent fréquemment, comme nous l'avons déjà dit, le long du trajet des nerfs de la peau.

(1) *Vierteljahrschr. f. Derm. u. Syph.*
(2) *Gaz. hebd.*, 1874.
(3) *Transaction of the path. Soc. of London*, 1873, vol. XXIV.

Anomalies acquises. — A cette classe appartiennent les anomalies pigmentaires qui dépendent, soit d'une particularité individuelle ou d'un caractère de race, soit de maladies de peau antérieures ou de l'irritation qu'elles ont déterminée, soit de désordres d'organes internes.

Il faut ranger parmi les premières le lentigo, les éphélides et les taches de rousseur : ce sont des taches d'un brun clair ou foncé, arrondies, du diamètre d'une tête d'épingle à celui d'une lentille; elles se montrent particulièrement sur les parties découvertes, mais aussi sur d'autres régions, comme le dos, le pénis, la poitrine ; elles pâlissent en hiver, se foncent en été et présentent leur maximum de coloration à l'orifice des follicules. Le nom d'éphélides ne leur convient guère, car elles ne sont nullement produites par l'action des rayons solaires. Les parties du tégument dépourvues d'éphélides sont très habituellement de couleur claire, par suite de l'absence du pigment, qui, dans l'état normal, est uniformément distribué. Les éphélides n'apparaissent pas, en général, avant l'âge de huit ans ni après quarante ans. Elles sont plus fréquentes chez les roux et les blonds que chez les bruns. Elles ont leurs analogues dans les taches variées des animaux (Hébra).

Les pigmentations consécutives aux maladies de peau s'observent, presque sans exception, à la suite du prurigo, du psoriasis, de l'ichthyose, de la lèpre, du lichen rouge, et aussi de la gale, quand elle dure longtemps, de la syphilis, etc. Le grattage en est souvent la cause réelle.

Ces pigmentations artificielles se produisent de la manière suivante : du sang s'extravase par une déchirure des vaisseaux, la matière colorante (hématine) se diffuse dans les tissus, et, en même temps que l'hématine y pénètre, il se sépare des masses finement granuleuses (en petits grumeaux et en fines granulations). Une irritation locale peut donner naissance à des pigmentations : tel est le chloasma toxicum, qui résulte d'une irritation chimique ; telles sont encore les pigmentations provoquées par des applications irritantes (sinapismes) : chez beaucoup de personnes, un seul sinapisme suffit à déterminer au point d'application une tache brune, qui persiste longtemps et parfois toute la vie. Le traumatisme, la compression, le frottement, occasionnent aussi des pigmentations (corset, ceinture) : c'est le chloasma traumaticum. Enfin l'action des rayons solaires (chloasma caloricum) et celle d'une basse température en produisent également. Cependant ce genre de pigmentation exige une certaine prédisposition. Il se forme des taches diffuses, jaune ou brun foncé, sur les parties découvertes du corps (face, pavillon de l'oreille, bras, poitrine), surtout chez les individus qui travaillent en plein air (maçons, ouvriers des champs) ou chez ceux qui marchent beaucoup par la plus grande chaleur. La sueur, en s'accumulant sur la peau, favorise singulièrement cette brûlure superficielle du tégument.

Le chloasma symptomaticum est celui qui apparaît à la suite de maladies d'organes internes.

Le nom de chloasma, ou tache hépatique (Alibert le désigne ainsi à cause de sa couleur, qui ressemble à celle du foie), ne s'applique qu'à des taches tégumentaires acquises, diffuses, jaunes ou brun jaunâtre, à surface toujours lisse et sans squames. Elles siègent le plus souvent à la face, plus rarement aux extrémités. On distingue le *chloasma utérin*, appelé aussi à tort chloasma hépatique, qui se développe dans les anomalies de la menstruation et pendant la grossesse et l'état puerpéral ; les infarctus, les corps fibreux, les polypes de l'utérus et les affections des ovaires donnent également naissance au chloasma. Les taches apparaissent sur la face, et en particulier sur le front, jusqu'à la limite du cuir chevelu, sur les paupières, où elles affectent de préférence la forme de stries et de taches brun foncé, sur les joues et sur les lèvres ; il n'est pas rare qu'elles soient isolées, mais souvent aussi toute la peau du visage est uniformément pigmentée ; l'aréole mammaire et la ligne blanche présentent de même une coloration foncée. Le chloasma utérin ne s'observe jamais avant la puberté ni à partir de la ménopause. — Une autre espèce de chloasma est le *chloasma cachectique*, qui survient à la suite des fièvres intermittentes de longue durée et des affections palustres, aussi bien qu'à la suite des autres maladies dyscrasiques. La tuberculose avancée, l'alimentation défectueuse, les travaux prolongés en plein air, favorisent l'apparition de ces colorations. Elles sont, en général, extrêmement foncées. A ce genre appartiennent les pigmentations décrites par Addison, et qui doivent se rattacher le plus souvent au carcinome et aux altérations des capsules surrénales.

Sous les noms de melasma, melanoma, melanosis, nigrities, pityriasis nigra, on désigne une coloration acquise de la peau, grise ou noire, qui se montre en divers endroits, particulièrement sur les extrémités inférieures, et s'étend parfois sur toute la surface tégumentaire. Elle peut se développer spontanément chez les ivrognes, mais le plus souvent elle résulte de grattages répétes et prolongés, provoqués, par exemple, par la présence des pediculi vestimentorum, et alors la peau présente une coloration qui rappelle celle du nègre, ainsi qu'une légère exfoliation. La mélanose prend encore quelquefois la forme de taches noires isolées, alternant avec des places plus claires. Ces pigmentations s'effacent assez souvent, en passant d'abord du noir au brun, puis au jaune et en devenant enfin tout à fait pâles. Elles sont fréquentes dans la pellagre, dans la sclérodermie. Il n'est pas rare de rencontrer des mélanoses chez les chevaux et d'autres animaux.

L'usage prolongé du nitrate d'argent à l'intérieur détermine dans quelques cas une coloration foncée de la peau. Ces faits ont donné lieu à des observations intéressantes ; le travail de B. Riemer (1), entrepris sous la direction d'E. Wagner, et qui a paru récemment, est notamment d'un grand intérêt.

Rouher avait déjà trouvé de l'argent dans le tissu cutané, à la suite de l'emploi de ce médicament dans l'épilepsie ; Wunderlich, à la suite du même traitement contre le tabes dorsalis ; Frommann (2) et Huet (3) avaient constaté le même fait, en examinant la peau des rats sur lesquels ils avaient fait des recherches physiologiques avec l'azotate d'argent.

Duguet (4) rapporte une observation d'argyrie, qui survint après 60 badigeonnages de la gorge avec une solution de nitrate d'argent ; le malade avalait toujours une partie de l'eschare produite par la cautérisation.

Riemer a trouvé, dans un cas d'argyrie, la peau colorée en bleu grisâtre ; cette coloration était des plus intenses à la face. Le plexus choroïde, dans toute son étendue, était d'un bleu noir foncé ; la muqueuse du larynx était d'un gris pâle. L'endocarde, la valvule tricuspide, l'artère pulmonaire, l'aorte thoracique et l'aorte abdominale présentaient des élevures, au-dessous desquelles la surface interne, de même que la membrane interne des veines hépatiques, montrait une coloration bleu grisâtre. Le foie, la séreuse de l'estomac et de l'intestin, la face supérieure du mésentère, les glandes mésentériques et retro-peritonéales, les reins, les corpuscules de Malpighi, les pyramides, la tunique interne des artères et des veines rénales, le parenchyme des testicules, étaient tous également colorés en gris.

Les éléments épithéliaux de la peau n'offraient nulle part de changement de coloration.

Dans la peau, c'est surtout la couche connective du derme qui s'étend immédiatement sous l'épiderme, qui reçoit le dépôt du sel d'argent. La coloration se montre immédiatement au-dessous du réseau de Malpighi, comme un liséré noir, formé de petites granulations et de stries. La peau est particulièrement colorée à la face, aux lèvres, au cuir chevelu et dans le voisinage de l'aisselle ; au cuir chevelu, à la face et aux lèvres, toutes les fibres dermiques sont argentées ; aux lèvres, les traînées d'argent s'étendent jusqu'à la limite de l'épithélium. Le tissu graisseux sous-cutané est partout indemne ; seules, les paupières et les lèvres renferment des molécules argentiques entre leurs faisceaux musculaires primitifs les plus superficiels. Le périoste et le périchondre du nez en contiennent aussi, tandis que les pavillons des oreilles n'en pré-

(1) *Archiv für Heilkunde*, 1875, page 297.
(2) *Gazette méd. de Paris*, 1874.
(3) Virchow's *Archiv*, B. XVII.
(4) *Recherches sur l'argyrie*, *Journ. d'anat. et de physiol.*, 1873.

sentent aucunes traces. La membrane propre des glandes sudoripares en renferme généralement sous la forme de granulations, l'épithélium en est toujours dépourvu. Dans les follicules sébacés et les follicules pileux, la membrane fondamentale est seule argentée, l'épithélium ne l'est point ; les papilles des poils, les muscles lisses et les vaisseaux artériels renferment aussi de l'argent, tandis que les veines n'en contiennent pas.

Traitement. — On arrive facilement à détruire le pigment, au moyen des procédés qui déterminent une inflammation superficielle de la peau et, par suite, une exfoliation de l'épiderme. Parmi les moyens qu'on a recommandés, ceux qu'il convient d'employer sont les suivants : la solution de sublimé (3 pour 40 d'eau — Hébra) ; on en imbibe une pièce de toile, qui recouvre exactement la partie pigmentée et qui reste en place pendant 3 heures ; on a soin de tenir constamment relevé le bord de la compresse, sinon la solution de sublimé, en s'accumulant en ce point, cautériserait la peau profondément. L'eau cosmétique orientale, le sublimé en solution diluée (émulsion commune 100, teint. de benjoin 10, subl. corros. 0,1), sont encore employés avec succès.

Les badigeonnages de teinture d'iode ou de glycérine iodée, répétés toutes les quatre heures pendant 3 jours, le collodion-sublimé, donnent aussi de bons résultats. Le borax n'agit qu'à la longue ; les savons, notamment le spiritus saponis kalinus ou le savon vert, en applications ou en lavages, rendent également des services.

La pommade composée de : sous-nitrate de bismuth et précipité blanc āā 5, onguent simple 100, a pour but l'exfoliation successive de l'épiderme pigmenté.

J'ai encore obtenu de bons effets de l'acide acétique concentré, qui produit un gonflement des cellules épidermiques ; je l'ai employé seul ou intimement mélangé en bouillie avec un lait de soufre ; mais il est survenu des récidives dans la majorité des cas.

En ce qui concerne le nævus, on ne réussira à le guérir que dans les cas où la pigmentation siège seulement dans le réseau de Malpighi, ou bien lorsque le corps papillaire, hypertrophié et pigmenté, fait une saillie assez considérable pour pouvoir être enlevé complètement avec les ciseaux ou le bistouri : c'est ce qui arrive assez souvent pour le nævus hypertrophique, surtout pour le nævus molluscíformis. En pareil cas, il est bien rare qu'on observe des récidives, tandis que, pour le nævus à surface plane, le pigment se reproduit toujours, même après avoir été complètement enlevé. Le traitement qui convient le mieux aux petites tumeurs verruqueuses consiste dans la cautérisation au moyen d'acides concentrés, acide nitrique ou sulfurique, ou chromique, et surtout acide phénique, ou bien encore dans le raclage avec une cuiller tranchante.

Quant aux poils hypertrophiés, on les arrache successivement avec les pinces ou l'on détruit les follicules pileux au moyen du galvano-cautère.

VIIIe CLASSE.

ATROPHIES.

On entend par atrophie la disparition des éléments constitutifs d'un tissu (Rokitansky) sans réparation proportionnelle de ces éléments, soit qu'il y ait insuffisance dans leur reproduction, soit que la destruction en excède la formation. On distingue : 1° une atrophie vraie, où les éléments sont amoindris ou ont disparu ; 2° une atrophie numérique, où le nombre des éléments a diminué; on admet encore une atrophie qualitative, dans laquelle les éléments sont dégénérés, et une atrophie nécrobiotique (Virchow), dans laquelle ils sont complétement détruits. Les atrophies sont le résultat de la diminution de l'afflux sanguin, de l'imperméabilité des vaisseaux capillaires, d'un surcroît d'activité qui épuise un organe, d'anomalies de la nutrition générale, de violences, de compression, d'absorption, etc. (Rokitansky). La transformation graisseuse, la transformation cornée, l'induration, la calcification, la dégénérescence caséeuse, la dégénérescence amyloïde, les altérations séniles, etc., appartiennent à cette classe.

1. ATROPHIE DU DERME.

En dehors des ulcérations cutanées, qui se terminent par la formation d'un tissu cicatriciel venant combler la perte de substance, il se produit encore des atrophies du chorion et de l'épiderme par d'autres procédés, tels qu'une compression exercée par des tumeurs, un épaississement calleux de l'épiderme, comme dans le cor, etc. La compression agit en rétrécissant le calibre des vaisseaux sanguins et en entravant ainsi la nutrition du derme. Plus la peau est rigide et tendue, plus le processus atrophique est rapide : la peau s'amincit, devient brillante et transparente; les lignes et les sillons s'effacent ; le corps papillaire diminue de volume ; enfin l'épiderme se rompt et laisse à nu le réseau de Malpighi. L'atrophie est encore la conséquence d'affections chroniques de la peau, telles que le lupus, le prurigo, le favus, etc. Cette classe comprend également les cicatrices de la grossesse, ainsi que ces stries et ces taches blanches et sinueuses qu'on observe à la suite de maladies débilitantes (fièvre typhoïde), chez des sujets qui avaient auparavant de l'embonpoint, stigmates qui se rencontrent principalement sur les fesses, sur le bord antérieur du bassin, sur les cuisses et sur les bras. B. S. Schultze (1) a constaté la fréquence de ces cicatrices chez les femmes, même chez celles qui n'ont pas eu d'enfants ; il a remarqué aussi que, chez ces dernières, à la face antérieure de la cuisse, elles prennent plutôt une direction longitudinale, ce qui est en rapport avec le développement frappant de la femme dans le sens de la largeur ; chez les hommes, au contraire, les cicatrices sont plutôt transversales, parce que, chez eux, la croissance en longueur est prédominante. Wilson pense que des stries analogues peuvent aussi se produire spontanément, par influence nerveuse.

Il faut encore ranger dans les atrophies une maladie déjà décrite par E. Wilson et qu'on désigne sous le nom de xérodermie. Dans cette affection, la peau est amincie, sèche, ridée, fortement tendue sur les parties sous-jacentes, colorée des diverses nuances du rouge par de nombreuses télangiectasies, et surtout couverte de taches pigmentaires noires (ou éphélides). Les cas que j'ai observés jusqu'ici concernaient 3 enfants, dont 2 frères, et une femme atteinte en même temps de lupus érythématode. La combinaison de cette maladie avec l'épithélioma ou le sarcome paraît ne pas être rare. Le pronostic est défavorable.

Voici la description que donne M. Kohn (2) d'un cas observé à la consultation d'Hébra : la peau de la face, des oreilles, du cou, de la nuque, des épaules, des bras, de la poitrine, jusqu'à la hauteur de la neuvième côte, était couverte de taches jaune brun, du diamètre d'une tête d'épingle à celui d'une lentille ; elle était tendue et comme rétractée sur elle-même, difficile à soulever pour y faire un pli, amincie, offrant une surface lisse, sèche comme du parchemin, ridée et occupée par de petites dilatations vasculaires ; les paupières inférieures étaient tirées en bas et, par suite, la cornée était trouble et ramollie ; le nez était écrasé, les oreilles échancrées, les lèvres ne pouvaient s'écarter l'une de l'autre que dans une limite restreinte.

Glax (3) rapporte une observation de xérodermie, dans laquelle l'inhalation d'alcool amylique, répétée 6 fois par jour, provoqua une dilatation des artérioles, qui eut pour résultat un échange plus actif du liquide interstitiel et une amélioration de la maladie.

2. ALTÉRATIONS SÉNILES DE LA PEAU.

Cet article sera consacré à l'examen détaillé de l'atrophie cutanée qu'amène le progrès naturel de l'âge.

Commençons par les *modifications du derme*. Le phénomène le plus frappant est une diminution d'épaisseur ; il est surtout apparent dans les

(1) *Jena'sche Zeitung*, 1868.
(2) *Archiv. f. Dermat. u. Syphil.*, 1872.
(3) *Allg. med. Zeitung*, 1875.

papilles. Sur les points où ces organes sont normalement petits (comme au front, sur la paroi abdominale), on voit, dans la peau des vieillards, la couche de Malpighi s'étendre parallèlement au chorion, qui forme lui-même une surface plane ; et, dans les régions où les papilles sont le plus développées à l'âge moyen (comme au bout des doigts), elles sont devenues beaucoup plus courtes dans la peau sénile ; leur volume s'est aussi atténué, et, dans quelques-unes, cette atrophie est tellement prononcée qu'elles paraissent complétement occupées par les corpuscules du tact de Meissner ou par les anses vasculaires contournées en spirale. Ce ratatinement entraîne nécessairement un changement dans la direction des annexes de la peau.

Le tissu dermique, ainsi modifié, accuse une métamorphose rétrograde qui se traduit par des troubles divers, résultant :

1° *Soit de la présence de granulations extrêmement fines, distribuées uniformément dans le tissu* ;

2° *Soit de granulations plus volumineuses, se distinguant d'une manière nette.*

Dans le premier cas, les fibres du tissu fondamental sont difficilement perceptibles ; dans le second, on les suit encore assez bien et l'on observe encore leur entrelacement en forme de feutrage, dans les mailles duquel les gros granules apparaissent parfois en courtes rangées.

Ces deux genres de dégénérescence doivent être distingués d'une troisième altération, qui est appelée dégénérescence *colloïde* (Rokitansky), gonflement vitreux, dégénérescence amyloïde, hyaline (O. Weber), et qui se manifeste par un trouble analogue à celui de la colle coagulée. La *métamorphose graisseuse* peut être regardée comme une 4e variété de modification sénile, et le *dépôt pigmentaire* comme une 5e.

Les deux premières formes de régression se rencontrent fréquemment, les autres sont rares ; il faut encore noter que les troubles produits par les granulations fines ou volumineuses s'associent souvent, en ce sens que les premières occupent les couches profondes du derme, et les noyaux plus volumineux les couches superficielles.

1° Le *trouble finement granuleux* dépend, comme nous venons de le dire, de la présence de petites molécules, qui sont assez abondantes pour remplacer presque entièrement le tissu conjonctif fibrillaire ; on ne peut les séparer ni par l'éther ni par l'alcool, et elles résistent à l'action colorante du carmin. Le derme offre un aspect *laiteux* et albumineux.

2° Le *trouble produit par des granulations plus volumineuses* (fig. 37) s'observe plus habituellement dans les couches superficielles que dans les couches inférieures. Des tranches de derme atteint de la sorte se reconnaissent à leur coloration vert mat ou jaunâtre, et, lorsqu'on les traite par le carminate d'ammoniaque et l'acide acétique, les granulations isolées apparaissent plus distinctes; ces corps n'absorbent pourtant que médiocrement et, loin de se gonfler, ils se ratatinent, au contraire, sous l'action de ces réactifs. Examinés à de forts grossissements, on les voit assez souvent alignés en files. Les masses fibreuses sont aussi ratatinées, et il est permis de supposer que c'est d'elles que dérivent toutes les granulations.

Selon moi, ces deux altérations n'ont entre elles qu'une différence de degré, et je considère l'état finement granuleux comme représentant

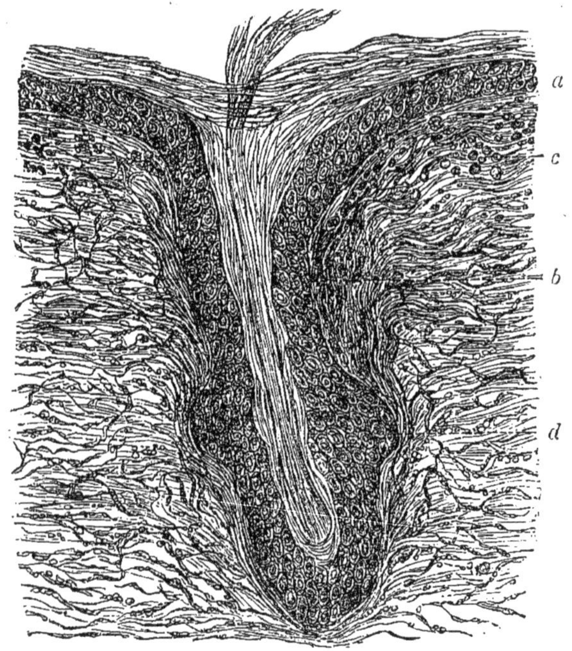

Fig. 37. — Coupe d'un fragment de peau sénile (prise sur le front), montrant les troubles granuleux et la pigmentation du derme (*).

(*) *a*, granulations pigmentaires dans le réseau de Malpighi, la gaîne radiculaire externe et le derme; *b*, troubles granuleux; *c*, tissu conjonctif à fibrilles délicates; *d*, follicule pileux dilaté, avec accumulation exagérée des cellules de la gaîne radiculaire externe.

la dégénérescence la plus avancée, d'autant plus que, dans le même derme, on trouve les petites granulations disposées tantôt sous forme d'îlots isolés, tantôt en couches stratifiées.

3° *Gonflement vitreux* (fig. 38). Ici, les faisceaux fibreux du derme ont complétement disparu et sont remplacés par une masse homogène, qui offre beaucoup de ressemblance avec de la gélatine coagulée. Les nerfs et les vaisseaux paraissent être entièrement détruits, de même que les autres annexes de la peau. La totalité du derme est extrêmement amincie, et les tranches se montrent sillonnées de fissures longitudinales et transversales, phénomène qui ne tient probablement qu'au mode de préparation et à la nature friable du tissu. Ce sont des altérations semblables que Lindwurm et Buhl ont observées dans un cas d'hypertrophie et d'ulcération de la peau avec dégénérescence amyloïde, O. Weber dans les vaisseaux cutanés de la face, et v. Baerensprung à la base du chancre induré ; telles seront encore celles que je décrirai dans l'éléphantiasis des Grecs. Dans tous les cas, la dégénérescence débute dans les vaisseaux et indique, par conséquent, de profonds désordres nutritifs de l'organisme tout entier.

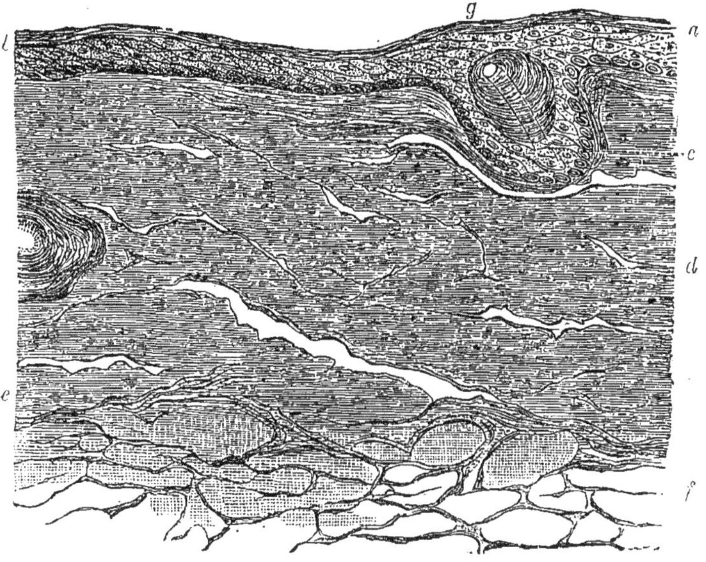

Fig. 38. — Gonflement vitreux de la peau du front (*).

(*) *a*, épiderme ; *b*, réseau de Malpighi fortement pigmenté ; *c*, gaîne radiculaire externe pigmentée ; *d*, derme atteint de dégénérescence hyaline ; *e*, fissures produites par la section de la tranche ; *f*, réseau fibreux délicat du pannicule adipeux ; *g*, follicule, avec des cellules épidermiques cornées dans la profondeur du derme.

Ce gonflement vitreux a encore été désigné par O. Weber sous le nom de dégénérescence hyaloïde. D'après cet auteur, l'altération procède généralement des plus petites artères et ne s'étend que plus tard aux cellules parenchymateuses de la partie affectée. Dans les vaisseaux, elle atteint d'abord l'épithélium, puis envahit toute l'épaisseur des parois artérielles, qui prennent ainsi un aspect homogène ; le calibre des artères diminue, et les autres tissus ne tardent pas à dégénérer. Weber croit que, dans ce processus, le protoplasme lui-même se modifie, par suite du dépôt de matières morbides contenues dans le sang (dyscrasie amyloïde). En ce qui concerne la genèse de cette métamorphose de l'épithélium artériel, de nouvelles investigations sont nécessaires pour montrer si les cellules épithéliales représentent bien réellement le point d'invasion; en effet, dans d'autres organes, on peut prouver que l'origine de semblables processus se trouve en dehors de la membrane interne, qui se trouve repoussée à l'intérieur du vaisseau, où elle fait saillie, et dont elle rétrécit nécessairement le calibre : nous citerons comme exemples les artères du cerveau.

Bien que toutes les métamorphoses rétrogrades dont nous venons de parler puissent se rencontrer sur la totalité du tégument, il est cependant certaines régions, telles que la face et le cou, où on les voit le plus souvent. Elles se prononcent davantage avec l'âge de l'individu, et je n'ai jamais manqué d'observer l'une ou l'autre chez toutes les personnes ayant dépassé la cinquantaine.

Quant à la prédisposition spéciale de la peau de la face à ces altérations, on peut l'attribuer à l'action directe de la température et des autres influences nuisibles extérieures, aussi bien qu'aux changements de tension que déterminent ici les muscles striés, pour produire les mouvements de la parole et le jeu de la physionomie, et qui sont plus fréquents et plus prononcés que dans les autres régions. Chez les femmes, les téguments du cou sont aussi fortement atteints, très probablement par suite des changements alternatifs de volume que subit cette partie pendant la grossesse et la période consécutive.

4° *Pigmentation.* — Le pigment apparaît sous forme de granulations brunes, déposées non seulement dans les cellules du réseau de Malpighi, mais encore dans les cellules de la moitié supérieure de la gaîne radiculaire externe, et même dans le tissu dermique, où il se montre soit en masses diffuses brun jaunâtre, soit en agrégats moléculaires enfermés dans des cellules. Sur les jambes, on le rencontre très souvent dans le derme ; mais, au scrotum, il n'existe fréquemment que dans le réseau de Malpighi. En général, ces accumulations pigmentaires sont irrégulières et indiquent toujours des troubles antérieurs de la circulation.

Fibres musculaires lisses. — On ne saurait douter de la participation à ces altérations des muscles lisses qui parcourent le tissu dermique; la diminution de la contractilité de la peau, chez les vieillards, en est déjà la preuve. J'en trouve une seconde preuve dans le trouble des fibres-cellules produit par la présence de nombreux amas finement granuleux ; les noyaux en forme de bâtonnets de ces éléments sont ratatinés; tout cela donne au muscle une apparence semblable à celle que Wedl (1) a décrite dans le tenseur de la choroïde.

Epiderme. — Assez souvent, le réseau de Malpighi est extrêmement mince ; il ne se compose que d'un petit nombre de cellules, de sorte que l'épiderme et le derme sont très rapprochés l'un de l'autre ; cette

(1) V. *Atlas f. patholog. Anatomie*, 1863.

circonstance explique la difficulté qu'on éprouve à conserver, dans la coupe, les rapports de ces deux tissus, malgré tout le soin qu'on apporte à la préparation.

Les cellules de la couche muqueuse sont le plus souvent ratatinées; comme nous le disions plus haut, elles sont aussi fréquemment pigmentées; elles n'absorbent pas volontiers le carmin et ne se gonflent qu'à un faible degré par l'addition de l'acide acétique.

La couche cornée est sèche et cassante, parfois de couleur sale; elle se montre sillonnée, par suite de l'état de ratatinement du derme, et ses éléments se détachent plus facilement; toute la surface présente un aspect crevassé. En certains points, particulièrement sur le dos et la poitrine, les cellules épidermiques s'accumulent et sont entassées en plusieurs couches reposant tantôt sur une surface lisse, tantôt sur des débris de papilles isolées; elles forment ainsi des excroissances verruqueuses, qui, en raison de l'absorption de granulations pigmentaires abondantes, offrent une coloration jaune brun ou noire; il suffit de les gratter avec l'ongle pour les détacher et, après leur enlèvement, elles laissent généralement, sur le vivant, une surface saignante.

Vaisseaux et nerfs. — On trouve toujours les vaisseaux dilatés, non seulement entre les pelotons graisseux isolés du pannicule adipeux, mais aussi dans la portion superficielle du derme et jusque dans les papilles, où ils montrent un trajet extrêmement tortueux. L'oblitération des vaisseaux est décrite par plusieurs auteurs comme un phénomène constant, mais je ne l'ai observée que dans les cas où la dégénérescence colloïde était évidente.

Poils. — En dehors de l'altération de coloration, sur laquelle on possède déjà des observations détaillées, la modification sénile la plus importante et la plus intéressante est la perte des poils dans la vieillesse, phénomène qui ne doit naturellement pas être confondu avec leur alternance régulière, dont on s'est également occupé à diverses reprises.

Suivant Kölliker, la perte définitive des poils est due à l'atrophie de l'anse vasculaire de la papille; dans la dégénérescence colloïde du derme, l'une des métamorphoses régressives les plus rares, cette atrophie est évidente. Mais, comme nous l'avons déjà dit plus haut, dans la peau sénile, les vaisseaux papillaires, loin de s'atrophier, se dilatent; aussi croyons-nous qu'il faut attribuer généralement la chute des poils au processus rétrograde du tissu dermique, auquel participe la papille pileuse en sa qualité d'élément constituant de ce tissu. Il faut, sans aucun doute, tenir encore compte de l'influence du système nerveux (1).

(1) Pincus (*Virchow's Arch.*, 1866) a trouvé, en examinant des parties dépouillées de poils, les couches inférieures du derme amincies; sur les parties chauves et atro-

Le phénomène de la chute des poils est évidemment semblable à celui de leur remplacement normal (mue), car il continue de faire de nouvelles transsudations de blastème, qui toutefois ne donnent jamais naissance à une production nouvelle. Sur des parties chauves, j'ai quelquefois trouvé des follicules pileux parfaits, qui étaient dépourvus de poils, mais montraient à leur base un amas de cellules de pigmentation foncée, sans qu'il me fût possible d'y découvrir aucun vestige des papilles. Dans la grande majorité des cas de calvitie chez les jeunes gens, et d'origine récente, j'ai observé des poils follets dans les follicules ; or, ces poils se renouvellent sans doute quelquefois, puisque j'ai trouvé le follicule pileux divisé et le canal fermé à la base, condition qui se manifeste au moment de la chute d'un poil.

Je rapporterai ici une observation intéressante au point de vue de l'arrangement des poils. Il m'est arrivé de voir plusieurs poils follets (jusqu'à 3) sortant d'un seul follicule ; il ne s'agissait nullement, dans ces cas, de la rencontre de poils en voie de développement avec ceux qui allaient tomber, car alors tous auraient dû naître sur une papille unique ; mais cette disposition dépendait de la division de la base du follicule pileux en trois dépressions, dont chacune contenait la racine d'un poil, qui paraissait fendue. Or, comme il n'est pas rare d'observer également la sortie de plusieurs poils volumineux d'un seul follicule, et que c'est même un fait constant chez plusieurs races (chez les nègres, par exemple), je n'hésite pas à regarder cette condition comme normale.

Dans la calvitie sénile, la perte des cheveux est ordinairement complète, les poils lanugineux de remplacement finissent eux-mêmes par tomber; la cause en est, selon moi, dans le dépôt irrégulier du blastème pileux dont il a déjà été question, et qui ne se fait évidemment que sous l'influence de la dégénération plus avancée de la peau. Ainsi je constate que les gaînes radiculaires, surtout l'interne, sont fendillées, que leurs lamelles cornées se détachent, mélangées avec le smegma, et forment un détritus qui entoure le poil (lorsque celui-ci existe encore) et assez souvent distend le follicule. Enfin, quand la fonction du follicule est assez altérée pour entraver la production du blastème pileux, la base est complétement oblitérée, et le follicule se réduit à sa portion supérieure, où débouche la glande sébacée. Cette portion supérieure du follicule (fig. 39) joue alors le rôle de conduit excréteur de la glande, et cette dernière (qui naguère s'ouvrait latéralement dans la paroi folliculaire) décharge maintenant son produit de sécrétion directement au fond du follicule raccourci, où le smegma s'accumule en grande quantité et distend ainsi ce qui reste du folli-

phiées, le pannicule adipeux était en même temps épaissi. Ces observations concordent évidemment avec la raréfaction du tissu dermique que nous venons de décrire.

cule. Il en résulte que l'état de la glande sébacée, connu sous le nom de milium, peut comprendre, non seulement la glande, mais encore le follicule pileux.

Quant au tissu conjonctif du follicule pileux (fig. 40), il reste encore intact longtemps après la chute du poil, tandis que le derme circonvoisin a déjà subi la dégénérescence granuleuse. On retrouve de semblables débris conjonctifs des follicules pileux dans d'autres processus, par exemple dans l'éléphantiasis des Grecs, que nous étudierons plus tard. Autour d'un faisceau de tissu conjonctif normal, à trajet souvent onduleux, on trouve une prolifération cellulaire abondante, qui étouffe complètement le tissu dermique normal ; dans ce faisceau, s'observe encore

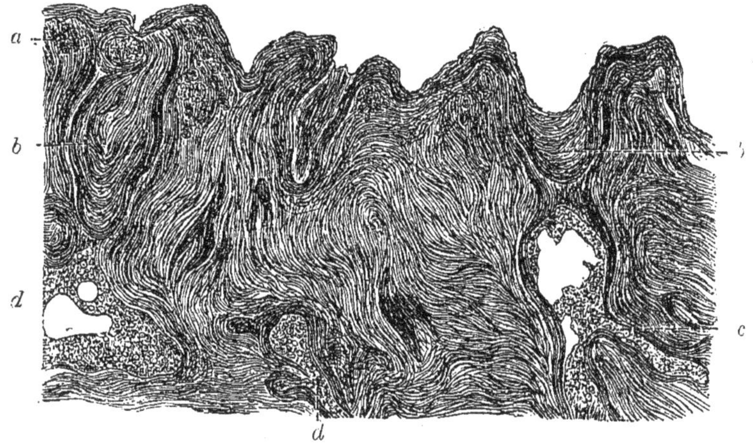

Fig. 39. — Coupe de la peau du front prise sur un vieillard et montrant un degré de dégénérescence très avancée : les follicules pileux, réduits de volume, contiennent des cellules épidermiques et des masses sébacées ; à leur base, débouchent les glandes sébacées distendues (*).

(*) *a*, derme atteint de dégénérescence finement granuleuse ; *b*, follicule pileux raccourci, avec la gaîne radiculaire externe ; *c*, cellules cornées remplissant le follicule pileux ; *d*, segments de glandes sébacées dilatées.

un poil de duvet, recourbé ou tordu en spirale. Parmi les fibres de ces faisceaux ondulés, il y en a qui s'étendent de la surface à la partie profonde, où elles s'entrelacent avec celles qui forment le stroma, et qui, comme le montrent les préparations, émanent d'une couche fibrillaire recouvrant la superficie du tissu voisin. Ces faisceaux se gonflent sous l'action de l'acide acétique, ce qui permet de les distinguer facilement de la partie ambiante.

En ce qui concerne les autres conditions du follicule pileux dans la calvitie, les auteurs expriment des opinions divergentes. Bichat n'a pu découvrir de follicules pileux sur les parties chauves, tandis que E. H. Weber et Simon en ont vu distinctement. D'après mes propres recherches, ces organes ne se détruisent pas complétement, mais ils subissent un retrait qui les réduit à leur tiers supérieur ; ou bien les gaînes radiculaires disparaissent, et il ne reste que la partie formée de tissu conjonctif, dont les faisceaux (comme nous venons de le décrire) se disposent en larges bandes ; à la partie supérieure de celles-ci, on

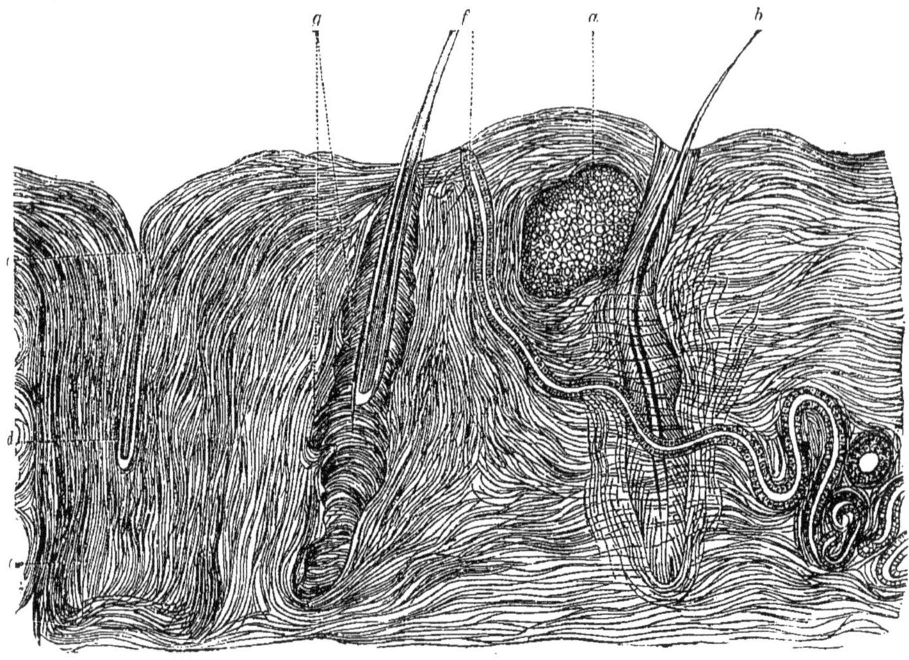

Fig. 40. — Coupe d'un fragment de la peau du front, prise sur un vieillard ; on y voit la paroi du follicule pileux, avec les restes d'un poil de duvet, l'accumulation en forme de cône des cellules de la gaîne radiculaire externe et le conduit excréteur de la glande sudoripare s'élevant obliquement à la surface (*).

(*) *a*, derme dégénéré ; *b*, paroi du follicule pileux, dont le tissu conjonctif se sépare en bandes vers le haut, et se transforme en une mince couche de faisceaux non encore dégénérés ; *c*, sillon ; *d*, débris d'un poil de duvet ; *e*, glande sudoripare, avec des granulations jaunâtres ; *f*, conduit excréteur de cette glande à trajet oblique ; *g*, accumulation des cellules de la gaîne radiculaire externe.

peut toujours distinguer la lumière du follicule pileux primitif, qui est remplie par des cellules cornées et s'annonce extérieurement par la présence d'un sillon ou d'une ride. J'ai toujours pu voir des débris isolés de follicules, même sur des tranches de peau atteinte de la dégénérescence colloïde. Dans un cas, que je cite à cause de son intérêt, j'ai trouvé la partie supérieure du follicule pileux remplie de cellules épidermiques et séparée de la partie inférieure, qui était complètement occupée par des masses friables.

Gaîne radiculaire externe. — Les cellules de la gaîne radiculaire externe sont quelquefois tout à fait normales et disposées d'une manière uniforme ; assez souvent cependant, elles s'accumulent à la base du follicule, tandis qu'elles manquent à la partie supérieure de celui-ci, où elles sont remplacées par des cellules cornées. Les amas de la base produisent des prolongements coniques et des dilatations du follicule, altérations que j'ai observées et décrites dans le *lichen exsud. ruber* et d'autres maladies chroniques de la peau. Il n'est pas rare non plus de voir les éléments cellulaires eux-mêmes altérés : ils ne se colorent pas par le carmin et ne se gonflent pas sous l'action de l'acide acétique; ils apparaissent généralement comme ratatinés et ils sont pigmentés, surtout à la partie supérieure de la gaîne radiculaire; j'y ai également rencontré des gouttelettes et des molécules de graisse.

Glandes sébacées. — Chacun sait que la peau des personnes âgées est sèche et cassante ; elle doit cet état aux altérations des follicules sébacés. Ces glandes se montrent, même à l'œil nu, sous forme de points jaunâtres. Leurs modifications varient suivant que la partie atteinte porte des poils fins ou volumineux ou qu'elle les a complètement perdus.

Les endroits pourvus seulement de poils de duvet montrent les glandes sébacées soit complètement détruites, soit transformées en structures kystiformes (*milium*, *grutum*). Souvent aussi ces glandes sont simplement distendues par un contenu de matière sébacée normale ou de couleur brune, jaunâtre. Sur les parties très velues, les glandes sébacées sont toujours dilatées (fig. 41), conservent leur structure acineuse et restent appendues sur la partie latérale du follicule pileux ; ou bien elles se transforment en sacs arrondis, ovales ou elliptiques, qui viennent se placer au-dessous du follicule pileux. Enfin, c'est sur les régions glabres qu'elles atteignent leurs plus grandes dimensions.

Glandes sudoripares. —Les altérations des glandes sudoripares ne répondent pas à l'affaiblissement fonctionnel de ces organes chez les vieillards; la seule condition digne d'être notée que j'y aie rencontrée était l'accumulation de masses brunâtres et jaunâtres (représentant probablement une mortification du contenu cellulaire) dans les glandes sudoripares de l'aisselle, du front et d'autres parties, ainsi que l'a décrit Kölliker; cette accumulation, dans certains cas, était telle que les conduits excréteurs en paraissaient distendus.

Je voudrais encore indiquer ici un état du conduit excréteur des glandes sudoripares qui, selon moi, n'est pas habituel dans la vieillesse, mais que j'ai assez souvent observé dans la peau du front; il consiste en un certain déplacement de l'orifice, qui se trouve à une distance considérable du corps glandulaire, le canal excréteur parcourant un trajet oblique et sinueux à travers la peau pour arriver à la surface (fig. 40).

Tissu graisseux. —Le développement du pannicule adipeux varie tellement qu'il est impossible d'en déterminer les anomalies; dans des cas où la graisse avait complètement disparu, j'ai constaté un épaississement de la trame de tissu conjonctif.

Rides. — A mesure que le derme s'amincit et perd son élasticité par suite des altérations du tissu conjonctif et des fibres musculaires lisses, la peau se plisse sous les moindres influences, devient inégale, se couvre de sillons et de dépressions. La cause immédiate de ces inégalités du tégument se trouve dans les contractions musculaires sur la

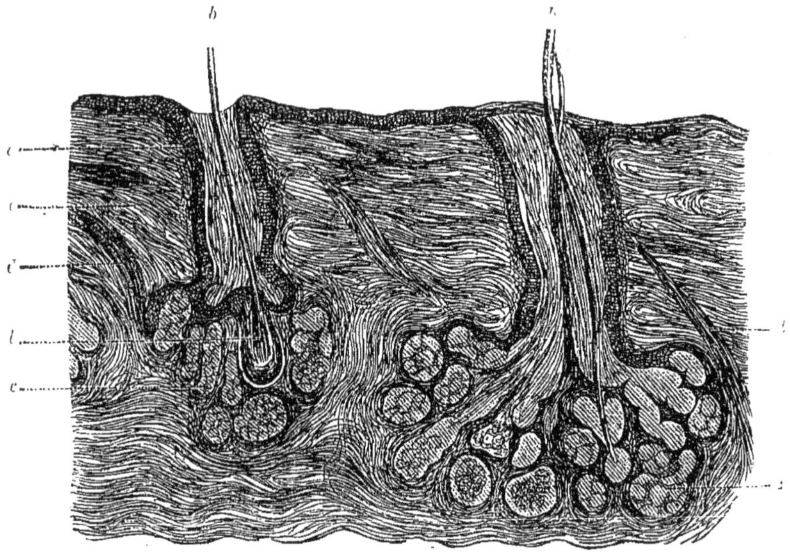

Fig. 41. — Coupe d'un fragment de peau chauve, montrant des poils de duvet fendillés, dont la gaîne radiculaire externe apparaît sous l'aspect de prolongements claviformes; les glandes des follicules pileux sont distendues et situées, avec leurs conduits excréteurs, au-dessous du follicule raccourci (*).

(*) *a*, Follicule pileux présentant des cellules cornées, surtout à sa partie supérieure; *b*, poil de duvet divisé à la base en forme de pinceau; *c*, glande du follicule pileux considérablement agrandie et refoulée au-dessous du follicule ratatiné; *d*, redresseur du poil; *e*, muscles lisses à direction transversale.

totalité du tronc, dans la perte du pannicule adipeux et dans l'action des muscles cutanés, surtout à la face.

Les rides sont simples ou multiples, c'est-à-dire que l'on observe des rugosités tantôt isolées, tantôt compliquées de sillons accessoires. D'une dépression principale partent des plis secondaires, qui s'étendent, en se ramifiant, dans diverses directions et font perdre à la peau sa surface régulièrement lisse. L'épiderme et la couche de Malpighi obéissent naturellement au retrait des tissus sous-jacents. Enfin, les rides résultent aussi de l'apparition des dégénérescences variées que nous avons décrites.

Outre cette forme de rides, constituées par des crêtes et des sillons, on en remarque une deuxième espèce, qui est formée par des dépressions en culs-de-sac de la peau (fig. 39). Ces dépressions ne sont autre chose que les orifices élargis des glandes sébacées et des follicules pileux raccourcis, mais dilatés à la surface. On observe encore des culs-de-sac plus considérables, communiquant par le fond avec des glandes sébacées; ils contiennent de la matière grasse, des détritus épithéliaux et des poils de duvet.

Rétractilité et extensibilité de la peau sénile. — Nous devons à C. Langer des recherches sur les propriétés de contraction, d'élasticité et de dilatation de la peau, recherches dont les résultats sont consignés dans les comptes rendus des séances de l'Académie impériale des sciences, 1861 ; j'ai moi-même répété ces expériences sur le tégument des vieillards, à l'aide de l'appareil modifié du professeur Hering. Il en ressort que la vieillesse amène une diminution de la dilatabilité et de la rétractilité aussi bien que de l'expansibilité ; ainsi des bandelettes de peau sénile m'ont montré une diminution d'élasticité considérable dans leur sens longitudinal et transversal ; lorsqu'après les avoir étirées, je les plaçais sur une plaque de verre humide, elles se rétractaient moins complètement que des lambeaux semblables pris sur des jeunes gens ; la différence se montait à plusieurs millimètres. La peau sénile étirée ne revient donc pas à ses dimensions primitives, et cette perte d'élasticité dépend évidemment des métamorphoses régressives que nous avons décrites.

En résumé, les modifications séniles de l'organe cutané consistent principalement en une dégénérescence du tissu dermique, qui s'amincit, se ratatine et présente généralement des changements de texture désignés sous les noms de *trouble finement granuleux*, *atrophie sénile*, *gonflement vitreux*, etc. Quelques-unes de ces altérations avaient déjà été observées dans la peau et dans d'autres organes, mais on n'avait pas encore signalé celle que j'ai décrite sous le nom de ratatinement sénile (*Verschrumpfung*). Ces métamorphoses involutives sont en rapport, chez les vieillards, avec le trouble général de la nutrition qui affaiblit toutes les fonctions de l'organisme.

Le processus destructif n'est pas uniforme ; il est plus prononcé en certains points qu'en d'autres. L'épiderme offre une hyperplasie cellulaire, se manifestant par la production d'excroissances verruqueuses. La cornification et l'exfoliation des cellules se font d'une manière irrégulière. La perte des poils (dépendance de l'épiderme) est due à une dégénérescence de la papille, partie constituante du derme, et à une formation insuffisante d'éléments épithéliaux. Les follicules pileux ne se détruisent pas complètement ; leur partie inférieure se ratatine, tandis que la moitié supérieure sert de conduit excréteur à la glande sébacée.

Il se dépose du pigment dans l'épiderme, la gaîne radiculaire, et aussi dans le derme.

Enfin, la diminution notable de l'élasticité et de l'extensibilité cutanées constitue encore une altération sénile.

Malheureusement, malgré de nombreuses recherches, les produits d'excrétion de la peau sont encore trop peu connus pour que l'on puisse rattacher avec certitude les altérations séniles dont nous venons de parler aux changements que la vieillesse amène dans l'activité des phénomènes de la nutrition ; dans tous les cas, les lésions anatomiques citées indiquent que la nutrition de la peau est troublée à un degré considérable.

3. GRISONNEMENT DES POILS, CANITIE, POLIOSIS, TRICHONOSIS DISCOLOR.

Une observation attentive montre que la couleur des poils varie suivant l'exubérance de leur développement, l'intensité de leur coloration primitive et l'âge du sujet (Pinkus). Le poil mince est, sur un individu donné, toujours le plus foncé et ne montre aucun cordon médullaire; le poil épais possède, au contraire, cette dernière partie, et la coloration des poils dépend principalement de la pigmentation de la substance corticale, qui possède des granulations pigmentaires libres. Le nombre de ces éléments de la substance corticale est toujours plus grand dans les poils foncés ; le poil brun a, dans la substance corticale, une coloration uniformément brune, peu intense, les granulations pigmentaires étant disposées en amas serrés ; dans les poils roux, le pigment est complètement effacé, et l'on ne trouve de granulations qu'en particules isolées. La diminution dans l'intensité de la coloration se lie toujours à la diminution du diamètre transversal. Les couches centrales n'ont aucune influence sur la couleur qu'offre le poil. Il en est de même du contenu gazeux. Quand les couches périphériques ne renferment pas de pigment, mais de l'air, et que les parties centrales sont pigmentées, le poil paraît blanc; si, au contraire, la périphérie du poil est pourvue de pigment diffus, alors la coloration centrale peut influencer d'une manière prononcée la couleur du poil. Quand, avec le développement de l'individu, les poils commencent à augmenter de diamètre et que l'augmentation du pigment ne suit pas, comme c'est la règle, une marche semblable, alors le poil paraît clair. La variation dans le grisonnement des poils dépend du dépôt inégal des granulations pigmentaires. Au début de la canitie, le pigment abandonne la papille pour refluer dans la partie périphérique; peu à peu, il n'y a plus qu'une partie de la papille qui produise du pigment, le poil offre alors une couleur moins foncée, et il est plus linéaire ou spiroïde (Pinkus).

Les interruptions du canal médullaire tiennent à des arrêts dans l'activité formative de la papille. Lorsque ces interruptions de l'activité formative des couches centrales de la papille ne se produisent que par endroits et qu'un semblable poil n'a que peu de pigment granuleux dans ses couches périphériques, on remarque en divers points des différences importantes de coloration (Pinkus).

Les poils peuvent être blancs *dès la naissance* et persister ainsi durant tout le cours de la vie, comme dans l'*albinisme général.* Ils peuvent encore changer de couleur *plus tard*, de clairs qu'ils étaient devenir de plus en plus foncés, ou de foncés devenir clairs, pour blanchir de nouveau dans la vieillesse (*canitie sénile*). Tantôt tous les poils grisonnent à la fois, tantôt la décoloration ne frappe que des parties circonscrites (*poliosis circumscripta*). C'est à la région temporale qu'apparaissent ordinairement les premiers cheveux gris ; plus tard, l'altération s'étend à tous les poils de la tête et à ceux des autres régions du corps. Les cheveux blanchissent progressivement, soit parce que, dans leur renouvellement physiologique, à la place de ceux qui tombent colorés, il en repousse de nouveaux qui sont dépourvus de pigment, soit que, sans tomber, les cheveux ne reçoivent plus de matière colorante du réseau papillaire ; dans ce dernier cas, c'est par la base qu'ils commencent à blanchir. En effet, on en voit qui sont encore bruns dans une grande étendue et gris à la racine. Le grisonnement n'a lieu le plus souvent que graduellement, et cela au moment de l'approche de la vieillesse. Ce sont d'abord les cheveux qui perdent leur pigment, puis les poils de la barbe et ceux des parties génitales ; quelquefois cependant la barbe grisonne avant les cheveux. Les poils foncés se décolorent plus tôt que les blonds. Beaucoup de personnes jeunes perdent la couleur de leurs cheveux (*canitie prématurée*), soit en des points isolés (la peau conservant alors ou perdant elle-même son pigment), soit d'une manière générale ; l'hérédité, dans ces cas, paraît avoir une influence prédisposante. Ce n'est pas tout : les poils, considérés isolément, peuvent blanchir dans toute leur longueur ou seulement en certains points de leur étendue, et il se produit alors des poils annelés de brun et de blanc, comme Karsch (1), G. Simon (2), E. Wilson (3), l'ont observé. Quelquefois les poils recouvrent leur pigmentation primitive.

La règle est que les poils commencent à blanchir à leur racine, tandis que la pointe reste foncée. Dans certains cas, les cheveux changent de couleur à la suite de maladies (comme le typhus, la chlorose), et l'on en voit qui étaient foncés devenir clairs, ou *vice versâ*. La teinte verte ou bleue des poils ne résulte que de l'action extérieure de ma-

(1) *De capillitii humani coloribus quædam dissert.,* 1846.
(2) *Loc. cit.*
(3) *Loc. cit.*

tières colorantes. Dans la canitie, ce sont les parties du poil qui se sont formées en dernier lieu, c'est-à-dire la racine, dont la coloration est changée : cette altération de couleur est le plus souvent le résultat d'une altération survenue dans la formation du pigment ; mais, dans quelques cas rares, elle est due à une boursouflure du poil, qui est rempli d'air (Pinkus). Le follicule pileux qui a une fois formé une portion grise de poil produit ordinairement toujours un poil gris, soit que ce même poil continue à pousser, soit que, par suite de la mue normale, il soit remplacé par un autre. Ce n'est qu'exceptionnellement qu'une portion de poil se reproduit avec sa coloration naturelle, bien que ce même poil ait poussé incolore pendant des mois; cette alternative dans les conditions de nutrition peut se présenter à différentes reprises dans le même poil.

La littérature médicale contient le récit de faits dans lesquels les cheveux auraient blanchi *subitement*, à la suite d'émotions profondes ; ainsi l'on raconte que Thomas Morus, chancelier de Henri VIII, le moine Ubipertus, la reine Marie-Antoinette, et d'autres personnes qui se sont trouvées en danger de mort, des naufragés, etc., sont devenus blancs dans l'espace de quelques heures. Outre ces faits, qui n'ont pas été étudiés scientifiquement, on possède des observations plus récentes de grisonnement subit; tel est le cas, observé par le professeur Mosler et rapporté par Landois (1), d'un malade atteint de *delirium tremens*, dont les cheveux, auparavant foncés, grisonnèrent en une seule nuit. L'examen microscopique montra de nombreuses bulles d'air, aussi bien dans la substance médullaire que dans la couche corticale. A la lumière transmise, les endroits gris des poils paraissaient foncés, et blancs à l'éclairage direct. Landois satura les cheveux d'éther et d'essence de térébenthine et remarqua, au microscope, qu'à mesure que le liquide infiltrait le poil, les espaces vides disparaissaient et la coloration se modifiait. Il pense que cette canitie est en rapport direct avec des désordres de l'innervation, qui agissent souvent d'une manière dépressive sur tout l'organisme et déterminent des maladies aiguës ou chroniques : ne peuvent-ils pas, de même, provoquer l'altération ou même le grisonnement subit des poils ? Er. Wilson a aussi observé un cas, dans lequel la présence de bulles d'air donnait aux cheveux une couleur blanche. A. Schenkel (2) rapporte l'observation d'un individu, chez lequel les cils de la paupière supérieure devinrent subitement gris à la suite d'une irido-cyclite et d'une zonulite traumatiques, qui forcèrent d'énucléer l'œil. Brown-Séquard (3) a observé le même phénomène sur sa propre barbe.

(1) Virchow's *Archiv*, 1866.
(2) *Archiv f. Derm. u. Syph.*, 1873. I H.
(3) *Archives de Phys.*, 1869.

Pfaff (1) explique la canitie subite d'une autre manière, en se basant sur les expériences suivantes : 1° il faisait passer un courant de chlore gazeux, à travers un tube de verre fin, sur un poil foncé, placé sous le microscope ; 2° il versait par gouttes une solution de chlore sur un cheveu pourvu d'un canal médullaire distinct. Plus le gaz ou le liquide pénétrait profondément, plus la décoloration des poils se prononçait, jusqu'à ce qu'enfin ceux-ci devinssent tout à fait blancs. En raison de cette action décolorante du chlore, l'auteur suppose que, durant une émotion violente, un fluide âcre, peut-être un *acide gras*, est sécrété par la peau et par les poils ; il ajoute que, sous le coup des vives affections de l'âme, il se dégage des odeurs toutes particulières (!) ; dans ces conditions, la sécrétion sudorale produirait sur la conjonctive oculaire une irritation plus grande que le nitrate d'argent ; de même, une sécrétion âcre pourrait déterminer la canitie.

Pellischek parle d'un soldat qui alla à la bataille de Königgrätz avec des cheveux noirs et qui en revint grisonnant.

Traitement. — Bien que la teinture de la barbe et des cheveux appartienne au domaine de la cosmétique, nous pouvons cependant décrire ici quelques-uns des procédés employés. Au premier rang des substances en usage, se trouve le *nitrate d'argent* en solution aqueuse (ãã parties égales). Dans la méthode de teinture ordinaire, la couche épithéliale du poil seule se colore ; mais, en répétant l'application de la solution et en exposant immédiatement les cheveux à la lumière solaire, la substance corticale se teint aussi. On doit commencer par bien dégraisser les cheveux avec du savon, puis les laisser sécher, avant de les teindre. Pour éviter que la peau ne soit noircie par la pierre infernale, aussitôt après l'application du sel d'argent, on la lavera avec une solution de sel de cuisine. Le *henné* (plante de la famille des papilionacées, employée en Orient comme teinture) est, d'après le Dr Pollak, qui nous l'a fait connaître, un agent végétal qui permet de donner aux cheveux toutes les teintes, depuis le brun clair jusqu'au noir foncé ou noir bleu. On fait, avec la poudre de henné et de l'eau, une pâte épaisse, que l'on applique sur les cheveux ; au bout d'une heure, ils deviennent rouges. Alors on les frotte avec une seconde pâte, préparée avec de la poudre d'indigo. Sous l'influence de la chaleur humide, ces deux pâtes se combinent et donnent aux cheveux une coloration noire, qui apparaît au bout de quelques heures. Il faut une assez grande expérience dans le maniement de ces pâtes pour obtenir la teinte désirée. On peut encore se servir de deux liquides séparés, l'un contenant une solution diluée de nitrate d'argent, l'autre une solution de sulfure de potasse ; cette dernière s'applique après la première ; la réaction détermine la formation de sulfure d'argent, qui constitue la matière colorante. Enfin

(1) *Ueber das mensch. Haar*. Leipzig, 1866.

on prépare également des teintures pour les cheveux avec l'extrait de brou de noix, le plomb, le fer, le soufre et le tannin.

Dans le cas de cheveux passant du blond au gris, Pfaff recommande l'administration interne (!) du soufre et des onctions avec l'huile extraite du jaune d'œuf. Contre la canitie prématurée des personnes brunes, il conseille le fer, à l'intérieur, et extérieurement la pommade suivante : huile d'œufs récente, moelle de bœuf ãã 50 grammes, lactate de fer 2,5, huile éthérée de cassia 1,50. Eble recommande l'emploi de l'acétate de fer (en solution) et le soufre (précipité dans une huile grasse) : on applique un jour la solution ferrugineuse, et le lendemain le composé sulfureux, une ou deux fois par semaine. Certaines huiles grasses, employées sous forme de pommades, donnent aussi aux cheveux une teinte plus foncée; telles sont les huiles de noix, de coloquinte, de maïs, etc.

4. ATROPHIE DES POILS (*chute des cheveux*).

La rareté ou l'absence congénitale des poils (*atrichia seu alopecia adnata*) peut être *générale* [cas de Steimnig (1) et de Rayer (2)] ou ne s'observer que sur des parties isolées du corps ; alors, tantôt l'anomalie persiste toute la vie, tantôt elle est temporaire, c'est-à-dire qu'on voit les cheveux, par exemple, repousser entre la première et la deuxième année de l'existence. Le défaut de poils s'associe souvent avec une denture incomplète. En outre, on voit les poils manquer complètement en certains endroits, qui en sont habituellement garnis, ou bien il ne s'y développe que de rares poils minces et délicats (*oligotrichia*). De semblables phénomènes s'observent quelquefois chez les animaux, notamment chez une race de chevaux de l'intérieur du Thibet, dont la peau ne présente aucune trace de follicules pileux ni de poils, et aussi chez une espèce de chiens et de cochons d'Afrique (sanglier à masque).

L'*alopécie ou calvitie acquise* se montre généralement à titre d'altération sénile, mais on l'observe aussi dans la jeunesse (*calvitie prématurée*). Les cheveux commencent à tomber sur le vertex et aux tempes, tandis que ceux du derrière de la tête et les poils de la barbe continuent habituellement à pousser jusqu'à la fin de la vie. Le plus souvent, les cheveux deviennent gris ou blancs avant de tomber. En général, la calvitie comprend un espace qui s'étend depuis la limite supérieure du front jusqu'au sommet de la tête et, latéralement, jusque vers la moitié de la région pariétale. Cette surface devient blanche, brillante, et, chez les vieillards, elle est colorée en jaune et en brun sale par des amas de matière sébacée.

(1) Froriep's *Notizen*. 26 B.
(2) *Loc. cit.*, 431.

On a donné des noms différents à la calvitie, en tenant compte uniquement de la forme extérieure. Ainsi, sous les dénominations de :

Madesis ou *maderosis*, on désigne la chute temporaire des cheveux suivie d'une reproduction rapide de lanugo ;

Phalacrosis, la calvitie qui débute au sommet de la tête ;

Ophiasis, la chute des cheveux s'étendant de l'occiput vers les oreilles ;

Opistophalacrosis, la calvitie de l'occiput ;

Hemiphalacrosis, la calvitie unilatérale ;

Anaphalacrosis, la calvitie s'étendant du front vers le vertex.

Selon plusieurs auteurs (Kölliker) (1), la calvitie des vieillards est due à l'oblitération des vaisseaux capillaires qui alimentent la papille du poil et à l'atrophie des nerfs cérébro-spinaux et vaso-moteurs, altération semblable à celle des vaisseaux de la membrane pupillaire, qui précède la destruction de cette membrane (Henle) (2).

D'après Bichat (3), on constate l'atrophie des follicules pileux chez les vieillards, tandis que E. H. Weber (4) et G. Simon (5) soutiennent que ces organes deviennent seulement plus petits et contiennent des poils de duvet. J'ai souvent examiné les parties chauves du cuir chevelu sénile, et j'ai trouvé le follicule pileux et les gaînes radiculaires ratatinés également ; il se fait d'abord un développement cellulaire exagéré dans la gaîne externe de la racine ; plus tard, les cellules diminuent ou subissent la dégénérescence graisseuse et n'entourent plus qu'un poil de duvet, dont la racine est extrêmement mince et pigmentée ; par contre, les glandes sébacées augmentent de volume et siègent au-dessous du follicule pileux. Pinkus (6), que nous citons si souvent à cause de ses importantes recherches sur la chute des poils, a constaté, dans tous les cas, une différence dans l'épaisseur de la couche inférieure du derme, un élargissement des faisceaux fibreux sur les parties malades et une augmentation de graisse autour des follicules pileux.

L'alopécie (*poliosis*), ou calvitie prématurée (c'est-à-dire la perte des cheveux survenant chez des individus encore jeunes), n'est pas d'ordinaire précédée d'une altération de coloration et constitue une maladie héréditaire dans certaines familles. L'impossibilité où l'on est de trouver d'autres causes de cette calvitie fait qu'on l'attribue à des désordres de l'innervation.

Les cheveux tombent encore, soit à la suite de maladies locales, sur-

(1) *Mikroskop. Anatomie.*
(2) *Anatomie générale.*
(3) *Anatomie générale*, trad. de Pfaff, Leipzig, 1803.
(4) Hildebrandt's *Anatomie*, B. 1.
(5) *L. c.*
(6) Virchow's *Arch.* B. 43.

tout des follicules pileux et des glandes sébacées, soit consécutivement à des affections générales. A la première espèce appartient la chute des poils qui s'observe dans l'acné, le sycosis, où la suppuration de la paroi folliculaire et la destruction de la papille du poil peuvent amener la perte définitive de ce dernier. Parmi les causes locales de calvitie, citons encore : les parasites végétaux (*favus, herpes tonsurans*), la séborrhée, le lichen scrofuleux et le lichen rouge, le prurigo, le lupus érythématode, la syphilide papuleuse, la variole. Avant que les poils se détachent, ils perdent de leur pigment, s'amincissent, et leurs fibres se dissocient, aussi bien dans le bulbe que dans la tige et à la pointe. On voit encore les poils tomber à la suite d'inflammations diffuses de la peau (érysipèle, eczéma). Enfin, des maladies générales, comme le typhus et les exanthèmes aigus, la fièvre puerpérale, ou des affections dyscrasiques (syphilis, carcinome), ou des troubles généraux de la nutrition, entraînent l'alopécie. L'influence des désordres nutritifs sur le développement des poils est considérable, comme le prouvent des expériences variées; ainsi, Magendie (1) ayant nourri un chien exclusivement avec du fromage, l'animal ne tomba pas malade, mais perdit tous ses poils; selon Magendie, ce genre d'alimentation ne fournissait pas au sang les éléments nécessaires à la formation des poils.

En traitant de l'*acné* et du *sycosis*, nous avons décrit les papules et les pustules qui résultent de l'inflammation des follicules pileux ; dans ces conditions, les poils ne manquent guère de se régénérer, sauf dans les cas où les follicules pileux ont été détruits par l'infiltration.

Dans l'*herpès tonsurans*, les poils se rompent, mais ils repoussent aussitôt que les éléments parasitaires sont détruits. Dans le *favus*, ils perdent leur éclat, deviennent cassants et fibreux aussi bien à la pointe qu'à la racine (qui ressemble à un pinceau); les fibres se séparent sous l'action envahissante des champignons, et le poil finit par tomber ; il repousse seulement dans les cas où la papille est restée intacte. Mais, quand les masses faviques sont très considérables, elles finissent par amener la destruction du derme et de la papille du poil, et la calvitie devient permanente. Nous reviendrons sur ce sujet à propos des parasites.

Le *lupus vulgaire* et l'*érythématode*, le *lichen ruber*, entraînent une alopécie définitive.

Après l'*eczéma*, la *séborrhée*, les poils repoussent. La perte des cheveux déterminée par la *syphilis* s'associe, soit avec une séborrhée locale (le cuir chevelu se recouvrant alors de minces croûtes, grasses et d'un jaune sale, qui, lorsqu'on les enlève, montrent à leur face inférieure de nombreux prolongements cylindriques, ou bouchons sébacés, qui obs-

(1) Joh. Müller, *Physiologie*, 1, B. 4 Aufl.

traient les conduits excréteurs des follicules pileux), soit avec des papules ou des ulcères, symptomatiques de la dyscrasie, qui entraînent la destruction ou l'oblitération des follicules ainsi que des troubles de la nutrition générale. L'absence des cils et des sourcils dans la syphilis congénitale est probablement due à une maladie intra-utérine des glandes de Meibomius et à une séborrhée syphilitique.

La maladie appelée *pityriasis amiantacé*, *furfuracé* (*pit. asbestina*), qui s'accompagne de la formation de squames sur les parties chauves, n'est également, comme nous l'avons dit déjà, qu'une séborrhée aboutissant à la chute des poils (*alopécie furfuracée*). Le cuir chevelu, particulièrement au vertex, est alors recouvert d'une couche mince d'écailles blanches, furfuracées, brillantes comme de l'amiante, qui tombent sous l'action du peigne ou de la brosse. D'autres fois, chez les personnes qui n'ont aucun soin de leur tête, ces écailles se réunissent et forment des masses jaune sale, qui adhèrent davantage au cuir chevelu. Dans la *séborrhée chronique*, où non seulement le contenu cellulaire des glandes sébacées, mais encore les gaînes du poil sont altérées simultanément, affection qui paraît le plus souvent chez des individus anémiques ou chlorotiques, c'est au sommet de la tête que les cheveux tombent, et il en résulte quelquefois une calvitie persistante, plus souvent chez les hommes que chez les femmes. Les cheveux se régénèrent avec leur épaisseur originelle ou prennent davantage le caractère de poils de duvet, et enfin ces derniers mêmes cessent de se reproduire.

Pinkus (1) a étudié d'une manière approfondie cette variété d'alopécie. Entre 18 et 25 ans, époque habituelle de la première période de l'alopécie, le minimum de la chute normale des cheveux oscille entre 13 et 70, le maximum entre 62 et 203, la moyenne entre 38 et 108. La proportion quantitative des cheveux acuminés, relativement au chiffre total de la chute, augmente essentiellement, sans que le nombre absolu des cheveux qui tombent journellement dépasse d'une façon notable le chiffre normal.

Parmi les cheveux des hommes, il en est qui ne montrent aucune trace des ciseaux (ils n'ont pas été coupés) : ce sont ces cheveux que Pinkus nomme *acuminés* ou à pointe. Ils ne dépassent guère la longueur de $0^m,07$ à $0^m,08$. Leur développement typique est faible : ils poussent plus lentement que les autres et ont une durée plus courte (4 à 9 mois), tandis que ceux qui ont été coupés (et laissent voir la trace des ciseaux) ou les cheveux longs de la femme durent de 2 à 4 ans. La proportion des cheveux à pointe relativement aux cheveux coupés est constante ; et, tandis qu'à l'état normal la perte journalière

(1) Virchow's *Arch.*, B. 44.

de ces deux ordres de cheveux est représentée par 1 : 18, dans l'alopécie elle est comme 1 : 15, 1 : 9, 1 : 8, et même 1 : 2, etc.

Ainsi, ce qui caractérise la première période de cette alopécie, c'est qu'un nombre faible au début, et ultérieurement plus grand, des cheveux sont progressivement atteints dans leur allongement typique et dans leur durée typique. Cette condition dure de 2 à 7 ans; elle commence peu après la puberté, prend alors une extension rapide et se ralentit au milieu de la 20e année; plus tard commence la chute, plus faible est la perte quotidienne des cheveux. Alors même que cette période n'entraîne pas la calvitie, la durée de l'existence du poil n'en est pas moins abrégée, d'une manière générale.

Pour se rendre compte de la nature pathologique ou physiologique de la chute des cheveux, il faut compter au moins pendant quatre jours de suite le nombre de ceux qu'entraîne l'action du peigne et déterminer la proportion des cheveux *acuminés* avec les cheveux *coupés*. Le nombre des premiers relativement aux seconds, pour des cheveux ayant une longueur de 5 pouces, est-il comme 1 : 8, cette proportion est déjà anormale.

De même que la première période de l'alopécie est caractérisée par une diminution du développement longitudinal, de même la *seconde* se caractérise par une *diminution d'épaisseur* de chaque cheveu. En général, chez l'homme, le diamètre des poils, qui sont circulaires, varie peu, tout au plus dans la proportion de 5 : 4; les changements peuvent s'observer distinctement surtout sur les poils des doigts, dont l'allongement est de 4 à 19 millimètres, et dont la durée typique varie de 3 à 9 mois. L'allongement et la durée du poil sont proportionnels à son épaisseur. A mesure que la production pileuse diminue, les poils deviennent plus minces, si bien qu'à la fin il pousse seulement des poils follets. Au cuir chevelu en particulier, l'épaisseur des cheveux décroît très rapidement, surtout dans une zone de 2 à 3 millimètres de largeur, commençant presque à la limite antérieure (frontale) des cheveux et s'étendant au vertex et au reste de la partie médiane du crâne. Tout près du front, principalement au voisinage de la ligne médiane, les cheveux persistent fort longtemps. Pinkus a compté les cheveux perdus pendant huit jours par un individu et a trouvé que, du côté sain de la tête, il en était tombé 108, et 227 sur la partie malade, bien que cette dernière fût moitié moins grande que la région saine. La proportion des cheveux à pointe relativement aux cheveux coupés était, pour ceux de la partie normale, comme 1 : 4, et pour les autres, comme 1 : 1.

Alopécie due à des lésions nerveuses. — Voigt a démontré que la perte des poils dans la vieillesse a lieu suivant un certain ordre anatomique, et qu'elle se limite exclusivement à des aires déterminées, suivant la distribution des nerfs cutanés. L'excision du nerf sciatique, chez des lapins, lui a montré que les poils n'avaient pas repoussé, sur la partie animée par ce nerf, quatre mois après l'opération, tandis que, sur la partie saine, le développement était normal.

Steinbrück (1) et Romberg ont remarqué que, dans la *paralysie trophique* de la face, les poils de la partie affectée tombent ; on cite encore un cas (Ravaton) (2), dans lequel, à la suite d'une commotion cérébrale, il survint de l'amaurose d'un côté en même temps que tombèrent les cheveux, les sourcils et les cils (Simon). Les travaux exagérés de l'esprit, les préoccupations et les soucis finissent aussi par amener la calvitie.

Dans l'*alopécie simple*, l'*a. furfuracée*, de même que dans la plupart des cas de canitie prématurée ou sénile, Pinkus (3) a constaté un rétrécissement des mailles du tissu conjonctif, dû au rapprochement et à l'élargissement des trabécules ; le derme devient plus adhérent au tissu sous-jacent ; le poil ne perd d'abord que sa longueur typique, mais non son épaisseur (première période de la maladie), son éclat s'affaiblit et il y a accroissement dans la quantité de la chute journalière ; en même temps, apparaît la séborrhée, par suite d'une hyperplasie des glandes sébacées.

Dès que le tissu conjonctif sous-cutané s'est épaissi, le diamètre du poil diminue (2e période) ; sa papille n'est que comprimée davantage par le tissu environnant, le fond du follicule est refoulé au-dessous de la couche adipeuse, mais le follicule n'est jamais atteint primitivement ; il produit encore de petits poils de duvet.

Pincus, combattant l'opinion de certains auteurs qui font dépendre le développement de la papille du poil de l'intégrité des nerfs, explique la prédisposition de la partie antérieure et médiane du cuir chevelu à la calvitie par des raisons anatomiques, par une structure particulière du derme de cette région. Ce derme subit, de la naissance à 21 ans, une condensation de ses éléments qui peut aller jusqu'à laisser voir les sutures crâniennes. L'adhérence remarquable de l'aponévrose au niveau du vertex jouerait aussi pour lui un certain rôle.

ALOPÉCIE ARÉATÉE.

(*Area*, Celse ; *alopecia circumscripta*, Fuchs ; *porrigo decalvans*, Willan ; *alopecia occidentalis*, Wilson ; *vitiligo capitis*, Cazenave ; *phytoalopecia*, Gruby).

Cette affection, qui a été considérée à tort par certains auteurs

(1) *De nervorum regeneratione*, Berlin, 1838.
(2) Rayer, *Maladies de la peau*, t. III.
(3) *Berl. klin. Wochensch.*, 1875, N. 4.

comme de nature parasitaire, se présente avec les symptômes suivants. En un point, ou simultanément en plusieurs points du crâne, les cheveux tombent, en laissant des places chauves, circulaires ou discoïdes; quelquefois la peau ainsi dénudée est normale, le plus souvent elle est blanche, lisse; son pourtour est couvert de squames et les cheveux avoisinants cèdent à la moindre traction, de sorte que peu à peu la calvitie s'agrandit et peut, dans certains cas, envahir tout le cuir chevelu; on voit aussi d'autres régions, comme les sourcils, le visage, le creux de l'aisselle, le pubis, perdre quelquefois leurs poils. Avant de tomber, les poils deviennent ternes, se décolorent, s'amincissent, surtout à leur partie bulbaire, et se divisent à la pointe. Quand la maladie s'arrête dans sa marche, les places chauves se recouvrent d'abord de petits poils fins et faiblement pigmentés (lanugo); au bout de plusieurs mois, et seulement d'un an ou deux chez les individus âgés, ils sont ordinairement remplacés par de plus forts. Gruby a le premier signalé l'existence, dans cette affection, d'un champignon (*microsporon Audouini*), qui, disait-il, entourait le poil d'une couche de 1 à 2 millimètres d'épaisseur. Küchenmeister, Malmsten, Robin, Bazin, rangent aussi cette forme d'alopécie dans les maladies parasitaires. L. Malassez (1) a également trouvé des champignons dans les poils, qu'il avait traités d'abord par l'alcool et l'éther, puis par l'acide phénique à 100 p. 100, et placés dans la glycérine et l'acide acétique. J'ai eu à soigner environ 40 cas de cette affection. Or, malgré tout le soin que j'ai mis à examiner les poils, il ne m'a jamais été possible d'y découvrir de champignons; aussi dois-je, avec Cazenave, Devergie, Baerensprung, Hutchinson, Veiel, Boeck (2), Pinkus (3), Scherenberg (4), me déclarer non partisan de sa nature parasitaire.

L'alopécie aréatée se rencontre principalement chez des personnes jeunes, dont les cheveux tombent en laissant des parties chauves en forme de disques, qui, d'abord assez étendues, augmentent peu à peu au point d'acquérir les dimensions de la main; enfin la calvitie devient complète, et la peau ne présente, en dehors des altérations indiquées ci-dessus, aucune autre variation, ni sous le rapport de son épaisseur, ni sous celui de sa sensibilité. La cause de la maladie nous est inconnue; qu'elle dépende d'une altération des nerfs, c'est plus que probable, car on a observé des cas dans lesquels des névralgies intenses avaient précédé la chute des cheveux. Mais les observations citées paraissent démontrer que l'alimentation insuffisante, l'anémie, se compliquent assez souvent de ce genre d'alopécie.

(1) *Arch. de Physiol.*, par Brown-Séquard, Charcot, etc.
(2) Virchow's *Arch.*, 42.
(3) *Deutsche Klinik*, 1869.
(4) Virchow's *Archiv*, 46.

F. Fox (1) croit à la nature parasitaire de l'*area* de Celse et dit avoir trouvé des filaments de mycelium délicats et laineux.

Rindfleisch (2) dit que tous les poils tombés sont privés de leur racine; cette séparation proviendrait de la présence de fines granulations graisseuses, qui se retrouvent dans la partie extraite. Les gaînes radiculaires viennent avec le poil, au moins la partie qui va de la glande sébacée à la racine; le poil adhère, en effet, intimement à sa gaîne radiculaire à l'union des deux premiers tiers du follicule (depuis le fond jusqu'à l'embouchure de la glande sébacée). La plupart des poils présentent un renflement noueux entre le bulbe, d'une part, et le goulot du follicule d'autre part. Rindfleisch rencontre ici encore les granulations graisseuses. Cependant la papille ne fournit que des cellules jeunes, qui, à mesure que le poil se sépare de la racine, s'accumulent et forment un renflement constant entre le bulbe et la partie rétrécie du follicule. Pour cet auteur, l'*area* de Celse résulte donc d'un affaiblissement de la nutrition et du développement du poil; celui-ci, au niveau du renflement noueux, n'est qu'à moitié cornifié; la moelle est ramassée, repliée en zigzag; les cellules pileuses ont subi une métamorphose granulo-graisseuse. Ajoutons que Rindfleisch croit pouvoir guérir la maladie avec la teinture de capsicum et la glycérine.

Duhring (3) a trouvé les poils en état de dépérissement; le bulbe était renflé en massue, au lieu d'avoir son allongement normal. Il n'a pas découvert de champignons. E. Wigglworth (4) n'est parvenu non plus à constater la présence d'aucun parasite. H. Braunstein (5) considère l'alopécie comme une trophonévrose résultant de lésion ou d'irritation inflammatoire des nerfs, mais non des vaso-moteurs. Wyss (6) a vu l'alop. aréatée survenir après l'administration de l'arsenic.

Comme variété de la forme précédente, je distingue la chute des poils qui laisse des places chauves circulaires, nettement circonscrites, du diamètre d'une lentille ou, tout au plus, d'une pièce de 50 centimes, et à laquelle conviendrait la dénomination d'*alopécie circonscrite* ou mieux d'*a. orbiculaire*. Les poils présentent le même aspect que dans l'alopécie aréatée; mais la peau dégarnie est profondément déprimée (entourée par un rebord assez saillant du tégument sain), atrophiée, et sa sensibilité est affaiblie au point qu'une piqûre d'aiguille n'est ressentie que lorsqu'elle pénètre profondément. Le pronostic est ici absolument défavorable, car les poils ne repoussent plus.

(1) *The Lancet*, 1874.
(2) *Arch. f. Dermat.* 4 Heft, 1869.
(3) *Americ. Journ. of med. Science*, 1870.
(4) *Med. Society*, Boston, 1871.
(5) *Inaugural-Dissert.* Freiburg, 1873.
(6) *Arch. f. Heilk.*

Spiess décrit aussi une forme particulière d'alopécie, caractérisée par l'atrophie des poils : l'altération portant surtout sur le bulbe, la totalité du poil se trouve atteinte dans sa nutrition ; les parties voisines du bulbe se modifient en même temps ; des cavités remplies d'air se forment dans les tissus plus profonds, le poil lui-même s'infiltre de bulles d'air, et ses parois s'amincissent. Si alors la racine est atrophiée à un degré suffisant, le poil peut tomber sans se rompre ; ou, si le bulbe existe encore, le poil se brise seulement dans les points où il est distendu et ne résiste plus à la pression de l'air emprisonné.

Nous pouvons encore signaler une altération que l'on rencontre dans la tige des poils : ainsi, sur ceux de la lèvre supérieure et de l'aisselle, on trouve quelquefois deux ou plusieurs dilatations fusiformes, accusées par leur coloration plus claire et leur contour distinct, qui entourent le poil comme d'un anneau ; il suffit de toucher le poil pour le voir se plier en ces points, et, lorsqu'on le tiraille plus fortement, il tombe en fragments, comme s'il avait été brûlé. L'examen microscopique montre une dissociation constante des éléments fibrillaires des deux substances, corticale et médullaire, qui offrent l'aspect d'un pinceau ; mais on ne trouve aucun élément étranger dans le poil même. Une fois seulement, dans un cas sur lequel mon attention fut attirée par un de mes élèves (A. Pullar), j'ai observé des *psorospermies*, corps semblables à ceux qu'a trouvés Lindemann dans les cheveux d'une jeune fille qui avait longtemps souffert de violents maux de tête et les mêmes que Lebert a rencontrés dans les cheveux d'un malade atteint de favus et qui existaient aussi dans le foie, etc. ; la nature de ces corps est encore obscure ; quelques auteurs les considèrent comme un stade de développement des grégarines (1).

Devergie (2) décrit cette affection sous le nom de *trichoptilosis*. Rokitansky et Kölliker avaient déjà parlé de ces altérations des poils.

Beigel décrit également des renflements en massue produits par de l'air accumulé dans l'intérieur du poil. D'après mon expérience, ces dilatations résultent assez souvent de la nutrition défectueuse de la tige ; ce qui me confirme dans cette manière de voir, c'est que j'en ai observé de semblables dans bien des cas de maladie du follicule pileux (sycosis) ; cependant, elles peuvent encore se produire sous l'action de causes externes, qui amènent une dessiccation rapide de la substance corticale ; dans l'aisselle, elles résultent souvent de l'abondance de la sécrétion sudorale et de ses acides gras.

Enfin les cheveux peuvent encore tomber sous l'action de nombreuses causes occasionnelles. L'alopécie syphilitique ne tient pas, comme on l'a prétendu, à l'abus des préparations mercurielles, mais à la dyscrasie contre laquelle on emploie le mercure et à la séborrhée qui l'accompagne. Les préparations saturnines, les vapeurs arsenicales, l'abus des liqueurs spiritueuses, la transpiration abondante déterminée par

(1) Balbiani pense que les *psorospermies* appartiennent au règne végétal. (*Note des Traducteurs.*)

(2) *Annal. de Dermat. et de Syph.*, 1872.

des coiffures trop chaudes (? — Pfaff), les tiraillements auxquels on soumet les cheveux pour les peigner et les arranger, favorisent aussi l'apparition de la calvitie. — Les femmes sont moins exposées à cette infirmité que les hommes ; chez elles, en effet, le reste du système pileux étant moins développé, on comprend que les matériaux de nutrition affluent en plus grande quantité dans leurs cheveux que dans ceux de l'autre sexe.

Les conditions climatologiques exercent-elles une influence sur le développement du système pileux dans l'espèce humaine? La question est encore douteuse. Quant aux animaux, on sait que ceux que l'on transporte d'un climat froid dans une région chaude acquièrent peu à peu des poils plus minces et plus clair-semés; le froid augmenterait donc leur développement, et la chaleur l'affaiblirait.

Pronostic. — L'alopécie tient à des causes si nombreuses que le pronostic doit varier suivant les différents cas et suivant la durée de l'influence déterminante. Il est favorable dans les diverses alopécies consécutives au typhus, aux exanthèmes aigus, à l'érysipèle, de même que dans celles qui sont produites par des parasites végétaux, par l'eczéma, la séborrhée, et même dans les alopécies qui dépendent de troubles de l'innervation et d'une alimentation défectueuse (*area* de Celse). Nous devons à Pinkus des données importantes pour le pronostic d'une forme d'alopécie. Il est toujours bon d'examiner au microscope les poils qui tombent, aussi bien que ceux qui bornent la partie chauve, afin de déterminer le diamètre de la racine et de la tige et de s'assurer de l'état de la substance corticale.

Traitement. — Dans cette affection, comme dans toutes celles où le traitement est le plus impuissant, on a vanté une foule de remèdes spécifiques. Les moyens employés contre le favus, l'herpès tonsurans, l'eczéma, conviennent aussi dans l'alopécie qui est provoquée par ces maladies. Quand, par exemple, une sécrétion exagérée des glandes sébacées détermine la chute des cheveux, après avoir enlevé les croûtes et les squames par des onctions grasses (huile d'olives), on recourra avec succès aux moyens suivants : frictions alcooliques, douches en pluie froides, application de pommades au précipité blanc, zinc, plomb (āā 5 pour 50 d'axonge). Chez les sujets débilités, la production pileuse sera favorisée par un régime généreux, aidé de préparations ferrugineuses et de quinine : ℞ Teinture de malate de fer, eau de cannelle 120, teint. de Fowler 30 gouttes, une ou deux cuillerées deux fois par jour. Extérieurement, des frictions journalières avec : ℞ acide salicylique 10, alcool 100, glycérine 200 ; ℞ acide phénique, baume du Pérou āā 5, huile d'olives 100 ; ℞ teinture de benjoin, oxyde de zinc āā 30, ong. émoll. 150 ; ℞ acide salicylique 5, baume du Pérou, glycérine āā 10, alcool 300.

Dans l'alopécie aréatée (dont la guérison nécessite un traitement de plusieurs mois et quelquefois de 1 à 2 ans), outre le traitement local, consistant en frictions avec le savon alcoolique de potasse et, quand il y a des écailles abondantes, avec un mélange d'huile de macis et d'essence de térébenthine ãã parties égales, on recommandera avec succès une bonne alimentation et des fortifiants. On se trouve encore bien de lavages avec : acide phénique 5, alcool 300, ou avec l'un des composés suivants : vératrine 0,7, esprit-de-vin 200, alcoolat de lavande 40, glycérine 10; — aconitine 0,3, esprit-de-vin 160.

Waldenström (1) a essayé l'électricité dans l'alopécie aréatée : il réussit une fois à faire repousser les cheveux au bout de six semaines, en appliquant l'un des pôles sur le ganglion sympathique supérieur et l'autre sur les points dénudés du crâne; il échoua dans un second cas. Rindfleisch traite cette affection par la teinture de capsicum et l'eau de Cologne.

Pfaff et Pinkus, qui se sont occupés particulièrement du traitement de l'alopécie, prescrivent, dans les cas où le microscope montre la racine du poil dépourvue de pigment, alors que la tige en contient encore, des frictions quotidiennes du cuir chevelu avec la moelle de bœuf ou l'huile de pieds de bœuf mélangée au baume du Pérou, et des préparations ferrugineuses à l'intérieur. Parfois les cheveux qui tombent, ou ceux qui ont été récemment arrachés du pourtour des places chauves, présentent des dilatations verruqueuses de leur couche épithéliale : cet état serait produit par l'excrétion d'une sueur âcre, nuisible à la chevelure (?). En pareil cas, le traitement consiste à prévenir l'abondance de la transpiration de la tête, par des ouvertures faites à la coiffure, et à lotionner souvent le crâne avec de l'eau de sauge ou une décoction de quinquina.

Pinkus a institué des expériences remarquables sur les poils des doigts avec les agents suivants : Teinture de Fowler 5, eau distillée 120; à la suite de frictions, continuées pendant six mois, avec cette solution, les poils dont l'extrémité avait été auparavant brisée reprirent leur état normal. — Teinture de fourmis 60, sulfate de quinine 1, eau de Cologne 30 (d'après Braunstein); ou bien : teinture d'ellébore blanc 5, teinture de benjoin 40, teinture de myrrhe 15, alcool rectifié 240; même résultat. — Acide chlorhydrique 5, eau dist. 40, vératrine 0,1, alcool rectifié 40, ou : vératrine 0,7, alcool de vin 120, alcoolat de lavande 20, glycérine 20; ou : teinture d'ellébore, teinture de cantharides 5, alcool rectifié 40; souvent les poils se cassent à la suite des frictions, mais plus tard ils deviennent normaux. — Huile de sabine 15 gouttes, alcool rectifié 40 : ce composé colore les poils en

(1) *Deutsche Klinik*, 1873.

rouge brun (Pinkus). — Les pommades au carbonate de soude (10 p. axonge 5), les solutions de sel commun, la conine (3 gouttes pour alcool rectifié 20), la teinture d'ergot de seigle, l'arsenic, la cantharidine, la sabine, sont absorbés par les poils et les rendent cassants. Ce phénomène se produit surtout avec l'huile volatile de sabine (de 5 à 30 gouttes pour 40 d'alcool); elle diminue la rapidité d'accroissement du poil et en prolonge la durée typique. Lorsqu'on l'emploie d'une manière active, elle détermine des maux de tête et de l'insomnie; elle s'applique sous forme de pommade ou en solution aqueuse. Le tannin s'emploie, soit en pommade (tannin 6, axonge 40), soit dissous dans l'alcool et incorporé dans l'huile (tannin 0,75, alcool 0,75, huile d'amandes 40); il faut avoir soin de nettoyer la tête deux fois par semaine. La sabine a l'inconvénient de colorer les cheveux en gris sale ou en brun; pour masquer son odeur désagréable, on peut y ajouter de l'essence de cannelle. Toutes les solutions que nous venons d'énumérer s'emploient en badigeons ou s'appliquent en compresses, et l'on recouvre le cuir chevelu d'un bonnet de toile cirée. Le bicarbonate de soude constitue, d'après Pinkus, un moyen excellent; il a malheureusement l'inconvénient de colorer les cheveux en rouge brun. Citons enfin la pommade de Dupuytren, dont voici la formule : moelle de bœuf 80, extrait de quinquina préparé à froid 5, teinture de cantharides, suc de citron frais āā 5, huile volatile de cédrat, gutta-percha, essence de bergamotte 10 gouttes.

5. ATROPHIE DES ONGLES.

Les ongles peuvent manquer complètement sur quelques doigts ou quelques orteils, particulièrement sur ceux dont les phalanges ne sont pas développées d'une manière normale. La peau se continue sur la dernière phalange sans aucune indication de lit unguéal. — Plus souvent on observe un développement défectueux de l'ongle, résultant de causes diverses, par exemple, pendant la guérison de fractures osseuses, à la suite de paralysies, comme conséquence de la suppuration de la matrice unguéale, de panaris; les ongles sont alors mous, amincis et petits, présentent l'opacification granuleuse, deviennent cassants, rugueux et se cassent surtout à leur bord libre. Cette altération survient le plus souvent à la suite de traumatismes, de l'action de substances chimiques, de parasites végétaux et d'autres affections cutanées.

Sous le nom de *scabrities unguium*, les anciens auteurs ont décrit une maladie des ongles dans laquelle ces organes deviennent friables, pulvérulents, de telle sorte qu'il s'en détache peu à peu de petits fragments; elle s'observe surtout chez les gens âgés.

6. ATROPHIE PIGMENTAIRE, LEUCODERMIE.

La diminution du pigment est *congénitale* (albinisme) ou *acquise* (vitiligo); le pigment peut manquer sur des *parties isolées* ou sur *toute l'étendue* de la peau. L'absence congénitale du pigment sur la totalité du corps constitue *l'albinisme général* (on donne aux individus atteints de cette anomalie les noms d'albinos, de kakerlak, de dondos). Dans les cas de ce genre, la peau et les poils (tige et bulbe) sont dépourvus de matière pigmentaire. Le tégument est partout d'un blanc de lait, un peu rosé; les cheveux sont d'un blanc brillant ou d'un blanc jaunâtre, comme de la soie écrue; l'iris, la pupille et la choroïde sont rouges. L'albinisme persiste toute la vie sans se modifier. L'absence générale du pigment se rencontre chez les Européens, de même que chez les nègres.

D'après Arcoleo (1), l'albinisme est très fréquent en Sicile. Pour un population de 250,000 habitants de cinq villes, il y avait 24 familles possédant 62 albinos. La faiblesse de la vue, la photophobie, le nystagmus, sont assez intenses chez ces individus; le tact est d'une grande délicatesse; la plupart ont une constitution faible. Arcoleo a observé l'albinisme chez des personnes dont l'âge variait de 50 à 60 ans; les aptitudes intellectuelles des malades n'avaient pas souffert, pas plus que leur puissance génératrice. Les nègres sont plus souvent atteints d'albinisme que les blancs. Enfin il est démontré que des individus de coloration parfaitement normale peuvent engendrer des albinos.

L'albinisme partiel (ou leucopathie) est le défaut congénital de pigment sur des parties circonscrites de la peau; il s'observe plus souvent chez les nègres que dans la race caucasique, où il est relativement rare. Les poils des régions décolorées sont blancs; l'aspect tacheté de la peau des nègres ainsi atteints leur a fait donner les noms de nègres pies, nègres mouchetés, Elster-neger, etc. Lobstein a constaté qu'avec l'âge la coloration foncée des nègres passait au jaune. L'albinisme partiel se présente sous divers aspects : dans tous les cas, on trouve des taches blanches, non saillantes au-dessus du tégument environnant et souvent distribuées d'une manière symétrique. Elles sont tantôt petites, tantôt irrégulières et plus étendues. La couleur blanche présente aussi des nuances variées : elle est éclatante comme la neige, d'un mat laiteux, bleuâtre ou terne. Les régions le plus souvent affectées sont les parties génitales, le cuir chevelu, la face, le mamelon, le dos de la main et les doigts, où les taches privées de pigment sont presque toujours symétriques. Les opinions sont encore partagées en ce qui con-

(1) *Gaz. clin. dello spedal. Civ. di Palermo*, 1871.

cerne le caractère héréditaire de cette anomalie; mais ce qui n'est pas douteux, c'est la transmission de l'albinisme partiel à travers plusieurs générations ; en général, les individus atteints ont été malades ou au moins mal nourris.

Les parties décolorées se modifient rarement dans le cours de l'existence ; on voit cependant des cas exceptionnels où elles augmentent d'étendue, en même temps qu'il apparaît de nouvelles taches. S'il existe des poils sur ces taches, ils perdent aussi, d'ordinaire, leur pigment et deviennent blancs ; parfois cependant ils conservent leur couleur primitive. On peut encore observer des poils blancs sur des régions du tégument de coloration normale, phénomène qu'il faut considérer comme l'albinisme partiel des poils et qui a été décrit sous des noms divers (*leucosis*, *canities*).

L'*atrophie pigmentaire acquise* (*vitiligo*, *chloasma album*, *achroma*, leucopathie acquise) se rencontre aussi bien chez les Européens que chez les nègres (1). Le vitiligo apparaît généralement sous la forme de taches arrondies, qui, en s'étendant plus tard, changent d'aspect et deviennent ovalaires, allongées ; elles sont toujours limitées par un bord convexe, tandis que les parties brunes qui entourent la partie décolorée touchent celle-ci par un bord concave. Après la disparition du pigment, les régions affectées prennent une coloration blanc de lait et sont entourées d'une aréole très foncée. Leur surface est lisse, non saillante, et ne se couvre pas d'écailles. Cette altération s'observe le plus souvent aux parties génitales, au mont de Vénus, sur les extrémités, la face et le cuir chevelu; elle a toujours une disposition à s'étendre et, dans des cas rares, elle peut même envahir la totalité de la surface tégumentaire. La décoloration reste quelquefois stationnaire, mais jamais les taches blanches ne recouvrent leur pigmentation normale. Les causes du vitiligo nous sont inconnues : il débute parfois au voisinage d'une cause pigmentaire (nævus); d'autres fois, c'est une pression (Rayer) (2), une ulcération, des condylomes larges (G. Simon) (3), des brûlures (Lecat), qui donnent naissance à une décoloration de la peau ; la tache ainsi produite augmente toujours de dimensions. Les poils qui s'y trouvent conservent leur couleur normale ou blanchissent (*poliosis circonscrite*). Les décolorations partielles se montrent surtout à la suite de maladies graves, débilitantes, par exemple le typhus, la fièvre intermittente ; mais les troubles de l'innervation en sont peut-être la cause la plus importante. Le vitiligo n'apparaît jamais dans l'enfance

(1) Robin a rapporté (dans les *Mémoires* de la Société de Biologie) le fait curieux d'un nègre ayant blanchi tout à coup à la suite d'une vive frayeur. La photographie de ce nègre pie a été présentée à l'une des séances de la Société (*Gaz. des Hôp.*, 1873, page 18). (*Note des Traducteurs.*)

(2) *Loc. cit.*, p. 564.

(3) *Loc. cit.*, p. 64.

ni dans la vieillesse ; il paraît être plus fréquent chez les femmes que chez les hommes.

Beigel a décrit, sous le nom de *semi-albinisme*, une anomalie pigmentaire qui survient chez les nègres et qui consiste en une décoloration de la peau intermédiaire entre le noir normal et le blanc. Le semi-albinisme est, en quelque sorte, au point de vue de l'intensité, ce qu'est l'albinisme partiel, chez les nègres comme chez les blancs, relativement à l'étendue de la décoloration. L'albinisme total ou partiel se présente chez les nègres et chez les Européens, le semi-albinisme est particulier à la race noire.

Dans un cas de vitiligo, G. Simon a constaté au microscope l'absence complète de pigment, tandis qu'au niveau des taches brunes qui entouraient les parties décolorées, il a trouvé des granulations pigmentaires. Fuchs (1) croyait qu'il existait, outre le manque de pigment, un défaut de développement des vaisseaux dermiques.

Comme traitement, Biett et Wilson (2) conseillent l'administration de l'*asclepias gigantea*, associée au mercure, à l'antimoine, à l'arsenic, et l'emploi local de stimulants, particulièrement la teinture de cantharides, l'huile de croton, l'acide sulfurique.

VIIIe CLASSE.

NÉOPLASIES. — A. NÉOPLASIES DIFFUSES.

1. LUPUS, *Dartre rongeante*, *Herpès esthiomène*, *Scrofulide maligne* (Bazin), *Noli me tangere* (Cooper).

Le premier auteur qui ait appliqué le nom de lupus à la maladie en question est Roger de Parme (1230) ; après lui, Manardus (3), Actuarius, Rolandus et les *quatre maîtres* se sont également occupés de cette affection, surtout le premier, mais en la confondant toujours avec le carcinome ; ils réservaient cette dénomination au lupus des extrémités inférieures et désignaient celui de la face et du nez sous les noms de *noli me tangere* et *herpes esthiomenos* (4). Selon Galien, Hippocrate avait déjà parlé de la maladie sous ce dernier terme ; mais il est plus que douteux que l'*herpès esthiomenos* d'Hippocrate réponde au lupus actuel. Peter Frank décrit le lupus sous le nom d'*herpes rodens*, Alibert sous celui de *dartre rongeante*. A Willan revient le mérite d'avoir fixé définitivement le nom et les caractères de cette affection ; aussi a-t-on

(1) *Die krankhaften Veränderungen der Haut.*
(2) *Diseases of the Skin*, 1857.
(3) *Loc. cit.* Epist. II. Lib. VII.
(4) Voir Virchow, *Hist. Notizen über Lupus*. 32 Band.

conservé le nom de *lupus de Willan* à l'une des formes du lupus, désignée aussi sous celui de *l. vulgaire*, tandis qu'on appelle l'autre forme, qui se caractérise davantage par une altération miliaire du tissu, *lupus érythématode* ou de Cazenave.

a. LUPUS VULGAIRE (*de Willan*).

Au point de vue symptomatologique, on distingue le lupus vulgaire en *l. maculeux, tuberculeux, noueux, exfoliatif, hypertrophique, exulcérant.*

Le *lupus vulgaire maculeux* apparaît, au début, sous forme de petits points ou de taches rouge brun, qui n'augmentent que lentement et atteignent le diamètre d'un grain de millet ou d'une lentille ; leur surface est tantôt lisse, tantôt couverte d'écailles minces, peu adhérentes, d'un blanc brillant. L'éruption peut être disséminée ou occuper une partie limitée du tégument, de l'étendue d'une pièce de 50 centimes à celle d'une pièce de 5 francs ; d'autres fois, elle envahit des régions plus considérables, comprenant entre elles des portions de peau encore normales ; enfin on la voit aussi siéger sur le tissu cicatriciel. La cicatrice, d'abord rouge foncé, devient peu à peu plus claire, molle et lisse, ou ridée, ou réticulée ; il n'est pas rare d'observer sur la cicatrice quelques points et taches lupoïdes siégeant profondément. Ces efflorescences ne déterminent, pendant leur développement ni dans le cours de leur évolution, aucune douleur et aucune démangeaison.

Les taches sont l'origine et le point de départ des formes ultérieures du lupus : ainsi le *l. exfoliatif* résulte, d'une part, de leur extension périphérique ; de l'autre, de la confluence de plusieurs efflorescences, de même que de la résorption et de la métamorphose rétrograde des éléments proliférés, et c'est une augmentation d'épaisseur qui produit le *lupus tuberculeux, noueux, hypertrophique*.

Lupus exfoliatif. La peau offre diverses nuances de rouge foncé; elle est lisse, recouverte de squames blanches, ridées, qui prennent plus tard une coloration brun sale. Elle est, en outre, épaissie, infiltrée, surtout au bord des parties atteintes, qui sont déprimées par places et rétractées comme des cicatrices ; leur température n'est pas augmentée. Cette forme s'observe le plus souvent à la face, qui se boursoufle et prend un aspect hideux.

Le *lupus tuberculeux, tubéreux, noueux, hypertrophique*, dérive du *l. maculeux*, par suite d'une augmentation des proliférations : il se forme des efflorescences brunes ou rouge foncé, de la grosseur d'un grain de millet, d'un pois, jusqu'à celle d'une noix, hémisphériques, lisses ou couvertes d'écailles ; ou bien le lupus prend un aspect verruqueux, par suite de la production de végétations papillaires, et sa surface se recouvre de croûtes épaisses, fortement adhérentes. Quelquefois la pression que les masses lupeuses exercent sur les vaisseaux détermine l'apparition de tumeurs bosselées, gélatineuses, et un gonflement œdémateux du tissu conjonctif sous-cutané (*l. tumidus*).

Plus les efflorescences grossissent, plus elles s'amollissent ; aussi, quand la petite nodosité, d'abord dure, s'est transformée en tubercule plus volumineux, sa consistance diminue et devient pâteuse.

Les efflorescences lupeuses subissent, quoique très lentement, des modifications diverses : ainsi les produits infiltrés peuvent se résorber, et le tissu déplacé par eux ou qui a subi des altérations multiples est remplacé par un tissu cicatriciel, *atrophie cicatricielle;* ou bien les néoplasmes, après avoir atteint une épaisseur modérée, entrent en suppuration à leur sommet ou se recouvrent d'une masse caséeuse ; l'épiderme ne tarde pas à s'exfolier, et il se produit un ulcère, dont la base, d'abord plane, se recouvre bientôt de végétations nombreuses ; arrivé à cet état, le lupus prend le nom d'*exulcérant.* Suivant la quantité du pus formé ou comme conséquence du mélange de sang, la croûte présente une épaisseur variable et une coloration allant du jaune au rouge brun, et elle est sèche, dure, friable.

La suppuration part des couches supérieures du derme. Le pus soulève d'abord l'épiderme et forme une bulle hémisphérique, qui finit par se rompre. Alors il s'écoule un liquide visqueux, contenant une masse finement moléculaire et de nombreuses cellules de pus et mélangé de débris épidermiques et de corpuscules sanguins. Ce liquide se dessèche en croûtes, après l'enlèvement desquelles on observe, quand elles sont restées longtemps adhérentes, une ulcération couverte de granulations dures et abondantes (*lupus exulcerans fungosus*). Les ulcérations ne poursuivent que lentement leur marche destructive, ou bien les granulations se désagrègent avec une très grande rapidité (*lupus exedens, vorax*). Dans d'autres cas cependant, on ne voit se produire aucune ulcération, et le mode de terminaison consiste en une métamorphose graisseuse des granulations, dont les éléments se résorbent, tandis que la partie du tissu qui n'est pas encore altérée à un haut degré se condense et produit des cicatrices rétractiles.

Après la chute des croûtes, tantôt on trouve simplement un ulcère à fond plat, avec des bords mous ou calleux et un enduit jaune ; tantôt on observe de nombreuses végétations, papillaires ou noueuses, déjà dépouillées d'épiderme ou recouvertes d'un liquide purulent, qui peuvent être résistantes ou molles et saignant facilement.

Avec l'augmentation de ces productions, s'établit la forme déjà signalée du *frambœsia luposa,* qui se rencontre souvent à la plante des pieds, aux orteils, ou même sur la membrane muqueuse de la gencive et du voile palatin; le corps papillaire est alors le siège d'une hypertrophie considérable.

Enfin nous devons insister particulièrement sur une forme de lupus qui se développe au voisinage de la *périphérie d'anciennes cicatrices lupeuses* et s'étend par la production d'infiltrats de couleur rouge foncé; les nouvelles éruptions parcourent les mêmes phases que les précédentes et donnent lieu à des ulcères dont la convexité se dirige vers la partie saine du tégument — *lupus serpigineux* ou *esthiomène obambulans.*

De la peau, le lupus marche vers la profondeur, envahissant le tissu conjonctif sous-cutané, les gaînes musculaires, la substance même des muscles; les tissus tendineux et cartilagineux sont rarement épargnés. Les nerfs et les vaisseaux sont détruits par la prolifération ; enfin le périoste s'altère, les os se nécrosent, par suite du manque de matériaux nutritifs.

Le lupus atteint aussi les membranes muqueuses, et surtout celles du nez, des lèvres, de la gencive, de la voûte palatine et du voile du palais, du pharynx, de l'épiglotte, du larynx et des conjonctives palpébrale et oculaire. La maladie se manifeste ici, soit sous forme de nodosités isolées et agglomérées, dont la surface s'exfolie; soit sous forme d'ulcères plats, saignant facilement; soit enfin, comme le lupus hypertrophique, sous forme d'excroissances mûriformes ; toutes ces variétés aboutissent enfin à l'atrophie cicatricielle ou à des érosions profondes.

Localisation. — Le lupus du tégument externe se rencontre sur toutes les régions du corps, mais on l'observe surtout à la face et aux extrémités; les parties qui en sont le plus rarement atteintes sont le cuir chevelu et la nuque. Sur 260 cas de lupus observés par moi, 175 siégeaient à la face, 69 aux extrémités, les 16 restants s'étaient développés en divers autres points de la surface cutanée.

Tantôt la maladie se limite à de petites portions du tégument, tantôt elle s'étend à de grandes surfaces, et on l'a vue envahir jusqu'au tiers de la totalité de la peau; dans ce cas, les diverses périodes de l'éruption peuvent s'observer les unes à côté des autres. Cependant les phases du lupus sont ordinairement séparées par un très long intervalle (de 10 à 20 ans). En général, les formes maculeuses et tuberculeuses ne progressent qu'avec beaucoup de lenteur ; mais, quand l'infiltration est devenue purulente, la désagrégation du lupus marche rapidement. J'ai observé un cas de lupus maculeux qui, apparu à la joue dès l'âge de cinq ans, n'avait, pendant l'espace de dix-sept ans, progressé que dans la faible étendue de 3 à 4 lignes.

Lupus de la face. — La maladie n'occupe que des parties isolées ou envahit toute l'étendue de cette région. Dans le premier cas, elle présente surtout la forme maculeuse ou tuberculeuse. Mais, plus tard, la peau offre des aspects variés. Ainsi, dans le lupus maculeux, tuberculeux, exfoliatif, hypertrophique, elle est rouge foncé, tuméfiée; les traits sont défigurés par une augmentation de volume qui porte spécialement sur le nez et les paupières ; çà et là, on observe des taches et des nodosités isolées (*l. maculeux*), qui siègent sur une cicatrice encore épaisse ou déjà mince et molle ; les efflorescences peuvent avoir été confluentes, et alors le tégument de la face est d'un rouge brun uniforme et couvert d'écailles blanchâtres (*l. exfoliatif*).

Dans d'autres cas, on rencontre des protubérances atteignant jusqu'à la grosseur d'une noix et dans l'intervalle desquelles la peau apparaît rouge foncé (*l. noueux*). Enfin la suppuration du sommet des nodosités détermine des ulcères, qui reposent sur une base plate, saillante et infiltrée (*l. exulcérant*). La maladie augmente d'étendue ou il apparaît de nouvelles éruptions, et le lupus gagne ainsi les oreilles, le cou, le cuir chevelu, la conjonctive, la muqueuse du nez, des lèvres, les joues. Ordinairement le lupus de la face s'accompagne d'inflammations oculaires et d'un engorgement consécutif des glandes sous-maxillaires, de la parotide, etc. ; cette adénite suppure assez souvent et donne naissance à des trajets fistuleux. Après une durée de plusieurs années, le processus aboutit à la formation de cicatrices plus ou moins difformes.

Le *nez* est très souvent le siège du lupus, qui débute d'ordinaire par la pointe et les ailes, la racine de l'organe ne s'affectant que beaucoup plus tard. Le point de départ du mal est tantôt le tégument externe, tantôt la membrane muqueuse. Dans le premier cas, le nez est recouvert de nombreuses efflorescences maculeuses ou tuberculeuses, ou bien les ailes et la pointe offrent une rougeur, une tuméfaction et un épaississement uniformes, et, à la périphérie de la rougeur diffuse, on peut observer des taches ou des nodosités lupeuses caractéristiques. Il n'est pas rare de voir la maladie aboutir à l'ulcération; alors le pus, secrété en très grande abondance, se dessèche en croûtes épaisses, de couleur jaune ou brun foncé, au-dessous desquelles se trouvent des granulations nombreuses, saignant facilement, développées sur la surface ulcérée. La muqueuse nasale devient sèche, squameuse, ou présente une coloration rouge foncé, se tuméfie et s'ulcère ; souvent la cloison du nez se perfore et finit par disparaître complètement, et les narines sont obstruées par des croûtes desséchées. Parfois la pointe du nez seule est infiltrée ; elle se bosselle, devient inégale, ou se prolonge en bas en forme de trompe. Les ailes de l'organe sont rouges, infiltrées, ulcérées, ou déjà amincies et ratatinées. Le plus souvent, c'est la forme ulcéreuse que l'on observe ici, et alors toute la surface du nez est recouverte de croûtes épaisses, friables, de couleur jaune ou brun sale.

Les épistaxis sont fréquentes; il se produit un écoulement muco-purulent; enfin la perte des parties cartilagineuses ou osseuses de la cloison amène une déformation du nez, qui se manifeste par une ouverture ovalaire, limitée en dehors par l'apophyse nasale du maxillaire supérieur, en haut par les os du nez, et qui fait communiquer le reste de la cavité nasale avec l'arrière-gorge.

La *lèvre supérieure* est généralement atteinte en même temps que le nez, et la *lèvre inférieure* ne manque guère d'être envahie aussitôt que le lupus s'est emparé du tégument voisin sur le maxillaire correspondant. La maladie débute par des taches lupeuses; plus tard, les lèvres se tuméfient, se renversent en dehors; leur face interne est inégale, couverte de nombreuses végétations, sillonnée de crevasses profondes, qui ne tardent pas à s'ulcérer. De semblables fissures s'observent aux angles de la bouche, dont le pourtour se change à la longue en un tissu cicatriciel qui, en se rétractant, amène souvent un rétrécissement de l'orifice buccal. Il est alors très difficile d'ouvrir la bouche ou bien, dès que la muqueuse est devenue cicatricielle, il peut être impossible de la fermer.

Le lupus s'étend aussi sur la membrane muqueuse de la *bouche*, du *pharynx* et du *larynx*. La gencive devient spongieuse, molle, tuméfiée, saigne facilement, se détache du collet des dents, et ces dernières finissent par tomber; les alvéoles se nécrosent. L'épithélium de la langue se trouble. Sur la muqueuse de la voûte et du voile du palais, sur la luette, les amygdales, on n'observe souvent, même pendant des années, qu'une rougeur et une tuméfaction intenses, qui peuvent se dissiper en ne laissant à leur suite qu'une dépression superficielle de la membrane; dans la plupart des cas cependant, il se forme des végétations saignant facilement et des ulcères plats reposant sur une base rouge. Le voile palatin se cicatrise après la destruction de la luette et des tonsilles, et les débris des piliers finissent par contracter des adhérences avec la paroi postérieure du pharynx, atteint aussi par le lupus. L'épiglotte s'ulcère dès le début ou, plus souvent, se ratatine et se réduit à un appendice court et mince. Les cordes vocales et le revêtement du larynx sont également le siège du lupus, qui se présente ici tantôt sous forme d'efflorescences papuleuses, tantôt sous celle d'ulcères plats; enfin le ratatinement et le raccourcissement du tissu, qui succèdent aux premières lésions, amènent des lésions permanentes de la paroi du larynx et des cordes vocales (Rokitansky, Türck), et les malades restent enroués ou complètement aphones. L'affection ne survient en cette région qu'après un lupus de la peau, ou en même temps. Virchow décrit aussi un cas de lupus lingual; le bord de la langue est d'ordinaire ulcéré dans le lupus de la muqueuse buccale, son épithélium se trouble, et l'organe est recouvert d'un enduit gris. Volkmann et Huguier ont observé des exemples de lupus de la *vulve*.

La peau du *front* est assez souvent le siège du lupus, qui revêt alors généralement les formes maculeuses et tuberculeuses ; de là, la maladie s'étend au tégument de la racine du nez et à la paupière supérieure et détermine des ectropions considérables. L'infiltration lupeuse est d'ordinaire très notable, surtout dans les couches profondes de la peau du front. Les *paupières* s'affectent, soit primitivement (conjonctivite lupeuse), soit consécutivement, quand la maladie a déjà produit des végétations sur le tégument du voisinage. Les efflorescences restent très longtemps plates, ne s'ulcèrent qu'après des années, entraînant alors la destruction complète ces paupières et du bulbe oculaire ; la conjonctive se recouvre de granulations pareilles au trachome, puis elle se raccourcit, la cornée devient trouble et opaque par suite d'un dépôt membraneux à sa surface, enfin le globe oculaire se ratatine en un moignon arrondi et desséché.

Lupus du pavillon et du conduit auditif externe. — Le lupus de cette région accompagne très souvent celui de la peau adjacente. Il débute par des taches isolées, punctiformes ou du diamètre d'un grain de millet, qui peu à peu s'étendent au point que le pavillon tout entier s'allonge et s'épaissit jusqu'à 4 ou 6 fois son volume primitif. Le lobule augmente aussi considérablement et prend un aspect piriforme ; il est souvent seul atteint, les parties voisines restant normales ; mais généralement celles-ci sont envahies en même temps ; le conduit auditif externe, en particulier, est rétréci par l'infiltration lupeuse jusqu'à la membrane du tympan, qui s'hyperémie, peut même se perforer et donner lieu à divers troubles fonctionnels, bourdonnements d'oreille, douleurs auriculaires, dureté persistante de l'ouïe, etc. Le sillon qui sépare le pavillon de la région mastoïdienne devient plus profond et s'ulcère ; enfin la maladie gagne aussi le tégument situé en avant et au-dessous de l'articulation temporo-maxillaire.

Après une durée prolongée du lupus en cette région, il se forme des végétations papillaires, dont le développement peut amener la destruction du lobule et du tégument qui recouvre le cartilage de l'oreille, par suite d'un travail ulcératif ; d'autres fois, la rétraction cicatricielle diminue le cartilage et ratatine le pavillon. J'ai vu, à la clinique d'Hébra, un cas où le pavillon était rudimentaire et se trouvait caché derrière une membrane cicatricielle, qui fermait complètement le conduit auditif ; le prof. J. Gruber fut obligé de pratiquer une ouverture artificielle, pour rétablir ce conduit.

Le *cou* est envahi, soit par une extension du lupus de la face, qui prend alors le plus souvent la forme serpigineuse, soit par le développement d'un lupus né sur le tégument qui recouvre les glandes sous-maxillaires ; quand le mal a une étendue considérable, la production de cicatrices gêne singulièrement les mouvements de la tête sur le tronc.

Le *tronc* est le siège des diverses formes du lupus; on l'observe surtout aux fesses ; j'ai eu l'occasion de voir la maladie se développer sur le prépuce et sur les parties sexuelles de la femme; le prépuce était épaissi par suite d'une tuméfaction œdémateuse et d'une infiltration cellulaire, et il était recouvert de taches d'étendue variable. Dans tous les cas observés, le lupus existait simultanément sur la face interne des cuisses.

Les *membres* présentent toutes les variétés possibles de la maladie, aussi bien sous le rapport de la forme qu'au point de vue de l'extension ; les plus jeunes enfants peuvent être atteints du lupus des extrémités. Il se forme d'abord des taches disséminées, de couleur rouge brun, qui persistent pendant des années sans se modifier; leur nombre augmente étonnamment, et peu à peu les quatre membres se recouvrent de macules et de nodosités, qui, après une longue durée de la maladie, siègent sur une peau devenue cicatricielle. Le volume des parties s'accroît beaucoup ; enfin la cicatrice qui finit par se produire gêne ou entrave complètement la flexion et l'extension de toute l'extrémité, ou seulement les mouvements des doigts ou des orteils; le centre est blanc, tandis qu'à la périphérie apparaissent toujours de nouvelles poussées éruptives. Souvent les efflorescences s'ulcèrent, donnant ainsi naissance à cette forme du lupus que nous avons décrite sous le nom de *serpigineuse ;* du fond de ces ulcères s'élèvent des végétations papillaires, de hauteur variée, qui se recouvrent d'épiderme ou de croûtes très adhérentes (*l. hypertrophique*). Bien plus souvent, la maladie se localise sur certaines parties du membre, par exemple sur la surface d'extension des articulations du coude et du genou, au dos de la main et du pied, à la plante du pied, à la paume de la main.

Il n'est pas rare de voir se développer des végétations considérables sur le *dos de la main*, sur le *bras* et la *cuisse ;* les os de la main, et particulièrement ceux des phalanges, sont aussi sujets à se tordre, à se raccourcir, par suite de l'atrophie des parties molles et de l'exfoliation de parties nécrosées. P. Güterbock (1) décrit une déformation des doigts propre au lupus, qui résulte principalement d'une subluxation dorsale ou est la conséquence des proliférations lupeuses. A la *plante des pieds*, on observe tantôt des taches isolées, de couleur rouge foncé,

(1) Virchow's *Arch.* 53.

tantôt des fissures. Il s'y produit, de même qu'aux orteils, des inflammations érysipélateuses et des abcès. Le lupus de la jambe se complique souvent de l'éléphantiasis des Arabes; chez les enfants, le *frambœsia luposa* n'est pas rare. Enfin la maladie se manifeste encore sous forme de taches, du diamètre d'une lentille jusqu'à celui d'une pièce de 50 centimes, disséminées sur toute l'étendue de la surface cutanée, particulièrement dans les endroits où les inflammations lupeuses se développent sur des cicatrices scrofuleuses.

ANATOMIE PATHOLOGIQUE.

G. Blasius (1), le premier, a démontré que le processus lupeux envahit toute l'épaisseur du derme ; E. Berger (2) en place le point de départ dans l'épiderme, notamment dans le réseau de Malpighi ; d'après Martin, le lupus consisterait en une exsudation albumineuse ; Günsburg a trouvé les papilles atrophiées, recouvertes d'épithélium. G. Simon (3) range le lupus parmi les néoplasmes de la peau. Pohl (4), dans un mémoire rempli de détails, prétend que, dans quelques cas, on retrouve plutôt le caractère inflammatoire, mais que la maladie consiste plus souvent en une prolifération cellulaire, qui débute dans le réseau de Malpighi et qui transforme le tissu conjonctif en une masse de granulations molles. Cet auteur distingue un lupus nucléaire et un lupus de tissu conjonctif. Il décrit, en outre, des corps blanchâtres, dirigés vers l'épiderme et contenant des poils minces, corps qui résulteraient d'une prolifération uniforme des éléments épidermiques autour de la papille, de la tige et du canal médullaire du poil.

Rokitansky (5) classe le lupus parmi les néoplasies du tissu conjonctif. Wedl (6) a trouvé le tissu du chorion relâché par l'infiltration et ses aréoles distendues et remplies de jeunes éléments de tissu conjonctif; les follicules pileux et les glandes sébacées étaient détruits pour la plupart ; cependant, parmi ces dernières, celles qui restaient montraient une dilatation de leur conduit excréteur, tandis que leur contour était effacé. Wedl et plus tard Kaposi ont admis que le derme situé au-dessous du stratum vasculaire est le foyer primitif du lupus, et ils placent le début de la prolifération cellulaire dans le tissu conjonctif interstitiel qui enveloppe les glandes sébacées et les follicules pileux.

Veiel a conclu de ses observations que le lupus a son siège dans le derme et le tissu conjonctif sous-cutané.

(1) *Klinisch-chirurg. Bemerk.*, Halle, 1832.
(2) *De Lupo. Dissert. inaug.* Greifswalde, 1848.
(3) *Loc. cit.*, 294.
(4) Virchow's *Arch.*, Bd. VI.
(5) *Lehrb. d. patholog. Anat.*, 3 Aufl., 2 Bd, p. 69.
(6) *Loc. cit.*

H. Auspitz (1), ayant examiné diverses formes du lupus, a constaté avant tout que le derme et le tissu conjonctif sous-cutané sont remplis de cellules proliférées, et que souvent les follicules pileux sont transformés en alvéoles arrondis, contenant de l'épiderme et de la cholestérine ; il a vu les vaisseaux dilatés, ainsi que les glandes sudoripares ; enfin le derme montrait une métamorphose graisseuse.

Virchow (2), Billroth (3), comprennent le lupus parmi les tumeurs à granulations, et, selon eux, le foyer de développement part toujours des couches superficielles du derme ; les prolongements épidermiques participent aussi à la lésion ; les glandes sébacées sont dilatées, et l'obstruction des follicules pileux donne naissance à de nombreux corps globulaires (*milium*).

Pour Rindfleisch (4) enfin, le lupus est un adénome des glandes sébacées et sudoripares. Mais les recherches d'E. Lang (5) ont démontré que ce sont seulement les vaisseaux enlaçant les glandes sudoripares qui se développent en réseaux lupeux ; dans l'intérieur des glandes, il se produit une prolifération de cellules, qui forment des gibbosités et des protubérances ; on voit encore partir d'une portion de follicule deux ou plusieurs prolongements digitiformes, qui se dirigent vers la surface, où ils débouchent par un orifice ou bien se terminent en massue (E. Lang) ; d'après le même auteur, les glandes sébacées se développent aussi en prolongements piriformes ou digitiformes, et leur contenu subit des métamorphoses régressives ; on y trouve des grumeaux sébacés et des cellules cornées, dont la couche externe est entourée d'une masse cohérente, fendillée et granuleuse. Quant aux cellules du réseau de Malpighi, tantôt elles contribuent à la formation des jeunes follicules pileux qui pénètrent dans le derme et au bourgeonnement des glandes sébacées, tantôt elles se développent comme annexes aux conduits excréteurs des pelotons sudoripares nouvellement formés. La néoplasie glandulaire n'émane donc pas, comme l'admettent Berger et Pohl, du réseau de Malpighi, mais de la partie située au-dessous du stratum vasculaire et, pour préciser davantage, de la membrane adventice des vaisseaux capillaires sanguins et lymphatiques (Lang).

C'est aussi l'opinion du Dr R. Thoma (de Heidelberg), qui a étudié le lupus sur des pièces fraîches enlevées sur des sujets vivants, et sur des préparations conservées dans l'alcool. « Au niveau de petites artères, dit-il, les éléments *lymphoïdes* sont situés dans un espace compris entre la membrane adventice d'une part, et les faisceaux serrés de tissu

(1) *Medic. Jahrb.*, 1864.
(2) *Die krankhaften Geschwülste*, 2 Bd.
(3) *Allgem. Chirurgie.*
(4) *Lehrb. d. pathol. Gewebslehre.*
(5) *Vierteljahrschr. f. Dermat. u. Syphil.*, 1875.

conjonctif de l'autre. Les vaisseaux capillaires de la peau sont également enveloppés d'éléments lymphoïdes; mais ces traînées cellulaires sont mal limitées à la périphérie (1).

La néoplasie est ou infiltrée ou réunie en foyer : dans le premier cas, elle s'étend sur de plus grands espaces; dans le second, elle constitue ordinairement des amas situés à côté ou au pourtour des capillaires sanguins et lymphatiques. Les éléments du lupus ne sont jamais alimentés d'une manière uniforme : à côté des cellules normales, on en trouve de dégénérées; cependant, même à une période avancée, les foyers du lupus sont séparés des parties voisines par des cellules disposées concentriquement et étirées en longs fuseaux, tandis que les éléments centraux sont dégénérés, leur corps et leur noyau augmentés de volume, et que, plus tard, ils tombent en détritus. Sur les vaisseaux, on observe la métamorphose rétrograde désignée par O. Weber sous le nom de gonflement vitreux; enfin, l'on trouve aussi des masses colloïdes.

On s'accorde donc aujourd'hui à considérer le tissu dermique comme le point de départ du lupus, maladie qui consiste essentiellement en une prolifération de cellules remarquables par leur petitesse. Lorsque le lupus a atteint le corps papillaire, on voit partir du chorion des prolongements, qui se développent en papilles volumineuses, jaunes et molles; Lang a pu observer la transformation des éléments épithéliaux en lupus. Les corps stratifiés, les corpuscules amylacés en forme de sphère ou de biscuit, de mûre, de bâtonnet, se trouvent plus souvent dans le *lupus infiltré* que dans les néoplasies lupeuses disposées en foyers. Les cellules constituantes sont petites, montrent un noyau distinct et se colorent très bien, au début, par le carmin; plus tard, elles deviennent plus petites et se laissent colorer moins facilement. Les proliférations forment d'abord des îlots isolés, puis le tissu voisin est envahi; les faisceaux connectifs du derme s'écartent, se dissocient et finissent par disparaître complètement sous les agglomérations lupeuses, qui s'étendent surtout le long des vaisseaux. Les fibres élastiques conservent très longtemps leur structure; ce n'est, d'après C. H. Mohs (1855), que dans les cas aigus de la maladie qu'on les voit s'altérer d'une manière rapide. Les proliférations s'étendent aussi vers la surface, ce qui fait que les papilles paraissent plus larges ou plus allongées, mais elles sont rarement altérées dans toutes leurs dimensions. Les éléments lupeux se trouvent au milieu d'une substance intercellulaire, visqueuse comme du mucus, qui forme un précipité par l'addition d'acide acétique. Le réseau de Malpighi a subi la régression graisseuse et apparaît désagrégé en une masse moléculaire (Wedl).

C. Friedländer (2) a toujours observé une limite nette entre l'épi-

(1) *Note des traducteurs.*
(2) *Untersuchungen über Lupus.* Virch. *Arch.* 60, B.

derme et les néoplasies lupeuses, qui forment des masses de granulations jaunâtres ou rougeâtres ; il a vu, en outre, de grandes cellules, irrégulières ou cubiques, offrant un contour finement dentelé et un protoplasme à granulations fines ou grosses, avec un noyau contenant plusieurs nucléoles ; c'est surtout dans les petites nodosités que se rencontrent les cellules géantes. Bizzozero (1) a signalé aussi la présence de semblables éléments. Lang (2) les a trouvés dans la région des glandes sudoripares et à l'intérieur des follicules sébacés ; il les considère comme des comglomérats de cellules ayant subi une métamorphose rétrograde et provenant aussi bien de la prolifération lupeuse qui se fait autour des vaisseaux que des éléments cellulaires des glandes elles-mêmes.

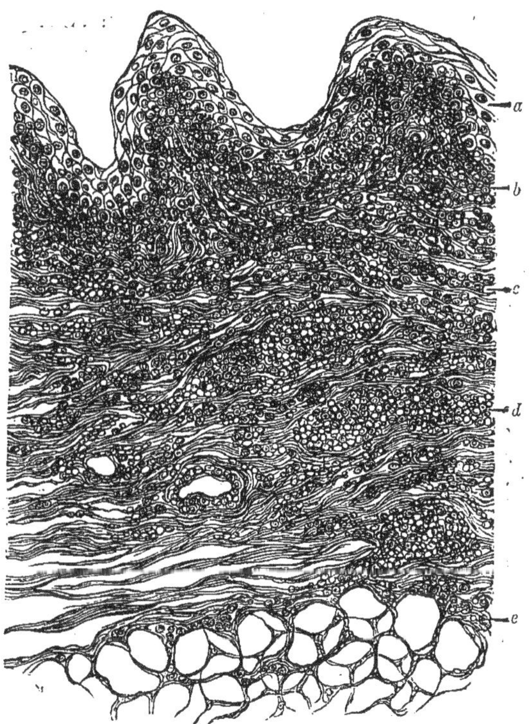

Fig. 42. — Section d'une nodosité de lupus prise sur la joue.

a, Réseau de Malpighi ; *b*, infiltration cellulaire des papilles ; *c* et *d*, accumulations de cellules dans les couches superficielles et profondes du derme ; *e*, infiltration cellulaire du pannicule adipeux.

Les proliférations lupeuses gagnent aussi la profondeur, s'étendent autour des glandes sébacées et sudoripares, des follicules pileux et des lobules graisseux, pénètrent dans le tissu conjonctif sous-cutané, dans la couche cartilagineuse, musculeuse, dans les os (Wedl, Virchow);

(1) *Centralbl. f. d. med. Wissensch.*, 1873.
(2) *Vierteljahrschr. f. Dermat. u. Syph.*, 1874.

et c'est d'après l'étendue de leur envahissement que se produisent les diverses formes du lupus, dont nous avons décrit plus haut les signes cliniques. Les capillaires qui enlacent les follicules sont surtout le siège des proliférations, qui se développent le long de leurs parois ; de là, les altérations multiples que subissent les follicules pileux et les glandes sébacées, extérieurement et intérieurement ; les cellules contenues dans l'intérieur des dernières, d'abord gonflées, se ratatinent plus tard, et enfin les glandes s'oblitèrent (milium) ou se détruisent complétement ; de même, les follicules pileux commencent par présenter une prolifération cellulaire, puis ils se dilatent et enfin se détruisent, amenant ainsi la chute des poils ; les glandes sudoripares présentent des altérations analogues et concomitantes, sans être cependant le point de départ de la maladie, comme le prétend Rindfleisch. Les symptômes cliniques répondent complétement à l'état pathologique. Ainsi, dans le lupus *maculeux*, les proliférations s'étendent dans une zone circonscrite du derme, jusqu'au réseau de Malpighi ; les vaisseaux du corps papillaire, d'abord hyperémiés, deviennent plus tard fortement dilatés. Dans le lupus *tuberculeux*, la néoplasie occupe une étendue plus considérable, les papilles s'accroissent longitudinalement et transversalement. Dans le *lupus exfoliatif*, la couche cornée augmente jusqu'à deux ou trois fois d'épaisseur (Auspitz), et ses cellules, prises en particulier, sont plus volumineuses et atteintes de la dégénérescence graisseuse. Il existe aussi du pigment rouge brun, accumulé çà et là dans le tissu dermique. Souvent les papilles s'accroissent en hauteur et deviennent verruqueuses, ou bien des nodosités considérables s'enfoncent dans le tissu conjonctif sous-cutané (*lupus hypertrophique*). Il n'est pas rare de voir les proliférations s'accompagner alors d'œdèmes circonscrits (*lupus tumidus* — O. Weber).

H. Essig (1), se basant sur plusieurs observations, conclut que le lupus n'est nullement une entité histologico-pathologique, mais bien une expression clinique, déterminée peut-être par un état d'irritation du derme, qui conduit à une prolifération anormale du tissu.

Voici comment E. Lang (2) résume son travail sur le lupus : cette maladie se caractérise par des troubles de nutrition qui aboutissent à une production et une destruction continuelles de tissu conjonctif, de vaisseaux et de formations épithéliales. Une fois le processus morbide établi, on voit apparaître, tantôt les produits progressifs, tantôt les produits régressifs ; mais le rôle principal appartient toujours à la prolifération cellulaire partant des vaisseaux (sanguins et lymphatiques), et, dans les dernières périodes, la maladie tend non seulement à la résorption des formations ayant subi des métamorphoses rétrogrades, mais aussi à l'organisation en tissu conjonctif

(1) *Arch. der Heilk.*, XV.
(2) *Viertelj. f. Derm. u. Syph.*, 1875.

des néoplasmes cellulaires; d'où il résulte que la peau lupeuse, même sans ulcération antérieure, acquiert une apparence cicatricielle. Les éléments du lupus se résorbent, ou le réseau qu'ils constituent se transforme en tissu conjonctif; quant aux corpuscules amylacés, ils restent déposés dans le tissu.

Quand les proliférations lupeuses atteignent les muscles, on trouve les cellules du sarcolemme écartées et atrophiées (O. Weber). Virchow (1) a décrit un cas de lupus de la langue, ayant l'aspect d'une cicatrice dure, calleuse, qui s'étendait depuis le milieu de la face dorsale jusque profondément dans la base, et à côté de laquelle s'élevaient des protubérances tuberculeuses, denses, dont quelques-unes atteignaient le volume d'un pois. Sur une coupe, se voyait une callosité tendineuse, pénétrant jusqu'aux muscles de la langue; au microscope, cette callosité paraissait farcie de foyers de granulations, dont une faible partie avait subi la métamorphose graisseuse. L'épiglotte était épaissie, dure et boursouflée sur les bords; de cette partie, une induration noueuse s'étendait jusque dans la trachée; enfin, les cordes vocales présentaient des ulcérations qui étaient entourées d'excroissances papillaires dures. Certaines variétés de tumeur blanche des articulations ont, d'après Virchow, une grande analogie avec le lupus.

Il nous reste enfin à indiquer les relations histologiques de l'épithélioma et du lupus, lorsque le premier se développe sur une base primitivement lupeuse. Cette complication a été signalée plusieurs fois, par Devergie (2), Bardeleben (3), O. Weber (4), Esmarch (cas publié par Wenk) (5), Thiersch (6), Heine (7), Lewin (8), Lang (9), et plus récemment par R. Volkmann (10) et Busch (11). A côté des petits éléments cellulaires du lupus, prédominent les espaces alvéolaires, remplis des grandes cellules épithéliales du cancer, arrondies ou fusiformes, et complètement développées; puis tout le tissu se transforme en une masse médullaire blanche, avec une trame délicate et une forte prolifération de cellules épithéliales. La couche externe des grandes cellules épithéliales est toujours cornée. Wedl a déjà fait remarquer, à ce propos, que quelquefois les éléments nouvellement formés atteignent, dans le lupus, les mêmes dimensions que dans le fungus médullaire. Hébra a publié plusieurs observations (12) de développement du cancer sur une base lupeuse. J'en ai moi-même observé un cas, dont je possède une préparation microscopique, qui concorde avec l'état de choses signalé par O. Weber.

(1) *Die krankhaften Geschwülste*, B. 2.
(2) *Traité des mal. de la peau*. Paris, 1863.
(3) *Chirurgie*, B. 2, 1869.
(4) *Chir. Erfahr. u. Unters.* Berlin, 1859.
(5) *De exemplis nonnulis carcinomatis epithelialis exorti in cicatrice post luprum exedentem relictâ. Kiel*, 1867.
(6) *Präparatensammlung.*
(7) *Congress der Chirurg. in Berlin*, 1872.
(8) *Berlin. klinische Wochenschrift*, 1875, n° 26.
(9) Virch. *Archiv.* B. 54.
(10) *L. c.*
(11) Langenbeck's *Archiv.* B. XV.
(12) *Wien. med. Wochenschrift*, 1867, n° 3.

ÉTIOLOGIE.

La *syphilis* et la *scrofulose* ont été considérées comme les causes les plus fréquentes du lupus. En ce qui concerne la première, E. Wilson, E. Wagner (1), Veiel et Baerensprung prétendent que la plupart des cas de lupus dépendent de la syphilis héréditaire, qui conduit tantôt à la scrofule, tantôt au lupus. Mais on n'a jamais fourni de preuves à l'appui de cette opinion. Les inoculations faites par Auspitz et Pick avec les infiltrats lupeux, soit sur les malades eux-mêmes, soit sur des individus sains, restèrent sans résultat. J'ai pu, par contre, observer sur un individu atteint de lupus, et que j'avais syphilisé selon la méthode de Boeck, une syphilide papuleuse étendue. Ce fait montre bien positivement que le lupus ne se rattache nullement à la syphilis.

Quant à la *scrofulose*, son influence sur la production du lupus est admise par Plumbe, Alibert, Rayer, Blasius, Fuchs, Devergie, Hardy, Volkmann (2), Bazin (3), Billroth (4), F. Weber et Friedländer (5). On ne saurait nier, en effet, que beaucoup de formes de cette maladie ne s'associent directement avec la tuméfaction des ganglions lymphatiques, non seulement du voisinage, mais de régions fort éloignées des foyers lupeux ; les rapports du lupus ne sont pas moins intimes avec la carie et la nécrose des os, les ophthalmies scrofuleuses, surtout chez les enfants. Les manifestations de la scrufulose peuvent disparaître, tandis que le lupus poursuit sa marche avec lenteur jusqu'au delà de la puberté, et des individus qui, pendant leur enfance, ont été atteints des autres symptômes strumeux que nous venons de citer peuvent alors en être délivrés, tandis que le lupus seul persiste. Il n'est pas rare non plus d'observer l'apparition de taches et de nodosités lupeuses autour d'ulcérations strumeuses déjà cicatrisées ; de même, il se produit souvent des infiltrations disséminées, ayant le diamètre d'une lentille jusqu'à celui d'une pièce de 50 centimes, qui s'étendent, se cicatrisent et enfin deviennent lupeuses à la périphérie ; or, le traitement anti-scrofuleux suffit souvent à amener la guérison de semblables formes de lupus. Dans bien des cas cependant, les personnes affectées de lupus paraissent fortes et saines à tous les autres points de vue, et il faut reconnaître alors que la cause de la maladie est encore inconnue.

On n'attribuera donc pas à tout lupus un fond dyscrasique (Hébra, Virchow), d'autant moins que beaucoup de personnes atteintes de cette affection ont un état général excellent et qu'à part leur maladie cutanée, on doit les considérer comme tout à fait bien portantes.

(1) *Arch. d. Heilk.* IV et V Jahrg.
(2) *Sammlung klin. Vorträge,* n° 13.
(4) *Scrofulide maligne* (*Revue méd.* 1857).
(3) *L. c.*
(5) Virch. *Archiv.* 60, B.

DIAGNOSTIC.

Les signes indiqués ci-dessus suffiront, dans la plupart des cas, à établir le diagnostic. Cependant la confusion est possible avec les maladies suivantes : 1° le *lupus érythématode;* 2° la *syphilis;* 3° *l'eczéma;* 4° le *psoriasis;* 5° la *lèpre.*

Nous réservons le diagnostic différentiel des deux sortes de lupus pour le moment où nous nous occuperons du lupus érythématode.

Quand les *papules syphilitiques* sont limitées à une petite région de la peau, elles peuvent quelquefois prêter à confusion avec le lupus tuberculeux; de même, la syphilide serpigineuse a, dans sa marche et les autres caractères cliniques, plus d'une analogie avec le lupus serpigineux. Toutefois, les nodosités syphilitiques sont plus dures, se développent rapidement, sont rarement isolées et s'associent avec d'autres formes éruptives de la syphilis; tandis que celles du lupus, quand elles ont acquis un certain volume, sont ordinairement plus molles, évoluent lentement et se limitent plus souvent à de petites régions de la peau, surtout au nez, aux joues, etc.; les papules syphilitiques s'étendent périphériquement et laissent généralement après elles une cicatrice très plate circonscrite, d'une pigmentation foncée, quelquefois seulement des taches pigmentaires; les nodosités lupeuses guérissent en laissant une cicatrice blanche diffuse; enfin les papules syphilitiques se montrent principalement sur les surfaces de flexion. Les *ulcérations* syphilitiques marchent plus rapidement que celles du lupus; les premières sont plus profondes et ont un fond lardacé; les secondes progressent avec plus de lenteur, et leur base est couverte de fongosités. Il importe, en outre, d'examiner d'autres tissus, comme la muqueuse des cavités nasale et buccale, les amygdales et la luette, les os du nez et du palais, qui sont plus souvent affectés simultanément dans la syphilis que dans le lupus.

On peut hésiter entre le lupus et un *eczéma* qui se montre sur un endroit circonscrit, sous forme de papules rouge foncé, comme il s'en produit sous l'influence de certains agents chimiques; les signes distinctifs sont : la marche plus rapide de l'eczéma; l'infiltration, qui est toujours plus profonde dans le lupus; l'existence des cicatrices que laisse le lupus, et jamais l'eczéma; enfin, on voit souvent à la périphérie du lupus des taches ou des nodosités de couleur rouge brun, qui rendent encore le diagnostic plus certain.

Il est difficile de confondre le lupus avec le *psoriasis vulgaire;* en effet, les masses squammeuses sont rares dans le *l. exfoliatif*, et elles laissent, en tombant, un chorion infiltré, mais ne saignant pas facilement; de plus, le lupus se limite d'ordinaire à de plus petites régions, tandis que le psoriasis s'étend largement et affecte surtout la surface d'extension des jointures du coude et du genou.

L'acné rosacée offre de l'analogie avec le lupus tuberculeux ; mais la première affection se reconnaît au caractère des nodosités, à l'existence de comédons et de pustules, et enfin à la prédominance de vaisseaux sanguins dilatés. En outre, il n'est pas rare de voir apparaître, dans le voisinage des rougeurs diffuses, des papules disposées en groupes circulaires, qui caractérisent exclusivement la syphilis. Lorsqu'une syphilide de ce genre s'étend sur le nez et les joues, avec des caractères propres à la faire confondre avec l'acné rosacée, elle ne manque guère d'envahir aussi la pituitaire, complication qui n'existe pas dans l'acné. On ne confondra pas le lupus avec le *carcinome épithélial*, en tenant compte des caractères particuliers de cette dernière affection, notamment de la dureté cartilagineuse de son pourtour, de l'inégalité et de l'état bossué de l'ulcération carcinomateuse L'épithélioma ulcéré reste toujours superficiel, ce qui, joint à la conformation de son bord, constitue un élément essentiel pour le diagnostic. En traitant de la *lèpre*, nous reviendrons sur les caractères qui distinguent cette affection du lupus érythémateux.

MARCHE ET PRONOSTIC.

Le lupus commence dans la première enfance, à partir de trois ans, et se montre sous la forme de taches rouge brun, disséminées, qui peuvent facilement passer inaperçues. Ces efflorescences lupeuses se présentent souvent sur les surfaces d'extension des articulations du coude et du genou, sur le dos de la main, sous forme de nodosités écailleuses, plates, du diamètre d'un pois à celui d'une pièce de 50 centimes, résultant de la confluence de papules plus petites, et qui assez souvent disparaissent spontanément, en laissant une cicatrice brun rougeâtre, gaufrée. Dans bien des cas cependant, la maladie s'étend davantage et peut occuper toute une extrémité ou une partie du tronc, mais cette extension demande des années et ne se produit que par poussées successives. Ce développement a son maximum d'intensité à l'époque de la puberté. Plus tard, la disposition à cette maladie s'affaiblit ; mais, à partir de quarante ans, les récidives sont plus récentes que dans la jeunesse. O. Weber croit que le lupus s'améliore régulièrement pendant la saison chaude et qu'il se produit une exacerbation en hiver : nous ne saurions nous prononcer sur ce point. A mesure que les taches et les nodosités isolées disparaissent spontanément, il s'en forme à la périphérie de nouvelles, qui s'ulcèrent, de telle sorte que la cicatrice centrale est toujours environnée de poussées progressives. Les conséquences les plus fâcheuses (destruction d'organes importants et de parties d'organes) ne surviennent qu'après des années d'existence de la maladie, et le traitement peut heureusement les prévenir. La tuberculose pulmonaire, qui vient assez souvent compliquer le lupus, occasionne quelquefois une issue funeste ; parmi les autres cas, il n'y a de mortels que ceux qui, après une longue durée, s'accompagnent d'épithélioma. Bardeleben (1) a observé la récidive du lupus après la rhinoplastie.

TRAITEMENT.

Il se divise en interne et externe.

Les médicaments administrés *intérieurement* contre le lupus sont: l'iodure de potassium, l'huile de foie de morue, ou un mélange de ces deux substances (iode pur 0,25 ; huile de foie de morue 216, deux cuillerées par jour). On a également conseillé le fer, l'hydrochlorate de chaux, l'arsenic, l'antimoine et les préparations mercurielles. L'iodure de potassium est incertain dans son action, et, quand il agit, ce n'est qu'après un emploi longtemps prolongé : j'ai vu un lupus, du diamètre d'une pièce de 5 francs, disparaître seulement au bout d'un an, malgré l'administration journalière d'un gramme de cette substance. L'huile de foie de morue unie au fer, l'iodure de fer ou le sirop d'iodure de fer, conviennent surtout aux cas où la maladie est une scrofulide bien évidente. J'ai vu parfois la guérison résulter de l'emploi simultané de l'huile de foie de morue *intus et extra*. L'administration interne de l'arsenic (Batemann) ne montre, au contraire, aucune action spéciale contre le lupus. On peut pourtant le donner à titre de reconstituant, combiné au fer, comme dans la formule suivante : liqueur de Fowler 5, teinture de malate de fer 100, eau de menthe 200, une cuillerée à bouche deux fois par jour (Wilson, Hébra).

Le traitement *externe*, que nous regardons comme le plus important, consiste en deux sortes de moyens : 1° ceux qui favorisent la résorption; 2° ceux qui détruisent directement les proliférations lupeuses, *les caustiques*. Aux premiers appartiennent la glycérine iodée (M. Richter ; — iode pur, iodure de potassium āā 5, glycérine 10), l'emplâtre mercuriel et le goudron.

La *glycérine iodée* convient surtout au lupus exfoliatif; on en badigeonne les parties malades trois fois la semaine, puis on applique un tissu de gutta-percha, afin d'assurer l'action de la vapeur d'iode sur la peau, Ce traitement provoque des douleurs considérables.

L'*emplâtre mercuriel* convient au lupus maculeux ou exfoliatif; on en étend l'épaisseur d'une lame de couteau sur une toile, que l'on applique sur la partie malade et que l'on renouvelle toutes les vingt-quatre heures. Dans quelques cas, le lupus disparaît après un emploi prolongé de cet emplâtre. La couche épidermique se macère sous son influence, et les proliférations lupeuses viennent ainsi en contact immédiat avec l'agent mercuriel.

(1) *Berl. klin. Wochenschr.* 1873.

C'est un moyen qu'il faut toujours essayer chez les enfants et les malades sensibles, avant de recourir aux caustiques.

Le mercure a été recommandé il y a 40 ans par Key (1) et par Blasius, avec addition d'essence de térébenthine, d'éther et de camphre. Dans le lupus plat, on devra essayer les badigeonnages d'*huile de fragon*.

CAUTÉRISATION.

Pierre infernale en crayon. — On promène le crayon sur les taches lupeuses, et on l'enfonce dans les nodosités assez profondément pour que l'on rencontre la résistance des tissus sains; puis on le fait agir horizontalement dans toute l'étendue de la partie malade, de manière à séparer les diverses proliférations de leur base (Hébra). Ces cautérisations se répètent deux fois par semaine; les douleurs persistent 3 à 4 heures après chaque opération. Les cicatrices ainsi produites sont ordinairement superficielles et lisses. La pierre infernale convient à toutes les variétés de la maladie, surtout aux formes limitées, et elle est préférable à tous les autres caustiques dans le lupus de la face.

Les *solutions concentrées de nitrate d'argent* (1 partie de sel pour 1 d'eau distillée) conviennent aux formes superficielles d'ulcération lupeuse, surtout quand elles sont déjà en voie de granulation.

La *potasse caustique* en substance est un agent très puissant, et son action s'étend au delà des parties sur lesquelles il a été directement appliqué, parce qu'il forme, avec le sang, le pus et la portion aqueuse des tissus, une solution concentrée, qui agit comme caustique sur les régions voisines. Durant son application, la potasse caustique produit une douleur intense, qui ne tarde cependant pas à se dissiper. La cicatrice qui en résulte est ordinairement dure et fibreuse. Cet agent convient donc seulement au lupus siégeant sur des parties recouvertes du corps, et l'on ne doit s'en servir pour la face que dans les cas où le nez, fortement compromis, oblige de recourir à des mesures rapides. La cautérisation combinée par le nitrate d'argent et la potasse caustique en solution est aussi employée avec succès (Hébra). On commence par appliquer la solution de potasse (au 1/8ᵉ) avec un pinceau de charpie ; puis, après avoir lavé la partie ainsi badigeonnée à l'eau tiède, on applique avec un autre pinceau une solution de nitrate d'argent dans égales parties d'eau.

Pâte de Vienne. — Il faut la préparer immédiatement avant de s'en servir. On mélange, dans une capsule de porcelaine, parties égales de potasse caustique et de chaux vive, avec un peu d'alcool rectifié, jusqu'à consistance de bouillie épaisse.

On entoure avec du sparadrap la région à cautériser, afin de proté-

(1) *La Lancet*, vol. XV.

ger la peau adjacente ; puis on applique la pâte, à l'aide d'une spatule, en une couche épaisse comme le dos d'un couteau, et on la recouvre de charpie. Au bout de dix minutes, une grande partie du tissu malade est convertie en eschare. On met alors le sujet dans un bain chaud. L'eschare se détache au bout de huit jours. Cette méthode ne convient qu'aux lupus nettement circonscrits, à ceux qui ne dépassent guère le diamètre d'une pièce de 5 fr.

La *pâte de Landolfi* remplit les mêmes indications ; elle se compose de : chlorure de brome 5, chlorure d'antimoine 10, chlorure de zinc 15 et poudre de réglisse q. s. pour faire une pâte.

Dans le lupus hypertrophique et le lupus serpigineux, on emploie la *pâte arsenicale de Cosme* modifiée par Hébra (arsenic blanc 1.50, cinabre artificiel 5, onguent simple 80).

Cette pâte s'étend sur des bandelettes, en couche de l'épaisseur du dos d'un couteau, que l'on applique tous les trois jours, quelquefois tous les quatre ou cinq jours, sur la partie malade ; on recouvre de charpie et l'on assujettit le tout avec des bandes de flanelle. La pâte arsenicale a l'avantage de ne pas attaquer la peau saine, tout en détruisant sûrement le lupus. Le premier jour, la douleur est très légère ; le second, elle est un peu plus violente ; elle est très intense seulement le troisième jour ; à ce moment, le tégument qui entoure la plaie devient le siège d'une tuméfaction œdémateuse. Quant aux végétations lupeuses, elles commencent par se gonfler fortement sous l'action du caustique et prennent une coloration rouge bleuâtre, puis elles se transforment en eschares, qui tombent généralement après cinq ou six jours. Ce caustique arsenical ne doit s'appliquer que sur des portions limitées de la peau, afin d'éviter les effets toxiques qui résulteraient de l'absorption de cet agent sur des surfaces ulcérées étendues. Dans ces derniers cas, on peut recourir à la pâte de Landolfi modifiée : chlorure de zinc, beurre d'antimoine āā 5, que l'on triture dans un mortier avec de l'acide chlorhydrique et de la poudre de réglisse jusqu'à consistance de pâte ferme. D'après Hébra, une application de vingt-quatre heures sur les parties malades convient surtout au lupus serpigineux, parce que cette pâte a l'avantage de ne pas fuser.

On se sert encore, pour cautériser le lupus, de chlorure de zinc réduit en pâte à l'aide de poudre de racine d'althæa ou de farine : chlorure de zinc 1 partie ; farine 1 p. ; chlorure de zinc 1 partie ; farine 2 parties ; ou chlorure de zinc 1 p., farine 3. Le mélange se triture dans un mortier ou se prépare selon la méthode de Canquoin : chlorure de zinc, liq. de ch. d'antim. āā 1 part., farine 1 p. 1/2, que l'on mêle avec de l'eau jusqu'à consistance pâteuse.

Le chlorure de zinc est difficile à transformer en crayon solide, à cause de ses propriétés hygrométriques ; c'est pourquoi Köbner (1) a recommandé le mélange suivant : on fond 1 partie de ch. de zinc avec 1 à 1/5 de nitrate de potasse, ou 1 partie de ch. de zinc avec 1/4 à 1/10 de nitrate de potasse et de chlorate de potasse ; une fois les bâtons solidifiés. on les enveloppe séparément d'une feuille d'étain (Bruns).

Avant de s'en servir pour la cautérisation, il faut badigeonner avec une solution de potasse les parties recouvertes d'épiderme. Le chlorure de zinc agit sur la peau comme le fait la pierre infernale, seulement il a l'inconvénient de ne pas coaguler le sang. — On a vanté l'*excision* du lupus (Hoppe) ; malheureusement, comme on enlève toujours en même temps de la peau saine, il en résulte de plus grandes cicatrices (et les récidives sont tout aussi fréquentes qu'après la cautérisation).

Wilson recommande l'application d'une pâte composée d'*acide nitrique concentré* et de *lait de soufre*. Citons encore la poudre de Dupuytren, contenant 1 partie d'arsenic blanc et 200 de calomel, et la pommade du même auteur : acide arsénieux 0,15, calomel 3,75, axonge 10, que l'on applique étendue sur de la toile. Cazenave a conseillé la pommade faite avec : biiodure d'hydrargyre 5, axonge 20, en frictions ; le chlorure d'or s'emploie de la même manière.

Toutes ces pâtes agissent lentement et causent de violentes douleurs; elles doivent, pour produire leur effet, rester appliquées au moins vingt-quatre heures. Tilbury Fox (2) recommande la glycérine avec l'acide prussique, de même que les caustiques, en particulier la potasse caustique, le nitrate de mercure, et aussi le mélange suivant : oxyde de zinc 10, eau distillée, glycérolé d'amidon ãã 5., m. f. une pâte.

Galvano-caustique. — Le cautère actuel a été employé dès le moyen âge pour le traitement du lupus; mais la difficulté de régler l'action de la chaleur l'a empêché de se généraliser. La galvano-caustique n'a pas cet inconvénient ; suivant les exigences des cas particuliers, l'armature de platine peut s'appliquer sous forme cylindrique (pointue ou mousse) ou se disposer sous forme de couteau. Un avantage plus important de ce dernier procédé, auquel Hébra a recouru le premier pour la destruction du lupus, est d'être moins douloureux que la pierre infernale pendant l'opération, et de laisser une souffrance consécutive de moindre durée. Le nitrate d'argent provoque des douleurs très vives pendant quatre à huit heures, tandis que la galvano-caustique fait moins mal au moment de son application et que la souffrance qui suit la brûlure est presque nulle. Les malades déjà traités avec divers autres caustiques donnent sans réserve la préférence à cette méthode. En certains endroits cependant, l'application du cautère électrique est extrêmement pénible, tels sont les angles de l'œil et de la bouche, toute la région du maxillaire inférieur, le cou et les surfaces articulai-

(1) *Berl. klin. Wochenschr.* 1870, n° 7.
(2) *Practitioner*, 27, 1870.

res dans le sens de la flexion. L'intensité de la souffrance dépend aussi du degré de température; elle est au minimum avec le cautère chauffé à blanc; malheureusement il n'est pas toujours possible de s'en servir, parce que la chaleur rayonnante brûle inutilement les parties adjacentes et que l'éclat du métal obscurcit les excroissances lupeuses, que l'on ne reconnaît souvent qu'à leur coloration. Un autre avantage de la galvano-caustique, c'est la rapidité de son action dans la destruction des tissus affectés. Le traitement des diverses formes de lupus (tuberculeux, hypertrophiques, serpigineux, etc.) par cette méthode nous a donné des témoignages suffisants des avantages que nous venons d'énumérer. Enfin, grâce à ce moyen, la guérison se fait en beaucoup moins de temps.

Instruments galvano-caustiques : 1° une anse de fil de platine, terminée en pointe comme un cautère dentaire ; 2° un cautère de porcelaine ordinaire, entouré de nombreuses spirales de fil de platine ; 3° un morceau de fil de platine aplati en forme de couteau. L'expérience résultant de l'emploi de cette méthode montre : (*a*) que, dans la majorité des cas de lupus hypertrophique, tuberculeux et serpigineux, la galvano-caustique suffit seul à la guérison ; (*b*) qu'une application du cautère galvanique équivaut à environ 20 applications de nitrate d'argent. Je renvoie pour plus de détails au mémoire publié par moi sur ce sujet (1).

J'ai employé, dans ces derniers temps, avec beaucoup de succès, un appareil dont la batterie a été imaginée par le fabricant J. Leiter et le nécessaire, qui est simple, par moi-même. Il est facile à manier ; la chaleur rouge s'obtient sans peine ; la douleur, modérée pendant l'opération, est très faible consécutivement. Dans le lupus maculeux, sur des parties déjà cicatrisées et où, par conséquent, les proliférations siègent profondément, cet appareil est de la plus grande utilité.

Acide phénique. — Ce caustique convient particulièrement aux formes les plus légères du lupus maculeux et tuberculeux.

J'emploie l'acide, selon la méthode de Hardy, en combinaison avec l'alcool dans la proportion de 1 à 2 ou à 3 ; les douleurs se développent en raison du degré de concentration de la solution et de la période du lupus; leur durée est variable ; les cicatrices sont peu disgracieuses.

On répète les cautérisations tous les jours (Pour plus de détails, voir mon travail sur l'action de l'acide phénique sur les tissus organiques, etc.) (2).

Il nous reste à citer les eaux thermales sulfureuses, particulièrement celles de Baden (près Vienne), d'Aix, de Mehadia, qui exercent une influence favorable sur la marche de la maladie.

(1) *Wochenblatt der k. k. Gesellschaft d. Aerzte in Wien*, Jahrg. 1862.
(2) *Arch. f. Dermat. u. Syph.* 1872.

Il est enfin une méthode de traitement imaginée par Volkmann (1). Elle consiste dans le grattage des infiltrats lupeux avec des cuillers tranchantes (cuiller de Bruns) et dans des scarifications punctiformes, destinées à détruire les traînées morbides qui se répandent dans toutes les directions. Les cicatrices résultant de l'emploi de cette méthode sont lisses et molles. Ce traitement est donc préférable à l'excision recommandée antérieurement par Hoppe, car il ne nécessite pas, comme cette dernière, l'ablation de tissus sains environnants. Le tissu mou du lupus est facile à enlever avec la cuiller, et il faut reconnaître que ce procédé opératoire abrège singulièrement le traitement. La douleur occasionnée par le raclage est assez considérable, mais elle ne tarde pas à cesser après l'opération; l'hémorrhagie est modérée; la guérison se fait rapidement, et les cicatrices sont belles. La scarification punctiforme, conseillée par Volkmann, et qui consiste à cribler le tissu malade de piqûres de 4 à 6 millimètres de profondeur, convient aux formes plus disséminées du lupus, et elle est particulièrement efficace quand on a le soin de badigeonner avec un liquide caustique les parties ainsi scarifiées.

(*b*). Lupus érythémateux. — Synon. : *lupus de Cazenave*, *séborrhée congestive*, *érythème centrifuge* (Biett), *scrofulide érythémateuse* (Hardy), *lupus seborrhagicus* (Volkmann).

Ainsi que Cazenave et Chausit (2) le font remarquer, cette maladie était déjà bien connue de Biett, qui l'avait désignée sous le nom d'*érythème centrifuge*. C'est très probablement de la même affection que traite encore Biett sous le nom de « *dartre rongeante, qui détruit en surface* ». Quoi qu'il en soit, c'est à Cazenave (3) que revient le mérite d'avoir le premier reconnu les caractères exacts de la maladie et de l'avoir classée parmi les lupus. Antérieurement, Hébra (4) l'avait décrite sous le nom de *séborrhée congestive;* mais, après avoir pris connaissance des observations de Cazenave, il s'empressa d'adopter la manière de voir de cet auteur (1856). Aujourd'hui, la dénomination de *lupus érythémateux* ou *érythématode* est acceptée par tous les dermatologistes.

La maladie débute par l'apparition de taches ou de papules rouge pâle, du diamètre d'une tête d'épingle jusqu'à celui d'une lentille; leur centre correspond à l'orifice d'un follicule sébacé et pileux, il est recouvert d'une squame épidermique mince, fortement adhérente, ou d'une croûte verdâtre, tandis que la périphérie est entourée d'une aréole rouge inflammatoire. Par l'augmentation graduelle de ces efflo-

(1) *Sammlung klin. Vorträge*, n° 11.
(2) *Traité élémentaire des maladies de la peau.* Paris, 1853.
(3) *Annales des mal. de la peau et de la syph.* 1851.
(4) *Zeitschrift d. Gesellsch. der Aerzte*, 1845.

rescences, ou plutôt par le développement périphérique de la papule primitive, la maladie s'étend, par exemple, jusqu'au diamètre d'une pièce de 50 centimes et davantage, et c'est ainsi que peu à peu le tégument est envahi dans une étendue plus considérable. Au bout d'un certain temps, le centre s'affaisse, se déprime sans cesse et prend un aspect cicatriciel, tandis que le lupus progresse à la périphérie et présente un bord rouge et étroit. Les efflorescences, d'abord disséminées, deviennent confluentes par leur développement excentrique : c'est ce que l'on voit surtout à la face. Puis bientôt, de nouvelles papules apparaissent dans le voisinage ; celles-ci s'agrandissent par un mode semblable, se réunissent aux plaques adjacentes, et le lupus s'aplatit aux points de contact. Il se produit ainsi des dépressions centrales étendues, qui sont limitées à la périphérie par des bords vifs, de sorte que le lupus apparaît sous forme de lignes sinueuses (gyri). Après plusieurs années de durée, la partie malade se transforme en une cicatrice blanche, molle, qui est souvent elle-même déprimée, ou bien il se forme une surface d'une pigmentation foncée, d'un aspect brillant et parcheminé, assez souvent recouverte de squames brun sale ou blanches et brillantes.

Dans son mode d'évolution, le lupus érythémateux se présente donc sous deux formes : ou bien les efflorescences restent isolées pendant leur développement et s'étendent sous forme de cercles, ou bien elles se réunissent pour envahir des espaces plus considérables. Kaposi (1) a donné à la première variété le nom de *l. érythémateux discoïde*, et à la deuxième celui de *l. érythémateux aggrégé* ; le pronostic de celle-ci est plus grave ; elle se développe rapidement, au milieu de phénomènes fébriles, accompagnés de douleurs articulaires et de céphalalgie, et sous forme de nodosités du volume d'une noisette, ou se complique d'adénites et d'érysipèles, de bulles hémorrhagiques, etc.

Cette distinction est légitime ; le lupus érythémateux est, en effet, plus grave lorsqu'il se montre sous forme confluente, mais il n'en faut pas conclure que, même alors, le pronostic soit absolument défavorable.

J'ai observé un cas, publié par Kaposi, et qui s'est présenté à la clinique d'Hébra. Il concernait une malade de 32 ans, qui avait vu apparaître la première éruption deux mois avant son entrée à l'hôpital. Toute la peau de la face était tuméfiée, rouge, recouverte de croûtes en partie isolées, en partie confluentes. Sur le front et les joues, la limite du mal était nettement indiquée par des lignes sinueuses. Sur le thorax, existaient des bulles de grandeur variée, contenant, les unes un liquide jaunâtre, les autres une sérosité sanguinolente. Les extrémités supérieures, aussi bien que les inférieures, présentaient des efflorescences semblables. Au bout de 14 jours, quelques-unes des bulles étaient desséchées en croûtes, qui tombèrent, et ce n'est qu'alors

(1) *Arch. f. Dermat. u. Syph.* 1872.

qu'apparurent les caractères frappants du lupus érythémateux. La malade mourut de pneumonie. Ce fut le premier cas observé par moi avec une marche aiguë et une terminaison fatale après 2 mois 1/2 de durée.

Th. Veiel, de Canstatt, décrit, dans un travail très soigné et rempli de détails, un *lupus érythémateux solitaire* de la face, dans lequel se voyaient des taches punctiformes ou du diamètre d'une tête d'épingle, rouge clair, isolées, ne dépassant pas le niveau de la peau. Avec la loupe, Veiel put distinguer une dépression centrale, qui était garnie de petites squames minces, après l'enlèvement desquelles se voyait une cicatrice sur des efflorescences déjà anciennes.

Les régions qu'atteint le lupus érythémateux sont : la *face*, (*nez*, *joues*, *paupières*, *lèvre supérieure*, *menton*, *front*), le *cuir chevelu*, le *pavillon de l'oreille* et le *conduit auditif externe*, les *doigts* et les *orteils*, le *dos* et la *paume de la main*, la *poitrine*, le *dos*, le *cou*, la *cuisse* et le *bras*, la *jambe* et l'*avant-bras*.

Le plus souvent il siège sur le tégument de la face, où il occupe ordinairement le nez et les joues et offre quelque ressemblance avec un papillon, dont le corps serait représenté par la partie du lupus qui occupe le dos du nez, et les ailes par les plaques qui siègent sur les joues (Hébra). Généralement le pavillon, le conduit auditif externe et la muqueuse labiale sont affectés en même temps.

Sur la conque, on observe une accumulation considérable de squames sur les orifices glandulaires dilatés et d'une couleur rouge pâle ; la muqueuse labiale est le siège d'écailles très adhérentes (et même de croûtes épaisses, désséchées, adhérant intimement et crevassées). J'ai observé, à la clinique d'Hébra, un cas dans lequel la muqueuse de la voûte palatine présentait une tache de lupus érythémateux de l'étendue d'un haricot ; la jeune fille, sujet de cette observation, offrait des lésions semblables sur la face, le cuir chevelu, le front, le dos et les membres supérieurs.

Sur les doigts et les orteils, particulièrement autour des jointures, de même que sur la peau des articulations du coude et du genou, apparaissent des nodosités douloureuses, plus ou moins circonscrites, œdémateuses, rouge foncé, du volume d'un haricot jusqu'à celui d'une noisette, à marche parfois aiguë, sur lesquelles les conduits excréteurs des follicules se dilatent au bout de quelques jours et se recouvrent de squames. A la paume de la main et à la plante du pied, il se forme également des nodosités semblables, à évolution aiguë ; elles ne font guère saillie au-dessus du niveau du tégument, et leur développement s'accompagne toujours de vives douleurs rhumatoïdes ; la tuméfaction des ganglions lymphatiques allant jusqu'à la suppuration, les érysipèles, sont des complications rares, qui méritent pourtant d'être mentionnées. Parfois on observe aussi des taches punctiformes, rouge foncé, dont la couleur rappelle celle des efflorescences du lupus vulgaire.

Sur le cuir chevelu, les parties malades présentent des endroits chauves, de forme circulaire ; les orifices des follicules sont d'abord distendus et obstrués par des masses sébacées, plus tard l'appareil folliculaire se détruit complétement, la peau prend un aspect cicatriciel, et il n'est pas rare que la cicatrice s'ulcère.

ÉTIOLOGIE ET PRONOSTIC.

Nous ne savons que peu de choses de l'étiologie du lupus érythémateux ; le fait est que ce sont des sujets chlorotiques, anémiques ou scrofuleux qui présentent cette affection. Les troubles de la menstruation en favorisent le développement, de même l'érysipèle, surtout après la variole ; la tuberculose pulmonaire chronique, la scrofulose, constituent aussi des causes prédisposantes.

Outre la difformité considérable des traits et la calvitie qui résultent de cette maladie, celle-ci provoque assez souvent un prurit intense; sa marche est en général chronique, rarement aiguë, et, dans certains cas, elle est extrêmement rebelle à l'influence des médications. Chez quelques individus, elle oppose au traitement plus de difficultés que le lupus vulgaire ; parfois cependant elle disparaît rapidement, mais cette heureuse terminaison est impossible à prévoir. Il faut généralement de six à huit mois pour triompher de cette affection. Les récidives surviennent très souvent.

Les femmes sont plus souvent atteintes que les hommes du lupus érythémateux. Cette maladie est rare avant l'âge de vingt ans. Jusqu'ici je n'ai observé que deux cas où le lupus se fût manifesté plus tôt, c'est-à-dire à l'âge de sept ans. La prédisposition s'efface avec les années.

DIAGNOSTIC.

Les symptômes du lupus érythémateux, que nous avons décrits plus haut, sont tellement caractéristiques qu'il n'est pas difficile de les reconnaître immédiatement. Cependant cette maladie offre quelque ressemblance avec le *lupus vulgaire*, l'*eczéma squammeux* et l'*herpès tonsurant*.

Dans le *lupus vulgaire*, il se forme des taches plus grandes, des nodosités et des ulcérations, qui permettent de le distinguer du l. érythémateux, dans lequel les nodosités ne surviennent que d'une manière exceptionnelle et se rencontrent alors principalement aux mains et sur le dos. Les tubercules de ce dernier procèdent toujours du tissu conjonctif sous-cutané, tandis que ceux du lupus vulgaire ont leur origine dans le derme. C'est seulement au cuir chevelu que l'on observe des ulcérations superficielles sur les cicatrices laissées par le lupus érythémateux. Celui-ci n'étend jamais ses ravages jusqu'aux parties cartilagineuses. Le lupus vulgaire peut apparaître dans l'enfance (à 3 ans) ; le lupus érythémateux, au contraire, s'observe rarement avant la vingtième année. Celui-ci est moins destructif que le premier. Dans le lupus érythémateux, on reconnaît, même à l'œil nu, que les glandes sébacées et les follicules pileux sont le plus souvent le foyer primitif de la maladie, car les conduits excréteurs sont, comme nous l'avons déjà dit, obstrués par des écailles épidermiques et des comédons ; tandis que, dans le lupus vulgaire, on observe toujours au début de petites taches rouge brunâtre.

L'*eczéma squammeux* sera exclu sur-le-champ par les points rouge brun qui caractérisent le lupus ; si une accumulation considérable de squames masquait ces taches, il suffirait, pour les rendre visibles, d'une friction avec du savon noir.

Il n'y a que certaines formes de lupus érythémateux qui offrent de l'analogie avec l'*herpès tonsurant*, ce sont celles qui se présentent sous l'aspect de cercles ou de segments de cercles ; mais, dans l'herpès tonsurant, le bord est constitué par des vésicules punctiformes et n'est pas infiltré comme le pourtour du lupus érythémateux, qui n'est pas seulement infiltré, mais induré. Dans les cas douteux, le centre offrirait encore une différence caractéristique ; en effet, il serait déjà normal dans l'herpès tonsurant, tandis que, dans le lupus érythémateux, il présenterait soit une cicatrice plate, soit des taches rouge brun. Enfin, l'herpès tonsurant parcourt ses phases beaucoup plus vite que le lupus.

ANATOMIE.

J'ai eu, dès 1863, l'occasion d'étudier les caractères microscopiques de la maladie, dont on ne savait rien jusque là, et j'ai publié ailleurs les résultats de mes observations (1).

Dans le travail auquel je fais allusion, j'ai signalé ce fait clinique, déjà mentionné par Hébra, que le lupus érythémateux attaque primitivement les *glandes cutanées* (*glandes sébacées* et *follicules pileux*). Ce fait clinique concorde avec les caractères histologiques, qui ont été confirmés depuis par Geddings (2).

J'ai trouvé, au début de la maladie, les parois des glandes sébacées épaissies par une accumulation de cellules de tissu conjonctif, aussi bien à l'intérieur qu'autour de ces organes ; leurs cellules parenchymateuses sont aussi augmentées ; les vaisseaux et le tissu dermique, d'abord gonflés, se ratatinent plus tard. A une période plus avancée,

(1) *Wiener medic. Wochenschr.*, 1863.
(2) *Sitzungsb. d. k. Akad.*, 1868.

ces altérations se prononcent davantage ; les glandes perdent leur structure acineuse ou leur aspect piriforme ; l'obstruction de leurs conduits excréteurs leur fait prendre une forme globuleuse (milium); elles ont un contenu friable, se rapprochent de la surface cutanée et finissent pour la plupart par se détruire complétement.

Des infiltrats se trouvent dans les follicules pileux et autour d'eux ; il en résulte une chute des poils, et ceux qui persistent se dissocient

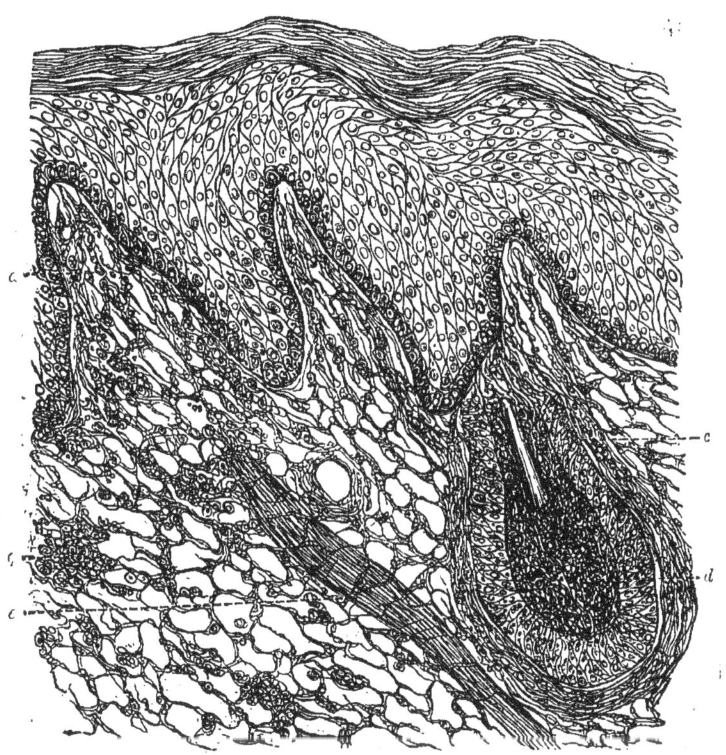

Fig. 43.

a, Papille grossie, avec infiltration cellulaire ; *b*, accumulation de cellules ; *c*, poil (coupé) ; *d*, glande sébacée infiltrée de cellules ; *e*, arrector pili.

en fibrilles à leur extrémité libre ; les gaînes de la racine se décollent au niveau du follicule, et le pigment disparaît.

Quand on enlève l'épiderme, on remarque à sa face inférieure des prolongements en forme de houppes, qui, comme dans les cas de séborrhée, occupaient les conduits excréteurs des follicules.

Les papilles (fig. 43) sont modifiées à la fois dans leur forme et leur volume ; les unes sont cylindriques, d'autres coniques ; la plupart sont agrandies, offrent jusqu'à 10 à 12 fois les dimensions normales ; leur stroma présente un réseau dense de fibres de tissu conjonctif et une infiltration modérée de cellules disposées par groupes ; dans le derme, les mailles du tissu connectif ne sont pas aussi serrées, mais les foyers de cellules infiltrées s'y laissent également distinguer d'une manière nette. On en voit encore sous forme de traînées, qui traversent le tissu dans diverses directions et apparaissent assez superficiellement pour effacer complétement les limites entre le réseau de Malpighi et le chorion.

En d'autres endroits, la prolifération cellulaire s'étend dans les couches profondes, où elle forme des plaques, qui, çà et là, se substituent au tissu normal.

A cette période de la maladie, il est impossible de distinguer histologiquement le lupus érythémateux du lupus vulgaire ; dans ces deux espèces morbides, les cellules subissent des métamorphoses rétrogrades semblables, et, en certains points, on observe un dépôt de granulations pigmentaires jaune sale ; plus tard, le tissu graisseux et les nerfs disparaissent complétement.

Geddings et, après lui, Kaposi ont observé des proliférations autour des pelotons et des conduits des glandes sudoripares.

J'ai eu l'occasion (1) d'étudier anatomiquement un autre cas de lupus érythémateux, qui s'était manifesté à la face palmaire des mains ; or, comme dans cette région il n'existe ni glandes sébacées, ni follicules pileux, l'état macroscopique suffisait seul à prouver que la maladie n'a pas toujours son point de départ dans les glandules de la peau. Il y avait, principalement à la limite du derme et du réseau de Malpighi, une abondante accumulation de cellules ratatinées, disposées en groupes pour la plupart, se colorant faiblement par le carminate d'ammoniaque et ne devenant pas plus distinctes sous l'action de l'acide acétique ; de semblables amas cellulaires s'étendaient aussi dans les couches profondes de la peau. D'après ce qui précède, le lupus érythémateux *consiste en une infiltration chronique de la peau, qui ne s'étend que peu à peu périphériquement et qui n'aboutit jamais à la suppuration ni à l'ulcération, mais tout au plus à l'atrophie cicatricielle.* A l'exemple de Virchow (2), on pourrait conclure des résultats de mes observations que le lupus érythémateux a une évolution miliaire et qu'il s'y forme de petits foyers de granulation.

TRAITEMENT.

En dehors des moyens internes (comme l'arsenic, le fer, l'huile de foie de morue et des mesures diététiques), nous ne pouvons recourir qu'aux agents capables de détruire les productions morbides, tels que la *teinture alcaline de savon;* on commence par en frotter la partie ma-

(1) *Wiener medic. Wochenschr.*, 1869, n° 63.
(2) *Die krankhaften Geschwülste*, 2 B.

lade avec une flanelle ou une serviette rude, puis on applique une pommade composée de : ℞ précipité blanc 5, onguent simple 40 (l'addition de *magistère de bismuth*, 5 p., augmente l'efficacité de ce médicament); on l'étend sur de la toile et on la renouvelle toutes les douze heures. Ce moyen doit d'abord être essayé dans les formes de lupus où il n'existe pas une infiltration profonde. Le *savon vert* peut aussi être employé en frictions ou mieux en application permanente; on l'étend sur de la flanelle et on le renouvelle une ou deux fois par jour, jusqu'à production d'une inflammation assez vive.

Les cautérisations avec une solution concentrée de *potasse caustique* (une partie pour deux d'eau distillée) se répètent tous les cinq jours. Dans les cas rebelles, on peut recourir aux acides concentrés : *acétique, nitrique, chromique, phénique, chlorique, sulfurique, chloracétique*, de même qu'à *l'ammoniaque liquide pure;* l'acide nitrique fumant convient surtout pour détruire rapidement le tissu altéré, mais on ne peut répéter que rarement, c'est-à-dire seulement tous les quatorze jours, les cautérisations avec cet agent, parce que l'eschare qu'il produit reste longtemps adhérente. L'acide azotique est indiqué dans les cas où le processus pathologique s'étend profondément et dure depuis longtemps. En pareils cas, on peut aussi se servir de la pâte arsenicale (voyez le chapitre précédent). L'acide *phénique,* mélangé à l'alcool par parties égales, m'a donné dans quelques cas d'excellents résultats ; il est supérieur à l'emplâtre mercuriel (Hébra, Kohn).

La *glycérine iodée* est quelquefois employée avec succès; nous en dirons autant des frictions faites avec l'*onguent de Rochard :* calomel 1,5, iode pur 0,5 ; faites fondre à feu doux et ajoutez: onguent simple 80.

Wilson recommande l'usage interne de l'huile de foie de morue, de l'arsenic, du fer, de la liqueur ferro-vineuse arsenicale, ainsi que les bains sulfureux et des onctions avec la pommade à l'iodure de soufre ou des lotions à l'extrait de saturne; on pourra encore, dans certains cas, essayer les préparations de goudron.

Cazenave conseille la pommade suivante : iodure de mercure 2, 5, axonge 40.

Le *chlorure de zinc* a été également vanté, surtout par Veiel, dans les formes ci-dessus décrites. Th. Veiel (1) conseille particulièrement la méthode des *scarifications* de Volkmann, combinées avec la cautérisation des endroits scarifiés au moyen d'une solution de chlorure de zinc et d'alcool par parties égales. La galvano-caustique convient pour détruire les infiltrats profonds.

(1) *Ueber Lup. eryth. Inaugural-Abhandl.* Tübingen, 1871.

2. SYPHILIS DE LA PEAU.

On ne connaîtrait qu'imparfaitement les affections cutanées ordinaires, si l'on ne possédait pas quelques notions sur les maladies syphilitiques de la peau ; c'est pourquoi l'auteur a jugé convenable d'ajouter à son traité une description condensée des exanthèmes syphilitiques.

Historique. — Des documents certains ont mis hors de doute aujourd'hui que les médecins connaissaient certaines maladies ulcéreuses des organes génitaux et leur rapport avec un coït impur, au moins un siècle avant l'explosion du mal français (1495). Ainsi Guillaume de Salicet (qui écrivait au XIIIe siècle), Guy de Chauliac et autres employaient, pour désigner ces affections, les noms de *caries gallica, caroli, taroli.* Les médecins n'ignoraient pas non plus la relation des bubons avec la syphilis. Cependant, au moment même où le *morbus gallicus* éclatait avec sa plus grande violence, on ne croyait plus que les phénomènes généraux de la vérole dépendissent d'une affection locale, tandis que plus tard on admit de nouveau que tous les ulcères des organes génitaux pouvaient être le point de départ de la syphilis. J. Astruc (1) (1746) affirmait que les lésions locales décrites avant la grande épidémie du mal français n'étaient pas toutes des chancres, et qu'il fallait par conséquent distinguer les ulcérations en spécifiques et non spécifiques. Les recherches historiques de Gruner, Sprengel (2), Hensler (3), A. Hirsch (4), etc., ont prouvé que les affections génitales n'étaient pas toutes nécessairement suivies de syphilis constitutionnelle. John Hunter (5), le premier (1728-1793), s'appuyant sur l'induration de certains chancres, établit nettement la différence des ulcérations, qu'il distingue en *dures* et *molles*. Cependant il partagea la croyance, assez générale de son temps, en l'identité des deux virus, blennorrhagique et syphilitique (opinion que soutenaient, entre autres, Fallope, Fernel (1786), Hufeland, etc.), et qui fut confirmée dans son esprit par l'inoculation célèbre qu'il fit sur sa propre personne; Benjamin Bell soutint l'opinion contraire et démontra par des expériences d'inoculation concluantes (1793) la non-identité des deux virus. Hunter, après avoir démontré *le rapport du chancre induré avec la syphilis générale*, pratiqua des inoculations sur des sujets atteints de la vérole et en conclut que *ni le produit du chancre induré, ni celui des accidents secondaires*, ne sont inoculables aux individus déjà syphilitiques; pour lui,

(1) *De morbis venereis libri novem.*
(2) *Beiträge zur Geschichte d. Medicin.* Halle, 1796.
(3) *Geschichte d. Lustseuche*, 1783.
(4) *Handbuch d. histor.-geogr. Patholog.*, 1860.
(5) *Treatise of the vener. diseases.* London, 1786.

le *chancre induré est la seule et unique cause de la syphilis, c'est l'affection primitive de la vérole*. Abernethy (1804), Carmichael (1) (1814), étendirent la doctrine de Hunter.

Plus tard, Ricord (2) démontra, au moyen du spéculum de Récamier, la présence d'ulcérations vénériennes sur la muqueuse du vagin et du col, et fit, avec du pus blennorrhagique pur, des inoculations d'où il conclut que le pus de la blennorrhagie ne *produit aucun ulcère*, qu'il n'exerce qu'une *action locale* et diffère ainsi essentiellement du chancre; il prouva, en outre, qu'il y a deux espèces différentes de chancre : le *chancre mou*, simple, dont le *pus pénètre tout au plus jusque dans les ganglions voisins* (bubon suppurant), dont il provoque la suppuration (le principe contagieux vient s'épuiser sur place et la maladie reste localisée) ; le *chancre dur ou infectant*, dont le virus *pénètre dans tout l'organisme* et détermine des altérations diverses de la peau, des muqueuses, des os (*syphilis secondaire, tertiaire*) (3). Toutefois, d'après Ricord, le virus syphilitique est un et toujours le même, bornant dans certains cas son action au point inoculé, d'autres fois agissant plus profondément. Pourquoi une altération reste-t-elle locale, ou est-elle suivie d'accidents constitutionnels ? Cette différence, selon Ricord, dépend uniquement de la perte de la virulence, de l'état du terrain morbide ; car cet auteur admet que le virus est identique dans le chancre mou et dans le chancre induré. Ricord, après avoir dit que le même individu ne peut avoir qu'une fois dans sa vie un chancre infectant (induré), reconnut bientôt que cette opinion était trop absolue et que certains sujets peuvent être atteints deux fois de cette espèce de chancre. D'après lui encore, les inoculations des éléments du tissu induré ne réussissent que sur des personnes saines (indemnes de syphilis) et jamais sur le porteur de l'induration, tandis que le produit du chancre mou peut s'inoculer un grand nombre de fois sur l'individu même qui en est atteint. Enfin, Ricord nia pendant longtemps la contagiosité des accidents secondaires; mais il ne tarda pas à abandonner cette manière de voir, à la suite surtout des expériences concluantes de Wallace (4), Vidal de Cassis (5), Waller (6), Pellizari (7), qui prouvèrent que le *sang*, le *mucus* et les *autres sécrétions de la syphilis peuvent être inoculés à des individus sains sans qu'il se développe nécessairement un chancre au point d'inoculation, mais que tous les produits et éléments de tissu de la syphilis secondaire réussissent à communiquer la vérole*.

(1) *An essay on the vener. diseases*. Dublin, 1814.
(2) *Traité pratique des mal. véner*. Paris, 1838.
(3) V. Türck, *Ricord's Lehre von der Syphilis*. etc., 1844.
(4) *The Lancet*, 1835-1836.
(5) *Gaz. des hôpitaux*, 1851.
(6) *Prager Vierteljahrschr.*, 1851.
(7) *Lo sperimentale*, 4, 1862, *u. Schmidt's Jahrb.*, 1863.

Clerc (1) et A. L. Bassereau (2), élèves de Ricord, ont développé les doctrines de leur maître, tout en arrivant à d'autres résultats relativement à la nature du chancre. Ayant confronté un grand nombre de malades avec les individus dont ils avaient contracté ou à qui ils avaient communiqué la maladie, ils constatèrent que le chancre induré ne dérive jamais que d'un chancre induré et qu'il infecte toute l'économie, tandis que le chancre mou ne provient que d'un chancre mou et n'est jamais suivi d'accidents constitutionnels, son action restant toujours locale; de là, l'hypothèse que les deux espèces de chancre constituent deux maladies contagieuses entièrement distinctes. Ces auteurs, se basant sur les résultats de leurs observations, se prononcèrent en faveur de la *dualité du virus*. Ricord (3) accepta plus tard cette théorie dualistique, de même qu'il abandonna ses doutes sur l'inoculabilité des accidents secondaires ; il admit même que certaines sécrétions, comme le lait, la salive, le sperme, sont inoculables. Les inoculations entreprises par Fournier conduisirent à des résultats semblables.

Clerc supposa ultérieurement que le chancre appelé *mou* ne résulte que de la transmission d'un chancre induré chez des sujets déjà syphilitiques. Ce chancre mou, ainsi produit, peut se transmettre indéfiniment par inoculation, sans revenir à son caractère originel (induration). Il le nomme *chancroïde* (Auzias-Turenne). Mais cette hypothèse ne tarda pas à être réfutée par Ricord.

Des recherches et des expériences nouvelles ne firent que confirmer davantage la théorie dualiste. Parmi les *deux variétés* du chancre, l'un a une marche aiguë et reste local, sans infecter le sang : c'est le chancre *mou* ou *vénérien ;* l'autre a une marche lente, une base indurée et est toujours suivi d'accidents constitutionnels : c'est le *chancre induré.* Le dualisme chercha encore à s'appuyer sur l'observation clinique. Le pus du chancre vénérien produit dès les *premières vingt-quatre heures* une pustule, et au bout de trois jours une ulcération caractéristique ; les inoculations avec le produit du chancre induré ne déterminent une induration que dans les *derniers jours de la troisième ou de la quatrième semaine* au plus tard : il en résulte que le chancre infectant a une *durée d'incubation plus longue* que le chancre vénérien. *L'ulcération* du premier est *moins excavée* que celle du chancre mou ; la sécrétion est *plus faible*, le plus souvent il ne s'écoule qu'un pus ténu ; il arrive même fréquemment qu'on n'observe aucune exulcération, mais une papule de *consistance cartilagineuse*. Ricord crut d'abord que le chancre

(1) *L'Union médicale*, 1853.
(2) *Traité des affections de la peau symptom. de la syphilis*, 1852.
(3) *Leçons sur le chancre*, par le Dr Ricord, publ. par Fournier, 1860.

vénérien ne se présente pas à la tête; plus tard, Hübbenet (1), Diday (2), Danielssen et d'autres syphilographes démontrèrent le contraire, tout en constatant cependant que les ulcérations guérissent plus vite en cette région que sur les autres parties du corps. Le chancre induré ne s'observe que chez l'*homme*, non sur les animaux; le chancre mou peut se transmettre à ces derniers. Le chancre mou ne s'accompagne pas toujours de bubons, le chancre infectant se complique invariablement de chapelet ganglionnaire; quand un chancre simple donne lieu à un engorgement de ganglions lymphatiques, ceux-ci suppurent, et leur pus, inoculé, ne reproduit qu'un chancre vénérien. *Le chancre mou peut s'inoculer indéfiniment au sujet qui en est porteur*, tandis que, jusqu'à ces dernières années, on admettait à peu près généralement que le chancre induré refuse de prendre sur le sujet qui en est atteint (3). Les bubons accompagnant les chancres infectants n'arrivent presque jamais à suppuration, et, quand ils le font, les inoculations faites avec le pus qui en provient ne provoquent jamais de chancres mous (Baerensprung). Le chancre induré ne se trouve qu'en petit nombre sur un individu, le mou en quantité innombrable; le virus du chancre infectant adhère aux débris de tissu, au sang, au sperme, celui du chancre mou se trouve dans le pus ou dans les débris de tissu de l'ulcération. Le chancre infectant dérive aussi des plaques muqueuses. Une nourrice, par exemple, qui est infectée par un enfant syphilitique est toujours atteinte d'abord d'un chancre infectant ou de plaques muqueuses. Ainsi se comportent encore les infections qui proviennent de la muqueuse buccale. Un enfant sain peut-il être contaminé par le lait d'une nourrice syphilitique, dont les mamelons sont sains? C'est ce qui n'est pas démontré. Les inoculations avec la matière d'un chancre infectant, qui ont été faites, d'après Rollet, à des individus vierges de syphilis, n'ont jamais reproduit qu'un chancre infectant. Danielssen (1853) et Boeck inoculèrent des lépreux avec le pus de chancres vénériens, et ces malades ne présentèrent aucun symptôme de syphilis constitutionnelle; inoculés ensuite avec le pus de chancre induré, ils éprouvèrent bientôt des accidents généraux.

M. J. Rollet, de Lyon (4), prétend que la syphilis qui résulte de la transmission d'accidents secondaires commence toujours par une induration. Cette inoculation réussit cependant sur des individus sains, tandis qu'elle échoue sur le porteur lui-même. Dans les cas où cette

(1) *Die Beobachtungen und Experimente der Syph.* Leipzig, 1859.

(2) *Arch. de méd.* 1862.

(3) Dès 1863, Boeck, de Christiania, réfutait cette opinion et écrivait que l'insuccès de la syphilisation dans notre école dépendait, non de sa méthode, mais de cette circonstance que nous nous servions du produit du chancre mou, au lieu d'employer celui du chancre induré.

(4) *De la pluralité des maladies vénériennes.* Paris, 1860.

inoculation réussit, l'on a affaire, suivant Rollet, à un *chancre mixte* ou *mulet*. Tout spécialiste a eu l'occasion assez fréquente d'observer des ulcérations qui, dans les premiers jours ou les premières semaines, présentaient tous les caractères des chancres mous et ne se distinguaient nullement de cette variété, puis devenaient, au bout de quelque temps, parfaitement indurés à la base.

Il y a trois cas possibles, d'après Rollet : 1° Un individu syphilitique, dont les parties génitales ne présentent plus d'ulcérations chancreuses, contracte un chancre mou : celui-ci s'inocule sur le porteur ou bien encore sur un autre individu sain, en reproduisant un chancre mou ; si l'on inocule du pus mélangé de sang à un sujet jusque-là vierge de syphilis, il se développe un chancre induré avec ses conséquences morbides. 2° Un chancre simple se trouve dans le voisinage d'un chancre infectant : du mélange de leurs sécrétions il peut résulter tantôt un chancre induré, tantôt un chancre mou. 3° Enfin, un individu peut s'être trouvé soumis à l'action simultanée des deux virus, dont l'un n'a qu'une courte période d'incubation et se manifeste, dès le troisième jour, à la peau, sous forme d'une pustule à base ulcérée (virus chancreux) ; tandis que, l'autre ayant une période d'incubation plus longue, l'induration de la base n'apparaît qu'au bout d'une semaine ou même plus tard (virus syphilitique). La doctrine de la dualité a trouvé dans cette hypothèse un appui considérable. La vaccination offrait quelque chose d'analogue : ainsi, lorsqu'on vaccine des personnes saines avec de la lymphe empruntée à des sujets syphilitiques, sans mélange de sang, de pus, etc., il se développe des pustules de vaccin normales ; si, au contraire, on s'est servi pour l'inoculation d'un vaccin mêlé de sang ou de pus, on observe généralement une induration après la dessiccation de la pustule.

Des expériences entreprises par Wallace, Robert (1), Baerensprung (2), Lindmann (3) (devenu syphilitique après s'être inoculé à lui-même le produit d'ulcérations des amygdales), par Rinecker (4), Pellizari (5) avec du sang syphilitique, par Zeissl (6), Hébra (7) et Rosner, avec les sécrétions syphilitiques, ont montré qu'au bout de plusieurs semaines il survenait toujours une induration, mais jamais un chancre mou, sur des sujets antérieurement sains.

Ces faits, qui étaient si favorables à la théorie dualistique, sont cependant devenus douteux à la suite de certains résultats obtenus dans ces dernières années, et le nombre des syphilographes qui croient aujour-

(1) Rinecker, *Würzburg. Verhandlungen d. ärztl. Gesellsch.* 1 u. 3 Bd.
(2) *Annales de charité*, 1863.
(3) *Bulletin de l'Acad. de méd.*, XVIII.
(4) *Würzb. Verhandl. d. ärztl. Gesellsch.* 1 u. 3 Bd.
(5) Diday, *Arch. de méd.*, 1862.
(6) *Wochenbl. d. Gesellsch. d. Aerzte*, 1861.
(7) Auspitz, *Die Lehren von syphil. Contagium.* Wien, 1866. Voir Friedrich, *Ueber die Lehren vom Schanker.*

d'hui à l'unité des principes contagieux est loin d'être faible. Vidal (1) s'était déjà prononcé énergiquement en faveur de l'unité du virus; plus tard, Langlebert (2) démontra que la syphilis constitutionnelle peut aussi débuter par un chancre mou. W. Boeck a observé bon nombre de cas, dans lesquels le chancre mou était suivi d'accidents généraux. En Allemagne, Hébra, Michaelis, acceptèrent également la doctrine de l'unicisme, tandis que d'autres, séduits par l'hypothèse ingénieuse de Rollet, se laissèrent un moment ébranler dans leurs opinions. Voici les objections qui sont adressées à la théorie dualiste: 1° Le chancre n'est souvent mou qu'à l'origine et s'indure seulement plus tard ; puis, on voit quelquefois la syphilis constitutionnelle succéder aussi au chancre vénérien. Le plus souvent, cependant, cette conséquence ne se produit qu'après l'induration de l'ulcère cicatrisé; mais l'infection générale de l'économie peut aussi avoir lieu sans l'induration préalable ou simultanée de la cicatrice. 2° On observe (Sigmund) que la même femme peut infecter plusieurs hommes de telle sorte que l'un prenne un chancre induré, l'autre un chancre mou. 3° Il n'est pas rare qu'un individu soit atteint d'un nouveau chancre infectant, après avoir eu plusieurs années auparavant une induration. 4° Il n'existe aucun signe clinique capable de faire distinguer une ulcération syphilitique, appartenant évidemment à la période dite tertiaire, d'un chancre mou (Hébra). 5° Certaines formes de développement des chancres mous et des papules sont semblables entre elles. 6° On observe des cas dans lesquels nul accident général ne succède au chancre induré. 7° On trouve quelquefois plusieurs chancres indurés sur le même individu (Boeck). 8° On possède des observations dans lesquelles la syphilis a été transmise sans qu'un chancre local eût précédé son apparition chez l'individu infecté (syphilis d'emblée). 9° L'induration de l'ulcération seule n'est nullement l'attribut exclusif du chancre infectant, il faut encore que les ganglions lymphatiques, tuméfiés et noueux, offrent ce caractère induré. 10° Lorsqu'on inocule plusieurs fois des chancres à divers individus, on voit tantôt apparaître un chancre mou, tantôt un chancre induré, et ces variations sont dans le rapport le plus intime avec la constitution du sujet (Michaelis). 11° Enfin, l'objection la plus sérieuse opposée à la théorie dualiste est le résultat obtenu de l'inoculation par Bidencap, Köbner (3) (après des inoculations répétées de papules), par Boeck, et plus tard par Kraus et Pick.

Ces auteurs ont démontré avec évidence que les inoculations faites avec le produit du chancre induré, du condylome, sur le sujet porteur

(1) *Gaz. des hôpitaux.*

(2) *Du chancre produit par la contagion des accidents secondaires de la syphilis.* Paris, 1861.

(3) *Das syphil. Virus*, 1863, et *Wien. med. Wochensch.*, 1865.

de ces lésions, provoquent chez lui l'apparition de chancres mous.

On pouvait expliquer ces résultats, en prétendant que les expériences ci-dessus avaient été faites avec du pus provenant de cicatrices chancreuses ulcérées; pour prévenir cette objection, Reder (1) passa un séton à travers la cicatrice d'un chancre récemment fermé et inocula le même individu, mais sans succès. On pouvait dire encore que les inoculations faites avec du pus ordinaire (eczéma, acné, pustules de la gale, etc.) produisent également des pustules et que, par conséquent, l'inoculabilité n'appartient pas exclusivement au pus chancreux; à cette objection d'un autre ordre, Reder, Kraus, Pick et Morgan ont répondu par des expériences concluantes, et ils ont démontré que le pus de ces affections cutanées non syphilitiques s'inocule seulement quand on l'emprunte à des pustules récentes et quand on l'introduit dans la peau de *sujets syphilitiques*, tandis qu'il ne détermine aucune pustule chez les individus sains.

D'après ces résultats, l'inoculabilité dépendrait donc de la grande susceptibilité des individus syphilitiques (Zeissl). W. Bœck, ainsi que d'autres syphilographes et moi-même, nous avons inoculé du pus du pemphigus, de la gale et de l'acné à des sujets syphilitiques et avons obtenu ainsi des ulcères inoculables (non indurés). Des expériences avec le même pus, tentées par Bœck sur les malades mêmes et sur d'autres individus sains, furent complétement négatives.

Ces résultats de l'inoculation ont, dans tous les cas, porté une rude atteinte à la théorie dualistique et ont réfuté l'opinion, généralement acceptée jusqu'alors, que l'inoculation avec le produit du chancre induré ne réussissait pas sur le sujet atteint de cet accident primitif. Les partisans de l'unité du contage considèrent maintenant tout chancre comme une maladie liée à la syphilis, que sa base soit indurée ou molle. Le pus du chancre mou, d'après cette manière de voir, est un virus concentré, qui provoque un processus plus aigu (Auspitz) et qui, par ses effets destructifs locaux, prévient l'infection générale, tandis que la sécrétion du chancre induré détermine un empoisonnement graduel et chronique du sang.

Mais les dualistes eux-mêmes reconnaissent le fait, bien qu'à titre purement exceptionnel, du développement de la syphilis constitutionnelle à la suite du chancre mou; seulement, dans ces cas rares, le chancre mou ne serait que le moyen de transmission du contage et ne saurait agir en vertu de ses propriétés particulières. D'ailleurs, l'accident primitif peut rester mou ou s'indurer plus tard, avant ou après la cicatrisation. Ils admettent encore que, sous l'ulcération, peuvent exister des papules, qui suscitent la syphilis, et qui, n'exerçant

(1) Voir *Compendium der Syphilis*, Wien, Braumüller.

aucune influence sur la consistance de la base de l'ulcère, empêchent par conséquent l'induration d'être appréciable au toucher. Enfin, selon les dualistes, les inoculations faites avec le produit du chancre induré déterminent sur le porteur une perte de substance semblable au chancre mou, tandis que, sur un individu sain, elles reproduisent un chancre induré (Fournier). Pour que les résultats de Bidencap et de Köbner soient décisifs, il faut démontrer que, de ces ulcérations produites sur des sujets vierges de syphilis, il se développe tantôt un chancre mou, tantôt un chancre induré, s'accompagnant ou non de symptômes généraux (Zeissl).

Si maintenant nous résumons rapidement l'état actuel des théories de l'unicisme et du dualisme, nous dirons que les partisans des deux hypothèses s'accordent à reconnaître : 1° que le chancre induré diffère par la marche du chancre mou, et qu'à peu d'exceptions près, la syphilis constitutionnelle succède au premier ; 2° que le chancre mou (vénérien) reste généralement local, détermine tout au plus la suppuration des ganglions inguinaux, mais qu'il peut, dans des cas très rares, être suivi d'accidents généraux, sans que sa base présente une induration préalable. Toutefois, les unicistes admettent que le chancre suscite l'infection en vertu d'un virus intrinsèque, tandis que, pour les dualistes, il ne représente que l'accident intermédiaire de l'infection générale. Quoi qu'il en soit, il faut avouer que l'expérience et les résultats de l'inoculation sont plus favorables aux partisans du dualisme.

Le contage de la syphilis adhère non seulement au tissu sclérosé, mais encore au sang, au sperme, et surtout aux néoplasmes syphilitiques. Il n'y a que les éléments des tissus propres à la syphilis qui soient transmissibles, mais non les exsudats (suppuration) qui se produisent accidentellement chez les syphilitiques ; un chancre mou, inoculé sur une efflorescence syphilitique, ne reproduit que son semblable, c'est-à-dire un chancre mou, qui, comme tel, peut être transmis au porteur et à d'autres individus ; mais, dès que l'on mélange au pus chancreux des débris d'ulcère ou du sang, il apparaît, à la suite de l'inoculation sur des sujets sains, une sclérose avec la syphilis générale consécutive.

Symptomatologie. — On divise la syphilis en *diverses périodes* correspondant à la durée de la maladie, d'où les dénominations de syphilis *primitive*, *secondaire*, *tertiaire*.

Selon M. Ricord, il n'y a qu'un seul accident primitif de la syphilis, c'est le chancre induré, tandis que les accidents secondaires comprennent tous les symptômes syphilitiques qui s'étendent plus ou moins sur la totalité du tégument, sans dépasser la superficie de la peau et des muqueuses et sans laisser de cicatrices. A cette catégorie appartiennent, outre les syphilides maculo-papuleuses, les bubons indolents, les plaques muqueuses, les ulcérations de la gorge, du palais et des fosses nasales, l'iritis, le sarcocèle, l'alopécie et l'onychia syphilitique. Enfin le groupe des accidents tertiaires comprend : les gommes, l'ostéite et la périostite. Baerensprung distingue, dans toutes les manifestations syphilitiques, un développement précoce et un lent. — H. Zeissl admet une période de papules humides et une période de néoplasie *gommeuse*, qui s'excluent réciproquement.

Les maladies antérieures ou intercurrentes, les conditions extérieures nuisibles, l'alimentation des individus, exercent une influence essentielle sur la forme des efflorescences. Les formes récentes de la syphilis guérissent le plus vite. Bien qu'on ne puisse tracer aucune limite rigoureuse entre les accidents secondaires et les tertiaires, cependant l'expérience apprend que certains symptômes syphilitiques apparaissent peu après l'infection, d'autres seulement après l'expiration d'une ou plusieurs années. Les accidents tertiaires ne commencent qu'au bout de sept à huit mois.

On observe assez souvent que les phénomènes dits tertiaires ne se produisent qu'après des années, sans avoir été précédés d'accidents secondaires (Hébra). La division de ces phénomènes en deux groupes paraît donc n'avoir qu'une médiocre importance. En règle générale, les efflorescences secondaires de la syphilis se distribuent symétriquement sur toute la surface cutanée, et leur évolution a lieu d'une manière rapide. La syphilis, à cette période, constitue, pour ainsi dire, une maladie à marche typique, dont assez souvent des accès de fièvre précèdent l'éruption (Güntz). Les symptômes ultérieurs (tertiaires) en diffèrent avant tout par leur apparition sur des points limités du tégument ; en outre, ils se réunissent plus volontiers en groupes, se développent très lentement et parcourent leurs autres phases avec la même lenteur. Virchow compare leur diffusion aux métastases des néoplasmes malins.

CHANCRE MOU, VÉNÉRIEN.

Le chancre mou ou vénérien se caractérise par des bords nettement taillés à pic, renversés en dehors, décollés dans une petite étendue, ou tuméfiés, rouges, jaunâtres ou grisâtres ; par un fond inégal, lardacé, qui sécrète un pus abondant, auquel se mélangent des éléments du tissu, du smegma et souvent des corpuscules sanguins ; la forme du pourtour de l'ulcère varie avec sa profondeur. L'inoculation du pus sur la peau saine est suivie, dès les 12 ou 24 premières heures, d'une tache rouge, sur laquelle se développe bientôt une papule, qui se transforme rapidement en une pustule et, le troisième jour, en une ulcération ; celle-ci s'élargit et permet de reconnaître les signes cliniques décrits ci-dessus. Si le pus arrive dans les follicules pileux ou les glandes sébacées, il se forme des ulcères d'aspect furonculeux; sur des surfaces ou des rhagades excoriées, le chancre a une apparence plus plane ou une forme de gouttière profonde. Les chancres mous demandent de quatre à six semaines pour arriver à cicatrisation. Ils apparaissent le plus souvent sur les parties génitales (sur le prépuce, particulièrement sur le feuillet interne, combinés avec le phimosis, sur le frein, la couronne du gland, le scrotum, les petites et les grandes lèvres, sur la commissure postérieure, le vagin et la portion vaginale de l'utérus); on les observe aussi au pourtour de l'anus, sur la langue, les lèvres, les mamelons. Ils se développent plus facilement sur les parties œdémateuses, enflammées; le frottement, la malpropreté, augmentent leur étendue, enfin la constitution de l'individu exerce aussi une influence sur eux; ils se multiplient quelquefois par des inoculations de voisinage; le plus souvent ils s'accompagnent de la tuméfaction des ganglions lymphatiques correspondants. Lorsque ces glandes s'abcèdent, leur contenu, comme nous l'avons déjà dit, est inoculable comme la sécrétion primitive du chancre. Le chancre compliqué de bubon suppurant n'est qu'exceptionnellement suivi de syphilis constitutionnelle. Dans les tentatives de syphilisation entreprises à la clinique d'Hébra, j'ai vu se produire plusieurs centaines de chancres mous; leur inoculabilité ne cesse que quand une région de la peau est couverte de ces ulcérations — *immunité locale*, — ou quand l'organisme tout entier paraît saturé de virus chancreux — *immunité temporaire*. — Cette dernière condition ne dure que peu de jours, pendant lesquels le pus, même le plus récent, ne prend pas ; toutefois, au bout d'un certain temps, l'inoculation réussit de nouveau (1). La transmissibilité du chancre induré diminue aussi avec la durée de cet ulcère.

W. Boeck a observé que tel pus ne se reproduit que dans 6 générations, tel autre dans 83, et que certaines maladies, le typhus, la pleurésie, la pneumonie, l'érysipèle, suppriment l'aptitude à la contagion.

Dans un ouvrage des plus intéressants (2), Bœck a publié les résultats d'une série d'inoculations, dont je ne veux reproduire que quelques faits. Il a montré d'abord que la matière chancreuse congelée et conservée dans des flacons perd son inoculabilité, et que cette propriété résiste à des températures dépassant 36° R.; elle ne disparaît qu'à 40° R. La matière des croûtes prend plus longtemps que celle du pus. La substance desséchée sur de la toile refuse de s'inoculer: la transmission ne saurait donc se faire au moyen des vêtements.

(1) Voir *Bericht d. allgem. Krankenh.*, 1859, et *Zeitsch. d. Gesellsch. d. Aertze*, 1860.
(2) *Erfahrungen über Syphilis*. Stuttgart, 1875.

Les mélanges du pus chancreux avec une solution de carbonate de potasse (1 pour 2), l'huile d'olives, l'extrait de belladone, le laudanum, prennent parfaitement. Cinq gouttes d'alcool rectifié, de même que l'addition de sublimé corrosif (0,01 par dix gouttes d'eau), détruisent l'inoculabilité de la matière. Au contraire, on obtenait un résultat positif avec une goutte de substance chancreuse mêlée à huit gouttes de solution de Fowler ou à la solution d'acide phénique au 1/10e, au 50e, au 150e, au 200e. D'après les résultats de nombreuses expériences, c'est surtout le *sublimé corrosif* et l'*acide acétique glacé* qui abolissent rapidement la transmissibilité du virus chancreux.

Le pus de l'ulcération chancreuse ne diffère ni chimiquement, ni histologiquement, de celui des autres ulcères ; le contage adhère aux cellules du pus, aux débris de tissu et est inoculable aux hommes et aux animaux à sang chaud. Les ulcérations produites chez les animaux, chats, chiens, chevaux, lièvres, qui ont été inoculés par quelques observateurs (Auzias-Turenne, Zeissl, Rosner, Welz), correspondent au chancre mou, mais non à la syphilis.

Bradley a inoculé le pus sur un jeune marsouin et des chats, dans la plupart des cas avec des résultats négatifs ; mais, deux fois, il survint d'abord un épaississement des bords de l'ulcère et plus tard des accidents constitutionnels. Le marsouin mourut un mois après l'inoculation, avec une destruction de l'œil et une ulcération étendue de la cavité buccale. Le chat fut tué au bout de huit semaines, et l'on trouva des gommes dans les reins et le foie. Chez trois de ces animaux, il se forma des chancres mous, qui se laissèrent réinoculer, mais sans provoquer aucun phénomène constitutionnel.

Le pus chancreux peut, sans perdre sa virulence, être dilué avec du sang et de l'eau. Plus le chancre est récent, mieux réussit l'inoculation. Son produit de sécrétion desséché ne prend plus au bout de huit jours (Boeck) ; la température de l'ébullition détruit sa transmissibilité (Zeissl). Sur certaines régions du corps (la face interne des jointures), le chancre acquiert de plus grandes dimensions ; il s'inocule plus facilement à l'hypochondre que sur la poitrine, ne s'étend pas sur les membranes fibreuses et séreuses et envahit rarement les cartilages.

Les ulcérations chancreuses prennent des formes diverses suivant leur marche ; nous distinguerons les variétés suivantes :

1° Le *chancre simple*, qui se caractérise par les signes décrits ci-dessus ;

2° Le *chancre phagédénique gangréneux*, dont le caractère principal, comme son nom l'indique, est de dévorer les tissus avec une rapidité souvent extrême ; il survient habituellement chez les individus scorbutiques, tuberculeux ou débilités par l'abus des boissons alcooliques ; il s'accompagne de douleurs vives, et les parties sphacélées se séparent de la région saine environnante par une ligne de démarcation bien nette.

3° Le *chancre serpigineux*, qui se cicatrise au centre et s'étend à partir de la circonférence en lignes demi-circulaires, qui donnent à l'ulcère une apparence réniforme. Cette variété détruit quelquefois les tissus, comme le chancre phagédénique, avec une grande rapidité, faisant ainsi disparaître des organes entiers ou des parties d'organes. L'action destructive dépend de la constitution du sujet et aussi, dans une certaine mesure, de la profondeur à laquelle le virus a pénétré dans la peau.

4° *Le chancre en clapier* s'étend sans exception jusque dans le tissu cellulaire sous-cutané, sous forme de trajets creux ou fistuleux.

5° Le *chancre diphthéritique* apparaît d'ordinaire avec une inflammation intense, et la surface de l'ulcère se recouvre d'un enduit blanc jaunâtre, très adhèrent, qui consiste en tissu conjonctif infiltré de cellules et mortifié. Ajoutons à ces variétés celles dites éréthique et atonique ; les tissus qui environnent la première sont rouges, tuméfiés, tandis qu'ils sont normaux autour du chancre atonique.

CHANCRE INDURÉ OU INFECTANT (*induration, sclérose huntérienne*).

Nous avons donné plus haut les caractères principaux de l'induration. Si nous ajoutons ici la résistance cartilagineuse, qui peut s'étendre plus ou moins loin dans les tissus environnants, les cordons indurés (suivant le trajet de vaisseaux lymphatiques ou sanguins) qui, partant du chancre, se montrent souvent dans une étendue considérable, et le retentissement ganglionnaire, qui est constant, nous aurons indiqué les symptômes les plus importants. Tantôt l'induration ne présente qu'une exulcération superficielle, tantôt elle offre un fond circonscrit, profond, rougeâtre ou coloré en gris par l'exsudat ; la suppuration est peu abondante, souvent même le chancre ne sécrète qu'une sérosité sanieuse et mal liée ; ses bords sont unis et plats. On le rencontre aux parties génitales ; il peut aussi siéger sur les joues, les lèvres, les doigts, la paroi abdominale, le scrotum, le mont de Vénus, sur la face interne des cuisses, la conjonctive palpébrale, la pituitaire, la langue, la portion vaginale de l'utérus. En général, l'induration ne détermine aucune douleur notable pendant tout le cours de son évolution, qui dure au moins l'espace de trois mois, peut se prolonger jusqu'à six mois et même une année entière ; très rarement il se forme dans le voisinage du foyer morbide une nouvelle sclérose spontanée. Le chancre induré n'attaque les individus qu'une seule fois pendant la vie ou, exceptionnellement, deux fois (*syphilis géminée* : Diday, Zeissl, Follin, Rodet, Delestre, en ont signalé des exemples) ; j'en ai moi-même observé un cas chez un individu qui était atteint à la jambe d'une syphilide serpigineuse et portait au prépuce un chancre induré récent. L'adénopathie apparaît d'ordinaire dans la quatrième semaine à compter du début de l'infection. L'induration huntérienne est, d'après ce qui précède, identique à la syphilis et doit, par conséquent, n'être considérée que comme l'accident primitif de cette maladie, son principe contagieux pouvant se transformer, par voie de résorption, en virus syphilitique secondaire (Zeissl).

SYPHILIS (*Forme secondaire et forme tertiaire*).

Nous étudierons ici les variétés suivantes de syphilides : 1° *maculeuse;* 2° *papuleuse, tuberculeuse, noueuse;* 3° *squammeuse;* 4° *végétante;* 5° *pustuleuse;* 6° *bulleuse* (pemphigus syphilitique) ; 7° *ulcéreuse;* 8° le *rupia syphilitique;* 9° la *gomme syphilitique;* 10° l'*alopécie syphilitique;* 11° la *paronychie*, l'*onychie syphilitique;* 12° la *syphilis héréditaire.*

Avant de passer à la symptomatologie particulière de ces formes de la syphilis, décrivons quelques-uns des caractères prodromiques et généraux de la maladie. Une série de symptômes généraux précède ordinairement l'explosion de la vérole; ce sont : de la faiblesse, de la courbature, des douleurs fugaces dans les jointures, à la tête, de l'insomnie, une température exagérée de la peau et de la fréquence du pouls (*fièvre syphilitique*). L'exanthème syphilitique apparaît habituellement de sept à neuf semaines après le début de l'infection. Les syphilides se caractérisent avant tout par leur *marche*, qui est complétement différente suivant la forme de ces manifestations cutanées. Elles se distinguent essentiellement de la plupart des maladies chroniques ordinaires de la peau : par leur *tendance aux récidives*, les sujets syphilitiques n'étant jamais à l'abri de nouvelles poussées; par leur *inoculabilité*, même après des années de durée ; par leur *transmissibilité héréditaire;* par leur *coloration* (qui se prononce surtout aux endroits où il existe des stases sanguines); dans un grand nombre de cas, cette coloration est violacée ou d'un rouge-brun sale, plus tard elle passe au rouge cuivré ; elle dépend de la nature du pigment déposé dans le réseau de Malpighi et le derme, et elle se modifie dans les diverses périodes de l'éruption; quelquefois même la pigmentation normale disparaît avec la résorption de l'exanthème syphilitique, ce qui donne lieu à la production de taches blanches. Les macules syphilitiques, comme les autres formes récentes de la syphilis, sont au début d'un rouge clair, puis deviennent brunes, tandis que les gommes et le bord de formes ulcéreuses plus anciennes (Radesyge) prennent une couleur cuivrée, brune, due en partie à l'existence de télangiectasies et d'extravasations sanguines, en partie à la nouvelle formation excessive d'épiderme et à la séparation de la matière colorante du sang; souvent aussi les divers exanthèmes se transforment les uns dans les autres, ainsi les taches donnent naissance à des papules, celles-ci à des ulcérations, etc. Un autre caractère des syphilides est l'*absence du prurit*, surtout dans les formes maculo-papuleuses et squammeuses; ce symptôme fait défaut, même dans les cas où le nombre des efflorescences est considérable; il n'y a que les papules humides qui soient quelque peu prurigineuses.

Les syphilides peuvent se développer sur toutes les régions de la peau; elles ont cependant des *sièges de prédilection* déterminés et un mode spécial de groupement : ainsi, la syphilide maculeuse se montre le plus souvent au visage, sur le dos de la main et du pied, à la région sternale, et particulièrement sur le tronc, le ventre et la poitrine; la syphilide squammeuse a son lieu d'élection sur le front; les papules simples apparaissent surtout à la face externe des membres, les papules humides au pli de l'anus, les tubercules sur la peau de la racine du nez (Günsburg) (1); le psoriasis syphilitique, la syphilide squammeuse, s'observent plutôt à la face de flexion des extrémités, à la paume de la main et à la plante du pied; la forme pustuleuse a pour sièges principaux le cuir chevelu et la face, surtout le nez; enfin le pemphigus syphilitique apparaît de préférence à la paume de la main et à la plante du pied, au cuir chevelu, sur le front et la nuque, les ailes du nez, aux angles de la bouche, au nombril, à l'anus, à la région inguinale et sur les orteils. Ces éruptions se recouvrent tantôt d'écailles minces, de couleur sale, plus ou moins adhérentes, tantôt de croûtes épaisses, sèches, très adhérentes, superposées en cônes. Les syphilides affectent souvent, en outre, des formes déterminées : en disques, en demi-cercles ou en cercles. Enfin très fréquemment les manifestations cutanées de la syphilis se combinent entre elles; ainsi la roséole apparaît presque toujours en même temps que la syphilide papuleuse. Quant à la question de l'origine de la disposition symétrique des efflorescences syphilitiques, elle a été résolue par G. Wertheim : cet observateur, ayant noté exactement leur situation chez 30 individus, est parvenu à démontrer qu'elles apparaissent rigoureusement suivant le mode de distribution des plis de la peau décrits par C. Langer.

Syphilide maculeuse (érythémateuse, roséole syphilitique, érythème syphilitique, Syphilokelis (Fuchs), Fleckensyphilis).

L'éruption, qui s'annonce habituellement par un léger trouble fébrile (2), des douleurs articulaires, apparaît sous forme de taches de la dimension d'une lentille jusqu'à celle de l'ongle, de couleur rouge vif, livide ou brune, principalement sur la région latérale du thorax, à la nuque, sur les reins, le ventre, la face interne des cuisses, plus rarement à la face, au cou, à l'avant-bras et à la jambe, quelquefois aussi dans le creux de la main, sur la langue et le voile du palais. Il n'est pas rare d'observer des taches plates, offrant une papule au centre. Les syphilides maculeuses varient de forme et d'étendue et se présentent encore sous l'aspect d'anneaux (roséole annulaire).

(1) *Schmidt's Jahrb.* 1850.

(2) Voir E. Güntz, *Das syphil. Fieber.* Leipzig, 1873.

Avec le temps, leur couleur devient plus foncée, jusqu'à ce qu'enfin elles s'effacent complètement. Dans certains cas, les taches dépassent le niveau de la peau, *urticaire*, ou bien elles se transforment en papules ; il peut encore se former des squames, par suite de la dessiccation et de l'exfoliation de l'exsudat situé superficiellement. La roséole syphilitique est la manifestation la plus précoce de l'infection constitutionnelle. Elle se combine ordinairement avec l'angine, comme avec d'autres accidents de la syphilis (iritis, douleurs ostéocopes). Elle s'associe le plus souvent avec la syphilide papuleuse. On pourrait la confondre avec l'éruption de la rougeole et l'érythème non syphilitique, mais l'absence de la fièvre catarrhale et l'évolution rapide de ces deux dernières affections suffisent pour établir le diagnostic. Un autre phénomène qui peut venir en aide dans les cas douteux, c'est que les taches de la roséole syphilitique deviennent plus distinctes par l'action du froid sur la peau. Cette syphilide ne disparaît rapidement que dans des cas exceptionnels; en règle générale, quand elle est abandonnée à elle-même, elle dure des semaines, même des mois, et laisse habituellement une légère pigmentation Les récidives de cet accident se montrent le plus souvent sur la face antérieure du tronc et d'ordinaire sous forme annulaire. Comme accompagnement de la roséole, on trouve sur la tête et sur les parties pileuses de la face du pityriasis furfuracé ; quelquefois il apparaît aussi de petites pustules, qui se dessèchent rapidement. Signalons encore, à titre de complications, une légère angine, une affection douloureuse du tibia, un engorgement ganglionnaire.

Les altérations anatomiques consistent en une infiltration cellulaire le long des capillaires, dans les couches supérieures du derme, surtout dans les papilles, qui sont agrandies ; les vaisseaux capillaires du derme sont contractés (Biesiadecki).

Syphilide papuleuse et tuberculeuse. — Cette éruption se présente sous la forme d'efflorescences hémisphériques, du volume d'un grain de millet (papules miliaires, lichen syphilitique) jusqu'à celui d'une lentille, de couleur rouge pâle ou rouge foncé, plus tard jaune sale et gris de plomb ; leur surface est tantôt recouverte de squames, tantôt laisse voir une exsudation ténue après exfoliation de l'épiderme. La syphilide à petites papules se développe rapidement (d'ordinaire au milieu de symptômes fébriles), surtout à la face et sur le dos, et se transforme bientôt en vésicules et en pustules, qui se dessèchent en croûtes minces ; quelquefois les papules se groupent en grande quantité autour d'une plus volumineuse; sur le tronc, elles naissent ordinairement des follicules. Quand des individus affectés de lichen pilaire chronique sont atteints de syphilis, on constate parfois que les papules, auparavant d'un blanc sale, prennent d'abord, par le mélange de l'exsudat syphilitique, une coloration rouge plus foncée, qui se pigmente après l'aplatissement des efflorescences et apparaît brun foncé ou noire. Souvent de vives douleurs articulaires précèdent l'éruption des papules plus grosses ou nodosités ; celles-ci se montrent sur la plupart des régions de la peau, mais principalement à la nuque, sur la région de l'omoplate, sur le front (couronne syphilitique) ; on les trouve souvent disposées par groupes sur la face de flexion du coude, au poignet ; elles épargnent toujours le dos de la main et du pied. Quand l'éruption est étendue, les transitions les plus variées des papules aux pustules, avec production de squames et de croûtes, peuvent s'observer. Les poussées ultérieures se groupent ordinairement en disques et en cercles. Signalons, comme symptômes concomitants, une angine intense, la chute des cheveux, l'iritis ; cette dernière complication se montre le plus souvent dans cette syphilide (6 fois sur 100 cas, d'après Zeissl). On a vu la syphilide papuleuse récidiver après de nombreuses années (jusqu'à 20 et même 30).

Syphilide squammeuse. — Elle peut se montrer sur des parties isolées ou sur toute l'étendue du tégument ; elle se développe d'efflorescences maculeuses et papuleuses, à la suite de l'apparition de taches en relief, rouges, de la dimension d'une lentille, d'une pièce de deux francs, jusqu'à celle d'une pièce de cinq francs, qui, quelques jours après leur éruption, se recouvrent d'écailles, accumulées surtout à la périphérie. En certaines régions, particulièrement au cuir chevelu, il se forme, au lieu de squames, des croûtes, qui se superposent en couches circulaires ou en croissant. Les malades ont un aspect cachectique ; ils présentent des engorgements ganglionnaires ; leurs cheveux tombent. Sur le scrotum et le pénis, il se produit aussi des efflorescences disopsées en demi-cercles, et, au bout d'un certain temps, la peau rougit et s'enflamme, ce qui pourrait faire facilement confondre cette maladie avec l'eczéma. Toutefois, cette variété de syphilide n'apparaît que quand les accidents primitifs ont depuis longtemps achevé leur évolution.

On distinguera cette affection du psoriasis vulgaire aux caractères suivants : dans le psoriasis, les squames sont abondantes, ont un éclat nacré, se détachent facilement des parties sous-jacentes et laissent voir après leur chute un derme saignant ; dans la syphilide, au contraire, la masse écailleuse est en général moins considérable, offre une coloration jaune sale, a sa partie centrale déprimée en entonnoir ; les squames n'apparaissent non plus jamais sur des espaces aussi étendus et ne forment jamais des efflorescences aussi grandes que le psoriasis vulgaire ; celui-ci a encore ses lieux d'élection, que respecte toujours le psoriasis syphilitique, tels sont : le genou, le coude, le cuir chevelu, le pavillon de l'oreille. Enfin, sous les squames de la syphilide, apparaît un infiltrat rouge brun, qui quelquefois s'ulcère et se termine par une formation cicatricielle.

Psoriasis palmaire et plantaire. — La syphilis se présente avec des caractères particuliers à la paume des mains et à la plante des pieds.

D'ordinaire, il apparaît d'abord en ces points, ainsi que dans la région des condyles, des phalanges et du métacarpe, des taches isolées, le plus souvent du diamètre d'une lentille, quelquefois plus grandes, qui commencent par être rouges et deviennent plus tard brunes ou rouge brun; à ces taches succèdent bientôt des squames calleuses ou cornées; elles disparaissent, sans laisser de traces, avec la syphilide maculo-papuleuse, née en même temps sur le reste de la peau. Généralement, il se forme au centre de la tache une petite squame, qui tombe en laissant une perte de substance, dont le fond est rouge brillant et garni d'un épiderme mince, tandis que le bord est constitué par une collerette épidermique. La dépression centrale se remplit de nouvelles masses épidermiques, qui s'exfolient à leur tour, déterminant ainsi l'exhaussement continuel du pourtour. La confluence de plusieurs de ces plaques rend la peau épaisse et calleuse, et, chez les personnes qui travaillent de leurs mains, il se forme des crevasses profondes et des ulcérations, qui rendent les mouvements douloureux. De là, la division du psoriasis palmaire en *simple*, *corné* et *ulcéreux*.

On peut confondre le psoriasis palmaire et plantaire avec le clou, le tyloma et l'eczéma squammeux.

Nous avons vu, dans un précédent article, que, dans le clou, les nodosités se caractérisent par la présence d'un noyau central.

Dans le tyloma, les écailles sont très adhérentes; dans le psoriasis syphilitique, elles sont libres, surtout à la périphérie. Les callosités ne se produisent que sur les points soumis à une pression continue, et elles ne sont pas entourées de cette bordure rouge qui existe presque toujours dans le psoriasis syphilitique. Après l'enlèvement des lamelles épidermiques qui constituent le tyloma, la peau apparaît pâle ou rouge pâle; dans le psoriasis, il y a un infiltrat de couleur rouge brun. On devra, en outre, rechercher d'autres symptômes de la syphilis, particulièrement les plaques muqueuses intra-buccales, qui accompagnent d'ordinaire le psoriasis syphilitique. — L'eczéma se reconnaît aisément à son extension diffuse, au prurit qu'il détermine et aux vésicules ou pustules qui se forment de temps en temps. Le psoriasis palmaire et plantaire invétéré est au nombre des affections les plus rebelles de la peau.

Syphilide végétante (condylomes larges, tubercules plats, plaques muqueuses). — Les plaques muqueuses se présentent aussi bien sur la peau que sur le tégument interne et constituent souvent le seul symptôme de la syphilis. Elles débutent sous forme de papules ou de nodosités, qui s'étendent en largeur, demeurent isolées ou se confondent; à la chute de leur couche épidermique, elles sécrètent un liquide séreux ou purulent, qui se dessèche en croûtes de couleur jaune sale, ou bien elles se recouvrent d'un enduit diphthéritique résultant de la désagrégation du tissu; elles finissent par se transformer en ulcérations. Souvent le condylome végète à sa surface, donnant ainsi naissance à des condylomes acuminés. Les plaques muqueuses peuvent se transmettre aussi bien à d'autres individus qu'aux autres parties cutanées du sujet malade qui subissent leur contact ; elles sont donc extrêmement contagieuses. C'est ainsi que la surface opposée aux condylomes est infectée ; mais la simple interposition de charpie est un moyen de protection suffisant.

Les sièges les plus habituels de cette lésion sont : l'anus, le scrotum, le périnée, le prépuce, la face interne des cuisses, les grandes et les petites lèvres, le nombril, le pli de l'aine, le sillon génito-crural (où elles sont aussi confluentes), les mamelles chez la femme, le creux de l'aisselle, les angles de la bouche et du nez, les lèvres, les espaces interdigitaires des mains et des pieds, le conduit auditif externe, la muqueuse du nez, de la bouche et du pharynx, le larynx ; on les rencontre surtout dans les régions pourvues de glandes sébacées et de follicules pileux ou muqueux volumineux et dans les plis profonds de la peau. Sur les parties où la sécrétion sudoripare est peu abondante, les condylomes se recouvrent à leur surface d'une croûte mince (pus desséché). La papule est une suite très fréquente de l'infection.

Dans un travail fort bien fait, G. Behrend (1) exprime des doutes sur l'auto-inoculation des plaques muqueuses dont nous venons de parler. Mais nous devons maintenir notre manière de voir, partagée d'ailleurs par la majorité des auteurs. D'après Hübbenet, les plaques muqueuses constituent souvent un accident du début de la syphilis acquise (syphilide maculo-papuleuse), de même que de la syphilis héréditaire. Violet (2) a constaté qu'elles se montrent, avec les engorgements ganglionnaires, comme la forme exclusive de la syphilis infantile acquise. Les condylomes récidivent très souvent.

Syphilide pustuleuse, acné, varicelle, impétigo (pustules ayant principalement leur origine dans les follicules pileux et sébacés), ecthyma syphilitique (apparaissant surtout aux jambes et au cuir chevelu). — Cette syphilide se montre sous forme de pustules, provenant soit de vésicules devenues rapidement purulentes, soit d'efflorescences papuleuses qui suppurent par le sommet, de telle sorte que l'on observe simultanément des papules et des pustules ; d'autres fois, au milieu de symptômes fébriles, de douleurs articulaires et osseuses, on voit apparaître, comme dans le processus varioleux, des papules, qui se transforment vite en vésicules et en pustules, dont le contenu se dessèche en croûtes épaisses (rupia) ; lorsqu'on enlève ces croûtes, on observe une ulcération plus ou moins profonde, dont le pourtour est rouge foncé et infiltré ; mais, dans certains cas, les croûtes se détachent surtout des

(1) Leipzig, 1872.
(2) *Syphilis infantile.* Paris, 1874.

petites efflorescences, et alors celles-ci prennent de nouveau le caractère de papules. Ces syphilides s'accompagnent ordinairement de l'engorgement des ganglions (axillaires, cervicaux et inguinaux). Les malades ont l'aspect cachectique et sont souvent atteints en même temps de lésions des membranes fibreuses et de douleurs rhumatoïdes. Au début, les pustules ressemblent beaucoup à celles de l'acné disséminée et de la varioloïde; mais elles s'en distinguent facilement par l'absence de la fièvre qui annonce le processus varioleux, et par l'absence des comédons qui accompagnent l'acné; à une période plus avancée, la confusion n'est guère possible.

Les syphilides pustuleuses se présentent le plus souvent chez les individus mal nourris; elles sont assez rares; elles conduisent fréquemment à l'affection syphilitique des yeux, des os, du testicule et de l'ongle (onychie); les complications adénopathiques sont surtout remarquables dans cette forme, qui constitue l'un des accidents les plus tardifs de la syphilis secondaire; les pustules ont ordinairement leur point de départ dans les follicules pileux ou les glandes sébacées. Après la chute des croûtes, il reste une papule, qui s'exfolie peu à peu. La guérison demande deux à trois mois.

Pemphigus syphilitique. — Le pemphigus de nature syphilitique est rare chez les adultes; nous n'en avons, quant à nous, rencontré que deux exemples, l'un qui nous fut montré par le professeur Zeissl et dans lequel, outre des plaques muqueuses sur les lèvres et un enduit diphthéritique sur les amygdales, se voyaient des bulles sur les doigts et dans la paume de la main; l'autre, chez un sujet atteint aussi d'autres accidents constitutionnels. Chez les jeunes enfants, au contraire (*pemphigus des nouveau-nés*), c'est une affection très fréquente. Les enfants naissent avec une éruption pustuleuse, qui siège principalement à la paume des mains et à la plante des pieds; les ampoules s'ouvrent au bout de peu de jours et laissent une ulcération superficielle. Cette syphilide peut encore débuter, en ces points, sous forme de macules rouge bleuâtre, du diamètre d'une lentille, qui s'étendent aussi sur d'autres parties de la peau, surtout au front, au sourcil, à la face, au menton, aux fesses, à l'avant-bras et sur les jambes, sur la muqueuse de la bouche et de l'isthme du gosier; ces taches se transforment bientôt en bulles remplies de pus, dont l'enveloppe se détache ou dont le contenu se dessèche en croûtes. Les affections de la muqueuse, notamment de la pituitaire, ne manquent jamais dans ces cas. Les enfants ainsi atteints meurent d'épuisement peu de jours après la naissance, malgré les soins les plus attentifs et le meilleur mode d'alimentation. Leur existence ne dépasse guère deux à trois semaines; jusqu'ici j'ai vu peu de cas se terminer par la guérison (1).

(1) *Allgem. med. Zeitung.* 1873.

Par exception, il se forme aussi de grosses bulles, qui s'étendent périphériquement et laissent après elles une peau infiltrée de néoplasie syphilitique.

Gommes (*tumeurs gommeuses, tubercules syphilitiques*). — Ce nom s'applique à des nodosités plus ou moins volumineuses (comme un pois, une noisette et davantage), qui se développent dans l'épaisseur de la peau ou dans le tissu cellulaire sous-cutané ; celles de la peau sont moins grosses que les dernières, elles s'élèvent au-dessus du niveau du tégument, sous forme de tumeurs hémisphériques, rouge foncé, quelquefois déprimées au centre. Les gommes qui naissent dans le tissu sous-cutané sont d'abord assez mobiles ; elles ne prennent que pendant leur développement ultérieur des connexions intimes avec les parties ambiantes. Au début, elles ont aussi une plus grande consistance ; elles deviennent molles, gélatineuses, et contiennent un produit gommeux ou purulent.

La tumeur se détruit par métamorphose rétrogade de ses éléments ; il se forme une cicatrice avec dépression centrale et pigmentation périphérique, ou une excavation se produit au centre. La peau se détruit à son tour, et on observe la formation d'une croûte ; ou bien plusieurs nodosités ulcérées se réunissent et donnent lieu ainsi à une perte de substance plus considérable (lupus syphilitique ulcérant ou serpigineux).

Syphilide ulcéreuse. — Les ulcérations résultent de la destruction des diverses efflorescences que nous venons d'étudier, le plus souvent cependant des nodosités, des papules et des pustules. Elles présentent généralement des bords infiltrés, à pic, nettement délimités, qui peuvent varier de forme (circulaires, réniformes). D'ordinaire, le fond est recouvert d'une exsudation jaune ou grise, très adhérente. Ce produit se dessèche en croûtes et, comme, dans la plupart des cas, le pus est sécrété en quantité considérable et que la cicatrisation de l'ulcère réclame un long temps, ces croûtes s'accumulent peu à peu en masses très épaisses. Les tubercules syphilitiques apparaissent le plus souvent sur le cuir chevelu et le visage (front, nez, lèvres), sur les épaules et les jambes. Signalons, comme complications assez fréquentes de cette syphilide, les ulcérations des muqueuses et les altérations osseuses.

Quelquefois les ulcérations se cicatrisent au centre tout en s'étendant vers la périphérie, sous forme de lignes demi-circulaires ; il en résulte des pertes de substance festonnées (*syphilide serpigineuse*), qui souvent envahissent ainsi de grandes étendues de peau.

Alopécie syphilitique. — Les ulcérations et les tubercules déterminent la chute des cheveux, lorsqu'ils envahissent le cuir chevelu ; mais l'altération des glandes sébacées provoque aussi l'alopécie chez les individus syphilitiques, dont la tête se recouvre alors d'un enduit sébacé jaune sale et d'abondantes écailles épidermiques; le bulbe du poil s'atrophie, et il suffit d'une action un peu forte du peigne pour entraîner le cheveu, qui a perdu son adhérence primitive. On voit parfois tomber aussi les sourcils, les cils, les poils de la barbe et même ceux du reste du corps. Les individus ainsi atteints ont ordinairement l'aspect cachectique ; cependant les poils repoussent au bout de quelques mois, quand l'action du virus syphilitique est épuisée.

Paronychie syphilitique. — C'est une affection dans laquelle la peau qui entoure l'ongle rougit, se gonfle et devient douloureuse ; la tuméfaction se dissipe par résorption, ou bien la suppuration a lieu et l'ongle se détache. La paronychie apparaît aussi bien à la racine de l'ongle que sur ses parties latérales, aux doigts comme aux orteils, plus souvent sur ces derniers. Au début, l'ongle se montre seulement tacheté, plus tard il devient inégal, bosselé, prend une couleur jaune sale et brune. Celui qui tombe, aussi bien que celui qui repousse, est friable et s'émiette facilement ; dans la rainure unguéale, il se forme des fissures douloureuses, fort difficiles à guérir. Quelquefois il se développe au-dessous des ongles des gommes, des plaques muqueuses, qui amènent peu à peu la chute de ces organes et finissent par se mettre à découvert. La syphilis se traduit encore par une altération propre à l'ongle lui-même (onychia, onyxis), qui présente des taches blanches ou une hypertrophie et une décoloration de sa substance et qui s'exfolie à son bord libre. L'onychie atteint plus souvent les doigts que les orteils.

Parmi les accidents prédominants de la syphilis, nous devons signaler encore les lésions de la muqueuse nasale, buccale et pharyngienne (angine syphilitique, érythème, plaques muqueuses opalines, psoriasis). Les plaques opalines, en particulier, se produisent sur la membrane muqueuse des joues et de la langue comme une forme rebelle et récidivante de la syphilis, surtout lorsqu'une irritation mécanique ou chimique les entretient. Souvent les gommes syphilitiques siègent dans l'épaisseur de la langue, des amygdales, du voile du palais, où elles déterminent des destructions profondes ; elles envahissent encore le larynx, l'œsophage, le rectum, le vagin, l'utérus, l'urèthre, les cartilages, le périoste, les os, l'iris, la choroïde, la rétine, la sclérotique, la cornée, le sac lacrymal, la tunique albuginée du testicule, l'encéphale, la moelle épinière, enfin la plupart des organes internes; mais nous ne les suivrons pas aussi loin, pour ne pas franchir les limites de notre domaine.

Syphilis héréditaire. — Paracelse, le premier, appela l'attention sur l'apparition de la syphilis chez les nouveau-nés et Auger Ferrierus admettait déjà trois modes possibles de transmission, savoir : 1° par la semence du père syphilitique ; 2° par l'œuf de la mère infectée ; 3° par le sang maternel, infecté seulement pendant la grossesse. Boerhaave, Astruc, Rosen v. Rosenstein, ont confirmé cette manière de voir.

Il n'y a pas encore bien longtemps que certains auteurs, comme Desruelles, Devergie, Broussais, niaient complètement la syphilis congénitale, ou considéraient les accidents syphilitiques présentés par les nouveau-nés comme des phénomènes morbides résultant du contact de l'enfant avec les parties génitales malades de la mère (infection au passage, Kluge). Aujourd'hui la syphilis héréditaire n'est plus guère contestée, et tout le monde s'accorde à reconnaître qu'elle peut se manifester, soit au moment même de la naissance, soit (ce qui est bien plus fréquent) quelques jours, quelques semaines ou quelques mois plus tard.

Les formes de la syphilis qui apparaissent après la naissance siègent le plus souvent sur le tégument externe et les muqueuses, rarement dans les os, fréquemment dans les épiphyses. L'explosion de la syphilis héréditaire a lieu généralement dans les trois premiers mois de l'existence, rarement au delà. Des altérations viscérales, comme des gommes, peuvent se produire pendant la vie intra-utérine. Une affection particulière du cartilage en voie de calcification et de l'os en voie de développement apparaît souvent de bonne heure à l'union des épiphyses avec la diaphyse ; tandis que les symptômes de la syphilis congénitale latente, qui ne se manifestent que dans les années ultérieures (ordinairement de douze à seize ans) et le plus souvent sous forme d'ulcères serpigineux, attaquent la peau de la face, et surtout la lèvre supérieure et le nez ; pour certains syphilologues, cette forme ne serait qu'une récidive de la syphilis congénitale, dont les premiers symptômes s'étaient déjà montrés au début de l'existence.

En même temps que les accidents cutanés, s'observent d'ordinaire des ulcérations profondes dans la bouche, le pharynx et le nez, entraînant quelquefois la destruction des os; de même, les os creux sont aussi le siège de tophus étendus. J'ai donné les observations d'une série de cas de ce genre, que j'avais rencontrés à la clinique d'Hébra, dont j'étais alors l'adjoint (1).

La syphilis se transmet-elle plus souvent par le père ou par la mère? C'est une question qui n'est pas encore complètement résolue aujourd'hui. Hunter n'admet que l'infection du côté maternel ; tandis que, d'après Swediaur (2), Baerensprung (3), J. Mayr (4) et Zeissl, la maladie du père est, dans la majorité des cas, la cause de la syphilis congénitale, et l'embryon est d'autant plus exposé à être atteint que la

(1) *Im Jahre* 1859, *in der allg. med. Zeitung.*
(2) *Traité complet des mal. syphil.* Paris, 1805.
(3) *Die heredit. Syphil.* Berlin, 1864.
(4) *Zeitschr. d. Gesellsch. d. Aerzte*, 1851.

maladie du père était plus récente au moment de l'acte générateur. Mayr, dans 49 cas, a trouvé la mère saine; Bednar (1) a vu dans 20 cas la mère syphilitique, et dans 98 tout à fait vierge de vérole; Ricord admet l'hérédité paternelle et maternelle (transmission par l'œuf et le sperme, ou communication directe par la circulation de l'organisme maternel). Des faits tirés de ma pratique personnelle m'ont convaincu que la transmission a lieu plus souvent par l'intermédiaire du père que par celui de la mère; au contraire, Cullerier (2) et Sigmund, se basant sur de nombreuses observations, soutiennent l'influence exclusive de la mère; le dernier pourtant ne conteste pas absolument la possibilité de la transmission par la voie paternelle.

Œwre a observé que, sur 112 enfants atteints de syphilis congénitale, 95 avaient été infectés par des mères syphilitiques et 17 par des pères syphilitiques ou par l'action combinée des deux parents; il recommande même de recourir à l'accouchement prématuré, si la mère devenait infectée à une époque où l'enfant est déjà viable. La syphilis du père se transmet au fœtus sans que la mère soit infectée; quelquefois cependant la santé de celle-ci est atteinte. On observe chez elle des tuméfactions ganglionnaires, des affections douloureuses des os, sans maladies antérieures de la peau (Hutchinson) (3). Virchow a trouvé dans le placenta des tumeurs semblables aux gommes; Œdmannson, une inflammation athéromateuse des vaisseaux ombilicaux et une inflammation interstitielle du placenta; Fränkel (4), une endométrite placentaire gommeuse.

D'après Boeck, la syphilis se transmet à l'enfant presque exclusivement par la mère, rarement par le père. La mère était-elle syphilitique avant la conception, l'enfant reçoit la *syphilis héréditaire ;* si elle n'a été infectée qu'après la conception, la maladie de l'enfant est, selon cet auteur, une *syphilis congénitale.* Enfin, si la mère contracte la vérole seulement dans les deux derniers mois de la grossesse, l'enfant naîtra sain. La syphilis congénitale comporte un pronostic plus favorable que la syphilis héréditaire. Quand une femme a été atteinte de syphilis constitutionnelle avant la puberté, elle donne généralement le jour à des enfants sains; quand elle devient syphilitique après la puberté, l'enfant sera malade : il meurt alors dans les premiers mois de la gestation et vient au monde dans un état macéré ; ou bien il naît avant terme, soit mort, soit destiné à succomber peu de jours après l'accouchement. Quand les deux procréateurs ne contractent la vérole qu'après la conception, l'enfant vient généralement sain. Les accidents dits tertiaires des pa-

(1) *Die Krankh. d. Neugebornen u. Säuglinge.* Wien, 1853.
(2) *De l'hérédité de la syphilis. Gaz. des hôpitaux,* 1854.
(3) J. Caspary, *Berl. klin. Wochenschr.* 1875.
(4) *Arch. f. Gynäkolog.* 1873.

rents ne donnent que par exception la syphilis à l'enfant. Les premiers rejetons sont, en règle générale, plus fortement atteints que ceux qui naissent ensuite. Boeck a vu une mère donner naissance à 12 enfants syphilitiques. Il n'est pas rare que le premier enfant soit malade, le deuxième sain, et le troisième de nouveau atteint.

D'après Diday (1), sur 86 cas de syphilis congénitale observés par lui, l'explosion des accidents a eu lieu 26 fois dans le premier mois, 45 fois dans le second, et 15 fois dans le troisième mois de la vie. Plus la manifestation se fait attendre, moins les phénomènes sont intenses et meilleur est le pronostic. La syphilis qui éclate avant la puberté n'est qu'une récidive, mais nullement une syphilis demeurée latente, comme on l'admettait autrefois.

La syphilis infantile se distingue de celle des adultes par certains caractères :

Ainsi, la peau de la face offre une coloration terreuse et une teinte cireuse particulière, analogue à celle des vieillards ; les cils sont rares ; l'enfant respire difficilement par le nez : ce sont là des signes qui éveilleront toujours l'attention et feront rechercher d'autres phénomènes de la syphilis. Les macules, chez les enfants, ont plutôt une coloration rouge pâle ou brun sale ; ordinairement ils les apportent en naissant ; lorsqu'elles n'apparaissent que plus tard, elles sont toujours acquises. On les rencontre sur le tronc, les membres, notamment à la plante du pied et au talon, qui ne tardent pas à s'excorier et à s'ulcérer sous l'influence du frottement. Les affections de la muqueuse du nez, de la bouche, du pharynx et du larynx sont encore des symptômes ordinaires de la syphilis infantile; elles consistent généralement en plaques muqueuses. Les papules sont très rares et se recouvrent d'écailles à la longue ; les pustules montrent moins d'infiltration à leur pourtour; enfin, la teinte cuivrée, qui est quelquefois caractéristique des éruptions syphilitiques chez les adultes, apparaît rarement chez les enfants. L'explication de ces différences se trouve dans le fait que les enfants atteints de syphilis congénitale sont ordinairement très anémiques et mal nourris, et, par suite, que leur peau est plus flasque et beaucoup moins turgescente que celle des adultes, d'ailleurs en bon état de santé, qui contractent la syphilis. De nouvelles observations ont démontré que les lésions osseuses ne sont pas aussi rares qu'on le croyait naguère chez les enfants syphilitiques. Jusqu'ici je n'en ai vu, pour mon compte, que deux exemples, l'un présentant une nécrose des cornets du nez, l'autre une perforation de la voûte palatine (2) ; mais Waldeyer et Köbner (3) ont rapporté des observations

(1) *Traité de la syphilis des nouveau-nés*, etc. Paris, 1854.
(2) *Ueber Hautkrankheiten d. kindl. Alters. L. c.*
(3) *Beiträge zur Kenntniss d. heredit. Knochensyphil.* Virch. *Arch.* B. 55.

de cette manifestation de la syphilis héréditaire. Les cartilages épiphysaires, surtout à l'extrémité périphérique du radius et du cubitus, plus rarement à l'humérus et à la clavicule, sont, d'après Wegner (1) et Kassowitz (2), très souvent affectés; aux jambes, on voit survenir les gonflements à deux pouces au-dessus de la malléole; il n'est pas rare de les rencontrer aussi sur les phalanges, particulièrement sur la première (R. W. Taylor) (3). Par opposition à cette forme, il existe une syphilis congénitale qui ne se manifeste qu'à un âge plus avancé, entre douze et quinze ans (syphilis tardive), et dans laquelle ce sont les os qui sont les premières parties attaquées, sous forme de périostite, carie, nécrose, et de gommes assez volumineuses.

Hutchinson (4) a décrit une affection spéciale des dents (dents échancrées), qui est déterminée par la syphilis congénitale.

ANATOMIE PATHOLOGIQUE.

Les *tumeurs syphilitiques des muscles et des tendons* s'observent principalement dans les muscles des extrémités supérieures, de la nuque et du cou. Les gommes apparaissent comme des tumeurs dures, qui se composent de granulations denses et à petites cellules du tissu conjonctif interstitiel, et dont les éléments dégénèrent rapidement.

Les *gommes de la langue* se développent tantôt à la surface, tantôt dans l'intérieur de l'organe. On en rencontre aussi dans le muscle cardiaque, dans les parois artérielles et dans l'appareil nerveux central, entraînant alors diverses formes de paralysie, l'épilepsie, la céphalalgie et l'insomnie.

Après des années, il survient de nouvelles gommes, pour l'explication desquelles on est obligé d'admettre, soit un état syphilitique des éléments, soit un foyer persistant où siège le virus; cette dernière hypothèse paraît la plus vraisemblable (Virchow).

L'orchite syphilitique simple consiste en une inflammation chronique du tissu conjonctif qui se trouve entre les canalicules séminifères. On observe encore parfois la périorchite, l'albuginite syphilitique (Ricord), l'épaississement cartilagineux de la tunique albuginée, un épanchement séreux dans la tunique vaginale avec oblitération partielle de la cavité. Dans le cours de l'orchite syphilitique, le tissu conjonctif interstitiel s'épaissit et s'indure, en étouffant plus ou moins le parenchyme. On rencontre aussi des tumeurs gommeuses, tantôt dans

(1) *Arch. f. Dermat. u. Syph.* 1871.
(2) *Vererb. d. Syph. Med. Jahrb.* 1875.
(3) *Syphil. les. of the os. Syst. in enfant.* New-York, 1875.
(4) *A clin. mem. of certain diseases.* London, 1863.

l'albuginée épaissie, tantôt dans les callosités de la substance testiculaire ; elles se composent d'éléments cellulaires du tissu conjonctif, qui subissent rapidement la dégénérescence graisseuse.

Sur 6 cas d'orchite fibreuse, Lewin n'a trouvé dans trois aucun filament spermatique.

Souvent l'on rencontre des gommes à la base du cerveau, plus rarement dans la moelle épinière et dans la pie-mère ; elles se composent en majeure partie d'éléments cellulaires, qui sont ici très délicats.

Virchow compare l'évolution de la syphilis à la marche des tumeurs malignes, en raison de l'induration du début, de l'engorgement des glandes et de l'envahissement de parties éloignées, phénomènes si analogues à ceux des métastases.

La syphilis congénitale tardive, celle qui, comme nous l'avons dit ci-dessus, ne se développe que dans l'intervalle de la troisième à la quatorzième année, peut elle-même avoir déjà dans le fœtus un foyer interne, qui se manifeste seulement plus tard.

Les produits pathologiques existant dans les syphilides sont des cellules qui ne se distinguent pas histologiquement des éléments de tissu que l'on retrouve dans les inflammations aiguës et chroniques de la peau. Dans certaines efflorescences, les proliférations occupent surtout les couches supérieures du derme, tandis que, dans d'autres accidents, comme, par exemple, le chancre induré et les formes plus tardives de la syphilis (gommes), les accumulations cellulaires se montrent aussi dans le tissu conjonctif sous-cutané. Ces éléments, pas plus au début de la maladie que dans ses phases ultérieures, n'offrent au microscope aucune différence avec ceux d'autres processus pathologiques et n'ont, pour la pathologie de la syphilis, d'autre importance que de nous faire connaître les produits morbides déposés par le processus. Etudions cependant de plus près l'état pathologique de quelques formes.

Les caractères anatomiques ne sont pas très différents entre le chancre mou et le chancre induré. Les infiltrations cellulaires, surtout autour des parois vasculaires, sont communes à l'un et à l'autre, et le *chancre mou* présente les phénomènes de la dermatite ordinaire, c'est-à-dire une dilatation des vaisseaux sanguins, qui sont entourés de cellules proliférantes, et un gonflement des éléments du tissu conjonctif et des cellules du réseau de Malpighi (Lindwurm); les papilles situées au pourtour de l'ulcère sont agrandies et recouvertes d'épaisses couches épidermiques, quelques-unes d'entre elles sont en voie de destruction (fig. 44, d'après Biesiadecki).

Le *chancre induré* produit, comme la syphilis tuberculeuse, des infiltrations cellulaires dans les papilles, dans le reste du derme, dans le tissu conjonctif sous-cutané, et aussi sur la paroi des vaisseaux sanguins, qui augmente ainsi près de trois fois d'épaisseur, sans que la lumière du canal soit obstruée ; les vaisseaux sont comprimés par les proliférations ; les éléments de nouvelle formation s'anastomosent avec les cellules du tissu conjonctif avoisinant et se trouvent aussi au pourtour de l'induration, principalement sur la paroi des plus gros vaisseaux (Biesiadecki) (1) ; à la longue, la dégénérescence graisseuse s'empare des éléments exsudés dans le réseau de Malpighi, ou bien il survient une

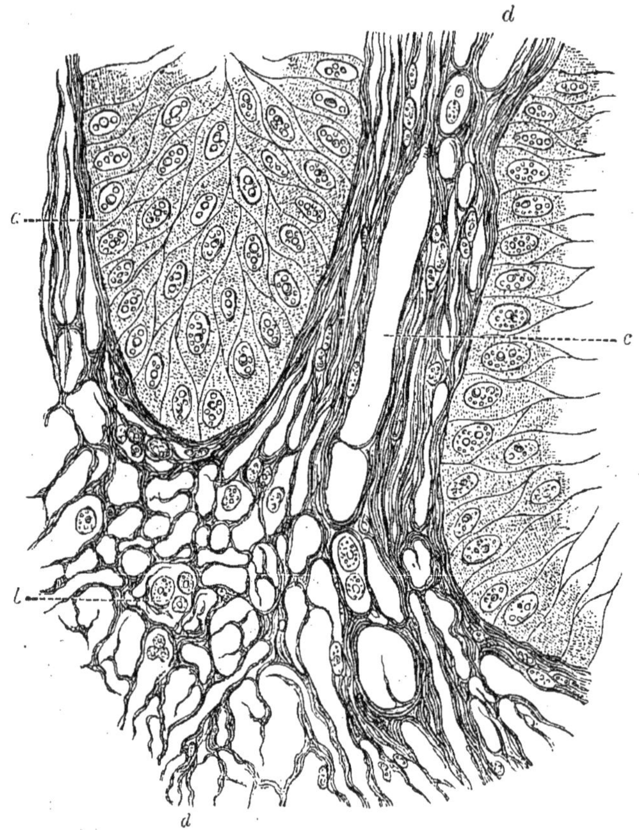

Fig. 44. — Coupe de tissus situés au pourtour d'un chancre mou (*).

(*) *a*, Éléments gonflés du réseau de Malpighi ; *b*, chorion ; *c*, vaisseau capillaire d'une papille dilaté, avec amincissement de sa paroi ; *d*, papille. Les fibres du tissu conjonctif sont séparées par des cellules arrondies et un fluide séreux.

gangrène superficielle et une fonte purulente ; on observe encore l'atrophie cicatricielle du derme, auquel adhère une mince couche épidermique (Auspitz). Quant au mode de production de l'induration, les opinions sont divisées : Baerensprung (2) l'attribue au dépôt d'une exsudation plastique primitive ; Michaelis (3), à la formation d'un ex-

(1) *Sitzungsber. d. kaiser. Akad.* 1867.
(2) *Annal. des Charitékrankenh.* 1860.
(3) Virch. *Arch.* 24.

sudat cellulaire, entouré de capsules denses; d'autres l'expliquent par l'épanchement d'une lymphe plastique dans le tissu conjonctif (lymphangite capillaire, avec suffusion dans le tissu conjonctif voisin, Ricord) (1), ou par l'épaississement des vaisseaux et la rigidité du tissu conjonctif. D'après l'exposé histologique donné ci-dessus, l'induration semble dépendre de la masse des cellules nouvellement formées, de la

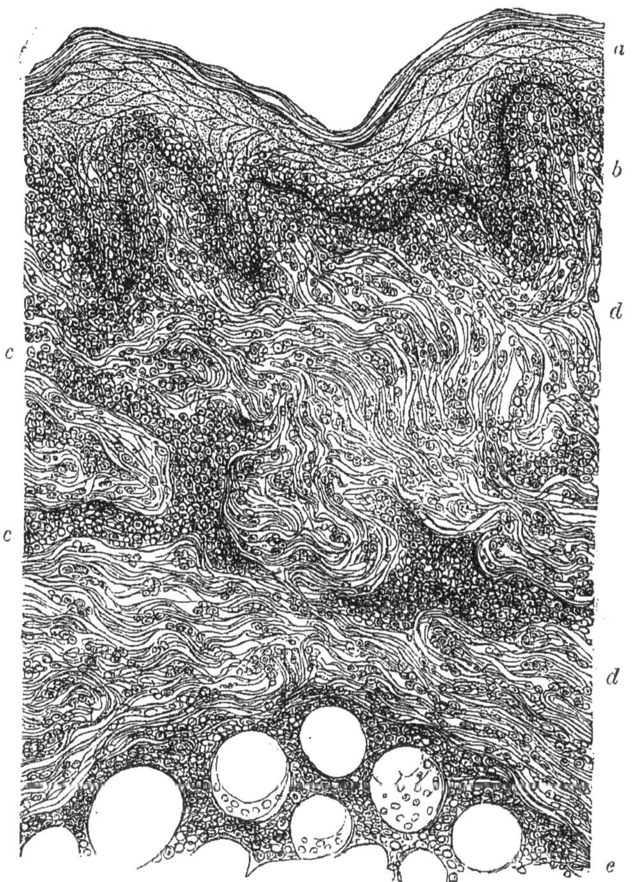

Fig. 45. — Coupe d'une nodosité syphilitique développée sur la cuisse (*).

(*) *a*, Épiderme; *b*, réseau de Malpighi; *c*, infiltration cellulaire du derme et du pannicule adipeux; *d*, néoplasie de tissu conjonctif; *e*, papilles.

rigidité du tissu conjonctif, de même que de l'épaississement des vaisseaux sanguins. Je n'ai pu observer aucune prolifération sur la paroi des vaisseaux lymphatiques, dont l'intérieur, au contraire, présente des cellules d'exsudation en masses compactes, comme l'a déjà signalé Biesiadecki.

(1) *Leçons sur le chancre*, par A. Fournier, Paris, 1860.

Verson (1) a observé, dans l'induration, du tissu conjonctif avec des cellules d'exsudation, qui étaient remplies de granulations arrondies; ces cellules paraissaient crénelées ou étirées en fuseaux; la membrane adventice des vaisseaux était dissociée par des cellules.

Le *macule* syphilitique consiste en proliférations cellulaires le long des vaisseaux capillaires (Biesiadecki). L'adventice renferme des cellules rondes et fusiformes. Il se fait en outre un dépôt de pigment.

Les altérations anatomiques de la *syphilide papuleuse* ressemblent essentiellement à celles du chancre induré, c'est-à-dire que le réseau de Malpighi, les papilles et le derme sont envahis par des cellules (tissu de granulation), qui se montrent également en grande quantité entre les pelotons isolés du pannicule adipeux et dans le tissu conjonctif sous-cutané; ce dernier est tuméfié, les espaces aréolaires sont distendus par les éléments dont nous venons de parler. Les nodosités siégeant profondément renferment à leur centre un contenu fluide, d'aspect gommeux, composé de petites cellules et de détritus graisseux.

Dans les *plaques muqueuses*, on observe toujours une augmentation de volume des papilles, avec dilatation de leurs vaisseaux et accumulation considérable de cellules. Ces condylomes n'étant autre chose que des nodosités ou papules, ulcérées superficiellement, présentent les mêmes altérations histologiques que ces dernières, c'est-à-dire un agrandissement des papilles dans le diamètre longitudinal et le diamètre transversal et une infiltration cellulaire considérable dans le derme et certaines parties du tissu conjonctif sous-cutané (Biesiadecki); les cellules épidermiques sont dégénérées, les prolongements que la couche muqueuse envoie entre les papilles ont diminué de longueur, les papilles sont mises à découvert par suite de la destruction des cellules épithéliales. La membrane adventice des vaisseaux qui se dirigent vers la plaque muqueuse est altérée dans une assez grande étendue, et l'on observe une prolifération cellulaire le long du trajet des vaisseaux; ajoutons un agrandissement et une multiplication des noyaux dans la paroi des capillaires et une dilatation de ces derniers; Zeissl cite encore des altérations des glandes sébacées.

Syphilome. — E. Wagner a cru trouver dans cette tumeur des éléments spécifiques de la syphilis : ce sont de gros noyaux (de 0μ007) et des cellules volumineuses (de 0μ007 jusqu'à 0μ015 de diamètre), ayant un contenu granuleux. Les syphilomes récents, de même que la périphérie des anciens, se composent principalement de noyaux, tandis que les tumeurs anciennes sont surtout constituées par des cellules. Le trait caractéristique se trouve dans le rapport des cellules et des noyaux avec le tissu environnant; en effet, ces éléments occupent de petits

(1) Virch. *Arch.* 45 Bd.

espaces creux, formés par le tissu conjonctif, et qui existent en quantité variable. Ils finissent par s'atrophier à la longue et donnent lieu à la formation d'ulcères. Les syphilomes se distinguent des autres tumeurs aussi bien par l'aspect de leurs cellules que par leur arrangement, mais surtout par leur structure alvéolaire ; on les rencontre dans la peau, les membranes muqueuses, les os, le foie, la rate, le cerveau, le poumon, etc.

D'autres auteurs prétendent également avoir observé dans ces cellules un caractère particulier. Bærensprung a trouvé dans les gommes, comme dans le chancre induré, la dégénérescence amyloïde des éléments. Schott a constaté la même altération au pourtour des gommes du foie (1) ; mais on sait que cette dégénérescence n'est qu'une métamorphose rétrograde, nullement spéciale à la syphilis.

Nous sommes donc réduits, pour établir le diagnostic des affections syphilitiques de la peau, à la forme extérieure des efflorescences, à eur couleur, à leur distribution et à leur siège.

TRAITEMENT.

Le *chancre mou, vénérien* (qui, dans la grande majorité des cas, n'est pas la syphilis constitutionnelle) ne demande qu'un traitement local. Comme moyens abortifs, auxquels il faut recourir peu après l'infection, les caustiques énergiques seuls conviennent : *potasse caustique*, *pierre infernale*, *acide nitrique*, *acide sulfurique*, *chlorure de zinc* et la *galvano-caustie*. Les cautérisations réussissent quelquefois, quand on n'attend pas trop longtemps pour les pratiquer.

Lorsque l'ulcération est superficielle, elle guérit spontanément et ne réclame qu'une application de charpie, comme moyen d'isolement. Dans la plupart des cas cependant, il faut recourir à la *pierre infernale*, à la *potasse caustique*, au *sublimé*, au *sulfate de cuivre* ou à l'*acide phénique*. Ces agents s'emploient à l'état concentré ou en solution affaiblie (de 0,07 à 0,28 pour 40). La *pâte de Vienne*, le *caustique composé d'acide sulfurique et de charbon*, constituent, dans certains cas, une application convenable. On se trouve mieux, à une époque plus avancée, du *précipité rouge* 0,07 ou *précipité blanc* 0,75 *pour* 40 *d'axonge* ; de l'*onguent basilicum ;* du *protoiodure d'hydrargyre* 0,25 pour 40 ; de l'*eau phagédénique* (sublimé corrosif 0,15, eau de chaux 40). Lorsqu'on a à traiter des ulcérations étendues, la pâte suivante est préférable : *acide phénique* 1 *partie*, *huile de lin* 6, *craie q. s.* pour faire une pâte molle (pansement de Lister), que l'on étend sur de la toile et que l'on renouvelle quotidiennement. Le topique composé de : *baume du Pérou* 15,

(1) Voir Widerhofer, *Jahrb. d. Kinderheilkunde.*

nitrate d'argent 0,25 (Zeissl), ou le suivant : *tannin* 2.5, *alcool* 5, *eau distillée* 160 et l'*emplâtre mercuriel* peuvent aussi rendre des services. Le traitement devra nécessairement se modifier suivant le siège de l'ulcération, son caractère, la constitution et le genre d'occupation de l'individu ; celui-ci évitera les mouvements excessifs et, si les ganglions se montrent douloureux, il devra garder aussitôt le repos le plus absolu.

Traitement de l'induration. — Le chancre induré n'étant que le premier accident de la syphilis réclame, cela va de soi, un traitement général. Toutefois, on peut toujours recourir aux moyens locaux pour amener la disparition rapide de l'induration ; le premier de ces moyens est l'*excision* (1). Hunter, Ricord, v. Sigmund, conseillent cette méthode; mais elle s'emploie surtout pour les ulcérations phagédéniques.

Vogt (2) a publié le résultat de son expérience sur l'excision du chancre induré. Cette opération a l'avantage de détruire le foyer d'infection ; mais, lorsqu'elle ne pénètre pas assez profondément, les vaisseaux lymphatiques non détruits peuvent encore transporter le contage au loin, aussi doit-on dépasser les limites de la sclérose et entamer avec l'instrument une partie des tissus sains, comme l'ont fait, les premiers, Hueter, Langenbeck et Ulrich. Nous avons vu une fois, Hueter et moi, l'excision empêcher le développement des accidents généraux ; dans quelques cas, j'ai observé, à la suite de l'enlèvement de la sclérose par la ligature élastique, que les points où siégeaient les chancres ne s'induraient plus et que les phénomènes ultérieurs se réduisaient à un psoriasis palmaire et à l'angine syphilitique. Hueter recommande, aussitôt après l'opération et même pendant, de toucher légèrement la plaie avec une solution d'acide phénique ; selon cet auteur, l'excision est toujours indiquée, même dans les cas où la syphilis constitutionnelle s'est déjà manifestée par d'autres symptômes ; l'extirpation des bubons indolents serait également avantageuse.

Comme moyens locaux, les suivants sont encore indiqués : *application de l'emplâtre mercuriel, cautérisations à l'acide phénique* (1 : 4), badigeonnages avec : *chlorure de potassium* de 0.75 à 1.5 pour 40 d'eau (Sigmund) ou avec : *calomel* 2.5, *eau de chaux récente* 40

Dans bon nombre de cas, nous n'avons occasion de voir les malades syphilitiques que lorsque la plus grande partie des symptômes ont disparu ; les seuls signes accusateurs de la maladie sont des taches pigmentaires, des cicatrices, etc. Les individus de ce genre ne se doutent même pas de l'affection dont ils sont atteints et n'ont par conséquent suivi aucun traitement ; chez eux, la maladie a évolué spontané-

(1) Voir *Syphilis u. Geschwüre in* Pitha's u. Billroth's *Chirurgie*, p. 221.
(2) *Berlin. klin. Wochenschr.* 1871.
(3) Voir *Allgem. med. Zeitung*, 1873.

ment. D'autre part, à l'exemple d'autres spécialistes, nous avons soumis quelques sujets à la simple expectation, nous contentant de remèdes indifférents (l'extrait de chiendent, etc.) ; or, dans ces cas, les phénomènes morbides, tout en se prolongeant, finissent par disparaître. La syphilis est donc une maladie à cycle défini, et les moyens employés pour la combattre peuvent bien en abréger la durée, en prévenir exceptionnellement les récidives, car celles-ci se produisent généralement ; mais la guérison radicale est un fait très rare.

DIVERSES MÉTHODES DE TRAITEMENT GÉNÉRAL.

1. Le *traitement simple*, introduit par Fergusson, consiste dans l'emploi de moyens indifférents ou de laxatifs, comme le *bois de gaiac*, le *sulfate de magnésie*, la *racine de chiendent*. C'est là l'expectation pure.

Méthode des frictions mercurielles. — Cette méthode convient aux syphilides sèches, de même qu'aux cas où l'administration interne du mercure est contre-indiquée. Le mercure métallique, qui, trituré avec de l'axonge, forme l'onguent gris, sert à faire les frictions. La dose du mélange est de 2 grammes 5 par jour. Chez les personnes délicates, une moindre quantité suffit, et chez les enfants on ne doit pas dépasser 1 gramme par jour.

On administre un bain tiède avant de commencer les frictions; le meilleur moment pour pratiquer celles-ci est le soir, au lit, de façon que les sujets restent ensuite plusieurs heures en transpiration. Le premier jour, on frotte la face interne des deux jambes, le deuxième la face interne des deux cuisses, le troisième l'abdomen, le quatrième la région lombaire et les côtés du thorax, le cinquième le dos, le sixième la face interne des bras, le septième la face interne des avant-bras.

On continue les onctions jusqu'à la disparition des accidents syphilitiques ou jusqu'à ce que la salivation s'oppose à leur emploi ; cette complication se montre, chez un certain nombre d'individus, dès la première friction; chez d'autres, on peut faire de 50 à 60 séances, sans la voir survenir. Le malade pratique lui-même les frictions, ou l'on en confie le soin à une personne expérimentée, qui doit les faire au moyen de gants de peau. Pour prévenir la salivation, le sujet se nettoiera souvent la bouche avec de l'eau, se brossera fréquemment les dents, se badigeonnera les gencives avec de l'alcool, ou un mélange de teinture d'iode et de teinture de noix de galle ãã, fera usage de l'un des gargarismes suivants : alun, chlorate de potasse 5, eau 480, sirop de mûres 25, ou tannin 2,5, eau distillée 400, teinture d'opium 20 gouttes, ou enfin hypermanganate de potasse 0,3, eau distillée 300, quand la membrane muqueuse offre un enduit. La cure par les frictions mercurielles convient surtout aux cas de syphilis congénitale, dans les affections des yeux et des centres nerveux, principalement quand il faut agir rapidement. Dans les formes de la syphilis qui résistent à ce mode de traitement ou dans lesquelles l'usage interne du mercure est contre-indiqué (par exemple, lorsque l'estomac est malade), on peut recourir aux suppositoires, selon la formule suivante : onguent gris 2, sperma ceti 6, m. f. 4 suppositoires.

Divers auteurs se sont occupés de l'absorption du mercure par la peau; j'ai moi-même étudié cette question.

Il résulte de mes expériences (1) que l'absorption de cet agent par la peau intacte n'est pas douteuse. Le métal pénètre dans les follicules pileux sous forme de globules de grosseur variable, et il va même jusque dans le bulbe pileux; les globules se trouvent en moindre quantité dans les glandes sébacées qui débouchent dans le follicule pileux et en plus grand nombre dans celles qui s'ouvrent librement à l'extérieur ; dans les orifices des glandes sudoripares, ils sont souvent entassés en quantité considérable ; ils paraissent pénétrer rarement dans les conduits excréteurs; on ne les trouve jamais dans le corps même de la glande. Les particules mercurielles déposées dans les follicules peuvent se résorber, car, après quelques semaines, comme il ressort d'expériences parallèles, elles ne se retrouvent plus dans ces organes, mais au contraire leur présence dans les viscères peut se démontrer chimiquement. Elles pénètrent par les vaisseaux lymphatiques, où l'on constate des traces de leur passage, à l'état probablement de sublimé en dissolution. Ni les réactifs ni le microscope ne montrent d'autres voies de pénétration.

Dans les organes internes, le mercure semble également circuler à l'état de dissolution ; du moins est-il impossible de découvrir des globules ayant le caractère positif du mercure. Leur existence ne se laisse pas constater, même après un traitement prolongé par les onctions. Le mercure arrive aussi au fœtus par l'intermédiaire de la mère, comme l'ont démontré avant moi Schneider et Spaeth.

L'absorption du sublimé par la peau intacte est aussi démontrée par les expériences que j'ai instituées.

La pénétration du mercure dans l'économie est analogue à celle du goudron. On observe souvent qu'il suffit d'enduire seulement une fois le 1/3 de la surface du cuir chevelu avec cette dernière substance pour que l'urine prenne immédiatement une coloration foncée ; les jours suivants, l'urine redevient plus claire, malgré la continuation des badigeonnages, et enfin, les follicules finissant par être complètement obstrués par le goudron, l'urine sécrétée reprend sa couleur normale.

Les follicules sont donc la voie par laquelle se fait indubitablement l'absorption de l'onguent gris et du sublimé en dissolution ; ces préparations

(1) *Wiener med. Wochenschr.*, 1874.

pénètrent-elles encore par d'autres chemins dans l'organisme, c'est une question que mes expériences ne me permettent pas de résoudre.

Le mercure s'emploie encore sous forme de *fumigations*, soit avec le cinabre, soit avec le calomel (1).

Administration du mercure à l'intérieur. 1° ℞ *Sublimé corrosif* 0,07, dissolvez dans un peu d'eau distillée, aj. extrait et poudre de réglisse ãã q. s. pour faire 24 pilules, deux à quatre par jour. — ℞ Bichlorure de mercure 0,07, diss. dans eau dist. 400, 2 à 4 cuillerées par jour. Baerensprung recommande le mélange suivant : sublimé corrosif 0,15, jaune d'œuf n° 1, eau dist. 216, chlorhyd. d'ammoniaque 5, trit. et m. parfaitement, puis filtrez, 1 cuillerée toutes les deux heures. Lewin (2) est véritablement le premier qui ait introduit dans la pratique l'usage du sublimé en injections sous-cutanées ; il en injecte de 0 gr. 0075 à 0,015, dissous dans 0,24 à 0,3 d'eau, une ou deux fois par jour; il emploie encore une solution à 1 pour 100, dont il injecte quotidiennement une pleine seringue. Les points les plus convenables pour pratiquer ces injections sont la poitrine, le dos, les fesses. Les récidives seraient, d'après Lewin, plus rares avec cette méthode qu'avec les autres. Scarenzio (1864) injecta du calomel suspendu dans un mucilage de gomme arabique ou dans la glycérine, à la dose de 0,02 à 0,03 pour 1,5 d'eau, une seringue chaque jour. Dès 1860, le prof. Hébra, dont j'étais alors l'adjoint à la clinique des maladies de la peau, me confia la tâche d'essayer ces injections ; mais, les résultats n'ayant été nullement supérieurs à ceux des autres moyens antisyphilitiques, nous ne poursuivîmes point les expériences. Le sublimé s'emploie aussi en addition à des bains tièdes (28° R), à la dose, chez les adultes, de 10 pour 400 d'eau, et chez les enfants de 2,5 pour 200, dans chaque bain. On se trouve bien de cette méthode pour les syphilides pustuleuses et ulcéreuses. Le sel mercuriel s'absorbe sous cette forme, ainsi que je l'ai démontré chimiquement.

2° *Iodure de mercure.* ℞ Protoiodure 1, opium 0,15, poudre et extrait de réglisse ãã 2, M. f. 30 pilules, de 2 à 4 par jour ; ou, chez les

(1) C'est même une des méthodes les plus anciennes. Au début, les appareils dont on se servait ne protégeaient pas la tête, aussi les fumigations entraînaient-elles souvent des accidents. Glauber et P. Lalouette ont perfectionné la boîte fumigatoire, ce qui permet au malade de recevoir les vapeurs mercurielles sans les respirer. Il faut administrer les fumigations de deux jours l'un, le matin à jeun. Les anciens faisaient usage du cinabre, qu'ils faisaient brûler avec des substances aromatiques. Ce sulfure a été remplacé plus tard par le calomel. Outre les fumigations générales, on a conseillé de diriger les vapeurs mercurielles sur le point affecté, imitant ainsi un procédé des Chinois, qui exposent aux vapeurs d'une bougie de cinabre et de cire les ulcères syphilitiques. Aujourd'hui, on n'a plus guère recours aux fumigations qui n'ont aucun avantage sur les autres méthodes (*Path. de Follin*).

(*Note des traducteurs.*)

(2) *Charité Annalen*, XIV Band.

enfants : protoiodure 1, gomme et sucre en poudre āā 2,5, divisez en 12 doses, 3 par jour.

Calomel. ℞ Calomel 0,30, opium 0,07, sucre 5, divisez en 12 paquets, trois par jour.

3° *Préparation de Hahnemann :* mercure soluble de Hahnemann 5, conserve de roses, poudre de réglisse āā 5, F. s. a. des pilules de 0gr.35, de 1 à 2 par jour.

4° *Iodures de potassium et de sodium.* L'iodure de potassium a été employé pour la première fois en Italie, par Brera, en 1822; mais son emploi était passé inaperçu, lorsqu'en 1836, Wallace (de Dublin), dans une leçon célèbre, fit connaître la valeur de cet agent. On l'administre en solution ou en pilules (0,75 à 1,50 par jour), soit au début de la syphilis, soit plus souvent dans les formes dites tertiaires : ℞ iodure de potassium 1,20, eau dist. 80, iode pur 0,4, sp. de mûres 20, à prendre dans la journée. Aux individus très débilités, on donnera : ℞ iode pur 0,25, huile de foie de morue 240, ou ℞ iodure de fer, ext. de réglisse 5, m. f. 50 pilules, 3 par jour; ou ℞ teinture d'iode 2.5, eau dist. 300, une cuillerée à café matin et soir (Zeissl) ; ou ℞ iodoforme pulv. 1.6, ext. de quassia q. s. pour faire 20 pilules, 3 par jour (Zeissl). L'hypermanganate de potasse s'emploie aux même doses que l'iodure de potassium.

5° *Décoction de Zittmann.* Cette préparation réussit surtout dans les formes ulcéreuses de la syphilis. Elle se donne à la dose de 480 gr. de la décoction forte (n° 1) et de la décoction faible (n° 2). Voici la composition de la première : racine de salsepareille 480, f. infuser dans 34 litres d'eau de fontaine et laissez digérer 24 heures; puis ajoutez dans un nouet de linge : sucre et alun en poudre āā 30, calomel 20, cinabre 5; f. bouillir jusqu'à réduction au tiers ; vers la fin, ajoutez : follic. de séné, racine de réglisse āā 60, semences d'anis, fenouil āā 20; exprimez et passez. Formule du n° 2; au résidu de l'opération précédente, ajoutez salsepareille 240; faites bouillir avec 54 litres d'eau de fontaine jusqu'à réduction à 9k,600, en ajoutant sur la fin : écorce de citron, cardamome, cannelle, réglisse āā 15, exprimez et passez. Le prof. Skoda a constaté que l'action de la décoction de Zittmann ne tient qu'à la présence du mercure.

Voit, Schneider, Van der Broeck, ont prouvé que la décoction ordinaire de Zittmann contient du sublimé. On croyait autrefois que ce composé ne convenait point aux cas de syphilis invétérée ni aux individus cachectiques, mal nourris ; mais les essais auxquels nous l'avons soumis, tant à la clinique dermatologique que dans la pratique privée, n'ont pas confirmé cette manière de voir. Ainsi, par exemple, nous avons vu survenir la guérison de la syphilis et une augmentation de poids considérable après l'administration de 50 kilog. de décoction, chez un malade de la clinique d'Hébra, alors que tous les antisyphilitiques avaient échoué et que ce médicament n'était donné pour tenter encore quelque chose. D'ordinaire, l'effet n'est pas apparent durant la première semaine, même dans la syphilide ulcéreuse, où l'amélioration est le plus rapide; mais, dans la 2e, la 3e et la 4e semaine, l'action de la décoction est véritablement étonnante.

6° *Décoction de Pollini*. Ce médicament se compose de : salsepareille et squine āā 25, pierre ponce, sulfure d'antimoine āā 8, brou de noix 25, soumis à l'ébullition dans eau de fontaine 1440, jusqu'à réduction à 480. Il est de beaucoup inférieur dans ses résultats à la décoction de Zittmann.

Parmi les autres substances végétales (qui n'agissent que comme diurétiques et sudorifiques), nous citerons :

7° La racine de bardane, la saponaire, la pensée sauvage, l'écorce de daphné, la lobélie, l'extrait de ciguë, etc.

♃ Infusion de racine de salsepareille 40 pour 480 d'eau ; f. macérer pendant 24 heures, puis f. bouillir jusqu'à réduction à 320 ; aj. eau laxative de Vienne, sp. de salsepareille āā 40, à prendre dans la matinée. Autre formule (d'Hébra) : ♃ décoct. de bardane 40, inf. de séné 10, sulfate de magnésie 10.

Traitement local des syphilides. L'emplâtre mercuriel constitue l'un des meilleurs topiques ; les chancres indurés disparaissent plus rapidement sous son influence que sous l'action d'une simple médication générale.

On doit le conseiller particulièrement dans la *couronne syphilitique*, pour amener la guérison rapide des efflorescences de la face ; il réussit aussi très bien contre les accidents survenant aux fesses chez les enfants que les nourrices portent sur leurs bras, en s'exposant à l'infection par voie de contact.

Les plaques muqueuses guérissent souvent rien que par l'isolement des surfaces opposées de la peau, au moyen de charpie ; elles disparaissent plus rapidement par la cautérisation avec : a) la *solution de Plenk* (modifiée) : ♃ sublimé corrosif, alcool rectifié, alun, céruse, vinaigre de vin, camphre āā parties égales ; (b) *solution de Labarraque* : chlore liquide, calomel āā 5 ; (c) sublimé corrosif 0,30, alcool rectifié 40 ; (d) sublimé corrosif 5, collodion pur 40, éther sulfurique 10.

3. Éléphantiasis des Grecs.

Syn. : *lèpre*, *Leprosy*, *Spedalsked*, *Melaatscheid* (*en hollandais*), *la lebbra*, *il male de fegato* (*Italien*), *Malmorto*, *Leuke*, *Bares*, *Alphos*, *Morphaea*, *Mal d. s. Lazaro*, *Aussatz*.

La maladie se manifeste sous deux types : la *lèpre tubéreuse* et la *lèpre lisse* (anesthésique).

Phénomènes prodromiques. La maladie s'annonce par un sentiment de malaise, de la pesanteur dans les mouvements, de la paresse et une répugnance à tout travail; les malades sont hébétés, somnolents, disposés à la mélancolie, en proie souvent à des accès de fièvre, qui durent de 10 à 15 jours, pour disparaître aussitôt que l'éruption est achevée; quelquefois ces accès de fièvre dépendent de complications du côté des organes internes. Souvent il survient une sensation de fourmillement et d'engourdissement dans les membres; parfois cependant les prodromes font complètement défaut. Plus tard, les malades se plaignent de douleurs, surtout dans les membres inférieurs et les jointures, dans les os et les muscles. On voit encore, mais rarement, apparaître un exanthème prodromique, consistant en bulles isolées, surtout sur la face d'extension du coude et du genou (*pemphigus leprosus*); ces bulles disparaîssent spontanément, en ne laisssant que des cicatrices légèrement colorées ou des ulcérations superficielles.

La marche de la lèpre est le plus souvent *chronique;* elle n'est *aiguë* que dans des cas très rares. Elle se présente, comme nous l'avons dit, sous deux formes: la première constitue *l'elephantiasis tuberculeux*, l'autre l'*e. anesthésique glabre*, *lisse*, *lèpre mutilante*, *des articulations*. On observe en outre des formes mixtes, et la plupart des cas de lèpre noueuse montrent quelques endroits qui sont anesthésiques.

Marche. — Certains sujets sont atteints entre l'âge de 2 à 15 ans, mais le plus grand nombre seulement vers la 30° année. La peau de la *région superciliaire* et celle du *dos des mains* présentent des taches cuivrées, disposées ordinairement d'une manière symétrique et pouvant persister des années sans beaucoup se modifier.

Il n'est pas rare d'observer seulement une *tuméfaction diffuse* de la peau, qui offre diverses nuances de coloration, du brun au rouge foncé, et laisse un creux sous la pression du doigt (œdème). Les *taches* sont ou planes ou modérément saillantes, du diamètre d'une lentille jusqu'à celui d'une pièce de 5 francs et davantage, de couleur brune, jaune, grise ou cuivrée. Au début, elles pâlissent sous la pression du doigt, ou bien elles conservent leur coloration plus longtemps, surtout quand il existe une infiltration considérable des couches profondes. En général arrondies, elles peuvent aussi présenter une forme irrégulière; fréquemment elles disparaissent spontanément, en laissant une place pigmentée ou blanche; mais, d'ordinaire, elles s'élargissent, quoique avec lenteur, en allant du centre à la périphérie, et elles se développent souvent en papules et en tubérosités plus volumineuses.

Dans la variété de lèpre que l'on a désignée sous le nom de *morphée*, il apparaît tantôt des taches rouges à bords, nettement délimités (*morphaea rubra*), tantôt des taches blanches (*morphaea alba*, *vitiligo alba*, *Leuke*). Une tache semblable peut rester des années isolée, s'efface souvent, et le processus morbide se termine ainsi; ou bien de nouvelles taches se montrent en plusieurs endroits; les points décolorés sont ceux où l'on constate de l'anesthésie.

Les *nodosités* (*lèpre tubéreuse*) apparaissent d'abord principalement sur les régions du corps exposées à l'air, mais surtout sur les arcades sourcilières, le pavillon de l'oreille (notamment au lobule), à la face, sur les bras, les mains et les jambes, sur le tronc; leur volume varie depuis celui d'un grain de millet, d'une lentille, jusqu'à celui d'une noix et davantage; elles envahissent peu à peu des espaces plus étendus et ressemblent, sous le rapport de la couleur et de la distribution, à la lymphangite ou à l'érysipèle ambulant. Leur forme varie également: elles sont hémisphériques ou plates sur les extrémités, les mains, les bras et les pieds et sur le tronc; elles ne se développent presque jamais sur le cuir chevelu; au front, elles sont bosselées, inégales, et déterminent des plis profonds; sur les arcades sourcilières, il se forme des tumeurs plus grosses, de couleur claire ou brun foncé, qui gênent l'ouverture des paupières; alors les sourcils tombent, ou persistent à l'état d'aigrettes sur quelques points isolés; on peut encore observer en cette région, comme sur le reste de la face, seulement des infiltrations planes et de couleur cuivrée, qui déforment les traits et donnent au visage une expression particulière (leontiasis, satyriasis); la face parait élargie dans toutes ses parties, plus pleine, boursouflée, carrée. Il n'est pas rare de voir les tubercules se disposer symétriquement, en suivant le trajet de quelques zones nerveuses. Sur les lèvres, ils forment des tumeurs en forme de grappes placées les unes sur les autres et côte à côte, qui rétrécissent l'ouverture buccale. Après une longue durée, les nodosités s'aplatissent de nouveau; la peau est alors recouverte de larges taches de coloration rouge foncé; les nodosités peuvent aussi présenter une pigmentation foncée ou gris d'ardoise (*vitiligo nigra*). Dans certains cas, il se forme, surtout sur les mains et les extrémités inférieures et sur le tronc, des tuméfactions œdémateuses de la peau; le gonflement des ganglions lymphatiques n'est pas rare non plus. A une période ultérieure, les tubercules se ramollissent et donnent naissance à des *ulcères*, d'étendue souvent considérable, dont le pus se dessèche en croûtes épaisses. La surface de ces ulcérations est rouge foncé, couverte de granulations exubérantes; leur pourtour est infiltré. Le travail destructif peut s'étendre en profondeur, gagner les muscles, les tendons, les ligaments articulaires. Les os ne se nécrosent pas, il est vrai, mais quand les parties molles ont disparu, ils sont éliminés. Dans les suppurations étendues, la résorption du pus entraîne la pyéohmie. Les tubercules détruits laissent en certains points des cicatrices rayonnées, blanches ou pigmentées. Quelquefois on observe des épaississements diffus de la peau, dont la surface est recouverte de squames; le tégument présente alors de la sécheresse, des rides, des crevasses. La sécrétion sudoripare est généralement diminuée; souvent cependant elle s'exagère, et les parties malades se recouvrent d'une sueur froide. Les poils s'amincissent, puis finissent par tomber. La sécrétion sébacée, d'après Bergmann (1), est augmentée au début. La chaleur de la peau s'affaiblit. La forme tuberculeuse était celle qui prédominait au moyen âge.

Les membranes muqueuses deviennent malades en même temps que le tégument externe ou seulement plus tard.

A l'intérieur de la bouche, les efflorescences apparaissent sous des formes diverses : ce sont tantôt des tumeurs de la grosseur d'un haricot, rouges ou blanches, fermes ou molles, excoriées et siégeant sur la voûte palatine et la langue, tantôt des productions papillaires et des protubérances semblables aux plaques muqueuses. Ces excroissances sécrètent une faible quantité de liquide blanc sale et saignent au moindre attouchement, par suite de la présence de lésions plus profondes. Sur la muqueuse nasale, apparaissent des infiltrats circonscrits et diffus, qui se désagrègent rapidement, sécrètent un liquide séro-purulent ou sanguinolent et se dessèchent en croûtes. Souvent la longue durée de l'ulcération amène la destruction de toutes les parties molles du nez. Le larynx participe à la maladie dans bon nombre de cas ; *l'épiglotte* subit des pertes de substance et son tissu conjonctif devient le siège de tubercules.

Voici, d'après L. Schrötter (2) l'état du larynx examiné au laryngoscope : « On observe des nodosités dans les replis arythéno-épiglottiques ou la paroi postérieure du larynx ; on peut voir encore un épaississement uniforme de l'épiglotte ou de la totalité du larynx. Dans les cas graves, l'enroulement des bords latéraux de l'épiglotte et le gonflement des replis arythéno-épiglottiques amènent une diminution de calibre du tube laryngien, et ce rétrécissement peut atteindre un degré tel que le malade soit menacé de suffocation ». Les nodosités laissent après leur destruction des ulcères étendus. C'est ainsi que peuvent disparaître les organes de l'ouïe, de l'odorat et du goût. La *conjonctive palpébrale* et *bulbaire*, le globe de l'œil lui-même, sont atteints assez souvent ; il se forme d'abord sur la muqueuse des paupières et du globe oculaire des granulations, auxquelles succèdent bientôt de grosses nodosités circonscrites, de couleur grise, des opacités cornéennes (*pannus leprosus*), puis une destruction ulcéreuse de la cornée, avec prolapsus de l'iris et synéchies antérieures, une infiltration diffuse de l'iris et du corps ciliaire, et enfin le bulbe s'affaisse et se ratatine. Hansen a trouvé

(1) *Die Lepra in Livland*, Petersburg, 1870.
(2) *Laryngologische Mittheilungen*. Wien, Braumüller, 1875.

de l'iritis dans 30 pour 100 des cas de lèpre; la choroïde et la rétine sont également altérées dans bon nombre de cas.

Les *organes internes* deviennent le siège d'ulcérations; on trouve dans les poumons des cavernes tuberculeuses, de la pneumonie lobulaire, de la bronchite; des lésions analogues se rencontrent dans les ganglions mésentériques, l'estomac et l'intestin. Le reins s'enflamment et déterminent de l'hydropisie. Quelquefois le testicule et l'épididyme sont aussi atteints; de même le foie et la rate, le premier surtout dans la capsule de Glisson et le long des ramifications de la veine-porte, où l'on observe des dépôts de cellules de couleur brune et granuleuses; dans la rate, les proliférations siégent plutôt dans les parois artérielles. Le plus souvent, il survient un état général de marasme, qui détermine la mort.

La lèpre anesthésique attaque généralement des individus cachectiques; elle est plus rare que la forme tuberculeuse et se développe aussi avec plus de lenteur. Les éruptions aiguës sont rares. La peau se montre amaigrie dès le début: entre les métacarpiens du pouce et de l'index apparaît une gouttière marquée; de même, le nerf cubital de l'extrémité correspondante se dessine sous forme d'un cordon saillant. Bientôt s'observe un ectropion de la paupière inférieure, avec les phénomènes consécutifs à cette lésion sur le segment inférieur du globe oculaire. La marche de la maladie est toujours chronique (durant jusqu'à 18 ans). Sur la peau, il se forme soit des taches, c'est-à-dire des colorations rouge clair, s'étendant à la manière de l'érythème gyraté, soit, beaucoup plus souvent, des pigmentations diffuses, noires ou brun foncé, semblables à celles du chloasma utérin, ce qui donne au tégument un aspect gris cendré ou brun foncé, sous forme de points, de rayures, de maculatures; dans d'autres cas, il se produit simultanément des taches blanches et foncées, de nuances variables (*vitiligo gravior*). La peau est d'abord hyperesthésiée, au point que le moindre attouchement provoque de vives douleurs; plus tard, au contraire, il survient une anesthésie telle que les malades peuvent se couper, se brûler, sans ressentir de souffrance; l'instinct sexuel s'affaiblit aussi. Les doigts, les orteils et des parties étendues des extrémités deviennent immobiles. Les troubles de la sensibilité n'existent pas seulement sur les taches lépreuses, mais encore sur les parties de la peau qui paraissent intactes. Dans les périodes ultérieures de la maladie, l'hyperesthésie reparaît, et ce retour est toujours un signe de mort imminente.

Une autre forme, mais rare, sous laquelle se développe la lèpre anesthésique est celle du *pemphigus leprosus* (lepra sub adustionis specie latens, Schilling), *malum mortuum*, *malmorto*. Après une période prodromique de durée variable (fièvre, douleurs rhumatoïdes, etc.), il se forme, sur des endroits hyperémiés ou sur un fond rouge vif, saillant (analogue à de l'urticaire), des bulles du diamètre d'un pois, d'une noix, jusqu'à celui de la paume de la main et davantage, qui résultent d'un épanchement de sérosité trouble au dessous de l'épiderme, tandis que le processus s'étend dans les tissus profonds. Au début, les bulles ressemblent à celles du pemphigus vulgaire ; cependant elles ne tardent pas à se rompre, laissant des ulcérations profondes, et celles-ci des cicatrices enfoncées. Parfois les bulles se forment rapidement, durent quelques heures ou quelques jours, se dessèchent et sont remplacées par une tache d'une pigmentation intense. Au bout d'un temps plus ou moins long, la partie malade devient soit anesthésique, soit hyperesthésique. Les bulles apparaissent ordinairement sur les extrémités, et surtout au pourtour des articulations ; il se peut que leur éruption se rattache à des affections des nerfs, comme cela a lieu dans l'herpès zoster, car les nerfs forment un relief appréciable au toucher. Assez souvent aussi, les bulles laissent après elles des taches blanches, sur lesquelles l'anesthésie naît immédiatement (*morphaea alba*). La lèpre anesthésique finit par amener l'atrophie de tous les tissus : la partie malade s'affaisse, la peau se ride, prend une couleur jaune ou brun sale ; les muscles disparaissent, les ongles s'amincissent, s'exfolient, et enfin des parties de tissu et des organes entiers s'ulcèrent, se gangrènent et tombent (*lèpre mutilante*).

Les malades dépérissent de plus en plus, ont l'air très souffrant ; ils répugnent à tout travail, éprouvent des fourmillements et un fort tremblement à chaque mouvement, qui ne peut souvent s'exécuter qu'au prix des plus vives douleurs ; enfin une grande apathie s'observe chez tous sans exception.

Diagnostic différentiel. — Longtemps on a considéré la lèpre comme identique à l'éléphantiasis des Arabes. Elle s'en distingue par beaucoup de caractères particuliers : ainsi, elle se confine dans un petit nombre de contrées, tandis que l'é. des Arabes est une maladie pandémique; l'é. des Grecs affecte toute la surface cutanée, les membranes muqueuses et presque tous les organes internes ; l'é. des Arabes ne se montre que sur des régions limitées de la peau, jamais sur les muqueuses ni dans les viscères. Dans la première maladie, l'hérédité existe toujours ; la dernière n'est jamais héréditaire. Les tubercules de l'éléphantiasis ont une assez grande ressemblance avec les *nodosités syphilitiques* et l'*acné rosacée*. Les signes cliniques, dé crits plus haut, suffisent à l'établissement du diagnostic dans la plupart des cas ; ajoutons que les tubercules de la lèpre ne sont que disséminés, ont une durée plus longue ; enfin l'emploi comme traitement des onctions avec l'onguent gris, qui n'exercent aucune influence sur ces nodosités, fera très vite voir à quelle maladie l'on à affaire. L'acné rosacée se distinguera facilement de la lèpre tubéreuse par la mollesse des nodosités, par leur localisation fixe, par leur contenu et par la présence de comédons. L'état mou des tubercules lupeux et leur localisation ne permettront guère de les confondre avec ceux de la lèpre.

Anatomie pathologique. — Les observations microscopiques qui ont été entreprises d'abord par W. Boeck, Danielssen (1) et G. Simon (2) ont donné des résultats à peu près concordants ; mais c'est grâce

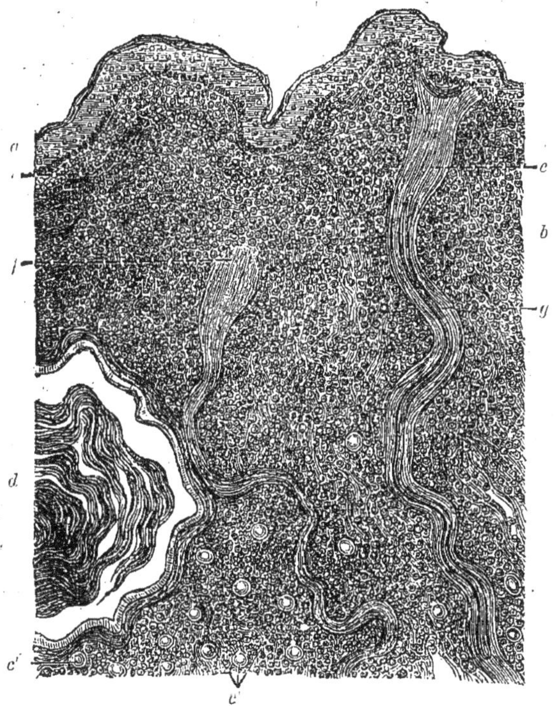

Fig. 46. — Coupe d'une nodosité lépreuse enlevée de la peau du front (*).

(*) *a*, Épiderme et réseau de Malpighi; *b*, derme présentant une infiltration cellulaire ; *c*, groupes de globules colloïdes; *c'*, globules colloïdes; *d*, glande sébacée désorganisée et dilatée, avec un contenu de couches épidermoïdes; *e*, follicule pileux contourné, avec un poil atrophié; *f*, *g*, cordon de tissu conjonctif sinueux (représentant l'ancien follicule pileux ?).

aux travaux de Virchow (3), Steudener, Bergmann et Hansen que nous avons été familiarisés avec les détails histologiques exacts.

Voici l'exposé de l'examen anatomique auquel j'ai soumis diverses nodosités (fig. 46) :

Le corps papillaire présente une voussure considérable ; le derme, dans son entier, se montre épaissi, et ses éléments normaux sont rem-

(1) *L. c.*
(2) *L. c.*
(3) *Die krankhaften Geschwülste*, 2 Bd.

placés par de petites cellules, qui se dilatent légèrement sous l'action de l'acide acétique; on ne trouve plus que par places de rares fibres de tissu conjonctif; le tissu graisseux a également disparu. Dans le chorion, s'observent des cellules disséminées çà et là au milieu d'une substance plus homogène, réfractant fortement la lumière (*dégénérescence colloïde*); les parties supérieures notamment présentent des couches uniquement composées d'agrégats de globules colloïdes. On remarque encore en certains points d'épais cordons, s'étendant de la profondeur à la surface, qu'un examen plus minutieux fait reconnaître pour des fibres musculaires lisses hypertrophiées. Partout se rencontrent des poils de duvet souvent, pliés ou contournés en S dans leurs gaînes, qui paraissent normales; s'enfoncent quelquefois très profondément dans le chorion. Les glandes sébacées sont en majeure partie détruites; on voit au contraire des follicules relativement fort dilatés, remplis d'épiderme corné et de matière grasse desséchée, existant en nombre considérable.

« D'après Virchow, la néoplasie cellulaire (granulation) s'étend jusqu'aux limites de l'épiderme à peu près intact, comme dans le lupus, et de là s'enfonce profondément jusque dans le tissu cellulaire sous-cutané. Ordinairement les nouvelles formations forment des traînées plus larges, qui communiquent plusieurs fois entre elles et ont leur maximum de développement au *pourtour des follicules pileux*, d'où elles paraissent tirer leur origine. (Danielssen et Bœck, Köbner, Simon, donnent des résultats concordants en ce qui est essentiel).

Ces prolongements gagnent le tissu *sous-cutané* et se distinguent, même à l'œil nu, par leur éclat, leur transparence, leur aspect gris blanchâtre. Le tissu normal qui subsiste encore entre eux tranche par une nuance plus intense de blanc ou de jaune. Les vaisseaux existent en petit nombre et pénètrent dans les masses. Les cellules ont des formes et des dimensions variables, suivant leur état de développement. Il est difficile de mieux voir ailleurs le développement de cellules de tissu conjonctif simples, fusiformes et étoilées; il se fait une production continue de petites cellules arrondies, entre lesquelles l'ancienne substance unissante se raréfie de plus en plus, si bien qu'entre les cellules, disposées en séries et en groupes, on ne découvre plus que des cordons fort étroits d'une masse intercellulaire faiblement striée, dont les noyaux deviennent opaques sous l'action de l'acide acétique.

Dans le tissu conjonctif, on ne voit souvent que des noyaux, et, comme le tiraillement détruit beaucoup de cellules, il apparaît une grande quantité de noyaux *libres*. Les structures épidermoïdales s'atrophient de plus en plus avec les progrès de la maladie; les glandes sudoripares et sébacées sont détruites; les poils mêmes dégénèrent, et il se forme dans leur portion folliculaire des dilatations en chapelet, remplies de globes épidermiques stratifiés; les poils se rompent à la surface de la peau. Les cellules, arrivées leur maximum de développement, constituent des éléments arrondis, pâles, légèrement granuleux, de destruction facile, renfermant un noyau, le plus souvent de diamètre modéré, également granuleux et nucléolé. Beaucoup de ces cellules ne dépassent guère les dimensions des corpuscules rouges du sang; la majorité ont environ le diamètre des globules ordinaires de la lymphe ; d'autres atteignent le volume des corpuscules muqueux les plus gros. »

Entre les traînées et les foyers néoplasiques, d'autres parties du tissu restent complètement intactes ou subissent une simple hypertrophie; cette dernière condition se remarque surtout dans les *arrectores pilorum*.

Dans la *morphaea nigra*, il existe un dépôt de pigment foncé dans le réseau de Malpighi ; dans la *morphaea alba*, il se forme immédiatement une tache blanche, de laquelle l'épiderme se détache. Dans la *èpre anesthésique*, (nervorum) *mutilante* (1), le processus s'étend aux nerfs, qui présentent un épaississement considérable, par suite d'une prolifération cellulaire, que l'on observe surtout autour du névrilème; il en résulte un épaississement et une induration comme calleuse de cette membrane, qui finissent par amener l'atrophie complète du faisceau nerveux, ainsi que la dégénérescence dela gaîne médullaire et du cylinder axis. La membrane adventice des vaisseaux de la moelle épinière est épaissie presque du triple par le dépôt d'une masse colloïde, brillante, qui, en certains points, oblitère complètement la lumière des vaisseaux. La substance grise de la moelle épinière est aussi transformée en une masse colloïde semblable, et les noyaux présentent la même dégénérescence ; nous en dirons autant de la substance blanche. Certains nerfs, le médian, le cubital et le radial, par exemple, ont leurs faisceaux convertis en tissu conjontif dense, d'aspect tendineux; le névrilème et les parois vasculaires sont épaissis, les éléments cellulaires sont augmentés, tandis que la myéline et le cylinder-axis sont atrophiés; certaines préparations montrent la myéline transformée en une masse finement granuleuse (graisse).

Étiologie. — Danielssen et Boeck (2) ont droit à la reconnaissance de leurs contemporains et de la postérité pour les résultats importants de leurs recherches sur la lèpre. Après avoir étudié cette maladie dans leur propre pays, où elle est endémique, ils ont entrepris de grands voyages à l'étranger (sur les côtes de la Méditerranée, en Asie mineure, en Egypte etc) et ont reconnu que toutes les formes de la lèpre présentent les mêmes symptômes que la spedalskhed de Norwège et que

(1) Voir *Beiträge zur Pathologie der Lepra mutilans*, par le Dr F. Steudener, de Halle.

(2) *Traité de la Spedalskhed*, Paris, 1848.

toutes constituent une seule et même maladie. Virchow, et après lui Steudener, etc., nous en ont révélé les caractères histologiques. Hébra est allé en Norwège étudier la lèpre et a consigné le résumé de 219 observations dans un journal allemand (1). Enfin, quelques années plus tard, Virchow (2) se rendit à une invitation du gouvernement scandinave pour élucider sur place l'étiologie de la maladie ; son voyage, infructueux sous ce rapport, contribua cependant à répandre beaucoup la connaissance de la lèpre. Depuis lors, on a publié une foule d'écrits sur cette affection (3).

En 1856, la population de la Norwège s'élevait à 1,490, 752 habitants, sur lesquels 2,847 étaient atteints de la lèpre ; en 1870, le nombre des habitants était de 1,170,757 et celui des lépreux n'était plus que de 2,050. Il existe des hôpitaux à Drontheim, Hernösand (renfermant 226 malades), Molde (150) et Bergen, hôpital Saint-Georges, l'un des plus anciens du pays (62), Pleiestiftelsen (255) et Lengegaards (78).

Parmi tous les cas observés dans ces quinze dernières années, et qui par conséquent se comptent par milliers en Norwège, il n'y en a que 56 signalés comme guéris, la plupart appartenant à la forme anesthésique.

Tous les auteurs s'accordent à considérer la lèpre comme une maladie endémique. Pendant longtemps on l'a crue contagieuse, mais cette manière de voir soulève aujourd'hui des doutes légitimes. Prunner, Schilling, Hansen, la partagent pourtant encore et disent que la période d'incubation de la maladie est très longue ; ils admettent aussi qu'une prédisposition héréditaire existe dans la plupart des cas, que les conditions climatologiques exercent une influence sur son développement, qu'elle se transmet de génération en génération, mais non avec la même fréquence que la syphilis. La prédisposition à la maladie diminue parfois en modifiant les conditions et le genre de vie des individus et en les faisant changer de climat. Cette dernière opinion a cependant été mise en doute, dans ces derniers temps, par W. Boeck (4), qui a retrouvé la maladie chez des Norwégiens lépreux, émigrés dans l'Amérique du Nord.

La lèpre se rencontre principalement dans le voisinage et le long des côtes : sur les rivages du Nil, en Égypte, en Abyssinie, en Nubie,

(1) *Zeitschr. d. Gesellsch. d. Aerzte,* 1853.

(2) *Loc. cit.*

(3) Je me suis rendu moi-même en Norwège dans le but d'étudier cette maladie, et j'espère avoir bientôt le temps et le loisir de publier mes observations et de discuter les notions que j'ai acquises par mes relations personnelles avec le Dr Danielssen. autant que le permet un ouvrage de la nature de celui-ci. En attendant, je ne saurait trop remercier le Dr Danielssen de la façon libérale et vraiment confraternelle avec laquelle il a mis à ma disposition les riches matériaux de l'hôpital de Bergen ; je profite aussi de l'occasion pour exprimer ma plus vive reconnaissance au directeur de cet hôpital, M. Hartwich.

(4) *Ueber Spedalskhed und seine Erblichkeit. Nord. med. Akad.* Bd III.

au cap de Bonne-Espérance, et aujourd'hui encore c'est surtout dans des îles et des contrées maritimes qu'elle est endémique. En Norwège, la maladie s'observe particulièrement chez les pêcheurs, qui vivent dans des habitations malsaines et se nourrissent de mauvais poissons. Selon certains auteurs, le climat chaud et humide des contrées marécageuses ou des pays situés au voisinage des grandes mers, comme la colonie du Cap, par exemple (1), exercerait une influence sur le développement de la lèpre. Hjelt (2) rapporte qu'en Finlande on crut pendant longtemps que l'usage d'un poisson, du genre Coregonus, dont la peau sécrète une matière épaisse, visqueuse, semblable à du lait aigre, favorisait l'apparition de la maladie. De même, à Madère, on attribue la lépre à l'usage de la racine d'une aroïdée, le *colocase des anciens*, ou à celui du thon. La lèpre se retrouve encore, à l'état endémique, à Sainte-Hélène, aux îles Canaries, en Arabie, en Syrie, en Perse, en Palestine (3), à Madagascar, à l'île de France (Maurice), à Madère, à Terceire, dans l'Archipel grec, les îles Ioniennes, aux Indes, en Chine, au Japon, aux îles Sandwich, sur les côtes de la mer Noire, de la Méditerranée, des mers de l'Inde et de la Chine, en Crimée, à Astrakan (Oldekop) (4), au Groënland. On l'observe également en Savoie, en Espagne, en Portugal (surtout dans les provinces de Beira, d'Estramadure et d'Algarve), à Marseille, en Irlande, en Écosse, en Livonie, dans certains États de l'Amérique (Nouvelle-Orléans, Brésil, notamment dans la province San-Paolo, et au Mexique) (5).

Il est démontré aujourd'hui que la lèpre, partout où elle existe, présente les mêmes caractères, est *identique dans tous les pays :* elle ne diffère que par quelques symptômes. Ainsi, selon H. V. Carter (6), en Norwège, les colorations livides et pâles des taches sont plus prononcées que dans l'Inde ; la mutilation des membres prédomine aussi dans la première contrée ; il en est de même des phénomènes paralytiques. La forme anesthésique est plus fréquente dans les vallées chaudes et sèches de la Norwège (Vas, Lärdal) que dans les régions humides.

Chez nous (en Autriche), la maladie n'est pas endémique. Les sujets que j'ai vus jusqu'ici, soit à la clinique d'Hébra, soit dans ma clientèle (et leur nombre se limite à 10, en 16 ans), venaient d'autres contrées, savoir : 2 de Norwège, 1 de Constantinople, 1 de Samos, 3 du Brésil (de San-Paolo, atteints de la forme tuberculeuse), 1 de Russie, 1 de l'Amérique du Nord, 1 de Finlande. La maladie se transmettrait plus

(1) G. Fritsch, Virch. *Arch.* 33.
(2) Virch. *Arch.* 32.
(3) V. les observations du Dr London, *Wiener med. Wochenschr.*, 1874, et celles du Dr P. Langerhans. Virch. *Arch.* 50.
(4) *Lepra caps.* Virch. *Arch.* 37.
(5) Kessler, Virch. *Arch.* 32.
(6) *Report on Leprosy and Leper Asylum in Norway.* London, 1874.

souvent par la mère que par le père : sur 213 cas de lèpre, Danielssen et Boeck en ont trouvé 185 héréditaires, dont 104 avaient une origine maternelle et 81 une origine paternelle ; chez les 28 autres, l'hérédité ne put être démontrée. Quelquefois la lèpre franchit plusieurs générations avant de reparaître. Rare avant l'âge de 6 ans, elle se montre le plus souvent après la puberté ; lorsqu'elle apparaît avant cette époque, on observe généralement un arrêt de développement des organes sexuels. Elle est plus fréquente chez les hommes que chez les femmes. D'après certains auteurs, elle ne se développerait plus au delà de 40 ans. Quand elle est héréditaire, elle apparaît généralement avant la puberté ; quand elle est acquise, elle ne survient que plus tard. Bidencap (1) a observé la transmission héréditaire jusqu'à la quatrième génération.

Comme moyen préventif, on pratique, en Islande, la ligature du vas deferens dès l'enfance ; en Ecosse, on va jusqu'à la castration.

D. C. Danielssen (2) dit, dans un rapport sur la lèpre en Norwège, que cette maladie est actuellement, sinon en voie de décroissance, au moins à l'état de stagnation dans ce pays. Un assez grand nombre des malades traités dans son service en sont sortis guéris.

Pronostic. — La lèpre est une maladie grave, mais pouvant amener la mort dans des périodes de temps très variables : il est fort rare qu'elle prenne une marche aiguë et qu'elle détermine, par la fonte purulente des nodosités, une pyohémie rapidement fatale. Elle a en général une évolution chronique, et il survient de nouvelles poussées à de grands intervalles. Enfin la mort arrive dans un délai de 6 à 24 ans. Elle peut même se faire attendre plus longtemps, quand les malades changent de climat et de genre de vie. La forme anesthésique peut durer de 16 à 24 ans ; la forme tubéreuse se prolonge rarement au delà de 9 années, par suite, comme nous l'avons dit, de la résorption des tubercules ramollis, qui entraîne des phénomènes pyohémiques. Voici, d'après Danielssen, quelles ont été les causes déterminantes de la mort dans 113 cas :

Marasme 50, phthisie, pneumonie 13, bronchite 4, suffocation 8, méningite 5, diarrhée 15, ascite 4, albuminurie 3, autres complications 11.

Danielssen, s'appuyant sur les résultats des autopsies, cherche à démontrer les rapports intimes qui existent entre la lèpre et la tuberculose, qui entraîne si souvent la terminaison fatale, et expose les raisons qui, selon lui, doivent faire attribuer les deux processus à une cause irritante (non spécifique). Toutefois le fait, avant d'être accepté, lui semble avoir encore besoin d'observations et d'études nouvelles.

Traitement. — D'après ce que nous venons de dire, il est évident

(1) *Norsk. mag.* Band 14.

(2) *Lungegaards hôspitalets virksomhed*, 1871-73.

que le moyen, non seulement le plus important, mais encore le moyen unique, d'améliorer la maladie est l'expatriation. Parmi la foule des remèdes recommandés, nous citerons l'huile de foie de morue, l'arsenic, les pilules asiatiques, le curare, l'iodure et le bromure de potassium, le fer, le mercure, l'alun, l'acide oxalique, l'antimoine, le bismuth, les bains sulfureux, la soustraction du sang. On a également essayé le madar, l'asclepias gigantea, le veratrum noir, le hura du Brésil, le perchlorure de fer et l'hydrocotyle asiatica ; cette dernière plante s'emploie conjointement avec le mercure ; la racine de madar sert à faire des cataplasmes avec la farine de lin. Danielssen applique des ventouses scarifiées, tous les quinze jours, alternativement sur les jambes, les bras et le dos, et donne des bains de vapeur deux fois par semaine. Il a essayé pendant longtemps le mélange suivant : acide oxalique, eau distillée āā 50, de 10 à 150 gouttes par jour ; mais ce moyen n'a donné aucun résultat. L'hygiène reste donc la chose la plus importante dans le traitement : bonne alimentation, habitation saine, air convenable. Les médecins du Brésil (1) recommandent le *lait d'assacu* (hura brasiliensis) comme évacuant, ainsi que le baume de Gurgun (ou wood-oil), fourni par le Dipterocarpus turbinatum, arbre qui croît aux Indes : le docteur Dougall l'emploie, aux îles Andaman, mélangé avec de l'eau de chaux dans la proportion de 2 : 3 ; on en frotte les malades, matin et soir, et on leur en administre 15 gouttes trois fois par jour ; mais ce remède est plus nuisible qu'utile, parce que, comme tous les topiques irritants, il ne fait que favoriser la production de nouvelles éruptions. Les ulcérations lépreuses doivent, quand elles sont douloureuses, être cautérisées avec une solution concentrée de nitrate d'argent, et l'on recouvre les nodosités avec l'emplâtre mercuriel ou on les badigeonne avec la glycérine iodée. Contre les hyperesthésies excessives, on emploie avec avantage les injections sous-cutanées de morphine ou d'atropine. L'électricité, les bains de vapeur, améliorent aussi l'état des malades. Enfin, chez les individus jeunes, on peut encore extirper les nodosités du visage.

Danielssen discute quelques autres moyens, qui ont été proposés dans ces derniers temps contre la lèpre, à savoir : le phosphore (0,002 à 0,003 trois fois par jour), les bains de Kreuznach et l'huile d'acajou (vantée par des médecins anglais dans l'Amérique du Sud, méthode de Beauperthy) ; cette huile est fournie par le Cassuvium pomiferum ou Anacarde occidentale de Linnée. Aucune de ces médications n'a justifié sa réputation dans les essais qu'on en a faits ; le dernier agent s'est même montré positivement nuisible dans son emploi (externe), son action rappelant celle de l'huile de croton. Aussi Danielssen a-

(1) *Journ. da Socieda d. s. m. de Lisboa*, vol. IX, 1851.

t-il conservé, dans la majorité des cas, son ancien mode de traitement, dans lequel, outre une considération exacte des indications symptomatiques, l'acide phénique (donné intérieurement) joue un rôle assez important.

B. TUMEURS (1) (*Homœoplasies, hétéroplasies, néoplasmes, pseudoplasmes*).

On appelle *tumeurs*, au sens clinique, des formations nouvelles qui peuvent croître aussi longtemps que la vie des individus, sans aboutir à une fin typique, et dont le tissu possède, en général, une organisation supérieure à celle de la néoplasie inflammatoire (Billroth). Les tumeurs se divisaient jadis en *homœoplastiques* et *hétéroplastiques* (Lobstein) ; on considérait les premières comme se rapprochant davantage par leur structure des tissus normaux, tandis que les dernières étaient plus étrangères à l'organisme et à ses éléments constituants. On ne saurait aujourd'hui, comme nous allons le voir tout à l'heure, conserver cette classification, parce que les éléments normaux suffisent à constituer des tumeurs de toute espèce. Les *productions homœoplastiques* passaient encore pour *bénignes*, les *hétéroplastiques* étaient considérées comme *malignes ;* cette manière de voir a été également reconnue erronée. Virchow a donné le nom d'homœoplasies aux néoplasmes dont la structure ressemble à celle du tissu dans lequel elles se forment, et d'hétéroplasies aux productions nouvelles dont les éléments diffèrent de la gangue maternelle (Mutterboden) ; comme exemple de ce dernier cas, nous citerons le développement de cartilage dans le testicule. Quant à la division en tumeurs bénignes et tumeurs malignes, elle a sa valeur au point de vue clinique, en tant qu'elle se réfère seulement à certains caractères, tels que la *rapidité du développement*, l'*état douloureux*, l'*action délétère sur l'organisme*, la *récidive après l'opération*, qui constituent la malignité et qui s'opposent à la marche lente et à l'absence de reproduction des tumeurs bénignes, bien que ces dernières puissent, d'après leur siège (cerveau, cœur, etc.) ou en raison de leur nombre, prendre le caractère malin.

On croyait autrefois que tous les néoplasmes ne pouvaient dériver que des cellules du tissu conjonctif. Mais Beer, Remak et Kölliker, Thiersch, His, Reichert, ont démontré d'une manière suffisante que les éléments de l'embryon constituent de très bonne heure trois couches différentes, appelées feuillets embryonnaires, et que chacun de ces trois feuillets ne produit qu'une série bien déterminée de tissus ;

(1) L'étude des tumeurs appartient essentiellement au domaine de la chirurgie ; aussi nous bornerons-nous, dans ce chapitre, à l'examen des questions qui paraissent nécessaires à l'élucidation des affections cutanées.

à dater de cette époque, toutes les cellules nouvelles qui naissent aux dépens des éléments antérieurs ne peuvent former que des tissus dont la production est du domaine du feuillet dont elles dérivent; les cellules qui proviennent d'épithéliums vrais ne peuvent jamais produire du tissu conjonctif, et les dérivés des cellules de tissu conjonctif ne peuvent jamais donner lieu à des épithéliums vrais, ni à des glandes (Billroth). Ainsi, la disposition à la formation de tissus déterminés existe déjà dans l'embryon. En ce sens donc, on ne saurait parler de productions hétérologues.

Quant à l'*origine des cellules qui composent les nouvelles formations* (question à laquelle nous avons déjà consacré quelques lignes dans la partie générale de cet ouvrage), on pensa d'abord qu'elles se formaient du produit d'exsudation (Bennett, Rokitansky, Henle); on a repoussé aujourd'hui cette manière de voir; cependant les exsudats, en tant que ce nom s'applique aux corpuscules sanguins sortis des vaisseaux par transsudation, ont repris maintenant de l'importance pour l'explication de la formation et de la composition de certaines tumeurs. Les cellules se multiplient par *scission*, par *gemmation* et par *formation endogène*. Une partie provient du sang : ce sont les corpuscules blancs (Waller, Cohnheim), qui, après avoir traversé la paroi des capillaires, restent intacts ou prennent le caractère des tissus dans lesquels ils émigrent. Les cellules du tissu conjonctif s'accroissent par scission, ou résultent de cellules sorties des vaisseaux par diapédèse. C'est le tissu conjonctif qui est le point de départ de la plupart des néoplasmes.

Les tumeurs peuvent se développer d'une façon aiguë ou chronique, puis subir toutes les modifications que l'on observe dans les néoplasies inflammatoires; ainsi elles peuvent subir la fonte moléculaire, devenir le siège d'extravasations, suppurer et s'ulcérer, se gangréner, éprouver la dégénérescence caséeuse, graisseuse, etc. Elles forment le plus souvent des productions arrondies ou des végétations villeuses. On ne sait que peu de chose sur leur étiologie ; elles résultent d'une action irritante sur les tissus, de l'infection (ganglions lymphatiques). Billroth croit qu'on peut admettre la formation de matières dans les humeurs de l'organisme, sous l'influence d'une prédisposition, soit héréditaire, soit acquise, c'est-à-dire sous l'influence d'une diathèse, lesquelles matières irriteraient d'une manière spécifique tel ou tel tissu. Une irritation quelconque, de nature chimique ou mécanique, qui, dans la plupart des cas, donnerait lieu à une inflammation, peut aussi, selon cet auteur, provoquer le développement d'une tumeur, lorsque le tissu irrité est prédisposé d'une manière spéciale à former des tumeurs.

Les tumeurs qui offrent le plus d'intérêt au dermatologiste ont déjà été en partie décrites dans le chapitre des hypertrophies, parce qu'il est impossible de délimiter nettement ces deux classes de maladies. Nous conserverons aussi la division clinique des tumeurs en bénignes et en malignes, qui, tout en étant dépourvue de base histologique, a pourtant son utilité pratique ; parmi les premières, nous décrirons : le *fibroma molluscum*, la *tumeur papillaire*, la *kéloïde*, l'*angiome*, le *lipome*, le *xanthelasma*, l'*adénome*, le *rhinosclérome ;* et, comme productions malignes : le *sarcome* et le *carcinome*.

(*a*) NÉOPLASIES BÉNIGNES.

1. *Molluscum simplex, pendulum, Fibroma molluscum* (Virchow).

Le *molluscum fibreux* se présente sous forme de tumeurs de grosseur variable, depuis le volume d'un pois, d'une noisette, du poing, jusqu'à celui d'une tête d'enfant ; de consistance molle, pâteuse, rarement dure ; quelquefois lobulées ; à pédicule mince ou, moins souvent, adhérentes par tous les points de leur surface ; on les trouve tantôt isolées, tantôt distribuées sur toute la surface du corps. Elles pendent souvent, en forme de bourses, sur le cuir chevelu, la face, le cou et le tronc ; leur siège de prédilection est le mamelon et les grandes lèvres chez la femme. On les observe encore sur la muqueuse des joues et du palais. La tumeur est le plus souvent recouverte d'une peau normale, qui, dans certains cas, présente seulement des sillons profonds ; les plus grosses sont très vasculaires, de couleur rouge violacé, montrent un tégument aminci et brillant, dont les poils sont tombés et les glandes sébacées dilatées.

Le fibroma molluscum est quelquefois congénital, mais plus souvent il n'apparaît que dans un âge assez avancé, envahit d'abord le tissu conjonctif sous-cutané, où il se montre sous forme de tumeur du volume d'un pois, molle, parfois assez dure au toucher ; son développement est très lent, mais il peut atteindre des dimensions énormes (on en a vu peser jusqu'à 20 kilog.) ; outre la difformité qu'occasionnent de pareilles masses, leur poids est aussi extrêmement incommode ; enfin elles peuvent se gangréner et, suivant leur siège, apporter un obstacle mécanique aux mouvements des parties. L'étiologie de ces tumeurs est fort obscure ; Virchow accepte l'idée d'une disposition héréditaire. Hébra a insisté sur le cachet particulier que présentent les individus porteurs de nombreux fibrômes, quant à l'état de leur corps et de leur esprit. « Tous ceux que nous avons eu l'occasion d'observer, dit-il, étaient des sujets chez lesquels l'intelligence et le développement du corps étaient notablement en retard ».

Anatomie pathologique. — D'après Rokitansky, la tumeur consiste dans une expansion sacciforme du derme, résultat d'une accumulation de jeune tissu conjonctif gélatineux dans ses mailles les plus profondes. Au microscope, on trouve les mailles de ce tissu distendues par un liquide jaunâtre, riche en albumine, que l'on peut exprimer par la pression, et traversées de fines cloisons fibreuses. Le tissu est plus compacte à la base qu'au sommet de la tumeur : de là, la disposition lobulaire de ces productions, de là aussi la conclusion de Virchow, que les tumeurs plus profondes naissent du tissu conjonctif du pannicule graisseux sous-cutané, tandis que les autres auraient leur point de

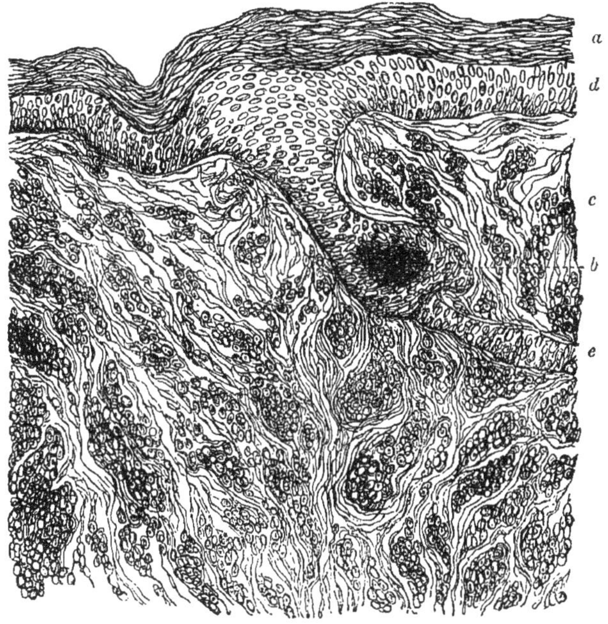

Fig. 47.

a, Épiderme ; *b*, réseau de Malpighi ; *c*, derme infiltré de cellules ; *d*, coupe d'une glande sébacée ; *e*, cordon épithélial.

départ dans le derme. Fagge veut, au contraire, que le molluscum prenne naissance aux dépens du tissu conjonctif qui environne les follicules pileux. Les espaces aréolaires contiennent, en outre, de nombreuses cellules. Les glandes, sudoripares et sébacées, sont tantôt intactes, tantôt complétement détruites ; les follicules pileux ont disparu, surtout dans les tumeurs anciennes et volumineuses, et il n'est pas rare d'en trouver les débris remplis de cellules cornées. Dans certains cas, il y a une augmentation de pigment.

Traitement. — Les tumeurs pédiculées (et ce sont les plus fréquentes) s'enlèvent facilement à l'aide du bistouri, des ciseaux, d'une ligature ou de la galvano-caustique. L'état de distension des vaisseaux occasionne quelquefois des hémorrhagies considérables, à la suite de l'excision ; mais on arrêtera très vite l'écoulement de sang, en se hâtant de réunir les bords de la plaie pour obtenir la guérison par première intention.

2. PAPILLOME.

Les tumeurs papillaires proprement dites (végétations en choux-fleurs) sont des néoplasmes offrant tantôt une base large d'implantation, tantôt un mince pédicule ; leur surface est garnie de nombreuses petites saillies verruqueuses; elles ont un volume variable, depuis le diamètre d'un pois jusqu'à celui d'une noix et davantage ; on les rencontre principalement sur le pénis, sur les grandes lèvres, à la face, sur les mains et les pieds. Chaque saillie est recouverte d'une mince couche d'épiderme, qui présente un aspect corné à l'extérieur. Ces tumeurs montrent souvent une disposition concentrique et se composent de papilles hypertrophiées, avec des vaisseaux dilatés. On peut, à la rigueur, les considérer comme une réunion de verrues, et leur extirpation est aussi facile que celle de ces dernières productions.

A la catégorie que nous étudions appartient encore le *papillome cutané inflammatoire*. Celui-ci consiste, d'après Roser (1), en une hypertrophie des papilles de la peau, avec production d'abcès intra-papillaires. Les extrémités des papilles, renflées en massue, se réunissent par le sommet, et l'accumulation du pus produit à la base des espaces creux, où l'on peut glisser un stylet. On rencontre ce genre de tumeurs à la face, aux mains et aux pieds.

C. Weil (2) en a observé un cas chez un vieillard de 73 ans ; la couche papillaire était mise à découvert, et les papilles, aplaties par pression réciproque, s'étaient réunies entre elles.

3. KÉLOIDE (κήλις, cicatrice), CHÉLOIDE, *Kelos*, *cancroïde* (χηλή, *pince d'écrevisse*, εἶδος, *ressemblance*).

La kéloïde est une néoplasie cutanée, qui se montre sous des aspects divers, lignes saillantes, disposées en réseau, en étoile, etc., ou nodosités ; sa coloration est blanche, brillante, ou d'une teinte rosée ; elle apparaît le plus souvent isolée sur les parties supérieures du tronc, sur les extrémités et quelquefois aussi au visage. La surface est lisse ou parsemée de poils très fins; dans certains cas, la partie centrale est affaissée, tandis que les bords forment un relief plus ou moins prononcé. La consistance varie, elle est molle, élastique ou dure ; enfin

(1) *Arch. d. Heilkunde*, 1866.
(2) *Vierteljahrschr. f. Derm. u. Syph.* 1874.

la kéloïde est assez douloureuse à la pression. Alibert, après avoir décrit cette affection sous le nom de *cancroïde*, adopta plus tard la dénomination de *chéloïde*, à cause, dit-il, des prolongements particuliers qu'elle envoie au niveau de sa périphérie et qui ressemblent aux pattes d'une écrevisse. Il distingue la chéloïde vraie, ou mieux spontanée, et la chéloïde fausse ; la première se développe spontanément, sous l'action de causes inconnues, et s'accompagne de douleurs; la dernière n'est qu'une hypertrophie des cicatrices qui résultent de brûlures, d'opérations (sutures, piqûres de sangsues, percement du lobule de l'oreille), de la variole, de la syphilis, de l'acné indurée, de l'herpès zoster; cette seconde forme s'observe surtout sur la poitrine et le dos. Schuh et Wedl ne comprennent sous le nom de kéloïde que la première variété (la *vraie*) ; Warren a repris la distinction faite par Alibert; Dieberg, d'accord en cela avec Virchow, admet, à côté de la *kéloïde cicatricielle* et de la *kéloïde spontanée*, la *tumeur cicatricielle verruqueuse*. La chéloïde proprement dite est fort douloureuse et se sépare par ce caractère des cicatrices ordinaires.

La tumeur débute par une tache blanchâtre, jaunâtre ou brunâtre, nettement délimitée, ayant la dimension d'un grain d'avoine, tandis que la peau environnante est plus ou moins rouge. Cette tache peut disparaître, persister sans changement durant des années, ou s'étendre peu à peu. Elle s'accompagne alors de démangeaisons, de douleurs, qui s'exagèrent par la pression et le frottement des vêtements. Plus tard, on voit certains points se déprimer en sillons superficiels, tandis que les parties intermédiaires s'élèvent sous forme de nodosités dures, blanchâtres, quelquefois jaune rougeâtre, ou sous forme de stries ayant quelque ressemblance avec un biscuit et de couleur rosée, qui envoient des prolongements fusiformes dans ou sous la peau saine environnante ; ce sont ces stries ou cordons qui donnent à la masse son aspect particulier (en forme d'écrevisse) ; le tégument normal voisin se ride et se rétracte. Le tissu conjonctif sous-cutané participe au processus d'induration ; d'ordinaire, les poils tombent. Les douleurs vives, qui alternent avec d'autres troubles de la sensibilité, indiquent aussi que les nerfs sont généralement atteints ; on n'a pas observé jusqu'ici d'anesthésie complète. Les chéloïdes se développent très lentement ; on en voit durer depuis la puberté jusqu'à la fin de la vie, sans se modifier sensiblement. Ce n'est que dans des cas rares qu'on les voit subir un travail de régression spontanée ou se résorber ; elles ne s'ulcèrent jamais et n'éprouvent aucune altération dans leur composition intime. Le plus souvent isolées, elles se montrent de préférence à la poitrine, sur le sternum, sur les mamelles, le dos et le cou, sur le lobule de l'oreille et les extrémités. Parfois elles se développent en plus grand nombre et suivent alors le trajet des nerfs cutanés.

L'affection provoque, non seulement des douleurs qui s'exagèrent par la pression et une rétraction de la peau, mais encore, suivant son siège, la flexion ou l'extension des jointures, avec limitation ou suppression complète du mouvement (immobilité de la mâchoire), du jeu de la physionomie. On l'observe chez les deux sexes, principalement à l'âge moyen de la vie, et elle se développe quelquefois sur des cicatrices préexistantes.

On ne sait rien de positif sur les conditions étiologiques de cette néoplasie. Elle se rencontre surtout dans les contrées tropicales. La syphilis et la scrofulose y prédisposent, d'après Lücke ; la plupart des kéloïdes sont sarcomateuses ou carcinomateuses.

Anatomie pathologique. — Comme l'a déjà démontré Rokitansky, la chéloïde se compose d'éléments de tissu conjonctif embryonnaires, accumulés dans les mailles du derme, ou d'un réseau fibreux serré, qui est constitué par la trame réticulaire du chorion, entremêlée d'un

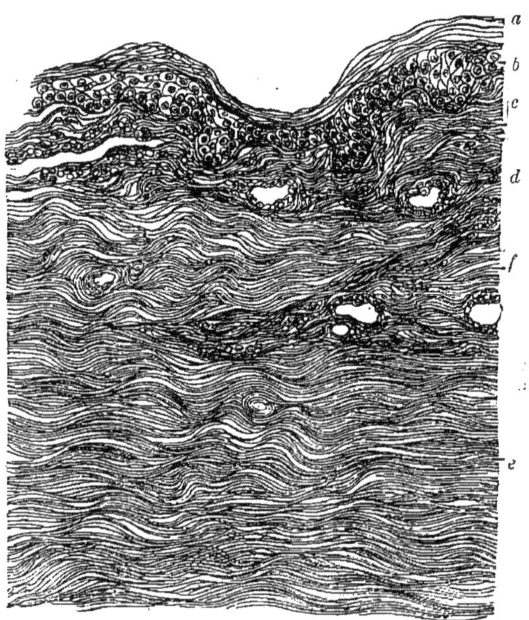

Fig. 48. — Coupe d'une kéloïde (prise sur la peau du front).

a, Épiderme ; *b*, réseau de Malpighi ; *c*, tissu dermique ; *d*, débris de ce tissu ; *e*, faisceaux fibreux rigides de la kéloïde ; *f*, infiltration cellulaire autour de la membrane adventice.

tissu conjonctif de nouvelle formation. Ainsi donc, cette tumeur est histologiquement une néoplasie de tissu conjonctif, disposée en faisceaux parallèles, qui s'enfoncent à la manière de coins dans la substance du derme et le remplacent complétement. A une période plus avancée, la totalité du tissu dermique est occupée par ces cordons fibreux. L'accumulation des cellules fusiformes se fait le long de la tunique adventice des vaisseaux, surtout des artères (Langhans a observé aussi des faisceaux de fibres s'élevant obliquement) ; les glandes, sébacées et sudoripares, intactes au début, finissent par disparaître, de sorte que l'on ne trouve plus trace de substance glandulaire au centre de la chéloïde (1).

Voici donc comment il faut comprendre le développement de la tumeur. Le long des vaisseaux, particulièrement des artères, apparaissent des cellules fusiformes, qui s'étendent au loin jusque dans le tissu normal. Cette altération de la tunique adventice est surtout frappante aux bords de la néoplasie et dans les points où les ramifications artérielles pénètrent dans les papilles. La maladie poursuit donc sa marche en suivant le trajet des vaisseaux dermiques.

Volkmann n'a pu, dans l'examen microscopique de la chéloïde, découvrir aucune disposition de ce genre dans les fibres. La tumeur était entremêlée d'un grand nombre de glandes sudoripares ; quelques-unes avaient leur conduit excréteur dilaté et présentaient des cellules troubles, finement granuleuses. Volkmann remarqua encore une dilatation des follicules glandulaires, avec prolifération de leurs éléments cellulaires ; partout les épithéliums des glandes sudoripares étaient altérés par un dépôt finement granuleux.

En général, le *tissu de cicatrice* se développe des infiltrations cellulaires, les cellules devenant peu à peu fusiformes, pour se transformer enfin en tissu conjonctif, et tout l'ensemble du tissu prend de la sorte une structure fibreuse.

Les grandes cicatrices, surtout celles qui adhèrent aux os, perdent souvent leur épiderme, ou celui-ci se soulève en bulles. La plupart se rétractent après que les granulations se sont recouvertes d'épiderme, et deviennent dures; quelquefois elles se développent en une tumeur de tissu conjonctif résistante.

Les cicatrices se forment dans les affections cutanées où le tissu dermique a subi une perte de substance, par exemple dans la variole, à la suite d'ulcérations de nature syphilitique, des brûlures, excoriations, etc.

Leur disposition, leur distribution, leur nombre, l'état de leur pourtour, permettent quelquefois de remonter à l'affection primitive. La cicatrice se forme rapidement dans bon nombre de cas; dans d'autres, elle ne se produit qu'avec lenteur, se détruit très vite et se dépouille de son épiderme. Souvent les granulations sont insensibles; mais, dans certains cas, elles sont extraordinairement douloureuses; enfin, la douleur peut persister à un degré très considérable dans le tissu cicatriciel dont la formation est déjà achevée.

Traitement. — Le traitement de la chéloïde est resté jusqu'ici sans résultat favorable. Ce n'est que dans un petit nombre de cas qu'on est

(1) Au moment où s'imprimait la première édition de cet ouvrage, je reçus un travail remarquable du Dr Warren, dans lequel l'auteur décrit les faits exposés ci-dessus ; ses recherches personnelles l'ont donc conduit aux mêmes résultats (*Sitzb. d. kais. Akad.*). D'après Warren, il est probable que la récidive est due à l'accumulation cellulaire qui suit le trajet des vaisseaux.

parvenu à extirper la tumeur après des opérations multiples. Le plus souvent elle récidive sur place. Les cautérisations, les badigeonnages avec la teinture d'iode, la glycérine iodée, ne réussissent pas mieux. Nous en dirons autant du chlorate de potasse, conseillé par Lisfranc et du biiodure de mercure, employé par v. Pitha. Dans un cas de chéloïde de la joue, Dumreicher parvint à détruire la masse morbide par l'application d'un mélange d'acétate de plomb 5, alun 2,5, axonge 40. Pour modérer les douleurs, on recourt aux injections sous-cutanées de morphine, ou à l'application d'emplâtre mercuriel, d'emplâtre de mélilot, saupoudré d'opium. Il est encore bon de protéger la tumeur contre l'action de la pression ou des frottements, au moyen d'une plaque assujettie avec des bandes.

4. ANGIOME, *Télangiectasie* (τέλος, *éloigné*, ἀγγεἱον, *vaisseau*, ἔκτασις, *dilatation* (*dilatation des vaisseaux éloignés du cœur*), *nævus vasculaire*, *tache sanguine*.

On désigne sous le nom d'angiomes des tumeurs composées de vaisseaux de nouvelle formation, qui sont réunis par du tissu conjonctif. Ces néoplasmes se divisent en *vasculaires sanguins* et *vasculaires lymphatiques*.

TUMEURS VASCULAIRES SANGUINES.

Ces angiomes sont constitués par des vaisseaux capillaires dilatés et apparaissent à la surface de la peau sous forme de saillies rouge clair ou lie de vin. Les vaisseaux, généralement de nature artérielle, qui se rendent à la tumeur, aboutissent à des capillaires pelotonnés (Lücke), et finalement à des troncs veineux sinueux et variqueux ; leur paroi est toujours épaissie ; ils sont serrés les uns contre les autres ou séparés par du tissu conjonctif plus ou moins épais. On trouve encore entre eux des papilles et des follicules cutanés, ainsi que de la graisse. La coloration de la tumeur varie avec son siège et sa communication avec une source veineuse ou artérielle. Plus le nævus est superficiel, plus sa couleur est claire, et celle-ci est d'autant plus foncée que le nævus est situé plus profondément ; enfin les angiomes artériels ont une teinte plus claire que les angiomes veineux. Leur dimension et leur forme sont également très variables ; on en voit de punctiformes, d'autres ont la dimension d'une lentille, d'une pièce de 5 francs et davantage. Leurs aspects si divers ont donné aux personnes étrangères à la médecine l'idée de les comparer à des fruits, à des objets quelconques, et celle de les attribuer à des *envies* de femmes enceintes (nævi materni). Ces productions vasculaires couvrent parfois des surfaces étendues de la peau, par exemple la face tout entière, le cou, les extrémités. Les angiomes lipomateux s'observent principalement sur la poitrine. Les nævi se manifestent tantôt sous forme de taches tout à fait plates, tantôt sous forme de saillies turgescentes, qui sont facilement compressibles, mais se tuméfient de nouveau très rapidement quand la compression a cessé.

On distingue deux sortes de tumeurs vasculaires sanguines : l'*angiome simple* et l'*angiome caverneux*.

L'angiome simple (télangiectasie plexiforme, Billroth) est tantôt aplati, tantôt saillant en forme de tumeur ; le premier siège dans le derme, le second dans le tissu cellulaire sous-cutané ; ce n'est qu'exceptionnellement que le premier s'élève au-dessus du niveau de la peau, de manière à donner naissance à des tumeurs caverneuses. Dans l'angiome simple *proéminent*, il se produit en même temps une hyperplasie de tissu graisseux — angiome lipomateux (fongus vasculaire lobulé de Schuh) ; mais les vaisseaux nouvellement formés dans le pannicule adipeux peuvent aussi étouffer complètement ce dernier tissu. En général, ces angiomes sont nettement délimités (1). Voici comment Billroth explique la disposition en lobules : « Les réseaux vasculaires si nettement circonscrits des glandes sudoripares, des follicules pileux, des glandes sébacées et des lobules graisseux, sont envahis chacun séparément, et c'est l'hyperplasie de ces divers systèmes vasculaires qui donne lieu à la formation de ces lobules, parfaitement appréciables à l'œil nu. »

Marche. — Certains angiomes persistent pendant toute la vie avec leur volume, leur aspect et tous leurs caractères primitifs ; d'autres disparaissent, soit spontanément, soit sous l'influence de complications inflammatoires, ulcéreuses, gangréneuses ; d'autres enfin peuvent augmenter d'étendue et donner lieu alors à des erreurs de diagnostic ou à des hémorrhagies dangereuses.

En règle générale, les angiomes sont congénitaux ou se développent peu après la naissance ; on les a vus se transmettre héréditairement. Le sexe féminin y est plus exposé. Chez les enfants nouveau-nés, la deau présente toujours quelques-unes de ces taches rouges, consistant en vaisseaux de nouvelle formation ; mais la plupart de ces nævi disparaissent spontanément.

Les angiomes caverneux, fongus vasculaires lobulés (Rokitansky), sont des tumeurs vasculaires dont la structure rappelle celle des corps caverneux, c'est-à-dire qu'elles offrent une charpente réticulaire, composée de trabécules de tissu conjonctif et laissant des espaces irréguliers qui commuiquent les uns avec les autres ; ces vacuoles contiennent plus souvent du sang veineux, rarement du sang artériel. On trouve

(1) Voir A. Lücke, 254.

dans les cloisons des nerfs, des muscles et des fibres élastiques. La tumeur est compressible et se laisse déprimer par la pression ; elle est aussi quelquefois pulsatile ; son caractère particulier est d'être facilement turgescente. Quelques-uns de ces angiomes sont diffus, s'étendent dans les parties molles avoisinantes, auxquelles ils se substituent complétement pendant leur développement ; d'autres sont bien délimités et entourés d'une capsule résistante. Relativement à la genèse des tumeurs caverneuses, faut-il admettre que le sang se fraye de nouvelles voies dans le tissu ambiant, pour former ainsi des vaisseaux nouveaux, ou qu'elles peuvent apparaître dans tout tissu pourvu de vaisseaux sanguins, par le fait d'une dilatation des capillaires des granulations ? c'est là une question encore controversée. Ce qui est certain, c'est que l'on observe ordinairement, en pareil cas, une dilatation des vaisseaux sanguins et du derme, avec une hypertrophie du tissu dermique, du pigment, des poils.

Ces tumeurs sont quelquefois congénitales ; plus souvent elles se développent après la naissance, dans les premiers mois de la vie ; il est rare de les voir apparaître à un âge plus avancé. On les rencontre principalement sur le cuir chevelu et à la face (oreilles, lèvres, racine du nez, paupières, joues), et non seulement dans la peau, mais encore dans d'autres organes.

Assez souvent elles se compliquent de kystes, de tumeurs graisseuses et de carcinomes.

Le *nævus vasculaire*, appelé encore *tache de feu*, se distingue des télangiectasies en ce qu'il ne s'accroît pas après la naissance, tandis que ces dernières, comme nous l'avons déjà dit, continuent ordinairement à progresser.

Nous devons encore citer ici les dilatations vasculaires (télangiectasies) qui se montrent en divers points de la peau, surtout sur les joues, et le plus souvent dans la vieillesse, ainsi que celles qui résultent de troubles de la circulation (comme, par exemple, dans les anomalies du cœur, les affections du foie, l'état de grossesse) ou de causes locales, comme dans l'acné rosacée, les cicatrices, à la suite des brûlures, des lupus, de la syphilis, de la sclérodermie.

Traitement. — Les télangiectasies disparaissant souvent d'une manière spontanée, il ne faut recourir au traitement que dans les cas où elles s'accroissent. Ajoutons aux modes d'extirpation par le bistouri, la galvano-caustique, l'acupuncture (Nussbaum) et la ligature, les procédés suivants : 1° l'application d'un emplâtre composé de diachylon 10, tartre stibié 1,4, conseillée par Zeissl ; le Dr Cumming (1) recommande les doses de 1,5 et 1 p. 1,5 de gal-

(1) *The Lancet*, 1854.

banum, qu'on étend sur de la peau et qu'on laisse en place pendant sept à huit jours; 2° l'injection d'une solution de perchlorure de fer, 1 partie pour 2 d'eau; 3° l'inoculation de la lymphe vaccinale; 4° les frictions avec l'huile de croton; 5° les cautérisations avec la pierre infernale, l'acide sulfurique ou l'acide nitrique fumant, le collodion contenant du sublimé corrosif, l'acide chlorique, la pâte de Vienne.

J'ai souvent employé le mode de traitement conseillé par Zeissl pour les tumeurs de moyenne grosseur et peu saillantes au-dessus du niveau de la peau, développées sur le cuir chevelu. C'est, sans contredit, le meilleur dans les cas de ce genre, parce que l'emplâtre peut s'appliquer sans difficulté et que la douleur est très légère. Il a l'inconvénient d'exiger un temps assez long pour la guérison et de déterminer une forte suppuration, conséquence des pustules produites par le tartre stibié, et qui est particulièrement désagréable au front et au cuir chevelu; mais qu'est-ce que cela en comparaison des avantages de ce procédé? — La cicatrice qui en résulte est très blanche, molle et mince, elle laisse repousser les poils (au bout de plusieurs mois, il est vrai), et c'est un avantage qui n'est pas à dédaigner quand il s'agit de tumeurs du crâne.

Dans plusieurs cas, j'ai injecté les nævi avec la solution de perchlorure de fer, au moyen de la seringue de Pravaz, sans réussir à produire la coagulation du sang et à amener le retrait de la masse morbide; mais, chaque fois, la tumeur se sphacéla et l'eschare tomba au bout de quatorze à vingt jours, ne laissant une excavation profonde, qui ne se combla par un tissu cicatriciel qu'après une période encore plus longue. J'avais eu la précaution de réserver cet essai pour des tumeurs de la poitrine et du dos.

La méthode de l'inoculation (qui, naturellement, n'est applicable qu'aux enfants non vaccinés) m'a donné dans quelques cas des résultats surprenants. En voici un exemple particulièrement remarquable. Il s'agissait d'un enfant de deux ans, porteur d'un nævus vasculaire comprenant l'extrémité et les ailes du nez. La tumeur, très saillante et bosselée, s'étendait jusqu'à la muqueuse nasale. Il fallait ici éviter une opération capable d'amener une hémorrhagie ou de provoquer une difformité considérable; je résolus d'essayer l'inoculation du vaccin. Dans ce but, j'introduisis une assez grande quantité de lymphe fraîche dans les tissus profonds, à la base de la tumeur, par environ dix ponctions superficielles ou profondes. Le huitième jour, les pustules étaient complétement développées; l'ensemble de la production se recouvrit d'une croûte, qui se détacha d'elle-même au bout d'un mois. L'enfant resta en observation pendant plusieurs semaines; alors la tumeur avait notablement diminué, et, comme sa disparition complète menaçait de se faire attendre longtemps, je rendis le petit malade à sa famille. Quand je le revis, au bout d'un an, le siège du nævus n'était plus indiqué que par un petit nombre de stries cicatricielles légères.

Les frictions avec l'huile de croton produisent des pustules semblables à celles qui résultent de l'emploi du tartre stibié : ce dernier agent est préférable. On a essayé l'inoculation de l'huile de croton, surtout chez les enfants déjà vaccinés; mais ce moyen peut provoquer une telle réaction que l'on a quelquefois à lutter contre une lymphangite des plus violentes. Dans certains cas, le *raclage avec la cuiller tranchante* est suivi de succès.

Mezger (1) conseille le moyen suivant pour amener la rupture sous-cutanée des vaisseaux : il comprime les veines qui partent de la tumeur et applique sur celle-ci, quand elle est fortement tendue, un bandage élastique, qui détermine la déchirure des vaisseaux dilatés.

La compression au moyen de diachylon convient surtout aux angiomes des extrémités.

La meilleure méthode pour détruire les dilatations des vaisseaux capillaires consiste à les diviser à l'aide d'une aiguille à cataracte, puis à cautériser avec du perchlorure de fer (1 partie p. 2 d'eau) ou à appliquer sur la plaie de l'alun en poudre.

LYMPHANGIOME.

Ce sont des tumeurs qui se développent aux dépens des vaisseaux lymphatiques capillaires. Billroth, Virchow, ont observé une nouvelle formation réelle de vaisseaux lymphatiques et l'ont décrite sous le nom de *lymphangiome caverneux ;* après eux, Biesiadecki et Kaposi ont signalé d'autres exemples de cette affection. Les espaces contiennent de la lymphe et des corpuscules lymphatiques. D'après Billroth, ce genre de tumeur s'observe à l'état congénital dans la langue, comme une des formes de la macroglossie, et au cou sous forme d'hygroma kystique. On en rencontre aussi sur les lèvres, les joues, le menton, etc., siégeant toujours dans le tissu cellulaire sous-cutané.

5. LIPOME. TUMEUR GRAISSEUSE.

On désigne sous le nom de lipomes des tumeurs qui se composent principalement de tissu adipeux : la graisse est tantôt déposée dans un tissu conjonctif dense (lipome fibreux), tantôt dans une trame moins développée (lipome simple). Cette charpente participe, avec les masses adipeuses de nouvelle formation, à la constitution de la tumeur et la sépare ordinairement des tissus voisins. La forme extérieure du lipome

(1) *Arch. f. klin. Chirurgie,* 1871.

est arrondie, lobée. Son intérieur renferme des artères et des veines en quantité variable, le plus souvent en grand nombre.

La tumeur peut être *circonscrite* ou *diffuse* et présente toujours une structure lobulaire. En général, les lipomes se développent chez les individus qui ont une tendance à l'obésité, de 30 à 50 ans. Il n'est pas rare d'en observer de congénitaux, qui se combinent alors avec le sarcome, le lymphome, le nævus verruqueux et des télangiectasies; bon nombre de familles paraissent aussi y être prédisposées. On les voit parfois survenir à la suite de violences extérieures, compression, frottement, coups, etc. Ils siègent de préférence aux épaules, aux fesses et sur la paroi abdominale, plus rarement aux extrémités ; ils peuvent encore se rencontrer en diverses autres régions du corps. Leur volume est très variable, on en a vu peser jusqu'à 15 et même 30 kilog. Ils procèdent généralement du tissu conjonctif sous-cutané ; ils se développent très lentement et n'occasionnent d'incommodité que quand leur volume considérable et leur situation sur des parties déclives en déterminent l'ulcération ou la gangrène, ou lorsqu'ils compriment des nerfs. D'ordinaire, le lipome est unique; mais on a vu des individus qui en portaient jusqu'à 50 (1) ; la tumeur n'est jamais infectieuse et ne récidive pas après l'extirpation ; son contenu est sujet à diverses altérations (crétification, ossification).

Les lipomes résultent de la prolifération des éléments graisseux et du tissu conjonctif préexistants; les premiers se multiplient par voie endogène ; le tissu conjonctif prolifère de la même manière, et ses cellules, en se chargeant de graisse, se transforment directement en éléments adipeux.

Traitement. — Le lipome ne disparaît qu'au moyen d'une opération; la plus convenable est l'extirpation avec le bistouri.

6. VITILIGOIDEA, *Xanthelasma, Xanthoma.*

Ces différentes dénominations s'appliquent à une altération particulière de la peau, qui se montre surtout aux paupières, tantôt sous forme de stries, de bandes ou de taches, du diamètre d'une lentille jusqu'à celui d'une pièce de cinq francs, de couleur jaune pâle ou foncé (*xanthome en plaques*) et ne dépassant pas le niveau du tégument sain environnant, tantôt sous forme de plis ou de nodosités molles (*xanthome tubéreux*).

En dehors de l'altération de la physionomie, qui peut devenir très considérable avec le nombre et l'extension des tumeurs, cette maladie ne cause aucune incommodité. Le xanthome se développe toujours

(1) Un homme de Bicêtre en avait plus de 1000 (*Gaz. des hôpitaux*, 1862). (*Note des traducteurs.*)

très lentement et, même abandonné à lui-même, persiste toute la vie sans subir de modifications notables; parfois cependant sa couleur jaune passe au brun; dans d'autres cas, la tumeur détermine de légères douleurs, surtout lorsqu'elle siège sur les mains.

Le xanthome tubéreux peut, par exception, s'observer en d'autres endroits de la peau (nez, pavillon de l'oreille, orteils, cuir chevelu, surface de flexion du genou, surface d'extension du coude, pénis, muqueuse des lèvres, des joues, du nez et de la gencive). Gull et Pavy ont rencontré des nodosités de xanthoma siégeant dans les gaînes des extenseurs des doigts, sur la cornée, le cou, le pavillon de l'oreille.

W. Legg (1) rapporte une observation où le xanthome s'était développé sur l'épaule, à la nuque, au coude, à la paume de la main et sur la langue, dans l'œsophage, à la bifurcation de la trachée et sur la capsule de la rate; dans ce cas, l'aorte était athéromateuse.

Cette maladie attaque généralement le sexe féminin, mais rarement avant la quarantième année. Le nombre des cas observés et décrits, surtout dans ces dernières années, est considérable, et ce sont les ophthalmologistes qui ont le plus souvent l'occasion de les rencontrer. J'en ai observé, depuis un an, huit exemples, parmi lesquels se trouvait celui d'une jeune femme présentant des nodosités molles et verruqueuses sur les paupières et les joues. Le xanthome s'accompagne souvent d'ictère; cette coïncidence a engagé quelques observateurs (Addison, Gull) à le rattacher à une affection du foie.

Anatomie pathologique. — Le xanthome a donné lieu à de nombreux travaux, parmi lesquels nous citerons ceux de Rayer (2), Ammon (3), Guy (4), Baerensprung (5), Pavy (6), Hilton Fagge (7), Hébra (8), Wilson (9), Murchison (10), W. Tr. Smith (11), Waldeyer (12), Manz (13), Virchow (14), Kaposi (15), J. Hutchinson (16). Selon Pavy, le xanthome

(1) *The Lancet*, 1874.
(2) *Traité des maladies de la peau.* Atlas, 1836.
(3) *Klin. Darstell. d. Krankh. u. Bildungsfehler d. menschl. Auges,* 1848.
(4) *Hospit. reports*, 1851.
(5) *Deutsche Klinik*, 1855, n° 2.
(6) *Hospit. reports*, 1865.
(7) *Transact. of the path. Soc. of London*, 1868.
(8) *Atlas der Hautkrankh.* Heft VII.
(9) *On diseases of the skin*, 1863, et *Journ. of cutan. med.*, London, 1867, et *Lect. of. dermat.*, 1871.
(10) *The Lesions found in the liver and skin in a fatal case of vitiligoid. — Trans. of the path. soc.*, XX.
(11) *Journ. of cut. med.*, London, 1869.
(12) Virch. *Arch.* 1873.
(13) *Klin. Monatsblatt f. Augenheilk.* 1872.
(14) *Arch. f. path. Anatomie*, 1871, 52 B.
(15) *Wien. med. Wochenschr.*, 1872.
(16) *A clin. Report on Xanthelasma palpebr. Med.-ch. Trans.*, London, 1871.

consiste en une néoplasie conjonctive; cette interprétation concorde avec les observations ultérieures de Fagge, Waldeyer, Virchow, etc. E. Wilson, après l'avoir considéré comme une altération jaunâtre du réseau de Malpighi, se rattacha ensuite à l'opinion des auteurs qui le font dériver du tissu dermique. E. Geber et O. Simon (1) ont constaté une hyperplasie considérable des éléments sécréteurs des glandes sébacées agrandies, d'où provenait en grande partie la prolifération cellulaire qui remplit le derme; car ces cellules ressemblent à celles des glandes sébacées. Les vaisseaux sont dilatés, l'endothélium et les cellules des glandes sudoripares sont également augmentés de volume. S. et G. considèrent le xanthome comme une hyperplasie des éléments cellulaires des glandes sébacées. Aujourd'hui, pour la plupart des dermatologistes, le xanthome consiste en une néoplasie conjonctive, se développant dans l'épaisseur du derme, avec dépôt de graisse jaune, finement granuleuse ou en gouttes plus volumineuses, entre les fibres du tissu conjonctif.

Traitement. — Quand la maladie n'a pas envahi une trop grande étendue de la paupière, l'extirpation est indiquée; cependant il faut toujours songer que l'ectropion peut être la conséquence de l'opération. Dans certains cas, on pourra essayer les cautérisations avec l'acide phénique concentré et le grattage. J'ai vu quelques cas où l'extirpation ne laissa aucune cicatrice difforme.

7. ADÉNOME.

Comme d'autres glandes (mamelle, prostate, etc.), celles de la peau peuvent aussi donner lieu à la formation de tumeurs, par suite de l'hyperplasie de leur épithélium.

Verneuil décrit une hypertrophie des glandes sudoripares dans laquelle, outre l'augmentation de volume, l'épithélium a subi une modification de forme et est devenu cylindrique. Il a trouvé les cellules qui tapissent les parois de la glande elliptiques et disposées de telle sorte que leur grand axe était perpendiculaire à la paroi et que toutes convergeaient vers le grand axe du canal; au centre, les cellules étaient les unes arrondies, les autres polygonales. Les conduits glandulaires décrivaient des sinuosités; à côté des anciens éléments hypertrophiés, il en existait de nouvelle formation. C'est dans les glandes de l'aisselle que Verneuil a rencontré cette altération (adénome sudorifère).

Lotzbeck (2) a rapporté l'observation d'une tumeur de ce genre, grosse comme un œuf de poule, qu'il rencontra chez une petite fille

(1) *Arch. f. Dermat. u. Syph.*, 1872, 3 Heft.
(2) Virch. *Archiv*, 16.

de neuf mois ; mais il n'est pas démontré qu'il ne s'agissait pas dans ce cas d'un néoplasme vasculaire.

De pareils adénomes ont été décrits plus récemment par Rindfleisch, Thierfelder (1) et F. Christot ; et Billroth, après avoir examiné les préparations de Rindfleisch, déclare qu'il s'est parfaitement convaincu de l'existence d'adénomes des glandes sudoripares. La néoplasie procède, d'après Rindfleisch, des parties profondes des glandes, dont les utricules se multiplient. L'augmentation de l'épithélium exerce aussi une influence non douteuse sur le contournement des conduits. Lücke prétend qu'il faut appeler glandes *hypertrophiées* celles qui remplissent encore leurs fonctions physiologiques en dépit de leur augmentation de volume, tandis que, dans l'adénome proprement dit, la fonction est complétement abolie.

8. RHINOSCLÉROME.

Sous ce nom, Hébra (2) a décrit pour la première fois, en 1870, avec la collaboration de M. Kaposi, une maladie particulière de la peau, à marche chronique, et inconnue jusqu'alors. O. Weber (3) désigne sous le nom de *périsarcome* une néoplasie tuberculeuse du nez qui paraît répondre au rhinosclérome.

L'affection débute par des nodosités plates, dures, isolées, qui plus tard se changent en infiltrations diffuses, envahissant la peau et la muqueuse des ailes du nez, la cloison nasale et les parties avoisinantes de la lèvre supérieure. La pointe et les ailes du nez deviennent ainsi rigides, dures comme de l'ivoire et immobiles. Les parties malades présentent une coloration normale ou rouge brun ; leur surface est tantôt lisse et glabre, tantôt inégale, bosselée ; elles sont douloureuses à la pression. Le nez s'élargit et devient difforme, par suite surtout de l'épaississement des ailes, qui se projettent en dehors. L'orifice nasal, d'abord rétréci par les excroissances qui se forment à l'intérieur et par celles qui s'élèvent de la lèvre, finit par s'obstruer complétement. La pituitaire est en général la première affectée ; plus tard, quand la maladie a envahi la lèvre supérieure, la muqueuse de celle-ci présente aussi des altérations ; dans un cas, on a même vu le néoplasme gagner le périoste du bord alvéolaire et du maxillaire supérieur. Mentionnons, comme complications fréquentes, des lésions du pharynx, de la luette, des amygdales et du voile du palais, qui tantôt sont le siège d'excroissances, tantôt sont complétement détruits, de sorte que l'ensemble donne l'idée d'une destruction syphilitique. Mais la dureté excessive des parties, appréciable au tou-

(1) *Arch. f. d. Heilk.* 1870, 5 Heft.
(2) *Wien. med. Wochenschr.*, 1870.
(3) *Handb. d. allgem. Chirurgie*, 1 B., p. 209.

cher, suffit pour dissiper le doute immédiatement. La maladie suit une marche chronique. J'ai vu jusqu'ici sept cas de cette affection rare.

Anatomie pathologique. — Les altérations histologiques décrites par M. Kaposi, et d'une façon plus détaillée par E. Geber, portent d'abord sur les papilles, dont les vaisseaux sont amincis, dilatés d'après Geber ; leur tissu conjonctif, comme celui de la couche vasculaire, est constitué par un assemblage de fibres grêles et rempli de cellules fortement serrées les unes contre les autres; cette infiltration cellulaire, plus intense dans les couches profondes du derme, est également considérable dans les tissus muqueux et sous-muqueux; le tissu conjonctif forme des espaces alvéolaires. Kaposi a trouvé le cartilage du nez infiltré lui-même de semblables amas cellulaires. Geber (1) se croit autorisé à conclure de ses observations que le rhinosclérome, provoqué par une irritation inflammatoire chronique de nature quelconque, consiste en une infiltration diffuse émanant des tissus muqueux ou sous-muqueux et en une prolifération des éléments. Kaposi rapproche ce néoplasme du sarcome à granulations de Virchow et Billroth, tandis que, pour Geber, c'est un sarcome pur et simple.

Selon nous, la dénomination de sclérose sarcomateuse du nez, de la lèvre, du palais, etc., serait d'autant plus préférable à celle de sclérome, que le mot sclérome suggère l'idée d'un état histologique particulier, qui n'a de commun avec le premier processus que la dureté. Weinlechner considère l'affection comme de nature syphilitique; il en a observé six cas, dont trois étaient syphilitiques. Les malades observés jusqu'ici étaient arrivés à l'âge moyen de la vie, c'est-à-dire que leur affection remontait au moins à la puberté.

Le *traitement* consiste en des cautérisations répétées de la membrane muqueuse avec la pierre infernale, la potasse ou le chlorure de zinc en crayons, suivies de la dilatation de l'orifice nasal au moyen de l'éponge préparée. Mais le nez conserve sa dureté pendant toute la vie. Les préparations antisyphilitiques n'ont aucun résultat ; seuls, O. Weber et Zeissl les ont vues réussir dans un cas.

(*b*) NÉOPLASIES MALIGNES.

A cette division appartiennent toutes les variétés de sarcome et de cancer : le sarcome du derme et le cancer épithélial, c'est-à-dire le cancer glandulaire de la peau, le cancer glandulaire fibreux, qui se présente parfois comme infiltration du chorion, le cancer glandulo-médullaire, où prédomine la structure adénoïde.

(1) *Arch. f. Derm. u. Syph.*, 1872. 4 H.

9. SARCOME.

On désigne sous le nom de sarcome (σάρξ, chair) un néoplasme de forme arrondie, généralement à délimitation nette, et entouré d'une sorte de capsule fibreuse; la tumeur apparaît quelquefois sous forme papillaire, elle peut aussi se montrer à l'état infiltré; sa consistance est dure ou, par exception, très molle (sarcome médullaire); sa coloration est très variable, jaune, blanche, rouge, brune, noire, suivant l'abondance des vaisseaux et la quantité du pigment qu'elle renferme. Le tissu sarcomateux ne correspond que rarement à un tissu parfaitement développé, mais le plus souvent à la dégénération, pendant une de ses périodes d'évolution, d'une espèce de tissu qui appartient à la série des substances conjonctives et se rapproche tantôt du tissu conjonctif lui-même, tantôt du cartilage et de l'os, quelquefois même du tissu musculaire, sans être pourtant du tissu conjonctif, cartilagineux, osseux ou musculaire complétement achevé (Billroth). Les éléments du sarcome subissent diverses altérations; ils éprouvent la métamorphose graisseuse, caséeuse ou muqueuse, enfin la masse peut s'ossifier ou s'ulcérer, surtout dans le sarcome de la peau.

Ces tumeurs se développent souvent, à la suite de traumatisme, sur des cicatrices, des taches de chloasma; elles apparaissent d'ordinaire à l'âge moyen de la vie, chez des individus vigoureux, ne causent que peu de douleurs et progressent tantôt rapidement, tantôt avec lenteur; les sarcomes durs récidivent plus rarement que les mous après l'opération; de même ceux qui se développent lentement ont un pronostic plus favorable que ceux qui ont acquis rapidement un volume considérable. Les sarcomes pigmentaires, qui se montrent aux extrémités, surtout aux pieds, ont un accroissement rapide et déterminent la mort dans l'espace d'un ou deux ans. Le sarcome opéré récidive généralement sur place. Les ganglions lymphatiques ne sont nullement envahis, ou ne le sont que très tard, comme Billroth l'a fait observer le premier. La voie d'infection se fait surtout par les veines. Les sarcomes se montrent en grand nombre dans les organes internes, dans les poumons et le foie particulièrement. Dans le derme et le tissu conjonctif sous-cutané, on rencontre le plus souvent, soit le myxosarcome (sarcome gélatiniforme de Rokitansky, myxome de Virchow), dans lequel les éléments figurés sont déposés dans une substance tremblotante comme de la gelée; soit le mélanome (sarcome pigmenté), dans lequel on trouve du pigment granuleux ou diffus, le plus souvent à l'intérieur des cellules, ou bien dans la substance intercellulaire.

Le sarcome de la peau apparaît donc sous forme de tumeurs molles, verruqueuses, dépourvues de pigment ou, au contraire, profondément pigmentées, qui sont tantôt isolées, tantôt disséminées en grand nombre sur toute la surface cutanée. La dimension du sarcome varie depuis le volume d'une tête d'épingle, d'une lentille, d'un haricot, jusqu'à celui d'une pomme. Au début, sa couleur ne diffère pas de celle de la peau normale environnante; avec le temps, elle devient plus rouge. Le sarcome prend assez souvent naissance sur une verrue (nævus) existant déjà depuis longtemps, qui s'accroît soit spontanément, soit à la suite d'un traumatisme, s'ulcère, et de laquelle procèdent de nouvelles tumeurs, peut-être par métastase.

Le *sarcome pigmenté,* qui ne se distingue du sarcome ordinaire que par son contenu pigmentaire, apparaît le plus souvent sous forme de tumeurs hémisphériques, de couleur foncée, du volume d'une lentille jusqu'à celui d'une noisette, de consistance molle, élastique; il envahit d'abord la plante et le dos du pied, puis la main et enfin le reste du tégument. Les nodosités peuvent être le siège d'un travail atrophique au centre; elles ne s'ulcèrent ou se gangrènent que tardivement. En même temps qu'elles s'étendent sur la peau, il s'en forme aussi dans les organes internes, et les malades succombent dans l'espace d'un à deux ans. J'ai observé plusieurs cas de sarcome généralisé sur toute la surface cutanée, renfermant les uns des cellules pigmentées, les autres des cellules non pigmentées.

A l'autopsie, on trouve des amas sarcomateux mélanotiques dans les organes internes, notamment dans le foie et le poumon.

10. CARCINOME.

Quelques auteurs (Lebert, Hannover) crurent d'abord avoir trouvé dans le tissu du cancer des éléments spécifiques, c'est-à-dire des cellules cancéreuses (cellules caudées). Ces cellules, réunies au suc ou lait cancéreux, furent considérées comme le caractère distinctif de la production. Rokitansky envisage autrement la nature du carcinome. « Cette néoplasie maligne se compose, dit-il, de noyaux et de cellules nucléées, qui forment les éléments du suc cancéreux et constituent avec une substance intercellulaire la masse cancéreuse proprement dite. Une autre partie constitutive, moins essentielle, mais cependant très importante, consiste en une nouvelle production de tissu conjonctif sous forme de ce qu'on appelle la charpente (stroma). » Suivant la prédominance du dépôt cellulaire ou du stroma, Rokitansky et Schuh ont distingué les différentes espèces de cancers en cancer fibreux, villeux, épithélial, etc. Virchow fit ressortir la structure alvéolaire du carcinome et le caractère épithélial des cellules contenues dans les alvéoles; selon lui, les éléments épithéliaux dérivent du tissu conjonctif, dont les cellules se transforment en épithélium, transformation qui, seule, donne au carcinome sa nature maligne. Cette manière de voir fut d'abord combattue par Thiersch, puis par Waldeyer, qui insistèrent particulièrement sur le caractère épithélial de tous les carcinomes et cherchèrent à prouver que toutes les cellules qui ont la forme et la disposition des épithéliums ne dérivent que des tissus épithéliaux. Leurs déductions se rattachent à la théorie proposée par Remak, en vertu de laquelle la reproduction de tous les tissus physiologiques ne peut se faire en dehors du cadre des trois feuillets embryonnaires ; théorie d'après laquelle aussi, dans l'ordre pathologique, l'altération qui envahit les productions d'un système ne peut envahir celles d'un autre système, c'est-à-dire, en deux mots, que l'épithélium ne peut être reproduit que par l'épithélium et le tissu conjonctif par le tissu conjonctif (His). Thiersch applique surtout cette théorie au cancer épithélial, tandis que Waldeyer l'étend à tous les carcinomes. Mais ces auteurs négligeaient trop le second facteur essentiel du cancer (le stratum conjonctif), et Billroth a soutenu avec raison que le tissu cellulaire infiltré (le stroma) joue un rôle aussi important que le dépôt des cellules épithéliales.

Voici comment Waldeyer interprète le carcinome : c'est une tumeur épithéliale *atypique*, c'est-à-dire que les épithéliums dépassent les limites du développement physiologique. Les cellules cancéreuses conservent le caractère des cellules de la gangue fondamentale : elles ne font que s'hypertrophier, leur contenu augmente, et elles deviennent transparentes ; cependant leur forme se modifie, leur noyau grossit, devient vésiculeux. Dans le carcinome épithélial, les cellules ne tardent pas à se cornifier, et il se forme des globes épidermiques, c'est-à-dire des éléments composés, dont les cellules externes ont le caractère épidermoïde, tandis que les centrales montrent encore un noyau distinct. On observe aussi la dégénérescence graisseuse ou colloïde des cellules cancéreuses.

Le tissu conjonctif du stroma — la charpente du cancer — est, d'après Waldeyer, un produit de néoplasie inflammatoire (matrice du cancer) ; les cellules cancéreuses n'en proviennent pas, comme l'admettait Virchow, mais elles sont alimentées par les vaisseaux sanguins des trabécules (A. Lücke).

Les éléments du cancer épithélial dérivent de l'épithélium des glandes cutanées (sébacées et sudoripares), et l'on peut admettre que, tant que l'altération se borne à une augmentation de l'endothélium et à l'épaississement de la paroi glandulaire, on a devant soi un adénome, mais qu'aussitôt que l'augmentation des cellules devient considérable et qu'elles s'étendent dans le tissu voisin, en même temps qu'il se fait une prolifération du tissu conjonctif avec vascularisation, l'on a déjà affaire à un carcinome. En se développant, la tumeur perd de plus en plus son caractère acineux, et il se forme des alvéoles qui sont remplis de cellules épithéliales. Les cellules cancéreuses pénètrent alors dans les lymphatiques les plus proches et propagent le carcinome sur des points éloignés. Les épithéliums des vaisseaux lymphatiques jouent-ils le rôle actif que Köster leur a attribué ? c'est ce qui n'est pas démontré. D'après Thiersch et Waldeyer, il faut admettre que des cellules cancéreuses migratrices se fixent en un endroit quelconque, où elles peuvent provoquer la formation d'un nouveau carcinome. Les vues exposées plus haut ne permettent plus de séparer l'épithélioma (pseudo-cancer, cancroïde) du carcinome, et l'on doit, comme Rokitansky l'a fait en 1842, considérer cette néoplasie comme un cancer proprement dit.

Virchow et Förster ne voulurent considérer comme cancroïdes que les tumeurs épithéliales dont les éléments s'étaient développés indépendamment des épithéliums préexistants des glandes et du réseau de Malpighi et provenaient manifestement du tissu cellulaire. Au contraire, Lebert a désigné sous le nom de cancroïdes précisément les proliférations épithéliales qui ont leur origine dans l'épithélium de la couche muqueuse et des follicules. En outre, le nom d'épithélioma a été aussi employé par Virchow et Billroth pour désigner des tumeurs qui n'avaient rien de commun avec le cancer.

La tumeur carcinomateuse qui appartient le plus au domaine du dermatologiste est l'épithélioma; étudions-le donc avec quelques détails. On le divise, d'après sa forme et son mode d'extension, en : 1° cancer aplati ; 2° tubéreux ; 3° profond ou pénétrant (Thiersch).

La forme plate du cancer épithélial se montre principalement sur les lèvres, les joues, le nez, le front ; elle n'apparaît guère qu'au delà de quarante ans ; la maladie débute par la formation de papules rouge-pâle, ayant l'aspect de la cire, isolées ou groupées de façons diverses; tantôt elles s'excorient au sommet et sécrètent un liquide ténu, de couleur blanc sale, tantôt elles se désagrègent et laissent une perte de substance très superficielle, qui est recouverte de croûtes minces, et dont la périphérie est limitée par un bord induré. Après avoir duré ainsi plusieurs années, le foyer morbide s'agrandit par l'apparition à son pourtour de granulations du volume d'un grain de millet, d'un éclat nacré, composées de cellules épidermoïdes; ces granulations sont caractéristiques du cancer épithélial.

Avant d'arriver à la période d'ulcération, le processus dure, comme nous l'avons dit, quelquefois plusieurs années, et les progrès de l'ulcération sont eux-mêmes très lents. La perte de substance est d'ordinaire insignifiante ; la surface de la plaie est plate, ou mamelonnée, bosselée, inégale, sécrétant un liquide visqueux ; elle est limitée par des bords durs, aplatis ; l'apparition de nouvelles nodosités ou granulations détermine peu à peu l'accroissement de la néoplasie, qui se cicatrise à son centre et laisse une excavation profonde. Quelquefois les nodosités contiennent du pigment. L'ulcère peut s'étendre de la sorte, mais toujours fort lentement, sans retentir sur les ganglions lymphatiques et sans influencer le moins du monde l'état général.

Mais il n'est pas rare de voir l'épithélioma gagner en profondeur. Cette *forme envahissante du cancer de la peau* peut commencer par une simple excoriation, mais elle est généralement précédée d'une induration appréciable dans la profondeur de la peau ; cette induration atteint quelquefois une étendue considérable avant que le derme et l'épiderme soient intéressés. L'épithélioma a, même dans ces cas, l'épithélium des glandes sudoripares, sébacées et muqueuses comme point de départ de son développement ; il donne lieu à des excroissances papillomateuses, d'où le nom de *papillaire* donné à cette variété.

Ordinairement la maladie débute par un foyer unique, constitué par des nodosités, qui, d'abord du volume d'un grain de millet, augmentent peu à peu jusqu'au diamètre d'une pièce de cinq francs et ont une coloration rouge ; plus tard, il s'en forme de nouvelles, qui se réunissent avec les premières. Au centre, il se produit une cicatrice déprimée, tandis que le pourtour est induré dans une étendue plus ou moins considérable. Enfin, après quelques mois, dans des cas rares, mais le plus souvent au bout de plusieurs années, arrive la période d'ulcération. La tumeur se ramollit à la surface et fournit un liquide ichoreux. L'ulcère saigne facilement, l'infiltrat s'étend périphériquement, il se forme des excroissances papillaires et les ganglions voisins s'engorgent. Alors le marasme général ne tarde pas à apparaître.

Le cancer épithélial se trouve plus souvent à la face, surtout aux lèvres, sur le nez, sur la région temporale, le cuir chevelu, le pavillon de l'oreille et la paupière, plus rarement sur le tronc et les extrémités. Dans sa marche ultérieure et après des années d'existence, la dégénérescence cancéreuse gagne la profondeur des muscles et des os, et finit par détruire des organes et des régions entières ; ainsi, par exemple, les os du crâne peuvent tomber et laisser la dure-mère à nu. L'épithélioma envahit également les parties génitales, le scrotum, le pénis, surtout le gland et le prépuce, l'urèthre ; chez la femme, les grandes et les petites lèvres, le clitoris, le vagin, la partie vaginale de l'utérus ; le rectum dans les deux sexes ; enfin les autres muqueuses sont aussi quelquefois atteintes : la conjonctive, la pituitaire, les joues, la langue, le palais, le larynx et l'œsophage.

Les carcinomes épithéliaux s'observent, dans la plupart des cas, chez des individus d'âge avancé, c'est-à-dire de quarante à soixante ans ; en général, les habitants de la campagne sont plus exposés au cancer si fréquent de la lèvre que les habitants des villes (Billroth). Relativement à cette dernière localisation, Thiersch l'explique par les modifications importantes qui se produisent dans les tissus de la lèvre, par suite des progrès de l'âge; il s'y fait, d'après lui, une atrophie considérable du tissu conjonctif et du système musculaire, de sorte que les formations épidermiques, comme les follicules pileux, les glandes sébacées et sudoripares et les follicules muqueux sont moins comprimés, et que leur nutrition l'emporte sur celle du tissu conjonctif; qu'il résulte de là que tous les irritants qui agissent sur la lèvre (mauvais rasoir, action de fumer, etc.) affectent principalement les parties glandulaires de la lèvre et la mettent dans un état d'irritation hyperplastique. L'hérédité est incontestable.

Anatomie pathologique. — Les détails qui précèdent sur la formation du carcinome permettent déjà de se rendre compte de l'anatomie histologique de la tumeur; nous pouvons la résumer de la manière suivante : l'épithélium du réseau de Malpighi et des glandes cutanées se développe sous forme de cylindres dans le tissu de la peau atteinte de cancer épithélial; ce tissu prend ainsi une consistance dure en certains points, molle en d'autres et offre des espaces (alvéoles) dans lesquels sont accumulées les cellules épithéliales, ainsi que des noyaux et des éléments ayant subi la régression graisseuse. Les vaisseaux existants se dilatent, et il s'en forme de nouveaux (Billroth). Dans l'épithélioma, les glandes contiennent une accumulation considérable de cellules épithéliales, qui sont augmentées de volume et qui forment des masses ramifiées et renflées en massue; plus tard, elles s'agglomèrent et donnent lieu à des productions arrondies, *cônes épithéliaux*, au centre desquelles on trouve souvent des cellules de plus grande dimension, renfermant de nombreuses cellules filles. La couche la plus extérieure de ces cellules est rangée en forme de palissade; les prolongements du réseau de Malpighi pénètrent plus loin dans la profondeur. On rencontre encore très souvent dans le cancer épithélial ces cellules couvertes d'aspérités, appelées cellules dentelées; mais leur présence n'est pas constante. Le tissu conjonctif du derme offre lui-même des espaces alvéolaires, qui sont remplis de cellules; en même temps, les papilles s'allongent et s'effilent, pour être enfin complétement étouffées par la prolifération cellulaire. Dans d'autres cas, les éléments épithéliaux se désagrègent et se mortifient, amenant ainsi un processus ulcératif, ou bien ils se développent dans le derme et produisent une infiltration (*cancer épithélial plat, infiltré*). L'épithélium des glandes sébacées augmente également, et le tissu conjonctif s'infiltre de petites cellules. Enfin le tissu infiltré se détache en totalité, laissant une plaie, qui se cicatrise peu à peu, pendant qu'à la périphérie le mal continue de progresser. Tel est le mode de formation du carcinome, que Thiersch a énoncé le premier et que Billroth accepte aujourd'hui; cette manière de voir est en opposition avec celle de Virchow, qui fait dériver le cancer épithélial du tissu conjonctif. Pagenstecher a trouvé que, dans le carcinome, les cellules épithéliales émigrent du chorion dans le réseau de Malpighi, de telle sorte que l'une des moitiés de chaque cellule est encore dans la papille, tandis que l'autre se trouve déjà dans la couche muqueuse (?). Ces cellules ont une marche indépendante et se transforment en cellules épithéliales; ainsi donc, les cellules migratrices, c'est-à-dire les corpuscules blancs du sang qui s'échappent des vaisseaux, constituent l'élément le plus important pour la formation nouvelle des cellules épithéliales.

Traitement. — La tumeur cancéreuse demande à être enlevée aussitôt que possible, pour prévenir l'infection ultérieure, qui se fait souvent par la voie lymphatique. Quand il est opportun de recourir au bistouri, il faudra avoir soin de n'opérer que dans les tissus sains, et s'éloigner de 1 à 1 centimètre et demi de l'infiltration sensible au toucher; alors seulement on est sûr d'enlever toutes les parties malades (Billroth). La *cautérisation*, qui convient aux personnes très âgées, aux sujets anémiques et dans les cas très légers, c'est-à-dire quand on a l'occasion de voir la tumeur à son début, doit être continuée avec méthode et persévérance, pour que tous les tissus morbides puissent être détruits. Les substances que l'on emploie sont: la pierre infernale (en nature ou dissoute dans égales parties d'eau), la pâte de Landolfi, qui réussit également dans le traitement du lupus, la potasse caustique solide, les pâtes de Vienne, de Canquoin, du frère Côme et celle au chlorure de zinc. La galvano-caustique et le raclage donnent aussi de bons résultats.

IXe CLASSE.

NÉVROSES.

Les névroses de la peau se divisent en : 1° *troubles de la sensibilité* : *a*) anesthésies; *b*) hyperesthésies; 2° *troubles de la motilité*, et 3° *angionévroses*.

1. TROUBLES DE LA SENSIBILITÉ.

Comme nous l'avons déjà exposé dans nos généralités, ce sont les papilles de la peau qui, par leur appareil nerveux, recueillent les impressions multiples rentrant dans le domaine du toucher et nous donnent des notions sur le volume, la forme, la température, etc., des corps ambiants; la membrane muqueuse des lèvres, de la langue et des autres parties de la cavité buccale et de l'isthme du gosier possède également le pouvoir tactile; aussi la destruction du corps papillaire entraîne-t-elle nécessairement la perte de la sensation, aussi bien que celle de la perception des changements de température, de pression et de relation d'espace (1).

a) *Anesthésie.* — Les causes des anesthésies cutanées peuvent se trouver dans le cerveau et la moelle épinière, sur le trajet des nerfs ou à leurs terminaisons périphériques. Ainsi l'opium, l'éther, le chloroforme, l'hydrate de chloral, etc., amènent l'anesthésie en agissant sur les centres nerveux; tandis que les anesthésies produites par des altérations pathologiques de la substance des nerfs, ou par une compression résultant de la présence d'exsudations, d'extravasations ou de néoplasmes, relèvent de causes périphériques. Dans ce cas, l'insensibilité se limite à un petit département de la peau, ou s'étend sur des régions considérables, à tout un côté ou aux deux côtés du corps. A propos de la lèpre, nous sommes entré dans le détail des lésions histologiques qui déterminent nécessairement l'anesthésie. Dans cette espèce morbide, la sensibilité est souvent anéantie d'une manière si complète que l'on peut pincer le malade, le piquer, le brûler avec un fer rouge, sans qu'il en ait conscience; dans d'autres cas, le désordre fonctionnel se borne à un affaiblissement de la faculté de sentir. Enfin, citons encore les anomalies de la sensibilité produites par les brûlures, les blessures, l'action locale des caustiques, l'anesthésie locale; très souvent la faculté de percevoir la température est abolie, alors que la sensibilité à la douleur existe encore.

b) *Hyperesthésie.* — A ce genre appartient surtout le *sentiment de douleur, de démangeaison* (prurit). La sensation douloureuse, qui peut être persistante ou fugitive, dépend d'un état morbide des petits nerfs. La douleur cutanée, dermatalgie, s'exalte quelquefois, chez certains individus, sous l'influence de causes insignifiantes, par exemple à la suite d'un trouble morbide du côté du cerveau. Dans la plupart des cas cependant, les sensations douloureuses résultent de désordres que subissent les nerfs dans leur trajet ou leurs ramifications périphériques (névralgies). Parmi toutes les maladies cutanées, c'est surtout l'herpès zoster et la lèpre qui s'accompagnent de ce genre de souffrances; enfin des influences mécaniques, chimiques, déterminent aussi un état douloureux.

(1) Weber (*Archiv f. phys. Heilkunde*, 1855), ayant étudié les phénomènes de la sensibilité sur un ulcère profond de la peau, est arrivé aux résultats suivants. La destruction de la peau et des aponévroses avait mis les muscles du bras à découvert. Dans ces conditions, l'auteur constata que la perception de la température se limitait au derme. Les muscles étaient moins sensibles que la peau. La pesanteur et la pression n'étaient souvent pas perceptibles, et la distinction entre une température de 0° et une température de 40° n'était pas reconnue. Au bout de quelques jours, la plaie présentait de nombreuses granulations; ce tissu était insensible à des changements de température variant de — 10° à + 19° et à la pression d'un quart de livre. En général, les impressions, pour être perçues, devaient provoquer de la douleur. Deux impressions simultanées, produites longitudinalement sur les muscles exposés, n'étaient perçues que comme une sensation unique, même avec un écart de 0m,10.

Le *sentiment de démangeaison* accompagne un grand nombre d'affections de la peau, l'eczéma, la gale, par exemple. Le prurit ne s'associe qu'aux maladies cutanées dans lesquelles le corps papillaire seul est irrité, tandis que les plaies et les ulcères, qui s'étendent au tissu cellulaire sous-cutané, produisent de la douleur, mais pas de démangeaisons, celles-ci ne survenant qu'au moment où les granulations commencent à se recouvrir de cellules épidermiques, à se cicatriser. Dans le prurigo, que certains auteurs considèrent comme une maladie des nerfs, et d'autres comme une exsudation locale, le prurit n'a son maximum d'intensité que lorsqu'il se forme de nouvelles papules; il cesse avec leur destruction. Selon Baerensprung, l'exanthème n'est probablement, dans le prurigo, que l'expression de l'irritation des nerfs trophiques, et la démangeaison celle d'une irritation simultanée des nerfs sensitifs. Dans beaucoup d'affections dyscrasiques, comme la syphilis, les exanthèmes aigus, le lichen scrophulosorum, il n'y a pas de démangeaisons, tandis que l'ortie, les épizoaires, déterminent du prurit dès qu'ils viennent en contact avec la peau. D'où la conclusion légitime que les affections dyscrasiques, qui proviennent de l'empoisonnement du sang, ne provoquent aucun prurit, tandis que des irritations locales, même très légères, s'accompagnent des démangeaisons les plus vives. Pour Hébra, le prurit est la conséquence du ralentissement de la circulation dans les capillaires des papilles cutanées ; c'est pourquoi ce symptôme s'observe, dans l'eczéma, avant ou pendant l'exsudation ; aussitôt que l'exsudation a eu lieu, la stase disparaît et la démangeaison s'apaise. On remarque encore que le prurit qui accompagne toujours les varices des extrémités inférieures est calmé immédiatement par la position horizontale donnée aux membres. En admettant que le ralentissement de la circulation exagère les démangeaisons, on comprend encore comment celles-ci sont soulagées par le grattage, qui, en écorchant la peau et déterminant un écoulement de sang local, diminue la stase dans le corps papillaire. Mais le prurit résulte aussi d'irritations éloignées; ainsi, par exemple, les affections de l'utérus et des ovaires occasionnent un prurit de la vulve et de la peau; les troubles digestifs, un prurit de toute la surface tégumentaire; les maladies de la prostate, un prurit à l'orifice de l'urèthre; les vers et les rétrécissements, des démangeaisons au pourtour de l'anus.

Il faut distinguer du prurigo, qui ne survient jamais sans la formation de papules, une espèce particulière de démangeaisons (*prurit cutané local ou général*), qui très souvent se rattache aux actes physiologiques de l'utérus. Ainsi les femmes enceintes sont sujettes à un prurit général intense, qui persiste au même degré pendant toute la durée de la grossesse; c'est encore un des symptômes des altérations morbides de la matrice et des ovaires, des désordres de la menstruation, de même que de la maladie de Bright, de l'hépatite, de l'ictère, du foie granuleux, de la carcinomatose générale. La vieillesse détermine aussi l'apparition de démangeaisons à la peau, *prurit sénile*. Le prurit cutané est fréquent chez les jeunes filles souffrant de troubles menstruels, et il se localise principalement sur la surface d'extension des extrémités; les démangeaisons sont si vives que les malades se grattent jusqu'au sang et se font ainsi des excoriations recouvertes de croûtes rouge brun. L'apparence offerte par la peau des membres, chez ces personnes, rappelle celle qui se produit à la suite des piqûres de punaises et du grattage consécutif.

Chez des individus du sexe masculin et adultes, surtout entre vingt et quarante ans, j'ai aussi observé un prurit intense, s'étendant sur toute la surface cutanée, et dans lequel la peau, soumise à des irritations répétées et persistantes, montrait des excoriations profondes, agrandies par l'action des ongles; la surface de ces excoriations était recouverte de croûtes de dimension variable, brun foncé ou noires, et offrait des pigmentations tantôt longitudinales et circonscrites, tantôt diffuses. La ressemblance de cette forme morbide avec le prurigo est alors très considérable; cependant l'absence des papules particulières au prurigo, le peu d'infiltration que présente la peau des jambes et la durée moins longue de l'affection permettront toujours de la distinguer du prurigo proprement dit.

Le prurit intense est encore assez souvent le premier symptôme qui attire l'attention sur l'imminence de la maladie de Bright. Outre des excoriations et des pigmentations très foncées, apparaissant surtout à la surface d'extension des extrémités, on trouve encore généralement ici des bulles aplaties, nombreuses, du diamètre d'une lentille, dont le contenu purulent se concrète en croûtes; un autre symptôme, qui ne fait presque jamais défaut, c'est une tuméfaction œdémateuse de la peau, plus ou moins considérable. J'ai observé des cas de ce genre chez un garçon de douze ans et une jeune fille de quinze; dans ces deux cas, ce fut l'apparition des phénomènes cutanés que nous venons de décrire qui conduisit à examiner l'urine; ce liquide renfermait une forte proportion d'albumine, et cependant l'on n'avait jusque là soupçonné d'autre maladie que le prurit cutané. Peu de temps après la constatation de l'affection fondamentale, le jeune garçon eut de fortes attaques d'éclampsie.

Il n'y a pas un an, le Dr Berkowitsch me présenta un cas grave de prurit général, symptomatique d'une carcinomatose constitutionnelle, dont le point de départ était dans le médiastin et qui avait affecté de nombreux ganglions lymphatiques. Ici encore s'étaient montrées les démangeaisons avant qu'on pût établir le diagnostic du cancer.

Le *prurit des parties génitales* s'observe souvent chez les femmes aménorrhéïques et chez celles qui arrivent à la période de la ménopause; les affections de l'ovaire s'accompagnent aussi fréquemment de semblables démangeaisons. Elles siègent soit au clitoris, aux petites et aux grandes lèvres, soit dans le vagin ; elles sont très intenses et excitent toujours les désirs sexuels ; elles durent depuis quelques mois jusqu'à plusieurs années. Les malades sont obligées de se gratter (souvent même sont portées à la masturbation), et l'action des ongles détermine d'abord des excoriations, puis de l'eczéma chronique avec infiltration. On a attribué cette variété de prurit à la présence d'un infusoire — le *trichomonas vaginalis* (Danné) ; mais cette opinion n'a pas été confirmée.

Le *prurit de l'anus* apparaît surtout chez les personnes grasses, et il s'associe constamment aux hémorrhoïdes et à la présence des vers intestinaux (ascarides lombricoïdes et oxyures vermiculaires) ; le plus souvent cependant les démangeaisons sont produites par l'eczéma intertrigo.

Le *prurit sénile* est l'un des tourments de la vieillesse ; il est des plus intenses, sans que la peau présente d'autres altérations que celles qui résultent du grattage. Les causes de cette affection peuvent se trouver dans les métamorphoses séniles de la peau, que nous avons exposées précédemment.

Sous le nom de *prurit d'hiver*, Duhring (1) décrit une affection de la peau qui s'observe en Amérique pendant la saison froide.

On ne sait pas encore grand'chose sur les altérations anatomiques des nerfs, qu'elles soient la cause ou la conséquence des affections cutanées. Langerhans (2) a récemment publié des observations sur l'état des corpuscules du tact dans les affections du système nerveux central et de la peau ; mais les résultats de ses recherches sont peu positifs. Cet auteur a trouvé, dans un cas de gangrène sénile phlegmoneuse et diffuse, avec coloration ictérique, une dégénérescence finement granuleuse des corpuscules du tact. Meissner a vu ces organes atteints de régression graisseuse à la suite de parésie.

2. TROUBLES DE LA MOTILITÉ.

A ce groupe appartient l'état de la peau désigné sous le nom de *cutis anserina* (chair de poule) ; sous l'influence de la contraction des fibres musculaires qui entourent la base des follicules pileux et s'étendent dans le chorion, les poils s'érigent, et les follicules pileux, devenant plus saillants, forment de petites papules du volume d'un grain de millet (3). Ces élevures se produisent sous l'action du courant induit, dans le stade de froid de la fièvre intermittente et sont aussi un effet direct du froid sur la peau. La cutis anserina ne constitue donc nulle-

(1) *Medical Times*. Philadelphia, 1874.
(2) Virch. *Archiv* 45, Bd., n° 413.
(3) Voir mon étude sur les muscles de la peau. *Sitzungsber. d. k. Akad.* 1868.

ment une maladie cutanée. Ce phénomène accompagne le scorbut; il résulterait également, selon Baerensprung, d'une affection des follicules pileux.

3. ANGIONÉVROSES (*troubles trophiques*).

Nous voulons parler ici des névroses à la suite desquelles la nutrition de la peau offre des altérations, qui se traduisent par des changements de couleur, de consistance du tégument, par une diminution plus ou moins rapide des sécrétions, par des modifications de la température, qui tantôt s'élève, tantôt s'abaisse. Cet ensemble de symptômes dépend toujours d'un état d'irritation ou de paralysie des nerfs vaso-moteurs. Mais la physiologie a encore à découvrir la série de causes qui produisent ces phénomènes trophiques.

Les rapports qui existent entre un grand nombre des maladies cutanées et le système nerveux ont déjà été indiqués en partie dans les chapitres précédents (Urticaire, Herpès, Albinisme, Nigritie, Alopécie, etc). Dans ces derniers temps, Eulenburg et Landois (1) ont publié des observations remarquables sur les névroses vaso-motrices (angionévroses). En voici le résumé. Les angionévroses dépendent de lésions traumatiques ou organiques des troncs nerveux. Quand on lèse ou que l'on coupe un tronc nerveux (l'un des gros nerfs des extrémités, qui renferment des filets sensitifs, moteurs et vaso-moteurs tout ensemble), il survient, outre la paralysie et l'anesthésie, une dilatation des vaisseaux sanguins et une élévation de la température ; dans d'autres cas cependant, la température diminue, au point de déterminer la gangrène de la peau, surtout quand la lésion date d'un certain temps. On peut encore observer l'atrophie des parties correspondantes. On ne peut pas douter qu'une grande partie des affections cutanées ne soient dues à des troubles dans l'innervation des vaisseaux, car il doit en résulter des désordres de circulation dans les veines, les artères et dans les glandes de la peau.

Eulenburg et Landois admettent encore comme possible l'influence des nerfs vaso-moteurs sur la production des anomalies de sécrétion des glandes cutanées, sur ce qu'on appelle les sueurs de sang et sur les anomalies de pigmentation. Le contage scarlatineux, morbilleux, etc., pourrait agir primitivement sur les nerfs vaso moteurs et déterminer la fièvre et les autres symptômes qui se manifestent à la surface de la peau sous la forme des exanthèmes propres à chacune de ces maladies (?).

Selon les mêmes auteurs, l'acné rosacée ne serait qu'une névrose vaso-motrice du nerf ethmoïdal ; il en serait de même des efflorescences produites par l'usage de l'iode, du brome, du copahu, du cubèbe, de l'huile de foie de morue, de la quinine, de la digitale, comme aussi de celles qui résultent de l'empoisonnement maremmatique et qui consistent tantôt en acné, purpura, furoncles, tantôt en érythème, érysipèle, urticaire.

L'urticaire dépendrait également d'un trouble vaso-moteur circonscrit,

(1) *Wiener med. Wochenschr.* 1867-68.

qui peut être provoqué par les causes les plus variées et siéger dans les organes les plus divers. On peut en dire autant de la lèpre anesthésique.

Traitement. — Pour guérir le prurit, la première chose à faire est de s'adresser aux causes, qu'il est possible d'écarter dans un très grand nombre d'affections cutanées, comme l'eczéma, la gale, l'urticaire, etc. Dans les cas cependant où la cause nous échappe, il faut s'adresser au symptôme lui-même. Le moyen à essayer avant tout est l'*eau froide*, soit sous forme de compresses, de bains, soit en douches. Parfois on se trouve aussi très bien de bains tièdes additionnés de carbonate de soude (240 à 480 gr.) ou de sublimé corrosif (10 gr. pour 400 d'eau distillée par bain). On emploie également avec avantage, surtout pour calmer les démangeaisons symptomatiques des maladies de l'utérus et de l'ovaire, les bains ferrugineux composés de sulfate de fer (400 gr. en 12 doses) dissous dans de l'eau tiède et de carbonate de soude (480 gr. en 12 doses). Le prurit produit par des affections de l'estomac et du foie cède quelquefois aux bains de Marienbad, de Karlsbad ou d'Ems. Dans la maladie de Bright, outre le traitement de la cause fondamentale, il est bon d'apaiser le symptôme prurigineux par la compression des extrémités œdématiées. Un deuxième moyen, auquel les malades recourent, pour ainsi dire, malgré eux, et parce que la douleur qu'il détermine est plus supportable que la démangeaison, c'est le grattage. Souvent encore le prurit est soulagé par la compression et les frictions. Lorsque nous avons affaire à des jeunes filles atteintes de troubles de la menstruation, nous employons la douche en pluie, froide, et nous donnons à l'intérieur deux pilules par jour (composées de fer 5 et d'aloès 0,7, pour 60 pilules). Le prurit provoqué par la métrite chronique ou par des affections ovariennes est apaisé, dans les cas rebelles, soit par l'usage d'injections froides, soit par l'introduction de tampons astringents (imbibés d'alun, de tannin, de perchlorure de fer) ou de suppositoires opiacés ou belladonés (beurre de cacao 2,5 pour 0,01 à 0,03 de substance active). Dans le prurit vaginal, nous conseillons les bains de vapeur et les injections de jusquiame (5 parties de la plante, infusées dans 400 d'eau), de même que les suppositoires de morphine (chlorhydrate de morphine 0,01 pour 2,5 de beurre de cacao). Les injections sous-cutanées de morphine ne doivent être employées que dans les cas les plus intenses : on injecte la moitié ou la totalité de la seringue, la solution étant au 1/40e. J'ai rencontré des malades qui supportent des solutions beaucoup plus concentrées. (On sait que le chlorhydrate de morphine (1) se dissout dans 20 parties d'eau froide et en toutes proportions dans l'eau bouillante; si donc

(1) Hermann Hager, *Commentar zur preuss. Pharmakopöe*, 1859.

les cristaux aciculaires se séparent, il suffit de chauffer le mélange ou de dissoudre le sel au moment de faire l'injection.) Lorsque les démangeaisons reviennent par accès et à intervalles réguliers, la quinine les soulage ou les supprime complétement.

Parmi les autres moyens recommandés à l'intérieur, nous citerons l'acide phénique (Kohn, Güntz), dont l'action paraît encore très problématique, et les narcotiques, qui sont indiqués dans certains cas.

A l'extérieur, on peut essayer la dissolution de borax dans la glycérine ; l'aconitine 0,50 pour 100 d'alcool ; le sublimé corrosif 2,5, dans une macération de racine de vératrum blanc pulvérisée (10 pour 1,200 d'eau bouillante, laissez macérer pendant douze heures) ; ou l'une des préparations suivantes : ℞ acide phénique 5, alcool 240, glycérine 40 ; ℞ décoction de pavots blancs 260, borax de Venise, vin de colchique āā 40. Gueneau de Mussy (1) conseille des frictions avec un mélange de : glycérine 40, amidon, bromure de potassium āā 4, calomel 20, extrait de belladone 0,2. On réussit quelquefois à calmer le prurit des vieillards en leur faisant porter des chemises et des caleçons de caoutchouc vulcanisé (Hébra) ; des badigeonnages avec la teinture de fragon m'ont souvent donné de bons résultats.

Enfin certains auteurs parlent favorablement de l'acide acétique concentré (5 pour 100 d'alcool). On frotte la peau avec ce mélange et l'on saupoudre ensuite d'amidon. Des liquides, comme l'eau de Cologne, le chloroforme, l'hydrate de chloral en solution, etc., qui, en s'évaporant, produisent une sensation de froid, peuvent également réussir dans certains cas.

Xe CLASSE.

AFFECTIONS PARASITAIRES.

Les organismes qui vivent en parasites sur la peau humaine, soit pour y puiser temporairement leur nourriture, soit pour y élire domicile, sont de nature *animale* ou *végétale*.

A. — PARASITES ANIMAUX.

Les animalcules qui s'établissent sur le tégument ou dans son épaisseur, pour y passer toute leur existence, sont l'*acarus scabiei* (Krätzmilbe) et l'*acarus folliculorum*. D'autres n'y restent que le temps de parcourir certaines phases de leur évolution ; ce sont : la *chique* (*pulex penetrans*) et la *filaire de Médine ;* d'autres enfin ne viennent sur la

(1) *Gaz. méd.*, 1872.

peau que pour y chercher une nourriture temporaire : le *pou*, la *puce commune*, la *punaise*. Commençons par l'étude du parasite de beaucoup le plus important pour le dermatologiste, à savoir l'*acarus scabiei*, *qui est la cause exclusive d'une maladie fort répandue*, *la gale*.

1. GALE.

La gale est un eczéma artificiel, qui résulte en partie de l'irritation provoquée par la présence des acares (*acarus scabiei*, *sarcoptes hominis*), mais plus encore des grattages du malade. On ne sait pas encore aujourd'hui avec certitude quel est l'auteur de la découverte du parasite de la gale. On répète souvent que le médecin arabe *Avenzoar* désigna le sarcopte sous le nom de *Soab*, mais il est très difficile de discerner si cette dénomination ne s'appliquait pas à un autre animalcule (le pou). Le premier renseignement incontestable sur l'*acarus scabiei* se trouve dans un ouvrage écrit, au douzième siècle, par Sainte Hildegarde, abbesse du couvent de Ruperts-Berg ; il y a, en effet, deux passages distincts où il est fait mention de remèdes contre les insectes de la gale, appelés alors *suren* ou *suern*. Guy de Chauliac, au quatorzième siècle, et, au seizième, Ambroise Paré (et Rabelais) mentionnent l'animalcule sous le nom de *syron* ou *ciron ;* vers la même époque, J.-Ph. Ingrassias décrit les pustules produites par la présence de l'animalcule ; L. Joubertus (1577) indique le moyen de l'extraire de la peau avec une aiguille. Th. Mouffet (1634) donne les caractères exacts qui permettent de distinguer les acares des poux. Vers la fin du dix-septième siècle, dans une lettre adressée à Fr. Redi, naturaliste célèbre à cette époque, G.-C. Buonomo (Florence, 1687) annonce les résultats auxquels il est arrivé, conjointement avec un pharmacien de Livourne, Diacinto Cestoni, au sujet de l'*acarus scabiei* et de ses rapports avec la gale. Ce document fait époque dans l'histoire de cette affection et en renferme la description la plus exacte.

Voilà donc l'existence du sarcopte et la nature de la gale parfaitement constatées. Néanmoins la manière de voir des auteurs que nous venons de citer fut longtemps repoussée par des médecins, même de grand mérite, comme Lorry (1) et Willan (1808). Les anciennes doctrines humorales régnaient encore. Une autre cause qui contribua à détourner l'attention des médecins sur le rôle joué par l'acarus fut la théorie de la métastase psorique (gale rentrée), professée par Authenrieth et Hahnemann. Cependant Wichmann (2) avait déjà publié un travail convaincant ; après lui, il faut citer, parmi les auteurs qui ont

(1) *Tractatus de morb. cut.*, 1777.
(2) *Aetiologie der Krätze*. Hannover, 1786.

le plus contribué à fixer la nature de la maladie : Galès (1), Raspail (2), Renucci (1834), E. Hering (3), Albin Gras (4), Eichstedt (5), Bourguignon (6), Gerlach (7), Gudden (8), Bergh (9), Küchenmeister; mentionnons encore les recherches d'Hébra, Boeck, Danielssen et Fürstenberg (10), qui ont eu le mérite d'éclairer la pathologie de la gale en général et, en particulier, d'une forme de la maladie désignée sous le nom de gale de Norwège.

Aujourd'hui personne ne nie plus l'existence de l'acarus, mais il reste un petit nombre de médecins qui refusent de le considérer comme la cause unique de la gale. Avant de passer à la description des symptômes cutanés produits par le sarcopte, il est bon de consacrer un article à part à l'histoire de cet animalcule.

Histoire naturelle. — Le parasite de la gale, *sarcoptes hominis* (Raspail), *acarus scabiei* (Geer), est un arachnide de la tribu des acarides.

Description de l'insecte femelle. — La femelle, plus grosse que le mâle, est visible à l'œil nu. Son corps est mou, subarrondi et déprimé; on l'a comparé, pour la forme, à celui d'une tortue; sa longueur est d'environ $^1/_3$ de millimètre, sa largeur de $^1/_2$ millimètre; la tête, petite, apparaît distincte du tronc. Les membres, courts, sont au nombre de huit; on observe six soies courtes sur la tête et deux plus petites au point de jonction de la tête avec le corps.

Au microscope, on découvre sur la face dorsale des sillons plus ou moins parallèles et plusieurs appendices claviformes (épines), dont les uns sont épais et saillants au milieu de renflements annulaires, les autres courts et coniques. Ils sont disposés en lignes arquées, à concavité dirigée en avant, sur la partie moyenne de l'animal, et en arrière sur la partie postérieure. Suivant Gudden, la femelle possède deux vagins, l'un par lequel s'effectue l'imprégnation (Begattungsscheide), situé à l'extrémité postérieure de l'animal, entre la dernière paire de poils, et qu'on avait jusque-là considéré comme l'ouverture anale; l'autre s'ouvrant à la surface de l'abdomen et servant au passage des œufs (Legescheide). La carapace du sarcopte se compose de bandelettes compactes, plates, pouvant glisser les unes sur les autres, ce qui permet à l'animal de se replier sur lui-même, de façon

(1) *Essai sur le diagnostic de la gale*, 1812.
(2) *Hist. nat. de l'insecte de la gale.* Paris, 1834.
(3) *Die Krätzmilben der Thiere. Nov. act. Acad. Leopold.* XVIII, 1836.
(4) *Recherches sur l'acarus ou sarcoptes de la gale de l'homme.* Paris, 1834.
(5) *Froriep's Notizen*, 1846.
(6) *Traité entholog. de la gale de l'homme.* Paris, 1852.
(7) *Krätze und Räude.* Berlin, 1857.
(8) *Beitrag zur Lehre von der Scabies.* Würzburg, 1863.
(9) *Ueber Borkenkrätze.* Virch. *Arch.* B. 19.
(10) *Die Krätzmilben der Menschen und Thiere.* Leipzig, 1861.

à se rendre invisible. De chaque côté de la tête, se trouvent les membres antérieurs (première et deuxième paires), à cinq articles et pourvus de suçoirs pédonculés (ambulacres) (*a*, fig. 50) ; tandis que les deux paires postérieures, abdominales (*b*), ne portent pas de ventouses et se terminent seulement par de longues soies.

Le rostre se compose de deux paires de mandibules en forme de

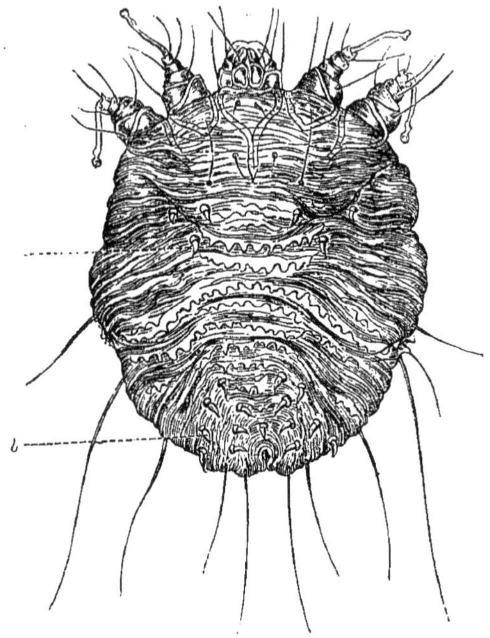

Fig. 49. — Acarus femelle (vu de dos).

f, Appendices claviformes ; *b*, appendices plus petits en forme d'aiguillon.

pinces d'écrevisse et à trois articulations (*c*) et de deux palpes, placés en dehors des mâchoires, qui se composent eux-mêmes de trois articles (*d*) et sont munis chacun d'une petite soie.

Les membres postérieurs ne présentent que trois articles, dont le dernier se termine par une soie (Bourguignon). Les figures ci-jointes ont été dessinées par le docteur C. Heitzmann et sont empruntées à l'atlas d'Hébra et Elfinger.

La bouche se continue avec un canal alimentaire, qui se dirige en bas et se divise bientôt en estomac et intestin (Eichstedt, Bourguignon, Wedl), dont Gudden a parfaitement montré les deux directions différentes; à la partie postérieure de l'animal, se voit un canal contenant les excréments et dont jusqu'ici on n'a pas encore trouvé le mode d'union avec le tube digestif. De délicates bandelettes longitudinales (muscles) partent, les unes de parties situées au-dessous de la carapace, les autres de la tête : les premières suivent nettement l'axe des extrémités ; les secondes se dirigent en bas, vers l'abdomen et le dos, et offrent des mouvements latéraux d'ondulation quand l'animal manœuvre assez activement ses mâchoires (Wedl) (1). Dans la femelle imprégnée, on distingue parfaitement l'ovaire rempli d'œufs, qui se composent de fines vésicules et de masses granuleuses (jaune). Les sarcoptes

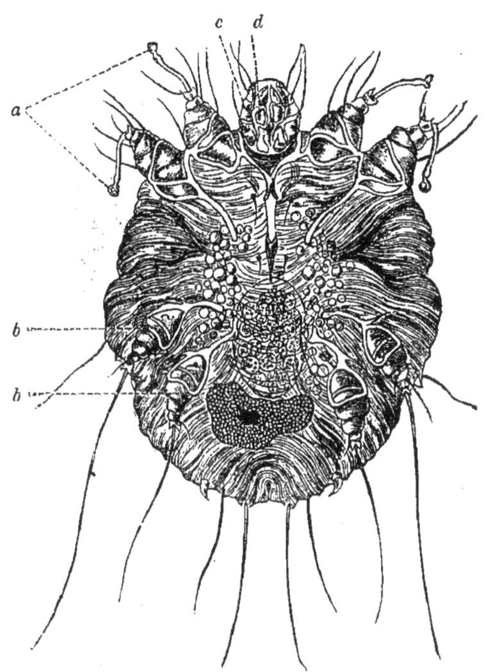

Fig. 50. — Acarus femelle (vu par la face abdominale).

a, membres antérieurs munis de ventouses ; *b*, membres postérieurs pourvus de longues soies ; *c*, mandibules ; *d*, palpes.

peuvent vivre longtemps dans des substances absolument fermées à l'accès de l'air, comme dans la peau, le pétrole, l'huile d'olive (Burchard) (2).

Les organes de la respiration paraissent manquer complétement. La durée moyenne de l'existence des acares femelles varie de vingt à quarante ou soixante jours. Leur nombre sur un sujet atteint de la gale est toujours beaucoup plus grand que celui des mâles. Ces derniers, d'après Gudden, périraient au bout de six à huit jours après l'accouplement. La femelle n'est fécondée qu'une seule fois et ne quitte jamais spontanément la galerie qu'elle s'est creusée ; si on l'en extrait, elle se

(1) *Pathol. Histologie*, p. 861.
(2) *Arch. f. Dermat.* 1869.

hâte d'en creuser une nouvelle pour s'insinuer sous l'épiderme.

Description de l'insecte mâle (fig. 51). — Les mâles sont beaucoup plus petits que les femelles. Leur longueur varie de $0^{mm},27$ à $0^{mm},45$ et leur largeur de $0^{mm},20$ à $0^{mm},35$. La première, la deuxième et la quatrième paire de pattes sont pourvues de ventouses, la troisième n'a que des poils sans suçoirs. Ils diffèrent encore des femelles en ce qu'ils ont moins de prolongements coniques et d'écailles sur le dos, et par la présence, à leur face abdominale, d'un encadrement de chitine, en forme de fer à cheval, auquel sont attachés les organes de la génération ; cet appui fourchu est situé sur la ligne médiane du corps, entre les pattes de derrière ; on y distingue une tige et deux branches. Krämer, de Gœttingue, décrivit le premier (1845) le sarcopte mâle; Eichstedt s'en occupa plus tard. Hébra (1) a eu l'occasion de surprendre une fois deux sarcoptes au moment de la copulation. Les mâles gîtent

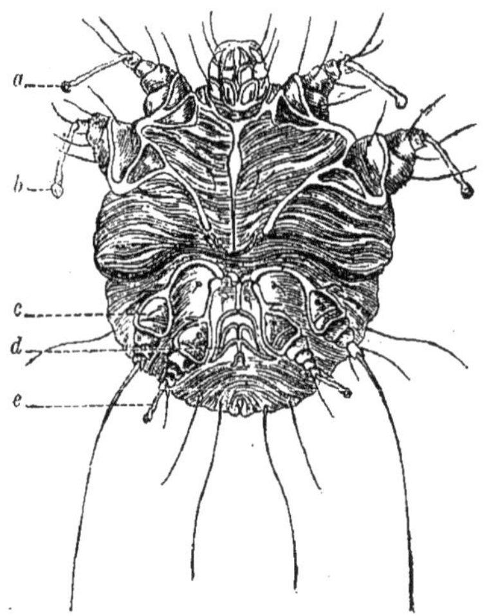

Fig. 51. — Acarus mâle (vu par la face abdominale) (*).

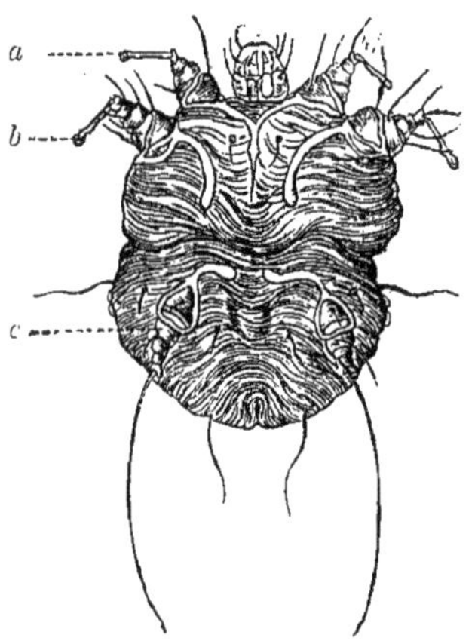

Fig. 52. — Jeune acarus (**).

(*) *a* et *b*, membres antérieurs munis de ventouses ; *c*, 3e paire de pattes, à 5 articles, et terminées par des soies; *d*, appareil chitineux supportant les organes sexuels; *e*, extrémité dépourvue de soie.
(**) *a* et *b*, membres antérieurs pourvus de ventouses; *c*, paire postérieure munie de soie.

au voisinage des galeries des femelles, dans des sillons étroits, dans des papules ou des vésicules. On les trouve très facilement dans les croûtes et chez les animaux atteints de la gale. Il est certain que les deux sexes s'accouplent, mais on ne sait pas encore si ces animaux sont parthénogénésiques. Les acares qui se rencontrent chez divers animaux ne diffèrent par aucun caractère essentiel du sarcopte de l'homme ;

(1) *Zeitschr. d. Gesellsch. d. Aerzte,* 1853.

les espèces décrites par Gerlach et Fürstenberg ne sont donc que des variétés de ce dernier (Wedl, Hébra).

Le jeune acarus (fig. 52) a 28 millimètres de longueur sur 22 millimètres de largeur; il possède trois paires de membres, ne montre aucune différence sexuelle et subit, avant d'arriver à l'état parfait, deux mues selon Gudden, quatre selon Fürstenberg, et trois selon Bergh, pendant lesquelles il est environné de son ancienne peau comme d'une coquille. L'animal reste pendant tout ce temps immobile et rigide. Durant sa première mue, le sarcopte acquiert huit pattes, quatre soies et douze épines sur le dos ; après la deuxième mue, le nombre de ces dernières s'élève à quatorze ; après la troisième, les femelles conservent leurs quatorze épines, mais les mâles en perdent deux et n'en n'ont plus que douze. Le sexe de l'animal s'établit, selon Bergh (1), aussitôt après la première transformation. Les peaux se fendent régulièrement, tombent et restent dans la galerie.

Les *œufs* sont ovoïdes et ont $0^{mm},16$ de longueur sur $0^{mm},11$ de largeur. Les deux le plus récemment pondus, c'est-à-dire ceux qui se trouvent tout près de l'extrémité postérieure de l'acarus, présentent un contenu homogène ou trouble ; les deux précédents montrent déjà des sillons, qui indiquent la position de la tête et l'ébauche des extrémités ; dans le cinquième et le sixième, les différentes parties de l'embryon se distinguent encore plus nettement. Les œufs subissent en partie le travail de segmentation dans le corps de la mère. Lorsqu'on observe au microscope un œuf récemment pondu, on le voit composé d'un contenu finement granuleux. Le développement de l'embryon demande de trois à sept jours, puis la larve se débarrasse de sa coquille et arrive à la surface de la peau, en traversant la galerie maternelle. Une fois au dehors, le jeune animal s'agite vivement et se hâte de creuser un nouveau sillon, en déterminant un prurit extrême.

Pour étudier la marche de la gale, on dépose une femelle imprégnée sur la peau d'un individu sain. L'animal commence par aller et venir dans les plis du tégument, puis il se fixe et perfore l'épiderme à l'aide de son rostre, en se soulevant sur les longues soies de ses pattes postérieures, jusqu'à ce qu'il ait atteint le réseau de Malpighi, où l'on trouve les larves. L'acarus (fig. 53), creusant toujours davantage, dépose ses œufs à mesure qu'il avance, de telle sorte que ceux-ci constituent un obstacle à son retour. Les œufs les premiers pondus, dans lesquels les embryons sont déjà formés, ne sont séparés de la surface que par une mince couche épidermique, tandis que les derniers sont situés à une plus grande profondeur. La durée de l'incubation varierait de 64 à 76 heures. D'après Gerlach et Bur-

(1) Virch. *Arch.* 19 B.

chard, du troisième au sixième jour, les œufs éclosent à l'intérieur de la galerie ; on trouve souvent plusieurs larves dans un même sillon, mais elles l'abandonnent bientôt, parce qu'elles ne pourraient vivre longtemps uniquement de l'épiderme desséché. Burchard croit qu'elles n'y restent pas au delà de douze heures. Le développement de l'animal, pour arriver à l'état parfait, depuis le moment de l'imprégnation, demande six à sept semaines. La fécondation a lieu généralement dans les premiers jours qui suivent la dernière mue. Le contenu de l'œuf varie, comme nous l'avons déjà dit, suivant la date de son origine. Dans les plus jeunes, quelques molécules seules

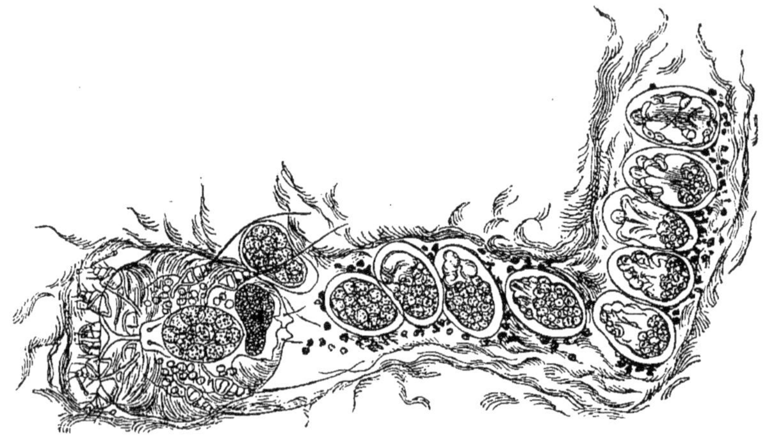

Fig. 53. — Acarus pondant ses œufs (sillon de la gale).

Les œufs les plus rapprochés de l'insecte apparaissent en partie homogènes, en partie granuleux ceux qui sont à l'extrémité opposée contiennent des animalcules complétement développés ; enfin, dans les œufs intermédiaires, on observe des embryons.

font obstacle à la parfaite transparence du contenu; les plus anciens offrent une substance plus agglomérée, se divisant en zones de diverse coloration, de sorte que, dans les premiers pondus, on distingue peu à peu la tête, les extrémités et même le jeune complétement développé. Le nombre d'œufs que pond journellement le sarcopte ne dépasse pas deux; cependant on peut en trouver jusqu'à 50 et davantage dans un seul sillon; mais, en général, il n'en existe pas plus de 10 à 15. L'animal continue de pondre jusqu'à la fin de son existence. Le passage que se creuse la femelle à travers l'épiderme et le réseau de Malpighi se désigne sous le nom de sillon ou cuniculus. Ce sillon (ou mieux cette galerie), visible à l'œil nu, est nettement délimité et a une longueur qui varie, suivant le nombre des œufs déposés, de 1, 3, jusqu'à 10 mm. (le sarcopte peut avancer de 1/2 à 1 millimètre par jour); il apparaît sous forme d'une strie linéaire sinueuse, quelquefois demi-circulaire ou circulaire, et l'on y distingue ordinairement les œufs, aussi bien que l'acarus, sous l'aspect de petits points. Sa coloration dépend du genre d'occupation du malade, parce que les œufs s'imbibent des matières colorantes; chez les personnes propres, le sillon est plus pâle que la peau environnante; chez les cordonniers, par exemple, les œufs apparaissent comme des points noircis par la poix. Hébra distingue, sous les noms de *tête* et de *queue*, les deux extrémités du sillon : la tête est le point par lequel l'animalcule est entré, la queue est celui où il est couché au moment de l'observation; le premier est plus blanc et plus élevé au-dessus du niveau de la peau que le dernier. Outre les sillons creusés par les acares femelles, on en découvre d'autres plus petits, qui sont faits par les jeunes au sortir de la galerie maternelle, dans de petites papules ou de petites vésicules. Selon la durée de la maladie et la sensibilité de la peau, il se forme au-dessous du sillon des vésicules, des bulles ou des pustules. Celles-ci soulèvent donc le sillon maternel, et on peut y trouver les jeunes et les œufs, tandis que la mère se tient toujours au delà de la vésicule et de la pustule, et se trouve, pour ainsi dire, dans sa tangente; aussi est-il rare de la rencontrer dans les croûtes. On observe encore des sillons sur des points primitivement hyperémiés ou infiltrés, sous forme de papules de dimensions variables.

L'existence d'ouvertures en fentes (soupiraux), que, suivant quelques auteurs (Gerlach, Bourguignon, Burchard) (1), l'acarus adulte établirait dans la paroi supérieure de sa galerie, est niée par d'autres observateurs.

Symptomatologie de la gale. — Au voisinage des sillons, on observe des papules, des vésicules, des pustules, qui sont d'autant plus nombreuses que la peau est plus fine et que la gale date de plus longtemps. Très souvent les sillons sont soulevés par l'exsudation sous-jacente, et on les voit alors s'étendre sur les papules, les vésicules et les pustules. Les démangeaisons éprouvées par les malades dépendent, d'une part, de l'irritation que déterminent les acares sur le corps papillaire; de l'autre, des mouvements des jeunes sarcoptes à la surface de la peau. Le prurit, à son tour, provoque l'action réflexe que l'on désigne sous le nom de grattage; les ongles déchirent les sillons et amènent à la surface les animalcules qui y étaient contenus; les efflorescences sont également déchirées, et il en résulte des excoriations, qui, bien que dépourvues de sillons, sont le siège de démangeaisons sympathiques. Mais le prurit qui survient ainsi sur des parties cutanées libres de sillons n'en est pas moins très intense et se produit probablement par sympathie. Le grattage qui en est la conséquence détermine l'apparition d'efflorescences variées; ainsi, il se forme de l'érythème, de

(1) *Ueber Krätze und deren Behandlung. Arch. f. Dermat. u. Syphil.* 1869, 1 Heft.

l'urticaire (urticaire sous-cutanée), des hémorrhagies; les orifices des follicules se dilatent, et l'on observe des papules de la grosseur d'un grain de millet, et enfin des pustules, particulièrement chez les individus dont la peau est facilement vulnérable. Toutes ces efflorescences conservent une disposition déterminée sur les diverses régions du corps et sont toujours déchirées par l'action des ongles ; de là, l'apparition d'élevures, ordinairement du volume d'une tête d'épingle, rouge pâle, dont le sommet est recouvert d'une croûte foncée très adhérente. Leur siège n'est pas moins caractéristique; en effet, chez la plupart des galeux, c'est ordinairement la face antérieure et interne des cuisses, la paroi abdominale et la paroi thoracique, c'est-à-dire une localité bien définie, limitée en haut par une ligne tirée d'un mamelon à l'autre, et en bas par une autre ligne comprise entre la face antérieure des deux genoux, qui présentent les phénomènes résultant du grattage. Le dos offre moins d'égratignures, parce que cette région est moins accessible aux mains. Avec la durée de la maladie, les altérations du tégument finissent par dépasser les limites que nous venons d'indiquer, et l'on voit des pustules d'ecthyma et d'impétigo, qui se dessèchent en croûtes et occupent, avec des pigmentations foncées, la plus grande partie du tronc et des extrémités.

L'observation d'un grand nombre de personnes atteintes de la gale démontre que celles-ci ne se grattent pas de préférence aux endroits où se trouvent les sillons, mais sur ceux qu'elles atteignent facilement avec les ongles. Nulle part, chez les adultes, les sillons n'existent plus abondamment qu'aux mains, et cependant les malades se grattent beaucoup moins les mains que les avant-bras et les cuisses. La contagion s'opère moins par des acares imprégnés que par les jeunes, qui vivent en dehors des sillons (Burchard), et elle a lieu soit par l'intermédiaire des squames et des croûtes, qui logent de jeunes sarcoptes et des œufs, soit par la cohabitation avec un galeux, surtout au lit; certains animaux peuvent aussi transmettre la maladie (chevaux, chiens, moutons, lamas, éléphants, chameaux, etc.); enfin, la gale se communique encore, quoique rarement, par les vêtements, le linge de corps.

Les symptômes que nous venons d'exposer augmentent d'étendue et d'intensité avec la durée de la maladie, ce qui confirme l'interprétation d'Hébra, qui ne voit dans la gale qu'un eczéma artificiel. Disons maintenant quelques mots de la forme particulière, appelée gale de Norwège et mieux *scabies crustosa, scabies pecorina* (Alibert). La paume de la main et la plante du pied, la surface de flexion des membres, les fesses et les coudes se recouvrent d'amas de croûtes épaisses, adhérentes, jaune sale ou verdâtres ; en même temps, les ongles subissent une dégénérescence, qui les convertit en masses rudes, épaisses, en forme de griffes, puis ils se détachent ; à la face, au cuir chevelu, sur le pavillon de l'oreille, il se forme aussi des croûtes (impétigo), qui, comme les squames et les autres croûtes, contiennent une grande quantité d'acares, la plupart morts, mais dont quelques-uns sont vivants, de larves, de fèces et d'œufs ; lorsqu'on enlève ces croûtes, on trouve la peau sous-jacente excoriée. A la paume des mains et à la plante des pieds, on observe des amas d'épiderme, formant des excroissances cornées. Cette variété de gale a été décrite, par Boeck particulièrement (scabies Boeckii) et par Danielssen (1), comme résultant d'un insecte différent de celui qui se rencontre dans la forme ordinaire; mais les études faites par Hébra, en Norwège même, et les observations répétées plus tard par Bergh ont démontré que la gale de Norwège n'est qu'une modification de la maladie, négligée et invétérée, et que son parasite est le même. Selon Bergh, un état particulier de la peau prédisposerait à cette forme de la gale. Il a eu la bonté de m'envoyer, il y a peu de temps, des croûtes de la *scabies crustosa*, dans lesquelles j'ai trouvé de nombreux sarcoptes morts, des œufs et des fèces. Récemment, nous avions en observation, à la clinique dermatologique, une femme qui était atteinte d'une gale semblable à celle que nous venons de décrire. Quand il existe un grand nombre d'acares, cette variété se développe très facilement (Boeck, Fuchs (2), de Gœttingue, Rigler (3), Bergh, Vogl, de Dorpat, Gumpert, Bamberger); ce dernier a rapporté (4) un cas très instructif de ce genre, dans lequel la peau de la face était envahie en même temps que le cuir chevelu, et où tous les poils de ces parties étaient tombés. Les croûtes renfermaient beaucoup de *sarcoptes hominis*. Bamberger croyait alors que cette affection différait quelque peu, au point de vue de l'origine, de la gale ordinaire.

La nature de l'affection est évidente; il existe pourtant encore des médecins qui doutent que l'acarus en soit la cause exclusive, et, si la croyance à la métastase, à la dyscrasie psorique, a heureusement disparu de la science, nous trouvons d'autres auteurs qui, à l'exemple de Gudden, soutiennent cependant que le malade est imprégné d'un « poison ou virus scabiéique » qui agit à peu près comme la teinture de cantharides ou se manifeste par la transformation de certaines maladies cutanées en gale (Devergie, Cazenave), pénètre dans le sang, comme le fait le virus de la syphilis, et donne lieu à des altérations secondaires de la peau, pustules, vésicules, ces dernières contenant le poison spécifique.

On peut réfuter cette hypothèse à l'aide des observations suivantes :

1° Les inoculations faites jusqu'ici avec des sarcoptes écrasés, avec

(1) *Zeitschr. f. rationelle Medic.* B. III, H. 2.
(2) A. Cohn, *Dissert. de scabie norweg.*
(3) *Traité de la spedalskhed.*, *l. c.*
(4) *Würzburger Verhandlung*, 1860.

le contenu des vésicules et des pustules, ont été suivies d'une pustule uniquement au point d'inoculation.

2° Lorsque la gale envahit des parties paralysées, où la couche papillaire est moins susceptible à l'irritation des animalcules, les malades ne se grattent point; on observe cependant des sillons et, dans leur voisinage, une ou plusieurs vésicules, mais jamais les autres symptômes qui accompagnent la gale chez les sujets qui n'ont d'ailleurs que cette maladie.

3° Les papules et les excoriations, qui ne sont que les effets de l'irritation mécanique du grattage, manquent également chez les aliénés atteints de la gale, dont les mains sont maintenues par la camisole de force.

4° Enfin, il serait difficile d'admettre qu'une maladie affectant le sang fût complétement guérie en quelques jours par la simple application d'un remède externe; en outre, les insectes et les œufs sont trop volumineux pour pouvoir pénétrer aussi facilement dans les voies circulatoires.

Tout individu est susceptible d'attraper la gale, et il n'est besoin pour cela d'aucune prédisposition spéciale; cependant la présence d'un seul insecte, même d'une femelle imprégnée, n'est pas suffisante; il faut déposer sur la peau un sillon tout entier avec son contenu, où les deux sexes soient représentés, pour que la maladie se transmette à une personne saine. Les parasites n'abandonnent pas spontanément leurs galeries, mais ils sont mis en liberté par l'action des ongles, qui déchirent la paroi supérieure des sillons, et ils peuvent alors infester d'autres personnes; la contagion peut encore se produire par l'intermédiaire des croûtes et des squames, qui logent des insectes et des œufs.

Les acares se trouvent surtout à la paume et sur le dos des mains, sur les faces latérales des doigts, dans les plis correspondant aux articulations du carpe, sur la surface d'extension du coude et du genou, dans le creux axillaire, sur le mamelon, le scrotum, le pénis, les fesses, les pieds (spécialement au niveau de la malléole interne), sur la plante, le dos du pied et les orteils. Hébra a rencontré une fois un très beau sillon dans le canal de l'urèthre, à une ligne environ de son orifice. Ce sillon contenait un acarus et huit œufs (1). Les parasites peuvent encore s'établir sur le reste du tégument, notamment aux endroits qui sont soumis à une pression prolongée; ainsi, chez les femmes, on en trouve sur la poitrine, autour de la taille, aux points comprimés par le corset, les cordons des jupons, etc.; chez les hommes qui ont des ceintures, chez ceux qui portent des fardeaux sur le dos, chez les per-

(1) *Zeitschr. d. Gesellsch. d. Aerzte*, 8 Jahrg 1 B.

sonnes qui marchent avec des béquilles, il en existe un plus ou moins grand nombre dans les régions de la peau qui ont eu à subir une compression répétée; c'est par la même raison qu'on en rencontre sur les fesses des cordonniers, tailleurs, etc., qui sont obligés de travailler assis. Chez les enfants à la mamelle, le plus grand nombre des acares s'observent sur la poitrine, la paroi abdominale et les extrémités, à la face et même au cuir chevelu, points par lesquels ils sont souvent en contact avec la nourrice, qui leur transmet ainsi l'affection.

Si les sarcoptes avaient, comme on l'a dit, une répugnance pour le froid, on s'expliquerait ainsi comment certaines parties de la peau, la face particulièrement, en offrent rarement, tandis que les mains qui, bien qu'exposées à l'air pendant le jour, sont naturellement rapprochées du tronc pendant la nuit et réchauffées à son contact, deviennent un des sièges de prédilection des sarcoptes (Gudden).

Reconnaissons d'ailleurs qu'il est difficile de comprendre pourquoi cet insecte recherche plutôt certaines régions que d'autres. Ce qu'on peut dire, c'est qu'en général il préfère les parties du tégument où l'épiderme est délicat, comme les doigts, la face interne des membres supérieurs, le creux de l'aisselle, le pénis, le scrotum, etc. En outre, plus la couche épidermique est mince, plus l'exsudation se forme rapidement et plus les papules apparaissent avec facilité. Quant au nombre des élevures, il est d'autant plus grand que les animalcules ont besoin de creuser plus profondément pour trouver leur nourriture.

Diagnostic.—La description précédente suffira pour le diagnostic de la gale. Cependant, dans certains cas, l'ensemble des symptômes peut être altéré notablement par la durée de la maladie, les effets d'applications antérieures, pommades, etc., ou par la complication d'autres affections cutanées. Les sillons sont habituellement très distincts sur les mains et le pénis, où ils apparaissent comme des lignes blanches ponctuées. L'épiderme sillonné absorbant avec rapidité toutes les matières colorantes, les galeries peuvent présenter des couleurs diverses, noire, rouge, bleue, etc., suivant le genre d'occupation de l'individu. Quand on a affaire à des enfants à la mamelle, ce signe pathognomonique fait défaut, parce que les sillons ne tranchent plus par une coloration spéciale et qu'au bout de peu de jours ils sont complétement masqués par les pustules. L'absence de sillons ne suffit donc pas pour faire repousser l'existence de la gale. Les éruptions secondaires nous offrent heureusement des données plus précises par leur distribution sur le tégument. Les papules sont plus isolées et de couleur rouge pâle; les vésicules s'observent le plus souvent aux doigts, dans le creux de la main et à la plante du pied; il en est de même des pustules, cependant on les rencontre aussi en des points plus éloignés, particulièrement aux fesses chez les individus qui travaillent assis. Il suffit d'avoir observé quelques cas de cette répartition des efflorescences pour être à même de reconnaître la maladie. En se prolongeant, la gale détermine aussi sur les membres inférieurs des altérations considérables; il s'y forme des pustules, suivies de la tuméfaction des ganglions inguinaux et cruraux.

Les cas de ce genre offrent quelque analogie avec le prurigo, mais un signe diagnostic suffisant se trouve dans l'état de la peau, qui, surtout aux jambes, est très épaisse, infiltrée et tendue dans le prurigo.

Pronostic. — Le pronostic est favorable; en effet, les cas de gale même les plus intenses sont guéris en quelques jours par un traitement approprié, et il est rare de les voir récidiver autrement que par une contamination nouvelle. Les vêtements et le linge de lit non lavés des galeux contiennent des croûtes et des lamelles épidermiques avec des sarcoptes vivants : ils peuvent donc facilement communiquer la maladie.

Traitement. — Les moyens à employer contre la gale varient selon : 1° l'âge du malade; 2° son sexe; 3° la présence et l'étendue des lésions secondaires, particulièrement des croûtes, des pustules, etc.; 4° les ressources du malade (qui lui permettent de se faire traiter chez lui ou le forcent d'entrer à l'hôpital).

Nous énumèrerons d'abord les agents médicamenteux adoptés par nous, puis nous donnerons les autres méthodes de traitement.

Parmi les nombreux remèdes préconisés contre la gale, les meilleurs sont ceux qui non seulement détruisent les parasites et les œufs, mais font encore disparaître les effets secondaires de la maladie (1). Chez les enfants, on emploie l'une des pommades suivantes :

♃ Soufre ordinaire 5, onguent simple 40; ou ♃ soufre, baume du Pérou āā 10, onguent simple 80; ou ♃ styrax liquide, fleurs de soufre, craie āā 20, savon vert, axonge āā 40, M. f. une pommade pour deux frictions (Weinberg); cette dernière formule convient aussi au « traitement ambulatoire » des adultes.

On frotte vigoureusement le malade avec cette pommade pendant deux jours, matin et soir ; s'il y a de nombreux sillons sur les mains, il faut envelopper celles-ci ou les recouvrir de gants pendant le traitement. Lorsque les éruptions secondaires sont étendues, on enduira la surface cutanée, toutes les douze heures, avec la pommade suivante :

♃ Huile de hêtre (h. de fragon), fleurs de soufre āā 20, savon vert,

(1) Il est à peine besoin de dire que l'on a complètement renoncé aujourd'hui à l'emploi des remèdes sous forme de vapeurs (les fumigations sulfureuses, conseillées par Glauber, de Caro, Galès), parce que, sans parler de leurs autres inconvénients, ces fumigations occasionnent des eczémas artificiels.

onguent simple ãã 40. Les onctions se continuent pendant cinq jours, et ce n'est que le sixième que l'on donne un bain au malade ; quand on a affaire à des enfants, il est utile de leur faire porter de la flanelle sur la peau.

Les médicaments suivants, employés à la clinique d'Hébra, m'ont toujours réussi chez les adultes du sexe masculin (les enfants et les femmes ont généralement la peau trop délicate pour de semblables médications) :

Solution de Vlemingkx : ℞ Soufre ordinaire 960, chaux vive 480, eau de fontaine 9,600. Faites bouillir jusqu'à réduction à 5,760, puis filtrez.

Cette solution convient aux cas de gale où il n'existe que peu de croûtes et de pustules. On commence par mettre le malade dans un bain et on le frotte avec du savon ordinaire; cela fait, on frictionne avec la solution les parties les plus atteintes, en passant légèrement sur les autres régions. Il importe de ne pas frictionner trop fort, pour ne pas excorier la peau. Deux applications de ce composé suffisent habituellement pour la guérison. Dans les cas compliqués d'éruptions secondaires, on se sert avec avantage de la pommade de Wilkinson, modifiée par Hébra :

℞ Fleurs de soufre, huile de hêtre ãã 240, craie 160, savon vert, axonge ãã 480.

Le malade est frictionné avec cette pommade quatre fois en quarante-huit heures, puis on le recouvre de flanelle; ou bien on saupoudre la surface d'amidon (Wertheim), ce qui permet au sujet de ne pas interrompre ses occupations. La pommade sèche et se détache en larges lamelles; ce n'est qu'au bout de sept à huit jours que le malade prend un bain.

La pommade de Bourguignon ne peut, en raison de son prix élevé, convenir qu'aux malades aisés ; en voici la formule :

℞ Essences de lavande, de menthe, de girofle, de cannelle ãã 1,5, gomme adragante 5, carbonate de potasse 40, fleurs de soufre 120, glycérine 250. M. f. une pommade.

Parmi les autres composés employés contre la gale, voici ceux qui méritent d'être cités :

La pommade d'Helmerich (fl. de soufre 2 parties, sous-carbonate de potasse 1, axonge 8);

La pommade d'Alibert (fl. de soufre 40, chlorhyd. d'ammoniaque 10, axonge 80);

La solution d'Emery (soufre 250, alcool 10, vinaigre, chlorure de chaux ãã 5, savon noir 40, sel marin 20).

Zahor s'est très bien trouvé de frictions, répétées deux ou trois fois par jour pendant trois jours, avec : acide phénique 2, glycérine 80; et

Rothmund a essayé avec avantage la solution de phénate de soude au 1/12°; W. Petters (1) a confirmé ces résultats.

Le liniment de Valentin : huile d'amandes douces 40, sulfure de potasse 5, camphre 1,50;

La solution de sublimé corrosif, 1,50 pour eau dist. 480, s'emploie en lotions dans la gale pustuleuse des mains;

« L'esprit de Léonard » (℞ carbonate de potasse, nit. de potasse āā 10, eau-de-vie de grains, eau de fontaine āā 240);

La pommade de Vézin (fl. de soufre, savon blanc, axonge āā 240, poudre d'hellébore blanc 10, nit. de potasse 0,75);

La pommade de Jadelot (sulfure de potasse 240, savon blanc 960, h. d'olives 160, essence de thym 10).

Jasser prescrivait la pommade suivante : fleurs de soufre, baies de laurier, sulfate de zinc āā part. ég., huile de lin, q. s. pour faire une pommade.

Voici le traitement de M. Hardy : frictions vigoureuses avec du savon noir pendant une demi-heure, bain chaud d'une heure, puis friction générale avec la pommade d'Helmerich.

La méthode de Burchard consiste à nettoyer la peau, matin et soir, avec du savon mou, à donner ensuite un bain, puis à frotter la surface du corps avec le baume du Pérou quatre à six fois pendant deux jours. Les acares, qui résistent trente heures à la vapeur de ce baume, meurent au bout d'une demi-heure quand on les plonge dans le liquide. Le baume du Pérou avait déjà été employé par Baerensprung.

Decaisne (2) prétend qu'on guérit la gale au moyen de trois frictions de pétrole dans les vingt-quatre heures. Les essais que nous avons faits de ce moyen ne nous ont pas réussi. Burchard a démontré que les insectes vivent encore après cinq jours de frictions avec le pétrole.

Pastau (3), de Breslau, a le premier conseillé le styrax (1 partie pour 2 d'h. d'olives : 20 grammes suffisent pour la guérison ; cependant il est prudent de recommencer deux fois les frictions) à cause de la rapidité d'action de cette substance et de son bon marché; mais l'état eczémateux de la peau résiste plus longtemps à ce moyen qu'à ceux énumérés plus haut.

2. Acarus folliculorum, demodex (fig. 54).

Cet insecte a été découvert par G. Simon (4). D'après Wilson et Miescher, il n'appartient pas au genre Acarus, et ce dernier lui a donné

(1) *Prager Viertelj.* B. 122.

(2) *Acad. méd. de Belgique*, 1874.

(3) *Berl. klin. Wochenschr.* 1865.

(4) *Ueber die in den kranken und normalen Haarsäcken des Menschen lebende Milbe. Arch. f. Anat. und Phys.* 1842.

le nom de *Macrogaster* (1), accepté plus tard par Landois (2). On le rencontre généralement dans les follicules pileux et sébacés dilatés, mais aussi dans les glandules normales de la peau. Il est visible à l'œil nu (3) ; sa longueur varie de 3 à 6 millimètres, sa largeur de $0^{mm},04$ à $0^{mm},05$. La tête, quelque peu atténuée antérieurement, renferme l'appareil masticatoire, qui se compose de deux mandibules verticales et, de chaque côté de celles-ci, d'un palpe à articles courts (*a*), dont l'antérieur est pourvu d'un crochet unique; les mandibules peuvent exercer des mouvements d'avant en arrière. Sur la face dorsale de la tête, s'observent deux petits renflements, que C. Wedl considère comme des excroissances verruqueuses. La tête se continue avec le corselet, dont elle est séparée par une incisure en forme de croissant, qui se dessine surtout quand l'animalcule, posé sur le ventre, plonge la tête en bas. Le corselet représente environ le cinquième de la longueur totale du corps. Les membres sont au nombre de huit, quatre de chaque côté du thorax ; ils sont très courts, conoïdes, composés de trois articles, dont le dernier offre trois crochets, un long et deux courts. La carapace cornée du thorax et de l'abdomen montre des stries transversales, produites par des rides serrées les unes contre les autres. L'abdomen est environ trois fois aussi long que le céphalo-thorax et se compose de segments annulaires.

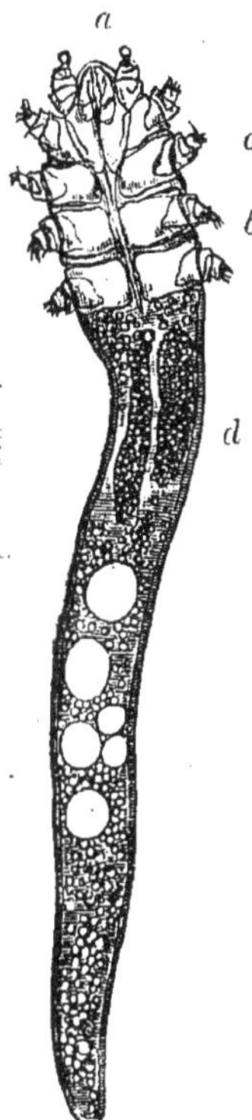

Fig. 54. Demodex.

Quant aux organes internes, il existe un œsophage, que l'on ne peut plus suivre dans la partie abdominale ; Wilson seul dit avoir observé l'union de ce conduit avec une dilatation infundibuliforme de l'anus. Les parties abdominales contiennent le plus souvent une masse granuleuse de coloration variée; certaines parties, plus claires et isolées, représentent peut-être l'ovaire. Outre les animalcules décrits par G. Simon, on trouve encore dans les follicules pileux des corps en forme de cœur, composés d'une partie antérieure arrondie, offrant de chaque côté un renflement, et d'une partie postérieure atténuée. Wedl a rencontré ces corps dans la région abdominale antérieure du demodex femelle. Ils paraissent représenter le degré le plus inférieur du développement de l'animal. La masse exprimée des follicules renferme encore des carapaces, qui sont probablement les débris de la mue de ces parasites. On rencontre quelquefois des demodex dont le céphalo-

(1) *Verhandl. d. naturforsch. Gesellsch. zu Basel.* 1843.
(2) *Aus dem Greifswald. med. Beitrag.* 1863, 1 B.
(3) C. Wedl, *Grundzüge der path. Hist.*, p. 806.

thorax est plus long que l'abdomen; enfin d'autres n'ont que six pattes. (Moquin-Tandon dit que c'est l'état de l'animal à son premier âge.)

Ces insectes s'observent même dans la peau normale. Ils paraissent très communs, puisque, sur dix individus, on les rencontre au moins chez un ou deux; les personnes à peau grasse semblent y être plus exposées. Ils existent d'ordinaire dans les follicules cutanés de la face, du nez, du pavillon de l'oreille, des lèvres, du conduit auditif externe et du cuir chevelu dénudé, chez les vieillards (G. Simon). Ces animaux vivent en petite société; on en trouve souvent deux à quatre dans un seul follicule, mais on en a compté jusqu'à dix à quatorze; ils conservent quelque temps leur vitalité après leur extraction. Ils se tiennent ordinairement la tête dirigée en bas. Ces animalcules n'exercent aucune influence morbide sur l'organe cutané (1). Gruby prétend qu'ils déterminent la chute des poils, mais cela me paraît fort improbable. Chez les moutons, ils provoqueraient le prurigo (?) senilis. Une espèce particulière d'acarus a été observée dans les glandules des paupières, chez le chien; L. K. Schmarda (2) doute de son identité avec le demodex de l'homme.

Ed. Sparks (3) et Simonds (4) ont signalé chez le chien une affection cutanée due à la présence de l'acarus folliculorum, et qui se traduisait par la chute des poils, la formation de squames, de pustules et de croûtes, le tout accompagné d'un prurit extrême. Les follicules pileux et sébacés étaient remplis d'une multitude d'acares et complètement atrophiés (5).

3. Filaire de Médine (*Dragonneau*, *ver de Guinée*, etc.).

Cet helminthe nématoïde a une longueur variant de 0^{m},237 à 0^{m},8 et une largeur de 0^{m},002; il se loge sous la peau des membres inférieurs, du scrotum, et sous la conjonctive. On le rencontre surtout dans les contrées tropicales. Les habitants de la côte occidentale de l'Afrique sont sujets à une affection qu'ils désignent sous le nom de craw-craw, et qui est produite par des animalcules filiformes, vivant dans des vésicules et des papules qui siègent sur les doigts (John O'Neile) (6).

(1) Pour se procurer les démodex, il suffit de presser entre les doigts, ou mieux à l'aide d'une spatule, les parties qui en sont affectées (par ex., la peau du front) et d'examiner ensuite au microscope la substance qu'on en a fait sortir, humectée d'une goutte d'huile; ces animalcules vivent alors encore plusieurs heures.

(2) *Zoologie*, II B. 1872.

(3) *On a disease of the skin produced by the Acarus folliculorum. Med. ch. Trans.* 1874.

(4) *Royal agricult. Journal.*

(5) Voir sur cette affection une lettre adressée, par le Dr G. Darin, à la *Gazette des hôpitaux*, p. 807, 1874.

(6) *The Lancet*, 1875.

4. PULEX PENETRANS (*Chique*, *puce-chique*).

Ce parasite se trouve en Afrique, en Amérique, au Paraguay, au Mexique, à la Virginie, au Brésil, dans les Cordillères, à l'altitude de 1,896^{m}, à Bogota et à Quito à 2,528^{m} de hauteur; il se tient au voisinage des habitations humaines. Son introduction sous la peau détermine de l'inflammation. Les femelles seules attaquent l'homme, dans le but de loger et d'alimenter leur progéniture; les chiques non fécondées ne l'inquiètent pas. L'irritation ainsi produite retentit sur les ganglions; il peut également survenir des abcès et des ulcérations. Les parties envahies de préférence sont les pieds, vers les malléoles, entre les orteils et sous les ongles (H. Karsten) (1).

5. IXODES RICINUS (*Tique*).

Cet insecte vit sur les arbres et les buissons, d'où il se jette sur les mammifères qui passent à sa portée (chevreaux, chevaux, moutons, chiens) et même sur l'homme, s'introduisant sous la peau et déterminant une tumeur de la grosseur d'un pois.

PARASITES VIVANT TEMPORAIREMENT A LA SURFACE DE LA PEAU.

a) *Le cousin* (culex pipiens). Il n'y a que les femelles qui piquent; après avoir percé la peau, l'insecte introduit dans la blessure une gouttelette d'humeur dégorgée (probablement de la salive), qui fait développer des boutons d'urticaire.

b) *La punaise* (cimex lectularius) est probablement originaire des Indes orientales; elle était connue des anciens, qui la vantaient contre la morsure des serpents venimeux. La piqûre de cet insecte produit sur la peau des papules ou des boutons de couleur rouge, qui, sous l'action des ongles, se transforment en excoriations du diamètre d'une tête d'épingle et ressemblent beaucoup aux lésions produites par le grattage dans le prurit cutané.

c) *La puce commune* (pulex irritans). La piqûre de cet insecte est indiquée par un point rouge, environné d'une auréole hyperémique; sur les personnes à tissu cutané délicat, on observe de plus une légère tuméfaction (papules, plaques).

d) *Le rouget* (leptus automnalis), insecte hexapode, de couleur rouge ou jaune sale, pourvu d'un rostre protractile et de deux palpes. Il se tient sur les graminées et les petits arbrisseaux et se jette sur l'homme

(1) Virch. *Arch.* 32.

en enfonçant son suçoir sous la peau, tandis que le reste du corps est relevé. Il se promène aussi à la surface du tégument et détermine de l'irritation et des plaques irrégulières. Gudden (1) pense que le rouget possède une glande à venin, dont le produit, inoculé dans les artérioles, les met dans un état d'inflammation et de suppuration. A l'automne, les vendangeurs sont spécialement exposés aux attaques de cet animal, évidemment identique à celui qui est décrit par Gruby et qui provoque un érythème cutané (2).

Kraemer (3) considère le rouget comme une larve de Trombidion (4). D'après Oken (5), le leptus se trouve souvent à l'automne sur les graminées et autres plantes et pénètre dans le chevelu des racines. Jahn et Emmerich ont aussi fait cette observation.

e) Le pou du pubis (pediculus pubis, morpion). Cette espèce de pou a une longueur de 1 à 1,2 millimètre et est plus large que les autres espèces; sa tête est grosse et munie d'une trompe protractile; les deux pattes antérieures sont plus délicates et plus courtes que les quatre autres : elles se composent de cinq articles, dont le dernier est terminé par un crochet, qui sert à l'animal pour s'accrocher à la peau ; souvent, en effet, on y trouve du sang et des débris d'épiderme adhérents. Le tégument du morpion est couvert de soies courtes et de poils dirigés en bas. La femelle agglutine ses œufs sur la tige des poils. Le parasite se trouve à la base des poils du mont de Vénus, du scrotum, de l'anus, du ventre, des extrémités, et même des favoris et des sourcils. Il pénètre ordinairement par la tête dans les follicules pileux et provoque ainsi des démangeaisons légères, mais persistantes, qui sont suivies d'un eczéma papuleux.

f) Le pou de la tête (ped. capitis) est plus petit que le pou des vêtements, il a de 2 à 5 millimètres de longueur; son thorax, plus large, d'une couleur foncée sur les bords, le distingue des autres espèces. Les crochets qui terminent les membres offrent sur le côté interne un bord finement dentelé; la femelle pond ses œufs (environ 50) sur la tige des cheveux ; ces œufs, oblongs, sont désignés sous le nom de lentes. Le pou de la tête siège exclusivement sur le cuir chevelu et puise sa nourriture dans le réseau de Malpighi. Sous l'influence

(1) Virch. *Arch.* 52. J. Band II.

(2) *Allg. med. Zeitung*, 1863.

(3) Virch. *Arch.*, B. 55.

(4) Que devient cette larve sur les êtres où elle se fixe ?

« Aux approches de l'hiver, le rouget quitte sa victime, prêt à subir une première métamorphose. Au printemps, le voilà tout transformé ; c'est maintenant le joli trombidion soyeux (*Tr. holosericeum*), apte à la reproduction, être inoffensif, ne vivant que de matières végétales. » (Blanchard, *Comptes rendus des soc. savantes*, 1877). (*Note des traducteurs.*)

(5) *Naturg.* 1835.

du grattage provoqué par l'irritation de l'insecte, il se produit assez souvent un eczéma considérable, qui s'étend à la peau de la nuque et de la face et s'accompagne d'engorgements ganglionnaires.

g) *Le pou du corps* (ped. vestimenti). Cette espèce est plus grande que les deux précédentes (la longueur varie de 3 à 5 millimètres); sa couleur est d'un gris sale et ses mouvements sont très rapides; la tête s'atténue antérieurement (1). Les antennes sont indépendantes de l'appareil buccal; elles sont situées de chaque côté de la tête, en avant des yeux, et composées de cinq articles; l'animal les remue continuellement quand il marche (de Geer). Le corselet présente des incisures peu profondes, entre lesquelles s'attachent les trois paires de membres, dont le dernier article est armé d'une pince. L'abdomen est la partie du corps la plus longue et renferme les trachées. Ce parasite infecte les habits des individus malpropres; les lésions cutanées qu'il produit varient suivant la durée de son séjour sur la peau; ce séjour a-t-il été de courte durée, on voit les follicules tuméfiés se soulever sous forme de papules et des excoriations superficielles se produire; lorsque les poux ont existé plus longtemps, les excoriations sont plus considérables, de forme ordinairement linéaire et s'étendent jusqu'au chorion; parfois il survient des pustules, des furoncles et des abcès. La plupart des excoriations et des pustules apparaissent aux points où les poux ont leurs sièges de prédilection, c'est-à-dire dans les endroits correspondants aux plis du col et des manches de la chemise, sur les épaules et les extrémités supérieures, de même que sur les reins et les fesses. Ces éruptions disparaissent en laissant des cicatrices, qui sont d'une pigmentation foncée à la périphérie et dont le centre a une couleur plus claire que celle de la peau normale. Les abcès siègent le plus souvent à la région lombaire et sur les épaules, aux points où les pédicules séjournent de préférence. A la suite de l'irritation pédiculaire prolongée, la peau prend une coloration brun foncé ou gris ardoisé (melasma). La maladie, décrite sous le nom de phthiriase (2), consiste

(1) L'organe buccal, dans les différentes espèces de poux, a pour caractères : un suçoir (rostre) protractile, que l'animal peut faire sortir et rentrer à volonté. C'est une gaîne inarticulée, subcylindrique, obtuse, susceptible de se dilater au sommet et d'offrir alors de 4 à 6 petits crochets pointus, dirigés un peu d'avant en arrière, dont la forme et la situation ont pour but évident de retenir le suçoir dans la peau. Dans l'intérieur, se trouvent 4 soies capillaires, très pointues, rondes, appliquées les unes contre les autres (Moquin-Tandon). (*Note des traducteurs*).

(2) *Phthiriase* (Läusesucht). Jadis on croyait que les poux étaient produits par les « humeurs morbides » du corps et que les furoncles et les abcès de la peau contenaient des pédicules vivants. On a cité des cas de mort de ce genre (Voir Husemann, *deutsche Klinik*, p. 33, 1867). Ces idées régnaient encore au siècle dernier. Alibert lui-même croyait à l'existence de la phthiriase; Devergie a dit aussi qu'une nutrition vicieuse pouvait amener la génération spontanée de poux; Fuchs a également accepté la théorie de l'origine spontanée de la maladie, c'est-à-dire qu'il admettait la forma-

donc simplement en une irritation locale, provoquée par la présence des poux, qui ne vivent qu'à la surface de la peau et ne pénètrent jamais dans les pustules ni dans les abcès.

Traitement. — Avant tout, il faut éloigner les parasites; ceux qui vivent dans l'épaisseur de la peau (chique, tique) s'extraient au moyen d'instruments mousses ou d'aiguilles, qui permettent de les séparer du tissu ambiant et adhérent, puis de les retirer *intacts*. Insistons seulement sur les procédés propres à détruire les pédicules.

On se débarrasse facilement des morpions par des frictions d'onguent gris; mais, pour éviter les inconvénients de la salivation, il faut être modéré dans l'emploi de cet agent; il suffit d'en prendre environ la grosseur d'une noisette. Les badigeonnages avec un mélange de pétrole (100) et de baume du Pérou (5), ou avec l'acide phénique, 5 pour 100 d'alcool, réussissent également. La vermine ainsi détruite, il faut encore, pour enlever les lentes et prévenir l'eczéma, recourir aux bains et à tous les soins de propreté.

Chez les hommes et les enfants, on débarrasse la tête à la fois des poux et des lentes, en coupant les cheveux courts; mais chez les femmes, dont on doit respecter la chevelure, on peut saupoudrer la tête de poudre de graines de cévadille et la laver ensuite à diverses reprises. Les poux du corps, qui, comme nous l'avons dit, ne vivent que dans les vêtements et jamais à la surface de la peau, sont enlevés par le fait seul du changement de linge; puis, pour détruire les insectes, on soumet la dépouille des individus à une haute température, dans un espace confiné et pendant un temps suffisamment prolongé. Les hôpitaux autrichiens sont pourvus, dans ce but, d'un appareil spécial, sorte de chaudière à double fond, dont l'espace intermédiaire contient de l'eau chauffée à 50°, tandis que la cavité centrale renferme les objets à désinfecter. Quant aux lésions secondaires provoquées par les poux et les autres parasites, on les traite suivant la méthode décrite au chapitre de la gale.

tion, chez des individus cachectiques, de tumeurs de la grosseur du poing contenant des poux, des œufs et du pus fétide.

Gaulke décrit deux cas, dans lesquels il rencontra des colonies entières de poux dans des tumeurs et des abcès cutanés, recouverts d'un épiderme mince; il explique que les poux s'enfoncent dans la peau au moyen de l'aiguillon anal.

Les mâles, dit Moquin-Tandon, portent à l'extrémité de l'abdomen un aiguillon écailleux, conique, pointu, avec lequel ils peuvent piquer. Cet aiguillon paraît être le fourreau de l'organe génital. *(Note des traducteurs.)*

Hébra réfute avec raison ces hypothèses; pendant plus de quinze ans, à la clinique des maladies de la peau, nous avons examiné la plupart des sujets atteints de pediculi vestimentorum; or, jamais nous n'avons rencontré ces parasites dans les abcès. Les lésions pathologiques sont produites uniquement par l'irritation et le grattage. Les poux se multiplient rapidement, et ils déterminent par leurs piqûres une irritation intense, suivie de la formation de papules et de plaques cutanées; ces éruptions sont bientôt détruites par l'action des ongles et remplacées par des excoriations sanglantes, qui se recouvrent de croûtes brun foncé, arrondies ou linéaires.

B. — Affections cutanées produites par des parasites végétaux.

GÉNÉRALITÉS.

La grande classe des champignons se distingue des groupes si voisins des algues et des lichens par la simplicité de la structure, la propriété d'assimilation pour les composés organiques et par l'absence (presque invariable) de la réaction bleue avec l'iode et l'acide sulfurique. Les champignons ne contiennent jamais de chlorophylle; mais la grande proportion de substances azotées qui entrent dans leur composition est un de leurs principaux caractères distinctifs. Le thalle ou, autrement dit, le mycélium (fig. 55, *a*) est généralement constitué par des filaments cellulaires, simples ou articulés, entrelacés d'une manière plus ou moins lâche; il se développe dans l'intérieur ou à la

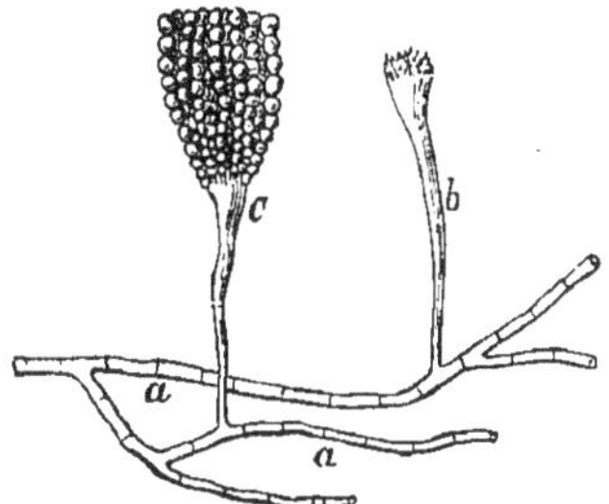

Fig. 55. — Aspergillus nigrescens (Robin)*.

aa, mycélium; *b*, hypha, portant à son extrémité supérieure un renflement capitulé; *c*, capitule donnant naissance aux chaînes de conidies.

surface des substances organiques en voie de décomposition qui lui fournissent sa nourriture, et c'est lui qui donne naissance aux organes de reproduction. D'ordinaire, les filaments de mycélium, organe végétatif du champignon, forment un réseau à mailles peu serrées, comme celui d'une toile d'araignée, *floccus*; dans d'autres espèces, le mycélium se compose d'un grand nombre de cellules, agglomérées en un stroma extrêmement compacte et d'aspect varié, qui exige généralement un temps de repos pour son développement ultérieur; on donne à ce dernier le nom de sclerotium (ou dauermycelium), l'ergot de seigle en est un exemple.

Les champignons se propagent tantôt à l'aide de spores, tantôt par la segmentation de leur tissu végétatif, c'est-à-dire des filaments de mycélium (comme dans les algues simples), tantôt enfin par des cellules particulières et de formes variées, qui représentent les bourgeons, tubercules, bulbes asexuels des plantes composées, et qu'on appelle *conidies* ou gonidies (fig. 55, *c*).

On a réuni sous le nom d'*hyphomycètes* (moisissures) une série de ces formes de développement portant des conidies et qui, comme nous l'avons indiqué, résultent, sans fécondation préalable, d'une simple modification d'un filament dressé, *hypha* (fig. 56, *c*). Ces filaments, qui sont aussi quelquefois couchés, supportent les conidies libres ou emprisonnées dans une sorte de capsule terminale (peridiolum, sporange; ex., le mucor, fig. 57); dans le premier cas, les conidies se groupent de diverses manières, soit à l'extrémité de l'hypha (comme dans le penicillium, fig. 56), soit latéralement (cladosporium, fig. 61); tantôt elles sont disposées en chaînes (penicillium, fig. 56, et cladosporium, fig. 61), tantôt en capitules (cephalosporium, fig. 59), ou bien elles restent isolées (fusisporium, fig. 60, et puccinia, fig. 58). Les conidies présentent elles-mêmes des formes diverses : ce sont des cellules simples,

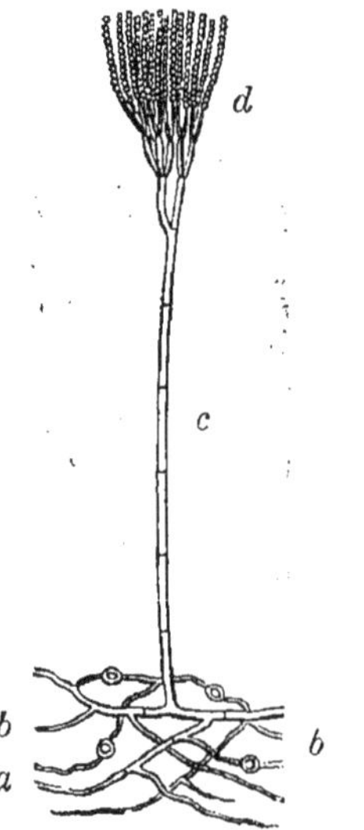

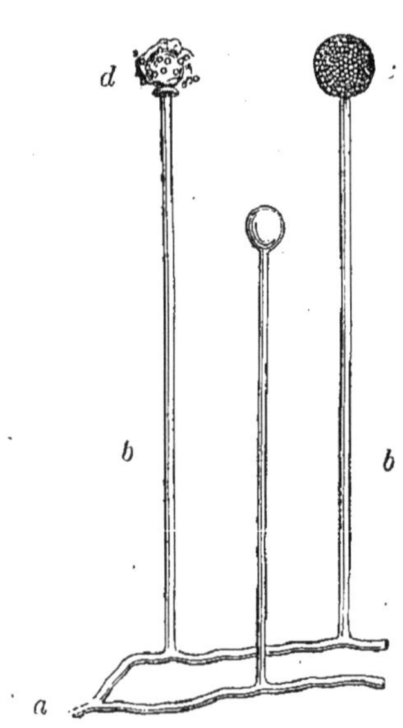

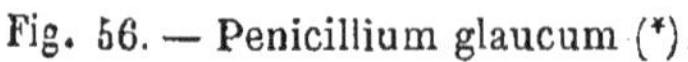
Fig. 56. — Penicillium glaucum (*).

Fig. 57. — Mucor mucedo (**).

(*) *a*, mycélium ; *b*, macroconidies ; *c*, hypha ; *d*, conidies groupées en chaînes.
(**) *a*, mycélium ; *b*, hypha ; *c*, sporange ; *d*, conidies.

comme dans le penicillium (fig. 56) et l'aspergillus, ou divisées par des cloisons en un certain nombre de compartiments, deux ou davantage, d'où le nom de conidies cloisonnées qui leur a été donné (exemples : le fusisporium, le trichothecium, fig. 59 et 73). C'est par erreur que les mycologistes ont jusqu'ici considéré ces formes de développement, supportant des conidies, des champignons les plus divers, comme des espèces particulières, qu'ils les ont groupées en genres d'après la forme et la disposition des conidies, et qu'ils les ont réunies en une famille constituant les moisissures.

La propagation et l'accroissement des champignons s'effectuent, non seulement à l'aide des spores et des conidies, mais encore, dans certains cas, par des cellules articulées du mycélium, qui deviennent sphériques et se revêtent d'une épaisse membrane ; celles-ci, comme les conidies, ont pour fonction, après une période de repos plus ou moins longue, d'accroître le nombre des individus, tandis que les spores, qui sont produites par la fonction sexuelle, sont destinées à la conservation de l'organisme typique ; on les appelle *macroconidies* ou chlamydospores (fig. 56, *b*.)

A côté des formes précédentes, comprises sous la dénomination d'hyphomycètes, il en existe d'autres, dans lesquelles les conidies, le plus souvent non pédiculées, se groupent en masses serrées sur le mycélium; ces dernières se distinguent en général des moisissures

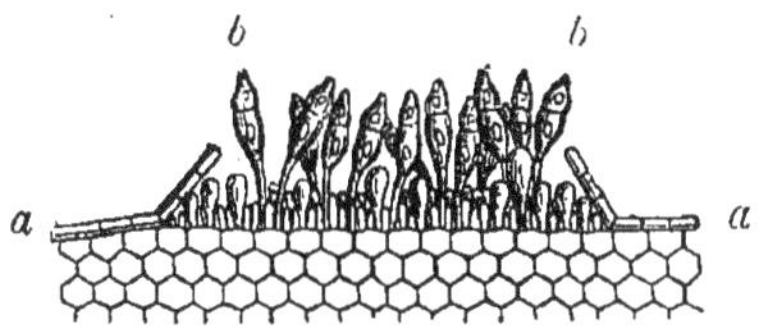

Fig. 58. — Puccinia graminis (*).

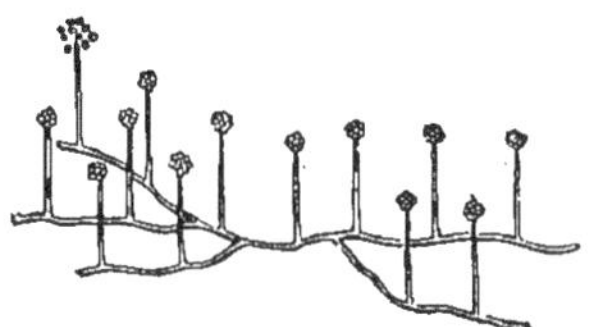

Fig. 59. — Céphalosporium.

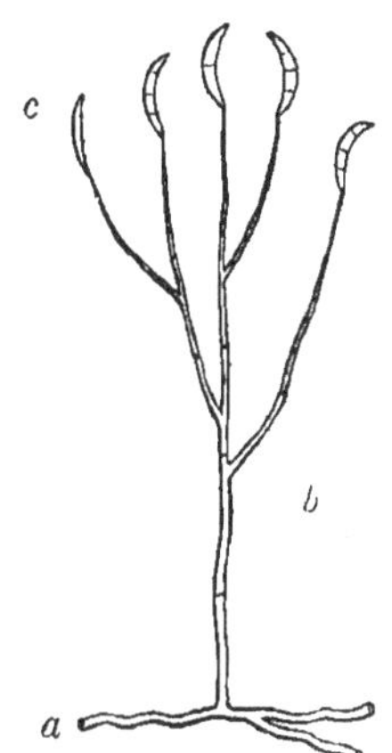

Fig. 60. — Fusisporium (**).

(*) *aa*, épiderme ; *bb*, conidies.
(**) *a*, mycélium ; *b*, hypha avec des ramifications ; *c*, conidies cloisonnées.

par leur développement au-dessous de l'épiderme de plantes vivantes ou mortes. On leur donne le nom de *coniomycètes*. Ce groupe renferme les champignons si funestes aux céréales, le charbon et la rouille des blés, appelés uredo et puccinie (fig. 58).

Si l'on met le mycélium, l'hypha ou les conidies d'hyphomycètes dans de l'eau pure, ou dans une solution de sucre ou de sel, voici les phénomènes que l'on observe : le plasma, qui était plus ou moins clair, se trouble et devient granuleux, surtout lorsque les éléments nutritifs sont mal appropriés, par suite d'une concentration trop forte ou d'une dilution exagérée ; au bout de peu de temps, les granulations prolifèrent rapidement et à un degré remarquable aux dépens du plasma cellulaire, jusqu'à ce qu'enfin elles se développent, suivant la température, le degré de concentration et la nature du liquide nutritif, en micrococcus, en bactéries, en oïdium, etc. (fig. 62, 63, 64).

A la surface du même liquide, il peut également se former du mycélium, des hyphas, etc., si les éléments nutritifs sont favorables à leur développement.

Voici les caractères des végétaux qu'il est important de connaître au point vue dermatologique :

a. Formes analogues aux bactéries (*Schizomycètes, Coccobactéries*, Billroth) (1).

Articles des cellules libres, isolés ou réunis en chapelets, d'une extrême petitesse.

1. Les cellules, lorsqu'elles sont isolées, sont souvent immobiles; elles se meuvent dans le liquide, lorsqu'elles sont groupées en chapelets. A ce groupe appartiennent les quatre variétés suivantes :

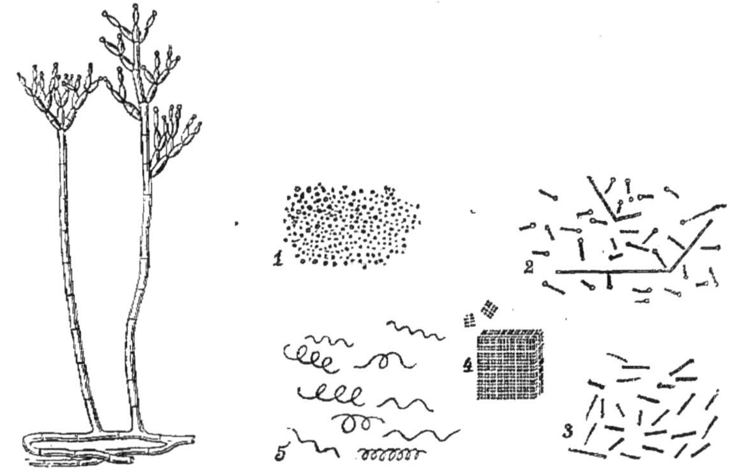

Fig. 61. — Cladosporium. Fig. 62 (*).

(*) 1, micrococcus ; 2, bactéries avec un filament de leptothrix ; 3, vibrions ; 4, sarcines ; 5, spirillum.

α) *Monas, Micrococcus* (fig. 62, 1). Cellules isolées, immobiles ou agitées d'un mouvement moléculaire, se multipliant par des cellules filles; on les rencontre dans tous les éléments histologiques, animaux ou végétaux, frappés de mort, et dans les liquides contenant des matériaux organiques en voie de décomposition. Pour certains auteurs, ces organismes sont, comme les suivants, le véhicule et la cause de certaines maladies ; citons comme exemple la *Monas prodigiosa* (Hostienblut).

β) *Bacterium* (fig. 62, 2). Cellules disposées en chaînes longues ou courtes ; souvent les cellules terminales sont beaucoup plus volumineuses que les autres, surtout à l'une des extrémités, ce qui donne à la

(1) *Untersuchungen über Coccobacteria septica*, Leipzig, 1874.

bactérie l'apparence d'une baguette de tambour. On les rencontre dans les mêmes conditions que le micrococcus ; elles montrent toujours des mouvements moléculaires, et, dans un milieu liquide, on dirait de petits pendules, oscillant souvent avec leur grosse extrémité dirigée en haut. Les bactéries existent surtout dans le lait et le fromage en fermentation. Aussitôt qu'une bactérie apparaît dans un liquide contenant des éléments nutritifs imparfaits, elle est souvent agitée de mouvements qui paraissent spontanés (vibrio) (fig. 62, 3).

γ) *Spirillium* (fig. 62, 5). Cellules réunies en chaînes spiroïdes, ayant l'aspect de baguettes ou de fuseaux, qui, en tournant sur leur axe, se déplacent dans le liquide avec une grande rapidité. On les rencontre (moins souvent que les formes précédentes) dans les liquides en fermentation ou en voie de décomposition.

δ) *Sarcine*, *Mœrismopœdia.* Cellules immobiles, quaternées, réunies en masses filamenteuses, aplaties ou cubiques (fig. 62, 4). Les cellules constituantes existent au nombre de quatre à l'intérieur d'une cellule-mère et restent ainsi réunies en plus ou moins grand nombre pour former des cubes. On les rencontre souvent dans l'estomac de l'homme et des animaux, plus rarement sur l'épiderme.

2. *Leptothrix* (Mycothrix, fig. 62, 2). Les cellules forment des cordons longs, simples et délicats, qui se réunissent pour constituer ce qu'on appelle la *cuticule* à la surface des liquides en fermentation et en voie de décomposition. Hofmann (1) considère le leptothrix et les chaînes de vibrions comme identiques ; pour Hallier, tous les vibrions seraient aussi des réunions de leptothrix (2).

3. Le *Leptomitus* ne doit pas être confondu avec le leptothrix ; il consiste généralement en un mycélium très délicat, ramifié, flottant dans les liquides, le plus souvent à longs articles, et stérile.

Dans des conditions nutritives favorables à leur développement, tous les organismes que nous venons de passer en revue peuvent se transformer en :

b. Formes semblables au champignon de la levure.

Cellules au moins cent fois plus volumineuses que celles des groupes précédents, se multipliant par germination et formant des végétations ramifiées.

Mycoderma (Cryptococcus, Hormiscium, Saccharomyces). Cellules arrondies, elliptiques, ovales, isolées ou réunies en cordons et ramifiées, quelquefois agglomérées en flocons et ayant alors l'aspect du mycélium ; les articles sont uniformes, lorsque l'organisme est pleine-

(1) *Botan. Zeitung*, 1869. — (2) *L. c.*

ment développé ; le mycoderme croît toujours dans des liquides.

A ce groupe appartiennent : 1° la levûre de bière, *Mycoderma cerevisiæ*, qui présente deux variétés : *a*) le ferment du *dépôt* de la bière (Unterhefe, fig. 63), qui se trouve au fond du moût, et se forme dans le cours d'une fermentation imparfaite (la température n'excédant pas 10° c.); *b*) le ferment de la *surface* de la bière (Oberhefe), qui se développe et nage en partie sur le liquide en fermentation, dont la température dépasse 10°; il se compose de chapelets ramifiés, formés de cellules ovoïdes ; 2° le *Mycoderma Hormiscium* du vin (Weinhefe); 3° le *Mycoderme* du vinaigre (M. aceti); 4° le *Gallus M. aceti* (Gallusgährungshefe); 5° l'*Arthrococcus*, ferment du lait, *oïdium lactis* (V. fig. 64), etc.

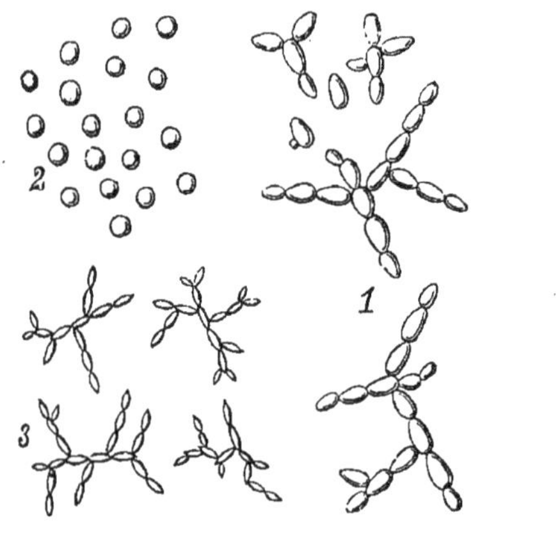

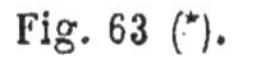
Fig. 63 (*).

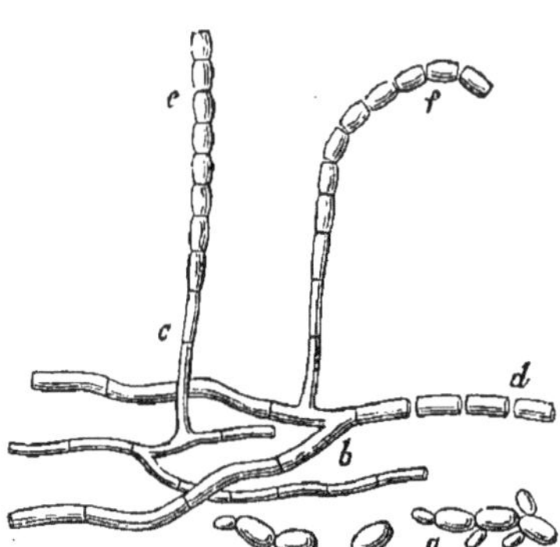

Fig. 64. — Oïdium du lait (**).

(*) 1, ferment de la bière ; 2, ferment du dépôt de la bière ; 3, mycoderme du vinaigre.

(**) *a*, cellules désarticulées ; *b*, mycélium ; *c*, hypha ; *d*, mycélium désarticulé ; *e* et *f*, cellules de l'hypha en voie de désarticulation.

L'oïdium du lait, qui nous offre un intérêt spécial, présente les caractères suivants : les cellules, de forme cylindrique ou ovalaire, s'articulent en chapelets ramifiés, ayant l'aspect de mycélium, et de longueur variable. Quand cet organisme est plongé dans le liquide, il peut prendre le caractère mycodermique, tandis que, à la surface, il se forme un mycélium, composé de filaments cylindriques articulés, d'où partent des rameaux dressés, qui se développent dans l'atmosphère ; les cellules allongées de ce mycélium se séparent facilement. De ces cellules articulées naît de nouveau la forme semblable au ferment de la surface de la bière, lorsqu'on les met dans du lait ou dans une solution de sucre de lait, à l'abri de l'air.

Dans les oïdiums vrais, qui se montrent souvent sur des plantes vivantes, attaquées de ce que l'on appelle la rouille (comme l'Oïdium Tuckeri, l'agent de la maladie si connue de la vigne), la série de cellules constituant l'hypha forme un renflement en massue, par suite du développement graduel de chaque article successif, en allant de bas en haut.

Toutes les structures que nous venons d'étudier, comme analogues aux bactéries et au ferment de la levûre, ont entre elles les rapports les plus intimes et peuvent facilement, comme l'a observé H. Karsten (1), se convertir les unes dans les autres. Ces métamorphoses s'obtiennent en changeant le liquide nutritif; ainsi, le micrococcus ou les bactéries se développent, dans le moût de la bière, en *Mycoderma cerevisiæ;* dans des solutions de sucre de lait, en présence d'éléments azotés, en *Oïdium lactis;* dans de l'alcool affaibli, en *Mycoderma aceti;* celui-ci peut se transformer directement en oïdium du lait, et réciproquement. Du micrococcus on peut aussi obtenir à volonté la sarcine, la bactérie, le vibrion, le leptothrix, et *vice versa.* Dans ces transformations, la nature du liquide nutritif, la température et l'air jouent évidemment un rôle important, bien que nous soyons encore incapables de déterminer toutes les conditions nécessaires à la production exclusive et certaine de telle ou telle forme.

Bail, Hallier et Lüders prétendent que ces organismes sont également conversibles en hyphomycètes portant des conidies. Cette opinion, en partie admise par Hofmann et par d'autres, est rejetée complètement par plusieurs auteurs, notamment par Bary et Karsten; pour Bary, toutes ces variétés, de même que les différentes formes d'oïdium, constituent des espèces organiques indépendantes, tandis que Karsten soutient que ce sont simplement des variations transitoires, des phases de développement du plasma cellulaire, qui, après s'être mis en liberté, subit une prolifération spontanée.

Dans la peau humaine, on observe certains éléments fongoïdes, dont les cellules ressemblent à celles des oïdiums véritables (principalement de l'oïdium du lait) sous le rapport de la forme et du volume, aussi bien que relativement au mode de prolifération et de développement. Ainsi, dans les follicules pileux et les poils, entre les cellules épidermiques, on rencontre le mycélium stérile de plusieurs variétés d'hyphomycètes; ces organismes sont singulièrement modifiés par la matière nutritive, la température et par d'autres conditions. Les formes qui nous intéressent le plus, l'Achorion, le Trichophyton, le Microsporon, ont des caractères particuliers, que nous allons étudier; elles sembleraient provenir des conidies et du mycélium d'hyphomycètes, qui, après avoir été déposés sur la peau, donnent naissance à des micrococcus, à des oïdiums, etc., pour s'accroître et proliférer ensuite, quand les conditions sont favorables à leur développement.

(1) *Chemismus der Pflanzenzelle*, 1869.

c. HYPHOMYCÈTES.

Les hyphomycètes, que nous avons décrits page 539, se distinguent des levûres en ce que celles-ci ne montrent jamais d'organes reproducteurs, tandis que les hyphomycètes se propagent à l'aide de conidies, qui, dans des circonstances favorables, reproduisent l'espèce.

Les hyphomycètes vivent à la surface de la matière nutritive, l'air étant nécessaire à leur développement. Les formes les plus simples de ces moisissures paraissent se relier par l'oïdium lactis aux diverses variétés de levûres; mais elles s'en distinguent réellement, comme nous l'avons dit plus haut.

Les moisissures, comme les levûres, sont largement répandues dans la nature; en effet, rien ne gêne leur prolifération, sinon les conditions climatologiques extrêmes; toutefois, leur développement peut être modifié par la nature de leurs éléments nutritifs. Ces organismes peuvent envahir les deux règnes, animal et végétal, sur lesquels ils exercent des effets destructeurs : tel est l'*Aspergillus*, qui croît dans l'oreille et dans le poumon.

Ce qui nous intéresse plus particulièrement, c'est qu'on a démontré récemment que plusieurs affections cutanées sont dues à la présence de ces organismes végétaux sur la peau humaine et dans son épaisseur.

J'ai entrepris un grand nombre d'essais pour reproduire, par la culture de squames, de poils et d'ongles du tégument humain, qui contenaient des champignons, les végétaux qui avaient causé ces maladies, et j'ai pu conclure de ces expériences que leurs formes de développement se rapprochent davantage des levûres.

En plaçant sous le microscope les écailles des parties affectées et en ajoutant quelques gouttes d'une solution de carbonate de potasse au 1/10e, on voit que les éléments fongoïdes existent sur, entre et sous l'épiderme, sous trois formes différentes :

1° Des filaments, que l'on reconnaît sur-le-champ pour du *mycélium non modifié*, mais qui ne présente, chez l'homme, que très exceptionnellement des conidies. Ces filaments, pénétrant entre les cellules de l'épiderme, se ramifient, se cloisonnent et montrent la structure compacte qui caractérise le mycélium.

2° Des formations cellulaires appartenant au groupe *achorion ;* toutes ces formes, qui sont analogues aux levûres, peuvent être polymorphes ou rappeler de loin le mycoderme de la bière, comme dans le favus et l'herpès tonsurant. Dans ces deux affections, leur nombre varie suivant l'intensité du processus morbide, mais elles sont toujours plus ou moins abondantes, tandis que les éléments non modifiés, et, comme tels, faciles à reconnaître immédiatement pour du mycélium, font, dans bien des cas, complétement défaut. Elles ne se développent nullement à la surface de la peau, c'est-à-dire n'y produisent pas de conidies, et y meurent souvent si elles sont soumises à un froid excessif ou à une trop grande humidité, et alors il peut apparaître une grande quantité de micrococcus et de bactéries.

3° Des organismes analogues aux *micrococcus* et aux *bactéries*. On les rencontre dans tous les tissus organiques en voie de décomposition; aussi ne manquent-ils presque jamais dans les cellules de l'épiderme humain envahi par le mycélium des champignons. Leur croissance est favorisée par l'humidité (sang, pus, etc.), et j'ai observé que leur prolifération coïncide avec la diminution des structures mycéliales; celles-ci ne peuvent exister que sur une surface humide, tandis que les premiers vivent dans un milieu liquide. Ils sont très rares, lorsqu'ils ne font pas complétement défaut, sur les parties sèches du tégument. Des observations répétées nous autorisent à croire que ces organismes n'ont qu'un rôle peu important dans les maladies que nous allons étudier.

Il est possible que les formes dont nous venons de parler tirent leur origine des hyphomycètes les plus largement distribués dans la nature, mais la démonstration de ce fait reste encore à fournir. Quoi qu'il en soit, on s'explique facilement la fréquence des affections parasitaires de la peau, en songeant que les cryptogames qui en sont la cause jouissent des plus grandes facilités pour leur propagation. Ainsi : 1° chaque cellule de mycélium peut donner naissance à un nouvel individu; 2° quand les circonstances le permettent, on voit apparaître dans ces cellules de mycélium des chlamydospores, qui peuvent, à leur tour, reproduire du mycélium; 3° le mycélium des champignons produit ordinairement un nombre considérable d'hyphas fertiles, c'est-à-dire portant des conidies; 4° les conidies existent le plus souvent en quantité extraordinaire sur chaque hypha, et chacune d'elles est capable d'engendrer un nouveau mycélium pourvu d'hyphas. Dans le mucor racemosus, par exemple, nous voyons partir du mycélium de nombreux filaments dressés (hyphas), dont chacun supporte un ou plusieurs sporanges contenant des centaines de conidies ; celles-ci, à leur tour, sont aptes à reproduire de semblables phénomènes sur des matières organiques en décomposition. Comme les formes de végétation du champignon sont très variables selon l'alimentation et le genre de vie, la détermination de l'espèce qui cause la maladie doit provisoirement être considérée comme chose secondaire. Que les conidies de mucor viennent, par exemple, à tomber sur un terrain pauvre en éléments azotés, elles donneront naissance, non pas au mucor, mais au penicillium ; et plusieurs observateurs ont démontré que le penicillium, la torula et l'aspergillus ont entre eux des rapports tels qu'ils peuvent se convertir les uns dans les autres, la forme dépendant uniquement de la composition de la matière nutritive.

Dans tous ces exemples, de même que dans les suivants, le degré d'humidité et de température joue un rôle essentiel.

Lorsqu'on met sous l'eau les conidies de mucor ou de penicillium, on voit naître, suivant les circonstances, le mycoderme de la bière, du vin, du vinaigre ou du lait, en même temps que des micrococcus, des bactéries, des vibrions, en quantité prodigieuse.

Quiconque a la moindre notion de la nature des hyphomycètes ne saurait s'étonner qu'on n'ait pas observé la fructification de ces organismes sur la peau humaine ou qu'on n'en ait pas vu portant seulement des hyphas; en effet, un rien peut en troubler le développement. Si donc il naissait des hyphas à la surface du tégument, elles ne tarderaient pas le plus souvent à être enlevées par le frottement des vêtements; quant aux hyphomycètes qui sont parvenus à s'acclimater, il ne leur reste d'autre mode de développement que celui du mycélium et des autres formes, ci-dessus décrites, qui en procèdent.

La présence de l'aspergillus nigricans et d'autres variétés dans l'oreille et les cavernes pulmonaires de l'homme prouve que ce genre de champignons peut développer des hyphas portant des conidies, quand les circonstances sont favorables.

Pour étudier ces organismes parasitaires, les squames, les masses faveuses, les poils, les ongles contenant les éléments cryptogamiques sont placés dans un appareil convenable et cultivés en vue du développement ultérieur du mycélium existant et des cellules analogues à l'achorion.

Dans ce genre d'expériences, il faut s'attacher aux conditions suivantes, qui sont essentielles :

1° L'accès de l'air est nécessaire au développement rapide des hyphomycètes et à la production des conidies ;

2° Le degré de la température et de l'humidité a de l'importance; le développement est favorisé par une température élevée (environ 30°), par un degré d'humidité modéré et par la constance de ces deux conditions ;

3° Les conditions de milieu sont aussi très importantes; ainsi, dans les liquides, il ne se forme jamais que des micrococcus et des levûres, tandis que les hyphomycètes ne sauraient y prospérer ;

4° Enfin, la lumière est aussi une condition favorable, bien que beaucoup d'hyphomycètes puissent végéter dans l'obscurité.

ÉTIOLOGIE DES AFFECTIONS PARASITAIRES DE LA PEAU.

L'humidité et la chaleur favorisent le développement de ces maladies; ainsi les habitants de localités basses et humides, ceux qui vivent dans des maisons nouvellement construites, ceux surtout qui séjournent trop longtemps dans des caves ou des égouts, sont sujets à l'herpès tonsurant ; les champignons (moisissures) qui croissent dans de pareilles conditions se rencontrent en même temps sur d'autres objets, comme, par exemple, sur les vêtements, le linge, le pain, les chaussures, et l'on peut en découvrir la présence rien qu'à leur odeur particulière. Certaines affections parasitaires de la peau résultent aussi de l'emploi prolongé de cataplasmes, surtout quand on n'a pas le soin de les renouveler fréquemment (Hébra) ; ainsi on observe quelquefois des vésicules d'herpès tonsurant, disposées en anneaux, autour des plaies longtemps recouvertes de cataplasmes chauds. D'autre part, le pityriasis versicolor apparaît souvent, chez les personnes qui transpirent abondamment, aux endroits soumis à la pression des vêtements. Les animaux domestiques, chiens, chevaux, bœufs, etc., transmettent aussi quelquefois de semblables maladies ; enfin, la contamination a lieu également d'une personne à une autre, soit par contact direct, soit par l'intermédiaire de l'atmosphère ; ce dernier mode d'infection s'observe surtout dans le favus, par suite de la diffusion dans l'air des éléments parasitaires, qui se détachent en grande quantité de la surface tégumentaire. Ces maladies se propagent avec le plus de facilité parmi les individus qui vivent réunis dans des espaces confinés, écoles, appartements trop petits, etc.

EFFETS DES VÉGÉTAUX PARASITES SUR LA PEAU.

Avant tout paraissent des symptômes subjectifs, comme le prurit, qui est plus ou moins intense selon l'espèce de l'affection cutanée ; puis vient le sentiment de la cuisson et quelquefois des sensations douloureuses, qui, particulièrement dans le favus compliqué d'ulcérations étendues, peuvent être très considérables. Les phénomènes objectifs ont plus d'importance et varient avec la nature de la production parasitaire.

Ainsi, dans le pityriasis versicolor, nous trouvons des taches brunâtres, siégeant principalement sur la poitrine et le dos ; dans l'onychomycosis, l'ongle perd sa coloration normale, s'épaissit et finit par tomber ; dans l'herpès tonsurant, on observe, en outre des vésicules, des taches et des accumulations épidermiques, la brisure et la chute des poils sur le cuir chevelu et les autres parties de la peau. Le sycosis parasitaire, affection rare en Autriche, mais fréquente ailleurs, se traduit par une inflammation des follicules pileux, qui amène la formation de pustules et un état d'infiltration des parties velues de la face. Dans le favus, dont le lieu d'élection est le cuir chevelu, mais qui peut aussi envahir toute autre région du corps, la peau n'est d'abord recouverte que de squames et de croûtes faveuses isolées ; puis, quand les parasites s'étendent dans la profondeur, les poils s'altèrent également, deviennent secs et cassants, perdent leur éclat, sont recouverts comme d'une fine poussière et finissent par tomber. Plus tard, l'accumulation des champignons exerce une compression qui détermine l'atrophie de la peau, et, lorsque la maladie a duré longtemps, il survient une alopécie incurable, et la totalité du cuir chevelu présente l'aspect d'un tissu cicatriciel mince, blanc et brillant.

PROPAGATION DES AFFECTIONS CUTANÉES PARASITAIRES.

Comme nous l'avons déjà dit, les véhicules principaux des végétaux infectants sont l'atmosphère et les vêtements ; les hommes ou les animaux atteints de maladies parasitaires de la peau les transmettent aussi par leur contact avec des individus sains. La possibilité de la contagion s'accroît avec l'abondance des éléments cryptogamiques. D'autres circonstances, comme la propreté, les soins, les conditions d'habitation, n'ont pas une moindre influence. En ce qui concerne l'existence des germes végétaux dans l'air, Pasteur a rapporté des observations du plus haut intérêt, démontrant que la quantité de ces organismes diminue toujours avec l'éloignement des habitations humaines. C'est ainsi qu'on s'explique la fréquence des affections parasitaires dans les endroits où beaucoup d'individus vivent rassemblés, comme dans les demeures trop étroites, les écoles, etc., les champignons s'y trouvant plus souvent que dans les espaces libres, élevés, etc.

Bergeron (1), en 1864, a constaté, par l'analyse de divers documents statistiques et, entre autres, de ceux qui sont fournis par le compte rendu sur le recrutement de l'armée, que le nombre des Français atteints de favus et d'herpès tonsurant s'élevait alors à 12,000.

« Il ressort, disait-il, de ces documents qu'aucun des départements n'est complètement exempt de la teigne, mais qu'elle se répartit entre eux d'une manière très inégale ; que, dans le Midi par exemple, et autour de l'Hérault, celui de tous les départements qui compte le plus d'exemptions pour cause de teigne (20 sur 1,000 sujets examinés par les conseils de révision), rayonne un certain nombre de départements dont les chiffres se rapprochent du précédent ; que, dans le nord-ouest, on voit également se grouper, autour de la Seine et de la Somme, quelques départements qui donnent autant de teigneux que plusieurs de ceux du Midi ; qu'au centre de la France, au contraire, cette maladie est assez rare, et qu'elle l'est plus encore dans toute la région du nord-est ; dans le département du Haut-Rhin, le nombre proportionnel des exemptés pour cause de teigne tombent au-dessous de l'unité (0,85 sur 1,000 ex.).

Les causes, probablement complexes de cette inégale répartition de la

(1) *Acad. de Paris*, 18 janv. 1864.

teigne, sont difficiles à déterminer d'une manière précise ; mais on doit présumer que partout l'incurie, l'ignorance et la misère, impuissantes à l'engendrer, concourent du moins à l'entretenir et à la propager... (1). »

En Autriche, on observe, sans pouvoir se l'expliquer d'une manière satisfaisante, l'apparition, quelquefois fréquente, de certaines maladies cutanées parasitaires ; ainsi les mois d'octobre, de novembre et de décembre de l'année dernière ont fourni de nombreux cas d'herpès tonsurant.

En présence de la dissémination si considérable des champignons dans l'atmosphère, on se demande comment ils ne sont pas encore la source plus fréquente de maladies. Certains auteurs expliquent ce fait en invoquant la nécessité d'une prédisposition individuelle pour le développement de ces organismes sur la peau humaine. Devergie considère la propagation des champignons sur le tégument et sur les plantes comme des phénomènes analogues, et, voyant que, dans la maladie de la pomme de terre, le développement du parasite atteint souvent son maximum au moment du déclin de la maladie, il en conclut que les cryptogames ne sont pas la cause essentielle des affections cutanées parasitaires (1). Cependant les résultats des expériences relatives à la germination et à la transplantation des champignons contenus dans les squames et les croûtes ne permettent pas de douter que les altérations de la peau où l'on trouve des organismes venus du dehors ne résultent uniquement et exclusivement de l'action des parasites.

Le pityriasis versicolor et l'herpès tonsurant apparaissent aussi souvent chez des individus tout à fait sains et vigoureux que chez des personnes débilitées ; quant au favus, il se rencontre le plus souvent, mais non toujours, dans la classe pauvre, chez des sujets mal nourris, parce qu'ici l'incurie, le manque de soins et de propreté, favorisent le développement des éléments faveux venus du dehors sur la peau ; il suffit, au contraire, de soigner la peau, de la soumettre à des lavages répétés, de prendre des bains savonneux, pour enlever et détruire les éléments cryptogamiques apportés accidentellement sur le tégument, avant qu'ils aient eu le temps d'y proliférer. C'est là l'explication de la fréquence de ces affections parmi les catégories de gens vivant dans des conditions favorables au développement des épiphytes.

PATHOLOGIE SPÉCIALE.

1. Favus, teigne faveuse (*Tinea vera*, *Porrigo favosa*, *Porrigo scutulata* (Lebert), *lupinosa* (Willan), *Achorion Schœnleinii*, *Erbgrind*).

Le terme *favus* se trouve déjà dans la littérature dermatologique de l'antiquité (Celse) pour désigner des croûtes d'aspect mielleux, ré-

(1) *Gaz. des hôpitaux*, 1864.

sultant de la dessiccation d'exsudats circonscrits, qui s'observent à la suite de diverses maladies cutanées. Mais, comme affection *sui generis*, le favus paraît avoir été reconnu pour la première fois par Avicenne. Plus tard, on le décrivit surtout sous le nom de *teigne* (*tinea*) et aussi sous celui de *sahafat sicca*. Quant à la nature de la maladie, elle a été découverte d'abord par Remak (1), Schönlein (2), puis par Mahon (3) et Gruby (4).

Définition et symptomatologie. — Le favus est une affection cutanée, qui se caractérise par la formation de masses le plus souvent arrondies, d'un jaune pâle ou soufré, déprimées en godets à leur face libre et convexes du côté adhérent. Les masses faveuses prennent ainsi l'aspect des yeux d'écrevisse; elles offrent aussi une certaine ressemblance avec les alvéoles d'un gâteau de miel (*favus*), d'où le nom donné à la maladie; enfin c'est leur analogie de forme avec les semences du lupin qui explique la dénomination de *tinea lupinosa*. Ces croûtes exhalent une odeur nauséabonde particulière, que l'on a comparée à celle de l'urine de chat ou de souris. Elles sont tantôt isolées (f. disséminé), tantôt plus ou moins rapprochées les unes des autres (f. confluent).

La maladie apparaît sous deux formes : dans la première, elle ressemble assez à l'herpès tonsurant arrivé à une période avancée, c'est-à-dire que l'on observe des *squames minces*, *arrondies*, au milieu desquelles se produit bientôt un noyau blanchâtre ou jaune, mou ou friable, de la grosseur d'un grain de millet, qui tire ordinairement son origine des follicules pileux et qui est traversé par un ou plusieurs poils; ce noyau se compose exclusivement d'éléments cryptogamiques; dans la deuxième variété, il se forme des cercles de *vésicules* un peu plus volumineuses qu'une tête d'épingle, à contenu gommeux, translucide, qui ne tarde pas à se concréter en masses jaune de soufre, circonscrites et fortement adhérentes au tissu sous-jacent (favus scutiformis).

C'est ordinairement suivant la première forme que se développe le favus. Autour du noyau faveux se produisent de nouvelles accumulations, tant par extension périphérique que par augmentation en hauteur et en profondeur, et l'on a ainsi la variété disséminée.

Quand deux ou plusieurs plaques viennent à se toucher et à se confondre par leurs bords, elle perdent leur forme arrondie; les masses faveuses s'accumulent au centre aussi bien qu'à la périphérie, formant des croûtes sèches, friables, bosselées et de configuration irrégulière.

Dans des cas rares, les masses faviques, abandonnées à elles-mêmes,

(1) *Pathogenet. Untersuchung*. Berlin, 1846.
(2) *Zur Pathogenie der Impetigines. Muller's Arch.* 1839.
(3) *Recherches sur la nature et le traitement des teignes*. Paris, 1853.
(4) *Ueber Tinea favosa. Muller's Arch.* 1842.

se détachent spontanément de la périphérie; ce fait s'observe surtout dans les régions cutanées peu fournies de poils.

Après la chute de ces amas, on trouve le derme déprimé en godet; la dépression est tantôt recouverte d'une pellicule épidermique mince et brillante, tantôt dépourvue d'épiderme et présentant un aspect ulcéreux. Quelquefois la pellicule épidermique s'étend sur la masse favique, l'enveloppant ainsi d'une sorte de capsule. L'excavation du derme doit être considérée comme une atrophie par compression; cependant on observe toujours une quantité considérable de cellules d'exsudation dans les papilles qui limitent les godets faviques et dans le tissu dermique sous-jacent.

Th. Simon (1) a examiné des souris atteintes de favus et a trouvé le cartilage du museau et le maxillaire inférieur simultanément affectés en plusieurs points. Cet auteur pense que la nutrition des os est entravée par la prolifération du champignon à l'intérieur des vaisseaux.

Quand la maladie a duré plusieurs années, on trouve généralement les pertes de substance ulcératives réparées par un tissu cicatriciel intimement adhérent aux os du crâne; sur les autres parties du corps, on observe également des cicatrices planes ou enfoncées et mobiles. L'affection, en se prolongeant, détermine des ulcérations plus profondes et, comme conséquence, une calvitie incurable. On voit encore sur la cicatrice quelques poils desséchés ou des touffes sortant de larges orifices. Quant à ceux qui traversent les croûtes faviques, ils deviennent grêles, courts, perdent leur couleur et leur éclat et paraissent comme recouverts d'une fine poussière; ils sont secs et cassants, se fendent sur la tige aussi bien qu'à la racine et s'arrachent facilement. Les poils tombés se reproduisent dans tous les cas où la papille et le follicule pileux n'ont pas été détruits. La description qui précède s'applique au favus du cuir chevelu, où il siège de préférence et où il s'accompagne quelquefois d'une formation pustuleuse résultant d'une inflammation suppurative. Mais il ne faut pas, à l'exemple d'Alibert (2), Biett (3), Rayer (4), Fuchs (5), Willan et Veiel (6), considérer ces pustules comme les efflorescences primitives du favus : ce ne sont que des phénomènes secondaires, produits par l'irritation. Sur les autres parties du tégument, le développement du favus est quelquefois précédé de la formation de vésicules de la grosseur d'une tête d'épingle, disposées en cercles, et dont le contenu se concrète en mas-

(1) *Arch. f. Dermat. u. Syphil.* 1872, 3 H. 16.
(2) *Description des mal. de la peau.* Paris, 1814.
(3) *Abrégé pratique des mal. de la peau*, d'après Biett, par Cazenave et Schedel.
(4) *L. c.*
(5) *L. c.*
(6) *Mittheilungen über die Behandlung chron. Hautkrankheiten.* Stuttgart, 1862.

ses sèches et jaunes : période prodromique herpétique (Köbner) (1) ; ou bien on voit apparaître, comme au cuir chevelu, au pourtour des follicules, des néoplasies, sur lesquelles se produisent de nouvelles masses en direction toujours concentrique; de sorte qu'après plusieurs mois, on trouve des amas de couleur jaune-soufre, composés d'anneaux concentriques, intimement adhérents au derme et ayant le diamètre d'une pièce de 0 fr. 50 centimes; après leur enlèvement, on voit, comme sur le cuir chevelu, des dépressions du derme, les unes superficielles, les autres plus profondes. Comme nous l'avons déjà dit, le lieu d'élection du favus est le cuir chevelu, où il s'observe surtout chez des individus malpropres; on le rencontre aussi, dans les mêmes conditions, au visage, et principalement à l'arcade sourcilière, sur les joues ; puis sur le tronc, au pénis et à l'ombilic, enfin sur les extrémités. L'enfance et la jeunesse y sont plus exposées que la vieillesse; le sexe masculin constitue aussi une prédisposition, car il est plus souvent atteint que l'autre sexe. Ajoutons que cette maladie a été signalée également chez les animaux, notamment la souris (2), le lapin et la poule (3).

ANATOMIE PATHOLOGIQUE.

L'existence de champignons dans les croûtes faviques a été démontrée pour la première fois par Schönlein (4) (1839), et dans les poils par Wedl (5). Remak (6) réussit le premier à transplanter des masses faviques sur son bras, de manière à reproduire la maladie; il admettait pourtant la nécessité d'une prédisposition spéciale pour l'infection, opinion qui a été partagée par d'autres auteurs et qui n'a que le tort d'être trop exclusive.

Ainsi Vogl (7) prétend que le favus est toujours précédé d'une exsudation scrofuleuse; Stiebel considère le favus comme un dépôt (Schlacke) scrofuleux; d'après Neukranz, le tubercule et le favus sont identiques. Plusieurs dermatologistes français, jusqu'à ces dernières années, adoptaient encore en partie cette manière de voir : Cazenave (8), par exemple, croyait que les champignons n'apparaissent que consécutivement dans les masses sébacées, et Devergie (9) dit que ces

(1) *Experiment. u. klin. Beobachtungen*, *l. c.*

(2) Virch. *Arch.* B. 13. Udeham, *Annal. de méd. vétér.* 1858. — Zandor, Virch. *Arch.* 1861.

(3) Müller, *Zeitschr. d. Gesellsch. d. Aerzte in Wien*, 1858, *und* Gerlach, *Magazin f. Thierheitk.*, 1859.

(4) *Zur Path. der Impetigines*, 1838.

(5) *Grundzüge der path. Anatomie*, 1854.

(6) *Med. Zeitung, herausgegeben vom Vereine f. Heilk. in Preussen.* Berlin, 1840.

(7) *Path. Anatomie*, 1845.

(8) *Leçons sur les mal. de la peau*, 1857.

(9) *Traité prat. des mal. de la peau*, 1857.

organismes sont, en général, purement *accidentels* dans le favus. Dès 1845, Remak a réfuté ces opinions et a constaté que cette maladie apparaît chez des individus robustes, parfaitement sains, tout en admettant cependant la nécessité d'une certaine disposition du côté de la transpiration.

Selon E. Wilson, le favus proviendrait des cellules de pus.

Depuis la découverte de l'*achorion Schœnleinii*, les auteurs ont émis des opinions divergentes sur l'origine de ce champignon.

Robin (1) le range parmi les oïdiées (genre achorion); Hébra (2) attribue toutes les affections parasitaires de la peau à un champignon unique (le penicillium), parce que l'observation clinique lui a montré que le favus ou l'herpès tonsurant, et même une combinaison de ces deux maladies, apparaît fréquemment sur des parties où l'on a appliqué des compresses et des bandages. Après l'application, continuée pendant plusieurs mois, de cataplasmes chauds sur des ulcérations scrofuleuses, il a vu se former autour d'elles de nouvelles taches, isolées, du diamètre d'une pièce de cinquante centimes, recouvertes de minces écailles (forme maculeuse de l'herpès tonsurant), ainsi que quelques papules, principalement au bord des taches, puis, plus tard, du favus. L'apparition simultanée du favus et de l'herpès tonsurant sur les régions les plus diverses du corps a aussi confirmé Hébra dans sa manière de voir. Suivant lui, le pityriasis versicolor est lui-même produit par le même parasite, à son degré le plus primitif de développement. Hutchinson (3) a défendu la même opinion, qui est encore partagée par T. Fox (4), J. Hogy (5) et Lowe (6). Pour Bary (7), au contraire, le champignon du favus et les autres épiphytes cutanés sont des parasites spéciaux.

Stark a observé le développement de l'herpès tonsurant sur des parties où l'on avait inoculé le favus, et il a vu ensuite les vésicules du premier se dessécher en godets, pour reprendre ainsi l'aspect du favus.

Cet auteur a trouvé sur le favus de la souris le penicillium glaucum et l'aspergillus et a considéré ces derniers comme un degré plus avancé du développement du favus.

F. J. Pick (8) considère aussi comme identiques les champignons du favus et de l'herpès tonsurant, parce qu'il a vu l'inoculation des

(1) *Hist. nat. des végétaux paras. qui croissent sur l'homme et les animaux vivants*, 1853.

(2) *Zeitschr. d. Gesellsch. d. Aerzte*, 1854.

(3) *Path. Transact.* vol. XIII.

(4) *Skin Diseases of parasit. Origin.*

(5) *Quat. Journal of microscop. Science*, 1866.

(6) *On the identity of Achorion Schönl. and other veget. parasit. with Asperg. glauc.; Annal. and Mag. nat. Hist.*, 1857.

(7) *Morphologie u. Physiol. der Pilze.* Leipzig, 1866.

(8) *Verhandlungen d. zoolog.-bot. Gesellsch.* 1864.

masses faviques et des squames de l'herpès tonsurant donner tantôt l'une, tantôt l'autre maladie.

Hallier (1) a le premier entrepris la culture directe du favus; ayant déposé des parcelles de masse favique sur des tranches de pomme, de citron et d'autres fruits pulpeux, ainsi que dans du sang, de l'albumine et de la glycérine, il a observé la transformation directe de l'achorion en penicillium glaucum. Il crut d'abord que le favus et l'herpès tonsurant dérivaient tous deux du penicillium, mais plus tard il fut amené, par de nouvelles observations (*Phénomènes de fermentation*), à l'opinion que l'herpès tonsurant est produit par l'aspergillus.

Cette théorie de l'identité du champignon dans diverses maladies cutanées a trouvé en Baerensprung (2) un adversaire convaincu, bien que ce dernier ait négligé d'appuyer sa manière de voir sur des expériences positives.

Wilh, Strube (3) et Köbner (4) ont constaté que l'inoculation des squames de l'herpès tonsurant ne produit jamais que l'herpès tonsurant, et que celle des croûtes faviques ne donne que le favus. Le dernier de ces auteurs (5) dit bien que le favus est quelquefois précédé d'une période prodromique, pendant laquelle il se développe des vésicules herpétiques (Gudden), mais, dans ces cas mêmes, les vésicules présentent une différence assez nette, car elles sont plus grosses et plus persistantes que celles de l'herpès tonsurant. M. C. Anderson (6) se prononce également contre la doctrine de l'identité. Des résultats semblables ont encore été obtenus par Peyritsch (7), qui, à la suite de nombreuses inoculations avec le favus, a toujours vu apparaître cette maladie et jamais l'herpès tonsurant. Dans ces derniers temps, Rindfleisch (8) a aussi cultivé les champignons, et, au premier tiers de la période de développement de l'hypha, il a vu, presque à chaque article, apparaître une saillie latérale, sur laquelle se formaient (par étranglement) des spores allongées, en forme de baguette, mais il ne naissait aucune forme analogue aux moisissures. Rindfleisch range l'achorion parmi les mycodermes articulés, et rejette absolument l'idée d'assimiler le champignon du favus au penicillium, à l'aspergillus, etc.

Citons encore, parmi les auteurs qui ont répété les tentatives de culture directe des croûtes faviques, Karsten, Hofmann, Baumgarten (9), Köbner et Peyritsch; malheureusement, les résultats qu'ils ont obtenus

(1) *Pflanzliche Parasit. d. menschl. Körpers.*
(2) *Annal. de Charité.* Berlin, 1855.
(3) *Exanthem. phyto-parasit. eodemne fungo efficiantur,* 1863.
(4) *Klin. u. exper. Mittheilungen,* Erlangen, 1861.
(5) *L. c.*
(6) *On the paras. Affect. on the Skin.* 1868.
(7) *Jahrb. d. k. k. Gesellsch. d. Aerzte,* 1869.
(8) Virch. *Arch.* B. 54.
(9) Saint-Louis, *Med. and surg. Journal,* 1866.

sont contradictoires. Ainsi, tandis qu'Hallier et Baumgarten considèrent le penicillium comme le champignon du favus, Hofmann croit que c'est un mucor, et pour Köbner, Peyritsch (1), Karsten (2), le penicillium ou d'autres cryptogames semblables sont des productions purement accidentelles et de simples impuretés.

M. Kohn (3) dit que, lorsque l'on sème le penicillium, on produit tantôt l'herpès tonsurant, tantôt le favus; c'est, selon lui, un fait reconnu.

Enfin, divers observateurs ont essayé de transporter directement des champignons sur et sous la peau; ils sont arrivés à des résultats discordants : Hallier et Pick, opérant sur l'homme, ont obtenu du transport du penicillium la période herpétique prodromique du favus (Hallier a produit le favus lui-même, et Zwin (4) est arrivé au même résultat sur des lapins), tandis que Köbner, Peyritsch et autres n'ont jamais réussi une seule inoculation.

Hallier admet que le penicillium glaucum est plus apte à végéter sur la peau humaine que beaucoup d'autres champignons analogues, à cause de sa grande faculté d'acclimatation. J'ai eu souvent l'occasion d'observer que la nature et l'aspect de cette moisissure se modifient sous l'influence de l'alimentation, des changements de température et du degré d'humidité. A. Ardsten a décrit une *puccinie du favus* (fig. 64), mais cet organisme n'est qu'un produit accidentel (p. graminis.)

Quand on délaie les masses faviques dans de l'eau additionnée d'acide acétique ou de carbonate de potasse ou de soude, et qu'on en porte un peu sous le microscope, on voit qu'elles se composent d'éléments cryptogamiques de diverses formes. La majorité consiste : (a) en *cellules arrondies*, qui apparaissent, tantôt isolées sur et entre les éléments épidermiques et dans le follicule pileux, tantôt réunies en groupes; (b) en *cellules allongées*, assez *souvent ramifiées* et généralement articulées, qui rappellent certaines formes d'oïdium lactis (comme celles qui naissent par la culture de l'o. lactis proprement dit dans le sucre de lait ou le tartrate d'ammoniaque) et qui, comme les cellules même du favus, se transforment facilement en oïdium véritable dans une solution de sucre de lait. Souvent les conidies apparaissent sous forme de cylindre, de biscuit, de rognon, de triangle (ayant de $0^{mm},005$ à $0^{mm},008$ de longueur) et réunies entre elles d'une manière lâche pour constituer des chapelets. On y rencontre encore fréquemment du *mycélium* (c), composé de filaments à contenu plus clair, plus aqueux, uniformes, ramifiés et régulièrement cloisonnés, et

(1) *Jahrb. d. k. k. Gesellsch. d. Aerzte*, 1868.
(2) *Chemismus der Pflanzenzelle.*
(3) *Arch. f. Dermat. u. Syphilis*, 1874, 3 H.
(4) *Bair. Intelligenzblatt*, 1868.

qui ne se laissent pas dissocier en leurs éléments constituants, lorsqu'on agite la préparation. Enfin l'on trouve aussi des *micrococcus* et des *bactéries* (d); ces organismes accompagnent toujours le favus et s'observent sur presque toutes les cellules épidermiques détachées et entre elles.

Les poils présentent des conditions semblables; ils ne montrent les altérations décrites par Wedl et Gruby qu'aux périodes plus avancées de l'affection.

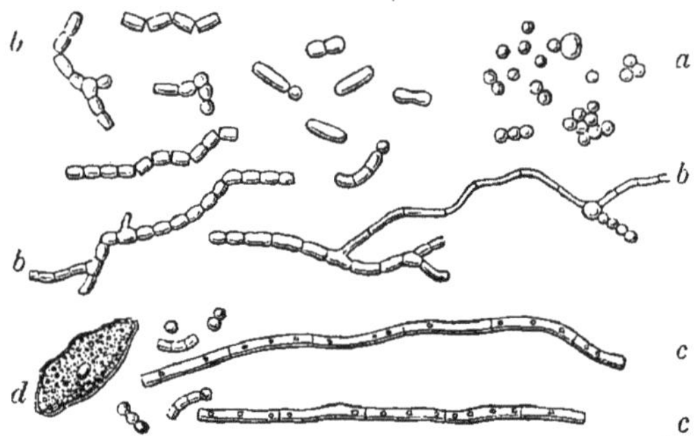

Fig. 65. — Masse de favus à l'état frais, désagrégée sous l'action de l'eau.

a, conidies arrondies et cylindriques, isolées ou réunies en groupes et en chaînes; *b*, achorion proprement dit; *c*, mycélium; *d*, cellule épidermique contenant des micrococcus et des bactéries.

Lorsqu'on les soumet à l'examen microscopique, après une légère macération dans une dissolution affaiblie de carbonate de potasse (au 1/10) et un lavage ultérieur, on les voit pénétrés d'éléments fongoïdes abondants, disposés longitudinalement entre les fibrilles. Ces éléments sont semblables à ceux que nous avons décrits comme constituant les croûtes faviques; on les observe disposés à peu près régulièrement en chaînes simples dans les interstices des fibres, où l'on trouve aussi ces formes d'oïdium lactis dont nous avons parlé en nombre considérable, de même que des conidies, disséminées çà et là. C'est au point d'émergence du poil que ces organismes sont le plus souvent compactes; dans la tige, ils sont extrêmement rares et sont, au contraire, nombreux dans le bulbe.

C'est surtout entre les gaînes radiculaires que l'on rencontre le mycélium, ainsi que des conidies isolées et réunies en files.

Les essais de culture que j'ai entrepris avec l'achorion, et dont j'ai naguère publié les résultats (1), ont prouvé que ce champignon ne produit ni conidies véritables, ni organes de fructification.

Il prolifère plutôt par une sorte de bourgeonnement: les cellules d'achorion donnent naissance à des utricules, qui s'étendent en diverses

(1) *Arch. f. Dermat. u. Syphil.* 1871 et 1872.

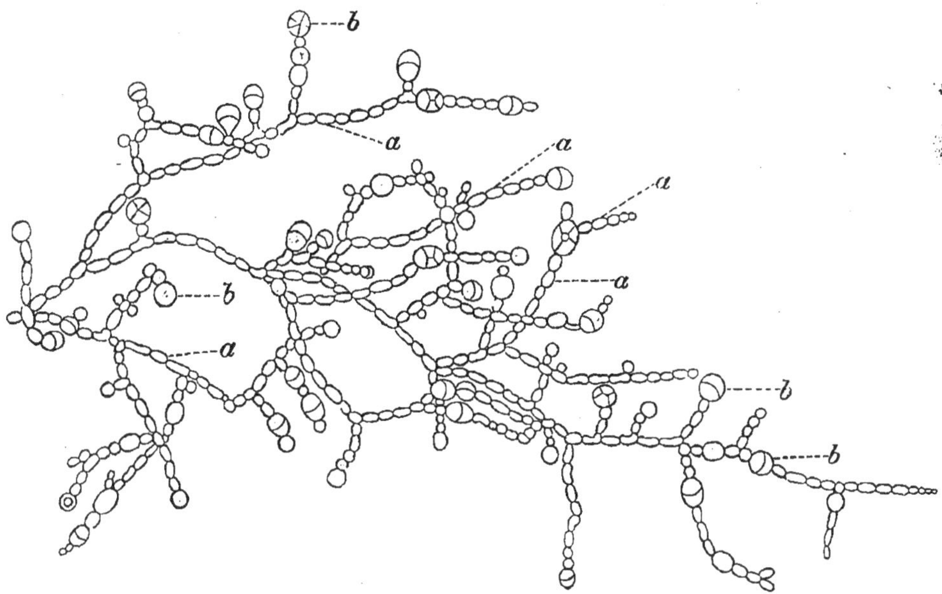

Fig. 66. — Achorion Schönleinii, après trois mois de culture dans l'albumine et le sucre de lait.

a, mycélium; *b*, cellules cloisonnées, ovoïdes.

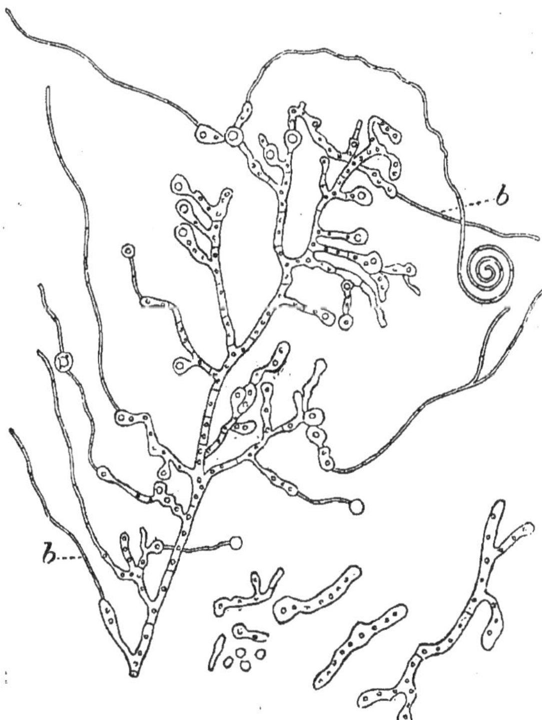

Fig. 67. — Achorion Schönleinii, après deux mois de culture dans l'albumine et le sucre de lait.

directions (fig. 69), se cloisonnent, se ramifient plusieurs fois dichotomiquement (fig. 67), et dont les unes se renflent en massue au sommet de la

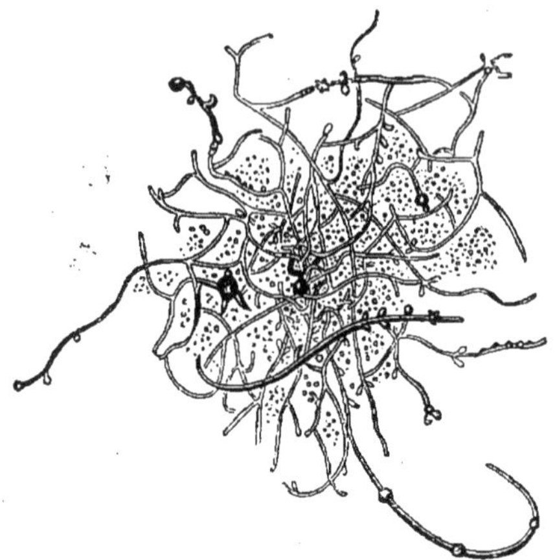

Fig. 68. — Cellules d'achorion cultivées et développées en mycélium filamenteux, ramifié et articulé, avec des rameaux aériens.

branche (fig. 66), tandis que les autres continuent de se diviser, de telle sorte qu'en s'éloignant de la cellule-mère originelle, le mycélium de

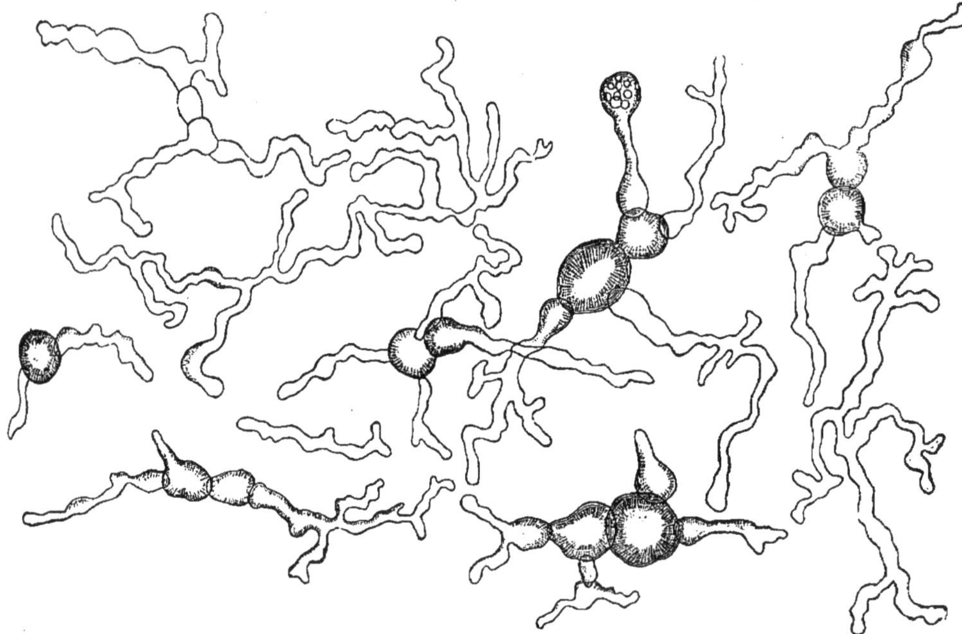

Fig. 69. — Achorion, après vingt-six jours de culture dans le phosphate d'ammoniaque et l'albumine.

vient de plus en plus grêle et finit par se terminer, soit par un filament ténu, qui s'enroule en spirale sur son axe (fig. 67), soit par un renflement sphéroïdal plus ou moins volumineux (fig. 66, *b*). D'autres filaments, au contraire, s'élèvent dans l'atmosphère, atteignent souvent une longueur très considérable, pour se dissocier ensuite en leurs éléments cellulaires (articulations), à la manière de l'oïdium lactis (fig. 68), sans avoir produit la moindre trace de conidies véritables. Les ramifications qui s'élèvent dans l'atmosphère sont toujours de couleur foncée. Outre ces productions mycéliales, il apparaît aussi des bourgeonnements, ce qui dépend toujours du degré d'humidité des préparations ; quand celles-ci sont maintenues trop sèches, on observe des ramifications qui se dissocient en leurs cellules constituantes à l'extrémité du rameau ascendant (fig. 68).

Au centre du mycélium et dans les ramifications les plus rapprochées, quelques-unes des cellules articulées prennent une forme plus ou moins sphérique et l'apparence de chlamydospores (fig. 66) ; puis, au bout de quelques jours, beaucoup perdent leur contenu albumineux, grossissent, se cloisonnent dans le sens longitudinal et deviennent ainsi multiloculaires (fig. 66) ; il n'est pas rare non plus de voir partir, des filaments plus épais du mycélium central, des ramifications latérales, dont les sommets se transforment directement en cellules de ce genre, volumineuses, ovoïdes et recourbées.

Dans tous ces essais de culture, je n'ai donc jamais observé l'apparition *d'aucune conidie de forme analogue à celles des hyphomycètes et des coniomycètes et représentant les organes de multiplication des champignons supérieurs ; et moins encore des semences produites par des organes de fécondation ou par copulation.* Aussi n'y a-t-il aucune raison de considérer cette végétation de l'achorion comme un degré de développement d'une espèce végétale particulière ; car la production de germes par fécondation (œuf, graine, etc.) est considérée comme un attribut nécessaire de toute espèce organique, qu'elle appartienne au régne animal ou végétal, et, dans ces végétations cellulaires extrêmement simples, que l'on peut suivre aisément et d'une manière précise pendant tout le cours de leur développement, l'apparition d'un processus de fécondation n'échapperait pas facilement.

On pourrait, à la vérité, considérer l'achorion comme un mycélium devenu stérile, par suite surtout du défaut de matières nutritives ; mais cette manière de voir est en opposition avec la végétation exubérante de ce parasite sur la peau des animaux et de l'homme, ainsi que sur diverses substances nutritives ; cette hypothèse tombe également en présence de la grande ressemblance de son mode de développement avec celui de certaines espèces d'oïdium, et particulièrement de l'oïdium lactis décrit plus haut.

Les inoculations que j'ai tentées avec le penicillium glaucum, le mucor, l'aspergillus, de même qu'avec l'oïdium et les bactéries du lait, sur le tégument de l'homme et des animaux, n'ont donné lieu à aucun phénomène analogue au favus, ni à aucune autre affection cutanée parasitaire.

PRONOSTIC.

Le favus est une maladie curable, mais qui réclame un traitement de longue durée, pour empêcher la repullulation des éléments parasitaires, assez adhérents à la peau et aux poils. Cette affection est plus rebelle au cuir chevelu que sur les autres régions de tégument, où la formation cicatricielle est plus rare et où, quand elle a lieu, le tissu nouveau est très mou et très mince.

TRAITEMENT.

Le favus étant une maladie purement locale n'exige que des moyens locaux. La première chose à faire, c'est d'enlever les masses faviques. On a le choix entre plusieurs procédés : 1° celui de la *calotte;* ce sont des bandelettes de toile, enduites d'un emplâtre composé de vinaigre blanc 240, farine, poix noire, poix de Bourgogne āā 240, que l'on étend sur le cuir chevelu, en les imbriquant les unes sur les autres et que l'on arrache brusquement au bout d'un certain temps (1); 2° l'action des corps gras : à l'aide d'un pinceau, on applique une grande quantité d'huile sur les croûtes, et, pour que celles-ci s'imbibent convenablement, on les recouvre d'un morceau de flanelle; au bout de vingt-quatre heures, elles ont perdu leur adhérence à la peau, et il suffit de quelques lotions savonneuses pour les faire tomber. La seconde indication, c'est l'*épilation,* qui s'exécute soit avec les doigts (comme lorsqu'on plume un oiseau), soit avec des pinces à mors. Cela fait, on frotte deux fois par jour les endroits malades avec du savon noir ou l'esprit alcalin de savon, puis on lave à l'eau tiède et l'on badigeonne avec la solution phéniquée (acide phénique 5, glycérine, alcool āā 40, eau distillée 240 ; ou acide phénique 5, alcool 240, glycérine 25). On se trouve également bien des badigeonnages avec la *lotion sulfureuse composée :* poudre de veratrum blanc 10, eau bouillante 480 ; après une macération de douze heures, ajouter : sublimé corrosif 2,5, acide sulfurique dilué 40, avec quantité égale ou double d'eau. On

(1) J'ai vu, à la clinique de Boeck, à Christiania, cette méthode employée de la façon suivante : on enduit 8 à 10 bandelettes, taillées en fuseaux, d'un emplâtre (gomme ammoniaque 1 partie, vinaigre de vin 3, chauffés dans une capsule de porcelaine et évaporés jusqu'à consistance de miel) et, après l'enlèvement préalable des masses faviques au moyen de cataplasmes, on les applique sur la partie malade, pour les détacher une à une au bout de deux jours ; chaque bandelette entraîne avec elle les poils les plus fins, qui y adhèrent.

peut aussi frotter les parties atteintes avec des compresses imbibées du mélange suivant : pétrole 240, baume du Pérou 25. Il n'est pas de favus qui résiste à l'emploi judicieux de cette méthode. On en a cependant conseillé d'autres ; telles sont : les frictions avec la térébenthine (Bergh) ou avec un mélange de sulfure de potasse 40 et de savon vert 480, répétées deux fois par jour (Walter) et suivies de l'application d'une compresse humide sur les parties malades ; des lotions avec : sublimé corrosif 1, alcool 480, et l'application de compresses imbibées de ce composé ; des frictions avec la pommade suivante : bromure de potassium 5, axonge 20 ; des badigeonnages à la benzine ; des onctions avec l'onguent de vératrine (poudre de veratrum blanc 1,5, onguent simple 240) ; toutes ces médications donnent des succès.

Nous citerons encore les frictions avec des solutions ou des pommades au sulfate ou à l'acétate de cuivre, l'acétate de plomb, le calomel, l'iodure de soufre, le sulfure de potasse, le peroxyde de manganèse et le charbon.

On a encore préconisé les cautérisations avec l'acide acétique concentré (Veiel) ; les frictions avec les pommades suivantes : lait de soufre, sublimé corrosif āā 1.5, onguent simple 40 ; ou axonge 20, huile d'amandes douces, glycérine āā 2.5, turbith minéral 4 ; ou axonge 160, huile de cade 5 ; ou enfin des frictions répétées avec l'huile phéniquée (acide phénique 5, huile de foie de morue 160).

2. HERPÈS TONSURANT, TEIGNE TONDANTE.

(*Trichophyton* ou *Trichomyces tonsurans* (Malmsten), *Porrigo scutulata* (Bateman), *Tinea tondens* (Mahon) (1), *Trichomykosis*, *Rhizophyto-Alopecia* (Gruby), Ringworm.

Cette affection, confondue jadis avec diverses maladies analogues, particulièrement avec l'alopecia areata et le favus, a été décrite pour la première fois d'une manière exacte par Bateman. Mais c'est Willan qui, le premier, avait appelé l'attention sur elle. Plumbe (2) en avait déjà démontré la nature contagieuse, lorsque Cazenave (1845) lui imposa le nom d'Herpès tonsurant.

Elle s'observe aussi bien sur les parties de la peau peu pourvues de poils que sur les régions très velues. Les diverses formes sous lesquelles elle apparaît ont fait distinguer les variétés suivantes : 1° *herpès tonsurant vésiculeux*, 2° *herpès tonsurant maculeux*, 3° *herpès tonsurant squameux* ; cette dernière n'est qu'une période plus avancée des deux précédentes.

1° L'*herpès tonsurant vésiculeux* (Ringworm) se montre sous l'aspect

(1) *Recherches sur le siège et la nature des teignes*, Paris, 1829.
(2) *A practical Essay on Ringworm of the scalp.*, 1821.

de vésicules punctiformes, du volume d'une tête d'épingle jusqu'à celui d'un grain de millet, disposées en cercles, à contenu clair ou trouble, de couleur jaunâtre, rarement purulent; dans ce dernier cas, les pustules sont un peu plus grosses. Quelques heures ou quelques jours après leur apparition, les vésicules se dessèchent, en laissant de petites squames minces ou des croûtes de couleur foncée, qui ne tardent pas à tomber et à être remplacées par une tache rouge pâle. Les cercles ont des dimensions variables, depuis le diamètre d'une lentille, de pièces de 0 fr. 50, de 5 fr., jusqu'à celui de la paume de la main et davantage. Dans le voisinage immédiat de la partie primitivement envahie, il se forme souvent de nouveaux groupes de vésicules, et la maladie s'étend de la sorte vers la périphérie, où l'on voit un pourtour vésiculeux, tandis qu'au centre on observe soit une guérison complète, soit des squames minces, facilement séparables. Parfois plusieurs cercles de ce genre se rencontrent, et alors les efflorescences disparaissent aux points de contact, et il se produit des lignes sinueuses. Les vésicules qui naissent plus tard sont toujours plus petites, jusqu'à ce qu'enfin il ne se forme plus que des taches. La variété vésiculeuse véritable ne s'étend jamais sur d'aussi grands espaces que la maculeuse.

2° L'*herpès tonsurant maculeux* se présente sous forme de taches, qui sont rouge clair au centre et rouge plus foncé à la périphérie; leur diamètre varie depuis celui d'une lentille jusqu'à celui d'une pièce de 5 fr.; leur partie centrale offre une petite papule, d'abord rouge pâle, surmontée d'une squame blanchâtre. Les taches s'étendent principalement par la formation de groupes de vésicules à peine perceptibles ou de simples rougeurs, tandis que le centre pâlit bientôt; ainsi se produisent des anneaux de grandeur diverse et de couleur rouge, tandis que la partie centrale est décolorée, comme dans l'érythème annulaire. Bien plus souvent, on trouve au centre de minces écailles, d'abord très adhérentes, plus tard facilement séparables, qui sont limitées à la périphérie par une aréole rouge pâle. Il n'est pas rare de voir l'herpès tonsurant maculeux s'étendre sur toute la surface cutanée, et les efflorescences montrer, selon leurs périodes de développement, des formes et des teintes variées. Les taches récentes sont toujours élevées au-dessus du niveau de la peau; les plus anciennes sont aplaties et d'une coloration brun sale. Elles varient encore suivant le siège qu'elles occupent; à la face, elles ne présentent aucune saillie, ont une couleur jaune sale et sont confluentes; assez souvent on les voit aussi s'étendre sous forme de stries et pénétrer dans les plis de la peau; au cou, elles offrent les mêmes apparences. Les mieux développées se trouvent sur le tronc. Dans les régions de la peau qui sécrètent beaucoup de sueur, ou sur lesquelles les efflorescences sont irritées par le frottement, elles prennent une couleur rouge foncé, s'épaississent et ne tardent pas à s'exfolier. La forme maculeuse est en réalité identique à la vésiculeuse, dont elle ne diffère que par l'avortement prématuré des vésicules.

3° L'*herpès tonsurant squameux* se distingue par la formation de squames minces, accumulées en cercles ou en disques, et qui ne tardent pas à se détacher. Cette forme dérive toujours des deux premières, surtout de la variété maculeuse.

L'herpès tonsurant du cuir chevelu offre quelques caractères cliniques qui le distinguent de celui des autres parties tégumentaires. On voit les cheveux tomber sur des points circonscrits ou se briser, et la surface se recouvre de nombreuses squames minces ou plus rarement de croûtes, qui se détachent facilement. Les cheveux perdent leur souplesse et leur éclat et ont un aspect déchiqueté au point de rupture. A la limite des parties pileuses, il n'est pas rare d'observer des groupes de vésicules disposées en croissants.

Il est facile de confondre la syphilide maculeuse surtout avec la forme squameuse de l'herpès tonsurant. Cependant on évitera l'erreur en considérant que, peu après son apparition, l'herpès tonsurant montre au centre une petite squame blanche, qui s'étend peu à peu à la périphérie, tandis que la syphilide maculeuse ne présente qu'exceptionnellement de la desquamation. Le siège est encore un bon signe distinctif; ainsi l'herpès tonsurant apparaît rarement au creux de la main et à la plante du pied, tandis que la syphilide s'y montre souvent. Dans la première maladie, le prurit est considérable; la syphilide ne cause jamais de démangeaison. Enfin les symptômes concomitants de l'accident syphilitique (l'engorgement ganglionnaire, l'affection des muqueuses et l'induration, qui peut encore exister) donneront bientôt une certitude complète.

ÉTIOLOGIE.

Diverses circonstances favorisent le développement du champignon qui détermine l'herpès tonsurant. Les plus importantes de toutes sont la chaleur et l'humidité ; c'est ainsi que la maladie résulte très souvent de l'application prolongée de compresses et de cataplasmes chauds, surtout quand on néglige de les employer suffisamment propres, comme Hébra (1) l'a fait observer le premier. Baerensprung (2) a constaté qu'en pareil cas le cryptogame de l'herpès tonsurant existe préalablement dans les pièces de pansement. Les ceintures mouillées, qui s'appliquent souvent sur la région stomacale ou lombaire provoquent l'herpès tonsurant, et l'on voit même des pertes de substance superficielles occasionnées par l'action prolongée des bandages. L'affec-

(1) *Zeitschr. d. Gesellsch. d. Aerzte*, 1854.
(2) *Charité-Annalen*, 1855.

tion est très commune chez les enfants, et l'on rencontre assez souvent tous ceux d'une même famille ou tous les enfants d'une école atteints d'herpès tonsurant. Les habitations humides, l'emploi de linges séchés incomplètement après le lessivage (draps de lit, peignoirs de bains, etc.), transmettent fréquemment la maladie. Dans les demeures de certains malades, on trouve même d'autres moisissures sur les vêtements, les bottes, le pain, etc. Quelquefois ce sont des animaux domestiques, spécialement les chats, les chiens, les chevaux (1), les bœufs, qui communiquent l'affection. Il y a quelques années, Michelson (2) a observé un cas de transmission par un chat; les croûtes contenaient des sarcoptes et des conidies.

ANATOMIE PATHOLOGIQUE.

Malmsten (3) est le premier qui ait trouvé dans les poils le parasite végétal de cette maladie, dont le caractère contagieux était déjà parfaitement reconnu avant sa découverte; il insista sur la ressemblance du champignon avec la torula olivacea ou la torula abbreviata (Corda) et sur son siège exclusif dans les poils. Mais Hébra le rencontra également entre les cellules épidermiques (4). Baerensprung (5), ayant pris des squames sur une génisse atteinte d'herpès tonsurant, s'en frotta l'avant-bras et vit ainsi apparaître en cette région la même maladie.

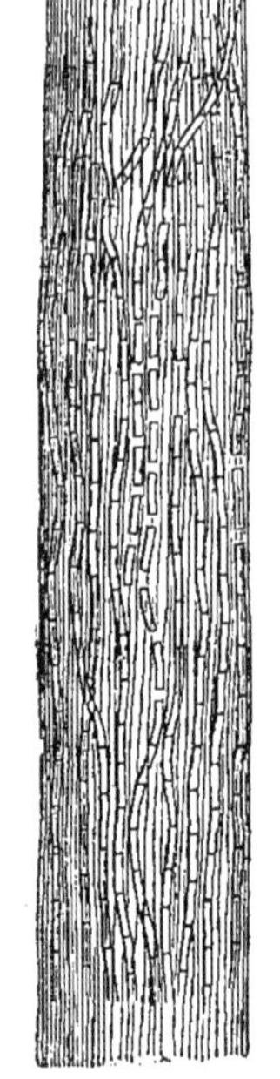

Fig. 70. — Fragment de poil atteint d'herpès tonsurant (trichophyton), montrant des conidies articulées et de nombreuses chaînes de conidies à sa surface et dans son épaisseur.

Des essais de culture entrepris par Köbner (6) montrèrent que le trichophyton ne reproduit que son semblable. Cependant cet auteur pense, comme nous l'avons déjà vu, que le favus est précédé d'une période herpétique qui ressemble à l'herpès tonsurant, tout en s'en distinguant par les signes cliniques suivants: le favus ne forme jamais des anneaux aussi grands que l'herpès tonsurant; ses vésicules sont plus considérables et traversées par un poil; les cercles ont des dimensions uniformes; enfin l'herpès tonsurant s'étend en largeur, le favus en profondeur.

(1) Voir I. Neumann, *Wochenblatt d. k. k. Gesellsch. d. Aerzte*, 1873, et Tilb. Fox, *Cases of tinea circinata (Ringworm) communicated from the Horse. Clin. Soc.* V, IV.
(2) *Vierteljahrschr. f. Dermat. und Syphil.*
(3) *Harskärande Mögel*, Stockholm, 1845.
(4) *Loc. cit.*
(5) *Annalen des Charité-Krankenhauses*, 1857.
(6) *Klin. experim. Mittel., l. c.*

Hallier (1) considère le trichophyton comme la réunion en chaînes des spores en pinceau du penicillium; cependant, dans un ouvrage postérieur (2), il dit que ce cryptogame représente une forme d'oïdium à son degré le plus élevé de développement, c'est-à-dire un chapelet de torula dérivée de l'aspergillus, les spores devant être regardées comme le produit de l'ustilago (charbon des plantes).

Quand on traite des squames détachées par une solution diluée de carbonate de potasse, on observe entre les cellules épidermiques des éléments cellulaires, les uns isolés, les autres groupés ou alignés en files. Ils sont sphériques, rarement cylindriques, remplis d'un contenu homogène; quelques-uns cependant présentent des vacuoles renfermant de petites cellules filles. Dans certains cas, l'on trouve les cellules isolées développées en un utricule cylindrique, épais et court. Plus souvent l'on observe des filaments de mycélium, plus ou moins délicats et se ramifiant plusieurs fois, qui s'articulent généralement suivant la longueur et sont remplis d'un plasma aqueux et ténu. Par l'addition d'une solution de potasse caustique au dixième (ou, selon Duckworth (3), de chloroforme, qui colore les poils malades en blanc jaunâtre), on découvre dans les follicules pileux, entre les gaînes radiculaires et dans les poils eux-mêmes, les éléments cryptogamiques, qui consistent, dans les follicules et entre les racines, en conidies rangées les unes à côté des autres et dont quelques-unes se développent en utricules, tandis que, dans le corps du poil, ces éléments forment des chaînes articulées longitudinales.

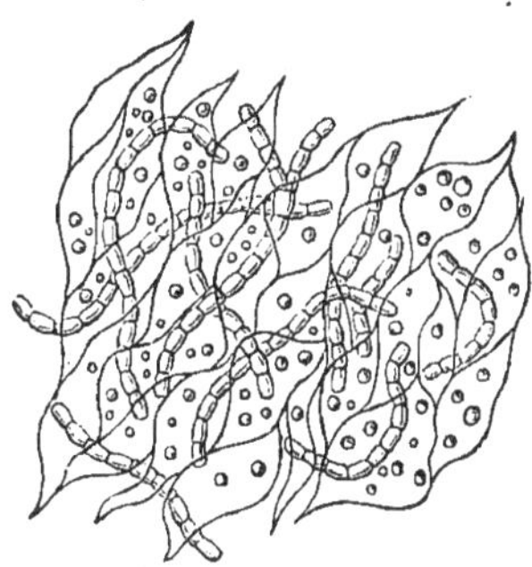

Fig. 71. — Herpès tonsurant, montrant entre les cellules épidermiques des conidies, les unes isolées, les autres en voie de désarticulation.

(1) *Pflanzliche Parasiten d. menschl. Körpers.*
(2) *Gährungserscheinungen*, 1869.
(3) *Brit. med. Association.* August. 1873.

TRAITEMENT.

L'herpès tonsurant, même de date ancienne, disparaît sous l'action de traitements divers. Lorsque la maladie n'est pas très étendue, c'est-à-dire qu'il n'existe que quelques cercles, on la guérit rapidement par des frictions énergiques avec le savon noir ou l'esprit alcalin de savon; par des lotions avec un mélange d'alcool 240, d'acide phénique et d'essence de lavande āā 5; l'acide salicylique et le thymol, employés de la même manière et au même degré de concentration, sont suffisants. Si la peau a été irritée à l'excès par ces frictions, on apaise l'irritation par l'application de corps gras, seuls ou additionnés de précipité blanc (5 pour 40); on se trouve encore bien d'onctions avec une pommade composée d'iodure de soufre 2, 5 pour 40 d'axonge. Des lotions avec la benzine, une solution de borax, le pétrole uni au baume du Pérou, sont aussi utiles. Lorsque l'herpès tonsurant occupe une surface considérable, ce qui arrive assez fréquemment surtout dans la forme squameuse, on recourra à la méthode suivante : tant que les efflorescences resteront fortement tuméfiées, le malade étant placé dans un bain tiède, on frictionnera la peau avec l'esprit de savon ou le savon de glycérine liquide et, après chaque bain, avec la solution d'acide phénique ou d'acide salicylique, puis l'on saupoudrera avec de l'amidon. On peut remplacer ces solutions par une pommade composée d'acide phénique 5, axonge glycérinée 80, baume du Pérou 2, 5. Une fois la tuméfaction tombée, on badigeonnera les plaques une fois par jour avec la teinture ou l'huile de fragon. Ce traitement est assez long, mais il réussit toujours. On agit plus vite, quand les efflorescences sont déjà d'une date assez ancienne, avec des frictions au savon vert, selon le mode décrit à propos du psoriasis (cure par le savon mou), et plus radicalement encore avec l'onguent de Wilkinson modifié par Hébra (voir l'article *Gale*). Ces frictions doivent se renouveler deux fois dans les vingt-quatre heures, pendant six jours, et elles se pratiquent avec de l'eau tiède et un pinceau. A leur suite, on enveloppe le malade dans des couvertures de laine et on ne lui donne un bain qu'au bout de dix à douze jours. C'est incontestablement cette dernière méthode qui conduit le plus rapidement au but et qui est le moins suivie de récidives. Après l'avoir expérimentée un grand nombre de fois, j'en puis garantir l'efficacité constante.

3. PITYRIASIS VERSICOLOR, MICROSPORON FURFUR (*Kleienflechte, Pigmentflechte*).

Cette affection envahit presque exclusivement les régions du corps recouvertes par les vêtements, la poitrine, le dos, le cou, les extrémités supérieures, rarement les jambes, et plus rarement encore la face, jamais les mains ni les pieds; elle apparaît surtout autour des orifices des follicules pileux, sous forme de points ou de taches jaunes ou brunes; quelquefois elle guérit spontanément au centre, en s'étendant peu à peu à la périphérie, d'où la production d'efflorescences circulaires ou discoïdes. La coloration des squames dépend en partie des éléments cryptogamiques, en partie de la présence de matière sébacée mélangée aux écailles épidermiques (Wedl); lorsque la maladie a duré un certain temps, il se forme des taches diffuses, comme dans le chloasma uterinum, qui s'étendent sur toute la région cutanée du thorax; il est alors impossible de distinguer aucune limite précise entre les plaques primitives. Les squames furfuracées se laissent facilement détacher avec l'ongle, signe qui permet de distinguer le pityriasis du chloasma uterinum, avec lequel on le confond souvent (1).

Cette maladie ne se montre jamais dans la première enfance et rarement chez les vieillards; elle attaque le plus souvent les jeunes gens, surtout ceux qui transpirent beaucoup, prennent peu de bains et portent des gilets de flanelle qu'ils négligent de renouveler. Bergh, de Copenhague, l'a observée souvent chez des filles à la région pubienne; elle se propage quelquefois spontanément. Hutchinson l'a vue survenir chez des nourrices qui allaitaient des enfants atteints de favus.

ANATOMIE PATHOLOGIQUE.

Eichstedt (2) a démontré le premier la présence, dans cette maladie, d'éléments fongoïdes, qu'il considéra à bon droit comme la cause de l'affection. Pour G. Simon, le parasite végétal ne constitue cependant pas le signe essentiel du pityriasis, l'inflammation de la peau lui paraissant être le fait le plus important. Köbner (3) a réussi à transplanter le microsporon sur son propre tégument, aussi bien que sur la peau des lapins; la desquamation dura, dans ces cas, de sept à huit semaines. Hallier (4) fait dériver le champignon du pityriasis de l'aspergillus : comme le développement de cet organisme est favorisé par un terrain sec, il croît avec prédilection dans les couches desséchées de l'épiderme, et y provoque l'apparition de la maladie en apparaissant sous la forme *achorion* de l'aspergillus. Cet auteur a obtenu tous les degrés de développement de l'aspergillus en faisant macérer des

(1) Outre la coloration des taches que le parasite détermine sur la peau, il faut ajouter que leur surface est pulvérulente, que la desquamation furfuracée est incessante et enfin que les taches sont le siège d'un prurit plus ou moins vif.
(*Note des traducteurs.*)

(2) Froriep's *Notizen*, 1846.

(3) *Exper. Mittheilungen*, 1864.

(4) *Die pflanzlichen Parasiten des menschl. Körpers*, 1866, p. 79.

squames pityriasiques dans de l'eau pendant une année ; il ajoute que le microsporon végète également bien dans la glycérine. Cependant des recherches plus récentes (1) ont déterminé Hallier à considérer le champignon du pityriasis comme un *stemphylium*, que l'on obtient en cultivant sur de l'empois d'amidon l'aspergillus, l'eurotium et l'ustilago.

L'examen microscopique des squames détachées fait voir des groupes plus ou moins nombreux de conidies, ordinairement arrondis et distribués entre les cellules épidermiques. Ces conidies ont de 0^{mm},5 à 0^{mm},007 de diamètre; leur contour est net; elles contiennent un plasma d'aspect aqueux, quelquefois légèrement granuleux, avec un noyau parfaitement distinct ; elles se développent à la manière de la levûre inférieure de la bière et sont entremêlées de filaments tubulaires, courts, ramifiés, la plupart inarticulés, existant souvent en nombre considérable; les rameaux les plus gros présentent seuls des cloisons. Quelques auteurs représentent à tort ces groupes arrondis comme enveloppés d'une membrane commune, comme un sporange renfermant des conidies libres, d'où émaneraient des filaments cellulaires rayonnés (Hallier).

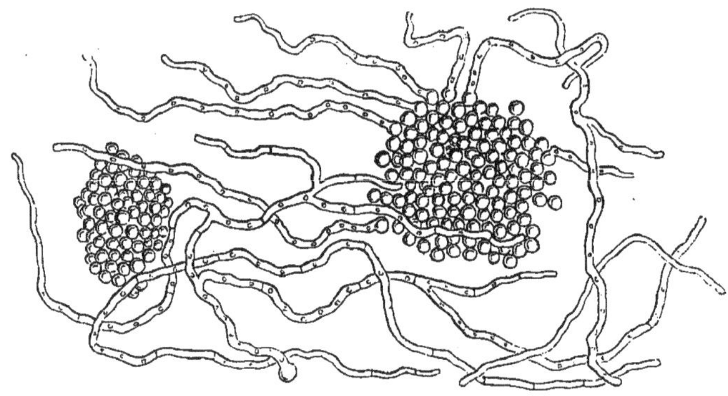

Fig. 72. — Pityriasis versicolor (après une culture de 14 jours). Groupes de conidies, dont quelques-unes se développent en tubes allongés.

Comme les cellules de microsporon ont un développement extrêmement lent, il est facile de bien observer les changements qu'elles éprouvent pendant leurs périodes d'accroissement et de déclin. En suivant la prolifération d'un petit groupe, j'ai vu, dans quelques cas, l'accroissement de ces éléments et le développement des cellules filles qu'ils contenaient (il en naît généralement deux d'une cellule mère) et dont quelques-unes, après séparation, prenaient une forme tubulaire. Dans d'autres cas, les cellules de microsporon se développaient en tubes et se recourbaient ; j'ai encore observé, au début, un gonflement

(1) V. *Gährungserscheinungen.*

de ces cellules, suivi du trouble de leur contenu et de la naissance de cellules filles, puis enfin la membrane et même tout le groupe cellulaire disparaissaient, pour faire place à des micrococcus et des bactéries.

Le *traitement* est semblable à celui de l'herpès tonsurant; cependant on emploie plus souvent ici la *cure par le savon;* ou bien, après chaque friction avec l'esprit alcalin de savon, qu'il est préférable de faire dans un bain chaud, on badigeonne la peau avec la teinture de fragon, ou on la frotte avec l'une des pommades suivantes: ℞ créosote 10 gouttes, onguent simple 40, baume du Pérou 5; ℞ précipité blanc, baume du Pérou āā 5, axonge 40; les frictions avec la teinture de veratrum blanc (Lilienfeld) (1) sont utiles; on peut encore faire des lotions avec la solution alcoolique d'acide phénique ou d'acide salicylique, comme nous l'avons dit à propos de l'herpès tonsurant.

4. ECZÉMA MARGINÉ.

On désigne sous ce nom une affection qui se montre sous forme de plaques circulaires, demi-circulaires et discoïdes, rouge brunâtre, tantôt limitées par un bord élevé, tantôt s'étendant excentriquement par la formation de papules et de vésicules, en même temps qu'elles guérissent au centre; au voisinage des points malades, il se forme des cercles plus petits de papules et de vésicules, qui sont indépendants des premiers et suivent une marche exactement semblable.

Plus la maladie se prolonge, plus la peau s'épaissit, s'infiltre et plus il s'accumule de squames à la périphérie, ainsi que de croûtes jaunâtres ou rouge brun, consécutives aux grattages.

L'eczéma marginé s'observe le plus souvent aux parties génitales, à la face interne des cuisses, sur la paroi abdominale, les fesses, le périnée, quelquefois dans le creux de l'aisselle; chez les enfants au maillot, on le rencontre sur les extrémités inférieures et supérieures, au cou et à la nuque, même sur le visage et le tronc.

Le sexe masculin y est plus exposé que l'autre.

C'est Hébra qui, le premier, a désigné cette maladie sous le nom d'*eczema marginatum*, et c'est Köbner (2) qui en découvrit la nature parasitaire, l'attribuant au même champignon qui produit l'herpès tonsurant. Sous la dénomination d'*erythrasma*, Baerensprung (3) avait déjà décrit brièvement une affection semblable, apparaissant au pli inguinal et dans le creux de l'aisselle, et dont la cause était, suivant lui, un champignon qui se distingue par une extrême délicatesse (*microsporon minutissimum*). D'après une opinion très plausible d'O.

(1) *Prager Vierteljahrschr.* 22 B.
(2) *Klin. u. exper. Mittheilungen*, Erlangen, 1864.
(3) *Annalen des Charité-Krankenhauses*, 1862.

Simon (1), Baerensprung, de même que Burchardt (2), considérait cette maladie comme un degré intermédiaire entre l'herpès tonsurant et le pityriasis versicolor.

Dès la première édition de cet ouvrage (3), j'ai exposé ma manière de voir sur cette affection. L'année suivante, P. J. Pick (4) en confirmait la nature parasitaire (il avait réussi à l'inoculer) et la considérait comme une variété de l'herpès tonsurant. Hébra avait aussi trouvé des filaments de mycélium (5), mais il ne lui était pas démontré que les champignons, au lieu d'être la cause de l'affection, ne fussent pas un simple produit accidentel. Cet auteur se refuse à identifier, comme le faisait Köbner, l'eczéma marginé avec l'herpès tonsurant, parce que, pour lui, ce n'est pas seulement la donnée étiologique, mais aussi la marche et le tableau clinique qui servent à classer et à désigner une maladie ; or, l'évolution de l'e. marginé est extrêmement lente, et il détermine un prurit plus considérable que l'herpès tonsurant.

Pour élucider la question de la nature parasitaire de cette maladie, voici des problèmes généraux qu'il est nécessaire de résoudre :

1° Des éléments cryptogamiques peuvent-ils accompagner certaines affections cutanées à titre de simples produits accidentels, et en voit-on se développer sur la peau d'individus sains ?

2° N'ont-ils pas une certaine influence sur l'extension et la forme d'éruptions préexistantes ?

3° L'eczéma marginé ne peut-il pas être considéré comme une simple modification de l'herpès tonsurant, produite par des influences nuisibles agissant directement sur les parties indiquées, telles qu'une transpiration abondante, l'élévation de la température et le frottement des surfaces opposées?

Toutes ces questions exigent une réponse affirmative. Ainsi, en ce qui concerne la première, lorsqu'on détache des écailles épidermiques de la peau d'individus sains particulièrement de personnes qui se baignent rarement, qui vivent dans des habitations humides ou couchent sur de la paille en décomposition, on y découvre bientôt divers éléments cellulaires, qui, après deux ou trois jours de culture, se développent en moisissures, sans déterminer nulle part d'altérations pathologiques du tégument. Il s'ensuit que l'existence de champignons dans l'eczéma marginé ne suffit nullement par elle-même à éclaircir la nature de cette maladie. Une donnée beaucoup plus importante et plus décisive, pour résoudre cette question, se trouve dans le résultat que l'on obtient par le transport, sur des parties saines de la peau, des cryptogames contenus dans des squames ou des croûtes emprun-

(1) *Localisation d. Hautkrankh.*, *l. c.*
(2) *Med. Jahrb. herausgegeben v. Verein f. Heilk. in Preussen*, 1859.
(3) Pages 167 et 349.
(4) *Arch. f. Dermat. u. Syphil.*, 1869, 1 H.
(5) *Arch. f. Dermat.*, 1869, 2 H.

tées à l'eczéma marginé : réussit-on à communiquer ainsi la même maladie ? C'est ce qu'ont réalisé Köbner et Pick. — Il faut encore répondre affirmativement aux deux autres questions : en effet, il n'est pas rare de voir l'eczéma marginé résulter d'un e. intertrigo développé sur la face interne des cuisses. Ainsi, par exemple, un individu peut contracter un e. intertrigo par suite d'une irritation mécanique (équitation, marche forcée), et l'eczéma se limitera aux points de contact du scrotum et de la cuisse ; quant aux eczémas qui ne sont qu'une manifestation locale d'un état général, ils ne montrent jamais la délimitation tranchée de l'eczéma marginé. Or, des champignons peuvent arriver du milieu ambiant (le plus souvent par l'intermédiaire du linge de corps) sur cet eczéma non encore parasitaire, et, trouvant là des conditions favorables à leur développement (humidité, température élevée), ces organismes donneront lieu, par la ramification périphérique de leur mycélium, à l'eczéma marginé, si bien caractérisé par sa marche centrifuge et la netteté tranchée de sa circonférence.

Mais je dois dire que les expériences par lesquelles j'ai cherché à confirmer cette hypothèse ont jusqu'ici été vaines : ainsi, par exemple, après avoir semé le penicillium, le cladosporium, l'aspergillus et le mucor sur un cas choisi d'érythème intertrigo, j'eus beau obliger le malade à garder le lit pendant des semaines, il ne se forma aucune ligne précise de délimitation, et l'affection guérit en dépit des semailles répétées de ces champignons ; par contre, je réussis à transformer un eczéma non parasitaire en eczéma marginé par le transport de squames provenant de l'herpès tonsurant.

Il ne suffit pas, pour établir le diagnostic de l'eczema marginatum, de constater la présence d'éléments cryptogamiques dans les écailles épidermiques détachées, parce que, comme nous l'avons dit ci-dessus, les champignons peuvent être purement accidentels dans les maladies cutanées ; il faut, outre la *présence simultanée* de *végétaux parasitaires*, observer encore l'*extension périphérique* des vésicules et des papules. Ajoutons qu'il est prudent, lorsqu'on recherche les éléments fongoïdes, de choisir la face inférieure des squames et des croûtes, pour ne pas confondre les vrais parasites avec des organismes accidentels venant de l'extérieur.

L'eczéma marginé peut donc résulter d'un eczéma intertrigo préexistant, par suite de l'arrivée à la surface de ce dernier de champignons qui, proliférant entre les cellules épidermiques, modifient la forme et le mode d'extension de la maladie, laquelle se développera en plaques circulaires ou en fragments de cercles.

Plus souvent cependant l'affection paraît avoir une autre cause, c'est-à-dire qu'elle résulte de l'herpès tonsurant, dont l'élément parasitaire rencontre les conditions les plus favorables à son développement dans la région des parties génitales et exerce ainsi une influence essentielle sur l'extension de la maladie.

C'est avec raison que Köbner a insisté sur ce dernier mode d'origine, qui toutefois a donné lieu aux opinions les plus divergentes. L'on objecte d'abord les cas d'apparition *simultanée* de l'herpès tonsurant et du pityriasis versicolor, soit seulement au voisinage des parties génitales et à la face interne des cuisses, soit sur une partie du reste de la surface cutanée. Mais il suffit de comparer avec soin les signes cliniques de ces affections sur les diverses régions pour reconnaître facilement la modification de forme due au siège. Ainsi, tandis que l'herpès tonsurant se manifeste, sur les autres parties du corps, par des vésicules ou des taches nettement délimitées et disposées en cercles, on voit la même maladie s'étendre, sur la région sexuelle et plus encore sur la face interne des cuisses, avec les signes indiqués précédemment comme caractéristiques de l'eczéma marginé.

Quant à l'objection que les deux maladies peuvent être indépendantes l'une de l'autre, elle se réfute tant par l'observation clinique que par les essais de culture entrepris avec les squames détachées. Ainsi, l'observation permet de constater sans la moindre difficulté que les récidives de l'eczéma marginé forment des cercles de vésicules, qui sont par eux-mêmes caractéristiques de l'herpès tonsurant; j'ai vu aussi des cas d'herpès tonsurant occupant une grande étendue de la paroi abdominale et du tronc avec la forme vésiculeuse caractéristique, en même temps que l'éruption caractéristique de l'eczéma marginé apparaissait sur la face interne des cuisses et la région génitale. Il en est de même des essais de culture avec des squames empruntées à des cas d'apparition simultanée d'eczéma marginé sur les cuisses et d'herpès tonsurant sur le reste du tégument.

Les deux affections ont montré le même champignon; et, dans quatre cas, j'ai découvert en outre un organisme (qui n'avait encore été décrit nulle part), le trichothecium, provenant des éléments fongoïdes logés entre les squames. Mais je dois faire remarquer ici que ce champignon, obtenu par la culture, ne saurait être considéré comme une cause déterminante de la maladie, tant qu'on n'aura pas démontré que son implantation sur la peau saine provoque l'eczéma marginé ou l'herpès tonsurant.

ANATOMIE PATHOLOGIQUE.

L'examen des squames de l'eczéma marginé fait voir entre les cellules épidermiques des conidies, les unes arrondies (fig. 73), les autres allongées, les premières ayant généralement le diamètre du microsporon furfur; elles sont tantôt isolées, tantôt réunies en groupes ou en chapelets et réfractent assez fortement la lumière. La plupart sont remplies d'un contenu homogène; cependant il n'est pas rare de découvrir dans le plasma des noyaux ou des formations globuleuses au nombre de deux ou davantage. Quelques cellules se développent en tubes, présentant rarement une ou plusieurs cloisons et plus souvent des vacuoles.

On trouve, en outre, entre les cellules épidermiques, des filaments de mycélium, tantôt délicats, tantôt assez forts, plusieurs fois ramifiés, souvent sinueux et contournés; ils se composent d'assez longs articles, et le plasma montre de nombreuses molécules brillantes, qui sont fréquemment très volumineuses et ressemblent à des vacuoles.

Enfin, comme dans toutes les autres affections parasitaires de la peau, on remarque encore à l'intérieur et à la surface des cellules

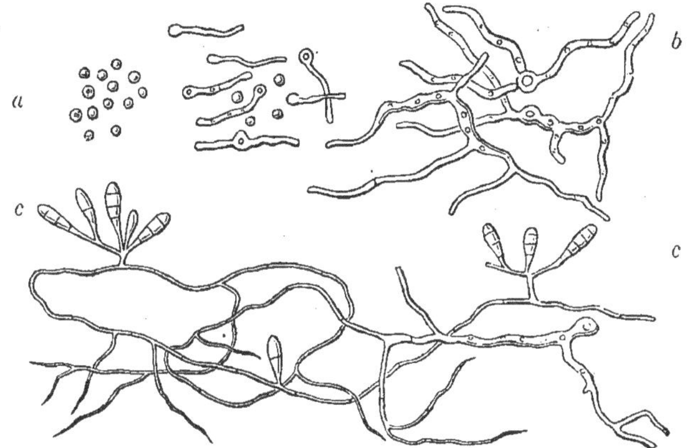

Fig. 73. — Développement du trichothecium (dans l'espace de 20 jours).

a, conidies; *b*, filaments tubuleux; *c*, mycélium reproduisant des conidies.

épidermiques un plus ou moins grand nombre de bactéries et de micrococcus. J'ai même rarement observé autre chose que ces derniers organismes dans les cas où la peau est considérablement infiltrée et recouverte de squames et de croûtes; les cellules épidermiques en sont alors abondamment remplies.

Un fait qui paraît avoir lieu ici, comme dans toutes les maladies cutanées produites par des champignons et où le sang et le pus desséchés forment des amas considérables, c'est que le mycélium meurt peu à peu, pour céder la place à des bactéries et des micrococcus, qui s'accroissent sans jamais donner naissance à des organisations plus élevées.

Si l'on réunit les résultats de l'observation clinique et de l'observation microscopique, voici comment on peut interpréter le mode de production de l'eczéma marginé : dans une inflammation cutanée préexistante, accompagnée d'excoriation épidermique (*intertrigo*), l'*invasion de la surface par des éléments cryptogamiques peut transformer l'eczéma ordinaire en e. marginé. — Le siège, la température et l'humidité sont des circonstances qui permettent à une affection parasitaire préexistante de se développer en eczéma marginé. — Aux périodes de début de cette dernière maladie, on peut presque toujours découvrir les éléments fongoïdes, qui manquent généralement dans les cas invétérés.*

TRAITEMENT.

Les moyens à employer ici sont ceux de l'eczéma ordinaire. Il faut cependant être prévenu que l'e. marginé est une maladie extrêmement rebelle et qu'elle résiste souvent pendant des mois à toutes les méthodes de traitement ; ce sont surtout les marches prolongées et les transpirations abondantes qui constituent des obstacles à la guérison ; aussi l'opiniâtreté de l'affection s'exagère-t-elle dans tous les cas où les malades sont obligés de se livrer à leurs occupations. On ne réussit à les guérir d'une manière complète et plus rapide qu'à la condition de les maintenir au lit, afin de prévenir le contact des surfaces opposées (scrotum et cuisse). Deux fois par jour, pendant que le malade est dans un bain de siège, on frotte les parties affectées avec de la flanelle imbibée de savon vert, d'esprit alcalin de savon ou de savon de glycérine liquide, puis on les enduit de goudron (ou d'huile ou de teinture de fragon) et on les saupoudre d'amidon. Dans les cas invétérés, le malade restera une heure dans un bain chaud après chaque friction; après quoi, l'on badigeonnera de nouveau les parties malades et on les recouvrira d'onguent diachylon ou de pommade au borax. On conseillera l'usage constant d'un suspensoir ou, si l'eczéma tend à s'accroître, on assujettira les pièces de pansement au moyen d'une bande méthodiquement appliquée.

Dans les autres cas, il suffit, après chaque friction savonneuse, de badigeonner les surfaces atteintes avec la teinture de fragon, puis de les saupoudrer de lycopode.

Lorsque l'épaississement et l'induration de la peau sont considérables, on étend une couche de savon mou ou mieux de pommade de Wilkinson, à l'aide d'un pinceau, matin et soir pendant huit jours, et l'on recouvre la partie de flanelle, tout en exerçant une compression avec une bande roulée. C'est le mode de traitement le plus sûr (Hébra).

Quand tous les phénomènes morbides ont déjà cédé depuis longtemps, il est nécessaire, pour prévenir les récidives, que le malade fasse des lavages répétés, porte un suspensoir et empêche les deux surfaces opposées de se mettre en contact ou de frotter l'une contre l'autre, au moyen de poudre de lycopode, de charpie et d'un bandage.

5. ONYCHOMYCOSIS.

Ce nom s'applique à une affection parasitaire de la substance unguéale, accompagnée de s altérations suivantes : l'ongle se recourbe en forme de griffe sur l'extrémité du doigt et se termine antérieurement par un bord épais et tronqué. La surface externe est inégale et bosselée, de coloration jaune sale ; la partie centrale et la face intérieure sont marquées de sillons transversaux d'une couleur plus claire et de taches jaunâtres. L'ongle perd son adhérence avec la matrice, s'exfolie, devient friable et s'émiette facilement.

Les cas observés jusqu'ici ont montré que la maladie attaque les ongles des orteils aussi bien que ceux des doigts et qu'elle s'associe tantôt avec le favus du cuir chevelu, tantôt avec l'herpès tonsurant. J'en ai présenté à la Société médicale un cas déterminé par l'eczéma marginé et j'ai conservé quelques fragments des ongles altérés (1). Il est plus que probable que les éléments cryptogamiques, détachés par les grattages répétés, arrivent sous l'ongle et, lorsqu'ils trouvent les conditions favorables à leur développement, pénètrent bientôt entre les lamelles unguéales et prolifèrent de manière à produire les altérations que nous venons de décrire.

Comme l'accroissement des éléments parasitaires dans la substance de l'ongle est extrêmement lent, il peut très bien arriver que l'herpès tonsurant et le favus aient achevé leur évolution sur les parties d'où les ongles ont pris les cryptogames, tandis que l'onychomycosis poursuit encore sa marche ; c'est ainsi que l'on s'explique la présence de cette dernière affection sans la présence simultanée des premières.

Wengé et H. J. Koren (2) ont observé l'onychomycosis comme résultat de l'infection par de la terre tourbeuse.

ANATOMIE PATHOLOGIQUE.

L'examen microscopique des masses pulvérulentes et friables, aussi bien que des coupes de la substance unguéale encore compacte, montre de longues chaînes de conidies, alignées en files à côté les unes des autres et contenant des noyaux distincts ; on y voit aussi des cellules isolées. Les derniers articles des chapelets sont quelquefois renflés en massue (fig. 74).

Mahon parle déjà de cette maladie, qu'il avait contractée en soignant un malade atteint de favus.

(1) *Anzeiger der Gesellsch. d. Aerzte*, 1873.
(2) *Norsk Magas. for Laegevidensk.*

Quant à la nature du champignon, que Remak a le premier décrit, les auteurs sont en désaccord.

Virchow (1) a trouvé un réseau serré, d'où se détachent de larges filaments isolés, qui se terminent en petites chaînes de spores ovalaires; il a vu aussi des structures en ombelles : d'où sa conclusion, que les différents caractères botaniques et chimiques de la maladie appartiennent aussi bien à l'achorion qu'à l'herpès tonsurant. D'après lui, les champignons se rattachent au botrytis, au peronospora et au penicillium (Krause, 1858.)

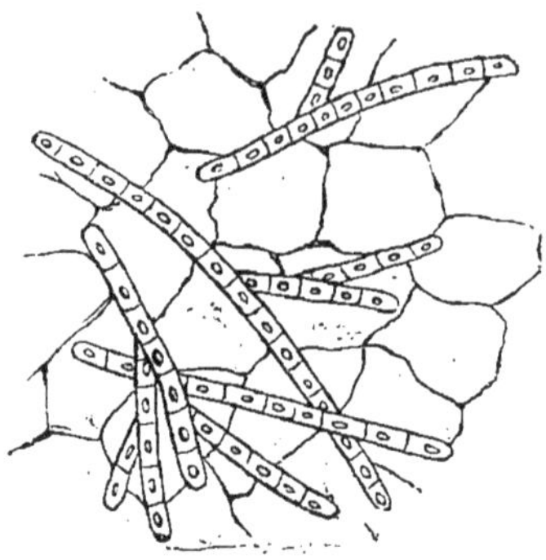

Fig. 74. — Section d'un ongle envahi par des champignons, avec de nombreuses conidies disposées en chapelets.

Waldenstrom (2) en a observé 9 cas, qui avaient commencé par la racine de l'ongle. R. Bergh (3) n'a vu, sur 144 cas de favus et d'herpès tonsurant, que trois exemples d'onychomycosis, dont deux s'accompagnaient de favus.

Baerensprung identifie l'onychomycosis avec l'herpès tonsurant; Küchenmeister et Hallier l'identifient avec l'achorion ; Köbner (4) en décrit deux cas, qu'il classe avec l'herpès tonsurant, et il représente des cellules arrondies, avec de courts chapelets, qui tantôt se développent en massue, tantôt se ramifient ou se terminent en filaments minces, portant à leur extrémité plusieurs conidies ellipsoïdes; cet auteur a observé une fois une puccinie, dont la présence était naturellement accidentelle. Hilton Fagge (5) n'a jamais vu d'onychomycosis qui ne fût accompagné de quelque autre affection parasitaire de la peau (6).

Lorsqu'on examine de fines tranches enlevées, au moyen d'un ra-

(1) *Arch.* IX *Band.*
(2) *Upsala Lakareför.*
(3) *Hospit. Tid.* XV, 1869.
(4) Virch. *Arch.* B. 22.
(5) *On some affection of the nails.*
(6) Kleinhans, *die parasit. Haut affectionen.* Erlangen, 1864.

soir, sur les points de l'ongle altérés et de couleur jaunâtre, on trouve la substance traversée par des filaments fongoïdes, à articulations courtes, ramifiés et légèrement comprimés (*fig.* 75), ayant l'aspect de vers rubannés; chaque article est à peine plus long que large et montre ordinairement à son centre une cellule nucléée; entre les éléments de la substance unguéale, on observe encore des cellules de champignons arrondies, disséminées ou réunies en groupes, dont la plupart contiennent pareillement au centre une petite cellule fille

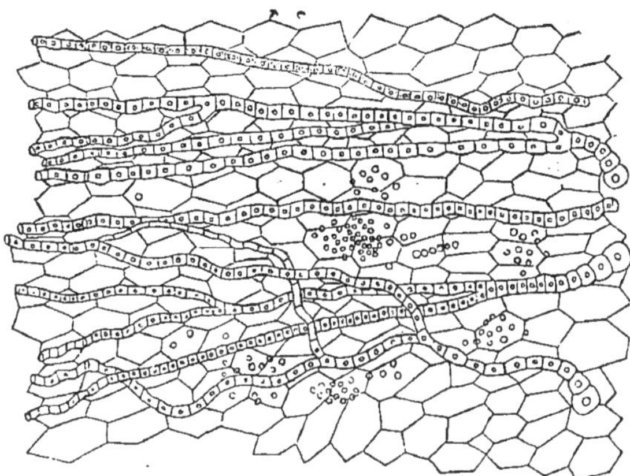

Fig. 75. — Onychomycosis, après 6 mois de culture.

arrondie (molécules plasmatiques de beaucoup de botanistes); quelques spécimens présentent aussi des cellules allongées ou ovales, ayant quelque analogie avec l'arthrococcus, contenant deux noyaux ou davantage. Ces filaments cellulaires sont si solidement articulés que, même après macération, on peut leur imprimer certains mouvements, en comprimant le verre supérieur, sans dissocier leurs courtes articulations; cette particularité permet de les considérer comme du mycélium. Dans les cas où les filaments mycéliaux sont moins nombreux, on parvient à les rendre évidents en faisant macérer les préparations dans une dissolution de potasse caustique (au 1/10e).

Les essais de culture auxquels j'ai soumis les élémenls cryptogamiques après addition d'eau, d'albumine, de sucre de lait, de tartrate d'ammoniaque, ont montré que le mycélium était complètement stérile; au bout même de 3, 4, 6 mois de conservation des préparations à l'abri d'impuretés, on pouvait noter un accroissement du mycélium, sans qu'il eût produit de formes cellulaires caractéristiques.

En général, les cellules ne commençaient à se modifier qu'après 4 à 5 semaines. Celles qui terminaient le mycélium augmentaient considérablement de volume et se rapprochaient plus ou moins de la forme en massue, puis les 6 à 12 cellules suivantes, à partir de l'extrémité du filament, devenaient toujours plus grosses et prenaient ainsi un contour sphérique.

A. Hiller (1) a observé un cas d'invasion aiguë dans le stratum muqueux de champignons provenant de la peau, c'est-à-dire d'onychomycosis.

Traitement.

Le traitement consiste à enlever, à l'aide d'instruments tranchants et de limes, les lamelles unguéales qui se détachent facilement aussi dans des bains additionnés de potasse caustique ou de sublimé (0,15 pour 60), sous l'action de frictions répétées avec l'essence de térébenthine et de badigeons fréquents avec une solution alcoolique d'acide phénique, 5 pour 240.

6. Sycosis parasitaire. (*Parasitäre Bartfinne*).

On voit apparaître sur les joues, les lèvres, le menton, la face antérieure du cou et à la nuque, des taches non saillantes, du diamètre d'une lentille, d'une pièce de 0 fr. 50 c., jusqu'à celui d'ùne pièce de 5 fr., ou des cercles limités par des vésicules miliaires. Après un certain temps, la peau se recouvre de squames furfuracées et les poils se rompent de telle sorte, que c'est au centre de la partie malade qu'ils sont le plus courts.

Cette affection, qui est identique à l'herpès tonsurant, peut durer un grand nombre de mois. Au bout d'une longue durée, il se forme des papules rouges, qui se transforment aussitôt en nodosités plus grosses, lesquelles s'abcèdent rapidement. Alors les poils tombent spontanément ou se détachent sous l'action du grattage auquel se livrent les malades.

Plus tard, la partie affectée est limitée, vers la peau saine environnante, par des squames et des croûtes ; elle s'épaissit, s'infiltre ; les ganglions lymphatiques adjacents s'engorgent consécutivement. Les poils cèdent à la moindre traction, se dessèchent et perdent leur éclat ; en même temps que la suppuration augmente dans les nodosités, les champignons cessent de proliférer dans les poils : aussi ne trouve-t-on aucun parasite dans les anciennes efflorescences, et l'on n'y observe plus que des tubercules et des pustules, comme dans le sycosis non parasitaire.

Voici les caractères distinctifs des deux espèces de sycosis. Les poils sont affectés dès le principe, dans le sycosis parasitaire, tandis que, dans le sycosis ordinaire, ils ne s'altèrent que plus tard, c'est-à-dire quand l'exsudation qui s'est produite dans les follicules pileux est devenue pu-

(1) *Berl. Wochenschr.*, 1873.

rulente. Le siège du trichomycosis tuberculeux est d'abord le même que celui du sycosis simple ; c'est seulement à une période ultérieure que les phénomènes inflammatoires pénètrent dans la profondeur de la peau, dans le tissu cellulaire sous-cutané ; les tubercules sont distribués sur le menton, les joues, la lèvre supérieure et la région sous-maxillaire. Dans le sycosis simple, les follicules pileux et le chorion restent longtemps seuls impliqués dans le processus morbide ; ce n'est que plus tard que le tissu conjonctif sous-cutané participe également à l'inflammation. Ce sycosis peut rester limité pendant des mois et des années à une petite région, tandis que le sycosis parasitaire s'étend rapidement (Köbner).

Ce dernier est précédé, 95 fois sur 100, d'herpès tonsurant, tandis que le sycosis ordinaire débute par des papules et des pustules. Dans la variété parasitaire, le foyer d'infection peut généralement se reconnaître, et cette forme morbide ne récidive pas volontiers après la guérison, tandis que les récidives sont fréquentes dans le sycosis ordinaire. La contagion se produit, dans le sycosis parasitaire, au moyen de rasoirs malpropres (90 fois sur 100), par l'intermédiaire de certains animaux (bœufs, chevaux) ; aussi cette maladie apparaît-elle souvent chez les cochers.

Hébra (1) déclare n'avoir encore jamais rencontré un cas d'herpès tonsurant sur les parties velues de la face, « et vraiment, dit-il, si même un cas de cette nature se présentait à mon observation, je ne diagnostiquerais pas un sycosis parasitaire, j'appellerais seulement la maladie un herpès tonsurant ». La seule affection à laquelle, selon moi, le nom de sycosis serait applicable est celle dans laquelle il existerait, sur les parties velues de la face, des tubercules et des pustules traversées par des poils, et dans laquelle on trouverait des éléments cryptogamiques dans les poils eux-mêmes ou dans les lamelles épidermiques.

En Autriche, le sycosis parasitaire est une maladie rare ; car, malgré l'abondance des matériaux d'observation, je n'ai rencontré que quelquefois l'occasion de l'étudier ; chez quatre malades, j'ai réussi à découvrir la source infectieuse : une fois l'affection fut transmise par un chien, 2 fois par des chevaux et la quatrième par une vache ; ces animaux étaient atteints d'herpès tonsurant.

Le Dr Duhring, de Philadelphie, a eu la bonté de m'envoyer quelques poils pris sur des sujets affectés de sycosis et soignés à l'hôpital Saint-Louis ; c'est un de ces poils qui est représenté dans la *fig.* 76. Depuis, j'en ai eu aussi à traiter un très-beau cas, dont j'ai présenté le dessin et les préparations à la Société de médecine (2) ; on voyait encore les éléments fongoïdes dans les poils extraits.

(1) *Patholog. u. Therapie der Hautkrankheiten.*
(2) *Anzeiger d. Gesellsch. d. Aerzte*, 1874.

Pour Köbner, le sycosis parasitaire serait l'espèce la plus fâcheuse d'herpès tonsurant : les champignons sont semblables dans les deux maladies ; le transport de croûtes sycosiques sur le même individu ou sur d'autres produit l'herpès tonsurant, et enfin le sycosis parasitaire commence toujours par l'herpès tonsurant.

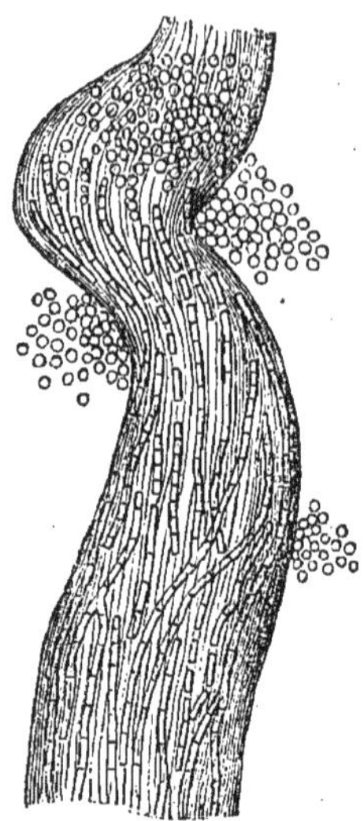

Fig. 76. — Poil montrant des groupes de conidies à la surface et des chapelets de conidies disposées en files entre les fibrilles.

Voici des cas qui montrent bien quelle est la source de l'infection. Un monsieur était atteint d'herpès tonsurant vésiculeux au menton : il l'avait pris d'un chien affecté de la même maladie ; cet animal communiqua aussi l'h. tonsurant à un domestique, qui présentait au menton et sur la région sous-mentonnière, non seulement une éruption de vésicules disposées en cercles, mais encore une infiltration profonde de la peau et des pustules plates aux orifices des follicules pileux (sycosis parasitaire). Le diagnostic de l'herpès tonsurant fut établi, aussi bien chez le maître et le domestique que sur le chien, par la démonstration microscopique des éléments cryptogamiques.

Dernièrement, je soignais un cas d'herpès tonsurant maculeux et squameux, qui avait envahi tous les endroits velus des joues et des parties circonvoisines. Sur ces dernières, l'extension de la maladie sous forme d'anneaux était encore visible, tandis que, sur les joues, il existait, soit de nombreuses squames, soit de petites pustules correspondant aux points d'émergence des poils et des croûtes minces.

Chez un autre malade, j'ai trouvé sur les parties velues des joues, sur le menton et le cou, des plaques du diamètre d'une pièce de 50 centimes jusqu'à celui d'une pièce de 5 francs, les unes circulaires, les autres s'étendant en segments de cercles, couvertes à la périphérie de vésicules et de pustules punctiformes ou de la grosseur d'un grain de millet, et présentant des squames au centre. Les poils, en beaucoup d'endroits, étaient ou tombés ou brisés. Sur le menton, se voyaient en outre des nodosités dures, du volume d'un pois, qui suppuraient déjà au sommet ; en quelques points, le pus s'était même desséché en croûtes ; les poils se détachaient facilement. Ceux qu'on avait enlevés des nodosités et des pustules montraient, sous le microscope, des éléments fongoïdes entre les gaînes radiculaires, sur le bulbe et dans la substance même du poil.

Gruby (1840) désigna le sycosis sous le nom de *phytomentagra* et trouva des champignons (mentagraphyte) entre la racine du poil et les gaînes radiculaires ; mais cet auteur ne paraît pas avoir observé le développement de l'herpès tonsurant en sycosis.

Bazin décrivit, dès 1853, la teigne mentagre, disant avoir rencontré dans cette affection aussi bien le microsporon que le trichophyton. Plus tard, il considéra la maladie comme une période ou un degré de la teigne tondante. Hardy et Devergie adoptèrent les premiers les idées de Bazin, tandis que Cazenave, sans nier la contagiosité du sycosis, refusait cependant d'en reconnaître la nature parasitaire et préférait l'attribuer à la simple irritation mécanique du rasoir.

D'après Köbner (1), Paul Michelson, Ziemssen (2) et M. C. Anderson (3), le sycosis parasitaire se développe de l'herpès tonsurant de la barbe, bien que tous les cas de cette dernière affection ne soient pas nécessairement suivis de sycosis. Pour distinguer ce sycosis de la variété non parasitaire, Köbner désigne celle-ci sous le nom de *folliculite de la barbe.*

Traitement.

On fera chaque jour des frictions avec l'esprit alcalin de savon. L'usage du *rasoir* n'est pas contre-indiqué ; au contraire, il accélère la guérison, de même que l'*épilation*. Il faut ensuite scarifier les nodosités et les pustules, et, si l'infiltration siège profondément, on favorisera la résorption au moyen du topique suivant : emplâtre mercuriel, emplâtre diachylon simple liquéf. āā 40, h. d'olives, q. s. pour faire un emplâtre mou. Le reste du traitement, comme pour le sycosis non parasitaire (Voir page 249).

(1) Virch. *Arch.* XII. — *Klin. u. experim. Mittheilungen.* — *Arch. f. Dermat. u. Syphil.*, 1869.
(2) *Greifswalder med. Beiträge*, B. II.
(3) *Parasit. affect. of the Skin.*, 1868.

FIN.

FORMULAIRE

A. — FORMULES SPÉCIALES A CHAQUE MALADIE.

ACNÉ.

1. Camphre.................. 0 gr.80
   Gomme arabique.......... 2 00
   Lait de soufre............ 10 00
   Eau de chaux.......... } āā 80 00
   Eau de roses.......... }

2. Alcool camphré........ } āā 2 gr.
   Alcoolat de lavande...... }
   Lait de soufre............. 1
   Eau de Cologne............ 4
   Eau distillée............... 60
   (Lotion de Kummerfeld).

3. Bichlorure de mercure... 0 gr.07
   Émulsion d'amandes amèr. 480 00
   Teinture de benjoin...... 2 50
   Pour lotions.

Acné indurée.
Emplâtre mercuriel.

Acné rosacée.

4. Alcool camphré............ 10 gr.
   Soufre précipité........... 20
   Eau de chaux............. 120
   Agitez ; pour lotions.
   (Posner).

BRULURES.

5. Eau de chaux... } āā parties égales.
   Huile d'olives... }
   Pour pansements.

CARCINOME.
Cautère actuel.
Galvano-caustique.
(Middeldorpf).

CHLOASMA.

6. Lait de soufre.
   Acide acétique concentré, q. s. pour faire une pâte molle.
   (Neumann).

Chloasma utérin.

7. Bichlorure de merc.. } āā 0 gr. 15 à
   Chlorydrate d'amm.. } 0 gr. 30
   Émulsion d'amandes. 120 à 130 gr.
   Pour lotions.

CHUTE DES CHEVEUX.

8. Moelle de bœuf............ 80 gr.
   Extrait de quinquina préparé à froid.......... } āā 2 gr.
   Teinture de cantharides. }
   Suc de citron frais...... }
   Essence de cédrat.... } āā X gouttes.
   — de bergamote }
   (Dupuytren.)

9. Huile d'amandes douces. } āā 40 gr.
   Liqueur ammon. forte.. }
   Alcoolat de romarin........ 160 gr.
   Eau de miel............... 50
   (Wilson).

10. Huile de fragon......... } āā 40 gr.
    Alcool................. }
    Huile essent. de sabine. XV gouttes.
    Alcool rectifié............... 40 gr.
    Teinture d'ambre.......... 20
    (Pinkus.)

11. Tannin pur............. } ãã 0 gr.75
Alcool................... }
Huile d'amandes........ 40 00
Ou bien :
12. Tannin pur............. 6 00
Onguent simple......... 40 00
(Pinkus.)

Condylomes.
13. Bichromate de potasse. 5 à 10 gr.
Eau distillée........... 80
Solution caustique.

14. Sublimé corrosif........ }
Céruse.................. }
Alun.................... }
Camphre................. } ãã 5 gr.
Vinaigre de vin......... }
Alcool de vin........... }
Verser et étendre le liquide sur les condylomes.
(Solution caustique de Plenk).

- Calomel................. 2 gr.
A l'extérieur, comme caustique, pour les *condylomes larges :* on frictionne avec du chlore liquide avant d'appliquer le calomel.

Eczéma.
15. Borax dissous dans une petite quantité de glycérine..... 10 gr.
Graisse de mouton...... } ãã 40
Cire blanche........... }
Huile d'olives............. q. s.
Pour faire une pommade molle.
(Neumann.)

16. Sulfate de cuivre.......... 5 gr.
Axonge.................... 40
M., f. une pommade.
(Employée autrefois.)

17. Acétate de plomb......... 10 gr.00
Camphre pulvérisé........ 0 80
Huile d'amandes.......... 80 00
Cire jaune............... 20 00
M., f. un cérat.

Glycérolé de tannin.
(Fournier.)

18. Sublimé corrosif.......... 5 gr.
Eau distillée.............. 500
Ajoutez 1 litre d'eau pour un bain de mains.

19. Précipité blanc.......... } ãã 5 gr.
Oxyde de zinc............ }
Axonge................... 40
M., f. une pommade.

20. Cyanure de mercure....... 2 gr.50
Axonge.................. 40 00
M., f. une pommade.

21. Nitrate de mercure........ 5 gr.
Axonge.................. 40
M., f. une pommade.

22. Potasse caustique........ 2 gr.50
Eau distillée............ 500 00
Pour pansements.

23. Naphthaline.............. 5 gr.
Onguent simple........... 80
M., f. une pommade.
(Veiel.)

24. Huile de cade........... }
Sous-carbonate de soude. } ãã 5 gr.
Poix liquide............ }
Axonge.................. 40
Pommade de goudron.

25. Savon vert.............. }
Graisse de mouton....... } ãã 25 gr.
Cire jaune.............. }
Huile de fragon......... 75
M., f. une pommade.

26. Lessive caustique (poids spécifique : 1,333)........... 70 gr.
Spermaceti............... 140
Pour un savon gras, selon la méthode de Pfeuffer.

27. Calomel.................. 1 gr.20
Sous-nitrate de bismuth.. 0 80
Cérat.................... 10 00
M., f. une pommade qu'on étendra sur un morceau de toile.
(Oppolzer.)

28. Oxyde de zinc........... } ãã 5 gr.
Carbonate de plomb...... }
Spermaceti.............. 40
Huile d'olives.......... q. s.
Pour faire une pommade molle.
(Hébra.)

29. Cire blanche............. 40 gr.
Graisse de porc.......... 145
Acétate de plomb......... 15
M., f. une pommade.

30. Oxyde de zinc.......... } ãã 1 gr. 15
Poudre de lycopode..... }

Pommade rosat........ 40 00
F. une pommade.
(Hufeland.)

31. Sulfate de zinc............. 5 gr.
Eau distillée............... 480
Pour pansements.

32. Sulfate de zinc......... } ãã 10 gr.
Fleur de soufre.........
Huile de laurier........
Axonge................ 80
F. une pommade.

33. Emplâtre de diachylon simp. 480 gr.
Liquéfiez avec cire jaune..... 160
Graisse de porc......... } ãã 240
Graisse de mouton.......
(*Emplâtre brun*).

34. Axonge.................... 480 gr.
Cire blanche............... 160
Acétate de plomb.......... 15
(*Pommade d'acétate de plomb*).

35. Onguent de Wilson........ 40 gr.
Triturez avec alcool rectifié. 5
F. une pommade.
(Wilson.)

Eczéma chronique.
36. Potasse caustique liquide } ãã 20 gr.
Huile d'olives..........
M., f. un liniment.
(Hébra.)

Eczéma chronique circonscrit.
37. Potasse caustique.......... 5 gr.
Eau distillée............... 10
Solution caustique, qu'on étend avec un pinceau de charpie et qu'on enlève ensuite avec de l'eau; — on l'applique une fois la semaine dans les eczémas chroniques qui ne sont pas très étendus.

Eczéma des cils.
38. Oxyde de zinc.......... } ãã 0 gr.07
Nitrate de mercure.......
Pommade rosat......... 5 00
(Veiel.)

Eczéma du cuir chevelu.
39. Huile de hêtre.......... } ãã p. ég.
Alcool..................

Eczéma du cuir chevelu humide et rebelle.
40. Borax.................. } ãã 5 gr.
Alun...................
Glycérine................ 80
(Neumann.)

Eczéma des enfants.
41. Phosphate de chaux..... } ãã 5 gr.
Sucre blanc............
M., pulv. et divisez en 12 doses.
(Autrefois en usage.)

Eczéma intertrigo.
42. Oxyde de zinc............. 5 gr.
Amidon pur............... 40
F. une poudre.

Eczéma mammaire.
43. Sulfate de fer........... 0 gr.60
Axonge.................. 20 00
M., f. une pommade.
(Devergie.)

Eczéma marginé.
Pommade de Wilkinson modifiée par Hébra. (Formule 68.)

Eczéma du nez.
44. Beurre de cacao......... 0 gr.80
Tannin pur.............. 0 15
M., f. un suppositoire.
(Neumann.)

Eczémas secs.
Toile de caoutchouc vulcanisé.
(Hardy, Hébra.)

Eczéma squameux.
45. Acide phénique............ 20 gr.
Huile de foie de morue..... 200

46. Acide phénique....... 2 gr.50
Glycérine.............. } ãã 20 00
Alcool.................
Eau distillée............ 240 00
Lotion phéniquée, pour remplacer le goudron.
(Hutchinson.)

47. Huile de cade........... } ãã 20 gr.
Savon vert..............
Alcool rectifié.......... 160
Savon de goudron liquide.
(Hébra.)

ÉLÉPHANTIASIS DES ARABES.
Cure de savon gras, suivant la méthode de Pfeuffer (formule 26.)

ENGELURES.
48. Acide phénique........... 1 gr.
Iode pur............... } ãã 2 gr.
Tannin pur.............
Cérat................. 30
(Rothe.)

49. Térébenthine........... } ãã 10 gr.
Cire jaune.............
Pétrole..................
M., f. une pommade.
(Posner.)

50. Graisse de bœuf........ } ãã 5 0 gr
— de porc.........
Oxyde noir de fer...... } ãã 6
Essence de térébenthine.
Essence de bergamote... 0 gr. 40
M., f. une pommade.
(Brefeld.)

51. Acétate de plomb.......... 5 gr.
Alun..................... 2
Cérat..................... 50
Baume du Pérou.......... 10
F. une pommade.

ÉPHÉLIDES.

Solution de sublimé. (Formule 18.)

52. Précipité blanc......... } ãã 10 gr.
Sous-nitrate de bismuth.
Glycérolé d'amidon...... 40
M., f. une pommade.
(Hébra.)

53. Carbon. de potasse purifié. 15 gr.
Chlorure de soude......... 10
Dissolvez dans eau de roses... 320
Eau de fleur d'oranger..... 80
Pour lotions.
(Sundelin.)

Pâte de Neumann. (Formule 6.)

ÉRUPTIONS CHRONIQUES.

54. Iode.......... 0 gr. 05 à 0 gr. 10
Iodure de potas. 0 10 à 0 15
Eau distillée... 320
Progressivement.

Huile de cade (du Juniperus).

Huile de fragon (du Ruscus).

Huile de hêtre (du Fagus silvatica).

Huile de foie de morue.
Pour ramollir les croûtes.

55. Huile de foie de morue. } ãã 2 part.
— de cade, de hêtre ou
de fragon ....

56. Huile de fragon .... } ãã 2 part.
Glycérine ....

57. Huile de fragon........... 5 gr.
Savon en poudre.......... 80
M., f. un savon.
Savon de goudron.

Savon bromuré.
— ioduré.
— à la glycérine.
— sulfureux.
— vert.

Cure de savon gras de Pfeuffer.

Solution de Pearson.
(A l'intérieur, 24 à 30 gouttes par jour.)

Solution de Biett, 10 à 15 gouttes en 2 ou 3 fois par jour.

ÉRUPTIONS SQUAMEUSES.

58. Iodoforme............... 2 gr.50
Axonge.................. 30 00

EXCORIATIONS.

59. Oxyde de zinc.......... } ãã 1 gr.15
Poudre de lycopode.....
Pommade rosat......... 40 00
F. une pommade.
(Hufeland.)

FAVUS.

60 Bromure de potassium...... 5 gr.
Cérat..................... 20
M., f. une pommade.

61. Vératrine.................. 1 gr.
Alcool rectifié............. 80
Cette teinture sert à faire des frictions, quand la peau est débarrassée des masses faveuses.

GALE.

62. Benzine.................... 20 gr.
Axonge..................... 80
M., f. une pommade.

63. Bichlorure d'hydrargyre.. .. 2 gr.
Eau distillée............... 500
En applications dans la gale pustuleuse des mains.

Solution de sublimé. (Formule 18.)

64. Bisulf. basique de mercure.. 20 gr.
Cérat..................... 200
M., f. une pommade.
(Alibert.)

Cure de savon gras de Pfeuffer. (Form. 26).

Solution de Vlemingkx. (Form. 117 et 118.)

65. Fleurs de soufre........ 40 gr.
Savon vert.............. } āā 240
Huile de hêtre.......... }
Alcool.................. 480
(Teinture antipsorique; usage externe.)

66. Fleurs de soufre........... 80 gr.
Huile de hêtre............. 480
Craie...................... 160
Savon vert................. 480
Alcool rectifié............ 940
F. une teinture (usage externe).

67. Fleurs de soufre........ }
Poix liquide............ } āā 240 gr.
Savon vert.............. }
Axonge.................. }
Craie blanche........... 160
Sulfhydrate d'ammoniaq. 10
M., f. une pommade.
(Wilkinson.)

68. Soufre purifié.......... } āā 240 gr.
Huile de hêtre.......... }
Craie blanche........... 160
Savon vert.............. } āā 480
Axonge.................. }
(Pommade de Wilkinson, modifiée par Hébra. — Une friction matin et soir, principalement sur les points où siègent des sillons et des tubercules; enveloppement pendant deux jours dans une couverture ou un vêtement de laine; puis, nettoyage au savon et bain tiède seulement du sixième au huitième jour.)

69. Poudre de racine d'ellébore blanc.............. 10 gr. 00
Nitre pur............... 0 · 80
Fleurs de soufre........ }
Savon blanc............. } āā 240
Axonge.................. }
M., f. une pommade.
(Vezin.)

70. Savon vert................ 80 gr.
Soufre purifié............ 40
Onguent simple............ q. s.
Pour une pommade molle.
(Charité de Berlin.)

71. Styrax liquide.......... } āā 20 gr.
Fleurs de soufre........ }
Craie blanche........... }
Savon vert.............. } āā 40
Axonge.................. }
(Weinberg.)

72. Fleurs de soufre........... 40 gr.
Chlorhydrate d'ammoniaque. 10
Axonge.................... 80
M., f. une pommade.
(Alibert.)

73. Soufre purifié............. 20 gr.
Carbonate de potasse....... 10
Axonge..................... 160
M., f. une pommade.
(Pommade d'Alibert, modifiée par Helmerich. — S'emploie surtout dans la gale des enfants.)

74. Chlorhydr. d'ammoniaque. 500 gr.
Soufre purifié............ 3000
Savon blanc............... 8000
(Savon antipsorique.)
(Neumann.)

75. Soufre purifié.......... 240 gr.
Alcool.................. 5
Vinaigre de vin......... } āā 10
Chlorure de chaux....... }
Savon noir.............. 40
Sel marin............... 20
(Émery. — 4 frictions en deux jours.)

76. Potasse caustique.......... 10 gr.
Axonge..................... 160
Employer 3 doses semblables en six jours.
(Handschuch.)

77. Soufre commun........... 7000 gr.
Savon domestique........ 500
Axonge.................. 2000
M., f. une pommade.
(Mayssl.)

78. Fleurs de soufre........ }
Baies de laurier........ } āā 40 gr.
Vitriol blanc........... }
Huile d'olives.......... q. s.
Pour faire une pommade.
(Jasser.)

79. Fleurs de soufre........ }
Baies de genièvre....... } āā 40 gr.
Baies de laurier........ }
Axonge.................. }
M., f. une pommade.

80. Oxyde de manganèse pulv.. 40 gr.
Axonge................... 240
(Blasius.)

81. Fleurs de soufre........ } āā 5 gr.
Baume du Pérou.......... }

Onguent simple........... 80

Dans la gale des enfants.

(Neumann.)

82. Soufre purifié......... 10 gr.
Beurre de coco........ 40
Essence de rose....... III *gouttes*.

(Posner.)

83. Lessive caustique (poids spécifique : 1,330)......... 40 gr.
Huile d'œillette............ 60

(Cless.)

84. Acide phénique........... 2 gr.
Glycérine................. 80

(Zahor.)

Ou bien :

85. Phénate de soude (1 p. 12).

(Rothmund, Petters.)

86. Huile d'amandes douces.. 40 gr.
Foie de soufre......... 5
Camphre trituré......... 1 50

F. un liniment.

(Valentin.)

87. Essence de lavande..... } ãã 2 gr.
— de menthe poiv.
— de camomille ..
— de cannelle....
Gomme adragante....... 5
Carbonate de potasse.... 240
Fleurs de soufre........ 120
Glycérine.............. 260

M., f. une pommade.

(Bourguignon.)

88. Sulfure de potasse......... 140 gr.
Savon blanc................ 960
Huile d'olives.............. 160
Essence de thym........... 10

(Jadelot.)

HERPÈS :

Pommade au précipité blanc. (Formule 19.)

Pommade de Hufeland. (Formule 30.)

Pommade au sulfate de zinc et au soufre. (Formule 32.)

HERPÈS TONSURANT.

Pommade à la benzine (Formule 62.)

89. Camphre râpé............ 1 gr.25
Sulfure de chaux......... 25 00
Axonge.................. 40 00

M., f. une pommade.

Pommade de Wilkinson, modifiée par Hébra. (Formule 68.)

90. Calomel................. 10 gr.00
Charbon pulvérisé........ 1 15
Graisse de porc.......... 15 00

M., f. une pommade.

(Biett.)

HERPÈS ZOSTER.

Liqueur des Hollandais, iodoforme, bromoforme, éther bromé.

En frictions.

Emplâtre de mélilot opiacé.

Pr. emplâtre de mélilot; saupoudrez-le partout également de poudre d'opium et roulez-le bien recouvert de papier cératé.

ICHTHYOSE.

91. Huile d'olives............. 200 gr.
Cire blanche.............. 10
Faites fondre et ajoutez :
Miel purifié.............. 10
Huile de croton........ XX *gouttes*.

(Wilson.)

92. Alun pulv.............. 5 gr.
Spermaceti............ } ãã 10
Cire blanche..........
Huile d'olives........... 40
Essence de néroli....... X *gouttes*.

M., f. une pommade.

Pour ramollir l'épiderme dans l'ichthyose.

(Hébra.)

IRITIS.

93. Sulfate d'atropine........ 0 gr.07
Eau distillée............. 10

En instillations.

LÈPRE.

Hydrocotyle asiatica (pilules, sirop et pommade).

(Boileau.)

LICHEN.

94. Calomel................. 5 gr.
Onguent populeum......... 40

LICHEN ROUGE.

95. *Pilules arsenicales.*
Acide arsénieux.......... 0 gr.07
Mucilage de gomme arab.
Eau de fontaine.......... q. s.

Pour faire 12 pilules.

1 pilule par jour.

Solution de Fowler :

96. Acide arsénieux........ } ãã 1 gr.
Carbonate de potasse pur. }
Eau distillée............ 60

Chauffez jusqu'à parfaite solution, filtrez et ajoutez :

Eau distillée, q. s. pour parfaire.................... 90 gr.

2, 4, 10 *gouttes*, 2 *ou* 3 *fois* par jour.

LUPUS.

Acide acétique concentré.

Ou :

97. Acide phénique...... 1 partie.
Alcool............... 1 à 4

Comme caustiques dans le lupus vulgaire, érythémateux.

(Neumann.)

Cautère actuel.
Galvano-caustique.

(Middeldorpf.)

98. Acide arsénieux.......... 0 gr.15
Calomel.................. 3 75
Axonge................... 10 00

Pour étendre sur de la toile et appliquer sur les parties lupeuses.

(Dupuytren.)

Emplâtre mercuriel.

(Neumann.)

99. Iode.................... } ãã 5 gr.
Iodure de potassium..... }
Glycérine.............. 10

Pour appliquer tous les 2 ou 3 jours; — recouvrir de gutta percha; — puis, cataplasmes froids.

(M. Richter.)

100. Acide arsénieux.......... 0 gr.07
Calomel................. 10 00

Pour saupoudrer deux fois par jour les parties malades.

(Poudre de Dupuytren.)

Nitrate d'argent fondu.
Caustique.

101. Acide arsénieux......... 5 gr.00
Calomel................ 12 50
Bisulfure de mercure..... 2 00
Créosote................ 0 80
Onguent simple.......... 40 00
Caustique.

(Hutchinson.)

PEDICULI PUBIS.

102. Sublimé corrosif.......... 0 gr.15
Alcool.................. 40 00

103. Créosote................ 0 gr.80
Alcool.................. 40 00

PEMPHIGUS.

Vinaigre du commerce..... 3000 gr.
Pour ajouter à un bain.

PITYRIASIS FURFURACÉ.

104. Acide salycilique.......... 10 gr.
Alcool..................... 200

Poudres.

Amidon.
Alun.
Talc de Venise.
Pierre de Baptiste.
Lycopode.
Magnésie carbonatée.

105. Acide salicylique... .... 5 gr.
Baume du Pérou........ } ãã 10
Glycérine.............. }
Alcool de vin........... 300

106. Carbonate de potasse.... } ãã 10 gr.
Nitrate de potasse...... }
Alcool de grains........ } ãã 240
Eau de fontaine........ }
Pour lotions.
(Teinture de Léonard.)

107. Calomel.................. 5 gr.
Beurre de coco............ 80
Essence de rose........ V *gouttes.*
F. une pommade.

(Cohen.)

PITYRIASIS VERSICOLOR.

108. Créosote................ 0 gr.80
Onguent simple.......... 40 00
M., f. une pommade.

(Hutchinson.)

PLAIES.

109. Chlorure de brome......... 1 gr.
Mucilage de gomme arab... 5
Eau distillée............... 40

On emploie cette solution étendue d'eau pour seringuer les plaies.

110. Chlorure de chaux........ 80 gr.
Eau distillée.............. 1000

En lavages pour nettoyer les plaies.

Emplâtre de diachylon composé.
Comme bandage compressif.

Plaies gangréneuses.

111. Sulfate de chaux........... 100 gr.
Huile de hêtre............. 5
M., f. une poudre.
Pour étendre sur les parties gangrenées.

PRURIGO.

112. Acide phénique............ 5 gr.
Dissoudre avec un peu d'alcool.
Extrait et poudre d'acore... q. s.
Pour pilules n° 60.
6 par jour.

113. Acide sulfur. concentré. 20 à 40 gr.
Axonge.............. 80
M., f. une pommade.

114. Acide phénique............ 5 gr.
Diss. dans glycérine....... q. s.
Onguent simple............ 80
M., f. une pommade.
(Neumann.)

Pommade au calomel. (Formule 94.)

115. Protoiodure d'hydrargyre... 5 gr.
Onguent simple............ 40
M., f. une pommade.

116. Deutoiodure d'hydrargyre.. 2 gr.
Axonge............... 20 à 40
M., f. une pommade.

Toile de caoutchouc vulcanisé.
(Hardy, Hébra.)

Cure de savon gras de Pfeuffer. (Form. 26.)
Dans le prurigo, deux frictions par jour pendant huit jours; le malade reste couché tout ce temps dans des couvertures de laine; après la seizième friction, un bain tiède.

117. Chaux vive............... 250 gr.
Fleurs de soufre........... 500
Chauffez avec eau de font... 2500
Dans un vase en fer, en écrasant bien complètement avec une spatule de bois.
(Solution de Vlemingkx.)

118. Chaux vive.............. 500 gr.
Eau de fontaine......... q. s.
Pour faire une poudre.
Soufre citrin............. 1000
Eau de fontaine.......... 10000
Chauffez jusqu'à résidu de. 6000
Puis filtrez.
Pour frictions 1 fois par jour et pour bains.

(Solution de Vlemingkx, modifiée par Hébra.)

Pommade à la potasse caustique. (For. 76.)

Mixture. (Formule 83.)

PRURIT CUTANÉ.

Pilules phéniquées. (Formule 112.)

119. Aconitine................ 0 gr.50
Alcool................... 400 00

120. Bromure de potassium.. } āā 4 gr.00
Amidon................ }
Calomel................ 20 00
Extrait de belladone..... 0 20
Glycérine............... 40 00
(Guéneau de Mussy.)

PRURIT DE LA VULVE.

121. Sublimé corrosif........ 10 gr.
Diss. dans alcool rectifié. } āā 240
Eau distillée............ }
Pour injections, en ajoutant de l'eau chaude.
(Trousseau.)

PSORIASIS.

Pilules phéniquées. (Formule 112.)

Anthraco-kali (solution de houille dans la potasse caustique).
20 à 50 centigr. 3 ou 4 fois par jour.
(Polya.)

122. Baume de copahu. 0 gr.75 à 1 gr.65
Muc. de gomme ar. 40 00
Carb. de potasse.. 0 30
(Sims et Purdon.)

Pommade au calomel. (Formule 94.)

Hydrocotyle asiatica (pilules, sirop et pommade).
(Boileau.)

123. Précipité blanc........... 5 gr.
Onguent simple........... 40
(Pommade d'Helmond.)

Pommade au protoiodure d'hydrargyre. (Form. 115.)

Pommade au deutoiodure d'hydrargyre. (Form. 116.)

Toile de caoutchouc vulcanisé.
(Hardy, Hébra.)

Pommade à la naphthaline. (Form. 23.)

Pilules arsenicales. (Formule 95.)

Cure de savon gras de Pfeuffer. (Form. 26.)

Solution de Fowler. (Formule 96.)

124. Solution de Fowler......... 10 gr.
Carbonate d'ammoniaque... 25
Acétate de potasse.......... 50
Sirop simple.............. 25
Eau distillée.............. 600
Une cuillerée à bouche 3 fois par jour.

125. Solution de Fowler......... 5 gr.
Eau distillée.............. 10
IV *gouttes* 3 fois par jour.

126. Acide arsénieux. 0 gr. 03 à 0 gr. 06
Chauffez avec eau distillée et faites une solution de 25 à 40 grammes.
1 cent. pour une injection hypodermique.
(Lipp.)

Solution de Donovan :
127. Arsenic blanc............ 3 gr.00
Iode pur................ 6 00
Mercure métallique....... 7 50
Triturez avec un peu d'alcool jusqu'à dessiccation et ajoutez :
Acide iodhydrique préparé avec iode............. 2 gr.50
Et Eau distillée............ 140 00
Eau distillée............ 1260 00
Faites bouillir jusqu'à réduction à 1000 grammes.
5 gr. de cette solution dans 120 gr. d'eau et 20 gr. de sirop de gingembre : 3 cuillerées à bouche par jour.

Solution de Vlemingkx. (Form. 117 et 118.)

128. Calomel................. 2 gr.00
Iode pur................. 0 55
M. à chaleur douce et ajoutez :
Onguent simple.......... 80 00
Pour faire des frictions pendant six jours.
(Pommade de Rochard.)

PTYALISME.
129. Chlorate de potasse .... 16 gr.
Mucilage de gomme arabique. 30
A prendre par cuillerées à café.

SÉBORRHÉE.
130. Teint. d'ellébore blanc..... 5 gr.
— de benjoin......... 40
— de myrrhe......... 15
Alcool.................... 250
Dans la séborrhée avec chute des cheveux.

Pommade d'Helmond. (Formule 123.)
(On l'emploie après des frictions avec la teinture de savon.)

131. Liqueur ars. potassique.. } āā 6 gr.
Sirop simple............ }
Eau distillée............ 100
Une cuillerée à café 3 fois par jour.
Dans la séborrhée consécutive à la chlorose.
(Wilson.)

132. Oxyde de zinc.......... } āā 60 gr.
Alun pulvérisé.......... }
Teinture de benjoin..... } āā 12
Glycérine............... }
Cire blanche............ } āā 25
Huile d'amandes........ }
M., f. une pommade.

Pommade d'Hébra. (Formule 28.)

SYCOSIS.
Emplâtre mercuriel.
(Neumann.)

Pommade au biiodure de mercure. (Formule 116.)

133. Iodure de soufre.......... 5 gr.
Axonge................... 40
M., f. une pommade.
A employer 1 fois par jour.
(Hébra.)

134. Lait de soufre.......... }
Alcool rectifié.......... } āā q. s.
Eau distillée............ }
Glycérine............... }
Pour faire une pâte.
On applique cette pâte le soir. On l'emploie après épilation et après une friction préalable au savon noir.

135. Lait de soufre.......... }
Glycérine............... } āā 10 gr.
Teinture alcal. de savon. }
Baume du Pérou.......... }
Comme ci-dessus.

136. Teinture alcal. de savon. }
Carbonate de potasse ... }
Baume du Pérou......... } āā à p. ég.
Glycérine.............. }
Eau de laurier-cerise... }

137. Protoiodure d'hydrargyre. 0 gr. 30
Cérat.................... 20 00
Dans le sycosis des narines.

138. Lait de soufre.......... 5 gr.
Alcool................. } ãã 40
Eau distillée............ }
Eau de laurier-cerise.... 5
(Zeissl.)

SYPHILIS :
Calomel...................... 2 gr.
En fumigations.

139. Calomel................. 1 gr. 00
Laudanum............... 0 15
Sucre blanc............. 5 00
M., f. une poudre et div. en doses nº 12.
2 doses par jour.

140. Décoction de bardane...... 480 gr.
Infusion de séné (è 10 gr.)
obtenez par colature..... 80
Sulfate de magnésie....... 10
Nº 1. A prendre dans la matinée.
(Hébra.)

Décoction de bardane........ 480 gr.
Nº 2. A prendre dans l'après-midi.
(Hébra.)

Emplâtre mercuriel.
(Neumann.)

141. *Décoction de Zittmann forte*, nº 1 :
Racine de salsepareille.... 20 gr.
Faites digérer 24 heures dans :
Eau de fontaine........... q. s.
En ajoutant dans un nouet :
Sucre blanc pulvérisé.... } ãã 4 gr.
Alun cru.............. }
Calomel................. 0 80
Cinabre................. 0 20
Faites bouil. 2 h., en ajoutant :
Eau.................... q. s.
Sur la fin, ajoutez :
Semences d'anis........ } ãã 0 gr. 80
— de fenouil.... }
Feuilles de séné........ 5 00
Racine de réglisse....... 2 50
Exprimez et passez ; obtenez une colature de 500 gr.

142. *Décoction de Zittmann faible*, nº 2 :
Racine de salsepareille.... 10 gr.
Ajoutez résidu de la décoction précédente. Faites bouillir dans :
Eau de fontaine........... q. s.
pendant 2 heures.

Ajoutez sur la fin :
Ecorce de citron........ }
Semences de cardamome. } ãã 0 gr. 50
Ecorce de cannelle...... }
Racine de réglisse...... }
Exprimez et passez ; obtenez une colature de 500 gr.

143. Tartrate de fer.............. 5 gr.
Eau distillée.............. 40
Pour frictions quotidiennes sur les *plaques muqueuses*.

144. Iodure de fer............ } ãã 5 gr.
Extrait de réglisse...... }
M., f. pilules nº 60.
Commencer par 3 par jour et augmenter de 1 tous les quatre jours.
Chez les *syphilitiques débilités*.

145. Bichlorure de mercure... 0 gr. 07
Extrait de réglisse...... } ãã q. s.
Poudre de réglisse...... }
Pour faire 20 pilules, qu'on saupoudrera de lycopode.

146. Bichlorure de mercure.. 0 gr. 15
Blanc d'œuf....... Nº 1
Eau distillée............ 240 00
Chlorydr. d'ammoniaque. 5 00
M. en triturant avec soin, puis filtrez.
1 cuillerée à bouche toutes les 2 heures.
(Baerensprung).

147. Protoiodure de mercure.. 2 gr.
Poudre et extr. de réglisse. ãã 5
M., f. pilules nº 60.
3 par jour.

148. Sublimé corrosif...... 0,03 à 0,06 c.
Eau distillée........ 100 à 120 gr.
Div. en 4 parties.
1 à 2 fois par jour, en *injections souscutanées*.
(Lewin.)

Onguent mercuriel........... 40 gr.
Div. en doses égales nº 20.

149. Iode pur................. 0 gr. 20
Huile de foie de morue.. 240 00
1 à 2 cuillerées à bouche par jour.
(Contre les *douleurs ostéocopes syphilitiques*).

150. Iodure de potassium...... 1 gr. 00
Eau distillée........... 80 00
Iode pur................ 0 02
A prendre dans la journée.

151. Iodure de potassium...... 5 gr.
Poudre et extrait de réglisse. āā q. s.
Pour faire pilules n° 60.
10 à 20 par jour.

Solution caustique de bichromate de potasse (formule 13).
(*Plaques muqueuses.*)

Calomel.................. 2 gr.
Pour appliquer, comme caustique, sur les *rhagades syphilitiques* et les *plaques muqueuses*, après avoir d'abord frictionné avec du chlore liquide.

Solution caustique de Plenck (form. 14).
(*Plaques muqueuses.*)

Teigne :
152. Charbon végétal purifié .... 15 gr.
Axonge. 40
(Alibert.)

Taches pigmentaires :
153. Eau athénienne :
Baume de vie d'Hoffmann. } āā 200 gr.
Eau de Cologne........ }
Teint. d'iris de Florence. }
Teinture de musc....... 1
Essence d'ambre gris.... 1
Teinture de quillaya..... 25
Glycérine de la meilleure qualité............. 150

154. Borax .... 5 gr.
Chlorate de potasse 1
Esprit de réséda........ 2
Eau de roses........... } āā 20
Eau de naphe......... }

155. Sulfo-phénate de zinc....... 2 gr.
Glycérine................. 20
Eau de roses.............. 30
Eau de Cologne............ 5

Ulcères :
Nitrate d'argent fondu.
Caustique.

156. Chlorure de brome........ 2 gr.00
Extrait de ciguë.......... 2 50
Onguent simple 20 00
Pour étendre sur les *bords infiltrés* des ulcères.

157. Sulfate de cuivre.......... 5 gr.
Eau distillée.............. 480
Pour le pansement des ulcères.

158. Camphre râpé............. 2 gr.50
Mucilage de gomme arab. 80 00
Pour appliquer, au moyen de charpie, sur les *ulcères gangréneux*.

Emplâtre de diachylon composé.
Pour faire un bandage compressif.

159. Précipité rouge........... 1 gr.
Onguent simple........... 40
Pour appliquer une fois par jour sur les *ulcères torpides*.

160. Précipité rouge .... 1 gr.
Onguent basilicum........ 40
M., f. une pommade.
Pour appliquer 2 ou 3 fois par jour avec de la charpie.

Ulcères syphilitiques :
Alcool phéniqué caustique (1 pour 1 à 4).
(Neumann.)

161. *Eau phagédénique :*
Sublimé corrosif........ 0 gr. 07
Eau de chaux........... 40 00

162. Potasse caustique .... 2 gr. 50
Eau distillée............ 500 00
Pour pansements.

Variole :
163. Xylol pur .... 2 gr.
Eau de fenouil............ 50
Sirop de menthe......... X gouttes.
A prendre dans les 24 heures.
(Burchard.)

B. — FORMULES GÉNÉRALES.

Arsenicales (préparations) :
Caustique arsenical composé :
Acide arsénieux.......... 5 gr. 00
Calomel................. 12 50
Bi-sulfate de mercure..... 2 00
M., f. une poudre.

On mélange cette poudre avec de l'axonge pour faire une pâte.

Pilules arsenicales :
Acide arsénieux........... 0 gr. 07
Opium 0 30

Savon médicinal.......... q. s.
Pour faire pilules n° 16.
1 pilule par jour.

Pilules asiatiques :

Acide arsénieux...........	4 gr. 80
Poivre noir pulvérisé......	40 00
Gomme arabique..........	8 75
Eau....................	q. s.

Triturez avec soin dans un mortier de fer et ajoutez q. s. de gomme arabique pour faire pilules n° 800.

1 à 3 par jour.

Mixture ferro-arsenicale :

Teinture de malate de fer. } ãã 100 gr.
Eau de cannelle.......... }
Solution de Fowler........ 4

1 cuillerée à bouche par jour.
(Hébra).

Poudre caustique de Cosme :

Acide arsénieux...........	4 gr.
Cinabre...................	60

M., f. une poudre.
On l'applique à l'aide d'eau gommée.

Pâte de Cosme modifiée par Hébra :

Acide arsénieux...........	2 gr.
Cinabre factice...........	5
Onguent simple (ou rosat)..	40

On étend cette pâte sur un linge et on la laisse appliquée pendant 3 jours.

Solution de Biett :

Arséniate d'ammoniaque....	0 gr.07
Eau distillée...............	40 00

X à XV *gouttes* 2 ou 3 fois par jour.

Solution de Pearson :

Arséniate de soude........	0 gr.07
Eau distillée..............	40 00

XXIV à XXX gouttes par jour.

Bain de sublimé (V. *Sublimé*) :

Caustiques :

Acide chromique concentré.

Acide chlorhydrique concentré.

Acide nitrique concentré.

Azotate d'argent fondu.

Azotate d'argent crist. 0,50 c. à 5 gr.
Eau distillée......... 5 gr. à 40 gr.
Comme pansement ou comme caustique.

Chlorure d'antimoine sol...	5 gr.
Axonge....................	20

M., f. une pommade.

Sulfate de cuivre.

Pâte de Landolfi :

Chlorure de brome..........	5 gr.
Chlorure d'antimoine........	10
Chlorure de zinc............	15
Poudre de réglisse..........	q. s.

Pour faire une pâte.

Pâte de Landolfi modifiée par Hébra :

Chlorure de zinc......... } ãã 5 gr.
Beurre d'antimoine...... }

On en fait une pâte en les triturant dans un mortier avec de l'acide chlorhydrique et de la poudre de réglisse.

Caustique arsenical composé (V. *Arsenicales*).

Cautère actuel. — Galvano-caustique.
(Middeldorpf.)

Sulfate de cuivre.

Potasse caustique fondue.

Pâte de Vienne :

Chaux vive............... } ãã 5 gr.
Potasse caustique........ }
Alcool rectifié............ q. s.

Pour faire une pâte.

Poudre de Cosme (V. *Arsenicales*).

Pâte de Cosme modifiée par Hébra. (V. *Arsenicales.*)

Collodion-sublimé :

Sublimé corosif...........	25 gr.00
Éther sulfurique..........	10 00

Chlorure de zinc......... } ãã q. s.
Poudre de guimauve ..... }
Pour faire une pâte avec de l'eau.

Pâte de Canquoin :

Chlorure de zinc........	1 partie.
Farine.......... 1, 2 ou 3	—

Pour faire une pâte (le chlorure de zinc est déliquescent à l'air).

Coldcream (V. *Cosmétiques*).

Collodion sublimé (V. *Caustiques*).

COSMÉTIQUES.

Huile de coco........... 40 gr.
Essence de roses........ X *gouttes.*

Coldcream. — Employé en Angleterre comme cosmétique.

Eau des princesses :

Bichlorure de mercure....	āā 2 gr.
Chlorhydrate d'ammoniaq.	
Eau de roses............	āā 200
Glycérine...............	
Eau de Cologne..........	100
Alcool camphré..........	25
Talc de Venise pulvérisé..	5

Autre formule :

Eau de fraises...........	80 gr.
Eau de Cologne..........	āā 4
Teinture de benjoin......	
Eau de roses...	40
Eau distillée.....	120
Talc de Venise...........	āā 3
Magnésie carbon.........	
Céruse..................	5

Eau cosmétique :

Son d'amandes........... 10 gr.
Triturez avec :

Eau de roses............	āā 120
Fleurs d'oranger.........	
Teinture de benjoin......	āā 2
Borax...................	

Eau cosmétique :

Sublimé corrosif...........	35 gr.
Eau distillée................	7600
Blancs d'œufs..............	n° 24
Suc de citrons..............	n° 8
Sucre blanc................	280

On l'emploie à la dose de 5 gr. pour 110 gr. d'eau aromatique.

Poudre cosmétique :

Céruse..................	āā 40 gr.
Alun....................	
Magnésie carbonatée.....	
Iris de Florence.........	20
Amidon.................	240
Essence de citron.......	V *gouttes.*
Teint. de musc.........	X —

DÉSINFECTANTS.

Chlore liquide.

Alcool camphré.
(Schneider.)

EAU DES PRINCESSES (V. *Cosmétiques*).

EMPLATRES.

Emplâtre de diachylon composé.

Emplâtre de savon.

Emplâtre ærugineux :

Camphre..................	āā 1 gr.
Acétate de cuivre	
Chlorhydr. d'ammoniaque.	
Emplâtre diachylon simple.	25

ÉPILATOIRES.

Faire avec orpiment et chaux éteinte une pâte, que l'on étend à l'aide d'une spatule de bois et qu'on enlève au bout de cinq minutes.

Ou bien :

Chaux vive............. 9 parties.
Orpiment.............. 1 —

On en fait une pâte en ajoutant un jaune d'œuf; — on l'emploie comme la précédente.

(Voir page 341.)

ESPRIT ALCALIN DE SAVON (V. *Savon*).

FRAGON (*teinture de*).

Huile de fragon........	40 gr.
Alcool................	āā 5 gr.
Ether sulfurique.......	
Essence de romarin....	āā XX gouttes.
— de lavande....	
— de rue........	

(Hébra.)

GLYCÉROLÉ D'AMIDON.

Amidon pur................ 4 gr.
Ajoutez peu à peu :
Glycérine pure.............. 60

Mêlez, agitez continuellement à une chaleur douce, jusqu'à réduction en masse gélatineuse.

GRAS (*corps*).

Onguent de souci.
— populeum.
— d'althæa.
— émollient.
Pectine.

HUILE DE CADE (*pommade à l'*).

Huile de cade.............. 10 gr.
Axonge.................... 30
M., f. une pommade.

HUILE DE FRAGON.
Teinture. (V. *Fragon.*)

Pommade :

Huile de fragon............. 10 gr.
Onguent diachylon blanc..... 100

LOTION NOIRE :

Calomel.............. } ãã 5 gr.
Liqueur de potasse..... }
Eau distillée............ 500
Pour mélanger à parties égales d'eau.

LOTION ROUGE SIMPLE :

Sublimé corrosif.......... 4 gr.00
Bisulfate de mercure...... 2 00
Créosote................. 0 80
Eau distillée.............. 500 00
Comme ci-dessus.

LOTION ROUGE COMPOSÉE :

Lotion rouge............ }
— noire............ } ãã 500 p.
Eau distillée............ }
Comme ci-dessus.

LOTION SULFURIQUE COMPOSÉE :

Racine de veratrum alb. pulv. 10 gr.
Eau bouillante.............. 500
Laissez infuser une nuit, puis ajoutez :
Sublimé corrosif........... 2 gr.50
Acide sulfurique dilué..... 40 00
A employer en lotions, mélangée avec parties égales d'eau.

ONGUENT DIACHYLON :

Litharge.................... 186 gr.
Huile d'olives.............. 680
Faites fondre et ajoutez :
Essence de lavande.......... 10
Mêlez exactement et f. une pommade molle.

(Hébra.)

ONGUENT DIACHYLON BLANC :

Emplâtre diachylon simple liquéfié............. } ãã p. égales.
Huile d'olives.......... }

(Hébra.)

ONGUENT DE ZINC DE WILSON :

Graisse préparée........... 200 gr.
Benjoin pulv............... 5
Laissez digérer vingt-quatre heures à chaleur douce et en vase clos, passez à travers un linge et ajoutez :
Oxyde de zinc............. 40 gr.
Mêlez exactement.

PANSEMENT DE LISTER :

Acide phénique .... 1 partie.
Huile de lin............. 4 —
Craie blanche............ q. s.
Pour faire une pommade molle.

PILULES DE BLANCARD :

Iode pur................ } ãã 2 gr.00
Limaille de fer......... }
Eau distillée............. 8 00
Miel purifié.............. 5 00
Sucre candi............... q. s.
Pour faire pilules n° 100.
2 à 6 par jour.

POMMADE ANTIHERPÉTIQUE :

Calomel.................. 2 gr.50
Soufre purifié............ 5 00
Axonge................... 20 00
M., f. une pommade.

(Charité de Paris.)

POMMADE A L'OXYDE DE ZINC (V. *Onguent de zinc*).

POMMADE PHÉNIQUÉE :

Acide phénique............ 5 gr.
F. dissoudre dans glycérine.. q. s.
Onguent simple............ 80
M., f. une pommade.

(Neumann.)

RÉSOLUTIVE (*solution*) :

Iode...................... 0 gr.50
Iodure de potassium...... 1 25
Eau distillée............. 240 00
En applications.

ROB LAFFECTEUR :

Racine de salsepareille...... 50 gr.
Herbe et rac. de bourrache, fl. de roses, feuilles choisies de séné, sem. d'anis étoilé. ãã 20
Eau commune.............. q. s.
Pour faire par la cuisson 2400 gr. de sirop.

SAVON DE HANDSCHUCH :

Savon blanc .... 120 gr.
Soufre purifié............ 20
Solution d'iodure de potas. 10
Essence d'amandes amèr. } ãã X goutles.
— de cédrat...... }
Même emploi que le savon vert.

Savon de pierre-ponce :

Pierre-ponce pulv........... 5 gr.
Savon pulvérisé............ 40

Savon (teinture alcaline de) :

Savon vert............... 40 gr.
Alcool rectifié............ 80
Filtrez la solution et ajoutez :

Alcoolat de lavande......... 5

Même emploi que le savon vert.

(Hébra.)

Autre formule :

Savon vert.............. . 120 gr.
Alcool rectifié.............. 160
Essence de lavande......... 40
— bergamote....... 5
Eau distillée.... 160

Sublimé (*bain de*) :

Sublimé corrosif........... 10 gr.
Eau distillée............... 160

Pour ajouter à l'eau du bain.

Teinture de fragon (V. *Fragon*).

Teinture alcaline de savon (V. *Savon*).

Teinture pour les cheveux :

Cerneaux.................. 487 gr.
Contondez et ajoutez alun cru.. 15
Huile d'olives.............. 720

Laissez digérer vingt-quatre heures.

(Dachauer.)

INDEX ALPHABÉTIQUE

FIN DE L'INDEX ALPHABÉTIQUE.

CORBEIL. — Typ. et stér. de CRÉTÉ.

www.ingramcontent.com/pod-product-compliance
Ingram Content Group UK Ltd.
Pitfield, Milton Keynes, MK11 3LW, UK
UKHW020305200726
13857UKWH00001B/88

9 782011 762924